第 4 版

创伤骨科学
Skeletal Trauma in Children

（Fourth Edition）

儿童卷

〔美〕　尼尔·E. 格林　　　　主　编
　　　马克·F. 斯温特科斯基

马信龙　冯世庆　李世民　周　方　　主　译

　　　娄思权　阚世廉　叶伟胜
　　　孙景城　徐卫国　任秀智　　副主译
　　　魏学磊　刘　林　郭乾臣

天津出版传媒集团

天津科技翻译出版有限公司

著作权合同登记号:图字:02-2011-35

图书在版编目(CIP)数据

创伤骨科学.儿童卷/(美)格林(Green,N.E.),(美)斯温特科斯基(Swiontkowski,M.F.)主编;马信龙等译.—天津:天津科技翻译出版有限公司,2016.1
书名原文:Skeletal Trauma in Children
ISBN 978-7-5433-3545-5

Ⅰ.①创⋯　Ⅱ.①格⋯　②斯⋯　③马⋯　Ⅲ.①小儿疾病-骨损伤-诊疗　Ⅳ.①R683　②R726.8

中国版本图书馆 CIP 数据核字(2015)第 225239 号

3 Killiney Road #08-01 Winsland House I Singapore 239519
Tel:(65) 6349-0200 Fax:(65) 6733-1817

授权单位:Elsevier (Singapore) Pte Ltd.
出　　版:天津科技翻译出版有限公司
出 版 人:刘 庆
地　　址:天津市南开区白堤路 244 号
邮政编码:300192
电　　话:(022)87894896
传　　真:(022)87895650
网　　址:www.tsttpc.com
印　　刷:山东临沂新华印刷物流集团有限责任公司
发　　行:全国新华书店
版本记录:889×1194　16 开本　43 印张　800 千字　配图 507 幅
　　　　　2016 年 1 月第 1 版　2016 年 1 月第 1 次印刷
　　　　　定价:198.00 元

(如发现印装问题,可与出版社调换)

译校者名单

主　译

马信龙　　冯世庆　　李世民　　周　方

副主译

娄思权　　阚世廉　　叶伟胜　　孙景城　　徐卫国

任秀智　　魏学磊　　刘　林　　郭乾臣

译校者（按姓氏汉语拼音排序）

蔡　迎	陈　有	邓书贞	董立平	冯洪永
冯世庆	宫可同	郭　琰	郭乾臣	阚世廉
李　洁	李桂石	李明新	李世民	李鑫鑫
刘　举	刘　林	刘兆杰	娄思权	吕　扬
马　英	马光辉	马剑雄	马信龙	苗普达
任秀智	孙　静	孙景城	万春友	王敬博
王晓南	王志彬	魏学磊	吴英华	夏　群
徐桂军	徐卫国	闫富宏	叶伟胜	于顺禄
袁　永	詹海华	张　波	张春虹	张建兵
张佐光	赵　飞	周　方	周恒星	

编者名单

Mohammed J. Al-Sayyad, M.D., F.R.C.S.C.
Chairman of Orthopedic Surgery,
King Abdulaziz University; Chairman of
Orthopedics, King Abdulaziz University
Hospital, Jeddah, Saudi Arabia
Fractures and Dislocations of the Foot and Ankle

Fred F. Behrens, M.D.
Fractures with Soft Tissue Injuries

Henry Chambers, M.D.
Pediatric Orthopedic Surgeon, David Sutherland
Director of Cerebral Palsy Sudies, Director of CHAMPS
Sports Medicine, Rady Children's Hospital and Health
Center-San Diego; Associate Clinical Professor,
Department of Orthopedic Surgery, University of
California at San Diego, San Diego, California
Skeletal Trauma in Young Athletes

Kathryn E. Cramer, M.D.*
Nonaccidental Trauma

Alvin H. Crawford, M.D., F.R.C.S.
Professor, Orthopaedic Surgery,
University of Cincinnati
College of Medicine; Consultant,
Orthopaedic Surgery, Christ Hospital,
Cincinnati, Chio
Fractures and Dislocations of the Foot and Ankle

Clinton J. Devin, M.D., P.A.
Reconstructive Spine Surgeon, Fondren
Orthopaedic Group, Houston, Texas
Fractures of the Spine

Martin Dolan, M.D.
Hand Surgery Fellow, Orthopaedic Surgery, Harvard
Medical School, Boston, Massachussetts
*Fractures and Dislocations of the Forearm, Wrist,
and Hand*

Eric W. Edmonds, M.D.
Clinical Instructor, University of California, San Diego;
Program Consultant Sports Medicine, Rady Children's
Hospital, San Diego, California
Skeletal Trauma in Young Athletes

Steven L. Frick, M.D.
Residency Program Director, Department of Orthopaedic
Surgery, Carolinas Medical Center, Charlotte,
North Carolina
*Skeletal Growth, Development, and Healing as Related to
Pediatric Trauma*

Neil E. Green, M.D.
Professor of Orthopaedic Surgery, Monroe Carell,
Jr., Children's Hospital at Vanderbilt, Vanderbilt
University School of Medicine and Medical Center,
Nashville, Tennessee
*Fractures and Dislocations About the Elbow;
Nonaccidental Trauma*

Robert N. Hensinger, M.D.
Professor, University of Michigan, Ann Arbor,
Michigan
Complications of Fractures in Children

Ginger E. Holt, M.D.
Assistant Professor, Orthopaedic Surgery,
Vanderbilt Medical Center, Nashville, Tennessee
Pathological Fractures in Children

Eric T. Jones, M.D., Ph.D.
West Virginia University, Department of Orthopaedics,
Morgantown, West Virginia
*Skeletal Growth, Development, and Healing as Related to
Pediatric Trauma*

Eric C. McCarty, M.D.
Chief of Sports Medicine and Shoulder Surgery,
Associate Professor, Department of Orthopaedics,
University of Colorado Denver School of Medicine,
Denver, Colorado
*Anesthesia and Analgesia for the Ambulatory Management
of Children's Fractures*

Charles T. Mehlman, D.O., M.P.H.
Associate Professor, Pediatric Orthopedics, University
of Cincinnati; Director, Musculoskletal Outcomes
Research, Pediatric Orthopaedic Surgery, Cincinnati
Children's Hospital Medical Center, Cincinnati,
Ohio
*Fractures and Dislocations of the Foot and Ankle;
Rehabilitation of the Child with Multiple Injuries*

Gregory A. Mencio, M.D.
Professor, Department of Orthopaedics and
Rehabilitation, Vanderbilt University Medical Center;
Chief, Pediatric Orthopaedics, Monroe Carrell, Jr.
Children's Hospital at Vanderbilt, Nashville,
Tennessee
*Fractures of the Spine; Anesthesia and Analgesia for the
Ambulatory Management of Children's Fractures*

Linda J. Michaud, M.D.
Aaron W. Pearlman Professor of Pediatric Physical
Medicine and Rehabilitation; Director, Division of
Pediatric Physical Medicine and Rehabilitation,
Cincinnati Children's Hospital Medical Center,
Cincinnati, Ohio
Rehabilitation of the Child with Multiple Injuries

James F. Mooney, III, M.D.
Professor, Orthopaedic Surgery, Medical University of
South Carolina; Chief, Pediatric Orthopaedic Surgery,
Medical University of South Carolina, Charleston,
South Carolina
Fractures and Dislocations About the Shoulder

David W. Pruitt, M.D.
Assistant Professor of Clinical Physical Medicine and
Rehabilitation and Clinical Pediatrics, Department of
Pediatrics, Division of Pediatric Rehabilitation,
Cincinnati Children's Hospital Medical Center,
Cincinnati, Ohio
Rehabilitation of the Child with Multiple Injuries

**Manoj Ramachandran, B.Sc. (Hons), M.B.B.S.
(Hons), F.R.C.S. (Tr & Orth)**
Honorary Senior Lecturer, William Harvey Research
Institute, Barts and The London School of Medicine
and Dentistry, Queen Mary's, University of London,
England; Consultant Paediatric and Young Adult
Trauma and Orthopaedic Surgeon, Barts and The
London NHS Trust, The Royal London and
St. Batholomew's Hospitals, London, England
Physeal Injuries

Sanjeev Sabharwal, M.D.
Associate Professor, Department of Orthopaedics and
Pediatrics, University of Medicine and Dentistry of
New Jersey, New Jersey Medical School; Chief, Division
of Pediatric Orthopaedics, Newark, New Jersey
Fractures with Soft Tissue Injuries

Herbert S. Schwartz, M.D.
Professor, Orthopaedic Surgery and Pathology,
Orthopaedic Surgery, Vanderbilt Medical Center,
Nashville, Tennessee
Pathological Fractures in Children

Kevin Shea, M.D.
Clinical Associate Professor, Department of
Orthopaedics, University of Utah, Salt Lake City,
Utah; Staff Physician, St. Luke's Children's Hospital,
Boise, Idaho
Skeletal Trauma in Young Athletes

Jeffrey Shilt, M.D.
Associate Professor of Orthopaedics/Pediatrics, Wake
Forest University Health Sciences, Winston-Salem,
North Carolina; Medical Director of Pediatric
Orthopaedics, Saint Alphonsus Regional Medical
Center, Boise, Idaho
Fractures of the Femoral Shaft; Nonaccidental Trauma

David L. Skaggs, M.D.
Associate Professor of Orthopaedic Surgery, University
of Southern California, Keck School of Medicine;
Vice Chief, Orthopaedic Surgery, Children's Hospital
Los Angeles, Los Angeles, California
Physeal Injuries

Jochen Son-Hing, M.D., F.R.C.S.C.
Assistant Professor, Orthopaedic Surgery, Case Western
Reserve University; Pediatric Orthopaedic Surgeon,
University Hospitals Case Medical Center, Cleveland, Ohio
The Multiply Injured Child; Fractures of the Tibia and Fibula

Louise Z. Spierre, M.D.
Medical Director of Pediatrics and Brain Injury, Brooks
Rehabilitation Hospital, Jacksonville, Florida
Rehabilitation of the Child with Multiple Injuries

Marc F. Swiontkowski, M.D.
Professor, Department of Orthopaedic Surgery,
University of Minnesota Medical School; Chief of
Orthopaedic Surgery Service Line, Park Nicollet Health
Services; CEO TRIA Orthopaedic Center,
Minneapolis, Minnesota
Fractures and Dislocations About the Hip and Pelvis

George H. Thompson, M.D.
Professor, Orthopaedic Surgery and Pediatrics, Case
Western Reserve University; Director, Pediatric
Orthopaedic Surgery, Rainbow Babies and Children's
Hospital; Vice-Chairman, Department of Orthopaedic
Surgery, University Hospitals Case Medical Center,
Cleveland, Ohio
*The Multiply Injured Child;
Fractures of the Tibia and Fibula*

Nathan L. Van Zeeland, M.D.
Clinical Fellow, Orthopedic Hand and Upper Extremity
Service, Washington University, St. Louis, Missouri
Fractures and Dislocations About the Elbow

Peter M. Waters, M.D.
Professor, Orthopedic Surgery, Harvard Medical School;
Associate Chief, Orthopaedic Surgery, Children's
Hospital, Boston, Massachussetts
*Fractures and Dislocations of the Forearm,
Wrist, and Hand*

Lawrence X. Webb, M.D.
Professor, Wake Forest University Medical School;
Chief of Orthopaedic Trauma, Wake Forest University
Medical Center, Winston-Salem,
North Carolina
Fractures and Dislocations About the Shoulder

John H. Wilber, M.D.
Professor, Orthopaedic Surgery, Case Western Reserve
University; Director, Orthopaedic Trauma Service,
University Hospitals Case Medical Center,
Cleveland, Ohio
The Multiply Injured Child

James G. Wright, M.D., M.P.H., F.R.C.S.C.
Professor, Departments of Surgery,
Public Health Sciences, Health Policy,
Management and Evaluation, University
of Toronto; Surgeon-in-Chief,
Chief of Perioperative Services,
Hospital for Sick Children,
Toronto, Ontario, Canada
Outcomes Assessment in Children with Fractures

Nancy L. Young, B.Sc.P.T., M.Sc., Ph.D.
Canada Research Chair, Laurentian University,
Sudbury, Ontario, Canada
Outcomes Assessment in Children with Fractures

Lewis E. Zionts, M.D.
Clinical Professor, Department of Orthopaedic Surgery,
David Geffen School of Medicine at UCLA,
Los Angeles, California
Fractures and Dislocations About the Knee

中文版序——原作者致辞

自《创伤骨科学》第 1 版于 1992 年面市以来,本书诸位编委、作者和出版者一直致力于为罹患骨折、脱位和其他肌肉骨骼系统损伤的患者提供诊断、决策、治疗和康复的实用指南。每出版一次新版本都会增加一些新素材和新作者,以便体现骨科领域的新进展并回应读者反馈的信息。为了紧跟互联网和电子出版物的发展,我们正通过电子媒体稳步地扩展着获取本书的渠道。悉闻本书已然成为全球认可的标准参考书并指导了众多伤者的康复治疗,我们深感欣慰。

中国人口众多,中国骨科医师面临着治疗骨科创伤的各种挑战,因此,Elsevier 同意出版本书第 4 版的中文版,我倍感欣喜和荣幸。我相信,中文版本会使中国正接受培训和临床一线的骨科医师获取相关重要信息更加便捷,并有助于他们为日益增多的骨创伤患者提供专业化治疗。除了道路交通事故损伤以外,人口老龄化和骨质疏松性脆性骨折病例数的扩大,目前已成为中国医疗的重大负担。本版还包括有困扰中国骨科医生的股骨近端和其他部位骨折的相关内容。

在中国,工业化和城市化使道路上的机动车数量激增,随之而来的是道路交通事故死伤人员数量的剧增。在 2009 年,全国发生交通事故 238 351 起,造成 65 758 人死亡,275 125 人受伤,直接经济损失高达 9.1 亿元。人均交通事故死亡率高于其他发达国家。现已发现有多种因素造成了这一日益严重的问题。行人和骑自行车的人横穿马路,越出非机动车道;而司机通常又不停车避让,往往就会撞上他们。在上下班高峰期行车情况会变得更糟。由于安全带使用率低,司机受伤会更严重,此外在车满为患的道路上摩托车、轻型摩托车和电动车的数量也在与日俱增,也会使没有安全保护的人员受到伤害。

缺乏统一且广泛适用的院前护理以及训练有素的急症和创伤救护人员的不足,也会增加交通事故中受伤者的死亡和残疾风险。2003 年,中国政府把道路交通事故认定为危害公众健康的主要问题,建立了道路安全部长协调系统,并制定了一系列新的道路安全法律法规。在过去的 5 年中,姜保国教授一直代表政府在北京从事标准化院前创伤救护的开发工作,是这一工程的重要创始人。《创伤骨科学》(第 4 版)中文版付梓在即,我诚邀他为之作序,他欣然应允,并详细介绍了这项工作。我希望《创伤骨科学》能同他一道帮助中国内外科医生为道路交通事故受害者提供最好的救护。

我相信在我们国家骨科手术医师有很多机会通过学习并与其他医生合作提高处理肌肉骨骼系统疾病的水平,为广大民众解除痛苦。最好能与各家救护中心面对面的互动和互访,但是由于时间和资金有限,难以满足患者和家庭成员对护理的不同需求,因而促使我们更多地利用互联网来进行讨论。好在现代技术能让我们高清晰度地进行多地互动。

中美两国作为主要的经济实体和尖端的医疗团体，完全应该携起手来共同协助发展中国家的同事应对预防和救护道路交通事故、战争和自然灾害造成的骨骼创伤所面临的巨大挑战。

　　能够与姜教授携手共建我们两个专业团体深化合作的桥梁，我感到万分荣幸。最后，我对所有参与本书翻译的业界同仁表示衷心的感谢。

Bruce D. Browner, MD, MHCM, FACS

中文版序——原作者致辞

Since publication of the first edition in 1992, the editors, authors and publisher of *Skeletal Trauma* have strived to make the text a practical resource to guide diagnosis, decision-making, treatment and rehabilitation of patients with fractures, dislocations and other injuries to the musculoskeletal system. New material and new authors have been added as each new edition was published to incorporate advances in the field and respond to input from readers. In keeping with the evolution of the Internet and electronic publishing, we have steadily expanded the access to the content via electronic media. We have been gratified by the worldwide adoption of the text as a standard reference and the knowledge that it has guided the care of so many injured people.

Given the immense population of China and the many challenges facing its orthopaedic surgeons who treat skeletal injuries, I am pleased and honored that Elsevier China has agreed to create a Chinese translation of the fourth Edition. The translation will make vital information more accessible to the orthopaedic surgeons in training and practice and aid their efforts to provide expert care for a growing number of skeletal injuries. In addition to road traffic injuries, the aging of the population and expanding number of osteoporotic fragility fractures are now a major portion of the country's medical burden. The text also covers fractures of the proximal femur and other parts of the skeleton that challenge Chinese surgeons.

Growing industrialization and urbanization has led to a burgeoning number of vehicles on the roads in China that has been associated with a tremendous increase in road traffic deaths and disabling injuries. In 2009, there were 238,351 traffic crashes leading to 65,758 deaths and 275,125 injuries with a direct economic cost of 0.91 billion Chinese Yuan. The rate of traffic related fatality per population is higher than in other highly developed countries.

A number of factors have been noted to explain the growing problem. Pedestrians and cyclists cross roads and don't remain in designated lanes. Drivers hit them frequently, because they often will not stop for them. The situation is even worse during rush hour when driving is more aggressive. Drivers are sustaining more injuries, because seat belt use is low. In addition growing number of motorcycles, scooters, and e-bikes are on the roads with heavier vehicles, leading to injuries of less protected riders.

The lack of uniform widely available prehospital care and trained emergency and trauma providers contributed to the deaths and disabilities of those injured in crashes. In 2003 the Chinese Government recognized road traffic injuries as a major public health problem, established The Ministerial Coordination System on Road Safety and implemented a number of new road safety laws. For the past five years, Professor Baoguo Jiang has lead an important initiative on behalf of the government to develop standardized prehospital and trauma care in Beijing. I am honored that he has agreed to write the forward for the Chinese translation of the Fourth Edition and has described his wonderful program in some detail. I hope that Skeletal Trauma can be an adjunct to his efforts that will assist the Chinese physicians and surgeons in delivering optimal care for their citizens who are injured in road traffic crashes.

I believe there are many opportunities for orthopaedic surgeons in our countries to learn from and work with each other to improve the care of injuries and other musculoskeletal problems that face our populations. Although there is no substitute for face-to-face interaction and reciprocal visits to centers of practice, the respective demands of patient care and families resulting in limited time and funds for travel should move us to greater use of Internet based conferencing. Technology is now available to enable live interactive multisite programs with high definition quality.

As leading economic powers and sophisticated medical communities we should work together to assist our colleagues in the developing world to meet their enormous challenges for prevention and care of skeletal injuries from road traffic crashes, war and natural disasters.

It would be a privilege and honor to work with Professor Jiang to build bridges between our professional communities to foster collaboration. Finally, I would like to acknowledge the colleagues who translated this book into Chinese.

Bruce D. Browner, MD, MHCM, FACS

中文版序二

　　《创伤骨科学》由 Browner 等百余位国际知名骨科专家编写，自 1991 年第一版问世至今已是第四版，是一部享誉欧美亚、惠及世界各地的经典创伤骨科学教科书。本书分为总论、脊柱、骨盆、上肢、下肢 5 篇，共 65 个章节，系统地介绍了肌肉、骨骼创伤疾病诊断及治疗的新进展。其独特之处是着重关注创伤骨科学临床上共同关注问题的判断以及行之有效的诊疗技术，并对相关的诊疗技术进行了系统的综述和评价。在各论中每个章节均包括相关的解剖、损伤机制、损伤的分类、损伤的诊断与治疗以及对相关诊疗热点问题的讨论，具有系统性专业参考书的深度和广度。因此，对临床有很好的指导作用。在再版过程中，作者紧跟科技时代的发展步伐，在丰富和完善内容的基础上，尝试采用光盘视频和网络来展示外科技术，使其更易于广大医师尤其是年轻医师学习使用。此外，本书各个章节引用的文献比较多，不仅涉及最新的研究进展，同时也有既往的经典文献，利于读者深入学习阅读。本书内容丰富，观点明确，呈现形式生动新颖，给人耳目一新之感，是一本难得的创伤骨科学专著。

　　笔者在 2013 年美国创伤年会（OTA）上介绍了中国创伤救治现状及为此而做的一些工作，得到了 Browner 教授的高度认可，Browner 教授还惠赠了第四版的《创伤骨科学》。仔细拜读后深切感受到该书的经典与实用。笔者认为，此书不仅可以指导年轻医师对肌肉、骨骼损伤进行正确处理，同时可以完善临床资深创伤骨科医师的理论技术水平。本书中文版的出版发行，必将有助于进一步提高我国肌肉和骨骼创伤疾病的整体诊治水平。

　　饮水思源，在此向为本书出版面世付出辛勤劳动的著者和出版者表示敬意！也向本书在中国翻译、出版、发行过程中，所有付出努力的译者及工作者表示感谢！

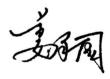

第四版中文版前言

　　《创伤骨科学》(Skeletal Trauma)和《骨折》(Fracture)两部创伤骨科医学著作,都是目前世界创伤骨科医学领域最具影响力的两部经典。但《骨折》一书以突出理论阐述为特色,而《创伤骨科学》则重点放在传授创伤骨科临床的实践经验,它涵盖了与时代同步的几乎所有肌肉骨骼创伤的治疗方法和具体技术细节,因此更具有指导性和实用性。该书第三版中文译本于2007年出版后,立即受到我国创伤骨科医师的热烈欢迎。

　　《创伤骨科学》第四版仍然由创伤骨科界权威Browner等117位北美和欧洲的世界顶级创伤骨科专家撰稿,在原第三版的基础上对各个章节段落进行了全面修订、补充和更新,注入了大量最新的理论概念和技术内容,而这些正是临床创伤骨科医师所急切渴望了解、掌握和使用的。第四版修订也吸收了欧美国家许多近期出现的卓越优秀骨科创伤学专家参加工作,同时创建了与《创伤骨科学》相关的讲座和手术操作的DVD视频和网站浏览。第四版修订本是创伤骨科经典专著与时代技术同步的一次国际性修订的典范,体现了它的权威性、先进性和广泛的实用性。

　　《创伤骨科学》共三卷,前两卷为成人卷,后一卷是儿童卷。儿童肌肉骨骼损伤具有与成人明显不同的特殊性,我国是世界人口大国,儿童众多,肌肉骨骼创伤患儿的处理知识和技术亟需推进,疗效还有必要进一步提高,所以第四版中文译本一并将儿童卷翻译引进,以供国内儿童创伤骨科临床医师参考。

　　本书全体翻译者均在骨科临床工作,每天医疗业务极其繁忙,大家利用有限的业余时间完成译稿,确实非常辛苦。北京大学第三医院骨科牛晓燕同志对译稿收集给予了很大帮助,在此均致以衷心感谢。

马信龙　冯世庆　李世民　周　方

前 言

第 1 版

    骨外科已趋于高度专业化,更多已毕业的住院医师通过获取职业实习奖学金的方式来寻求更为专业的培训。尽管此趋势更侧重于骨外科实践本身,但事实上多数骨科医生一直从事创伤患者的治疗工作。这本书主要为临床医生而著,目的是编写一本实用且全面的书籍,可以涵盖全部儿童肌肉骨骼创伤领域。章节的设计使读者可以尽快获得某种特定损伤的相关信息,而不会受到以往观点的干扰。书中引用了广泛的相关文献,如有需要可进一步开展深入研究。本书作者都是小儿骨科创伤领域各专业的知名专家,致力于为读者提供小儿骨折治疗最前沿的观念和信息。此外编者中一半为对小儿骨科创伤有浓厚兴趣的骨创伤科医生,另一半为从事小儿肌肉骨骼创伤治疗的小儿骨科医生。

    有一些治疗方法仍存在争议,本书介绍了一些可替代方法。然而,现今的前沿治疗方法也许就是未来的标准治疗方法。迄今为止,除了开放性骨折,其他小儿骨折很少考虑手术治疗,然而我们认为一些小儿骨折类型最好的治疗方法是开展手术,我们在书中已阐明此观点。

    该书为《创伤骨科学》第 3 卷,前两卷为成人卷。《创伤骨科学·儿童卷》之所以自成一册,缘于它专门阐述了小儿骨科创伤。

第 4 版

    《创伤骨科学·儿童卷》第 2 版为读者提供了最全面的小儿骨损伤的前沿知识的综述和疗法推荐。与第 1 版相比,第 2 版中介绍了更加先进的骨折治疗技术、更为广泛的参考文献,以及基于结果评估的治疗方法推荐。

    对于小儿骨干骨折,非手术治疗并不是最好的方法,第 2 版对此做了详细阐述,并且介绍了骨干骨折的相关微创治疗方法。另外,书中还介绍了传统牵引和石膏治疗股骨骨折的并发症,以及长骨骨折手术治疗产生的并发症,如增生、感染和不愈合。第 2 版新增加了介绍肌肉骨骼损伤结果评估的章节,这部分内容在小儿肌肉骨骼损伤领域得到广泛应用。事实上,大量证据表明,小儿骨损伤可使用有创治疗方法。

    第 3 版增加了两个新的章节。一章是"小儿骨折门诊治疗的麻醉和镇痛",该章的编写源自于我们长期的学术兴趣,即寻找最好的小儿疼痛处理方法,从而有助于安全准确的复位治疗。按照本书惯例,编写每种损伤的治疗时,编者提供了推荐治疗方法的详细描述。另一章是"小儿多发损伤的康复",此章对于小儿多发损伤,尤其是伴有头部伤的病例恢复最佳功能十分有用。

    第 4 版扩展了"康复"和"麻醉"章节的内容,增加了内固定最新治疗方法的相关内容,其中包括指征和评估结果。另外,新增加了"运动损伤"一章。

与前 3 个版本一样,编者没有花费大量时间回顾以往有意义的治疗方法。本版更新了所有肌肉骨骼损伤的治疗方法,可使读者快速找到所需信息,了解目前每种小儿肌肉骨骼损伤最好的治疗方法。编者们,无论是个人还是团队,都努力工作数百小时,以便为读者呈现这本经典著作。最重要的是,将这些材料编写成为一本实用、有益的图书,能够让骨科医生更加自信,从而造福广大肌肉骨骼损伤的儿童。

Neil E. Green

Marc F. Swiontkowski

(孙　静译　叶伟胜校)

致 谢

在编写第 4 版的这几年中,Elsevier Science 出版社的很多员工都在这本教科书的设计、写作和编辑中起到关键作用。我们尤其要感谢 Kim Murphy,他一直在 Elsevier Science 监管此书出版的全部流程。此外,Janice Gaillard 也给予了我们很大的帮助。

我,Neil Green,衷心感谢在此书出版过程中帮助过我们的朋友。Joan Lorber 帮助我们与出版社和编者们沟通,完成了此书最后一稿的修改。Debbie Chessor 拍出的照片在书中非常完美。我的父亲,Howard Green 博士,不仅对我本人意义非凡,还是我学术生涯的引路人。作为一名临床医生,他对患者关怀备至,并且医术非凡,他将这些传承给了三个儿子。另外,我还要感谢很多一起工作过的骨科学教授,包括 J. Leonard Goldner 博士、James Urbaniak 博士和 Ben Allen 博士。非常感谢 Paul P. Griffin 博士,他是一名小儿骨科医生,我首次来到 Vanderbilt 时合作的同事。最后,我要感谢 Gregory Mencio 博士,我们有着超过十年的同事关系,对于小儿骨科创伤的治疗,我们有着几乎相同的观点。

我,Marc Swiontkowski,必须说明此书中的材料是由我和 Neil Green 博士从 1985 年到 1988 年在 Vanderbilt 大学医学中心工作时基于广泛经验编辑而成的。1988 至 1997 年,我们在西雅图 Harborview 医学中心工作,期间增加了不少经验。当时一起工作的有 Catherine Kramer 博士和 M. L. Chip Routt, Jr.博士,他们都给予我们很大帮助。特别感谢我的老师们 Frederick N. Elliott 博士、J. Paul Harvey, Jr. 博士和 Sigvard T. Hansen, Jr.博士,他们的教导和榜样力量在我职业关键时期影响深远。自从 1997 年来到 Minnesota 大学,通过与 Hennepin 医学中心的 Thomas Varecka 博士、Richard Kyle 博士、Andrew Schmidt 博士、Ed Rutledge 博士、David Templeman 博士,以及圣保罗的 Regions 医学中心的 Peter Cole 博士、Joel Smith 博士、Greg Brown 博士、John Stark 博士、Thuan Ly 博士、Mengnai Li 博士、Tom Lange 博士一起工作,我们的小儿骨折治疗研究得到了深入和扩展。最后感谢 Steven Koop 领导的 Gillette 小儿骨科组,他们给了我很多鼓舞与启发。

(孙 静 译 叶伟胜 校)

计量单位说明

书中介绍的内植入物、固定架、固定钢板、螺钉、髓内钉等，以及相关的分类系统、手术方法、康复措施、图表等，有些采用英制单位。由于这些单位在世界范围内的该领域中使用极为普遍，并已被业内人士共同认可，故在中文版中仍延用原书的计量单位。这样做一来行文方便，二来也便于业内的技术交流。换算成我国的法定计量单位时，请参照下列换算式。

长度：1 英寸=2.54 cm，1 英尺=12 英寸=0.3048 m，1 英里=1.6 km

质量：1 盎司=28.35 g，1 磅=0.454 kg

能量：1 磅（力）·英尺=1.356 J

力矩：1 英寸·磅（力）=0.113 N·m，1 英尺·磅（力）=1.356 Nom

压强：1 磅（力）/英寸 ^{2} =6.895 kPa

血压：1 mmHg=0.1333 kPa

血糖：1 mg/dL=0.0555 mmol/L

目　录

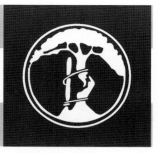

第 1 章

儿童创伤相关的骨骼生长、发育与愈合

Steven L.Frick, M.D., Eric T.Jones, M.D., Ph.D.

与成人相比,治疗儿童损伤时最大的区别在于要考虑骨骼生长潜能问题。儿童骨创伤会导致生长的增强或减弱。对于一些成角和长度畸形而言,未来的生长是非常有帮助的,能随着儿童成长自我矫正畸形。而生长潜能的缺失却是一个治疗中的难题。成人骨是动态的;年龄成长和骨骼压力的改变会持续影响骨的转换和重塑。儿童骨骼不仅会由于压力的改变进行重塑,而且会因生长发育而产生长度和宽度的增长,并改变其形状、力线及旋转。了解骨骼生长的潜能和儿童骨创伤后力的改变,对于骨与关节损伤的适度治疗是非常重要的。

骨折儿童最常见的临床护理问题包括:①骨骺损伤是否伴有生长紊乱的危险因素?②骨折的长度和力线是否可接受(即骨折部位是否会随着生长发育而改善,不会对功能和外形造成负面影响,或者是否需要复位)?回答这两个问题需要了解儿童骨骼的正常生长机制并对儿童骨折进行分析研究,然而将这些知识应用于具体某一位患儿身上并针对如何护理其骨折做出决策,则需要对该患儿及其骨折的多种相关因素进行综合评估(这属于临床治疗技术)。

一些骨折治疗的原则是通用于各年龄段的——目标是使其恢复正常的长度、力线、旋转和关节面的解剖对位。对于儿童,尽量维持其正常生长潜能也是极重要的,因此评估骨骺的完整性和力线是非常重要的。虽然在儿童骨折的治疗中有一定成角是允许的,但无论患者年龄大小,最好采用骨折闭合治疗方法尽可能保持小的成角。另一方面,对患儿多次尝试

解剖复位,特别对于累及骨骺的骨折,可能会引起损伤,应尽量避免。儿童隆起骨折或称之为搭和骨折伴发的少量成角通常是可以被接受的。显著弯曲会导致临床上明显的畸形,可见于畸形塑性或前臂青枝骨折,应进行矫正[37]。

由于成骨骨膜增厚,儿童骨愈合通常很迅速。患者的年龄直接影响骨折愈合的速率:患儿年龄越小,骨折愈合越迅速。随着儿童逐渐长大,骨膜逐渐变薄,生骨能力逐渐减弱。在出生时,股骨体骨折的愈合时间在3~4周,但是随着儿童年龄的增长,骨愈合的速率逐渐接近成人。青少年股骨干骨折的愈合时间通常在12~16周(图1-1)。生长板损伤的愈合较体部骨折更快。身体所有部位的长骨体生长部损伤,均会在3周左右愈合[46]。

儿科骨骼创伤的治疗通常较简单。与成人相比,儿童的脱位和韧带损伤不常见,因为长骨体生长部在此结构的系统中是最弱的连接部位,因此更易受到损伤。韧带损伤可能发生,特别是年龄大一点的儿童生理性生长性疼痛开始发生,可以更多地保护骨骺和干骺端的抵止点[22]。不过大多数损伤都是由于低能量创伤造成的简单骨折模式,如跌伤。在大多数儿童四肢骨折的病例中,闭合复位和短时间石膏固定即可恢复正常功能。无论如何,在儿科骨折的治疗中有很多容易犯的错误,尤其是生长板的骨折,治疗困难且费力。

第一节 病史、诊断和损伤机制

在婴儿期,骨创伤可能与生产过程相关,或者可

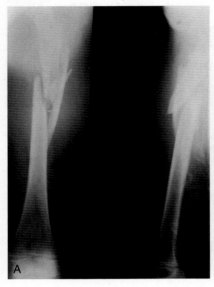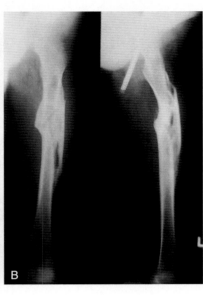

图 1-1 (A)男孩,11 岁,股骨转子下粉碎性骨折 X 线片。(B)骨折后 10 周,骨愈合。对于成人,这种骨折不行手术很难治疗,可能需要 3~6 个月才能愈合。

能是儿童受虐待的唯一迹象。临床表现可能为肢体畸形、肿胀或运动缺陷。应当询问看护者损伤的环境,如果没有合理的损伤机制,则提示应评定为非意外事故性创伤。婴儿 X 线片是很难获得并解释的(图 1-2),特别是肘关节和髋关节区域的骨,需要进行对比观察。通过正位和侧位 X 线片,包括损伤区域上、下的关节,建立小范围的 X 线片评估。通常,常规 X 线片检查结合详细的体格检查可以确定诊断。如果 X 线片难以确诊,关节造影术、超声检查或磁共振成像(MRI)可用作辅助诊断手段[18,22]。

多发性创伤、头外伤或同时出现这两种损伤的儿童会出现潜在的中轴骨骨折和骨骺损伤,即使配合

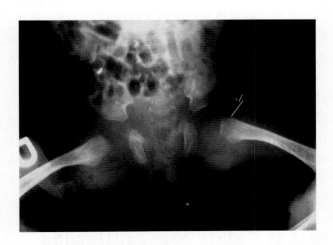

图 1-2 1 月龄婴儿左髋转子间骨折的正位(前后向)骨盆 X 线片。最初诊断为脓毒髋(septic hip)。儿童期感染与骨折容易混淆,特别是在骨折愈合的炎症期。

详细的体格检查,往往也难以诊断。对这些儿童,骨扫描可用于辅助诊断常规 X 线片未确诊的骨折[28],但在多发性损伤的儿童中很难进行。近期 X 线骨骼扫描和计算机断层扫描(CT)或 MRI 的多维成像有助于发现潜在损伤。

儿童穿过生长板的骨折如果未出现移位,往往难以判断(图 1-3)。彻底的体格检查通常能识别这种类型的损伤,损伤的骨骺区域会有肿胀且触痛感最强,最常见于桡骨或腓骨的远端。触诊外踝尖或其远端通常可发现韧带损伤;生长板区域有肿胀和触痛可明确 X 线片未发现的骨折,但一项利用超声检查的研究表明,在踝关节损伤的儿童中,韧带损伤较生长板骨折更为常见[22]。通常,X 线片的干骺端小碎片提示骺软骨的损伤。由于骺软骨在愈合期会变宽并可见骨膜反应,因此 1~2 周后的复查 X 线片能确诊骺软骨损伤。

每个年龄组的儿童都有典型的损伤机制和常见骨折。大多数婴儿和新生儿(12 月龄以下)的骨折是由于受到他人伤害而造成的。18 月龄以上的儿童往往又走又跑,而且开始进行各种运动,因此意外损伤更常见。儿童最常见的骨折是前臂,多在桡骨远端[38,42]。锁骨骨折常见于婴儿期和学龄前儿童,但其发生率会随着年龄的增长而降低。前臂骨折虽然常见于低龄儿童,但在进入青少年这段时间发生率会逐渐增加。

大多数损伤发生于儿童跌倒时。严重的高能量的损伤在儿童中少见,通常是由汽车、割草机、摩托车或越野车所致。随着儿童进入青少年期,损伤发生率

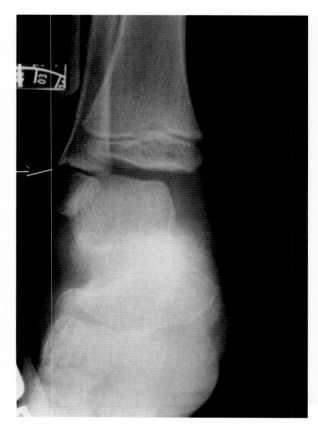

图 1-3　6 岁男孩踝关节损伤后的踝关节正位 X 线片,可见腓骨远端生长板明显肿胀并有触痛,但未波及腓骨头。X 线片显示轻微增宽,但其他方面 X 线片上未发现异常。经体格检查确诊。

越来越接近于成人。生长板闭合的年龄差异很大,取决于遗传因素和激素变化。骨龄是儿童损伤需要考虑的一项重要因素,越是接近生长末期的儿童,生长板在损伤治疗中发挥的作用越小,重塑的潜能也越少。愈合能力与年龄反相关。

最后,在所有的儿童损伤中都必须考虑到儿童受虐待问题,并及早发现,特别是在治疗年龄较小的儿童骨折时[31]。必须仔细检查,初诊时患儿有无受虐迹象,随访中有无出现继发性损伤。如果儿童的父母或监护人没有带患儿进行约好的骨折复诊,则要及时联系并与其重新约定复诊的时间。

第二节　骨的形成

胎儿期的骨是通过膜性或软骨骨化形成的。在前一种骨化中,间充质细胞增生,形成扁骨构成区最初的膜性组织[43]。软骨骨化是软骨雏形的骨性替代,也是长骨形成的雏形。

一、膜性骨形成

膜性骨形成使长骨的直径增大并形成扁骨,如肩胛骨、颅骨以及部分锁骨和骨盆。扁骨是随着间充质细胞凝集成片并最终分化成成骨细胞而形成的。表皮细胞变成骨膜。最初的骨经过重塑转化成松质骨,骨膜给其覆盖了一层致密的皮质骨表面。这种生长类型与软骨雏形无关。

膜性骨生长也会增大长骨骨干部的直径。随着软骨骨化使骨延长,骨的增生在整个膜性骨形成过程中均发生于骨膜下方。这种骨形成也见于骨膜下感染以及骨损伤后骨折血肿周围的骨膜骨形成期间(图 1-4)。儿童成骨骨膜可促进快速愈合,因为痂和骨膜新骨会增大骨的直径,并使其达到早期生物力学强度。

二、软骨骨化

软骨骨化需要有软骨原质。在孕早期,间充质细胞聚集,形成未来长骨的雏形。软骨雏形发育,于是外周细胞便构成软骨膜[40,43]。软骨细胞增大和退化,其四周的基质便会钙化。钙化开始于骨干的中心,并成为初始骨化中心。血管芽进入骨化中心,并给其输送了新的间充质细胞,这些细胞能分化成成骨细胞、破软骨细胞和破骨细胞。这些细胞结合在钙化软骨和沉淀骨上。原始松质骨便由此形成,且骨化向干骺端区域扩展。

随着软骨雏形终端由于软骨增殖、肥大、细胞外基质的形成而长度不断增长,长骨生长继续进行。这种生长以此方式一直延续至出生后,此时次级骨化中心(骨骺)发育。

骨骺和干骺端骨之间的大量软骨在出生后的后期发育中会变薄,变成骺板,继续作为长骨生长(在长度方面)的促进因素,直至达到成熟。长骨的外周是由骨膜形成层提供的[38,43]。外部加了一层致密骨的连续表面,而内部(骨内膜)表面都通过吸收进行了重塑。

长骨体生长部一旦确定在骨骺和干骺端之间,骨膜环便牢固地附着在肥大细胞区域层次。长骨体生长部周围的骨膜环被称为 Lacroix 纤维环[38,43]。Ranvier 区域,即引起长骨体生长部直径增长的细胞部分[38],与其位于同一区域。骨膜牢固地附着于这一层次。即使骨膜自干骺端或骨干撕脱,通常仍会附着于长骨体生长部。

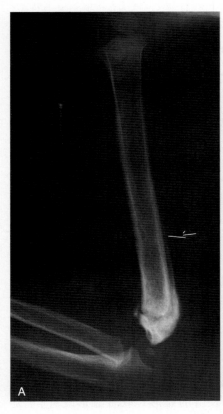
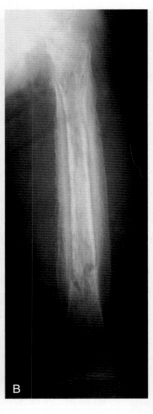

图 1-4　(A)愈合中的髁上骨折的 X 线片显示,接近肱骨干中段的骨膜剥离(箭头所示)。桥接的骨膜骨在大约 3 周时稳定了远处骨折。(B)在一例患有骨髓炎的膜骨上,有一大的骨膜包壳围绕在此前的死骨周围。可以对此骨膜进行刺激以便在此区域周围重造一个完整的皮层,这样在去除死骨后,骨膜骨将会形成一个新的股骨干。

第三节　生长与发育的规律

影响骨骼生长的因素多种多样,并且目前尚未完全明确。尽管常用的生长曲线图提示,在整个儿童期生长是平稳而连续的,但现在已发现,人类生长过程中有高峰与停滞阶段[33],在停滞一长段时间后会出现身高的爆发增长(生长高峰)。身高的增长仅发生于长骨体生长部,并可能存在三种机制:细胞数量的增长、细胞大小的增加或细胞外基质量的增加。长骨体生长部对下列激素有反应:各种生长调节激素(生长激素、甲状腺激素、雌激素、睾丸激素),甲状旁腺激素和皮质甾体激素,以及肽信号蛋白——转变生长因子 β-(TGF-β)、血小板源性生长因子(PDGF)和骨形态发生蛋白(BMP),此外还有附加免疫调节细胞活素[白细胞介素 -1(IL-1)和 IL-6][8,11,12,29]。最近发现,将局部旁泌性调节因子确定为控制骨发育和重塑的决定作用因子。控制软骨细胞发育的一个重要的反馈环路包含印度刺猬蛋白(Ihh)和甲状旁腺激素相关肽(PTHrP)。这些副分泌性因子是控制软骨细胞脱离增殖池并进行肥大分化的决定性因素[6,32]。成纤维细胞生长因子(FGF)信号发送在调节长骨体生长部

软骨细胞增生和分化中也起决定性作用,似乎与 BMP 呈相反作用,减少软骨细胞增生,增加 Ihh 生成,并加速肥大软骨细胞的分化[32]。甲状腺素也参与终末软骨细胞分化的细胞与分子活动以及柱状软骨的形态形成[5]。有研究表明,骨生长的每日变化反映了不同激素的水平,而且动物研究表明,机械因素也是至关重要的, 因为在一项有关羊生长发育的研究中 90%的生长发生于休息期间[39]。过度压迫可减慢长骨骺软骨的生长,而分离会使其加速,在美国文献中将其设定为 Hueter-Volkmann 定律,但早在 1829 年 Delpech 就已发现此规律[3]。距生长部较远的骨折也会导致生长模式的改变。这一点在股骨干骨折后的过度生长中特别明显,于是一些学者假设,是由于骨膜套破裂或骨折后骨的血供增加使纵向生长增加[11,40]。这种现象大多是补偿骨折愈合后的缩短,但偶尔也会导致损伤肢体比以前延长。控制正常生长的相同细胞和过程也参与骨折的愈合[23]。利用微点阵技术对生长机制的研究表明,对骨折的遗传反应十分复杂。在对鼠动物模型进行的股骨过度生长机制的研究中发现,股骨近端长骨体生长部有超过 5000 个基因对骨折有明显反应。与血管生长发育的有关的基因被下调,从而股骨的过度生长是由于骨折后肢体血供增加所

致。人们对这种广泛特有的论断产生了怀疑[4]。有人假定机械因素，如周围骨膜内的张力，可能对生长速率有一定控制作用[40,43]。临床上最典型的例证是，儿童胫骨近端干骺端骨折后发生的创伤后胫骨外翻（Cozen 现象）[14,24,44]。长度的增长在骨骺融合，骨骼发育成熟时停止，但不同的骨停止的时间不同，而且也随性别、遗传因素和激素水平而异。生理学的生物活性停止是青春期生长板逐渐被骨替代的正常过程，骨成熟时长骨体生长板闭合是由男性和女性的雌激素水平诱导的[6]。

第四节　骨折愈合的生理学

骨折愈合通常分为三个阶段：①炎症期；②修复期；③重塑期。

骨折愈合过程包括膜性骨化和软骨骨化。儿童骨骼的损伤通常包括程度不同的周围软组织损伤。骨愈合不同于软组织愈合，软组织愈合是由胶原瘢痕组织替代损伤组织，而骨愈合是由正常骨组织替代损伤部位。

骨的血供在骨折愈合中起到重要作用，由于骨的血供进入到软组织的附着部位，因此严重的软组织损伤会延迟愈合。任何部位的骨其骨折愈合的正常过程都是按照既定的时间顺序完成的。任何愈合阶段都可能由于邻近软组织的过度损伤而中断或延迟。

一、炎症期

骨折愈合的炎症期通过提供修复和重塑所需的构造材料表"设定"软骨和骨形成的期限。当骨出现损伤时，骨折周围的骨、骨膜和软组织（大多数是肌肉）便开始出血。血肿集中在骨折部位，包括骨的内部和外部。血肿可能沿着骨膜分层，在骨折界期或者在骨折移位最大时血肿会被升高。软组织损伤越严重，骨折移位越多，骨膜撕裂越多，血肿填充的区域越大。血肿的作用是作为信号发送因子源启动细胞活动，这是骨折愈合的关键。这也解释了一些移位极小的骨折或青枝骨折愈合较慢的原因。

有文献对两组骨折愈合控制因子进行了集中研究：肽信号发送蛋白 [TGF-β、成纤维细胞生长因子（FGF）、PDGF 和 BMP]，免疫调节细胞因子（IL-1 和 IL-6）[12]。肽信号发送蛋白源自血小板和细胞外骨基质，对调控细胞增殖和间充质干细胞的分化至关重要。TGF-β 是多功能生长因子，在骨折修复时控制着

组织分化。FGF 能加速成骨细胞和软骨细胞的增殖并能刺激新血管的生成。PDGF 作用于间充质细胞前体，以刺激成骨细胞分化。BMP 是一种产生于骨折修复早期的蛋白质，并强烈刺激软骨骨化。BMP 分类的唯一准则是在标准啮齿动物活体实验中诱导骨生成，现已确认了至少 14 个 BMP 归类于生长和分化因子的转化生长因子超家族。BMP 在骨基质中表达，可以提供给骨髓基质细胞，以诱导其分化为成骨细胞。此外还发现，成骨细胞可合成和分泌 BMP。在骨折时合成新骨的细胞也是 BMP 的靶细胞且具有 BMP 受体。目前利用微点阵分析对骨折的基因反应的研究显示，对骨折基因反应很复杂，涉及数千种基因，包括 BMP 和较早记录的其他生长因子，以及免疫调节细胞因子[4,27,29]。免疫调节细胞因子是从血肿中的炎性细胞群放出来的，用以调控骨折愈合的早期活动。

在开放性骨折中，部分血肿会通过皮肤消散，因此会带走一些血肿的骨诱导成分。当对开放性骨折进行冲洗和清创时，多数血肿会消散。较小的血肿会在手术后再次蓄积。骨诱导潜能的这种丧失可能会延迟炎性反应的发生，此为开放性骨折延迟愈合的一个因素。

骨在邻近骨折部位至少丧失一两毫米的血液供应。沿骨折线的坏死初始重吸收之后，儿童的骨折线通常在损伤后 2~3 周在 X 线片上更加明显。

儿童的骨较成人更富血供，因此产生的充血和炎性反应更强。皮质越成熟（渗透性越少），血管对损伤的反应越慢。血管舒张和细胞炎症反应在骨折后短时间即开始，且损伤区域被炎症细胞填充，如多形核白细胞和巨噬细胞。血肿和炎症反应也会刺激诸如生长因子和细胞因子等分子从血小板中释放出来[21]。在骨折愈合的初始阶段，血肿形成之后，纤维血管组织构架将使凝块充满胶原纤维。这些纤维最终将变为骨折周围形成的初级骨痂编织骨的胶原。

血管反应有助于启动骨折的细胞反应。许多 TGF-β 亚型有助于调控细胞和组织对组织修复和炎症的反应[21]。在骨折愈合的炎症期，来自细胞外骨基质以及来自血小板的 TGF-β 控制着可形成成骨细胞和破骨细胞的间充质前体细胞。最强的细胞反应在损伤后 24 小时内一直持续着，最早发生于骨折的骨膜下区域[48]。

成骨的诱发受生长因子的刺激，可使多功能细胞转化为骨原细胞。骨膜下表面的骨原细胞协助形成骨膜骨。源自骨膜的骨原细胞协助生成外骨痂。源自

骨内膜部分的软骨内骨形成与骨膜下骨形成共同在骨折处形成骨桥。

骨折部位的活动越多，氧张力越低，且形成的软骨越多。骨折部位的运动量或紧张度决定着骨折愈合的类型，一级愈合或骨性愈合发生于无应变或应变很低的情况下，而二级愈合或结骨痂愈合则发生于高应变的情况下[27,45]。当微血管血液回流该区域之后软骨才会骨化。骨折表面的死骨会逐渐恢复血供，血供多的区域恢复较快，如干骺端（与骨干相比）。

到修复期结束时，儿童骨膜下骨痂开始稳固住骨折区，所以骨折可以靠外骨痂实现临床愈合。在重塑阶段，这种骨痂逐步减少，并被骨折表面形成的软骨内骨化骨所替代。

二、修复期

骨折愈合的修复期最显著的特征是新血管的发育和软骨形成的开始。周围的软组织促使血管向内长入，先长入骨膜区域，随后长入骨内膜区域。骨折前，皮质血供主要来自骨内膜骨并从髓管内放射状发出分支。在修复期，皮质的绝大多数血供来自骨外，而非骨内。

骨折愈合的大鼠模型显示，膜内和软骨内骨形成开始于最初的10天。骨折血肿的炎性介质募集能产生骨折骨痂的软骨细胞。开始形成血肿，最后被纤维血管组织向内长入所替代。这种发育对稳定骨端提供了结构支持。这种原始组织最终被软骨的骨和膜内骨形成所替代。

软骨内骨形成是形成于骨折邻近区域的软骨原基钙化的结果。膜内骨形成发生于外周，是由于骨膜内未分化间充质细胞分化成成骨细胞，它能在事先没有软骨雏形的情况下形成骨。

修复期的组织分化受局部机械因素的强烈影响。骨折愈合传统上分为一期愈合和二期愈合。一期愈合是由于强制固定（即夹板固定）所致，包括用皮质直接桥接骨折间隙。桥接是通过膜内骨形成产生的直接哈弗管（Haversian）重塑进行的。

二期愈合是由于骨折治疗时采用弱刚性固定（即骨折支架）造成的。骨折区域的活动、骨折间隙的出现和未受损组织被膜都会促进形成丰富的骨痂。骨痂直径的增大可增加生物力学稳定性，因为骨的刚度与其半径成正比。形成的骨痂此后会经历软骨内骨化。理想的骨折治疗往往要达到足够刚性以确保充分的血管长入，随后逐渐负重和活动以刺激大量

的骨痂形成[45]。

当骨膜在其下方生成骨时，骨膜便与骨脱离并在损伤区域周围形成一个骨领。最初，这部分组织多为软骨和纤维类，并没有很好的骨化。此时它在X线片上显示不清晰，直至血供充足，足以使其矿化，转换成骨。

在修复期和重塑期之间发生的一个重要的过程是骨折的临床愈合，此时，骨痂环绕在骨折断端周围，并与另一端的骨痂相互连接。此时，骨在临床上是稳定的，虽然受到适当的外力作用仍有可能出现可塑性变形，但此时骨已足够强壮，患者可以开始用患肢进行正常活动。

临床愈合后，骨折区域不再有触疼且检查时也无活动，因此生理性负荷不会引起疼痛。X线片愈合是指X线片上显示骨已跨越骨折区域。这一点是修复期终结和重塑期开始的交界点。

三、重塑期

重塑期是骨愈合的最后时期。年幼患儿的这一时期较短，而年龄较大的患儿则会持续到整个发育期，甚至到发育期结束。当骨临床稳定之后，加在骨上的持续压力和应变会引起这种早期软的编织骨发生重塑。无论在X线片上还是临床上，此时该骨通常已恢复正常。

在儿童一岁期间会发生一次完整的骨骼转换。童年后期转换率每年下降约10%，并在一生之中始终保持这个转换率或稍有减慢[13]。重塑并非是一种类型的细胞（如破骨细胞或成骨细胞）的活动性造成的，而是由骨折周围大范围协调的骨形成和吸收造成的。目前认为，骨重塑期的控制机制是生物电行为，是依据Wolff定律进行骨塑形的。骨在日常活动中会受到使用应力，因此骨要适应这些应力而塑形。由于儿童骨都在进行正常塑形（主动进行着改变以应对发育和应力），因此其骨重塑明显快于成人。此类重塑通常包括在成角畸形的凹陷部位（受压侧）添加骨而从突起部位（张力侧）减少骨，使成角变成圆形。

全身因素也会影响骨折愈合的速率。除了患者的年龄以外，有助于骨折愈合的激素还包括生长激素、甲状腺激素、降钙素、胰岛素、促蛋白合成类固醇类以及维生素A和维生素B。某些类型的电流、磁场、负重和运动训练也会对骨愈合有正面影响。

现已证明，妨碍骨愈合的因素包括糖尿病、皮质类固醇、非甾体类抗炎药和某些内分泌疾病。去神经

法、照射法和大剂量高压氧治疗也会延缓骨折愈合。

第五节　长骨体生长部骨折愈合

软骨并不能与骨同期愈合。长骨体生长部损伤后，不能通过长骨体生长部内骨痂形成而愈合。软骨愈合的过程仅有炎性期和修复期，但无重塑期[11,40]。1958 年，Dale 和 Harris 采用恒河猴做长骨体生长部骨折模型，描述了长骨体生长部骨折愈合的过程：先在长骨体生长区部间隙内出现纤维蛋白填充，此后新骨形成便终止。当骨折的骨骺侧细胞持续增长时，骨折线骨干侧的钙化软骨细胞却保持不变。在长骨体生长部愈合中，以上两个过程会导致长骨体生长板的厚度短暂却显著的增加。最终骨痂自干骺端和骨干的骨膜跨越骨折间隙长出，重新把骨骺结合到干骺端和骨干。一旦愈合开始，血供便会恢复，正常的软骨内骨化便重新开始，长骨体生长部的厚度也迅速恢复正常[16]。大多数长骨体生长部骨折会顺利愈合，重新开始正常生长。但偶尔在骨折后也会跨长骨体生长部两端形成连杆，发生短缩畸形或成角畸形。长骨体生长部连杆的病因学理论有以下几种：①轴向压力引起原始软骨细胞损伤[2,47]；②骨骺和干骺端之间的血供吻合处导致二者之间的骨形成[34]；③骨折延伸到长骨体生长部–骨骺边缘可能会中断长骨体生长部的血供[51]。轴向压力理论上看似乎不可能，因为软骨细胞较不成熟的骨更能耐受压力负荷，而且干骺端的骨可能会首先承受不住。骨折的发生有时会导致干骺端骨与骨骺骨相接触，而且在尝试闭合复位中，有一些研究者认为反复尝试复位可能会导致"长骨体生长板磨损"[46]，或者容易造成生长终止[2]。血管理论依据长骨体生长部内的骨折平面来鉴别其骨折的预后。早期认为长骨体生长部骨折几乎都发生在其肥大区间[47]，但目前有很多研究者观察到骨折平面的多样性[51]。

长骨体生长部连杆形成的基础科学研究发现，当骨折延伸或穿过长骨体生长部–骨骺边缘时[51]，连杆是通过沿垂直面产生的初始骨化形成的[34,51]。一些临床研究提示，介入长骨体生长部骨折的骨膜可能是连杆形成的原因之一[7]，但基础科学研究显示此时仅有少量短缩而无连杆形成的增加[25]。长骨体生长部移位骨折的解剖复位似乎能减慢长骨体生长部早闭合的速率，特别是骨折累及骨骺–关节面的骨折（Salter-Harris 3 型和 4 型）[31]，也包括一些长骨体生长部–干骺端骨折（Salter-Harris 2 型）[7]。长骨体生长部骨折的愈合无

论在临床上还是基础科学研究上都很快，几乎所有这类骨折都会在 3 周内愈合。

第六节　儿童与成人骨折愈合的区别

儿童与成人骨之间主要的区别之一是儿童的骨膜比较厚。骨折部位周围的骨膜把血肿隔开了，而且出血时可从骨上剥离开，这是骨折周围形成大量新骨的一项基本因素。骨折表面任一端的骨坏死必须通过骨的再吸收和沉积过程由存活骨替代。这个过程导致在早期 X 线片上骨折部位呈现为硬化样，这是由于新骨形成于现有的坏死骨上。坏死骨周围的区域会引起炎性反应。由于儿童骨比成人骨的血流丰富，所以炎性（充血）反应更加迅速且明显。主要的长骨骨折后体温可能会高达 40℃。这种充血性炎性反应也会引起发育刺激，从而导致骨的过度生长。儿童骨折愈合的早期要短于成年人[40,42,46]。

儿童骨折愈合速度加快的最主要原因是骨膜，它在骨折周围新骨形成中起的作用最大。儿童在此部位的成骨活性很高，因为骨在骨膜下形成是正常生长发育的一部分。这个已经相当活跃的过程在骨折后会被加速。儿童骨膜骨痂在潜在的血肿形成而后骨化成软骨原基之前，早已桥接骨折。一旦来自血肿的细胞组织通过了炎性反应过程，骨折部位便开始骨修复。大多数儿童在骨折后 10 天到 2 周内，骨折周围会形成橡皮样骨，以致很难复位。但此时骨折部位仍有触疼，无法进行邻近关节的活动。

作为修复期的一部分，在软骨内骨形成的整个过程中，血肿发生时形成的软骨最终被骨替代，这与在子宫内软骨内骨的形成极其相似。骨折愈合是骨发育的再现，如前所述，包含多种细胞和细胞变化过程之间的复杂相互作用[23]。

骨折愈合的重塑期可能会持续一段时间，尤其是移位较大的骨折。邻近关节的活动和肢体的使用可加速重塑。经常使用该骨使其受到压力和应变可以直接促进骨折骨重塑为接近原始结构的骨。

一、生长终止线或生长减慢线

在数周至数月前发生骨折的骨 X 线片上，可以在干骺端区域观察到数条横线。这些线通常称之为 Harris 生长终止线[26]或 Park 横线[44]，这是儿童骨骼在骨折或损伤后所特有的。这些横向走向的骨小梁发生于那些正常生长迅速的骨（如股骨、胫骨），以及那

些骨小梁主要是纵向走向的骨(图 1-5)。当生长速度减慢时,例如发生于肢体骨折后不久,该骨实际仍能直立,并生成横向走向的骨小梁。形成的骨密度增大,且在进一步生长后可在 X 线片上观察到。如果长骨体生长部生长正常,终止线应与长骨体生长部的外形平行。骨折后的终止线通常在损伤后 6~12 周可以看到,因而骨科医生可通过此线来评估并预见异常生长[35]。儿童骨折后需要特别注意 X 线片的评估,尤其是在累及长骨体生长部的骨段,注意查找生长终止线,因为不与长骨体生长部平行的生长终止线提示为长骨体生长部损伤区或骨桥[41]。与长骨体生长部不平行的终止线表明是异常生长发育区。

生长较快的长骨体生长部(如股骨远端、胫骨近端),其生长终止线距长骨体生长部最远。在骨的干骺端生长速度最慢,横向骨小梁可能在 X 线片上很难观察到,或者完全没有形成。

横向的 Harris 线可能是由于骨受到某种应力从而导致纵向骨的形成暂时减慢所致。这类应力除了骨创伤以外还包括全身性疾病、发热以及饥饿,也可见于应用二磷酸酯之后[41]。

二、儿童骨折后的重塑

儿童骨的重塑能力使其复位精度不如成人那么重要。重塑是一个儿科骨折护理中常用的术语,是指儿童在生长过程中具有矫正残余畸形的能力。这种能力不仅取决于上文所述的骨折愈合重塑期的骨重塑机制(Wolff 定律),也与骨折后不对称生长所产生的长骨体生长部重新定位有关 (Hueter-Volkmann 定律或 Delpech 定律)。儿童的年龄越小,预期的重塑量越大。重塑量取决于儿童的年龄、骨损伤的部位、畸形的程度以及畸形是否存在于邻近关节的活动平面[10,52]。在确定是否达到"可接受的"复位时需要临床判断和临床经验,但最好在初始治疗中尽可能获得最佳复位,以减少对重塑的依赖性。重塑不会发生在有移位的关节内骨折中,这种骨折通常要采用切开复位方法。对于儿童,在治疗肱骨近端骨折和桡骨远端损伤时通常要依赖重塑,因为这些长骨体生长部对各自骨折段的长度影响很大,而且与其有关的关节的活动都较大。

生长对骨折愈合的影响通常有助于骨折的治疗,因为在生长过程中会对成角和畸形进行一些重塑。未成熟长骨成角畸形的重塑发生在生长板并沿骨干进行[1]。可能发生损伤骨(及其周围各骨)的加速生长,从而导致肢体不等长(常见于股骨或肱骨)[19]。但是如果生长板受到损伤或创伤导致肢体肌力改变,例如脊髓损伤或脑外伤之后,生长过程中会出现畸形。

重塑容易发生在关节面处(图 1-6),但难以发生

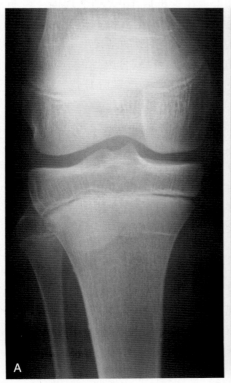
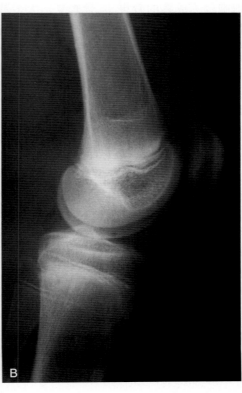

图 1-5　12 岁儿童在股骨干骨折后 6 个月的膝关节前后位(A)和侧位(B)X 线片。可在股骨远端以及胫腓骨的干骺端观察到平行于长骨体生长部的生长终止线。损伤后暂时的生长减慢导致更多的横向骨小梁生成,从而增加了此部位的骨密度。

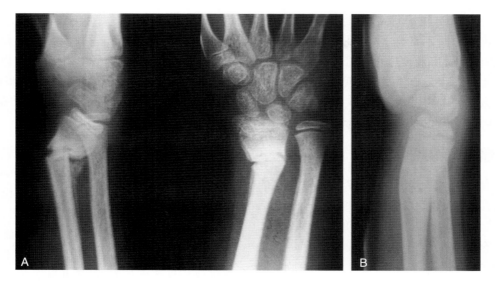

图 1-6 (A)11 岁女孩,损伤后 6 周拆除石膏时的桡骨远端 X 线片。(B)3 个月后的侧位 X 线片显示关节面处的骨折重塑相当好。

在旋转畸形和成角畸形不位于关节面上的儿童[10,17,43,52]。Abraham 对未成年猴进行的重塑潜能研究发现,重塑发生在生长板,并沿着骨干畸形的凹面进行,而骨干凸面的吸收极少。生长过程中骨干的重塑和长骨体生长部的重新定位对重塑程度的作用与此相似[1]。在儿童股骨干骨折中,成角畸形 75% 的重塑发生在长骨体生长部,25% 来自骨干的同位重塑[50]。邻近骨折处的长骨体生长部自动与不对称的生长重新对位,以便垂直于通过骨的作用力,因此大多数研究者认为,这是重塑的主要机制[52]。

长骨中段的明显成角通常是不能接受的,而且也无法重塑良好,但与儿童的年龄有关。小于 8~10 岁的儿童,残余的成角是可以接受的。若成角小于 30°,且位于关节平面内,那么重塑有可能恢复至正常力线[40]。重塑到可以接受的功能和外观的潜能受多方面因素的影响,包括骨折的是哪块骨、骨折靠近关节有多近、关节轴线的方向以及儿童留存的生长量[52]。只要对线准确,并列对合(重叠)是可以接受的(图 1-7)。这种对位可导致与坚固的骨膜骨桥形成迅速而稳固的连接。

三、生长终止以外的儿童骨折并发症

正常儿童中少见延迟愈合与不愈合。在一项 2000 多例儿童骨折的系列研究中,未见一例不愈合的病例[9]。肱骨远端外侧髁骨折是儿童损伤中好发生不愈合少数几种之一,但移位骨折经精确复位和固定后几乎不会出现不愈合[49]。能平稳实现骨折愈合的例外

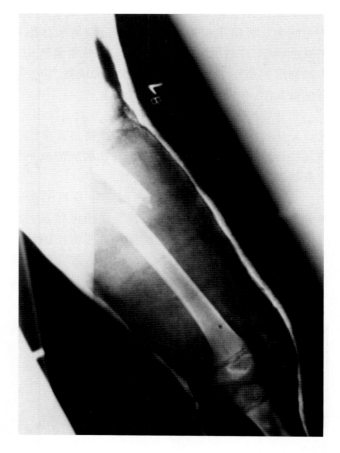

图 1-7 10 岁男孩股骨干骨折石膏外固定后的 X 线片。骨折复位后约有 1cm 重叠(并列对合),以允许骨折后肢体预期的生长过度。

情况发生在有严重软组织损伤或感染的开放性损伤年长儿童中。再次骨折不常见,不过在对位不良的前臂骨折中,手法松动后可能发生再次骨折。继发于骨折之后的骨化性肌炎和关节僵硬极少见。儿童中很少需要物理治疗以重新获得关节活动度,当儿童恢复正常活动和游戏后,关节活动度和功能通常会恢复。

四、儿童骨骼的解剖学差异

随着儿童骨骼的生长发育,骨骼从比较有弹性的橡胶类生物力学材料转变为更具刚性的成人骨骼结构。由于儿童骨骼中含有大量透 X 线的软骨类材料,因此有时需要有对照 X 线片来确定某 X 线片是否异常。不同类型的损伤在儿童中也会有差异,例如,韧带损伤和脱位十分罕见。成人的膝关节周围损伤常导致韧带和半月板损伤。在儿童,股骨远端或胫骨近端长骨体生长部由于连接较弱,因此较容易受到损伤(图 1–8)。以前曾推荐拍摄应力位 X 线片,但目前认为不必要,当 X 线片显示长骨体生长部增宽与愈合中的生长板损伤相符时,可以通过病史和体格检查做出诊断,并通过随访进行确认。骨骼未成熟儿童中的韧带损伤不常见,但是随着骨骼的成熟,韧带损伤也会发生,在进入青春期后更为常见[22]。

儿童骨损伤使用闭合复位治疗较开放复位多见,优点是连接时间短,较容易获得并维持接近解剖位的复位,增加重塑潜能(图 1–9)。儿童的麻醉或止痛效果与其复位质量呈较强的相关性[8]。

儿童骨骼最明显的解剖区别是生长板的形态和骨膜的厚度。生长板损伤和骨骺损伤可导致明显的生长紊乱(图 1–10)。对生长板和骨骺损伤的治疗与成人关节内骨折相似,儿童关节损伤需要解剖复位,以保持关节功能和生长潜能。如前所述,与成人

相比,儿童的骨膜更厚,更活跃,更不易撕裂,但较容易与骨剥离。骨膜不仅有助于复位(在畸形的凹面处完整的骨膜可起铰链的作用)以及维持复位,而且对加速骨折愈合大有帮助。完整的骨膜可减少移位程度,并且是儿童骨折更稳定的基本因素。

1. 骨骺

出生时,大多数骨骺完全是软骨组织。在骨骺内形成次级骨化中心的早晚各异,股骨远端首先形成[10]。在骨骺处出现球形生长板,长骨体生长部的软骨细柱和生长潜能发生于骨骺和干骺端之间,也在关节面的正下方。当骨骺完成软骨化后,几乎能完全保护其免受损伤,而创伤力往往导致骨干或干骺端骨折,偶尔会撕裂长骨体生长部,如婴儿肱骨远端长骨体生长部分离中所见。一旦骨骺内形成了骨,便有可能发生撕裂,但骨骺骨折比骨干骨折和干骺端骨折少见得多。当骨骺几乎完全是骨组织时,骨骺就像其他骨骼一样易于发生损伤。

2. 长骨体生长板

生长板在整个发育过程中始终是软骨性的。随着儿童年龄增大,长骨体生长板逐渐变薄,因此在损伤时容易使生长板破裂。在 Salter-Harris I 型损伤中最常见的损伤部位通常被说成是长骨体生长部下部肥大区,但有研究者发现长骨体生长部的骨折面有所不同[51]。长骨体生长部的骨解剖结构在生长过程中会发生明显改变。婴儿和新生儿很少有干骺端上稳定骨骺的乳状突。但是随着生长发育,尤其是股骨远端部位,突起的乳状突有助于长骨体生长部把骨骺稳固在干骺端上,可能是对生理需求以及需要抗扭转力的一种反应。股骨近端长骨体生长部会随着生长发育而发生相应改变,最终形成两个独立的长骨

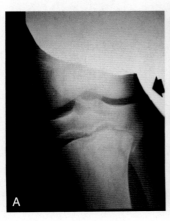
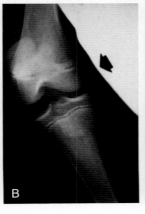
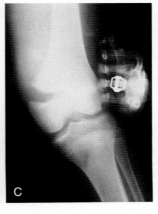

图 1–8　应力值 X 线片显示骨骼未成熟儿童的胫骨近端骺软骨的损伤(A),内侧副韧带损伤(B),以及股骨远端长骨体生长板损伤(C)。

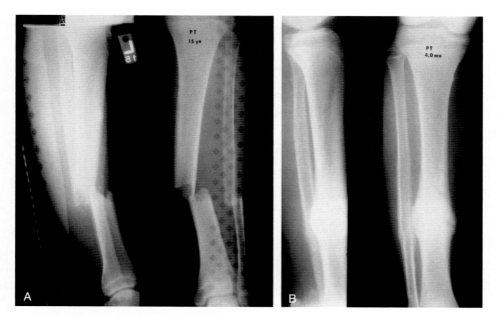

图 1-9　(A)15 岁男孩,胫骨干骺端横行移位骨折的正位和侧位 X 线片。(B) 4 个月后的随访 X 线片显示,骨膜充分愈合,但部分骨折线仍清晰可见。这是儿童长骨骨折经骨膜骨痂早期愈合的特征,随后,干骺端愈合并重塑。

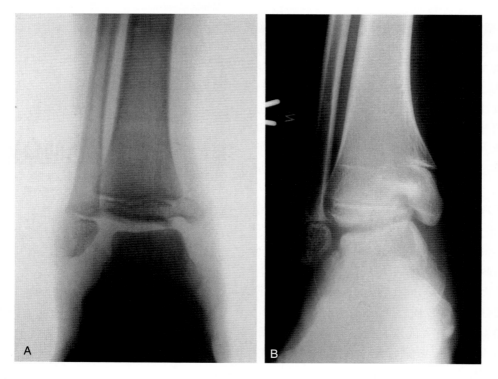

图 1-10　(A)7 岁男孩内踝骨折后的踝穴位 X 线片。该骨折接受闭合复位及长腿石膏固定治疗。(B)同一患者伤后 4 年的踝关节踝穴位 X 线片。骨骺内踝部已经愈合到该 Salter Ⅳ型损伤的干骺端区。不仅他的生长板不协调,而且踝关节也不协调。此种类型的关节内骨折应进行切开复位及内固定,以达到关节面和生长板的解剖复位。

体生长部位:股骨头骨骺及其下方的转子生长部。

3.干骺端

干骺端是长骨的喇叭状骨端。与该骨相应骨干相比,它的皮质区较薄,骨小梁较多,且更宽。干骺端部位的多孔性大于骨干部,而且由于它更靠近长骨体生长部,因此该部位骨膜附着更牢固。

骨折后,大多数骨重塑发生在干骺端。骨膜骨形成于骨干和骨骺相结合部位。在纵向生长过程中这个部位又逐渐转变为喇叭状干骺端皮质。

4.骨干

骨干是长骨的主体,因此新生儿此部位血供极丰富。随着生长发育,其血供会逐渐减少,且皮质骨逐渐增厚。由于骨膜介导的膜性骨构成,骨干直径会增大。

五、发育带来的生物力学差异和变化

与成人骨相比,儿童骨的密度低,孔隙多,因此有较多的血管穿入其中[36,43]。儿童骨的弹性系数较低,抗弯曲强度较低,且矿物质含量较低[15]。与成熟骨相比,未成熟骨横截面上的孔隙更多,未成熟皮质骨横跨皮质的骨单位系统更多。儿童骨孔隙的增多有助于防止骨折线的扩大,也是儿童较少发生粉碎性骨折的一个原因。将儿童骨和成人骨的骨折负重变形曲线进行比较显示,儿童具有较长的可塑期[15]。多孔性和粗糙的机械骨折面能延长骨破裂之前的时间和能量吸收。成人骨几乎都是由于张力而发生损伤,而儿童骨无论是张力或压力均会造成损伤（弯曲骨折或隆起骨折）。

当骨发生弯曲时,张力侧的应力大约与压力侧相同。由于骨的张力下屈服应力比压力下的屈服应力低,因此骨首先在张力侧屈服。当继续弯曲时,骨折裂缝会穿过骨从张力侧转到压力侧。根据吸收的能量多少,生长中骨内的较大孔隙会终止骨折线的延伸,从而在压力侧留下一部分完好的皮质,并导致青枝骨折[37]。

如果在负荷去除后骨能恢复初始形态,就表明骨具有弹性。如果在负荷去除后骨未恢复至初始形态并有残留畸形,则该骨发生可塑性畸形。骨折线未穿过骨的张力所造成的不完全损伤可导致骨的可塑性畸形(图1-11)。若残余皮质中存在相当大的可塑性畸形,则可能要使其完全骨折作为治疗的一部分。使其完全骨折通常是通过使畸形反向完成的,使残余

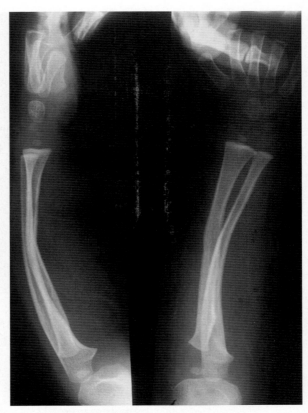

图1-11　2岁儿童摔倒后在桡骨和尺骨出现可塑性畸形。可塑畸形位于骨干中部,掌侧呈压力损伤,背侧呈张力损伤,但骨折未延伸。

皮质仍位于张力作用下,直至损伤。

第七节　儿童骨折的分类

儿童骨骼的解剖和生物力学具有特殊性,因此需要特殊的分类系统来描述儿童骨折。儿童骨折可以分为以下5类:①可塑性畸形;②弯曲骨折(邻近干骺端);③青枝骨折;④完全骨折;⑤长骨体生长板骨折。

一、可塑性畸形

骨的可塑性畸形仅出现在儿童时期。这种畸形最常见于尺骨,偶尔见于腓骨。若骨的弯曲发生到一定程度以致骨凸面在张力下和骨凹面在压力下出现微观损伤,但张力侧的骨折未扩展,当外力去除后该骨会发生永久畸形。如果没有形成血肿,就不会出现骨膜隆起和明显的骨痂形成以促进重塑,因此该骨可能会永久畸形。若畸形发生于4岁以下的儿童或畸形成角小于20°,那么成角通常会随着成长而自然矫正[37]。

由于重塑可能不可靠，因此要尽可能减少会导致临床上明显畸形的可塑畸形。

二、弯曲骨折

弯曲骨折，也是一种主要发生在儿童的损伤，是骨的压力性损伤，通常发生在干骺端和骨干的结合处。干骺端的孔隙度最大，骨受到压力时可能因骨干的高密度骨而出现弯曲(图 1-12)。多皮质的骨干骨可能被推入到多孔的干骺端骨内，造成隆起骨折，类似于围绕在古典希腊柱基底的浮雕带。

三、青枝骨折

青枝骨折发生在骨弯曲且骨的张力侧受损伤时。骨开始发生骨折，但骨折线不会完全穿过该骨。骨的压力侧受到损伤可能会出现可塑性畸形。无多孔骨的成人压力侧出现畸形时，骨折线通常会延伸穿过骨。在儿童，如果骨出现可塑性畸形，将无法恢复解剖位置，通常必须完全破坏该骨才能恢复正常力线。骨具有黏弹性，是指其对负荷的反应取决于施加负荷的速率。记住这一点在矫正可塑性畸形和青枝骨折时会很

有帮助，因为缓慢地把稳步加大的力施加在支点上，可以逐渐恢复较正常的力线。

四、完全骨折

依据骨折类型，完全通过骨的骨折可以有多种描述方法。

1. 螺旋骨折

螺旋骨折通常是由于骨受到旋转力造成的，通常是低速损伤。完整的骨膜铰链能使骨科医生通过反向旋转损伤来复位骨折。

2. 斜行骨折

斜行骨折斜向发生于骨干骨断面，通常与该骨纵轴大约成 30°角[46]。与成人的完全骨折相似，这种损伤通常引起较明显的软组织撕裂，包括骨膜。由于这类骨折不稳定，而且往往难以进行解剖复位，因此对线至关重要。通过一面牵引一面固定肢体来进行骨折复位。

3. 横行骨折

儿童骨的横行骨折通常由三点弯曲引起，利用骨折力凹面上的骨膜容易进行复位。作用力对侧的骨膜通常会撕裂。三点弯曲式制动通常可以使骨干骨折保持在复位位置(图 1-13)。

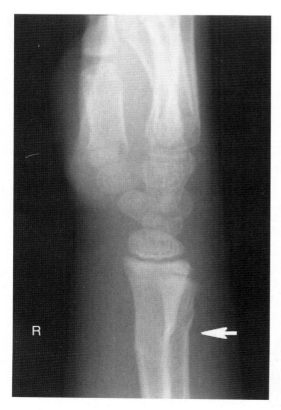

图 1-12 隆起骨折通常发生在干骺端和骨干的结合处(箭头所示)。该块多孔隙干骺端骨是压力引起的损伤。

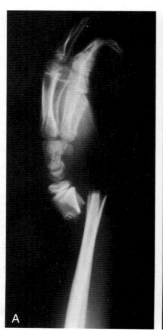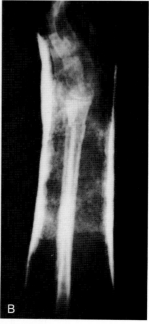

图 1-13 (A,B)远端尺桡骨背侧移位骨折的侧位 X 线片，利用完整的背侧骨膜协助把远端碎片固定就位可以很容易复位。

蝶状骨折碎片不常见于儿童损伤，但却是由导致横行骨折的类似机制引起的，蝶状碎片位于三点弯曲中顶点力一侧。这种损伤发生在骨干的高皮质区，通常是股骨、胫骨或尺股的骨干中段（图 1-14）。

五、长骨体生长部骨折

骨骺的损伤几乎都会累及生长板，但绝大多数的长骨体生长部骨折不会累及骨骺（或关节面）。损伤生长板后的问题并不常见，但在损伤骨骺时有可能造成生长紊乱。长骨体生长部损伤中最常见的是远端桡骨的生长板[38]。通常，生长板的修复良好且迅速，大多数会在 3 周内愈合。快速愈合留给畸形复位的窗口期有限，在长骨体生长部早期愈合后的晚期复位（>1 周），可能会引起生长部损伤[2,20,46]。生长板损伤常由于碾压、生长部血管损害或者从干骺端至骨骺的骨部的形成骨生长桥所致。这种损伤可能导致渐进性成角畸形、肢体不等长或关节不协调。

众多学者对长骨体生长部损伤进行了多年研究[16,42,46]。这些研究显示，干骺端在骨骺上的稳定性与年龄有关。长骨体生长部和骨骺在外部由骨膜连接，在内部由乳状突紧密连接。长骨体生长部是一种坚硬的橡胶样组织，因此相对于成角或牵引，旋转更容易使其损伤。

累及生长板的损伤通常发生在钙化中的和未钙化的软骨细胞连接处，但近期研究显示长骨体生长部的骨折面有变异性[47,51]。骨骺损伤时，生长板通常连接于骨折的骨骺端，关节面解剖复位通常导致生长板的解剖复位。骨折面通常不会直接延伸至肥大区域，但是在某些部位可能呈波浪形进入骺软骨的原始区、骨骺或干骺端。长骨体生长部外形的改变是由于乳状突伸入至干骺端引起的，在确定骨折面时起一定作用。股骨远端生长板就是这样形成的，因此

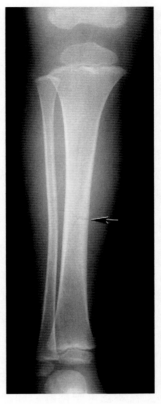

图 1-14　2 岁儿童的胫骨 X 线片，可见胫骨的不完全骨折（箭头）和腓骨的可塑性畸形。加在胫骨上的外侧顶部三点应力导致张力引起的骨折，骨折线延伸至外侧皮质前终止。此损伤缺乏足够的能量来产生外侧蝶状碎片。

在生长板损伤时干骺端碎片会频繁破碎，而且其倾向于形成长骨体生长带也与其有大量乳状突有关。

生长部损伤通常用 Salter-Harris 分类系统进行分类[47]，所依据的是骨折的 X 线片表现（图 1-15）。损伤可能发生于骨骺、生长板、干骺端或软骨膜环。

I 型骨折时，干骺端与骨骺完全分离且没有任何 X 线片表现表明骨折通过骨化骨。骨膜通常仍附

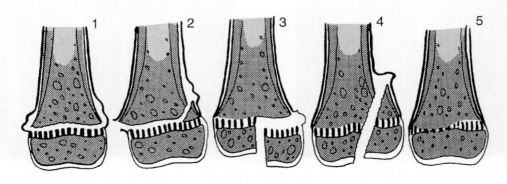

图 1-15　骨骺损伤的 Salter-Harris 分类图解（详见正文）。(From Salter, R.B.; Harris, W.R. J Bone Joint Surg Am 45:587, 1963.)

着于生长板,因而可防止干骺端从骨骺处明显移位。对于极小骨膜撕裂的患者,生长部的轻微增宽可能是通过生长部损伤的唯一 X 线片表现(图 1–16)。尽管Ⅰ型损伤通常不会合并有血管改变,但股骨头骨骺的完全分离会导致缺血性坏死和股骨近端的生长停止。骨化中心越大,损伤越容易导致在压力侧产生干骺端碎片。

Ⅱ型骨折是最常见的 Salter-Harris 骨折类型,损伤通过生长板并通过干骺端部分的外侧。骨膜通常在张力侧损伤,但是骨折在干骺端碎片区域会保留完好的骨膜。如同Ⅰ型损伤,骨折分离线通常出现在生长部肥大和钙化区沿线。但是在Ⅱ型损伤中沿此连接部的扩展可变性较大。当骨折线向损伤的压力侧延伸时,可扩展到干骺端区域。可利用沿干骺端碎片附着的骨膜来帮助损伤的复位。

继发于Ⅰ型和Ⅱ型损伤的生长中断不常见,但也会发生,尤其是骨骺的血供被中断时。Ⅰ型和Ⅱ型损伤通常不需要解剖复位,但有研究表明,胫骨远端骨折复位后留下缺口(>3mm),与生长部过早闭合的发生率增加相关[7]。这些损伤邻近关节,且全部骨骺未受损伤。

Ⅲ型骨折发生在关节内,通过骨骺直达生长板。然后骨折线绕过生长板到达骨膜表面。这类骨折通常发生在生长板开始闭合的时候。因此,与生长停止

有关的问题可能不严重。随着关节面的解剖复位,长骨体生长部通常会解剖复位良好,因此解剖复位后通常不会出现生长停止。

Ⅳ型损伤也是关节内损伤,累及骨骺和干骺端。骨折线跨过生长板。这种损伤类似于Ⅲ型骨折关节面,也必须进行解剖复位。长骨体生长部的各部位会出现较多的垂直裂纹,因此必须对其进行解剖复位,以便恢复生长板的结构,并且尽量减少骨桥形成的风险。

目前对Ⅴ型损伤的争论颇多。最早由 Salter 描述的Ⅴ型损伤是生长板的碾压伤[42]。Ⅴ型骨折无法在最初的 X 线片上识别,因为它与Ⅰ型损伤很像。这类损伤很少见,但是如果损伤在临床上伴有生长板周围肿胀和压痛,并有明显的轴向负荷,则很可能是Ⅴ型骨折,表现为长骨体生长部在损伤后早期闭合。

Salter-Harris 分类系统是一种依据 X 线片描述长骨体生长部损伤的快速方法。Ogden 提出了一种更加复杂、包含更广泛的分类系统[42]。其中包括 9 类骨折,并细分为 A 至 D 亚型。由于 Ogden 分类系统太复杂,因此并不常用。

骨骺的其他损伤还有胫骨棘的撕脱损伤和骨盆上的肌肉附着点损伤。股骨、髌骨和距骨关节面的骨软骨骨折属于不会累及生长板的其他类型骨骺损伤。

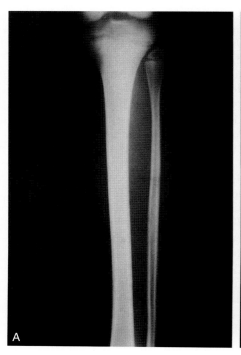
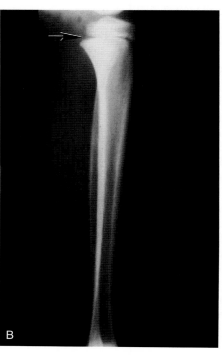

图 1–16　10 岁儿童的胫骨前后位和侧位 X 线片,该患者胫骨近端疼痛并肿胀。急诊时,这处胫骨近端骨骺损伤(箭头)被漏诊。Salter Ⅰ型损伤通常难以发现,因此需要对体检和 X 线片进行互补校正。

第八节　小结

生长中骨骼的损伤常见于孤立性事故以及儿童的多发性损伤。儿童骨骼损伤要尽早治疗,因为儿童损伤愈合得比成人损伤快。生长通常有助于创伤肢体恢复,加速骨折愈合,因为负责正常生长的生理机制物力学也负责骨的修复,不会在"请修复人员"上浪费时间。厚的成骨骨膜有助于骨折复位,并在其骨化时能迅速为断裂骨提供骨桥。

生长中多孔骨发生的骨折模式在生物力学上与成人骨是不同的,因此总体来说更容易治疗。几乎儿童的所有骨折都能通过石膏固定进行治疗,不必担心关节僵硬而需要物理治疗来松动损伤的关节。

尽管生长中的骨自身能很好地应对创伤,但有些创伤可能会严重损伤生长机制,以致其无法修复。另外,如果骨科医师不够谨慎,没有尽快采取措施恢复正常解剖以便维持生长和功能,也可能出现失误。

（任秀智 徐桂军 译　叶伟胜 李世民 校）

参考文献

1. Abraham, E. Remodeling potential of long bones following angular osteotomies. J Pediatr Orthop 9: 37–43, 1983.

2. Aitkin, A.P. Further observation on the fractured radial epiphysis. J Bone Joint Surg Am 17:922–927, 1935.

3. Arkin, A.M.; Katz, J.F.: The effects of pressure on epiphyseal growth, J Bone Joint Surg Am 38: 1056–1076, 1956.

4. Ashraf, N.; Meyer, M.H.; Frick, S.L.; et al. Evidence for overgrowth after midfemoral fracture via increased RNA for mitosis. Clin Orthop 454:214–222, 2007.

5. Ballock, R.T.; Reddi, A.H. Thyroxine is the serum factor that regulates morphogenesis of columnar cartilage from isolated chondrocytes in chemically defined medium. J Cell Biol 126:1311–1318, 1994.

6. Ballock R.T.; O'Keefe R.J. The biology of the growth plate. J Bone Joint Surg Am 85:715–726, 2003.

7. Barmada, A.; Gaynor, T.; Mubarak, S.J. Premature physeal closure following distal tibial physeal fracture. J Pediatr Orthop 23:733–739, 2003.

8. Beaty J.H., ed. Orthopaedic Knowledge Update 6. Rosemont, IL, American Academy of Orthopaedic Surgeons, 1999, pp. 129–138.

9. Beckman, F.; Sullivan, J. Some observations of fractures of long bones in children. Am J Surg 51: 722–741, 1941.

10. Blount, W. Fractures in Children. Baltimore, Williams & Wilkins, 1955.

11. Brighton, C.T. The growth plate and its dysfunctions. Instr Course Lect 36:3–25, 1987.

12. Buckwalter, J.A.; Einhorn, T.A.; Simon, S.R.; eds. Orthopaedic Basic Science, 2nd ed. Rosemont, IL, American Academy of Orthopaedic Surgeons, 2000, pp. 377–381.

13. Buckwalter, J.A.; Glimcher, M.J.; Cooper, R.R.; et al. Bone biology, J Bone Joint Surg Am 77:1276–1284, 1995.

14. Cozen, L. Knock-knee deformity after fracture of the proximal tibia in children. Orthopedics 1:230–234, 1959.

15. Currey, J.D.; Butler, G. The mechanical properties of bone tissue in children. J Bone Joint Surg Am 57:810–814, 1975.

16. Dale, G.G.; Harris, W.R. Prognosis of epiphyseal separation: An experimental study. J Bone Joint Surg Br 40:116–122, 1958.

17. Davids, J.R. Rotational deformity and remodeling after fracture of the femur in children. Clin Orthop 302:27–35, 1994.

18. Davidson, R.S.; Markowitz, R.I.; Dormans, J.; et al. Ultrasonographic evaluation of the elbow in infants and young children after suspected trauma. J Bone Joint Surg Am 76:1804–1813, 1994.

19. Edvardson, P.; Syversen, S.M. Overgrowth of the femur after fractures of the shaft in childhood. J Bone Joint Surg Br 58:339–346, 1976.

20. Egol, K.A.; Karunakar, M.; Phieffer, L.; et al. Early versus late reduction of a physeal fracture in an animal model. J Pediatr Orthop 22:208–211, 2002.

21. Einhorn, T.A. Enhancement of fracture-healing. J Bone Joint Surg Am 77:940–953, 1995.

22. Farley, F.A.; Kuhns, L.; Jacobson, J.A.; et al. Ultrasound examination of ankle injuries in children. J Pediatr Orthop 21:604–607, 2001.

23. Gerstenfeld, L.C.; Cullinane, D.M.; Barnes, G.L.; et al. Fracture healing as a post-natal developmental process: Molecular, spatial and temporal aspects of its regulation. J Cell Biochem 88:873–884, 2003.

24. Green, N.E. Tibia valga caused by asymmetrical growth following a nondisplaced fracture of the proximal tibial metaphysic. J Pediatr Orthop 3:235–237, 1983.

25. Gruber, H.E.; Phieffer, L.S.; Wattenbarger, J.M. Physeal fractures, Part II: Fate of interposed periosteum in a physeal fracture. J Pediatr Orthop 22: 710–716, 2002.

26. Harris, H.A. The growth of long bones in childhood. Arch Intern Med 38:785–793, 1926.

27. Heiner, D.E.; Meyer, M.H.; Frick, S.L.; et al. Gene expression during fracture healing in rats comparing intramedullary fixation to plate fixation by DNA microarray. J Orthop Trauma 20:27–38, 2006.

28. Heinrich, S.D.; Gallagher, D.; Harris, M.; et al.

Undiagnosed fractures in severely injured children and young adults: Identification with technetium imaging. J Bone Joint Surg Am 76:561–572, 1994.

29. Karsenty, G. The complexities of skeletal biology. Nature 423:316–318, 2003.

30. Kling, T.F.; Bright, R.W.; Hensinger, R.N. Distal tibial physeal fractures in children that might require open reduction. J Bone Joint Surg Am. 1984; 66:647–657.

31. King, J.; Diefendorf, D.; Apthorp, J. Analysis of 429 fractures in 189 battered children. J Pediatr Orthop 51:722–741, 1941.

32. Kronenberg, H. Developmental regulation of the growth plate. Nature 42:332–336, 2003.

33. Lampl, M.; Veldhuis, J.D.; Johnson, M.L. Saltation and stasis: A model of human growth. Science 258:801–803, 1992.

34. Lee, M.A.; Nissen, T.P.; Otsuka, N.Y. Utilization of a murine model to investigate the molecular process of transphyseal bone formation. J Pediatr Orthop 20:802–806, 2000.

35. Lee, T.M.; Mehlman, C.T. Hyphenated history: Park–Harris growth arrest lines. Am J Orthop 32:408–411, 2003.

36. Light, T.R.; Ogden, D.A.; Ogden, J.A. The anatomy of metaphyseal torus fractures. Clin Orthop 188: 103–111, 1984.

37. Mabrey, J.D.; Fitch, R.D. Plastic deformation in pediatric fractures: Mechanism and treatment. J Pediatr Orthop 9:310–314, 1989.

38. Neer, C.S. II; Horwitz, B.Z. Fractures of the epiphyseal plate. Clin Orthop 41:24–32, 1965.

39. Noonan, K.J.; Farnum, C.E.; Leiferman, E.M.; et al. Growing pains: Are they due to increased growth during recumbency as documented in a lamb model? J Pediatr Orthop 24:726–731, 2004.

40. Ogden, J.A. Anatomy and physiology of skeletal development. In: Ogden, J.A.; ed. Skeletal Injury in the Child. Philadelphia, Lea & Febiger, 1982, pp. 16–40.

41. Ogden, J.A. Growth slowdown and arrest lines. J Pediatr Orthop 4:409–415, 1984.

42. Ogden, J.A. Injury to growth mechanisms of the immature skeleton. Skeletal Radiol 6:237–253, 1963.

43. Ogden, J.A. The uniqueness of growing bones. In: Rockwood, C.A. Jr.; Wilkins, K.E.; King, R.E., eds. Fractures in Children, Vol. 3. Philadelphia, J.B. Lippincott, 1984, pp. 1–86.

44. Ogden, J.A.; Ogden, D.A.; Pugh, L.; et al. Tibia valga following proximal metaphyseal fractures in childhood: A normal biologic response. J Pediatr Orthop 15:489–497, 1995.

45. Perren, S.M. Evolution of the internal fixation of long bone fractures. The scientific basis of biological internal fixation: Choosing a new balance between stability and biology. J Bone and Joint Surg Br 84:1093–1110, 2002.

46. Rang, M. Injuries of the epiphysis, growth plate and perichondrial ring. In Rang, M.; ed. Children's Fractures. Philadelphia, J.B. Lippincott, 1983, pp. 10–25.

47. Salter, R.B.; Harris, W.R. Injuries involving the epiphyseal plate. J Bone Joint Surg Am 45:587–622, 1963.

48. Tonna, E.A.; Cronkite, E.P. Cellular response to fracture studied with tritiated thymidine. J Bone Joint Surg Am 43:352–362, 1961.

49. Thomas, D.P.; Howard, A.W.; Cole, W.G.; et al.: Three weeks of Kirshner wire fixation for displaced lateral condyle fractures of the humerus in children. J Pediatr Ortho 21:565–569, 2001.

50. Wallace, M.E.; Hoffman, E.B. Remodeling after angular deformity after femoral shaft fractures in children. J Bone Joint Surg Br 74:765–769, 1992.

51. Wattenbarger, J.M.; Gruber, H.E.; Phieffer, L.S. Physeal fractures, Part I: Histologic features of bone cartilage and bar formation in a small animal model. J Pediatr Orthop 22:703–709, 2002.

52. Wilkins. K. Principles of fracture remodeling in children. Injury 36:S-A3–A11, 2004.

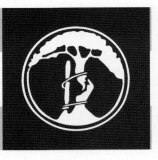

第**2**章

骺板损伤

Manoj Ramachandran, B.Sc.(Hons), M.B.B.S.(Hons), F.R.C.S.
(Tr&Orth), David L.Skaggs, M.D.

骺板组织结构和功能的完整性是正常生长的基本要素。在牵张力和剪切力作用下,骨骺由于比周围骨组织更弱而易于受损伤。应该小心地处理这种损伤以避免远期的骺板损伤。不同的骨骺对于损伤的反应不同,每一个骨骺近似于一个独立的个体,因此对于患儿的年龄、损伤的部位和类型、受伤部位的生长潜力、生长紊乱的可能性及从受伤到获得治疗的时间,均应加以细心关注。长期并发症包括生长停滞和进行性成角畸形,通过早期识别往往可获得最佳的处理。

第一节　相关的基础科学

一、基础科学

骺板是长骨体骨性生长的原始中心,应与骨骺或次级骨化中心相区别。骨骺被认为对压力(压缩)或牵拉(张力)敏感,后者被称为骨突。早期的骨骺是软骨快速成熟形成的盘状区域,但随着生物力学应力(尤其是剪切应力)的增加,其轮廓发生波浪状变化[24,29]。平坦的骨骺对纵向生长起主要的作用,而球形骨骺基本只对骨质周径的增加起作用。由于骨质位置的不同,其骨骺的形态也不尽相同。以股骨远端快速生长的骺板为例,其所含有的长细胞柱,不同于生长缓慢的指骨骺板的短细胞柱。

软骨细胞朝着骺板面向长骨骨骺的一侧持续生长,而在干骺端一侧,软骨却不断被骨组织所替代。当生长完成后,骺板被原始松质骨再吸收和替代,使骨骺永久地与干骺端相融合。男性的大多数骺板大约在20岁时闭合,但锁骨内侧骺板直到25岁才闭合;女性的骨骼生长停滞比男性大约早2年。

在组织学中,骺板可根据功能的不同而分为不同的区域(图2-1)[48]。在静止层和增殖层,细胞相对较小,并由厚的机械力强的基质层所包绕。在静止层,可见干细胞源的生发细胞。它们存在于低氧张力区,并对循环激素有反应。细胞增殖表现为薄盘状和栅栏状。在细胞外基质,胶原纤维是纵向定向的。这个区域的氧张力高。随着软骨细胞的增大(大小是原来的5~10

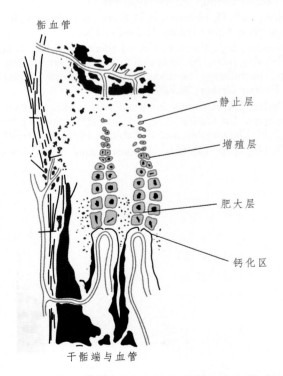

图2-1　骺板区域图解。(From Ramachandran M: Basic Orthopaedic Sciences. The Stanmore Guide. London, Hodder Arnold, 2007.)

倍),细胞外基质的空间变小而作用加强。在张力、剪切力和弯曲应力作用下,肥大区域是骺板最薄弱的一层。骨折平面往往通过这一肥大区。在临时钙化区,干骺端的血管侵入使基质矿化,并开始进行软骨细胞的程序性凋亡。随着血管侵入而进入的成骨细胞和破骨细胞,促进了原始松质骨的形成,此后再重塑成更加成熟的次级松质骨,就不再含有残余的软骨前体。

骺板通过周围的 Ranvier 区和 LaCroix 软骨膜环与骨骺和干骺端相连接。Ranvier 区是位于骺板周围的环形凹陷,包含有细胞(成骨细胞、软骨细胞和成纤维细胞)、纤维和骨质薄层,可促进宽度方向生长(并列生长)。骨膜套紧密附着于 Ranvier 区的骨末端及骨骺的软骨膜上,它被认为是一种可抑制不受控制的快速纵向生长的解剖结构[32,52]。LaCroix 软骨膜环是一种固定骨骺和干骺端的坚强的纤维组织结构。

骺板的血供有三个来源:骨骺、干骺端和软骨膜循环。除了无血管的关节软骨区,骨骺血管(动脉、静脉和毛细血管网)遍布软骨骺的各个区域,并且通过软骨通道偶尔与干骺端循环交通。这种血管网的类型有两种[16]。A 型骨骺,几乎完全被关节软骨所覆盖,其血供由骺板的干骺端侧提供,因此在骺分离时易损伤。股骨近端和桡骨近端是仅有的两种 A 型骨骺。B 型骨骺仅有一部分被关节软骨所覆盖,其血供由骺板的骨骺侧提供,因此在骺分离时可免受损伤。

干骺端由于有骨小梁,因此可加强骺板的强度,但骨小梁对压缩暴力敏感。当骨骺主要为软骨时,就能起到减震的作用。当骨骺骨化后,这种减震作用就减小了。

二、流行病学

据报道,大约 30% 的儿童长骨骨折存在骨骺损伤[38]。男孩的发病率通常是女孩的两倍,可能是由于男孩骨骺开放的时间更长且男孩爱参与危险性高的活动和运动。大多数骨骺损伤发生在 12~15 岁的男孩和 9~12 岁的女孩中。最常见的解剖区域是指骨、桡骨远端和胫骨远端。远端骺板损伤较近端骺板更常见。损伤发生率在双侧肢体近似相同,但上肢较下肢更常见。

第二节 损伤机制与后果

一、损伤机制

损伤机制与患儿的年龄相关。婴儿期和儿童期骺板相对较厚,因此在剪切应力或牵张力作用下更易受损伤。在大龄儿童和青少年中,骺板骨折分离更常见,是由剪切力和压缩力的联合作用所致。牵张力或剪切力引起的关节短暂或近似脱位也可能引起关节内骨折。如果正常状态下,只能屈曲和伸展的关节受到压缩力也会传递到骺板上。

反复的轻微创伤也可损伤骺板,例如体操运动员的肱骨内上髁损伤和腕关节生长紊乱。其他损伤机制还包括医源性原因(例如插入固定钉和螺钉以及照射)、感染和肿瘤、血管损伤和热伤(例如冻伤或电击伤)。上述原因将在本章后文详细讨论。

二、损伤的后果

骺板损伤最具特征性的后果是骨的纵向生长停滞或终止。完全生长停滞可导致严重的肢体不等长和功能障碍。部分生长停滞可导致成角畸形[51]。骺板损伤的其他后果还包括不愈合(例如肱骨外髁骨折后)、畸形愈合和缺血性坏死。

远期生长的预后部分取决于骺板损伤的部位(图 2-2)。如果骨折局限于肥大层,愈合后通常无并发症。如果骨折线累及骺板的静止层或其多层区域,生长紊

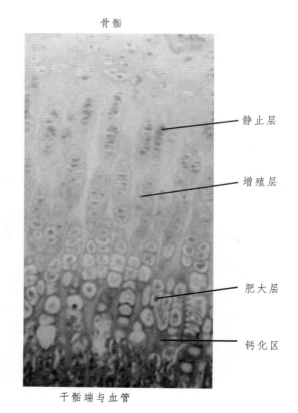

骨骺

静止层

增殖层

肥大层

钙化区

干骺端与血管

图 2-2 组织学上可见的骺板区域。(见彩图)

乱要常见得多[51]。若骺板各层未重新对位可形成骺板杆，而且在干骺端骨和骨骺骨之间可形成骨桥。

三、合并损伤

靠近骺板的神经血管和韧带结构会因骺板骨折而发生损伤。导致骺板撕脱的韧带损伤，常发生于胫骨棘、尺骨茎突和指骨。膝关节常见骺板损伤合并韧带撕裂。胫骨棘撕脱常伴有交叉韧带损伤。膝关节周围某骨折块的后移位可造成撞击、咬合、腔内损伤或腘动脉异动。股骨远端骺板区域的腘动脉会受到一些保护，但是由于该动脉的三叉结构而且前方受胫前动脉限制，其在胫骨近端骺板骨折中更易受损伤。

大多数骺板骨折通常不伴发筋膜室综合征，但有报道称合并胫骨近端和远端骨折时可伴发。移位的桡骨远端骺板损伤可导致急性腕管综合征。关节脱位或同侧骨干骨折最常见于肘关节的内上髁骨折，约有一半骨折合并有肘关节部分或完全脱位。

第三节　损伤分类与诊断

一、分类

骺板损伤有许多种分类系统，包括 Aitken、Foucher、Ogden 和 Poland 分类系统[3,22,43,47]。然而应用最广泛的分类系统是 1963 年提出的 Salter-Harris 系统[51]。该系统依据损伤机制、骨折线与骺板各层的关系以及伴有生长紊乱的预后进行分类。这种分类系统将骨折分为 5 型。前 4 型实际上是综合了 Poland（Ⅰ

至Ⅲ型）[47]和 Aitken[3]（Ⅰ至Ⅲ型）所描述的损伤，最后一型是由 Salter 和 Harris 提出的[51]。

Ⅰ型 Salter-Harris 损伤是指包括通过骺板肥大细胞层而不通过周围骨组织的骨折，可导致骨骺及骺板与干骺端的完全分离（图 2-3）。这种损伤不如Ⅱ型损伤常见。由于静止层属于骨骺，因此若无血运破坏则生长无紊乱，可见于肱骨近端骨骺创伤性分离。

除了在骨折压缩侧有干骺端骨折块（Thurston-Holland 征）之外，Ⅱ型 Salter-Harris 损伤与Ⅰ型类似（图 2-4）。骨折块干骺端一侧的骨膜仍保持完整，并在骨折复位后可为其提供稳定性。此外，由于静止层是完整的，生长紊乱极少见。

Ⅲ型 Salter-Harris 损伤是指骨折线通过骨骺进入关节伴骨骺分离（图 2-5）的骨折。因此该损伤属于关节内骨折，如果有移位，则需要解剖复位，因此有时需采用开放式手术切开。

Ⅳ型 Salter-Harris 损伤是指通过干骺端、骺板或骨骺的骨折（图 2-6）。由于骨折线通过骺板的静止层进入关节，因此必须进行解剖复位以防发生关节失稳和跨骺板形成骨桥。

Ⅴ型 Salter-Harris 损伤是指骺板的压缩或碎裂损伤。这类损伤少见且由于缺乏影像学特征，难以准确诊断。这种骨折一般要在确诊生长紊乱之后才能诊断。

某些骺板损伤不适合 Salter-Harris 系统分型。Rang 描述了一种 LaCroix 软骨膜环损伤，并将其命名为Ⅵ型骺板损伤[49]，常见于割草机或者机动车在路上

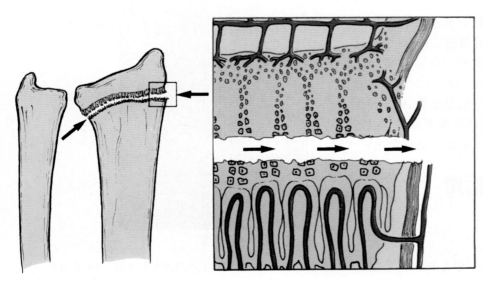

图 2-3　Ⅰ型 Salter-Harris 损伤伴有穿透肥大细胞区的骺板分离。

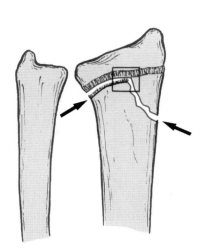 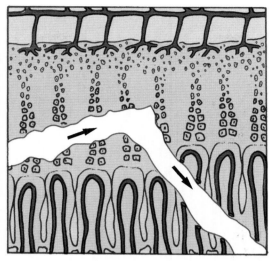

图 2-4　Ⅱ 型 Salter-Harris 损伤类似于 Ⅰ 型，但是有一个干骺端穗（称为 Thurston-Holland 征）。

拖拽后造成的内踝损伤。1994 年 Peterson 在回顾了 951 例骨折后提出了一种新的分类系统[46]。尽管 Peterson 方法与 Salter-Harris 系统有某些相似，但其中加入了两种新的损伤类型。Peterson Ⅰ 型骨折常见于桡骨远端，干骺端的横行骨折纵向延伸至骺板（图 2-7）。而 Peterson Ⅵ 型骨折中，开放损伤伴有骺板的部分缺失。Peterson 推荐紧急处理，行清创术、伤口包扎、二期闭合伤口，有时需要进行植皮或皮瓣闭合创面。由于骺板早闭和暴露骨面形成骨桥，这种骨折类型可能需要行后期重建手术（图 2-8）。

二、诊断

大多数骺板损伤的患儿能回忆起具体的创伤事件并将其症状定位在具体的解剖位置。最常见的症状

是疼痛和局部压痛，但由于严重程度和损伤的确切位置不同，不一定存在肿胀和积液渗出。其他一些因素，如感染、肿瘤形成、热伤和先天性疾病可通过病史采集来明确。

互相垂直位 X 线片通常为正位和侧位，就能够诊断骺板损伤并制订治疗计划。有些骺板损伤由于不规则轮廓以及骺板的软骨与骨的特性，在标准位 X 线片上看不见。轻微的骺板变宽可能是干骺端骨折块轻微移位的唯一征象。Thurston-Holland 干骺端骨折块可能难以诊断。对比对侧肢体的 X 线片对于诊断是很必要的，特别是对于 Salter-Harris Ⅰ 型损伤。如果原始 X 线片不能诊断则加拍斜位片。有些情况下，负重下平片对诊断骨骺和干骺端之间裂隙有帮助，特别是单平面关节如膝关节、踝关节和肘关节的

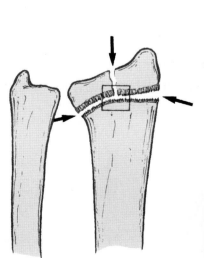 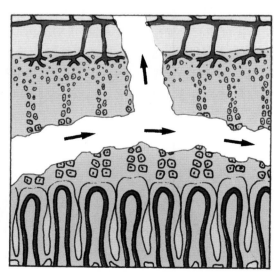

图 2-5　Ⅲ 型 Salter-Harris 损伤，伴有骺板分离并跨过骨骺进入关节内。

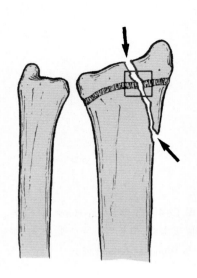
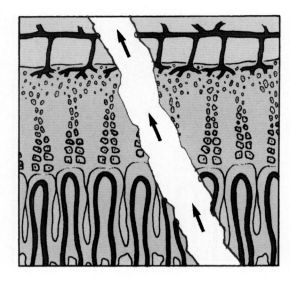

图 2-6 Ⅳ型 Salter-Harris 损伤伴有干骺后端穗,累及骺板和骨骺。

损伤。但其他一些替代方法也有助于诊断,且患者不适轻微,如磁共振成像(MRI)或在制动和保护 10 天后拍复查 X 线片。

可用于诊断的其他显像模式包括:关节造影、MRI、超声波检查和计算机断层扫描技术(CT)。关节造影有助于诊断软骨量多的区域(如肱骨远端)的骨折,然而 MRI 和超声波检查越来越广泛地用于评论这类损伤。超声波检查还可用于验证无骨折的软组织损伤。CT 有助于诊断急性复合伤,如三平面踝关节骨折。MRI 和 CT 对评估生长停滞后的骨桥定位和大小特别有帮助。

通过病史、体检或偶然从 X 线片上可发现非意外性损伤。干骺端的"边角骨折"(从正面看也称之为桶柄式半月板破裂)的特异性病症,表明患肢受到扭转或剪切力作用(如严重损伤或扭拧)(图 2-9)。

Harris 生长停滞线是干骺端上的横向条纹,提示生长减缓或停滞,一旦发现即表明骺板可能有早期损伤[28],生长停滞线可见于单纯创伤后的单一长骨,也可见于严重的全身性疾病后的所有长骨。如果Harris 生长停滞线与骺板平行并随着时间逐渐远离骺板,则可认定骺板在损伤后会正常生长。如果其不对称或者斜行,则可能发生部分生长停滞(图 2-10)[54]。骺板完全生长停滞后不会出现生长停滞线。

第四节 治疗

对于儿童的所有骨折,都必须采用创伤处理的 ABC 原则进行充分评估,并要识别和处理危及生命和肢体的所有损伤。任何骺板骨折的治疗目的都是为了获得并维持合格的复位,可采用闭合或切开复位,但不能对骺板休止细胞层造成任何进一步损伤。骺板损伤的具体治疗取决于多种因素,例如损伤的严重程度、解剖位置、残留畸形的程度、损伤到就诊时的时间以及患儿的年龄。

骺板骨折可合并神经血管损伤和开放损伤,必须在处理骺板损伤之前先紧急处理这些损伤。就解剖位置来说,重塑能力取决于各长骨的损伤位置。例如,肱骨近端骺板对肱骨纵向生长起80%的作用,此处的损伤后重塑比肱骨远端骺板损伤后重塑好得多。股骨则正好相反,其远端对股骨生长起70%的作用,因此此

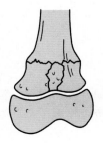
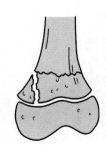
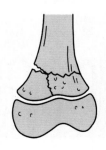
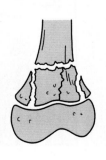

图 2-7 干骺端 Peterson Ⅰ型骨折,延伸至骺板。

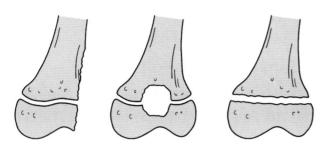

图 2-8　Peterson Ⅵ型骺板骨折,骺板部分缺失。

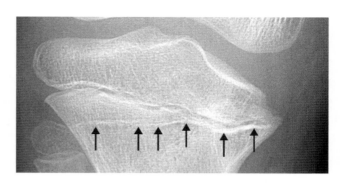

图 2-10　出现斜行于胫骨近端骺板的 Harris 生长停滞线,可确认部分生长停滞。(From Skaggs,D.L.;Flynn,J.M. Staying out of Trouble in Pediatric Orthopedics. Philadelphia,Lippincott, Williams & Wilkins,2006.)

处损伤可能导致明显的肢体短缩和成角。胫骨的近端骺板对生长的贡献较远端骺板大,相反,桡骨远端骺板较近端对生长的贡献大。

　　儿童骨折可接受的成角畸形没有明确的度数标准。一般来说,外翻畸形较内翻畸形更易接受,屈曲畸形较伸展畸形更易接受。对于下肢,近端的畸形较远端更易接受。在屈戌关节的运动平面的成角畸形要最大限度地进行矫正,而其他方向的成角畸形可在一定程度上维持现状。旋转畸形不能重塑并持续存在。

　　尽管以下的数据可能并不精确,但这些工作是有价值的。大多数儿童骨折的愈合速度是成人的 2 倍,而且大多数骨骺分离的愈合是长骨骨折愈合时间的一半。举例来说,成人胫骨骨折需要 12~18 周才能愈合,儿童仅需要 6~9 周,纯粹的骨骺分离(Salter-Harris Ⅰ型损伤)只需 3~5 周就可愈合。

　　受伤至治疗的延迟是一个重要的影响因素。理

论上讲,所有的复位在伤后越早进行越好。如果有延迟,实施复位的决定取决于患儿的年龄以及畸形的平面和严重性。患者年龄越小,通过重塑达到矫正的可能性越大,特别是当成角畸形位于毗邻关节的运动平面时。如果 Salter-Harris Ⅰ 型或Ⅱ型骨折延迟超过 7~10 天,后期施行截骨术矫正畸形要比对正在愈合的骺板骨板进行复位更安全。对于伴有关节内明显移位的关节内 Salter-Harris Ⅲ 型和Ⅳ型损伤,不管距离受伤多长时间,必须实施解剖复位。

　　就年龄来说,年龄较小的儿童发生引起失能后遗症的创伤所造成的失能要比骨骼接近成熟的青少年期患儿轻得多。另一方面,如果患儿仍有多年生长潜力且骺板未被破坏,其关节运动平面内的大多数畸形都将会重塑。

一、基本原则

　　各种骺板损伤的治疗将按其解剖位置在相关章节中进行讨论。Salter-Harris 损伤的治疗将在本章后文进行概述,但一些基本原则值得认真考虑。如果移位很小或无移位,或者诊断不明确,应制动患肢并在 1~2 周后复查,若有骨膜反应则表明为 Salter-Harris Ⅰ型骨折。当复位骺板骨折时,最好进行牵引而不要强行施力复位,而且应该小心不要让骺板在骨骺或干骺端骨折块上摩擦。实用的经验法则是,90%的牵引和 10%的平移。多次尝试复位可能导致骺板进一步损伤。如果在局部或区域麻醉下两三次尝试仍不能使骨折复位,下一步应在全麻下进行闭合复位。如果闭合复位后残余严重的畸形,特别是 Salter-Harris Ⅲ型和Ⅳ型骨折,则要进行切开复位内固定。

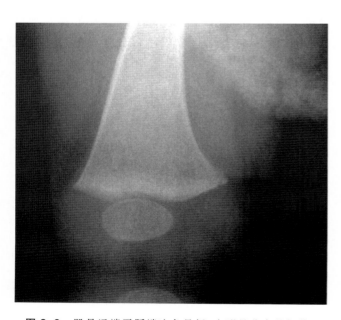

图 2-9　股骨远端干骺端边角骨折,表明是非意外损伤。

髋板的解剖和手术入路已在上文详细叙述,手术医生应彻底领会[8]。为了准确暴露和复位,可能要切除髋板周围的骨膜,但要注意,不要把骨折块上的软组织彻底剥离,因为要通过其获得血供。如果在骨骺附近抬起骨膜,最好在骨膜上下小心地切除1cm左右的骨膜以免在干骺端和骨骺之间形成骨桥[9]。就我们所知,没有证据支持这种观点。嵌插的骨膜在骨桥形成中的作用尚有争议。近期的许多大鼠模型组织学研究验证了嵌插的骨膜在胫骨近端髋板骨折中的作用[25]。结果显示,在存在嵌插骨膜时,髋板仍可自我修复,若有意识地切除髋板,则可预料有柱状体形成。这项研究的结论:"基于我们最近的发现,嵌插的骨膜在髋板骨折愈合中往往起消极作用……而无任何或骨潜能的组织学证据。"

理论上,固定件应平行于髋板插入骨骺和干骺端(图2-11),然而这并非总能实现。如果固定需要穿过髋板,应该使用光杆针而不是带螺纹的针。如果横向克氏针或螺钉不能达到满意的固定,可以用光滑的克氏针斜行插入(图2-12)。对于髋板骨折,不管属于何种Salter-Harris类型,都应该术后1周左右复查以确保没有复位丧失,必要时在愈合之前行二次复位。在1~2周后,Salter-Harris Ⅰ型和Ⅱ型骨折应该愈合良好无复位丧失。通过闭合复位治疗的Salter-Harris Ⅱ型和Ⅳ型骨折应在前3周每周复查一次,必要时去掉石膏,以确保复位后骨折块未发生移位。应该告知患者家属可能的并发症,比如骨桥形成、成角畸形和缺血性坏死。伤后至少要随访6个月

来评估生长停滞。在随访中,应仔细检查Harris生长停滞线以确保其平行于髋板。

二、Salter-Harris 骨折的治疗

治疗Salter-Harris Ⅰ型骨折一般要进行闭合复位和制动,无须内固定。通常在3~4周内即可快速愈合,少见并发症。Salter-Harris Ⅱ型骨折通常也是如此。Salter-Harris Ⅱ型骨折中的骨膜铰链完整,通常有助于复位。由于有干骺端骨折块及其相应的完整骨膜,复位通常是稳定的。

若复位不稳定,可应用克氏针或螺钉把干骺端骨折块固定于干骺端,注意避开髋板。当在手术室进行闭合复位时,为了防止复位丢失往往应用固定。对于需要复位的股骨远端骨骺骨折,基本上都需要应用固定。Thomson及其同事证实,43%的未使用内固定的股骨远端骨骺骨折会发生移位,而应用内固定的骨折均未发生移位[56]。如果干骺端骨折块太小,可应用光滑的克氏针穿过髋板来固定。生长停滞往往发生在有大块骨骺块的Salter-Harris Ⅱ型骨折,骨折移位较大,髋板不规则且呈波浪状,如股骨远端或胫骨近端,以及经过反复尝试复位的病例。

解剖复位对Salter-Harris Ⅲ型骨折是必要的,通常通过切开复位暴露关节面来达到。应用克氏针把骨骺骨折块固定到骨骺上,或平行于骨骺内髋板穿过骨折部位来进行固定(图2-13)。对于Salter-Harris Ⅳ型骨折,如果有移位,要求切开复位内固定并使髋板和关节面对位。内固定最好达到骨骺对骨骺和(或)干骺端对干骺端,而且由于可能出现生长停滞,最少要随访1年。Salter-Harris Ⅴ型骨折很少能及时诊断,因此治疗往往在生长停滞明显后才进行。

三、骨骺损伤的一般特征

特定骨骺的损伤常常需要进行切开复位内固定。有些髋板损伤可发生生长紊乱,而有些则不会。在某些特定的解剖部位,髋板损伤可能难以诊断。

1.股骨近端

股骨近端骺分离之后,不论骨折块移位的大小,常发生缺血性坏死(AVN)(图2-14)。对于骨骼发育接近成熟的患儿,可采用闭合复位和克氏针内固定;即使发生髋板早闭,发生功能性肢体不等长也很少见。紧急关节囊松解可降低AVN的发病率,因此在很多中心常规应用。

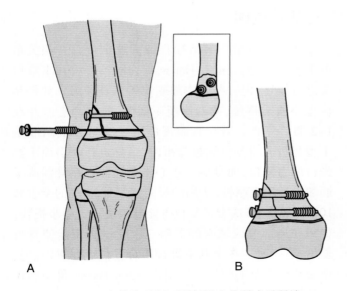

图2-11　固定件应平行于髋板插入骨骺或干骺端。

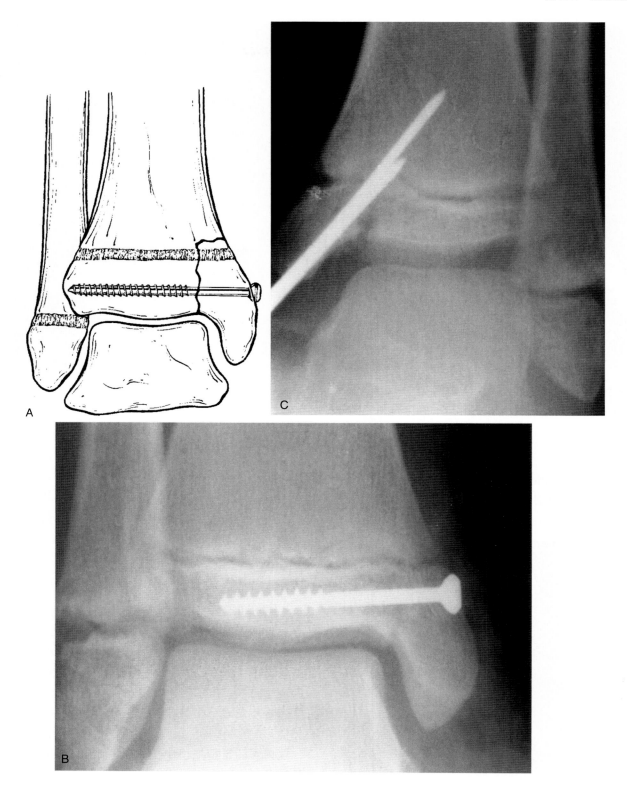

图 2-12　可以用光滑的克氏针穿过骺板进行固定,不过最好用横向克氏针或螺钉避开骺板进行固定。(A)网状骨螺钉只放置于骨骺内,平行于骺板。(B)X 线片显示螺钉放置部位。(C)光滑克氏针可以穿过骺板,如Ⅲ型 Salter-Harris 骨折,不过应尽可能用平行置入的横向克氏针。(待续)

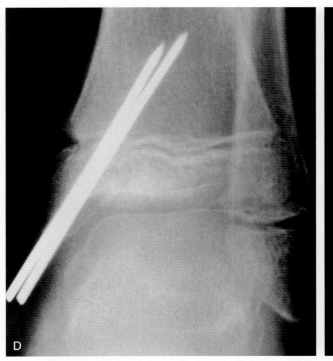

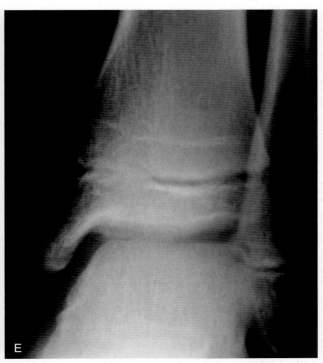

图 2-12(续) (D)骨折愈合后取出克氏针。(E)术后两年时对称生长(近端可见平行的"损伤线"),有明显的骨桥形成。(B-E, From Canale, S.T.; Beaty, J.H. eds. Operative Pediatric Orthopaedics. St. Louis, Mosby-Year Book, 1991.)

2.股骨远端

股骨远端的 Salter-Harris Ⅱ型和Ⅳ型损伤常常导致明显的成角和短缩畸形。由于骺板的波浪状形态,

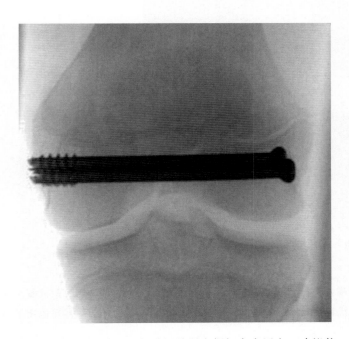

图 2-13 Salter Ⅲ型骨折采用骨骺内螺钉完全固定。建议使用垫圈,以防止钉帽陷入松软的骨骺。

Ⅱ型骨骺损伤也易造成骺板早闭。

3.胫骨近端

Salter-Harris Ⅲ型损伤,如果未能识别,可导致骺板早闭,从而并发内翻或外翻畸形[50]。前侧的骺板早闭可导致过伸畸形。伴后侧移位的 Salter-Harris Ⅰ型或Ⅱ型损伤可导致腘窝血管损伤。

4.胫骨远端

Ⅰ型和Ⅱ型损伤通常通过闭合方法治疗,但是这种方法近期受到一项研究的质疑。该项研究发现,在复位后残留骨折移位大于 3mm 的 Salter-Harris Ⅰ型和Ⅱ型骨折中,骺板早闭的发生率是正常的 3.5 倍(60%的骺板早闭)[5]。作者将其归因于骨膜的嵌插。这些骨折常见于年龄较大的儿童,其骺板早闭可能没有临床相关性。

在内踝的Ⅲ型损伤中,有报道称 38%的患者出现生长紊乱,故通过手术方法达到的解剖复位的阈值很低[14]。在Ⅳ型损伤中,内固定不能穿过骺板而应该从干骺端穿至干骺端,并从骨骺穿至骨骺(图 2-15)。在胫骨远端损伤中最有可能损伤骺板的机制是,导致 Salter-Harris Ⅱ型、Ⅳ型或Ⅴ型骨折的内收-旋后及压缩机制。这些损伤应该进行切开复位和内固定治疗,

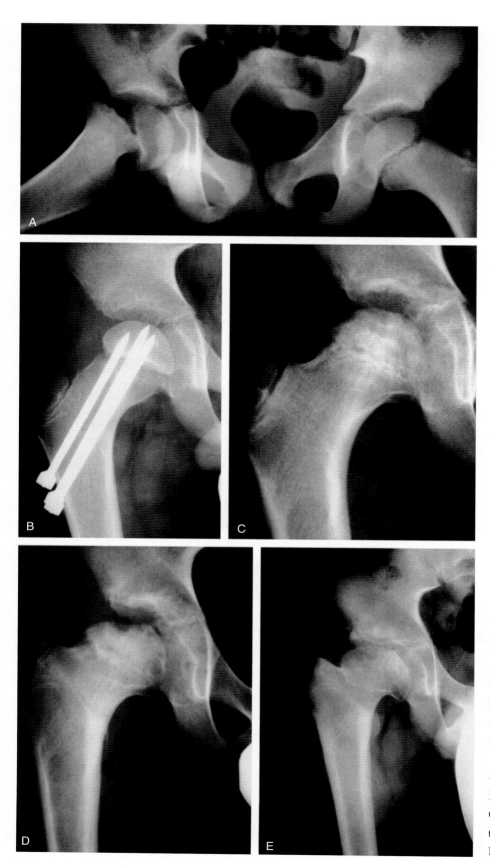

图 2-14　经闭合复位和固定治疗的股骨近端骺分离骨折,术后发生缺血性坏死。(A)6 岁儿童经骨骺 Ⅰ 型骨折。(B) 闭合复位和用平滑针固定后。(C)骨折后 1 年,针已被移除,发生了缺血性坏死。(D)外展治疗中。(E)缺血性坏死治疗 4 年后,由于骺板早闭导致股骨颈变短;但股骨头塑形较好,效果尚可接受。(A-E, From Canale, S.T.; Beaty, J.H. eds. Operative Pediatric Orthopaedics. St. Louis, Mosby-Year Book, 1991.)

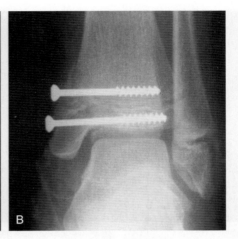

图 2-15　(A)胫骨远端骺板Ⅳ型 Salter-Harris 骨折。(B)切开复位和应用松质骨螺钉内固定进行治疗。

但是即使手术治疗后其长期随访效果也不佳[18]。

5.肱骨近端

肱骨近端最常见的损伤是 Salter-Harris Ⅱ型骨折,常发生于年龄较小的儿童,很少需要固定,且随着生长发育通常塑形满意(图 2-16)。如果软组织(如三角肌、肱二头肌肌腱或骨膜)陷夹在骨折部位(这种情况很少见),往往需要切开复位或经皮克氏针内固定(或两者结合)。

6.肱骨远端和尺骨近端

注意不要把肱骨远端骨折-分离与肘关节脱位或肱骨外髁骨折相混淆(图 2-17)。鹰嘴的正常次级骨化中心不要与骨骺骨折相混淆。

7.尺骨和桡骨远端

由于使用完整的骨膜铰链有助于闭合复位,所以大多数此类 Salter-Harris Ⅰ型和Ⅱ型损伤可通过闭合复位来治疗。骨膜残端偶尔会插入骨折端而影响复位,则需要进行切开复位内固定。尺骨和桡骨远端的全移位双骨折往往也难以复位。由于尺骨远端骺板骨化较晚,尺骨远端骨骺损伤可能难以诊断。对于桡骨远端损伤,必须排除并发的尺骨远端骨骺损伤,特别是尺骨茎突或干骺端骨折不明显时。尺骨骨骺损伤后遗症包括骺板早闭、尺骨短缩、桡骨弯曲畸形、桡骨远端的向尺侧成角以及腕关节的尺侧移位。

第五节　骺板损伤的其他机制

除了创伤以外,其他损伤机制也可导致早期的部分或完全生长停滞。受伤时拍的 X 线片往往无异常,而要在数周、数月或数年之后才能诊断出骺板发育停滞。相对于创伤而言,这几种损伤机制非常少见。

一、医源性损伤

在手术治疗骨折、畸形、感染或肿瘤的过程中损伤到骺板,即可导致生长早期停滞。骨膜下切开术邻近或延伸到 Ranvier 软骨膜环可能会损伤骺板外周,此处是容易发生生长停滞的中心部位。若病理性涉及骺板,比如创伤、感染或肿瘤,有时也需要通过切除部分或全部骺板,或者穿过骺板内固定(如克氏针固定)来进行治疗。这可能导致生长停滞,因此要尽可能加以避免。如果固定针为多根、带螺纹、不垂直于骺板中心或直径较大,而且滞留时间过长,更有可能导致生长停滞。U 形钉或 8 字钢板可以用来矫正成角生长或延缓纵向生长。虽然人们认为,如果放置时间过长,这种治疗会导致永久性骺板生长停滞,但在插入固定件时对软骨膜环的医源性损伤才是罪魁祸首。U 形钉周围可能形成骨桥,因此拆除时必须小心。尽管利用跨过股骨远端和股骨近端的钻孔进行的前交叉韧带重建术不会导致骺板早闭,但穿过骺板钻孔可能会增加生长停滞的可能性,这可能由于填充在钻孔里的外来物起着干预物的作用妨碍了骨桥的形成[4]。

二、放疗

放射治疗对于骺板有生长抑制作用,主要由于软骨细胞的活性改变,而诊断性 X 线和重复 X 线断层摄片临床上没有明显影响[3,23]。骺板损伤的程度取决于放

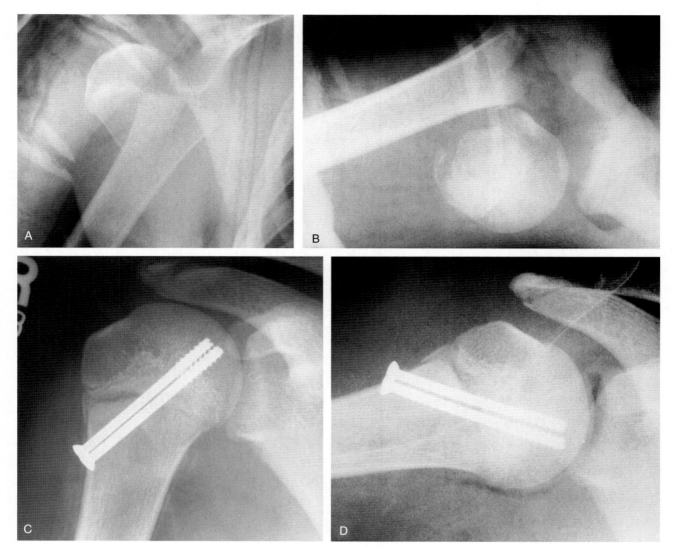

图 2-16 一系列 X 线片显示通过闭合复位术和经皮螺钉固定后肱骨近端骨骺分离的重塑潜力。(A,B)前后位和侧位片显示发生在不可接受部位的肱骨近端移位骨折。(C,D)有限切开复位和内固定后。

射治疗时患者的年龄、放射剂量(单次和总剂量)、照射野、部位和其生长潜力。

三、感染

骺板发育停滞往往发生于干骺端骨髓炎和脓毒性关节炎之后,且通常发生于间歇期之后,需要长期随访。往往发生局部生长停滞,导致成角畸形和肢体不等长。通常当临床上发现生长停滞后,并无明显的残余感染,但是如果尝试行二期手术(如骨桥切除)则会再次激活感染。全身感染,如脑膜炎球菌性败血症,也可能导致骺板发育停滞,不过该病导致骨骺损伤的直接机制是血管损伤[7]。

四、肿瘤

发生于骺板周围的肿瘤,由于其骺板占位或治疗选择,如刮除术和植骨术,可能造成生长停滞。肿瘤造成骺板生成停滞的例子包括单腔囊肿、动脉瘤样骨囊肿、内生软骨瘤、软骨母细胞瘤和纤维结构发育不良。

五、热伤

冷损伤(冻伤)所致的骺板早闭可导致各种独特的骨骼变化,在相关章节已做详细叙述[6]。其特点包括食指和小指指骨较正常短小,在 X 线片上受累骺板消失或呈 V 字形改变。很少需要外科治疗,但是迟发的

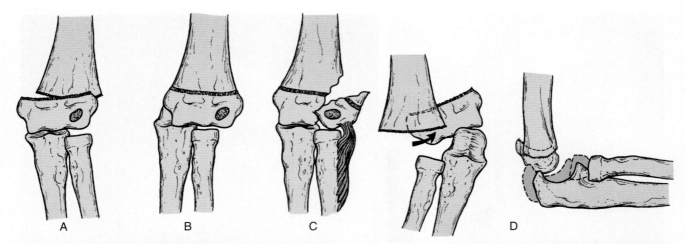

图2-17 容易与肘部损伤混淆的情况包括：(**A**)远端肱骨骨骺分离。(**B**) 肘关节脱位。(**C**)外侧髁骨折。(**D**)肱骨远端骨骺骨折分离伴后内侧移位(注意：桡骨头和尺骨近端部分是作为一体相对于肱骨远端移位的)。(A-C, Redrawn from Mizuno, K.; Hirohata, K.; Kashiwagi, D. J Bone Surd Am 61:570, 1979. D, Redrawn from Barrett, W.P.; Almquist, E.A.; Staheli, L. T.J. J Paediatr Orthop 4:618,1984)

后遗症，如畸形、关节退行性改变可能需要手术干预，例如行截骨术、关节融合术和软组织成形术。

骺板热损伤的其他类型包括热(烧)伤(大多数导致 LaCroix 软骨膜环的损伤)、电击伤(包括闪电)和激光损伤。

六、代谢异常

维生素(维生素 C)缺乏和过度(维生素 A)都可导致骺板早闭。在维生素 C 缺乏的病例(坏血病)中，饮食的改变可自动改善病情[53]。儿童慢性疾病，如慢性肾衰竭，由于骺板的损伤可导致生长迟缓。其发生是由于炎症、蛋白质和(或)热量缺乏、尿毒症和(或)代谢性酸中毒、糖皮质激素和生长激素和(或)胰岛素轴因子 I 缺乏联合造成的结果[17]。

七、反复应力损伤

骺板反复受到剪切或压缩应力会导致干骺端的不规则和硬化以及无分离的骺板增宽，如果压力长期存在还可导致骺板早闭。青少年运动员的这些变化被认为是反复挤压及牵拉所致。体育专家们曾详细报道过的压力损伤常发生于尺骨和桡骨远端骨骺[10,11,13]。少年棒球队员肩(Little League shoulder)是肱骨近端牵拉损伤的一个例子，在投掷时疼痛定位于骺板。症状和体征包括体育活动时加重而休息时缓解的骺板处疼痛和压痛以及相邻关节的疼痛性活动受限。应进行对症治疗，包括减少或暂时停滞体育活动。除非受累

骺板不规则或部分早闭，很少应用外科骺骨干固定。

第六节　并发症的治疗

像所有的骨折一样，骨骺损伤可并发不愈合、畸形愈合、感染、神经血管损伤和骨坏死。这些并发症的治疗将在相关章节的具体损伤中讨论。骨骺损伤特有并发症(即生长紊乱)的治疗将在本章讨论。生长加速较少见，可能与损伤本身或在固定损伤中应用的植入物有关;这种并发症很少导致严重的肢体不等长。如果有治疗必要，可对年龄较小儿童应用骺骨干固定术，或者对骨骼发育成熟的患者应用短缩术。生长停滞及其治疗将在下文讨论。

第七节　生长停滞

许多因素增加了生长停滞的可能性。合并粉碎性骨折的高能量损伤机制造成的损伤越严重，生长停滞发生的可能性越高。穿过骺板静止层的损伤，比如 Salter-Harris Ⅲ 型和Ⅳ型损伤，更易并发生长停滞。

一、完全生长停滞

这是一种不常见的骨骺损伤后遗症，且其严重程度取决于患儿年龄。相对于骨骼发育接近成熟的青少年来说，年龄小的儿童更易发生严重的肢体不等长。若生长完全停滞，则不会发生成角畸形。

二、部分生长停滞

这是由于自干骺端至骨骺通过骺板的骨桥形成造成的。当其余正常骺板持续生长时,位于限制生长一侧的骨桥会造成进行性成角生长异常,而且会逐渐加重直到骨桥在应力下断裂或生长停滞。临床畸形取决于骨桥的大小、位置和持续时间。例如,在膝关节附近,位于外侧的骨桥会导致膝外翻畸形,前侧骨桥会导致膝反张畸形。位于中心的骨桥可能导致干骺端的弯曲、隆起或凹陷以及外周生长导致骨骺的相对短缩伴轻度成角畸形。小的中心骨桥最终会在张力作用下消失,被周围正常的骺板在张力上代替,通常没有进一步治疗的必要。

部分生长停滞可分为周围性、中心性和两者联合[9,42]。周围性(Ⅰ型)骨桥包括沿着骺板边缘的各种大小的骨桥,只能自外围扩大几毫米(图 2-18)。这种骨桥可在短期内造成严重的成角畸形。中心性(Ⅱ型)骨桥形成是最严重的损伤类型且最难以进行手术治疗(图 2-19)。大小多变的骨桥形成于骺板中央,外周环绕正常的骺板组织。Ranvier 周围区域通常不受累。主要影响是阻碍纵向生长。影像学上,Ⅱ型损伤的特征是骺骨化中心呈锥形延伸进入干骺端。在

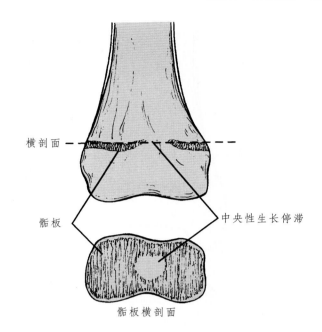

图 2-19　中心型(Ⅱ型)生长停滞。(Redrawn from Bright,R. W. In: Rockwood,C.A. Jr.;Wilkins,K.E.;King,R.E.,eds. *Fractures in Children.* Philadelphia,J.B. Lippincott,1984.)

联合骨桥(Ⅲ型)中,骨桥以线性结构延伸过骺板,把两处单独的骺板外周连在一起(图 2-20)。最常见的部位是内踝。骨桥的任一侧,包括周围是正常的骨骺组织。这种类型也可能伴有严重的成角畸形。在这三种类型中都必须意识到,骨桥通常由类似于皮质骨的高密度硬化骨构成。这一点在手术时特别明显,此时它与干骺端和次级骨化中心的相邻小梁骨有明显的区别。

三、流行病学

通常男孩的生长停滞发生率是女孩的 2 倍。60%的部分生长停滞在外周。最常见的原因是骨折,但也可能是先前所列出的其他病因所致。最常受累的骺板是股骨远端、胫骨近端和远端以及桡骨远端。股骨远端和胫骨近端的骺板较大且轮廓不规则,并在其各自所在骨的生长中占 2/3。它们仅占所有骺板损伤的 2%,但却占需要治疗的骨桥的 50%。

虽然在损伤后数周到数月即可检出骨桥形成,但直至数年后才会出现临床症状。因此,对可能有骺板骨桥形成危险的儿童应进行长期随访[42]。早期检出生长停滞可获得早期治疗,治疗可能针对的是生长停滞而非肢体不等长这种额外的临床问题。

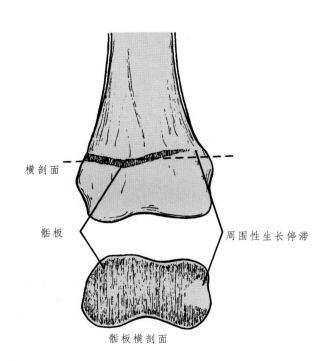

图 2-18　周围性(Ⅰ型)生长停滞。(Redrawn from Bright,R. W. In: Rockwood,C.A. Jr.;Wilkins,K.E.;King,R.E.,eds. *Fractures in Children.* Philadelphia,J.B. Lippincott,1984.)

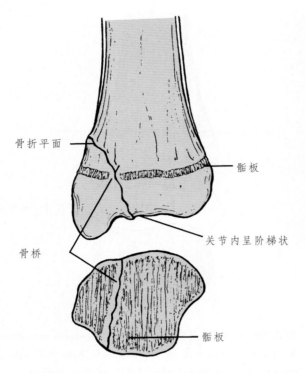

图 2-20 联合（Ⅲ型）生长停滞。（Redrawn from Bright, R.W. In: Rockwood, C.A. Jr.; Wilkins, K.E.; King, R.E., eds. *Fractures in Children*. Philadelphia, J.B. Lippincott, 1984.）

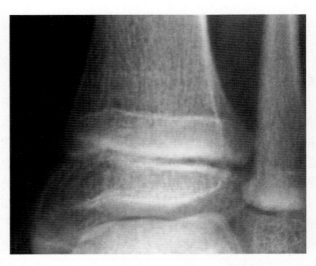

图 2-21 Harris 生长扰动线平行于骺板表明没有发生部分或者完全生长停滞。

四、临床评估

骨桥通常是由于成角畸形或肢体不等长而在临床上首先受到关注。骺板的精确定位包括详细的病史采集、体格检查及 X 线平片。应记录肢体不等长、成角畸形、关节活动及功能丧失的严重程度。

1.初始检查

受累骺板的垂直位 X 线片对于诊断至关重要。Harris 生长停滞线，特别当其相对于骺板不对称或倾斜时，是部分生长停滞的早期前兆（图 2-10）。如果在两平面上，此线均平行于骺板穿越干骺端，整个骺板生长可能受到影响（图 2-21）。如果发生完全生长停滞，必须比较患肢和健侧相邻骺板的 Harris 生长停滞线。当治疗肢体不等长时，骨龄应与实际年龄相比较。由此来确定是否依然有足够的增长潜力（至少 2 年生长期或 2cm 生长量），从而确定骨桥切除可否作为治疗选择。确定骨龄的方法是将手部的 X 线片与图谱或肘部骨化中心的 X 线片相比较[19,26]。

除了常规 X 线以外，患侧肢体的扫描照片也可以测量肢体不等长。与其他方法相比，扫描照片没有视差引起的放大，因此在分析治疗后的生长状况时，尤其是在手术时放置有金属标志的情况下，更有价值。CT 可以更精确地评估髋关节或膝关节挛缩患儿的肢体长度。CT 的其他优点是放射噪声低、精度高，尤其是当患者定位不良时。

2.后期成像

当计划手术切除骨桥时，断层摄影术、CT 和 MRI 能够用于进一步精确描绘其位置、大小和轮廓。断层摄影术是传统的定位骨桥最常用的方法，有关的多维影像通常包括冠状面和矢状面，用来构建骺板形状。Carlson 和 Wenger[12]描述了一种利用取自双平面 X 线断层照相技术的数据在方格纸上制作横断平面图的方法（图 2-22）。据他们报道，这种图像能够帮助确定手术治疗的损害，有助于计划手术入路和截骨术。他们认为，继续纵向生长 2 年且骺板骨桥累及范围小于骺板一半时可获得最好的结果。断层摄影术的缺点包括所需射线辐射量高、检查耗时而且易产生判读错误。

常规 CT 也可用于骨桥切除计划的制订，但是图像可能不如多维断层摄影清晰精确。由于螺旋 CT 可精确显示骨骼细节，放射量是常规断层摄影的 1/4~1/2，而且扫描快且不需要镇静，故其在准备骺板形态以决定骺板骨桥的大小和位置方面有较大的应用[36]。矢状面和冠状面重建对于充分绘图是必要的，因为横切面往往位于骺板平面内，难以判断。MRI 特别适合描绘骺板骨桥，因为它无放射线暴露、扫描时间快且成像质量高，可进行数据处理来观测整个骺板及其伴发的骨

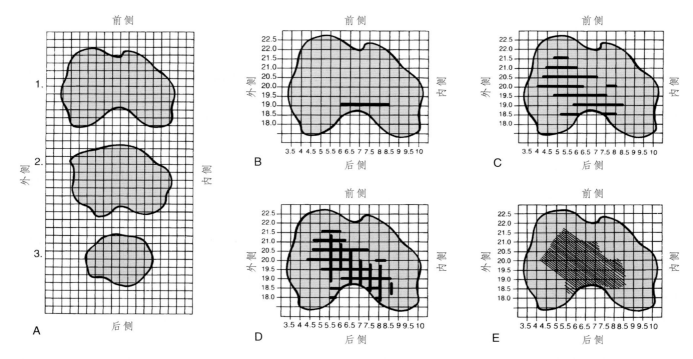

图 2-22　Carlson 和 Wenger 绘制骺板图的方法。(A) 概述:1.股骨远端骺板;2.胫骨近端骺板;3.胫骨远端骺板。(B)用粗直线标明前后位投影。(C)所有前后位均通过 X 线断层照片绘制出来。(D)绘制的侧位投影。(E)骺板骨桥的最终横截面图。(A-E，Redrawn from Carlson，W.O.；Wenger，D.R. J Pediatr Orthop 4:232，1984.)

桥[37]。当利用 MRI 来显示骺板时,脂肪抑制三维(3D)快速梯度回波序列可提供最好的显像[20]。

五、治疗

1.完全生长停滞

完全生长停滞的治疗目标是避免肢体不等长。长度差异取决于损伤的骺板(及其在受累骨生长中所占的比例)和生长停滞发生时的年龄。接近骨骼发育成熟的患儿,若有轻度不等长,无需治疗。对于年龄较小患儿,治疗取决于受损的特定骺板和预计到发育成熟时肢体不等长程度。可选择的治疗包括下肢不等长矫正鞋、成对骨(例如胫骨和腓骨、桡骨和尺骨)或对侧骨的骨骺融合术、受累骨的延长术、对侧骨的短缩术或以上的联合。

对于上肢,肱骨生长停滞很少导致功能不佳或明显的外观障碍,通常只有当短缩明显时才需要干预,例如差异大于 5~10cm。前臂是特殊情况。如果尺桡骨只有单一骨发生生长停滞,特别是对于年龄较小儿童,可导致下尺桡变异改变,从而导致腕关节疼痛和畸形。这可能要手术延长受累骨或短缩另一骨。

一般来说,下肢小于或等于 2.5cm 的肢体不等长很少引起功能受限,而且可通过矫正鞋治疗或无需治疗。不等长为 2.5~5cm,如果仍有足够的发育潜力大多通过对侧骨的骺骨干固定术治疗或者在骨骼发育成熟后通过短缩对侧骨治疗。当不等长大于 5cm 时可考虑采用同侧骨延长术,而且可联合应用对侧骺骨干固定术或短缩术。可通过应用矫正鞋、择期行对侧股骨远端骺板骺骨干固定术、患侧股骨延长术或在成熟后行对侧股骨短缩术来治疗股骨生长停滞及其导致的下肢不等长。胫骨生长停滞可通过类似的术式来治疗,若发生严重的腓骨过度生长可外加行同侧腓骨骺骨干固定术[40]。由于对侧的胫骨短缩术可导致严重的胫前肌无力和足下垂,故不考虑使用。

2.部分生长停滞

骨桥的治疗取决于患者的年龄、受累的骺板及骺板的受累区域。总体来说,骨桥切除术的指征是受累区域小于骺板的 50%且受累生长板仍有大于 2cm 的生长量或患儿至少还有 2 年的生长期。对于完全生长停滞,骨骼接近发育成熟或受累骺板继续生长潜力小的患儿可能不需要治疗。手术需仔细进行,而且要熟悉骺板的大体解剖以及待治疗的骺板骨桥的特殊解剖结构。对于有很大生长潜力的年龄较小患者,手术方式的选择如框 2-1 所示。

只采用框 2-1 中所述的方式很少有患者能得到最佳且彻底的治疗。

骨桥切除的目的是在完全去除骨桥的同时保留剩余的正常骺板。Ⅰ型周围性损伤能够从周围直接达到。提起并切除骨膜以防止后期的骨桥复发。通过一个小窗口切除骨桥,在其周围可看见正常的骺板。光学放大镜和口腔镜有助于观察骨桥的范围。联合应用切骨术、刮匙、咬骨钳和动力钻对截骨术很有帮助。

Ⅱ型中心性损伤要求采用范围更广、难度更大的方法,因为骺板周围是正常的,而且 Ranvier 软骨膜环完整。皮肤切开方式相同,但骺板的干骺端侧骨膜要完整保留。为了保护 Ranvier 软骨膜环,要在靠近骨桥处做干骺端手术窗口,在头罩灯的帮助下通过所开窗口用刮匙和牙钻去除骨桥。在切除术后,应用一个小的口腔镜(直径 5mm)通过所开窗口检查正常骺板的边缘[45]。在切除期间应用关节镜技术对于直视中央骨桥可能有帮助,其伴发的并发症最小[39]。

Ⅲ型联合伤导致过度的成角畸形,需要去除骨桥,行截骨术矫正畸形。另外,在这些病例中,应用头罩灯或关节镜能够帮助确定切除的深度。对年龄较小

框 2-1　手术方式的选择

1. 在发育成熟时,若成角畸形很小,双下肢不等长小于或等于 2.5cm,可利用矫正鞋矫正
2. 年龄较大儿童的轻度成角畸形和预期的轻微下肢长度不等或上肢的轻度功能障碍应考虑损伤骺板的继续生长停滞
3. 阻滞骺板和相邻骨的骺板(前臂和小腿)
4. 阻滞损伤骺板、相邻骨的骺板和对侧对应骺板的继续生长
5. 联合应用骨骺阻滞和切开或闭合楔形截骨来矫正成角畸形
6. 切开或闭合楔形截骨术而不行骺板阻滞,可能由于畸形复发要求多次截骨
7. 受累骨的延长术或短缩术(只有股骨考虑短缩术)
8. 骨桥切除和植入内置物
9. 骨桥切除和截骨术矫正成角畸形
10. 这些技术的各种联合应用

儿童实施了充分的骨桥切除后,内翻或外翻成角小于或等于 15°不需要截骨术矫形[9]。对于相邻关节运动平面的畸形,只有当成角大于 25°~30°时才行截骨术[31]。纵向生长恢复一年以后成角畸形可获得矫正,如果畸形在关节运动平面内,则畸形纠正更快。

手术时可以在干骺端和骨骺处放置金属标记,以便能在放射影像上精确测定后期的生长。这也有助于区分受累骺板的生长和同一骨另一端的过度生长。标记要置于松质骨内,远离切除骨桥的位置。最好将其置于该骨的中央(避免由于生长和干骺端重塑引起的骨外移位)和损伤区近端及远端相同纵切面上。最常用的金属标记是横向定位的克氏针(钛制品,以避免在以后的 MRI 上产生伪像)。

骨桥复发可通过应用插补材料来阻止或抑制;反之,若未应用插补材料,骨桥往往复发。过去曾试用但未常规应用的插补材料,包括金箔、橡胶片、止血凝胶(凝胶海绵)、骨蜡、肌肉组织、软骨和硅酮合成橡胶(硅化橡胶)。目前最常用的插补材料是脂肪和甲基丙烯酸甲酯(商业名称 Cranioplast)[30]。脂肪是自体的,易于取得,且如果取自臀部,将拥有稳定的红细胞一致性。其缺点是需要一个单独的切口来获得足够大小的移植物,特别是松开止血带后,移植物难以填入空洞内。当脂肪移植物工作良好时,术中空洞会随着骨与脂肪移植物的生长而增大[33]。甲基丙烯酸甲酯是透射线而不导热。其拥有牢固的结构,若手术在干骺端造成一个大的缺陷有助于支撑受压的骨骺。其价格便宜,易于获取且无需第二个切口。它重量轻,易于安放和塑形,且当其填入整个手术空洞后可起到止血的作用。其在液态时可在重力作用下注入空洞内;也能通过短的聚乙烯管进入其他空洞,或通过局部放置像油灰一样被推入。应用于关节成形术的硫酸钙甲基丙烯酸甲酯,因为其不透射线(因而难以确定骺板骨桥复发)和发热的特性,作为移植物不合要求。要注意的是,可以通过外形修复骨骺缺损或在骨骺钻孔,将插入材料锚定于骨骺内(图 2-19)。这样做是为了确保重新生长时移植物将会随着骨骺向远端移行。在插入移植物之后,干骺端缺损可以用切除下骨的局部移除骨质来填塞(图 2-23)。

骺板骨桥切除的主要并发症是骨桥复发。其多发生于占整个骺板 50%以上的巨大骨桥。如果在手术后不久即复发,而且仍有很大的持续生长能力,可尝试再次切除,有时可取得成功。对所有患者均应进行长期随访,因为在骨骼接近发育成熟时骨桥可能复发或

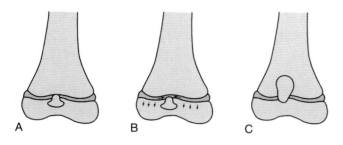

图 2-23 骨桥成功切除后，在骨骺和干骺端的空穴内应填充脂肪或甲基丙烯酸甲酯。最好将填充材料固定到骨骺内，这样它将在日后生长中随着骨骺向远端移行。干骺端缺口可以用局部植骨来填充。(From Peterson, H.A.; J Pediatr Orthop 4:246, 1984.)

者术侧骺板早于对侧正常骺板而停止生长，后者更常见。在这些病例中，应考虑对侧骺板生长阻滞。

多种新型骺板骨桥治疗方法最初是在小型和大型动物模型上研发的。尽管有些方法很有希望，但目前还没有哪种方法得到常规临床应用，其中包括骺板移植[44]、游离微血管骺板移植[41]、组织生物工程骺板移植[34]和应用或不应用支架培养间充质干细胞[2,35]。

关于手术治疗，了解骺板的解剖及其与覆盖组织的关系是必要的。Birch 及其同事[8]通过解剖剥离检验了最常受累的一些骺板：桡骨远端、股骨远端、胫骨近端和胫腓骨远端骺板，并详述了它们的外科解剖。他们的观察结果和建议将在下面的段落中概述。

（1）桡骨近端骺板：胫骨远端骺板完全位于关节囊时，通过其掌侧、背侧或桡侧的任何直接入路均可良好暴露；其内侧被尺骨所覆盖。干骺端掌侧被旋前方肌覆盖，因此最好通过 Henry 掌侧入路进行暴露，但桡动脉要向桡侧而不是尺侧回缩。

（2）股骨远端骺板：髌上囊的滑液反折掩盖了股骨远端的前侧、内侧和外侧，因此必须从前方将其钝性分离。关节囊从前侧和后侧延伸附着于骺板平面。内侧的大收肌腱插入和外侧的肌间隔插入点是骺板水平的标志。经后内侧入路可极好地显露此骺板，同时可直接暴露后侧，并可松动和保护血管神经束。

（3）胫骨近端骺板：胫骨近端骺板完全位于关节囊外。此骺板的内侧被内侧副韧带和鹅足肌腱所覆盖。在直视下，可以毫不费力地松动和回缩这些结构。干骺端的前外侧和后内侧容易接近，但应注意避免损伤胫骨结节的骨突。骺板和干骺端的后侧在正中被腘肌所覆盖，因此后外侧区是手术最不易接近的区域。干骺端的后内侧可以通过胫骨的后内侧入路进入。半腱肌和腓肠肌的内侧之间形成间隔之后，

松动腘肌并将其向远端和外侧反折。

（4）胫腓骨远端骺板：胫骨远端骺板位于关节囊外。胫腓前后韧带附着于胫骨远端骺板的前外侧和后外侧。仅在胫骨外侧直接暴露比较困难，因为此处骺板被覆盖的腓骨遮挡。

第八节　骨突损伤

每个骨突都通过组织学可识别的骺板来与骨质相连接。骨突的形状和大小受附着在其上的肌肉和肌腱施加的作用力的影响。由于它们受作用力的影响，所以这些结构称为牵拉骨突。有些骨突只有唯一的肌肉或肌腱附着，而有的骨突为整个肌群的附着点。

最初骨突以软骨突起物的形式出现在骨端或骨的两侧沿线；随后，骨化中心发育成类似于其他骺板的形式。然后这些骨化中心要么与相邻的骨骺相融合，如胫骨结节与胫骨近端骨骺相融合，要么仍以独立的骨化中心继续存在。最后，在骨融合后骨化中心和骨干之间的骺板便消失。由于肌腱在皮质上的附着非常坚固，因此过度用力通常会引起撕脱伤或通过骨突的骨折而不会从肌腱附着点牵拉肌腱。

骨突最常出现的问题是炎症或因反复轻伤引起的部分撕裂（牵拉性骨突炎）。这些损伤通常发生于 8~15 岁好动青少年，常表现为关节周疼痛。骨突损伤的常见部位是肱骨内上髁（即所谓的"少年棒球运动员肘"）以及缝匠肌、股直肌和腘绳肌在骨盆的附着处。胫骨近端骨突的撕脱骨折最常发生在男孩跳起着地时股四头肌的偏心性挛缩。骨折移位伴膝关节主动伸展功能丧失要进行手术固定。要注意的是，Osgood-Schlatter 病变并不累及胫骨结节骺板，只累及髌韧带在胫骨上的浅表附着点，因此，Osgood-Schlatter 并不是骨突炎。

在髋关节和骨盆附近骨突炎受累的两个部位是髂嵴和坐骨结节。Clancy 和 Foltz 首先描述了青少年长跑运动员在强化训练计划中发生的髂骨骨突炎[15]。曲棍球、长曲棍球和足球运动员可能也会发生本病。其原因归咎于未融合骨突对反复肌肉牵拉的反应或者骨突的亚临床应力性骨折。临床特征包括活动时疼痛、局部压痛以及髋关节抗阻力外展和全活动度活动时疼痛。其 X 线片通常正常但可能有髂骨突轻度增宽。治疗为非手术疗法，包括休息、冰袋冷敷、止痛以及分级康复训练。

坐骨结节骨突炎相对少见，表现为慢性髋关节或

臀部疼痛伴局限性压痛。屈髋和伸膝会使腘绳肌肌腱紧张,可再现这种疼痛。X线片通常正常,但是可出现坐骨结节轮廓不规则伴骨质稀少或破碎。应进行对症治疗,方法与髂骨骨突炎相似。

骨盆骨突撕脱骨折通常由于运动员参加涉及大量收缩运动或腘绳肌用力牵拉的体育运动,如短跑、跳远或跨栏,因腘绳肌、大收肌、髂腰肌和髋屈肌的突然收缩所致。这些撕脱伤分为骨突炎(无移位)、急性撕脱骨折和陈旧性未愈合撕脱(图2-24)[21]。腹股沟区和臀部疼痛是最常见的症状。当坐骨结节分离时,可触及缝隙,然后沿缝隙寻找可疑的腘绳肌损伤。X线片可明确诊断。这些损伤基本上采用非手术治疗(休息、冰袋冷敷、患肢定位于休息位以放松受累肌群以及分级康复训练),不会出现长期功能受限。手术干预(切开复位内固定)只有在发生严重的骨折移位时才考虑采用。特殊的骨突撕脱伤见表2-1。

内上髁骨突炎大多发生于参与投掷运动的儿童和青少年,特别是棒球,但参加其他运动项目的也有报道,包括体操、摔跤和举重。反复轻微损伤是由内上髁和侧副韧带受到牵拉力引起的。在进行过度的投掷活动时,内上髁可能突起并疼痛。活跃的青少年棒球投手常出现内上髁骨突的生长及增宽的加速,偶尔可见骨突破碎。一般休息可缓解疼痛,通常无严重后遗症。

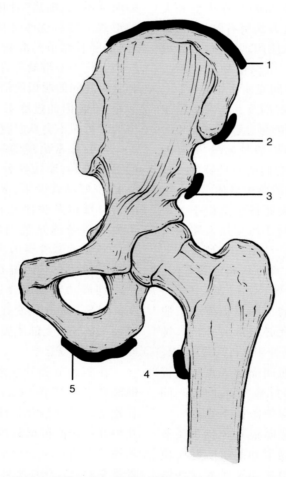

图2-24 骨盆撕脱性骨折的部位。1.髂嵴;2.髂前上棘;3.髂前下棘;4.小转子;5.坐骨。(From Fernbach,S.K.;Wilkinson,R.J. Am J Roentgenol 137:581,1981.)

		表 2-1　特殊的骨突撕脱伤	
位置	附着肌肉	临床信息	治疗
髂前下棘	股直肌(直头)	当髋关节过伸和膝关节屈曲时由踢腿动作引起的 Sprinter 骨折 局部压痛及髋关节被动过伸和主动屈曲时疼痛 可能与髋白骨相混淆	非手术治疗
髂前上棘	缝匠肌、 阔筋膜张肌	在伸髋和屈膝位由缝匠肌被动用力过度拉伸引起 多见于短跑运动员和跨栏运动员 局部压痛,髋关节被动伸展或主动屈曲时疼痛	非手术治疗;除非有严重的移位和成角,很少手术
髂嵴	腹内斜肌、 腹外斜肌、 腹横肌	少见 由腹部肌群用力收缩引起 躯干侧弯和腹肌收缩时疼痛	非手术治疗
坐骨结节	腘绳肌腱	由腘绳肌腱突然强力偏心收缩引起,见于跨栏运动员、跳远运动员和劈叉运动员 髋关节被动屈曲时疼痛和局部压痛	移位<2cm,非手术治疗;移位>2cm 或坐位时疼痛,手术治疗
小转子	髂腰肌	常见于短跑运动员、跳高运动员和足球运动员 局部压痛、髋关节保持在轻度外展和内旋位、Ludloff 征(坐位时髋关节不能屈曲)阳性	非手术治疗
大转子	臀中肌、 臀小肌、 短外旋肌	由髋展肌强力肌肉收缩引起,如在剧烈运动时 局部压痛、Trendelenburg 步态阳性及抗阻力外展和被动内收时疼痛	非手术治疗;骨折移位>1cm,考虑手术治疗
耻骨联合	内收肌群	常见于短跑运动员 沿耻骨前侧局部压痛,抗阻力髋内收和被动髋外展时疼痛	非手术治疗

(任秀智　赵　飞　译　叶伟胜　李世民　校)

参考文献

1. Ackman, J.D.; Rouse, L.; Johnston, C.E. Radiation induced physeal injury. Orthopedics 11:343–349, 1988.

2. Ahn, J.I.; Terry, C.S.; Butler, S.D.; et al. Stem cell repair of physeal cartilage. J Orthop Res 22:1215–1221, 2004.

3. Aitken, A.P. Fractures of the epiphyses. Clin Orthop Relat Res 41:19–23, 1965.

4. Anderson, A.F. Transepiphyseal replacement of the anterior cruciate ligament using quadruple hamstring grafts in skeletally immature patients. J Bone Joint Surg Am 86-A Suppl 1:201–209, 2004.

5. Barmada, A.; Gaynor, T.; Mubarak, S.J. Premature physeal closure following distal tibia physeal fractures: A new radiographic predictor. J Pediatr Orthop 23:733–739, 2003.

6. Beatty, E.; Light, T.R.; Belsole, R.J.; et al. Wrist and hand skeletal injuries in children. Hand Clin 6:723–738, 1990.

7. Belthur, M.V.; Bradish, C.F.; Gibbons, P.J. Late orthopaedic sequelae following meningococcal septicaemia. A multicentre study. J Bone Joint Surg Br 87:236–240, 2005.

8. Birch, J.G.; Herring, J.A.; Wenger, D.R. Surgical anatomy of selected physes. J Pediatr Orthop 4:224–231, 1984.

9. Bright, R.W. Partial growth arrest: Identification, classification, and results of treatment [abstract]. Orthop Trans 6:65, 1982.

10. Caine, D.; DiFiori, J.; Maffulli, N. Physeal injuries in children's and youth sports: Reasons for concern? Br J Sports Med 40:749–760, 2006.

11. Caine, D.; Howe, W.; Ross, W.; et al. Does repetitive physical loading inhibit radial growth in female gymnasts? Clin J Sport Med 7:302–308, 1997.

12. Carlson, W.O.; Wenger, D.R. A mapping method to prepare for surgical excision of a partial physeal arrest. J Pediatr Orthop 4:232–238, 1984.

13. Carter, S.R.; Aldridge, M.J. Stress injury of the distal radial growth plate. J Bone Joint Surg Br 70:834–836, 1988.

14. Caterini, R.; Farsetti, P.; Ippolito, E. Long-term followup of physeal injury to the ankle. Foot Ankle 11:372–383, 1991.

15. Clancy, W.G. Jr.; Foltz, A.S. Iliac apophysitis and stress fractures in adolescent runners. Am J Sports Med 4:214–218, 1976.

16. Dale, G.G.; Harris, W.R. Prognosis of epiphysial separation: an experimental study. J Bone Joint Surg Br 40-B:116–122, 1958.

17. De Luca, F. Impaired growth plate chondrogenesis in children with chronic illnesses. Pediatr Res 59:625–629, 2006.

18. de Sanctis, N.; Della, C.S.; Pempinello, C. Distal tibial and fibular epiphyseal fractures in children: Prognostic criteria and long-term results in 158 patients. J Pediatr Orthop B 9:40–44, 2000.

19. Dimeglio, A.; Charles, Y.P.; Daures, J.P., et al. Accuracy of the Sauvegrain method in determining skeletal age during puberty. J Bone Joint Surg Am 87:1689–1696, 2005.

20. Ecklund, K.; Jaramillo, D. Patterns of premature physeal arrest: MR imaging of 111 children. AJR Am J Roentgenol. 178:967–972, 2002.

21. Fernbach, S.K.; Wilkinson, R.H. Avulsion injuries of the pelvis and proximal femur. AJR Am J Roentgenol 137:581–584, 1981.

22. Foucher, M. De la divulsion des epiphyses. Congr Med France (Paris) 1:63, 1863.

23. Goldwein, J.W. Effects of radiation therapy on skeletal growth in childhood. Clin Orthop Relat Res 262:101–107, 1991.

24. Greco, F.; de Palma, L.; Specchia, N.; et al. Growth-plate cartilage metabolic response to mechanical stress. J Pediatr Orthop 9:520–524, 1989.

25. Gruber, H.E.; Phieffer, L.S.; Wattenbarger, J.M. Physeal fractures, part II: Fate of interposed periosteum in a physeal fracture. J Pediatr Orthop 22:710–716, 2002.

26. Gruelich, W.W.; Pyle, S.I. Radiographic Atlas of Skeletal Development of the Hand and Wrist. Stanford, CA, Stanford University Press, 1959.

27. Harris, H.A. The vascular supply of bone, with special reference to the epiphysial cartilage. J Anat 64:3–4, 1929.

28. Harris, H.A. Lines of arrested growth in the long bones in childhood: The correlation of histological and radiographic appearances in clinical and experimental conditions. Br J Radiol 4:561–588, 1931.

29. Hunziker, E.B.; Schenk, R.K.; Cruz-Orive, L.M. Quantitation of chondrocyte performance in growth-plate cartilage during longitudinal bone growth. J Bone Joint Surg Am 69:162–173, 1987.

30. Khoshhal, K.I.; Kiefer, G.N. Physeal bridge resection. J Am Acad Orthop Surg 13:47–58, 2005.

31. Langenskiold, A. Surgical treatment of partial closure of the growth plate. J Pediatr Orthop 1:3–11, 1981.

32. Langenskiold, A. Role of the ossification groove of Ranvier in normal and pathologic bone growth: A review. J Pediatr Orthop 18:173–177, 1998.

33. Langenskiold, A.; Videman, T.; Nevalainen, T. The fate of fat transplants in operations for partial closure of the growth plate. Clinical examples and an experimental study. J Bone Joint Surg Br 68:234–238, 1986.

34. Lee, K.M.; Cheng, A.S.; Cheung, W.H.; et al. Bioengineering and characterization of physeal transplant with physeal reconstruction potential. Tissue Eng 9:703–711, 2003.

35. Li, L.; Hui, J.H.; Goh, J.C.; et al. Chitin as a scaffold for mesenchymal stem cells transfers in the treatment of partial growth arrest. J Pediatr Orthop 24:205–210, 2004.

36. Loder, R.T.; Swinford, A.E.; Kuhns, L.R. The use of helical computed tomographic scan to assess bony physeal bridges. J Pediatr Orthop 17:356–359, 1997.

37. Lohman, M.; Kivisaari, A.; Vehmas, T.; et al. MRI in the assessment of growth arrest. Pediatr Radiol 32:41–45, 2002.

38. Mann, D.C.; Rajmaira, S. Distribution of physeal and nonphyseal fractures in 2,650 long-bone fractures in children aged 0–16 years. J Pediatr Orthop 10:713–716, 1990.

39. Marsh, J.S.; Polzhofer, G.K. Arthroscopically assisted central physeal bar resection. J Pediatr Orthop 26:255–259, 2006.

40. McCarthy, J.J.; Burke, T.; McCarthy, M.C. Need for concomitant proximal fibular epiphysiodesis when performing a proximal tibial epiphysiodesis. J Pediatr Orthop 23:52–54, 2003.

41. Nettelblad, H.; Randolph, M.A.; Weiland, A.J. Free microvascular epiphyseal-plate transplantation. An experimental study in dogs. J Bone Joint Surg Am 66:1421–1430, 1984.

42. Ogden, J.A. The evaluation and treatment of partial physeal arrest. J Bone Joint Surg Am 69:1297–1302, 1987.

43. Ogden, J. A.: Skeletal injury in the child. 2nd Ed. Philadelphia, Lea & Febiger, 1990.

44. Olin, A.; Creasman, C.; Shapiro, F. Free physeal transplantation in the rabbit. An experimental approach to focal lesions. J Bone Joint Surg Am 66:7–20, 1984.

45. Peterson, H.A. Partial growth plate arrest and its treatment. J Pediatr Orthop 4:246–258, 1984.

46. Peterson, H.A. Physeal fractures: Part 3. Classification. J Pediatr Orthop 14:439–448, 1994.

47. Poland, J. Traumatic Separation of the Epiphyses. London, Smith Elder, 1898.

48. Ramachandran, M. Basic Orthopaedic Sciences: The Stanmore Guide. London, Hodder Arnold, 2007.

49. Rang, M. The Growth Plate and Its Disorders. Baltimore, Williams & Wilkins, 1969.

50. Rhemrev, S.J.; Sleeboom, C.; Ekkelkamp, S. Epiphyseal fractures of the proximal tibia. Injury 31:131–134, 2000.

51. Salter, R.B.; Harris, W.R. Injuries involving the epiphyseal plate. J Bone Joint Surg Am 45:587–622, 1963.

52. Shapiro, F.; Holtrop, M. E.; Glimcher, M.J. Organization and cellular biology of the perichondrial ossification groove of Ranvier: A morphological study in rabbits. J Bone Joint Surg Am 59:703–723, 1977.

53. Silverman, F.N. Recovery from epiphyseal invagination: Sequel to an unusual complication of scurvy. J Bone Joint Surg Am 52:384–390, 1970.

54. Skaggs, D.L.; Flynn, J.M. Staying Out of Trouble in Pediatric Orthopedics. Philadelphia, Lippincott, Williams & Wilkins, 2006.

55. Steele, R.G.; Lugg, P.; Richardson, M. Premature epiphyseal closure secondary to single-course vitamin A therapy. Aust N Z J Surg 69:825–827, 1999.

56. Thomson, J.D.; Stricker, S.J.; Williams, M.M. Fractures of the distal femoral epiphyseal plate. J Pediatr Orthop 15:474–478, 1995.

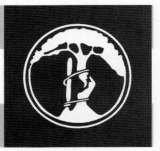

第 **3** 章

儿童病理性骨折

Herbert S.Schwartz, M.D., Ginger E.Holt, M.D.

病理性骨折发生于有病变的骨骼,但引起儿童病理性骨折的病谱与成人的不同。常伴发病理性骨折的儿童疾病包括良性骨肿瘤和累及骨骼的先天性或遗传性异常。伴有累及未成熟骨骼骨折的多骨性疾病通常是由骨髓炎、组织细胞增多症、血管瘤和转移瘤(如神经母细胞瘤和肾胚胎瘤)引起的。肉瘤在初期就出现骨折很少见,但是在对骨肉瘤进行新辅助化疗期间常会发生骨折。相反,引起成人(尤其是 40 岁以上者)骨骼发生病理性骨折的病因包括恶性肿瘤,如骨髓瘤、转移癌、淋巴瘤以及极少见的骨肉瘤。偶尔还会鉴别出巨细胞瘤和内生软骨瘤。老年患者出现的病理性骨折除了来自转移瘤以外,通常是因骨质疏松或佩吉特病引起(表 3-1)。

中轴骨骼因为比四肢骨血供丰富,因此常成为转移病灶部位。病理性骨折的发生部位广、患者年龄跨度大且影像学表现各异,故其鉴别诊断范围宽。因此,矫形外科肿瘤专家在处理每一个病例时必须考虑患者的年龄、症状、影像表现并了解骨生物学。儿科矫形外科学或矫形外科肿瘤学提供的处理方法远远不能满足临床需要。

本章旨在向读者介绍成功治疗儿科病理性骨折所涉及的多种可变因素。在着手进行任何治疗之前首先必须明确诊断。出现病理性骨折早期症状时强力推荐进行活组织检查并出具报告,以明确诊断。如果外科治疗医生有把握,影像学诊断可以替代活检,例如单房性骨囊肿(UBE)。仔细权衡这些因素之后可以为此患儿制订最佳的治疗方案。同一类骨折的不同患儿的最佳治疗方案往往不同。我们的目的不是提供一种程序化的治疗方法,因为这样做不利于患儿的康复。

表 3-1　常见骨肿瘤的年龄分布		
年龄（岁）	良性肿瘤	恶性肿瘤
0~5	软骨瘤	神经母细胞瘤(转移)
	单房性骨囊肿	横纹肌肉瘤(转移)
	骨样骨瘤	尤文肉瘤
	非骨化性纤维瘤	
	骨纤维性结构不良	
		骨肉瘤
		淋巴瘤
10~40	软骨瘤	骨肉瘤
	骨样骨瘤	尤文肉瘤
	动脉瘤样骨囊肿	淋巴瘤
	单房性骨囊肿	
	非骨化性纤维瘤	
	骨纤维性结构不良	
	嗜酸性肉芽肿	
	软骨母细胞瘤	
	(骨骼未成熟)	
	巨细胞瘤	
	(骨骼成熟)	
40+	软骨瘤	癌
	巨细胞瘤	多发性骨髓瘤
	血管瘤	淋巴瘤
		软骨肉瘤
		骨肉瘤
		脊索瘤

可以说,小儿矫形外科学和矫形外科肿瘤学是矫形外科的两个分科,都需要高度理智地做出治疗决策。儿童病理性骨折的治疗更为复杂。

第一节　骨生理学

骨是一个特殊的结缔组织,其基质主要由 I 型胶原构成。它是一种动力器官,接受 1/5 的心输出量,并且是唯一具有真正再生能力的器官。在儿童和青少年时期,骨骼的塑形和骨量的增多是骨形成和骨吸收之间持续的相互作用的结果。骨的重塑贯穿终身。个体平均骨量在生命中的第三个十年达到峰值,成人骨骼中大约有 2 000 000 个骨重塑单位。每个骨重塑单位都包含一组时空上排列有序的细胞,在受到局部和环境刺激时,进行破骨细胞骨吸收和成骨细胞骨形成。许多病理状态影响这一重塑过程。

骨的吸收由破骨细胞(一种由粒细胞–巨噬细胞衍生来的多核巨细胞)介导。骨的形成需要有成骨细胞(衍生于间充质成纤维样细胞)的存在和作用。网状骨的形成是一个偶联过程 (骨形成和骨吸收是相互邻近且同时发生的)。在正常情况下,88%~95%的骨表面处于静止状态,其他部分则参与活跃的重塑。年轻成人一个典型的骨重塑单位完成一个重塑周期总共需要的时间大约是 200 天。一个骨重塑单位需要约 3 周的时间完成骨吸收,而骨的形成则要 3 个月。儿童的骨形成更快一些。

什么是病理性骨折?它是影像学诊断、临床诊断,还是复合诊断?骨一定会在一个或多个平面上有完全或不完全断裂和(或)移位吗?患者一定会有症状或活动时疼痛吗?该骨可能发生微观骨折,而不是宏观骨折吗?这些问题是有用的,因为搞清楚这些问题对选择合适的治疗方案很重要。为了便于讨论,我们将病理性骨折定义为病变骨段有骨皮质断裂的临床症状。尽管骨折通常是宏观的,但是却未必都会如此。儿童骨骼的可塑性要强于成人。儿童可发生骨弯曲但骨纤维未完全离断,因此它在临床上有重要意义。

骨的强度与其材料和构造特性有关。骨的矿物质成分对其抗压强度起重要作用,但其矿物质成分和蛋白质成分对其张力强度均很重要[5]。正常活动会产生压力、张力和扭转力。然而,骨的抗扭转力最弱,甚至微小的皮质缺损也会明显减少其抗扭转力强度。例如,为了取骨组织活检样本在胫骨干皮质上钻一个 6mm 的孔就会使其抗扭转力强度减小 50%[4]。

骨折处有肿瘤会延迟、改变或妨碍骨的愈合。有确切证据显示,肿瘤细胞的快速生长会抑制骨的修复过程。转移性骨疾病中对骨的损伤,要比单从大量恶性肿瘤细胞所预计的广泛得多。许多证据显示,大多数肿瘤引起的骨骼破坏是由破骨细胞介导的。恶性肿瘤细胞会分泌出间接和直接刺激破骨细胞活性的因子[23]。这些因子包括多种细胞活素:白细胞介素 -1(IL-1)、IL-6、肿瘤坏死因子、IL-11 和 IL-17。在体外,IL-1 是骨吸收最强的刺激因子。在肿瘤骨中检出的生长因子包括转变生长因子 -α、转变生长因子 -β 和表皮生长因子。恶性肿瘤细胞通常会产生一些旁分泌因子,也会刺激破骨细胞活性,其中包括前列腺素 E 和甲状旁腺激素相关蛋白(PTHrP)。PTHrP 和甲状旁腺激素在免疫生物学上是完全不同的,但是这两种激素在分子的氨基端具有明显的同源性,这对于刺激破骨细胞是必需的[32]。最近发现,这种肽在转移性乳腺癌引起的骨质溶解和肺癌引起的高钙血症中有重要作用。

研究发现,病理性骨折的愈合与肿瘤类型和患者的存活率密切相关[12]。切除肿瘤沉积物是治疗病理性骨折的重要环节。因此,在制订全面治疗病理性骨折计划时必须了解骨的生物学和生物力学以及肿瘤病理学。

发现病理性骨折时,首先要做的最重要的工作是做出明确的诊断。影像学诊断是准确的,尤其是 UBC,但是它不能代替组织学诊断。因此,对所有的初始的病理表现和其他骨赘生物,我们强烈推荐做活检。活检是一项复杂的诊断技术,依赖于细致的查体、病史和影像学分类检查的解读,包括对局部和远距离部位疾病的评估。十分关键的是要明确有无多骨受累。外科医生需善于解释肌肉骨骼疾病的诊断、解剖和病理意义,这样就可以亲自审核各种影像。

应该选有经验的人做活检。活检部位不恰当引起的并发症十分常见,并且具有破坏性[19]。选取的病变组织无诊断价值或无代表性会延误诊断,而且在影像学检查之前进行的活检会妨碍治疗方案的制订。只有在组织学诊断之后才能制订出合适的治疗方案。治疗要依据准确的诊断以及对骨生物学(要素 1)和骨病理学(要素 2)的了解。在制订整套治疗方案时,功能是第三个需要考虑的关键问题(要素 3)。

第二节　预后三角形

像治疗正常骨的骨折那样治疗病理性骨折是错误的。不幸的是,外科医生大多强调内固定植入物的类型和选择,而不是选择病理性骨折的手术时机和策略。病理性骨折患者要想达到满意的治疗及疗效,一定要避免这些危险因素。制订合适的治疗计划前要先权衡，考虑具体病理性骨折和特定患者的各种变化因素，然后才能产生治疗策略。多种治疗变量可用图示法表示在预后三角形的三个点(图3-1)。权衡评估预后三角形上的三个要素来治疗病理性骨折要比传统的手术方法效果更好。这三个要素是骨生物学(包括骨生物力学)(要素1)、病理学(要素2)和功能(要素3)。

一、预后要素 I ——骨生物学

　　三要素的第一个要素是骨生物学，包括骨折骨的细胞构成及其生物力学环境。每一块骨都是不同的，年龄不同骨内每一点都是不同的。骨的愈合潜力与多种因素有关，包括塑形潜力、患者年龄、血液供应、与生长部的相对位置和骨重塑单位的密度。当然，这些因素也都受病理过程的影响。骨硬化症，也称骨石化症，

是一种先天性疾病，其特征是破骨细胞缺乏或缺如。它常会导致小儿病理性骨折(图3-2)。一系列实验证明，许多生长和分化因子对单核细胞前身转化为破骨细胞是必需的[6,18,29]。第一个核因子首先把原始单核-巨噬干细胞转化为巨噬细胞前体。这个转化因子标记为PU.1。PU.1缺乏的实验鼠都缺少巨噬细胞和破骨细胞，这是致命的[34]。巨噬细胞集落刺激因子缺少的变异鼠缺乏破骨细胞，但存在未成熟的巨噬细胞；这些老鼠会发生骨硬化症，但可以通过骨髓移植治愈。

　　骨保护素(OPG)是一种可调节骨吸收的新型糖蛋白，属于肿瘤坏死因子受体超家族。它是一种诱导受体，它和RANK[核因子kB(NF-kB)的活性受体]竞争RANK配体，RANK配体和c-fos可使巨噬细胞分化成早期的破骨细胞。OPG和RANK类似，是阻碍破骨细胞形成的巨噬细胞受体。缺乏$\alpha\nu\beta3$整联蛋白或c-src的老鼠有丰富的破骨细胞，但是这些细胞不核化。这就使得不成熟的破骨细胞转化为波状缘的功能破骨细胞。Src移除实验显示无功能的破骨细胞缺乏组织蛋白酶K、碳脱水酶Ⅱ或腺苷三磷酸合酶质子转移泵。这些无功能的破骨细胞不能产生酸性微环境，因此不能吸收骨质。因此，OPG的过度生成只能形成有限的破骨细胞，并产生骨硬化症的临床症状。OPG生成过少会使破骨细胞生成过多，引起骨质疏松症的临床症状。将OPG重组体导入正常成年大鼠体内会引起

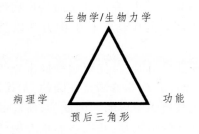

图3-1　病理性骨折的预后三角形(见正文)。

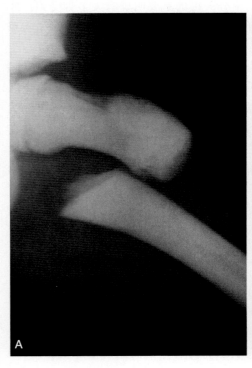
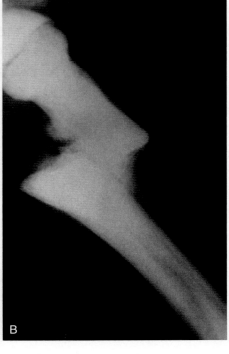

图3-2　(A)骨硬化症患儿股骨病理性骨折原始影像。(B)骨折愈合后显示塑形欠佳。

非致命性的骨质疏松症。因此,年龄和细胞组成有助于确定骨骼的愈合潜力和程度并能为治疗提供指导。

图 3-2 显示一个破骨细胞功能丧失的骨硬化症患儿股骨发生的转子下骨折。骨髓形成缺如。由于病理进程和骨质脆弱发生了横行骨折。骨折可以治愈,但没有明显的重塑潜力。缺少骨吸收单位或破骨细胞即有可能出现这种预后。了解骨的疾病进程及愈合潜力有助于治疗策略的选择。例如,对这样的患者插入髓内植入物是困难或不可能的,而髓外植入物会引起明显应力升高从而导致晚期再骨折,因而骨折的生物学治疗(骨髓移植)和二期骨愈合治疗是最佳的治疗方案。

另一个例子是神经纤维瘤病,从中可以了解骨生物学及其与疾病的关系在处理病理性骨折时是如何影响愈合潜力的。骨折处生物力学不符合解剖要求和血供差都不利于骨折愈合且使其连接能力降低。胫骨前外侧弓常会发生 Ⅰ 型神经纤维瘤病。出生时一般没有假性关节,因此不是先天性的,但是会在 10 岁以前发病。错构和发育异常的骨骼血供差,因此不能承受持续施加的压应力,从而发生骨折和成角畸形(图 3-3)。这种疾病的临床表现随时间而变,从而不能采用目前常用的各种形态学分类系统。因为病理在神经纤维瘤病中作用不大,因此通过矫正其生物力学和生物学环境即可获得良好的愈合。早期治疗失败后进行假关节切除以及骨移植和髓内固定是一种常用的手术,包括完全接触性支撑。自体骨移植可以起辅助作用。根据具体情况也可以考虑带血管腓骨移植或分离成骨[33]。患肢重新对线会在假关节处产生压力而不是张力,因此对愈合有好处。Syme 切除术会导致自发愈合[15]。

某些骨骼的病理性骨折可帮助指导治疗。高应力集中于承重骨的张力区(包括股骨颈和胫骨骨干)。承重骨比非承重骨承受的负荷大得多。椎骨体骨折可导致脊髓损伤。扁平椎是由于椎骨体的局限性组织细胞增多症(嗜酸细胞肉芽肿)引起的。其自然病史具有自发消除的特点,不必手术干预,但组织学诊断是必需的,尤其是存在单骨性疾病时,以排除恶性病变。扁平椎偶尔会导致神经功能缺损[14]。图 3-4 示出扁平椎不经手术干预的自然病史。

病理性骨折愈合的生物学受化疗药物或骨折处放射治疗的影响,在恶性病理性骨折中这个问题尤为重要。对于肉瘤引起的病理性骨折,化疗或放疗有利于骨折的愈合。尽管通常认为化疗和放疗会延迟正常骨细胞对愈合骨折的反应,但是在有快速分裂的恶性细胞时,为细胞毒素疗法提供了积极的结果。化疗或

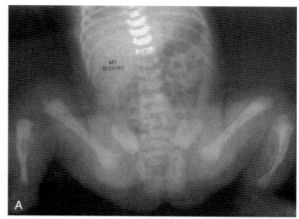

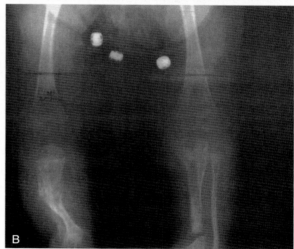

图 3-3　神经纤维瘤病引起的胫骨假关节。(A) 一名新生儿的 X 线片示出右胫骨的病理性骨折和左胫骨即发骨折。(B)1 岁患儿的 X 线片显示导致胫骨假关节的双侧病理性骨折。

放疗来治疗杀死的癌细胞多于正常细胞,可为骨折的愈合提供更好的环境。这种治疗作用是说明了解骨生物学可促进骨折愈合的又一个例子。

二、预后要素Ⅱ——病理学

预后三角形的病理学要素依据的是对疾病及其生物学特点和自然病史的了解,这些因素在确定治疗方案时至关重要。治疗取决于明确的诊断,而明确的诊断只能通过正确采集具有代表性的活检标本才能确定。尽管有多种病理因素会影响骨骼从而导致骨折,但是治疗模式却很少。可导致病理性骨折的各种病理因素包括:①基因或代谢异常性骨病[如成骨不全(OI)或骨硬化症];②营养或环境性紊乱(如佝偻病);③良性骨肿瘤(如骨囊肿、骨软骨瘤、骨纤维瘤);④骨骼肉瘤(如骨肉瘤、尤文肉瘤);⑤骨骼转移瘤(如神经

母细胞瘤、横纹肌肉瘤）。这5种类型代表多种诊断，包括肿瘤性的和非肿瘤性的。无论何种具体的病理因素都能方便地按病理活动性进行分类（表3-2）。

病理性骨折的治疗取决于对病理和骨之间生物学关系的了解。活动性和不活动性 UBC 或者生长和静止型骨软骨瘤都可能遇到。股骨颈纤维发育不良和长骨骨干的纤维性发育不良不同。尽管组织学类似，但是占据长骨直径3/4的非骨化纤维瘤和那些纤维性皮质缺损的后果是不同的。因此，了解肿瘤性和非肿瘤性病理性骨折的关键在于要知道病灶对骨的影响以及怎样才能更好地纠正它。治疗不能依赖记忆教科书上对某一特定肿瘤的定义。对特定的患者，合适的治疗取决于先确定

受累骨相关的病理再形成治疗方法以促进骨折愈合。

单纯的病理学不能指导治疗。因此，这部分计划将治疗选择分为三类，并为每一类提供合适的病理学案例。三种治疗类型分别是：①非手术治疗；②病灶内手术伴或不伴骨移植或置入植入物；③广泛肿瘤切除术和骨缺损重建术。即使不考虑治疗方案的选择，也一定要考虑并注意长骨体生长部和骨骺的存活与保留，以免将来发生肢体不等长或畸形。病理是构成预后三角形的三要素之一，在综合考虑某一病理性骨折的最佳治疗方案时必须慎重考虑。

非手术治疗要求治疗组的外科医生对诊断和疗效充满信心。耐心和经验来自对疾病的自然病史以及

表 3-2 肌肉骨骼相关疾病			
疾病	遗传特征	遗传学	缺陷
尤文肉瘤	—	t(11,22)	肿瘤抑制基因缺失并形成融合产物
骨肉瘤	—	17p13,p53	肿瘤抑制基因缺失
		13q14	Ⅰ型视网膜母细胞瘤基因
软骨发育不全	AD	4p16	FGFR-3 基因
			软骨内成骨异常
神经纤维瘤（NF）			
NF1	AD	17q11	神经纤维瘤蛋白
NF2	AD	22q11	神经鞘瘤蛋白
成骨不全症			
临床分组Ⅰ轻度	AD	α1,#17	50% Ⅰ型胶原减少
	AR	α2,#17	三螺旋不稳
临床分组Ⅱ致命	AR		异常Ⅰ型
临床分组Ⅲ	AD		蛋白-α链缩短
畸形			
临床分组Ⅳ			
中度			
骨硬化病			
轻度，迟发性		SRC,OPG,RANK	破骨细胞缺乏完整分化
婴儿恶性硬化病		M-CSF;PU.1	有缺陷的破骨细胞生成
佝偻病			
维生素 D 缺乏的饮食			维生素 D 摄入减少
			导致继发性甲状旁腺功能亢进
维生素 D 依赖	AR	12q14	缺乏肾 25 羟维生素 D_1α- 羟化酶
维生素 D 抵抗	X- 连锁显性		受损的肾小管磷酸盐吸附(PEX,细胞肽链内切酶)
纤维性结构不良	—	20q13.2~13.3	Gs α(cAMP 的受体偶联信号蛋白)
骨软骨瘤	—	8q24.1/11p11	EXT1,EXT2 基因

AD,常染色体显性；AR,常染色体隐性；cAMP,环磷酸腺苷；M-CSF,巨噬细胞集落刺激因子；OPG,骨保护素；RANK,核因子 kB 活化受体；#,染色体编号。

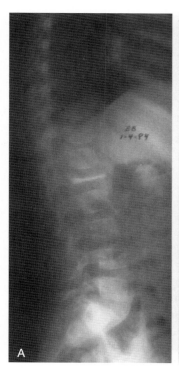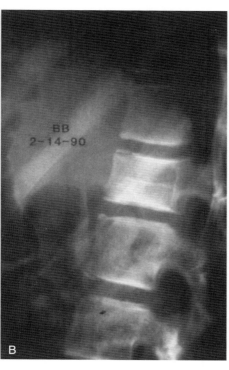

图 3-4　局部组织细胞增多症表现为 L1 扁平椎。(A,B)在 6 年期间恢复了椎体高度。

手术干预相关发病的认识和了解。基因遗传性疾病(如成骨不全和骨硬化症)导致的病理性骨折通常用非手术治疗。图 3-2 示出经非手术治疗后病理性骨折愈合的自然过程。骨硬化症的骨内缺少波状缘的破骨细胞,因此骨吸收能力低下。髓腔萎缩或缺如,但骨的形成不受影响。结果是,骨折愈合但塑形很慢。这种骨比正常骨骼更脆。因此,髓内或髓外置入植入物所带来的问题多于二期骨愈合。当采取保守治疗时最好的临床效果也可能导致骨硬化症性病理性骨折。

成骨不全(OI)是一种由于控制 I 型胶原合成的两个基因中有一个发生突变而引起的综合征,大体分为四种临床类型。Ⅱ 型 OI 是由于螺旋甘氨酸被大分子氨基酸替代所致。突变链干扰螺旋的形成,正常胶原减少到 20%。Ⅰ 型 OI 突变将永久终止 50% 的胶原合成信息。Ⅲ 型和 Ⅳ 型是矿化受到破坏。羟磷灰质基质形成有缺陷,从而导致骨小梁结构减弱。OI 的骨质脆性在临床上是可变的,与骨折程度和治疗评估时的年龄有关。承重骨和非承重骨的处理方法不同。患者年龄和骨折线与长骨体生长部接近程度是治疗时很重要的考虑因素。骨的重塑和吸收均以接近正常的方式进行。图 3-5 示出了 OI 患者非手术治疗病理性骨折的愈合情况。非手术治疗适用于上肢骨折,能获得成功而且无成角畸形。下肢骨折,尤其是此前已出现畸形时,最好进行内固定且通常要行多重切骨。

Sheffield 可伸缩髓内固定杆伴发的并发症比 Bailey-Dubow 杆或 Sofied 和 Millar 的不可延长杆少[38]。治疗的最终目标是通过维持长度和避免畸形以保证肢体活动性。图 3-5 示出一例初诊经非手术治疗已愈合的骨折,但是股骨畸形十分明显,需要做髓内固定和多重切骨。OI 患儿骨折制动也有问题,会引起失用性骨质疏松。因此,这类骨折的石膏固定必须稳定。

营养不良性佝偻病是一种会发生多骨病理性骨折的疾病。图 3-6 示出一位原发性甲状旁腺功能亢进和多发棕色瘤的青少年患者,经 X 线分型检查确诊。桡骨远端病理性骨折是其表现的症状,但确诊还需要检测是否有高钙血症并对骨组织活检样本进行分析。一旦确立诊断,最好先进行保守治疗。切除甲状旁腺腺瘤后,骨质中钙含量开始增加便可以进行骨折愈合。因此,骨折治疗的目标是,使钙的体内平衡正常化,并保持对线良好。甲状旁腺切除术和胃肠外补钙在骨折愈合前的 3~4 个月是必要的。任何手术植入对此类患者都作用甚微。

儿童的单房性骨囊肿(UBC)通常表现为病理性骨折,常要用非手术治疗。这类骨折发生于有骨囊肿的长骨干骺端邻近生长部的部位。通常不是肿瘤本身,而是病理性骨折引起患儿主诉疼痛。影像学的典型表现是"落叶征"。人们必然会问"落叶"从何而来。事实上,落叶是一块骨折后移位的皮质骨落在骨内的充液

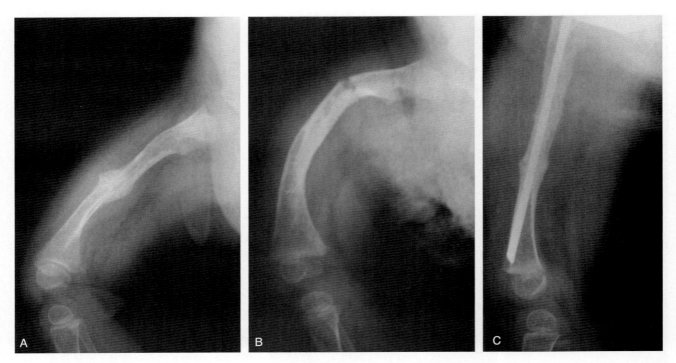

图 3-5 成骨不全患儿的一系列股骨侧位片显示：(A)反复骨折和愈合导致的畸形；(B)再骨折；(C)股骨行串状固定重新对线切骨术后正在愈合。

腔内。骨折可有移位也可无移位或像粉碎的蛋壳。UBC 通常仅需非手术治疗(图 3-7)。骨折可能会平静地愈合。由于中空囊肿的骨结构的生物力学性能差，今后可能会发生再骨折。

　　UBC 的发病机制仍是个谜。其病因包括 Mirra 和同事[20]所假定的滑液囊肿理论，乃至创伤引起的骨形

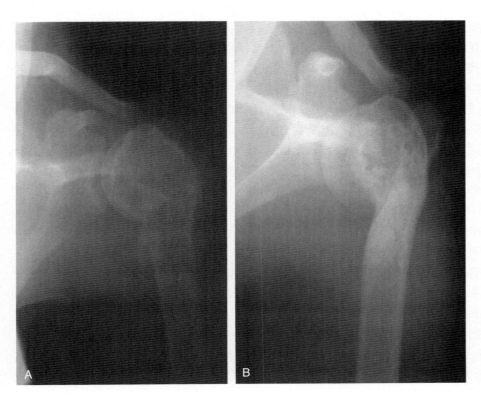

图 3-6 (A)原发性甲状旁腺功能亢进型佝偻病引起的肱骨近端病理骨折。(B)甲状旁腺切除术后及 14 个月的补钙治疗后，骨折愈合。

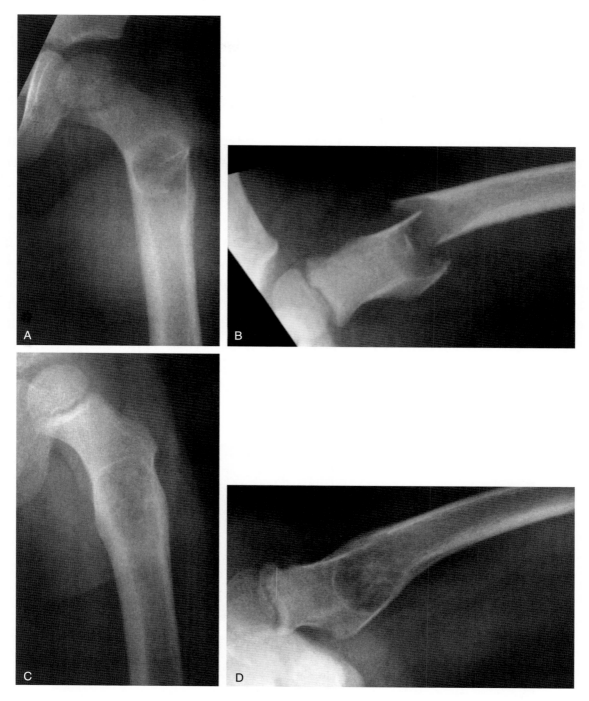

图 3-7 2 岁男孩跌倒后出现疼痛且不能负重,其股骨的正位片(**A**)和侧位片(**B**)。6 周人字形石膏治疗后的正位片(**C**)和侧位片(**D**)显示,骨折愈合且囊肿内早期填充有骨基质。

成不良[16]。血供问题也是 UBC 的一个病因,这类问题从髓腔内静脉闭合到囊肿有炎症细胞介质(可诱发骨溶解)[17]。炎症介质是骨吸收的原因还是结果尚不得而知。理论上推断的另一个可能原因是,血管闭合引起静脉压升高从而导致骨吸收。这些理论都认为 UBC 为非肿瘤性疾病,适合保守治疗。

非手术治疗应为首选。如果这种首选治疗失败,该骨就不能早期重建而只会反复发生骨折,通常采取的措施是彻底清除炎症介质或降低间隙腔内压力。Scaglietti 等提出的环钻术包括向腔内至少插入两个针头给囊肿内注射甲泼尼龙,或者在透视引导下行生理盐水灌洗[25]。另外可在套针内注入多种物质,如自体骨髓、同种移植物、脱矿后的骨基质或其他骨移植物。总之，文献综述发现，三联注射后局部复发率为15%~88%[25]。这个结果和手术切开暴露空腔填充自体骨移植物、同种异体植骨或在某些患者中填充硫酸钙的预后差别不大[37]。因为复发率高，所以建议内科医生要保守地处理这些问题。应优先提供非手术治疗或注射技术。金属植入物很少用于治疗这种骨折，由于在这些缺损中没有真正的细胞损伤(病性损伤)，仍有良好的重塑能力。这些考虑对肱骨近端UBC特别适用。应对股骨近端UBC给予特别注意，因为股骨颈关节内病理性骨折及其后遗症属于骨科疾病。图3-8示出一例由UBC引起的股骨颈病理性骨折的长期并发症。骨折愈合后股骨头发生了坏死。虽然影像学显示股骨头和髋臼非球形且不匹配，但骨折3年后此青少年患者仍没有症状，不过毫无疑问该患者今后肯定会发生骨性关节炎。

纤维性皮质缺损属于良性骨肿瘤，通常是偶尔行影像学检查时发现的。其自然病史表现为骨化减慢。它们通常为多骨性(20%)，常发生在下肢的长骨。直到病灶骨化后，皮质缺损才出现应力升高。结果它们就可能成为骨折线的起始点。图3-9示出一例经胫骨远端干骺端斜行低能量螺旋骨折伴纤维性皮质缺损。图中显示这个骨骼未发育成熟的患儿打石膏后骨折平稳愈合。已进行塑形，二期行良性骨肿瘤局部切除术。纤维性皮质缺损在组织学上和非骨化纤维瘤相似。非骨化纤维瘤会累及髓腔，常可手术干预治疗。在后文将会讨论。

骨软骨瘤是一种带有软骨帽的良性骨肿瘤。此病很少伴发病理性骨折，因为该部位患侧骨质通常比健侧还要坚硬。骨软骨瘤可导致成角畸形，需在儿童期后进行手术矫正[7]。

具有生长潜力的良性骨肿瘤通常需要行病灶内刮除术治疗。这类良性骨肿瘤包括非骨化纤维瘤、动脉瘤性骨囊肿、嗜酸性肉芽肿(组织细胞增多症)和软骨母细胞瘤。这种损伤的影像学及临床特征和恶性骨肿瘤有重叠。此外，骨髓炎也与恶性骨肿瘤有一些相同的临床和影像学表现。因此，提醒读者一定要通过活检做出病理诊断。其中部分良性骨肿瘤具有持续的肿瘤生长潜能。治疗选择要根据确立的诊断，包括肿瘤内切除术以及随后的骨骼重建。骨骼重建通常要进

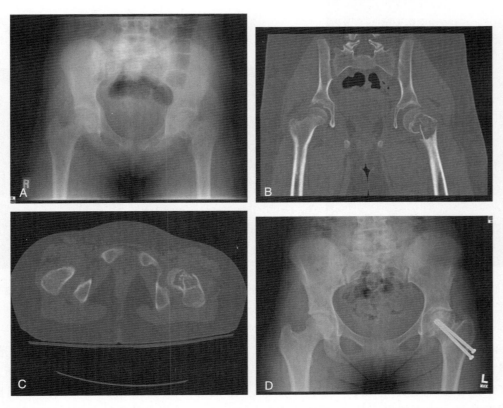

图3-8 单房性骨囊肿导致的股骨颈病理性骨折的长期并发症。尽管骨折愈合，但股骨头发生了骨坏死。骨折后3年患儿虽然无症状，但影像学显示髋关节不和谐，呈非球形。(A)12岁时骨折的标准前后位X线片。(B)CT重建影像。(C)轴位CT影像。(D)活检、骨移植和螺钉固定3年后的X线正位片。

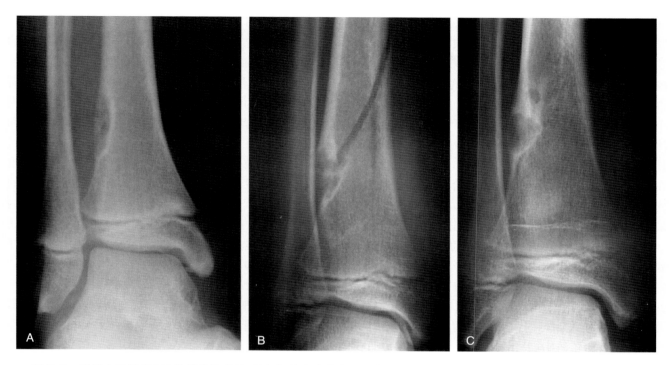

图 3-9 纤维皮质缺损（A）是偶然发现的，施加扭转力会使应力升高（B）。骨折愈合以及重塑已部分消除了病灶（C）。

行骨移植（自体骨移植或同种异体骨移植）以及金属植入物进行内固定，也可不做内固定。图 3-10 示出一例经骨干嗜酸性肉芽肿的病理性骨折（局限性组织细胞增多症）。影像边缘欠佳的这种病变的鉴别诊断包括尤文肉瘤和骨髓炎。这种病理性骨折有移位，活检证实诊断后可行锐性刮除术（病变内切除术）、骨移植

以及用钢板和螺钉内固定。这种骨折创伤偶尔会损伤局部血供，需切除赘生物。但在活检结果明确后最好行彻底的病灶内切除术。

骨骼重建适宜采用骨移植或者替代物移植。一些外科医生现在更喜欢采用市面上可获得的各种骨替代物进行骨移植，以避免髂骨移植采骨中引起的病

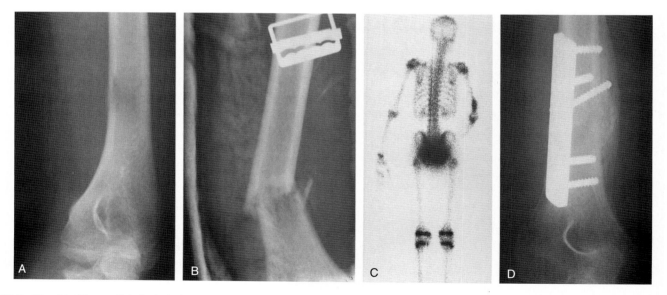

图 3-10 （A）图 3-4 的年轻人在肱骨远端出现一处不相关病变。此病变为溶骨性，无明显骨折但出现骨膜新生骨。经此病变发生骨折（B）后，早期骨扫描（C）显示活性增加。骨移植和内固定（D）后骨折及嗜酸性肉芽肿病灶愈合良好。

变。然而到目前为止，尚无可靠的、公开发表的对照研究系列对人类的骨替代物移植和自体骨移植进行比较，尤其是对具有巨大骨面生长潜力的儿童效果的比较。对照实验缺乏的一个原因是，病理性骨折处的骨再生能力难以进行非侵入性测定。切除的肿瘤腔大小和病理学在不同患者之间的差异很大，因此需在治疗上达成一致。不过采用硫酸钙盐、带或不带脱矿骨基质的同种异体骨移植，或者自体骨或骨髓移植在刮除术后病理性骨折处的骨愈合成功率通常已达到50%[21,37]。这个成功率鼓励外科医生在做单独切口采集髂骨嵴骨移植物之前先试行上述操作。

对是否采用金属植入物仍存在争议。髓内固定比髓外固定更符合生物力学。对未发育成熟的长骨行髓内固定已经获得共识，不过仍存在缺血性坏死和长骨体生长部改变的风险[22]。50名10~16岁的患儿经大转子骨突插入顺行髓内固定装置来治疗创伤性股骨骨折。平均随访16.2个月（6~60个月）无一例出现缺血性坏死或畸形。这个问题在其他章节有更具体的讨论，但是髓内固定的安全效果值得肯定[3]。

因为儿童骨折后具有更强大的修复能力，所以要求的植入物的强度不如成人。病理性骨折行刮除术和骨移植治疗后，通常会插入内固定器材，如钢板和螺钉，以防止骨缺损产生的应力升高而发生扭转骨折。骨折处每一侧通常要对6~8处皮质进行螺钉固定对儿童患者并不适用，因为那是成人接骨术的原则。儿童的骨骼比成人通常能更早负重且更柔韧。早期愈合和承重是有可能的。

纤维性结构不良和内生软骨瘤是良性骨肿瘤的特例，可伴发病理性骨折。它们具有代表性的多骨形式（多骨纤维性发育不良，伴或不伴有奥尔布赖特病或骨软骨瘤病，图3-11），由于担心骨折骨或邻近骨内肿瘤增大，因此需要复杂的治疗方案。通常，纤维性和软骨性缺损在组织学上其实是重叠的。骨折不愈合、成角畸形和肢体不等长是对骨科医生的长期挑战。重建方案请参见其他章节。纤维性结构不良不是真正的骨肿瘤。它代表的是生成激活基因（负责对G蛋白的α亚单位进行编码）的体细胞合子后突变在骨骼上的表现[9]。突变的焦点位于染色体20q13.2~13.3。因此，纤维性结构不良的手术治疗不能单纯针对整个"肿瘤"的切除。治疗目标应该是维持骨骼稳定。

急性病理性骨折的手术治疗适应证除了矫正影像学明显的骨折外，还包括引起持续性疼痛或进行性畸形的骨折。慢性症状大多是由明显骨折之前发生的多发性或复发性微小骨折所致。治疗的重点是矫正骨的生物力学畸形而不是去除整个肿瘤。通常不建议切除肿瘤[10]。股骨颈纤维性结构不良的"牧羊杖"畸形最好用机械性内固定治疗（图3-11）。Enneking和Geran利用腓骨或皮质骨移植骨像二代髓内钉一样插入股骨头、颈和干的髓内部分[10]。他们的15例患者中有12例最初发生的是疲劳骨折。未对患者尝试进行肿瘤切除。可能需要行切骨术来恢复股骨近端的正常解剖对线。对于这些患者髓内固定比髓外固定更有优势[11]。

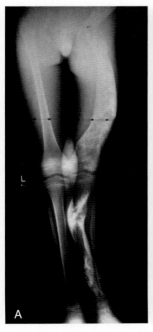 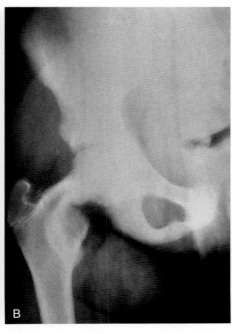

图3-11 （A）纤维性结构不良。站立正位片示出一例重型单侧纤维性结构不良患者的双腿，这些未经治疗的股骨和胫骨畸形导致任何负重活动疼痛性受限。(B)股骨近端的纤维性结构不良导致疼痛性跛行和早期内翻畸形。

骨的承重状态也会影响治疗方案。对于有症状性纤维性发育不良的未发育成熟的下肢承重长骨,最好采用切开复位髓内固定进行治疗[31]。相反,对于上肢非承重长骨,采用闭合方法可获得满意疗效。数据显示,生物力学不佳的病理性骨持续承重会由于重复性微小骨折而导致疼痛和进行性畸形。最终在影像学上会出现应力骨折或移位明显的骨折。因此,最好用植入物来进行内部稳定以尽量减轻疼痛、畸形和痛苦。这些赘生物仍有生长潜能,但通常没有到危险程度。临床和影像学随访要一直进行至骨骼发育成熟。内生软骨瘤病中恶性转移的内生软骨瘤,虽然也称为软骨肉瘤,但没有生命危险,尤其是发生在四肢骨时[26]。因此,对病理性减弱的骨骼,早期应优先行生物力学治疗[28]。

当非骨化性纤维瘤超过骨直径的 50% 时,通常会导致承重长骨的病理性骨折。介于这些原因,对于有症状缺损应在进行活检确诊和病灶内刮除术后进行预防性固定[2]。没有证据证明自体骨移植优于替代物骨移植。

对骨肉瘤通常要进行广泛、彻底的切除术。经骨肉瘤的病理性骨折常伴发骨科和肿瘤性疾病,因此最好由有经验的多学科团队来治疗。这个团队人员多,应包括医学和非医学专家,由他们来治疗经恶性肿瘤病理性骨折的患儿。诊断方法仍然是最重要的,因为针刺或是活检可能会危害下肢的保留。经骨骼肉瘤(如骨肉瘤)的病理性骨折有多种类型。它们可能是这种病的初期表现,也可能发生在诊断和新辅助化疗之后。初期出现病理性骨折的骨肉瘤通常伴有移位和局部出血(图 3-12)。这种并发症提示治疗团队注意骨折血肿发生恶性肿瘤细胞污染的问题。机械固定不充分在新辅助化疗后发生的病理性骨折力学性能欠佳,可导致成角畸形。其肿瘤细胞播种的危险性低于急性期表现之后。最近有文献证明,即使给予超强的联合治疗,对骨肉瘤伴发病理性骨折的患者进行保肢治疗和截肢术治疗的无意外生存率是相同的[1,27]。但这些文献同时表明,截肢术的局部复发率比保肢术要低,因而支持恶性肿瘤细胞会接种在骨折血肿处的假说。这些研究不是随机的。进行截肢治疗的患者是自愿的且一般都伴有大的骨折血肿。急性病理性骨折后行保肢术的患者局部复发率是没有病理性骨折患者的 2~4 倍。因此,保肢术后局部复发率比截肢术后高。因为几乎所有局部复发的患者都会死亡,所以病理性骨折是骨肉瘤妨碍行保肢术的严重后果。保肢性肿瘤全切联合行强化化疗能使肢体的总保存率接近于摘除术。

广泛手术切除也适用于治疗未成熟骨骼病理性骨折偶尔伴发的转移性损伤,如转移性横纹肌肉瘤患者或转移性神经母细胞瘤患儿。根据患儿的疾病阶段、不发病间期和功能状况来决定是否适合行大面积手术切除。确诊为孤立性转移瘤最初无症状生存期越长,需要行广泛切除的可能性越大。

广泛切除术后的重建选择比病灶内治疗或非手术治疗更复杂。大面积的骨骼缺损需要行结构性同种异体移植或大型假体关节成形术进行治疗。通常这两种方法要同时使用。对邻近关节处大面积骨骼缺损的患儿首选用适应肢体延长的可伸缩假体进行治疗。进一步讨论重建术超出了本章的范围。有多种保肢术可供选择,但要仔细权衡 Van Ness 旋转成形术的截肢术和病灶内刮除术的优缺点。

三、预后要素Ⅲ——功能

病理性骨折后要想最大限度地恢复骨骼功能,必须明确病理性骨折给患者的活动水平和生活类型带来了怎样的影响。没有任何影像学研究或计算方法能够为下一步怎么做提供充分的参考。并不是所有的病理性骨折都一样。而是每一例病理性骨折,尤其在儿童中,会由于肿瘤的病理、阶段、诊断时年龄和患儿的需要不同而不同。骨外科医生应该实施个体化治疗方案。

病理性骨折后即刻检查患儿的功能状况有助于指导治疗方案的制订。疼痛是急性期最常见的症状,需要首先处理,但前提是神经血管没问题。对是否需要牵引或住院要进行评估。基本骨科原则均适用。通常需要悬吊带固定,例如在 UBC 导致的肱骨近端轻微移位的病理性骨折之后。如果患儿遭受的创伤通常不会导致骨折或某种特殊类型的骨折,应对骨折处做进一步的影像学检查。如高度怀疑,则必须查明其潜在病理。

在确认神经血管损伤安全无问题之后,下一步应考虑活动度。病理性骨折很少导致开放性骨折。石膏固定后患儿能活动吗?患儿活动是否会改变骨折愈合率?制动是否会降低骨矿物质密度并使患儿预后功能变差,像 OI 患儿常见的那样?外科干预是否不必在术后进行管型固定?切开复位内固定后可否早期承重?如果更具侵入性的治疗方案也不能立即恢复康复,什么是它的指征?是否有多处骨损伤?修复长骨远端损伤是否会引起该骨近端出现继发损伤?如果剩余骨仍有结构受损只固定一部分骨是否不合理?

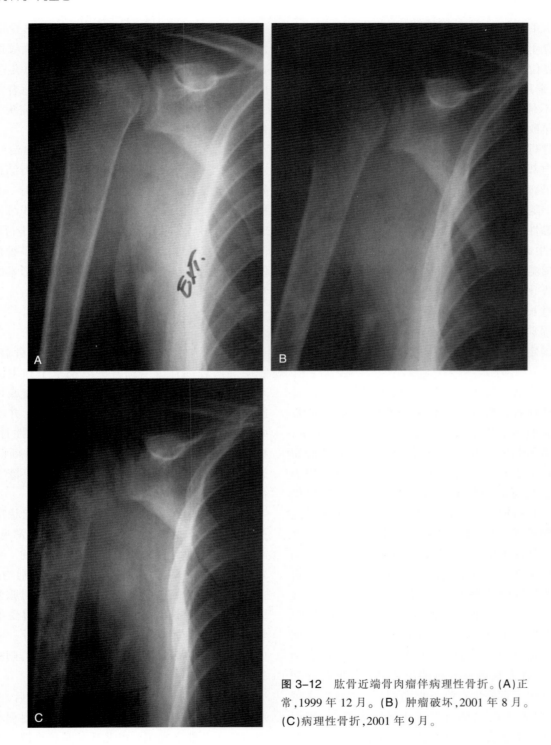

图 3-12 肱骨近端骨肉瘤伴病理性骨折。(A)正常,1999 年 12 月。(B) 肿瘤破坏,2001 年 8 月。(C)病理性骨折,2001 年 9 月。

　　病理性骨折的自然病史是怎样的？骨折能否自行愈合,像扁平椎那样(见图 3-4)？通常,非承重骨(如锁骨)的嗜酸性肉芽肿在病理性骨折后会自愈。如果外科干预在短期或长期功能提高方面没有明显优势,那么仅从肌肉骨骼功能恢复上考虑就不应首选此方案。恢复解剖对线和防止畸形是至关重要的考虑因素,因

为只有这样才能维持长骨体生长部的生长能力并防止将来出现肢体不等长。手术伴发的发病率可能会使其缺点大于优点。

　　治疗和功能预后的评价也需要考虑经济因素。节约内固定的花费增加了社会经济对医生的影响。长时间住院牵引和立即骨骼稳定术相比在功能改善方面

无任何优势。为了节约花费更倾向于内固定。

儿童或患者对病理性骨折及其治疗做出反应的社会心理适应是预后三角形功能部分要考虑的另一个可变因素。这种可变因素在骨肉瘤的治疗中尤其起作用，此时是进行保肢术还是截肢术对患者家庭和外科医生都是一个两难的选择。各项研究并未证实截肢术会给患儿带来任何不利的心理后果，但在社会生活中担心的显然是截肢带来的耻辱和恐惧[35,36]，此外，长期财政分析表明，截肢给社会带来的负担比保肢要大得多。这一差距呈指数式增大，患儿越小，生存时间越长[13]。Van Ness 旋转通过提供一种更有效的步态为截肢术提供了一种替代手术。这种手术通过把旋转的踝关节用作膝关节将膝上截肢变为膝下截肢。通过移位踝关节并旋转 180°将踝关节的跖屈转变成膝关节的伸展。患儿对其在公众眼中的足朝后形态的社会心理适应会产生一系列后果。然而研究并未显示这种手术会产生长期有害的心理后遗症[35]。保肢术和植入物的新进展已经减少了对这种手术的需求。患肢上常年放置环形固定器引起的分散骨生成对患儿的心理素质也会产生不利的影响。患儿能否使用固定器、在学校能否适应以及能否维持活动性是需要评估的重要问题。

肢体功能预后等级评分，尤其是在大型骨骼重建术之后，尚没有普遍用于临床实践。Toronto 保肢评分（TESS）是一个精心制作的有效预后指导[8]。目前正在对其评估，并已应用于成人保肢重建术后。尽管这个指导不能直接应用于儿童的大多数病理性骨折，但是治疗医生了解这一评分系统有助于指导治疗方案以获得最佳的功能效果。另一个评分系统是美国骨外科医生学会肢体专用功能评分系统。任何有效的功能预后指导项目都要把客观的康复措施同患者的主观意识结合起来。虽然对儿童较为困难，但是在制订治疗方案时必须考虑这些因素。相对于患者的愿望和要求通常要把优先权让位给肿瘤及骨科治疗。因此，在整个治疗计划中功能恢复仍然是关键要素。

第三节　结论

儿童病理性骨折的病因有多种。没有哪种方法最好，也没有哪种规则适用于所有患者。我们必须权衡考虑预后三角形所述各要素的利弊制订出最佳的治疗方案。临床专家必须考虑骨折处的骨骼生物学和生物力学。明确病变病理至关重要，从而确定其是肿瘤性还是非肿瘤性，这样才能使骨骼达到最大程度的愈合。外科医生干预的明确作用就是高时效，以保护儿童为主的骨骼修复。每一例患者的治疗都应个体化。

患儿、骨折部位、疾病种类多种多样，但治疗选择却很少。治疗选择包括保守治疗加观察，以及加或不加骨移植及内固定的病变内切除术。第三种可能需要广泛切除病灶并进行大型假体或生物学重建。彻底、严格和标准化治疗通常都会取得成功。

儿童病理性骨折治疗的目标全部建立在明确诊断的基础上。只有明确诊断后才能形成正确的治疗方案。然后再依据解答预后三角形所提出的问题决定骨折的治疗。治疗的五个目标包括：①缓解患儿疼痛和不适；②局部制动或抑制病理性疾病；③维持骨骼稳定、促进生长和恢复解剖对线；④骨折愈合；⑤功能恢复。总之，保持小心谨慎的态度能为患儿提供最佳的护理并将妨碍病理性骨折治疗的各种混杂变量减少到最低。

（邓书贞 译　任秀智 叶伟胜 李世民 校）

参考文献

1. Abudu, A.; Sferopoulos, N.K.; Tillman, M.R.; et al. The surgical treatment and outcome of pathologic fractures in localized osteosarcoma. J Bone Joint Surg Br 78:694–698, 1996.

2. Arata, M.A.; Peterson, H.A.; Dahlin, D.C. Pathologic fractures through non-ossifying fibromas: Review of the Mayo Clinic experience. J Bone Joint Surg Am 63:980–988, 1981.

3. Beaty, J.H.; Austin, S.M.; Warner, W.H.; et al. Interlocking intramedullary nailing of femoral shaft fractures in adolescents: Preliminary results and complications. J Pediatr Orthop 14:178–183, 1994.

4. Brooks, D.B.; Burstein, A.H.; Frankel, V.H. The biomechanics of torsional fractures: The stress concentration effect of a drill hole. J Bone Joint Surg Am 52:507–514, 1970.

5. Burstein, A.H.; Zika, J.M.; Heipole, K.G.; et al. Contribution of collagen and mineral to the elastic-plastic properties of bone. J Bone Joint Surg Am 57:956–961, 1975.

6. Bucay, N.; Sarosi, I.; Dostan, C.R.; et al. Osteoprotegerin-deficient mice developed early onset osteoporosis and arterial calcification. Genes Dev 12:1260–1268, 1998.

7. Chin, K.R.; Kharrazi, F.D.; Miller, B.S.; et al. Osteochondromas of the distal aspect of the tibia or fibula. Natural history and treatment. J Bone Joint Surg Am 82:1269–1278, 2000.

8. Davis, A.M.; Bell, R.S.; Badley, E.M.; et al. Evaluating functional outcome in patients with lower extrem-

ity sarcoma. Clin Orthop 358:90–100, 1999.

9. DiCaprio, M.R.; Enneking, W.F. Fibrous Dysplasia: Pathophysiology, evaluation and treatment. J Bone and Joint Surg 87A:1848–1864, 2005.

10. Enneking, W.F.; Geran, P.F. Fibrous dysplasia of the femoral neck. J Bone Joint Surg Am 68:1415–1422, 1986.

11. Freeman, B.; Bray, E.W.; Meier, L.C. Multiple osteotomies with Zickel nail fixation for polyostotic fibrous dysplasia involving the proximal part of femur. J Bone Joint Surg Am 69:691–698, 1987.

12. Gainor, B.J.; Buckart, P. Fracture healing in metastatic bone disease. Clin Orthop 178:297–302, 1983.

13. Grimer, R.J.; Carter, S.R.; Pynsent, P.R. The cost effectiveness of limb salvage for bone tumors. J Bone Joint Surg Br 79:558–561, 1997.

14. Green, N.; Robertson, W.W.; Kilroy, A.W. Eosinophilic granuloma of the spine with associated neural deficient. J Bone Joint Surg Am 62:1198–1202, 1980.

15. Guille, J.T.; Kumar, S.J.; Shah, A. Spontaneous union of a congenital pseudoarthritis of the tibia after Syme amputation. Clin Orthop 351:180–185, 1998.

16. Jaffe, H.L.; Lichtein, L. Solitary unicameral bone cyst with emphasis on the roentgen picture. The pathologic picture and the pathogenesis. Arch Surg 44:1004–1025, 1942.

17. Komiya, S.; Minamitani, K.; Sasaguri, Y.; et al. Simple bone cyst: Treatment by trepanation and studies on bone resorptive factors in cyst fluid with a theory of its pathogenesis. Clin Orthop 287:204–211, 1993.

18. Lacey, D.L.; Timms, E.; Tan, H.L.; et al. Osteoprotegerin ligand is a cytokine that regulates osteoclast differentiation and activation. Cell 93:165–176, 1998.

19. Mankin, H.J.; Mankin, C.J.; Simon, M.A. The hazards of the biopsy, revisited. J Bone Joint Surg Am 78:656–663, 1996.

20. Mirra, J.M.; Bernard, G.W.; Bullough, P.G.; et al. Cementum-like bone production in solitary bone cyst: Reported of three cases. Clin Orthop 135:295–307, 1978.

21. Mirzayan, R.; Panossian, V.; Avedian, R.; et al. The use of calcium sulfate in the treatment of benign bone lesions. J Bone Joint Surg Am 83:355–358, 2001.

22. Momberger, N.; Stevens, P.; Smith, J.; et al. Intramedullary nailing of femoral fractures in adolescence. J Pediatr Orthop 20:482–484, 2000.

23. Mundy, G.R. Mechanisms of bone metastasis. Cancer 80(Suppl 8):1546–1556, 1997.

24. Sillence, D.O. Osteogenesis imperfecta; an expanding panorama of variance. Clin Orthop 159:11–25, 1981.

25. Scaglietti, O.; Marchetti, P.G.M.; Bartolozzi, P. Final results obtained in the treatment of bone cysts with methylprednisolone acetate (Depo-Medrol) and a discussion of results achieved in other bone lesions. Clin Orthop 165:33–42, 1982.

26. Schwartz, H.S.; Zimmerman, N.B.; Simon, M.A.; et al. The malignant potential of enchondromatosis. J Bone Joint Surg Am 69:269–274, 1987.

27. Scully, S.P.; Temple, H.T.; O'Keefe, R.J.; et al. The surgical treatment of patients with osteosarcoma who have sustained a pathologic fracture. Clin Orthop 324:227–232, 1996.

28. Shapiro, F. Ollier's disease. An assessment of angular deformity, shortening, and pathologic fracture in twenty-one patients. J Bone Joint Surg Am 64:95–103, 1982.

29. Simonet, W.S.; Lacey, D.L.; Dunstan, C.R.; et al. Osteoprotegerin: Novel secreted protein involved in the regulation of bone density. Cell 89:309–319, 1997.

30. Smith, R. Osteogenesis imperfecta-where next? J Bone Joint Surg Br 79:177–178, 1997.

31. Stephenson, B.; London, M.D.; Hankin, F.M.; et al. Fibrous dysplasia and analysis of options for treatment. J Bone Joint Surg Am 69:400–409, 1987.

32. Suva, L.J.; Winslow, G.A.; Wettenhall, R.E.; et al. A parathyroid hormone-related protein implicated in malignant hypercalcemia: Cloning and expression. Science 237:893–896, 1987.

33. Traub, J.A.; O'Connor, W.; Musso, P.D. Congenital pseudoarthrosis of the tibia: A retrospective review. J Pediatr Orthop 19:735–740, 1999.

34. Trondavi, M.M.; McKercher, S.R.; Anderson, K.; et al. Osteopetrosis in mice lacking haematopoietic transcription factor PU.1. Nature 386:81–84, 1997.

35. Weddington, W.W.; Segraves, K.B.; Simon, M.A. Psychological outcome of extremity sarcoma survivors undergoing amputation or limb salvage. J Clin Oncol 3:1393–1399, 1985.

36. Weddington, W.W.; Segraves, K.B.; Simon, M.A. Current and lifetime incidence of psychiatric disorders among a group of extremity sarcoma survivors. J Psychosom Res 30:121–125, 1986.

37. Wilkins, R.M. Unicameral bone cysts. J Am Acad Orthop Surg 8:217–224, 2000.

38. Wilkinson, J.M.; Scott, B.W.; Clarke, A.M.; et al. Surgical stabilisation of the lower limb in osteogenesis imperfecta using the Sheffield telescopic intramedullary rod system. J Bone Joint Surg Br 80:999–1004, 1998.

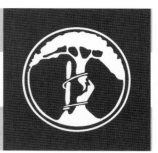

第 **4** 章

儿童多发损伤

John H.Wilber,M.D.,George H.Thompson,M.D.,
Jochen Son-Hing,M.D.,F.R.C.S.C.

受到严重创伤的儿童常有骨骼和肌肉的损伤。身体其他部位也可能会有严重甚至危及生命的损伤。尽管严重创伤是引起此年龄组发病和死亡的主要原因，但是儿童和青少年的存活率和对治疗的反应都要优于成人。长期患病或残疾主要由中枢神经系统和骨骼肌肉系统损伤所致[23,31,55,56,58,64,83,101,164]。因此，为了最大限度降低发病率和死亡率，必须对所有损伤进行细心、协调和综合性治疗[42]。本章讲述儿童肌肉骨骼损伤以及其他部位或器官损伤的评估。对各种具体的单独骨骼肌肉损伤或其治疗不进行详细讨论，这方面信息在其他章节会有论述。我们讨论的重点是对受到骨骼肌肉创伤的多发伤儿童进行评估并选择治疗方案，并对护理上多发损伤不同于单独损伤的一些问题给予特殊的考虑。本章材料来源于美国外科医师学会（ACS）创伤委员会的《进展性创伤生命维持》（医生用）(2004)[2]。

第一节　概述

一、病理学

在成人和儿童的文献中均已表明，多发损伤患者与单独发生的类似损伤患者在处理上是不同的[58,65]。同时要意识到，多发伤儿童的评估和治疗与多发损伤成人也是不同的。儿童和成人骨骼肌肉系统的解剖、生物力学和生理学差异对骨科治疗，以及对其他部位和器官损伤的发生率、分布和治疗都有很大影响。

二、解剖差异

儿童骨骼的解剖差异有许多种，且随年龄和成熟度而变。这些差异包括：有未骨化的软骨、骺板以及厚而强壮的骨膜，比成人生成骨痂快且多。由于年龄和生长的影响，儿童身材和比例时刻在变化。

儿童的身材不仅对创伤的反应而且对损伤的严重程度和格局都有重要作用[26,52]。因为可变性小，在相似的创伤情况下儿童和成人的复合损伤各不相同，例如行人被机动车撞伤。成人的损伤通常在胫骨或膝部，因为这些部位与汽车保险杠在同一高度。儿童根据其身高的不同，保险杠常会引起股骨或骨盆骨折，学步期儿童则会引起胸部或头部损伤。由于儿童的体重分布不成比例，在受到撞击时会像一个抛射物一样被抛出去，撞在地面上或别的物体上，从而导致二次损伤。典型的病例是 Waddell 三联征，包括同侧股骨干骨折、胸部挫伤和对侧的头部损伤(图 4-1)。由于儿童体型小，也很容易陷入机动车之类的运动物体底下，引起碾压伤、骨折和软组织损伤。碾压伤在儿童中比较常见，常导致严重的软组织缺损，使预后欠佳。

儿童的身体比例不同于成人，产生的损伤类型也不同。儿童头部占身体的比例较大，越小的儿童越明显。这会使其头和颈部更容易受到损伤，尤其是从高处跌落时，因为头重会使其先撞在地上。相反，成人会用四肢保护自己或者尽力使自己足先着地。儿童四肢比较短尤其是上臂且缺乏力量，他们在跌落时不能充分地保护自己。年幼儿童跌落时头部的高损伤率支持这一理论[4,72,82]（图 4-2）。Demetriades 和他的同事[26]在

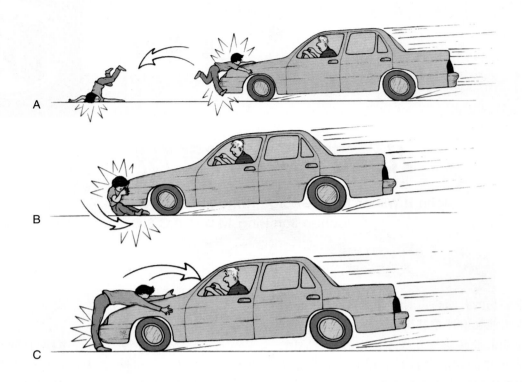

图4-1　相似的行人车祸机制造成不同类型的损伤。(**A**)典型的 Waddell 三联征,该儿童因汽车撞击受到同侧股骨和胸部损伤,随后又被撞出去使对侧头部与地面相撞。(**B**)一名更小的儿童与车相撞,由于保险杠的直接撞击使其胸部和头部受到损伤,此后又被拖在车下导致下肢受到碾压伤。(**C**)一成人被撞,损伤来自胫骨或膝盖与保险杠撞击和随后摔出以及持续的胸部、头部、颈部与挡风玻璃相撞。

一项对行人机动车损伤的研究中证实,头部和胸部严重创伤的发生率随着年龄增长而增加,且股骨骨折在儿童年龄组更常见。

三、生物力学差异

儿童骨骼的材料性质或构成和成人不同。儿童,包括那些多发伤儿童,具有独特的骨折类型。这些类型包括压缩(隆起)骨折、不完全性张力-压缩(青枝)骨折、可塑性或弯曲畸形、完全骨折和骨骺骨折。这些骨折类型是由于存在有骺板、较厚的骨膜以及骨自身的材料特性造成的。完全骨折常见于多发伤儿童,因为其与高能量损伤有关。儿童骨骼系统在生物力学上对所受外力的反应和成人不同。儿童骨骼的灰含量低,孔隙较多,表明其矿化程度低。这样的骨成分使其可塑性高,而引起骨损伤所需的能量低。这种差异随着骨骼的成熟而减小。

弯曲是长骨最常见的损伤。屈服应力低的骨,张力侧上的应力引起骨折,随后在对侧施加压力。随着弯曲的继续发展,骨折线最终会扩展到整个骨的宽度。尽管儿童骨骼的生物力学较弱,但其承受弹性变形的能力比成人骨骼强。因为儿童骨骼的屈服应力低,所以儿童骨骼上的应力低,传递骨折的能量也低。这些因素是导致儿童压缩骨折、青枝骨折和弹性变形骨折的原因。以前曾认为儿童骨骼的多孔隙在造成不同骨折类型中起主要作用,现在已不这样认为。

韧带通常附着于骨骺内。因此,施加在四肢上的暴力会传递到骺板。骺板的强度是通过软骨膜环增强的,有时是通过交错的乳头体增强的。尽管如此,骺板的生物力学强度仍然比不上韧带、干骺端和骨干骨。因此,骺板骨折在多发伤儿童中较常见,而韧带损伤比成人要少。但是韧带损伤确有发生,而且可能比此前报道的发生率高。

因为儿童骨骼更易变形且较低外力就会骨折,因此它对内脏和其他组织的保护能力也弱。骨的可塑性使得内部损伤时外部没有明显的损伤,比如,心肺损伤多见却没有胸廓损伤,腹内损伤多见但骨盆、腹部或下肋却无损伤。儿童中肝脏和脾脏损伤较多见,因为这些结构的肋骨覆盖少且肋骨柔韧性大。儿童的软

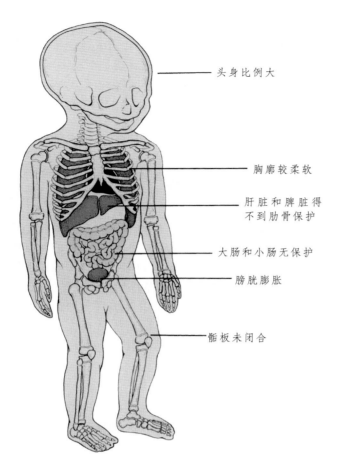

图 4-2　解剖学差异使儿童易受的损伤与成人不同。这些差异包括：头部所占比例大，肝脏和脾脏低于肋缘，大小肠缺少保护，膀胱膨胀且位于骨盆边缘上方，以及骺板未闭合。

标注（图中）：
- 头身比例大
- 胸廓较柔软
- 肝脏和脾脏得不到肋骨保护
- 大肠和小肠无保护
- 膀胱膨胀
- 骺板未闭合

组织覆盖少，肌肉量和强度也不足，难以保护骨骼系统免受损伤。软组织少会使内脏受到损伤。

四、生理学差异

　　儿童对创伤的生理和代谢应急反应与成人不同。儿童的总体血容量较少（与儿童身材有关），受伤时失血量虽少，但是占血容量比例却很高，所以能耐受的失血低，而且发生血容量减少症更快。儿童的血供表面积与血容量之比较高，因此更易患血容量减少症。儿童的代谢反应也和成人明显不同。成人由于创伤应急反应，代谢率会明显加快，而儿童的代谢率变化极小或者无变化。应急反应极少是因为儿童的基准代谢率本来就高，所以只要增加少许就能满足所增加的代谢需求。高代谢率以及其代谢脂类存储的能力可能是儿童受到严重损伤后成活率高的原因。

　　生理学方面，儿童骨折有快速愈合、重塑及过度

生长的能力，如果骺板受到损伤则会导致进行性畸形或短缩。因此，严重创伤引起的儿童骨折需要精心治疗。肌肉骨骼疾病是多发伤的常见后遗症[50,61]。损伤的远期后遗症往往多年都不会发现，因此要进行长期随访。

五、发病率

　　创伤是儿童死亡和残疾的主要原因。全世界约50%的儿童死亡是创伤所致，相当于美国总人口的10%。每年美国有超过 1 万的儿童因严重损伤致死，几乎占需要进急救室治疗的年病例总数的 1/6[1]。对儿童多发伤的研究表明，长期发病率与头部和肌肉骨骼损伤的严重程度正相关[61]。幸运的是，儿童的大部分损伤较轻微，大多数是由于高处跌落所导致的单侧肢体损伤，尤其是上肢损伤。Chan 和同事[17]证实，在某市的教学医院急诊室评估的患儿中约有 13% 为严重损伤。儿童创伤的年龄分布呈双峰曲线，第一个峰是 1 岁以内，第二个峰是在青少年时期。Cheng 和同事们[18]研究表明，随着年龄的增长，受伤数量和严重程度都在稳定增加。尽管准确的发病率和严重创伤的发生率尚不清楚，但一些研究证实，随着儿童与成人世界的接触交往，尤其是涉及机动车时，发病率会逐渐增加。以前儿童的损伤主要发生在幼儿常待的地方，通常是家里或其附近。生活模式随着儿童长大而发生改变，更多时间他们不是待在家里而是开始进入成人世界。一定要记住：虐童也是引起儿童（尤其是幼儿）多发伤的重要因素[28]。

第二节　损伤机制

　　和成人一样，儿童损伤的严重程度与所受的终极外力正相关。儿童严重损伤的两个最常见机制是跌落和机动车相关事故（乘客、步行者、骑脚踏车者以及越野车）[14]。根据 ACS，跌落是 0~5 岁儿童和 6~10 岁儿童中最常见的损伤机制，而交通事故伤在 11 岁以上儿童中多见[2]。交通事故伤是所有年龄段儿童最常见的致死原因。

一、跌落伤

　　大部分儿童损伤都是单纯跌落所致，在所有损伤中大约占一半。Hall 和同事[43]发现，跌落伤占创伤致死儿童总数的 46%。然而跌落伤在儿童死亡原因中仅排在第七位。在 1~4 岁的婴幼儿中跌落伤是导致死亡第

三位重要原因。而婴幼儿仅仅是单纯的跌落就可能会很严重。根据调查,此年龄段跌落伤的死亡率为41%。Musemeche和同事[67]发现,跌落伤主要发生于年幼儿童,平均年龄为5岁,且男孩约占68%。78%的跌落伤发生在家里或附近两层楼或两层楼以下的高度。大多数患儿所受的单一主要损伤通常累及头部或骨骼系统,不过随着年龄增长,发病率和损伤类型会有所变化。在儿童中,长骨骨折多见,而青少年脊柱的损伤逐渐增多,且骨折总数也会增多。幸运的是,从相当高处跌落,即使有严重损伤儿童也会生存下来[4,82]。随着跌落高度的增加,预计伤亡率都会增加,致死跌落高度通常定为10米以上。从窗户跌落是城市中的一个特殊问题,尤其是4岁及以下的儿童[4]。Pitone和Attia[76]证实,2岁或2岁以下儿童常见从床上或椅子上跌落导致头部损伤,而5~12岁儿童常见在操场体育设施上跌落导致上肢骨折。

二、交通事故伤

目前,儿童多发伤的最常见原因是交通事故伤,如乘客、行人或骑脚踏车者。这个事实在儿童多发损伤研究中已得到证实[54,61](表4-1)。Kaufmann和同事[54]在1989年对376名多发损伤儿童进行的系列研究中发现,交通事故伤占总体损伤的58%,占严重损伤的76%。Marcus和同事[61]曾报道,在他们的系列研究中机动车事故伤占损伤机制的91%。尽管没有按年龄来分析损伤机制,但机动车事故的发生率随着年龄的增加而增加。根据美国1979~1987年的伤亡率图谱可知,交通事故伤造成的死亡率从出生到14岁最低(每10万人5.9~10人),高峰发生在15~24岁年龄段(每10

万人26~45人)[51]。这一年龄段的男性死亡率是女性的2倍。Scheidler和同事[84]证实,若儿童或青少年被车撞出去,其死亡风险将增加3倍,其损伤严重度评分将明显增加。Brown和同事[12]近来证实,损伤类型因冲撞方向(正面或后面)以及患者与机动车的位置而异。侧面撞击会导致头部和胸部损伤,而前座上的乘客的损伤评分都高。

第三节 伴发损伤

毫无疑问,多发损伤的儿童肯定存在一个以上的器官或系统的损伤。至关重要的是,要对遭受的所有损伤进行识别、评估和治疗。尽管许多损伤是单独或随机组合发生的,但还有很多损伤是以伴发形式发生的。最常见的一种伴发损伤是Waddell三联征,即儿童被车撞伤,确诊三种损伤中的一种之后应提醒医生评估其他伴发损伤。这种警告适用于所有已知的损伤类型。

一、脊柱损伤

研究表明,无论是儿童还是成人,颜面部发生损伤,包括挫伤、撕裂伤和骨折,伴发颈椎损伤的发生率都较高[13,57]。存在颈椎损伤的多发伤患者,脊柱其他水平发生非连续性骨折的发生率为10%。因为儿童比成人的弹性大,所以致伤外力会传送到多个部位,从而导致多处损伤。另外,某些解剖差异也会影响损伤类型,例如软骨与骨的比例高、存在有二次骨化中心、关节面的正常平面的变异以及松弛度高。因此,有头部、颜面部或某一段脊柱损伤的任何儿童,都要对其整个脊柱进行详细的评估,尤其是对那些头部损伤出现昏迷或不能配合检查的儿童。在多发损伤的儿童中,在体格检查和影像学检查证实之前,必须先假设其存在脊柱损伤。

二、肋骨骨折

有文献证实,第一肋和第二肋骨折是儿童严重创伤的标志[36]。所伴发的其他损伤的发生率较高,包括头部、颈部、脊索、肺部和大血管。

多根肋骨骨折也是儿童严重创伤的一个标志。据Garcia和同事[36]报道,多根肋骨骨折的儿童患者死亡率为42%,肋骨骨折数量越多,导致死亡的危险性越大。他们发现,头部损伤合并多根肋骨骨折的预后会更糟糕,死亡率达71%。Peclet和同事[73]也有类似报道。因为头部损伤的死亡率和远期致残率高,所以必

机制	Marcus 等 (1983) (*n* = 74) (%)	Loder 等 (1987) (*n* = 74) (%)	Kaufmann 等 (1990) (*n* = 376) (%)
机动车事故			
乘客	9	35	18
行人	76	33	23
自行车	3	18	17
摩托车	3	5	0
火车	6	1	0
跌落	3	4	24
其他	0	4	19

表 4-1 损伤机制

须明确两者的关系。3 岁以下儿童的多根肋骨骨折提醒医生注意存在虐童现象；在 Garcia 和同事[36]报道的系列中这一年龄段有 63% 的患儿是虐童受害者。多发骨折在不同时期愈合也是虐童的征象，应引起医生注意（见第 17 章）。

三、骨盆骨折

Silbert 和 Flynn[85]证实，Y 形软骨未闭合的患儿更容易遭受耻骨支和髂骨翼骨折，而 Y 形软骨闭合的患儿更容易遭受髋臼骨折和耻骨或骶髂分离。骨盆骨折在儿童中不常见，而且和成人一样是高能量创伤所致[6,25,37,79,85]。单独或孤立的无移位骨盆骨折，发生率和死亡率低且很少合并其他损伤（图 4-3）。幸运的是，儿童的大多数骨盆骨折多为单独的无移位骨折。对于较严重的骨折必须仔细评估有无其他损伤。相反，儿童有移位的骨盆骨折，和成人一样，伴发其他损伤的概率高。伴发伤包括：头部损伤、其他骨折（包括开放骨折）、出血、泌尿生殖损伤和腹部损伤。骨盆骨折中常见的骶骨骨折常合并有神经系统损伤。严重骨盆骨折提示医生注意可能有腹腔和盆腔内容物损伤，特别是泌尿生殖系统损伤，如尿道撕裂（尤其是男孩）和膀胱破裂。腹部损伤包括直肠撕裂，大小肠撕裂，肝脏、脾脏和肾脏破裂。尿道口出血、直肠检查时前列腺在高跨位或触不到、阴囊内出血是泌尿生殖系统严重损伤的指征。这些泌尿生殖系统并发症必须在插入 Foley 导管之前采用逆行尿道造影做进一步检查。直肠或阴道撕裂提示骨盆骨折为开放性。对此类患儿应行结肠造口术以降低感染的风险。如果确诊骨盆骨折而且要进行腹腔灌洗，建议采用脐上入路而非脐下入路，这样可以避免骨盆出血引起的假阳性表现。不稳定骨折，如骨盆的垂直剪切分离或广泛分离，常伴发严重出血以及继发于腹膜后出血的低血容量性休克（见第 12 章）。儿童骨盆骨折常会发现严重出血，需进行输血。控制出血至关重要，因为持续出血会导致凝血痛和体温过低。

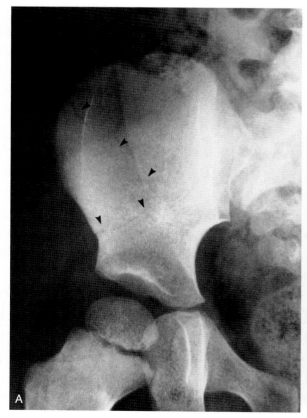
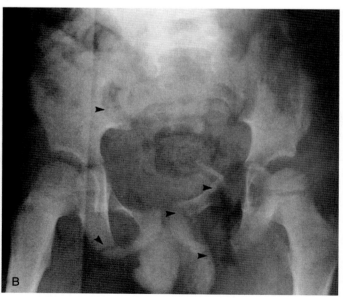

图 4-3　(A)4 岁儿童正位 X 线片显示不伴有骨盆内或腹腔内损伤的无移位稳定性髂骨翼骨折（箭头所示）。(B)5 岁儿童的骨盆正位 X 线片，被一辆卡车碾过导致多处骨盆损伤（箭头所示）以及多处伴发损伤，包括股骨近端骨折、软组织脱套伤、直肠穿孔和膀胱破裂。

四、安全带损伤

在机动车交通事故中,如果儿童所用的安全带没有护肩带,往往会造成一系列损伤,称之为安全带综合征[39,49,81,92]。儿童的这些损伤包括:腰椎的屈曲分离伤(Chance骨折),小肠断裂,以及创伤性胰腺炎[78]。安全带分布区有瘀斑提示医生要仔细检查有无这些损伤。在这种事故中,头部和四肢损伤不常见。但是不系安全带的乘客由于没有安全带的抵御保护,会受到极具破坏性的能量撞击。

五、其他损伤类型

了解损伤类型和伴发伤类型有助于评估多发损伤。但是儿童会发生几乎任何类型的组合损伤,而且损伤类型与受伤机制、所受到的总体外力以及患儿年龄密切相关。Peclet和同事[72]认为,头部损伤最常见于虐童、交通事故伤和跌落伤,大约有40%的受虐儿童有头部和面部损伤。在他们的研究中,穿透伤(枪弹伤和刺伤)儿童中胸腔和腹腔损伤常见,而在骑脚踏车和步行者中四肢损伤较多见。这项调查还表明,损伤类型随年龄而异:1~2岁儿童的损伤大多是灼伤和异物伤害,而行人脚踏车损伤常见于中位年龄为7岁的儿童,枪弹伤和刺伤常见于中位年龄为12岁的儿童。5~10岁儿童跌落伤和交通事故伤常见。受跌落伤的儿童比交通事故伤儿童年龄更小。年龄不同,跌落伤类型也不同。Sawyer和同事[82]发现,青少年跌落后的椎体骨折的数量和每起跌落的骨折数量大于年幼儿童,而年幼儿童的长骨骨折多见。因为损伤机制随年龄改变,所以损伤类型和伴发伤也相应改变。

第四节　创伤评分系统

儿童多发伤分为一系列不同严重程度的损伤。评估损伤的严重程度既有助于治疗又可预测预后,因此是必要的。对于成人创伤患者,这项要求已有文件记录,而且已制定出几种评分方法,包括:损伤严重度评分,休克指数,创伤评分,修订的创伤评分,Glasgow昏迷评分量表[95],简略创伤分级标准[21],TRISS评分表,创伤、损伤严重程度和患者年龄综合评分,创伤急性指数,以及Hannover多发伤评分。儿童患者建议采用类似的评分系统,应用最广泛的是改良的损伤分级标准(MISS)[6,263]和儿科创伤评分(PTS)[97,98]。

关于何种评分系统最好以及儿科是否需要有专门的评分系统仍有重大争议。两项研究均表明创伤评分和TRISS评分表所显示的预期存活率最精确[70,105]。因此对儿科是否需要有专门的评分系统提出质疑。不过MISS和PTS均有助于评估和监测多发损伤儿童的预后。

一、改良的损伤分级标准(MISS)

MISS采用的是简略创伤分级标准(1980)[21]并结合了神经损伤的Glasgow昏迷评分。儿科MISS将损伤分为五大类:①神经系统;②面部和颈部;③胸部;④腹腔及盆腔内容物;⑤四肢及骨盆带[62,63](表4-2)。每种损伤的严重程度按1~5分进行评分:1分为轻微损伤,2分为中度损伤,3分为严重但不危及生命的损伤,4分为严重但有可能存活的损伤,5分为危重损伤且难以存活。Glasgow昏迷评分用来评价神经系统损伤[95](表4-3)。这个标准的适用性在儿童和成人的头部损伤中均已得到确认。

MISS分数是由三处最严重损伤的体表面积的平方和确定的。现已证明,这个标准预测儿科创伤的伤残率和死亡率都很准确。Mayer和同事[63]发现分数为25分及25分以上者发生永久残疾的危险性高。40分以上者预计会死亡。在他们的初步研究中,分数在25分及25分以上者死亡率为40%,伤残率为30%;而分数在24分及24分以下者,无一例死亡,伤残率只有1%。导致死亡的平均MISS分数为33.4分,永久性伤残为30.2分。

Marcus和同事[61]用MISS对34名多发损伤儿童进行了评估,结果显示伤残率和死亡率随分数的增加而逐渐升高。平均分数为22分,范围为10~34分。25分及以下的儿童损伤率为30%,26~40分儿童损伤率为33%,40分以上儿童损伤率为100%。和Mayer等的结果不同,他们发现40分以上的儿童也能存活,只是都有明显残疾。

1987年Loder[58]在其对78名多发损伤儿童的研究中也证实,MISS分数增高时死亡率和伤残率也随之增高。他所报道的平均MISS分数为28分(范围为10~57分)。MISS低于40分的患儿无一例死亡。40分以上患儿的死亡率为50%,50分以上死亡率增至75%。因此,尽管绝对百分率数值会有不同,但MISS评分系统在预测伤残率和死亡率中的作用在这些研究中均已证实。Loder和同事[59]在2001年的研究证实,MISS评分为41分及以上的8岁及以上儿童,其并发症发病率的增加与骨折制动术有关。

身体区域	1—轻微	2—轻微	3—严重,不危及生命	4—严重,危及生命	5—危重,存活难定
神经面部和颈部	GCS 13~14 分 眼科仪器或瓶盖擦伤或挫伤 玻璃体或结膜出血 牙齿断裂	GCS 9~12 分 无移位面部骨折 眼部裂伤,毁容裂伤 视网膜脱离	GCS 9~12 分 一只眼盲,视神经撕脱 面部移位骨折 眼眶爆裂性骨折	GCS 5~8 分 骨或软组织损伤伴轻微破坏	GCS 4 分 损伤伴气道阻塞
胸部	肌肉痛或胸壁僵硬	单个胸骨或肋骨骨折	多发性肋骨骨折 血胸或气胸 膈肌破裂 肺挫伤	开放性胸部创伤 气胸 心肌挫伤	撕裂性气管纵隔积血 主动脉裂伤 心肌裂伤或破裂
腹部	肌肉痛,安全带擦破伤	腹壁重大挫伤	腹壁器官挫伤 腹膜后血肿 腹膜外膀胱破裂	腹部器官轻微损伤 腹膜内膀胱破裂 脊柱柱骨折伴截瘫	腹部血管或器官破裂或严重裂伤
四肢和骨盆带	轻微扭伤 单纯骨折和移位	指(趾)开放性骨折 无移位长骨或骨盆骨折	胸椎或腰椎骨折 移位性长骨或多发生手足骨折 单个开放性长骨折 骨盆骨折并移位 主要神经或血管损伤	多发性长骨闭合骨折截肢	多发性长骨开放骨折

表 4-2　多发伤儿童 MISS 评分

GCS,Glasgow 昏迷指数。
Adapted from Mayer,T.,Matlak,M.E.;Johnson,D.G. et al.The modified injury severity scale in pediatric multiple trauma patients.J Pediatr Surg 15:719-726,1980.

Garvin 和同事[37]在 1990 年证实,儿科骨盆骨折后 MISS 能准确预测其伤残率和死亡率。移位骨盆骨折的 MISS 评分比无移位的高,而且前者的伤残率和死亡率更高。

Yue 和同事[106]在 2000 年用 MISS 比较了儿童同侧股骨和胫骨骨折(浮膝)非手术治疗和手术治疗或刚性固定的损伤程度及治疗结果。这项评分结果可用来比较这两组患者的损伤严重性。

二、儿科创伤评分(PTS)

PTS 用来预测儿童损伤的严重性和死亡率[53,98]。这个评分系统按六项进行评分:①身材;②气道;③收缩压;④中枢神经系统损伤;⑤骨骼损伤;⑥皮肤损伤。每一项分数为+2(轻微伤或没有损伤)、+1(轻伤或潜在重伤)和-1(重伤或危及生命的损伤),根据严重程度分数会增加(表 4-4)。这个评分系统的一个主要优点是其评分标准所需数据容易获得,无论是急诊室或救护室,因此可用来进行伤员分类。Tepas 和同事[98]在

1988 年证实,PTS 和损伤严重度评分之间为线性正相关,并发现 PTS 对预测伤残率和死亡率都很有效。PTS 大于 8 分的患儿无一例死亡,而 0 分以下者死亡率为 100%。PTS 可以迅速评估多发伤儿童的创伤严重性,因而有助于对患者进行现场分类、运送及早期急救。对于 PTS 为 8 分或以下的患儿,建议送往儿科创伤中心进行治疗。

第五节　损伤后果

一、死亡率

由于损伤机制、损伤严重程度和患儿年龄的不同,儿童死亡率变化很大。成人的创伤死亡率呈三相分布,而儿童呈双峰分布。Peclet 和同事[72]在 1990 年证实,儿童死亡主要发生在伤后第 1 小时内,另一个死亡高峰发生在伤后大约 48 小时。在他们的研究系列中,74%的死亡发生在伤后第一个 48 小时内。送往

表4-3　Glasgow 昏迷评分		
眼睛睁开		
	4	无意识
	3	想说话
	2	疼痛
	1	无
最佳言语反应		
	5	定向
	4	混淆
	3	不恰当
	2	令人费解
	1	无
最佳运动反应		
	6	遵照指令
	5	局部疼痛
	4	退缩
	3	屈曲疼痛
	2	伸展疼痛
	1	无

(From Teasdale,G.;Bennett,B.Assessment of coma and impaired consciousness:A practical.)

创伤救护中心的全部患者总体死亡率为 2.2%。但是这个系列研究的患者并非都是多发伤，所以死亡率较低。在只针对多发伤儿童的系列研究中，Sluis 和同事[101]、Wesson 和同事[104]以及 Loder[58]所报道的死亡率分别为 20%、13% 和 9%。这并不包括在到达急诊室时已死亡的患儿。

死亡率和损伤严重程度密切相关并非出乎意料。MISS 分数越高或 PTS 分数越低，死亡率就越高。尽管

和成人明显不同，但是相同损伤的预后相似。这个结果得到 Eichelberger 和同事[30]研究的支持，他们采用的是依据创伤评分、MISS 和年龄的统计学方法。这些研究者未发现不同年龄组儿童和成人组之间有明显的统计学差异。其他研究证实，严重损伤儿童的存活率比类似损伤程度的成人高[58,61]。这个观念被广泛接受但是不一定正确。头部损伤比其他类型损伤的死亡率高。Acierno 和同事[1]最近证实，需要全身性或神经外科急症干预的患儿死亡率高。

二、伤残率

孤立性损伤的儿童通常愈合快、功能恢复好且残疾率低，与此不同，多发伤儿童的残留残疾风险很高。儿童的伤残率通常与中枢神经系统或骨骼肌肉系统损伤有关[31,61,101,104]。Wesson 和同事[104]在对严重损伤儿童的一项 6 个月随访研究中发现，54% 的患儿仍会有一种或多种功能受限，4% 处于植物人状态，11% 为严重残疾，32% 为中等残疾，53% 为健康。6 个月时致残的原因中头部损伤占 44%，骨骼肌肉损伤占 32%。这个结果与其他报道的系列是一致的。在 Marcus 和同事[61]的系列研究中，32 名幸存者中 10 名残留有残疾。5 名为头部损伤残留有癫痫或痉挛。其余是由于肌肉骨骼损伤，包括不愈合、畸形愈合和生长紊乱。Feickert 和同事[31]在对严重头部损伤儿童的系列研究中发现，39% 的儿童在出院时仍有严重的神经损伤。残留伤残的发生率和严重性随着全身损伤的严重程度（在 MISS 中表现为高分数）而增加。儿童的残疾通常发生较晚且为进行性加重，因为儿童仍处在生长阶段，正常生长发育模式受到了破坏。

目前有研究表明，受伤的儿童和青少年中肥胖会

表4-4　儿科创伤评分			
	严重程度分数		
项目	+2	+1	−1
身材	>20 kg	10~20 kg	<10 kg
气道	正常	可维持	难以维持
中枢神经系统	正常	迟钝	昏睡
收缩压	>90 mmHg	90~50 mmHg	<50 mmHg
开放性伤口	无	轻微	严重或穿透
骨骼	无	闭合性骨折	开放性或多处骨折

(Adapted from Tepas,J.J.,Ⅲ,Ramenofsky,M.L.;Mollitt,D.L.;et al.The pediatric trauma score as a predictor of injury severity:An objective assessment. J Trauma 28:425-429,1988.)

增高伤残率但不会增高死亡率[11]。值得注意的是,他们的住院时间较长,但严重头部损伤较少。

第六节　创伤的评估和治疗

一、转运前的现场救治

多发伤儿童的成功治疗需要迅速、系统的评估,早期的治疗重点是针对危及生命的伤痛。在事故现场先进行高级生命支持救治。现场或入院前治疗的重要性已有大量文献证实。因为儿童多发伤患者的死亡率呈双峰分布,且大部分死亡发生在事故发生后短时间内,因此入院前必须进行系统而有效的救治。延误救治会明显增加死亡率。迅速的外科治疗也会提高功能恢复。延误诊断和治疗对那些有头部损伤的儿童特别有害,而有严重损伤的患儿又是延误诊断和治疗的高危患者。现场救治的目标是迅速评估患者,稳定危及生命的伤痛,固定受伤部位为运送患者做准备,然后把患者运送到配有复苏和最终治疗设施的救治中心。

儿童创伤患者的早期复苏和固定需要有专用设备,包括小直径气管、小口径静脉输液针、改进的背靠枕、小的颈圈和尺寸合适的夹板。和成人一样,转运前一定要正确固定好患者,以免造成进一步损伤,尤其是在处理脊柱损伤和四肢骨折时。多发伤患儿可预防的死亡与创伤后复苏的“黄金时间”有关,包括呼吸衰竭、颅内血肿和未充分治疗的出血。呼吸衰竭和出血的治疗应该在现场开始进行。但是颅内血肿的最佳治疗要求在现场进行快速分类并运送到外科进行手术减压。可防止约 50% 死亡率,现场有 1/3 会发生治疗错误,有 1/4 会发生运送错误。正确的现场救治重要也不能过分强调[2]。

在一些场合应考虑采用儿科救护飞机,因为患儿的后果与受伤直至专业救治所耗时间直接相关。

二、儿童创伤救治中心

因为大多数多发损伤儿童需要专门治疗,所以应将他们尽快送往能进行所需治疗的救治中心。ACS 有一套标准,对收治成人和儿童创伤受害者的医院依据创伤救治水平进行分类,将其分为儿童创伤救治中心、成人创伤救治中心(Ⅰ、Ⅱ 或 Ⅲ 级)以及具有救治儿童资质的成人创伤中心。关于患儿应在什么情况下送往儿童创伤救治中心,ACS 也有一套指导原则(表 4-5)。

表 4-5　转诊儿科创伤救治中心的指导原则
超过一个身体系统损伤
需要儿童重症监护的损伤
需要一次以上输血的休克
骨折合并神经血管损伤
中轴骨骨折
两个或以上长骨骨折
可能要截肢再植
脊髓疑似或确已损伤
具有以下任何表现的头部损伤:
眶骨或面部骨折
意识状态改变
脑脊液渗漏
神经状态改变
开放性颅脑损伤
凹陷性颅骨骨折
需颅内压监测
需要通气支持

(From American College of Surgeons Committee on Trauma. Advanced Trauma Life Support for Doctors Student Course Manual, 7th ed.Chicago, American College of Surgeons, 2004.)

把受伤儿童送往一处缺乏救治能力的医院会严重延误治疗,而且可能会由无经验的救治人员进行不恰当的治疗。而在创伤中心救治的儿童和成人受害者均取得了良好的疗效,许多文献上都有论述[8,10,54,69,77,103]。据 Osler 和同事报道,尽管儿童创伤中心的多发伤儿童生存率高于成人创伤中心,但是若按照创伤严重评分、PTS、年龄、受伤机制和 ACS 验证状态进行对照这种差异会减小[69]。

三、创伤救治团队

对于多发伤儿童,由于其损伤的复杂性且有多处损伤,因此需要进行多学科治疗。不同学科的多名医生组成的救治团队进行的多学科治疗通常会取得最佳效果。团队的领导应该是治疗儿童多发伤的儿科外科医生。此人主要负责监督复苏效果、协调团队工作并决定治疗的先后顺序。团队成员由儿科外科各分科医生组成,包括胸外科、心脏外科、畸形外科、神经外科、泌尿科、麻醉科和整形外科的医生。其他成员还包括急症室医护人员、儿科急救医护人员、呼吸专家和康复医护人员。社会工作者、心理医师和咨询师在这类患者的治疗中也有重要作用。

四、初步检测和复苏

儿童创伤患者的评估和治疗原则已被 ACS 确定为高级生命支持的准则和方法[2]。虽然这些准则和成人的相似,但是由于儿童特殊的解剖、生理和病理生理差异,对儿科患者需要有特殊的考虑。初始治疗包括各种基础复苏措施,重点是诊断和治疗危及生命的损伤。这些措施只是初步检测,重点是治疗气道(A)、呼吸(B)和血液循环(C)问题(即初步复苏 ABC)。初步检测包括简要的神经检查和患者的完全暴露以便进一步评估。

(一)气道和呼吸

对所有创伤患者首先要考虑气道评估。气道开放情况必须从口咽部检查到气管。气道的评估、治疗和维持必须在控制和稳定颈部的情况下进行,以免造成附加的颈椎损伤。儿童的上呼吸道解剖常会因其身材和年龄而不同。不管年龄大小,颌部推拿都是恢复气道开放的最佳手法;可以用手或通过抽吸(如果有此设备)从口腔内清除干净碎屑杂物。颈部要用直列式颈牵引加以稳定。必须意识到,婴儿是专门用鼻子来呼吸的,因此任何阻塞鼻腔的损伤都会导致上呼吸道阻塞。这种损伤包括鼻骨骨折、鼻孔里有异物及鼻腔出血。医源性插管,如鼻胃管也会造成鼻腔阻塞。因此要恢复气道必须把婴儿的口咽和鼻腔都清理干净。

如果这些措施都不能保持气道通畅,要建立人工气道。在此之前应该给患儿吸氧。

1.口腔导气管

对有意识的患儿不推荐用此方法。

2.气管内插管

气管内插管适用于需要控制通气的重型颅脑损伤患儿、不能打开气道的患儿、出现通气失败体征的患儿或有明显低血容症需要手术干预的患儿[2]。对于危重病患儿可能需要快速有序的插管[38]。

因为气管长度和直径随儿童的身材和年龄而异,所以气管内导管直径也要有所不同。选择气管导管时,有两个有用的规则。第一个是导管尺寸可参照患儿外鼻孔大小或小手指的尺寸[1]。另一个是用下面的公式计算[2]:

气管导管内径(mm)=(16+患者年龄)/4

处理多发损伤儿童时必须备齐各种尺寸的气管导管,这些导管应该是无护套导管,能宽松地匹配气管,以防止发生声门下水肿、溃疡和可能的狭窄。

儿童的气管内插管因多种因素而变得复杂,包括儿童不能合作、因枕部大而使头部处于屈曲位以及喉和声门处于头侧位,幼儿气管短也增加了导管插入支气管的可能性;因此对是否发生这样的插管需要进行临床评估,可通过听诊呼吸音以及插管后的前后位 X 线胸片评估。因为儿童的气管没有钙化并且柔软,常可触摸到气管内导管的末端以证实它的位置。脉搏血氧计(氧饱和度监视器)有助于验证是气管内插管还是食管内插管。

3.环甲软骨切开术

如果儿童的上呼吸道急性阻塞,无法建立充足的经鼻或气管气道,必须尽快手术建立人工气道。可以快速、安全地进行穿针环甲软骨切开术,建立一个临时气道,因此是首选治疗[2]。经外科手术行环甲软骨切开术极少应用,因为它会继发声门下狭窄。可将一枚大口径针(14 或 16 号)经皮通过环甲膜直接插入气管,暂时建立一个气道。

下列情况可考虑进行紧急穿针环甲软骨切开术:喉部骨折,气道内有大块异物无法手工取出,严重的口咽部出血妨碍插管,声门水肿,以及面部或下颌骨骨折。采用吹气法的穿针环甲软骨切开术只是建立一个临时气道,如果认为不能尽快建立经口腔或鼻腔的人工气道,则必须做好准备改行经外科手术的环甲软骨切开术。环甲软骨切开术应在条件可控的手术室进行,以降低发生声门下气管狭窄的危险。因为 12 岁以下的儿童有可能发生这种并发症,因此不建议行经外科手术的环甲软骨切开术。

如前所述,建立气道时必须仔细稳定好颈部。所有患者应考虑有颈椎损伤,直至证明并非如此。可用沙袋和背板临时稳定颈部,但应尽快将其换成刚性颈托。少年儿童和婴儿应使用改进的背板,因为他们的头部相对躯干而言较大。Herzenberg 和同事[48]证实,当让患儿靠在标准背板上时颈部会弯曲,从而有可能使不稳定的颈椎损伤移位(图 4-4)。枕部有切口的背板或颈下有垫的背板可以用来防止颈椎屈曲。直列式牵引适用于所有患者用以建立人工气道。初步检测后一定拍颈椎的侧位 X 线片。头面部重大损伤,应使医生高度怀疑可能有颈椎损伤。对于昏迷或不合作的患者,颈椎侧位 X 线片正常不足以排除脊髓损伤。要对颈部进行保护直到可以拍摄全项 X 线片(前

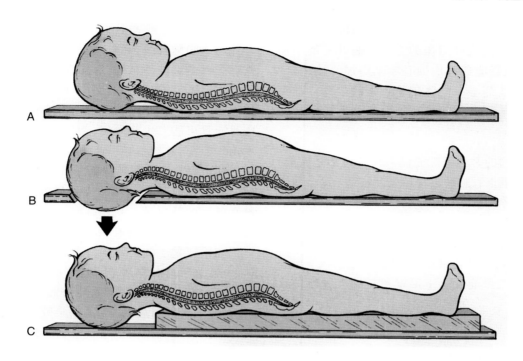

图 4-4　标准型成人背板。(**A**)儿童枕骨大,板使头部前屈。(**B,C**)在背板的枕部开切口,或者在胸部加垫对背板加以改进。改进后的背板符合体位要求,可以防止颈椎前屈。

后位、斜位和齿状位图)并进行临床评价为止。如果 X 线片上显示有骨折或暗示有骨折,要进行计算机断层扫描(CT)。

　　一旦建立人工气道,需要保持充分通气。对通气是否充分要进行临床与动脉血气值评估。脉搏血氧计也是监测通风的快速、无创、有效的手段。胸部对称运动、对称呼吸音听诊以及均等胸部扩展触诊是确认充分通风的必要指标。需要获得后前(PA)位或前后位胸片来评估气管内导管的位置,以及评估胸廓(肋骨骨折)、心脏、肺、大血管的损伤。 由于儿童的胸廓具有可塑性,因此儿科患者在胸部没有明显外伤且无肋骨骨折的情况下可能有严重的心肺损伤[2,9]。第一肋骨或多个肋骨骨折提示有严重创伤且伴发损伤的风险高[2,36]。

4.危及生命的通气异常

　　对通气有危及生命影响的损伤包括：张力性气胸、开放性气胸、严重血胸和连伽胸。因为婴幼儿换气主要依靠膈膜,所以损伤膈膜会限制通气。影响膈膜移动的可能损伤包括膈疝和腹腔内损伤。

　　(1)胃胀:严重胃胀会使膈膜的移动度大大减少。对有通气受损体征的所有患儿均应进行胃减压。插入鼻胃管或口胃管即可实现减压。因为有颗粒物,所以

小于 10 号法国管的胃管不能充分抽吸胃液, 不推荐使用。

　　(2)张力性气胸:有压力的气胸可以先插一根大口径静脉导管,如 14 或 16 号 Angiocath,插入肋间隙。这样可以降低压力从而使其变为单纯性气胸,此后就可以用胸导管来治疗。胸部大的穿透伤先用封闭敷裹和正压通气进行治疗。连伽胸可通过观察伴随呼吸的胸部反常运动来诊断[1]。存在通气不足体征的儿童应采用气管插管和机械通气进行治疗。

(二)循环和复苏

1.休克

　　在初步检测紧急期一定要识别和治疗休克。儿童对休克的反应和成人不同。患儿在仰卧位外周血管缩窄,通常可以通过增加心率来维持正常血压。儿童休克的体征包括心动过速、呼吸急促、末梢循环缺血(四肢冷)、反应消失、少尿和收缩压低于 70mmHg[2]。

　　血压降低不常见或者是一种晚期表现,但是,没有低血压并不能排除休克。儿童可以代偿 20%~30% 的血容量丢失,不会出现血压下降。血压绝对值并不重要,而且 ACS 指导原则认为在急性复苏期测量血压是不明智且耗费时间的 [2]。儿童稳定后可以进行

血压测量。儿童正常的收缩压为 70mmHg 加 2 倍年龄（mmHg），舒张压为收缩压的 2/3[2]。婴儿不能增加心搏出量，所以只能通过增加心率来增加心输出量，因此必须密切监测心率。各年龄正常的生命体征见表 4-6。

2.心脏压塞

当心脏周围的心包间隙充满液体（通常是血液）时发生压塞会阻止心脏的正常扩张和收缩。这会导致心输出量进行性减小并最终导致心力衰竭。心包压塞的临床表现包括 Beck 三联征：心音低沉、颈静脉扩张和奇脉。初期救治包括用长的塑料套针进行心包穿刺，将针连接到心电图监视仪上，从剑突下插入。对心包进行手术引流可能会由于留置塑料导管进行持续引流而暂时推迟。

3.出血

严重的持续出血需要迅速识别和治疗，常用压迫止血。探查伤口和用夹子夹闭是不明智的，会造成进一步损伤。压迫止血无效可以用止血带。要注意止血带的时间并制订最终治疗计划，以便在发生永久性缺血损伤之前移除止血带。治疗休克的同时应进行评估查明其病因。如果找不出失血的外部原因，那么患儿的某一体腔一定有充血。头部损伤和（或）四肢多发骨折一般不会引起失血过多而引起休克，应检查有无其他损伤。不稳定性骨盆骨折可导致大量失血需紧急复位和固定[1]，可以暂时使用充气式防震衣、人字形石膏、前方外固定或平板固定。移位性骨盆骨折和进行性出血的患儿应立即行人字形石膏固定，以闭合骨折并降低输血需要量。对某些儿科骨盆骨折，这种疗法可能就是最终治疗。只要在臀嵴水平的每个髂骨前嵴上各插入一枚钉（4 或 5mm，由患儿的体型而定）即可安全而迅速地装上前方外固定架。然后将这些钉连接到一根前方固定杠上，就足可以使骨架闭合。要为进入腹腔留出充足的手术空间。儿科骨盆骨折也可以用外固定术。如果需要行急症剖腹术，可以通过这个切口用两孔钢板来固定耻骨分离。现已研制出用于固定骨盆后环的骨盆夹，不过在儿科患者中应用这种固定夹的临床经验十分有限。移位骨盆骨折复位后可以降低盆腔容量和出血，缓解疼痛，并可提供制动。

4.复苏

和成人一样，在初步检测期间应插入两条经皮外用静脉输液管线。这两条管线应置于上肢，不过，如果静脉进入不充分或者不能进入也可以置入下肢。如果不能插入静脉管线，则必须切开置入。切开置入点常选在踝内侧大隐静脉处、肘部的头静脉处和颈部的颈外静脉。儿童，尤其是 2 岁以下儿童，通常不推荐使用。锁骨下静脉经皮插入中央输液管线，因为其插入困难而且可能发生并发症。大龄儿童可以用，但是除非用于监测，一般不必用此管线。建立充分静脉通路之后便可以开始进行其他复苏措施。

儿科患者初期复苏的主要目的是确定其失血程度和随后的补血量。儿童血容量约为 80mL/kg 体重。必须及时进行充分的补液或补血以维持稳定的生命体征和排尿量。如果儿童出现休克体征，应团注类晶体溶液，如乳酸林格溶液，按大约 20mL/kg 体重补给。有效反应包括心率减慢、血压升高、外周血液循环改善、排尿量增加和意识提高。如果效果不明显，应进行同样液量的二次团注[1]。如果二次团注后仍无明显改善，可进行同样液量的第三次团注，并考虑给予特异性或 O 负血型预热后的浓集红细胞，用量为 1.0mL/kg 体重[2]。建议用 5 天以内的血液，因为这样的血液中 2,3-二磷酸甘油酸含量高，它能提高人体组织输氧量。如果需要的输血量大，应让血液先流过预热装置，以免出现低体温。儿童补血应遵从失 1 补 3 原则，即每失血 1mL 补充 3mL 类晶体溶液。头部严重损伤的儿童，补液要充足且慎重，以免体内水分过多和颅内压升高，因此要监测颅内压。

5.酸碱平衡

在复苏过程中，儿童患者可能会发生酸碱失衡并发症。大多可通过充分通气和输液来消除。但是，不进行充分通气和输液试图用碳酸氢钠来纠正酸中毒则会导致高碳酸血症加重和酸中毒的恶化。目前 ACS 并不建议常规应用碳酸氢钠来治疗继发于休克的代谢性酸中毒，而是强调体液复苏或考虑手术干预来控制出血。

复苏后必须给予维持液量（表 4-6）。

6.尿排出量

尿排出量随儿童年龄而变化，0~1 岁为 2mL/(kg·h)，2~10 岁为 1.5mL/(kg·h)，11 岁以上为 1mL/(kg·h)。尿排出量和尿的比重是评价容量复苏是否充分的最好办法[2]。

7.低体温

低体温可能是儿童患者值得注意的问题，因为复

表 4-6　不同年龄段儿童的近似体重,血容量,生命体征和维持液量

年龄	近似体重 (kg)	血容量 (mL/kg)	脉搏	收缩压 (mmHg)	呼吸	维持液量/24h (DR 1/4 NS)
新生儿	3.5	90	140~160	80	40	100 mL/kg
6 个月	6.0	90	140~160	80	40	100 mL/kg
1 岁	12.0	85	120~160	90	30	1000 mL + 50 mL/kg 超过 10 kg
4 岁	16.0	80	120~140	90	30	1000 mL + 50 mL/kg 超过 10 kg
10 岁	35.0	75	100~120	100	20	1500 mL + 20 mL/kg 超过 20 kg
15 岁	55.0	70	80~100	110	20	1500 mL + 20 mL/kg 超过 20 kg

苏需要液量大而且儿童的体表面积与体重之比大。每次输液都要尽量采用预热后的液体。维持体温的其他措施包括覆盖好患儿、提高室内温度、使用头部上方加热器和加热毯。婴幼儿的低体温会使复苏过程变得十分复杂,因为会使患儿拒绝对休克的常规治疗。低体温会刺激儿茶酚胺分泌和肌肉颤抖,从而导致代谢性酸中毒,并会对药物动力学产生负面影响。还会引发凝血紊乱而加重病情。儿童的体温应维持在 36℃或 37℃。

五、二期检测

在二期检测中,要完善病史,并进行综合体格检查。同时要获取创伤全项 X 线片。要进行系统的查体,并评价头部、脊柱、胸部、腹部和四肢,以确定损伤范围和后续治疗的先后顺序。二期检测后再对损伤进行最终治疗。

(一)创伤全项 X 线片

初期检测时应定好计划以便拍摄创伤全项 X 线片:颈椎侧位片、仰卧位胸部前后位片、骨盆前后位片。但是这些 X 线片不要在处理危及生命损伤之前进行。根据儿童的身材,可将胸部和骨盆 X 线片放在一个片匣里,这样可以节省时间和减少患儿的挪动。这些 X 线片在二期检测时获得。

1.颈椎侧位片

如前所述,颈部侧位片用来筛查颈椎损伤,因为这是常见的损伤部位[14,15]。Dietrich 和同事[27]在 1991年的研究中发现,颈椎侧位片在识别儿科颈椎骨折方面的准确性为 98%。尽管侧位片常用于筛查,但是对于不能配合或无反应的儿童,它不能作为诊断颈椎损伤的唯一手段。对于侧位筛查 X 线片提示有骨折的患

儿,还必须拍摄前后位、开口位和斜位片来进行全面影像评估。幼儿的颈部侧位片很难解释。寰齿间距达到 5mm 对于儿童是正常的。移位超过 5mm 认为是异常并提示寰椎横韧带损伤[74]。对于意识清楚、合作的儿童最好通过可控制的屈伸侧位 X 线片来评估这种损伤。在伸展位寰椎前弓重叠在齿突顶可见于 20%的儿童[74]。上位颈椎出现轻微半脱位并非少见,尤其是 C2-C3 水平,C3-C4 较少[93]。6 岁及以下的儿童约 40%存在 C2-C3 水平假性半脱位,而 15 岁及以下儿童约为 20%[2,16]。Swischuk 颈椎后位系列 X 线片有助于区分假性半脱位和真性病变。颈椎曲率和生长改变也很像某种损伤,其中包括某个颈椎间隙成角畸形以及 C3 椎体的增宽[93,94]。骨折患者或怀疑有骨折的患者必须进行 CT 检查。发现有神经体征或缺陷时应进行 MRI 检查。对这些患儿应采用对线牵引或沙袋进行外支撑,或者放置刚性颈圈并假设其有颈椎损伤直至查明并非如此。还必须记住,由于儿童身体富有弹性,所以可能有无影像学异常的脊髓损伤(SCIWORA)。Flynn 及同事[34]列出了疑似颈椎损伤患儿行 MRI 的适应证:怀疑有颈椎损伤的感觉迟钝儿童或语言表达能力差的儿童,X 线平片有可疑表现,有神经症状但无 X 线片表现,以及 3 天检查中一直不能明确颈椎损伤。

2.前后位胸片

在评估是否存在初期检查时发现的疑似损伤,检查所实施的治疗效果,以及评估有无未怀疑到的其他损伤时,仰卧位前后位胸片特别有用。胸片可以确诊的损伤包括气胸、血气胸、肺挫伤、主动脉弓损伤(纵隔增宽)、气管或支气管破裂、横膈破裂、肋骨骨折或多发骨折和胸椎损伤。如上所述,由于肋骨有顺应性,所以没有明显胸部外伤的儿童也可能有内部损伤。确诊单一肋骨骨折或多发骨折表明有严重创伤,要做进

一步检查[36]。

3.前后位骨盆片

前后位骨盆片可以用来评估骨盆损伤。尽管轻度无移位骨盆骨折不会伴发明显并发症,但是严重的移位骨盆骨折的伴发损伤风险增高,因此预后极差[5,37,79]。必须查明伴发的骨盆或骨盆外损伤。

利用常规前后位骨盆片还可以评估有无髋部及股骨近端的骨折和脱位。如果临床怀疑或者标准 X 线片上怀疑有骶骨、骶髂关节或髋臼损伤,应进行骨盆 CT 检查(参见第 12 章)。骨盆后部损伤在标准 X 线片上看不清,评估这些类型的损伤时 CT 是最好的影像学方法[86]。

4.其他 X 线片

应依据四肢临床评估(包括触诊)所见来拍摄四肢的 X 线片。这些 X 线片在优先顺序上排在后面,要先评估和处理危及生命的伤病。拍 X 线片时应取正交方位,两个方位呈 90°(前后位或后前位与侧位呈90°)。如果有骨折,X 线片应包括上下关节。儿童患者仅偶尔需要拍健侧对照片。把儿童或婴儿适当放置在大床板上可在一张前后位 X 线片上显示整个身体(婴儿 X 线片),这是很有用的筛查方法。对于伴有头部损伤的多发伤儿科患者,Heinrich 及同事[41]建议进行锝骨扫描,以协助诊断肌肉骨骼损伤。

(二)头部损伤

儿童的头部损伤预后差,且有很高的致死率和致残率[31,96]。因此,应进行迅速的评估和治疗。如有外伤,如头皮裂伤、血肿、面部裂伤和骨折,应高度怀疑有颅内损伤。应通过眼底镜检查瞳孔的大小和反应评估双眼并确定有无颅内压增高。应进行神经系统评估,包括颅神经、运动功能、肌力、敏感性、深腱反射和直肠括约肌张力,并应详细记载。应测定和记录 Glasgow 昏迷评分分数(表 4-3)。有头部损伤的儿童,尤其是无意识或意识不清者,应进行 CT 检查。如果要做手术需要麻醉,要进行 CT 检查以明确该患儿能否进行手术。对于血流动力学不稳定而需要行急诊手术控制出血的患儿,CT 检查要推迟到患儿病情稳定之后再进行,然后再进行手术。脑疝症状和膨出性病灶必须紧急进行减压。有颅内压增高体征的患儿应常规进行颅内压监测。这种监测安全有效,有助于治疗这种病症。

一定要记住,未矫正的血容量减少性休克和低氧血症会进一步加重脑损伤[19,75]。休克引起的低氧血症会导致继发性脑损伤。必须通过插管、充足通气补氧以及补液和补血来矫正低氧血症。应该在血流动力学稳定之后再限制液量以减轻颅内水肿。

(三)脊柱与脊髓损伤

椎体损伤可能伴有或不伴有脊髓损伤。对于多发伤儿童,在未经过体格检查和影像学评估排除之前应假设有脊柱损伤。在初期评估中获取有关损伤机制、是否使用了保护设施或安全带(机动车事故)、发生事故时儿童的精神状态以及精神状态改变的信息是非常重要的。锁骨以上或头部遭受损伤而导致意识缺失或改变的儿童,均应怀疑有颈椎损伤。高速交通事故造成的损伤也应怀疑有脊柱损伤。如前所述,可能会出现无摄影异常的脊髓损伤(SCIWORA)。Brown 及其同事[13]在一项 103 例连续病例的颈椎损伤儿童的研究中报道,约 75% 累及上部颈椎(C1-C4),35% 伴有 SCI-WORA。其他研究也报道了类似结果[15,20]。

对疑有脊柱损伤的儿童进行检查时,患儿应取仰卧位,头和颈部在稳定好之后呈中立位。年龄小的儿童应在躯干下放一垫子,防止头部尺寸不相称而使颈部过屈[27]。儿童应按这种方式保护直到获得最终的影像图片。体格检查应该仔细进行,特别注意有无明显的棘状突、局部压痛、试图运动时疼痛、水肿、瘀斑、可见的畸形及肌肉痉挛。疑有颈椎损伤时,还要注意检查有无气管触痛或偏移以及咽喉壁血肿。必须仔细进行神经检查并准确记录,包括肌力、感觉改变、深肌腱反射改变和自主功能障碍。自主功能障碍可通过膀胱和直肠控制缺失来识别。

在脊髓损伤中必须确定病变是完全性还是不完全性。能识别浅表(针刺)和深部疼痛提示为不完全性损伤且侧束功能完好。可通过位置觉和振动觉来评价后束功能。由于存在骶骨赦免现象,所以检查肛门、肛周及阴囊处感觉就非常重要。评估骶骨是否受伤应包括直肠感知觉和有意收缩。骶骨未受伤表明麻痹是不完全性,是神经功能恢复好的预兆。对于年龄较小儿童,进行详细的感觉检查非常困难。

对肌肉功能和感觉进行评估可以确定脊髓损伤的水平位置。Sledge 及同事[88]证实,MRI 在评估胸椎骨折、脊柱稳定性和脊髓损伤类型方面很有价值。而脊髓损伤类型可以用来预测临床后果。

脊髓损伤后可能会发生脊髓休克。心率通常不会随着这一类型休克而加快,而内脏、血管膨胀所引起的淤血会使收缩压约降至 80mmHg。脊髓休克伴有迟缓性肌肉麻痹、迟缓性括约肌及深肌腱反射缺失。出现球海绵体肌反射可以鉴别脊髓休克和真正的脊髓损伤。进行仔细的神经系统评估后,必须进行脊柱影像学检查。

对每个多发伤患者都应拍摄颈椎侧位片和胸部正位片。颈椎侧位片应该清楚显示出所有的 7 个颈椎。有时患者需要放低肩部才能看到 C6 和 C7。其他颈椎 X 线片包括正位片、斜位片和齿突位片。必要时需要进行 CT 和 MRI 检查以确认颈椎损伤和确定颈椎稳定性。拍侧伸和侧屈 X 线片有一定危险性,必须在适当监护下进行。如疑有胸椎和腰椎损伤,需要拍摄正位和侧位片。有时需要加拍腰椎斜位片。

治疗任何脊柱损伤和伴发的脊髓损伤都要在骨外科医生和神经外科医生指导下进行(见第 11 章),最好在儿科创伤中心进行。对于不稳定颈椎骨折或骨折脱位,可以应用牵引来稳定颈椎。但牵引时应小心以防引起医源性脱位。牵引重物应有序施加并多次拍颈椎侧位片来评估颈椎稳定性。许多医疗机构都主张持续应用类固醇治疗成人和儿童颈椎损伤。北美洲目前采用损伤后 8 小时内大剂量应用甲泼尼龙治疗非未穿透性脊髓损伤[2]。然而对类固醇的应用仍有争议,而且目前还没有在儿童或成人中对其进行选择性研究。

(四)胸部损伤

所有受伤儿童中 6% 有胸部损伤。儿童的胸部有顺从性,在没有明显外伤的情况下可能会有内部损伤[7]。可以通过触诊、叩诊和听诊以及胸部正位片来评估肺部病情。存在第一肋骨折或多肋骨折是严重损伤的标志,应检查有无其他伴发损伤[36,45]。初期检测时稳定的病情应在二次检测时进行最终治疗。最终治疗包括气胸的胸腔插管排气或血胸的引流。应高度怀疑有心脏钝挫伤[29]。它常伴发于多系统严重创伤。应进行连续心电图监视。然而对心脏酶类的应用价值仍不确定,目前认为它对监测心脏钝挫伤没有作用。

尽管主动脉断裂在儿童中少见,但是有纵隔增宽时应进行主动脉造影。Heckman 和同事[46]认为,由于交通事故造成严重头部、躯干、下肢损伤的大龄儿童发生胸主动脉损伤的风险高。支气管损伤和膈肌破裂在这些儿童中常见。肺挫伤在儿童胸部钝性伤中常见,并可能并发胃内容物的误吸。

膈肌损伤很少见,但是一旦发生就有生命危险。Brandt 和同事[9]认为,这种损伤常伴发于穿透伤或高能量创伤。膈肌损伤可以通过胸片诊断出来,不过经常有漏诊。伴发损伤常见,需要进行急诊手术修补。

(五)腹部损伤

儿童严重的腹部损伤大多数是由钝性损伤所致,不过在市中心人口中穿刺伤的发生率正在增长,尤其在青少年男性中[51]。儿童所受损伤中约 8% 涉及其他儿童[22]。由于儿童解剖不同,造成儿童腹部器官严重损伤的外力要比造成成人的小。儿童的肋缘比成人的高,所以对上腹部内脏的保护较少。另外,儿童的腹部肌肉较少且骨盆顺应性更好。

儿童腹部损伤的常规检查较困难,因为有父母的担忧、患儿不配合以及对疼痛的全身性反应。另外,患儿典型的吞气症反应会导致胃扩张,也增加了检查的困难。为减少这些问题,对腹部钝性创伤的所有儿童都要下胃管,吸出胃内容物。在胃胀时,婴幼儿的膀胱可延伸到脐部,因此有利于下尿管来排空膀胱,但前提是没有骨盆骨折或泌尿生殖器损伤的证据。导尿后的肉眼血尿比镜下血尿对确诊尿道损伤更有提示意义,必须进一步检查尿道损伤。对于没有骨盆或泌尿生殖道损伤的受伤儿童,一系列腹部检查也是必不可少的。

对于有腹膜刺激征、腹胀或低血容量症而无明显外失血的患儿,要紧急进行进一步诊断检查。有腹膜刺激征和生命体征不稳定的患儿要立即进行剖腹探查。生命体征稳定的患儿要通过腹腔灌洗[80]、螺旋 CT 检查或超声检查[68,71]以及一系列临床检查和生命体征评价,进行进一步评估。

诊断性腹腔灌洗是诊断腹内出血的敏感性检查。儿童腹腔灌洗有一定困难,因为儿童不合作、胃和(或)膀胱膨胀以及腹壁薄弱可导致突然的穿透和医源性血管损伤。推荐的技术与成人相似。在下好胃管和尿管以后,用一种开放技术插入导管。空吸到血、胃肠内容物、植物纤维或胆汁就可以确诊。也可以在 10 分钟内将 10mL/kg 体重(最大 1L)的温的乳酸林格液灌入腹腔。然后靠重力引流将此液重新收入放在地上的空袋内进行检测分析。阳性检测标准与成人相似,见表 4-7。

评估儿童的腹部损伤通常需要行腹部螺旋 CT,尤其是评估肾、肝、脾损伤时[80]。其优点是无创而且能对实质脏器进行特异性评估。它的缺点是需要增加扫描时间、辐射暴露、价格贵、对大小肠的穿孔和损伤缺少特异性。对何时采用腹腔灌洗和(或)CT 尚存争议。一般在评估生命体征稳定而且伴其他伴发损伤不需

表 4-7 儿童腹部灌洗阳性检测标准 *

化验	阳性	中性	阴性
红细胞计数 (/mm³)	>100 000	50 000~100 000	<540 000
白细胞计数 (/mm³)	>500	100~500	<100
胆汁	+		
细菌	+		

(Modified from Joyce, M. In: Marcus, R.E., ed. Trauma in Children. Rockville, MD, Aspen, 1986, pp. 13 –38; Eichelberger, M. R.; Randolph, J.G. In: Moore, E.E.; Eisenman, B.; Van Way, C. E., eds. Critical Decisions in Trauma. St Louis, C.V. Mosby, 1984, p. 344.)

* 如果抽出 10mL 血样液体即可认为阳性,无需腹腔灌洗。

要行紧急手术的创伤患者时,CT 已取代腹腔灌洗。对于要立即手术的多发伤患者,腹腔灌洗仍是首选的检查方法。CT 和腹腔灌洗的相对适应证见表 4-8。只能由负责该儿童治疗的外科医生进行诊断性腹腔灌洗检查。Rothenberg 及其同事推荐,对于稳定的患儿先进行腹腔灌洗做初步筛查,然后再进行系列 CT 扫描[80]。

创伤重点评估超声检查法已经被推荐为可与 CT 和腹腔灌洗的灵敏度和特异性相匹敌的一种伤员鉴别分类法[68,71]。它有快速、通用、价格实惠的优点。这种诊断过程与操作者密切相关,因此要求操作者有丰富的经验。

儿童内脏损伤最常见于脾脏,但其治疗与成人不同。与成人的情况不同,儿童的脾损伤首选非手术治疗来保留脾脏[8,24]。有几项考虑因素决定采用非手术方

表 4-8 腹腔灌洗与腹部 CT 的指征

腹腔灌洗	腹部 CT
中枢神经系统损伤/患儿无反应	生命体征稳定
不明原因休克	怀疑腹腔内损伤
乳头下方胸部穿透伤	红细胞压积在缓慢降低
胸部严重损伤	神经损伤
膈上下方严重骨折	需要全麻的多发伤
为治疗其他系统损伤进手术室的患者	尿中有血
有腹部症状或体征	

(Data from Drew, R., et al. Surg Gynecol Obstet 145:885,1997; Melssner M., et al. Am J Surg(161:552–555,1991.)

法。首先,已有多项报道称,儿童在切除脾脏后曾发生后期恶性脓毒症。其次,儿童的脾脏被膜比成人的厚,可以进行手术修复。第三,儿童脾脏能自发停止出血。最后采用 CT 扫描或放射性同位素成像来评估脾脏。有大量出血证据的患儿要进行紧急手术治疗,尽一切努力修补和保留脾脏。生命体征稳定的和红细胞压积稳定的患者可以在儿科或外科加强护理室进行观察,在 5~7 天复查 CT。手术指征为观察期间出现持续性出血,比如红细胞压积渐进性下降或者腹膜刺激征逐渐加重。

肝损伤 (肝脏为儿童第二个最常见的损伤器官) 如有可能也进行非手术治疗。要密切进行一系列临床检查和监测,加上初始和随访 CT。

腹部穿刺伤,比如枪击伤或刺伤,应进行有创治疗并需要行强制剖腹术。CT 和腹腔灌洗在穿刺伤中不是必要的。空腔脏器破裂也需要早期手术干预[2]。

(六)四肢损伤

一般来说,在初期和二次检测期间四肢损伤的诊断和治疗排在稍后进行。四肢损伤极少会危及生命,故诊断和治疗不会优先于其他严重损伤。四肢损伤的初始治疗应包括:用无菌敷料包扎所有伤口,矫正肢体畸形,以及夹板固定所有潜在的损伤肢体。夹板固定前后必须进行神经血管检查。四肢开放伤口要清创所有污染物、应用抗生素以及预防可能发生的破伤风(表 4-9 和 4-10)。开放伤口绝不要留在那里不包扎,并应避免多次探查伤口,以减少医源性感染的机会。这些感染通常是由医院内病原菌引起,且存在多重耐药的问题。骨折近端的所有伤口应认为是相通的, 所以这种骨折应按开放骨折进行治疗。幸运的是,研究表明初期使用广谱抗生素可以降低感染风险, 即使必须把伤口清创和骨折治疗推迟长达 24 小时也有效[87]。

四肢损伤的评估包括对整个肢体的视诊,这要求去除患者所有的衣物。对所有肢体进行触诊,检查其有无触痛、肿胀、捻发音和不稳定,所有关节都要通过视诊和触诊来检查其有无肿胀、渗出和畸形。评估其活动度和韧带稳定性。检查所有大关节,特别要关注膝关节。膝关节的韧带损伤常伴发于其他损伤,如股骨干骨折和髋关节后脱位, 而且膝关节损伤常被漏诊。检查发现不稳定提示有髌板损伤。

1.血管损伤

四肢骨折伴发的主要动脉损伤在儿童中不常见。

表 4-9　主动免疫预防破伤风的时间表

剂量	年龄/间隔时间	疫苗
年龄小于 7 岁		
初次 1	年龄在 6 周或以上	DPT
初次 2	第一剂后 4~8 周	DPT
初次 3	第二剂后 4~8 周	DPT
初次 4	第三剂后 1 年	DPT
加强剂量	4~6 岁	DPT
助促剂量	最后一剂后每 10 年一次	Td
7 岁及年龄大于 7 岁		
初等 1	初诊	Td
初等 2	第一剂后 4~8 周	Td
初等 3	上一剂后 6 个月~1 年	Td
加强剂量	最后一剂后每 10 年一次	Td

(From Cates, T.R. In: Mandell, G.L.; Douglas, R.G., Jr.; Bennett, J.E., eds. Principles and Practice of Infectious Diseases. New York, Churchill Livingstone, 1990, pp. 1946–1982.)

DPT, 吸收类白喉、破伤风类毒素、百日咳疫苗; Td, 吸收类破伤风和减量的白喉类毒素 (仅限成人)。

按照分型定义来讲, Gustilo ⅢC 型骨折伴有血管损伤, 而且会导致截肢。血管损伤也可能发生在胫骨近端骨骺闭合性骨折和膝关节脱位之后。移位性骨盆骨折可导致阴部旁、上臀和髂内动脉的损伤。这些血管损伤可导致大的腹膜后血肿。幸运的是, 骨盆骨折引起的大多数出血来自小动脉损伤而不是大血管。为了保

表 4-10　破伤风预防指南

破伤风病史	清洁的小伤口		其他伤口	
免疫 (剂量)	Td	TIG	Td	TIG
不确定或少于 2	是	否	是	是
2	是	否	是	否*
3 或以上	否†	否	否‡	否

(From Cates, T.R. In: Mandell, G.L.; Douglas, R.G., Jr.; Bennett, J.E., eds. Principles and Practice of Infectious Diseases. New York, Churchill Livingstone, 1990, pp. 1946–1982.)

Td, 破伤风类毒素; TIG, 破伤风免疫球蛋白。

* 大于 24 小时为 "是"。

† 最后一次用药长于 10 年为 "是"。

‡ 最后一次用药长于 5 年为 "是" (过于频繁加强剂量没有必要, 反而会加重副作用)。

肢, 必须进行及时的临床识别、影像学评估以及修补或重建。动脉损伤的主要体征包括 6 要素: 无脉、疼痛、苍白、感觉异常、变温和麻痹。但是, 可触及脉搏或多普勒检查有血流并不能排除动脉损伤。和动脉损伤一样, 许多骨折会伴发隔室综合征, 特别是前臂和小腿下部, 因此必须仔细评估。

膝关节脱位、胫骨近端移位性骨折和多韧带损伤常伴有腘动脉损伤, 要做进一步评估。此类评估包括动脉造影、复试超声描记以及采用踝臂指数 (ABI)。测量 ABI 时, 要将伤侧下肢的多普勒动脉收缩压除以非损伤侧上肢的相应血压。小于 0.90 是大动脉损伤的指征。此项检查快速、经济, 可以节约二次检查的宝贵时间。但是, 它不能发现股深动脉、肱深动脉和腓动脉的损伤。它也不能识别没有减少肢体血流的损害, 如内膜瓣和小的假动脉瘤。

当临床怀疑或诊断有动脉损伤时, 应该考虑做动脉造影。四肢动脉造影常见的指征包括膝关节脱位、远端脉搏缺失或不对称、移位性骨盆骨折伴低血压、外周局部缺血征象和严重的开放骨折。对没有明显缺血的受伤肢体, 要做正式的动脉造影。当肢体出现缺血必须立即重新恢复血流时, 应在手术室进行单平面、单团注动脉造影。对于大龄儿童和青少年, 此技术同成人的一样。对于婴幼儿, 为避免对血管造成医源性损伤, 通常要减小血管进入量。血管造影以及用血凝块、Gelfoam 或其他材料栓塞能有效控制骨盆骨折后的出血。在修补血管后会发生隔室综合征, 所以在修补血管时应进行预防性筋膜切开术。

对怀疑有损伤的所有肢体都要做影像学检查。单平面初始 X 线片可用于筛查, 但在计划行最终治疗之前建议拍正交位 X 线片。对于婴幼儿, 可以用一个片盒收入包括四肢在内的整个身体的影像。此技术单纯用于筛查, 应依据评估结果来决定是否要增加特殊方位影像。对于无反应或多发伤患者, 骨的锝扫描有助于明确有无漏诊的颅骨损伤[47]。

2. 隔室综合征

隔室综合征在儿童中确有发生, 而且与创伤严重性有关 (见第 5 章)。小腿下部和前臂是发生隔室综合征的最常见部位, 通常是由胫骨干骨折和肱骨远端的髁上骨折所致。发生有移位的髁上骨折和同侧前臂有移位骨折会增加发生隔室综合征的风险。隔室综合征也发生在其他部位, 如足部。开放性骨折也不排除发生隔室综合征的可能。认为开放骨折已经为邻近筋膜

室减压是错误的，因为约有 3% 的胫骨开放性骨折发生了隔室综合征。因此，损伤肢体的仔细评估应包括对隔室综合征征象的评估。最重要的表现包括隔室肿胀和紧张度以及远端关节极度疼痛伴被动紧张。感觉异常、无脉、麻痹是其晚期征象，但没有上述表现也不能排除隔室综合征。对于有隔室综合征表现的所有儿童，都要测量筋膜室压力。不合作的或是有头部损伤的儿童要非常仔细地进行检查，因为他们缺少常见症状。迅速手术减压所有受累筋膜室是减少潜在并发症的关键[66]。可通过前臂的减张口来给掌侧或伸肌筋膜室减压（图 4-5）。Henry 入路能很好地暴露和减压。小腿下部推荐用双切口来为 4 个筋膜室减压（图 4-6）。

第七节　儿童多发损伤的骨折治疗

在二期检查中，四肢损伤被确诊后应优先考虑并计划进行最终治疗[32,33,65,100]。优先处理的四肢损伤包括大关节脱位、开放性关节损伤、开放骨折、骨折伴血管损伤和血流动力学不稳定儿童的不稳定骨盆损伤。对于长骨骨折，尤其是股骨干骨折，青少年和成人的多发伤一样都需要进行固定。尽管对这类骨折进行固定有助于护理、移动患儿并可控制疼痛和失血，但其重要性还不明确。Loder[58]证明，对比推迟骨固定的儿童，早期对多发伤儿童的骨折进行固定可以减少其入住 ICU 的天数和住院时间。它还能缩短通气支持时间并降低并发症发生率。必须再次强调，四肢损伤不会危及生命，不能优先取代对危及生命损伤的治疗。但是它会危及肢体的保留，也不能忽视。对四肢损伤不充分的治疗常导致远期致残[58,66]。因为儿童骨折比成人

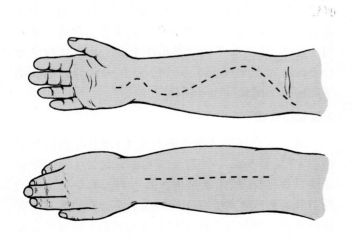

图 4-5　标准的前臂筋膜切开术入路。Henry 入路采用背侧直切口进入掌内。

愈合快，所以应在入院后尽早制订手术干预计划，否则会错过骨折手术复位的最佳时机，只能进行截骨。

一、手术治疗指征

儿童的大部分骨折和脱位可以通过闭合复位和石膏固定或者采用骨骼或皮肤牵引技术进行满意的治疗。然而对一些特殊病例，手术治疗更有优势，可降低病残率，获得更好的功能结果[32,33,71,100]。儿童和骨骼尚未发育成熟的青少年的多发伤就是例子。Thompson 和同事列出了手术治疗儿童骨折的指征[99]。这些指征包括移位的骨骺骨折、有移位的关节内骨折、不稳定骨折、多发损伤和开放骨折。开放骨折常见于多发伤儿童。5 种类型的常见骨折在表 4-11 列出。

在决定早期治疗和最终治疗时，需要考虑以下几个重要因素：预后是否存活和留有残疾，标准的闭合治疗方法是否对其他部位损伤有不良影响，如果后期进行闭合治疗身体其他部位损伤是否对肌肉骨骼损伤产生有害影响。如果预后良好而后两个因素之一为阳性，则进行手术对患儿的整体治疗是有益的。例如，连枷胸和闭合性股骨干骨折。股骨骨折不能用骨牵引进行治疗，以免影响胸部治疗。同样，有头部损伤而出现昏迷或痉挛的儿童不能首先进行骨折保守治疗，尤其是股骨干骨折，因为其很难维持正确的对位[33]。这两种病例都应通过手术固定骨折。必须记住，儿童在严重损伤后的生存率比成人高很多，因此除极个别病例外，有望存活。

二、骨折治疗时机

严重损伤儿童和成人一样，复苏后立即处于最佳生理状态。延迟最终治疗常导致继发性并发症，如肺不张、脂肪栓塞、伤口的污染、体液电解质失衡和深静脉血栓，几周内会妨碍进行外科治疗。治疗的延迟会导致多种肌肉骨骼并发症，如不愈合和畸形愈合[61]。如果肌肉骨骼损伤已闭合，身体其他部位的损伤不需要手术，而且患儿状况危急，那么即使不能达到最佳对位，闭合治疗也是初期治疗最好的选择。在儿童脱离危险之前最终治疗或许要延迟几天。如果其他部位损伤必须在受伤当天进行，如有可能应同时进行骨折的治疗手术。Loder[58]证实，立即对骨折进行手术固定的患儿的并发症少于推迟固定的患儿。因为儿童的骨折愈合快，延迟治疗会大大增加手术修复（如果需要）的困难。

严重烧伤是要对伴发骨折进行早期手术固定的

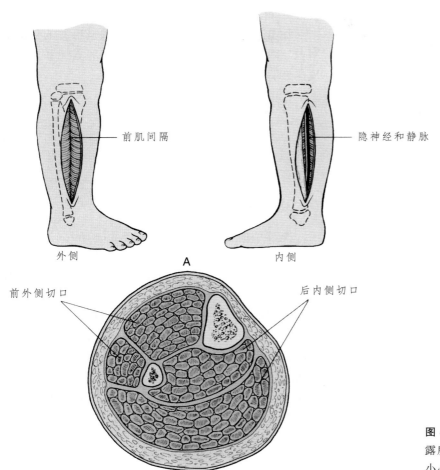

前肌间隔

隐神经和静脉

外侧   A   内侧

前外侧切口   后内侧切口

B

图 4-6 （A）小腿下部双切口筋膜切开术可显露所有的 4 个筋膜室。在内侧行减张术时必须小心，以防损伤隐神经和静脉。（B）小腿下部横切面图示出经双切口显露 4 个筋膜室的入路。

另一个指征[5]。伴有严重烧伤的开放骨折和关节骨折要尽快进行治疗。如果在 48 小时内开始治疗，会降低继发感染的风险，48 小时后植入物周围深部感染的风险将会升高。这样的话，最好通过外固定或有限内固定来治疗这类骨折。

三、骺板骨折

累及骺板和生长板的骨折在多发伤儿童中很常见。上肢骺板损伤概率高于下肢（1.6:1）。桡骨远端、胫骨远端和指骨的骺板最易受到损伤。长骨远端骺板损伤比近端常见，但肱骨除外。骺板损伤的高峰年龄在 12~13 岁，且男性多见。

骺板骨折分类最常用的是 Salter 和 Harris 分类法（见图 2-5），其优点是简单、准确且能预测预后。Salter-Harris 分类法将骺板骨折分为 5 型：Ⅰ 型，骺板完全与干骺端分离但没有其他骨折；Ⅱ 型，骨折线沿骺板局部延伸，然后又通过部分干骺端延伸，并引起 Thurston-Holland 征；Ⅲ 型，骨折线局部延伸过骺板又延伸过骨骺进入关节内；Ⅳ 型，骨折线斜行通过干骺端、骺板和骨骺进入关节内；Ⅴ 型，无移位的骺板碎裂伤，X 线片上无明显骨折线。

Ⅰ 型和 Ⅱ 型骨折并没有损伤骺板的生发层，因此在闭合复位和石膏固定后预后良好。有移位的 Ⅲ 型和 Ⅳ 型骨折需要解剖复位，通常采用切开复位内固定（ORIF）来恢复骺板及关节面的对线。预后通常较好，但其前提是骨折块的供血血管未受损伤而且达到解剖复位。如果这些骨折没有达到解剖对线，在骺板两端会形成骨桥，导致骺板永久性闭合或生长不对称。中心骨桥会导致短缩，周围骨桥会产生成角畸形。有时可将这些骨桥切除并植入脂肪或硅胶，以防止重新形成，从而恢复纵向生长。Ⅴ 型骨折预后差，因为骺板受到固有损坏，从而导致生长紊乱。这种损伤只能在回顾时发现，而且通常不会将其切除。

表 4-11 儿童骨折手术治疗和内固定的常见指征

指征	常见部位
有移位的骺板骨折 (尤其是 III 型和 IV 型)	外髁 桡骨头 指(趾)骨 股骨远端 胫骨近端 胫骨远端
有移位的关节内骨折	尺骨鹰嘴 桡骨颈 股骨颈 髌骨
不稳定骨折	肱骨远端(髁上) 尺/桡骨骨干 指(趾)骨 脊柱
儿童多发伤 (尤其是伴有头部损伤)	股骨干 胫骨干 骨盆 脊柱
开放骨折	严重软组织缺损

(From Thompson, G.H.; Wilber, J.H.In:Marcus, R.E., ed.Trauma in Children.Rockville, MD, Aspen, 1986, pp.99-146.)

四、手术治疗原则

在多发伤儿童和骨骼未发育成熟的青少年中发生的骨折,其手术治疗原则完全不同于发育成熟青少年及成人。Spiegel 和 Mast[89]列出了 5 条适用于儿科骨折手术治疗的基本原则,这些原则可用于多发伤以及需要手术干预的单纯骨折。

(1)骺板骨折禁忌行多次闭合复位,因为它会导致骺板生发细胞的重复损伤,易引起骺板早闭和晚期畸形。

(2)手术时必须达到解剖对线,尤其是有移位的关节内骨折和骨骺骨折。

(3)内固定器械(如要采用)应尽量简单,如克氏针,而且要在骨折愈合后立即去除。

(4)能立刻制动伤肢的坚强固定通常不是手术目的,目的是达到充分的稳定度,石膏使骨折块达到了解剖对线。

(5)外固定(如果使用)应尽快去除,并在软组织的问题恢复后或者当骨折稳定后改用石膏来制动。然而对于多发伤患儿,内固定或外固定都要足够坚固,让患儿能活动。

因此,相应的手术治疗计划要依据患儿的年龄和身材、发生骨折的骨骼以及其他损伤的有无和严重程度来制订。

五、手术技术

三种基本的外科技术用于治疗包括多发伤在内的儿童骨折:切开复位内固定(ORIF)、闭合复位内固定和外固定。

(一)切开复位内固定

有移位的骨骺骨折(尤其是 Salter-Harris III 型和 IV 型关节内骨折)和不稳定骨折(如累及前臂骨干和脊柱的骨折)以及同侧股骨和胫骨骨折(浮膝征)[106]需要进行 ORIF。多发伤儿童的适应证包括闭合骨折,尤其是股骨干骨折,以及伴有神经血管损伤需要修复的其他骨折。通常在血管修复前先稳定骨折,前提是不能延长局部缺血时间过久。但是,如果温热缺血时间已接近 6 小时,肌肉因不能耐受缺血会坏死,所以骨折稳定要在血管修复之后进行。闭合或开放股骨骨折或开放胫骨骨折有时也需要行 ORIF。

内固定器械选择:切开复位用的内固定器械类型取决于治疗目的和患者的年龄。据 Spiegel 和 Mast[89]及其他人所称,儿童骨折手术复位的目的通常不是达到刚性内固定,而是达到并维持解剖对线。因此,大多数骨折可以用简单的内固定器械,如克氏针、斯坦曼导针、皮质钉和空心钉来治疗[89,99]。术后要通过外固定来保护伤肢,一般用管型石膏,直至达到满意的愈合。这种治疗可以让患儿进行充分活动以增强总体疗效。

可以用加压钢板和螺钉来治疗儿童和骨骼未发育成熟青少年的不稳定骨干骨折(尤其是股骨干骨折),并使他们能进行满意的活动。已有报道证实,使用加压钢板和螺钉治疗年幼儿童的闭合性股骨干骨折取得了良好疗效,尤其对于多发伤患儿。儿童的内固定装置要在骨折愈合后尽快去除,以免损伤骺板并防止固定件被包入骨质内。治疗 Gustilo I 型和 II 型开放性骨折时也应小心,因为用于儿童后会增加感染风险。

(二)闭合复位内固定

闭合复位内固定适用于某些有移位的骨骺骨折、关节内骨折和不稳定的干骺端或骨干骨折。对于儿童,这项固定方法通常是指用克氏针或斯坦曼导针经皮固定术。适合行闭合复位和经皮内固定的儿童骨折包括肱骨髁上骨折、指(趾)骨骨折和股骨颈骨折。采用这种方法之前必须能通过闭合复位达到解剖对线，如果失败则行切开复位。

某些儿童骨折，尤其是累及前臂和股骨干的骨折，可进行闭合复位髓内钉固定。不稳定和开放性前臂骨折也是一种常见的适应证。

患儿采用髓内钉固定的最常见适应证是股骨干骨折，尤其是多发伤患儿。胫骨骨折是一种不太常见的适应证，不过治疗成功的结果已有报道。

这种植入物要在透视引导下插入，并常规应用预防性抗生素。其效果优于闭合治疗的效果。可应用两项基本技术：扩髓和不扩髓髓内钉。扩髓髓内钉，包括可以在近端和(或)远端锁定的髓内钉，主要用于大龄青少年的股骨骨折，方法和成人一样。据报道，儿童股骨置入扩髓髓内钉后股骨颈骨骺(股骨头)有发生缺血性坏死的危险。这种并发症好像是由于损伤了股骨颈基底的吻合动脉环、直接损伤了股骨头的外侧颈升动脉或者关节囊内压塞所致。它会导致股骨颈外翻增大。13 岁以下的患儿最容易发生股骨近端生长异常。股骨髓内钉固定后还可能发生大转子骨突的早闭。出于解剖学考虑以及有损伤股骨远端骺板和大转子骨突的危险，建议将扩髓钉主要用于大龄青少年。扩髓钉可以经大转子顶部插入，这样可避免损伤其支持带血管。扩髓钉也可以经大转子外侧面引入，以便减少其刚进入进钉点时损伤支持带血管。儿童和青少年进行髓内固定时可使用多个可弯曲髓内钉，尤其是长度稳定的骨。其并发症发生率低。

内固定器械：斯坦曼导钉、克氏针和空心钉是闭合复位内固定常用的器械[99]。它们在闭合复位后经皮插入，可以横穿骨折，也可以位于骨折上下端，然后用外固定夹固定住或者将其包在管型石膏内。光滑的固定针在需要时可跨过骺板两端来固定骨折。骨折愈合后要尽快去除固定件。

扩髓和不扩髓钉可用于选定的病例。如前所述，扩髓髓内钉专门用于青少年的股骨干骨折。用于低龄儿童的不扩髓钉包括 Rush 钉、Ender 钉以及小直径(2.5~4mm)钛或不锈钢可弯曲钉。Rush 钉通常不能提供坚强固定，必须用管型石膏来支撑伤肢。Ender 钉和可弯曲钉可以保证对线和长度并可以保证旋转稳定性。这几种固定钉都可以按照受累骨骼的解剖曲线预弯，插入后能提供三点固定，然后将其固定在近端和远端干骺端上。这项技术可以实现端对端接触，并保持骨的正常生理曲度。辅助肌肉可提供额外支持。骨

折处发生的轻微活动可以刺激骨痂的形成。这种装置有较高的成功率和较低的并发症发生率。

(三)外固定

儿童骨折进行外固定的常见适应证包括：Gustilo Ⅱ型和Ⅲ型开放骨折，伴有严重烧伤的骨折，伴有骨或软组织缺损因而需要行重建手术(如游离血管化移植或植皮)的骨折，需要骨分离的骨折(如骨缺损严重的骨折)，不稳定的骨盆、股骨和胫骨骨折，伴有头部损伤和僵直的儿童骨折，以及伴有血管或神经损伤需修复或重建伴发的骨折[100]。长骨骨折，尤其是开放性股骨和胫骨骨折，是外固定治疗的常用指征。

外固定的优点包括：骨折的坚硬制动，可直接监视伤肢和并发伤口情况，便于进行伤口护理(如反复清创、移植皮瓣和敷裹)，患者可以活动便于治疗其他损伤以及进行诊断和治疗，而且严重损伤患者局部感觉缺失也可以进行。外固定主要的并发症是针道感染和去除后再骨折。

外固定装置选择：市场上有多种外固定装置可供选择，而且多种新型装置正不断研制出来。必要时还可换成与管型石膏相组合或者用甲基丙烯酸甲酯管连接的经皮固定钉。为了减少肌肉和软组织的额外损伤以及可能的神经血管损伤，最好使用半钉。外固定环不常用于儿童骨折，但也可以考虑采用。置入任何外固定装置时都要注意，不要损伤骨骺和骺板。日常必须对针进行仔细护理以减少感染风险。一旦达到满意的皮肤覆盖或者 X 线片证实有充分的骨痂形成能保证骨折稳定时即可去除外固定架。去除外固定后建议用管型石膏进行保护，以避免再骨折的风险。

六、开放性骨折

开放性骨折是儿童骨骼肌肉系统最严重的损伤。它通常是由高能量创伤所致，且发生率逐渐增高，尤其是多发伤儿童。在 Marcus 和同事[61]所报道的多发伤系列中，10% 的骨折为开放骨折。25%~50% 的开放骨折患儿有其他部位损伤。治疗儿童开放性骨折的目标和成人类似：防止发生伤口脓毒症，治愈软组织损伤，实现骨性愈合，以及恢复最佳功能[40-42]。

所有开放性骨折均根据伤口大小、软组织损伤程度和污染程度进行分级，因为这些因素会影响预后。应用最广泛的分类法是由 Gustilo 和同事[42]制定的(表5-1)。在Ⅰ型开放性骨折中，伤口长度小于 1cm，为清洁穿刺伤，通常是由骨折尖直接刺破皮肤所致。这类

骨折通常为简单的横行或短斜行,粉碎和软组织损伤小。在Ⅱ型开放性骨折中,伤口长度大于1cm,但软组织损伤不广泛。可能有轻中度撞伤、骨折部位中度粉碎以及伤口中度污染。Ⅲ型损伤的特点是皮肤和软组织广泛损伤,包括肌肉和神经血管组织。这类损伤常由高速创伤所致,可导致骨折粉碎和不稳定。

Ⅲ型开放骨折分为3种亚型[41]。ⅢA型中,尽管有广泛软组织损伤,骨折端的软组织覆盖充分。这个亚型包括高能创伤引起的节段性或严重粉碎性骨折,不考虑伤口大小。ⅢB型开放骨折有广泛的软组织损伤或缺损,伴有骨膜剥离和骨外露。这类骨折常有严重污染和粉碎,在清创和灌洗后,某一骨段会外露,需用皮瓣或游离皮瓣进行覆盖。ⅢC型包括伴有动脉损伤需要修复的任何开放骨折,不考虑软组织损伤的程度。伤口感染、骨折延迟愈合、不愈合、截肢及致残发生率与开放骨折的分型直接相关。

如Gustilo和同事所述,达到这些治疗目的的方法包括:急诊的原始急救,通过初始评估诊断其他危及生命的损伤,广泛且可能要重复进行的清创,骨折固定,伤口局部护理,偶尔进行的自体网状骨移植,以及康复治疗。这些方法将在第5章详细讨论。开放性骨折常用外固定治疗。外固定可以稳定骨折并可以重新进行固定,对伤口进行反复清创和骨移植手术。外固定便于患儿活动,以便评估和治疗其他部位的损伤。胫骨和腓骨干开放性骨折最常见,也最难治疗。骨盆开放性骨折不常见,但是约有50%的死亡率。致死原因为早期出血或晚期脓毒症。

第八节　康复

软组织和体腔损伤愈合和骨折愈合后,必须进行康复治疗。康复治疗通常包括活动度训练以及随后的肌肉强度训练。重要的是要对这些儿童进行长期随访,以便确定受伤肢体的功能和生长效果。随访一直要进行到骨骼发育成熟,以便监测伤肢的生长状况。

大多数受伤儿童一般都不必进行正规的理疗和康复治疗。他们的损伤大多数为简单的低速损伤,由于儿童恢复力强,愈合很快。但是对于多发伤儿童,这种情况并不常见。因为损伤的严重性和复杂性,往往需要长期住院行多种手术。虽然研究表明儿童能耐受长期制动而不会发生成人中常见的并发症(如关节僵硬、严重肌肉萎缩和失用性骨质疏松),但仍可发生并发症,而且不一定保证能有好的效果。严重的长期失

能多与中枢神经系统损伤和肌肉骨骼系统损伤有关,这些在儿童中也可发生。有报道表明,积极的治疗可以减少这些并发症并能改善总体效果[58]。第19章将会详述。

一、物理治疗

只要患儿身体状况允许就应开始进行物理治疗。早期物理治疗包括对无损伤或固定肢体的轻度活动度训练以避免软组织萎缩和关节僵硬。这种治疗对于头部或脊柱损伤患者尤为重要。进一步的物理治疗可在儿童身体状况允许时进行,包括转移训练、抵抗力训练和最终的行走训练。必须进行个体化治疗,即根据损伤范围和严重性来决定治疗的类型和程度。物理治疗师和患者的交流及合作非常重要。大多数情况下,当儿童还在创伤中心时就开始进行物理治疗。一旦患儿身体状况不再需要专业化的理疗时,可以考虑转移到别的医疗机构,可能不是创伤救治中心而是一家急救中心,但它离家较近;或者在不再需要急救时转移到一家长期康复中心。将儿童转到创伤中心进行治疗往往距离很远,这会给家庭造成很大的负担。因此,当儿童状况改善后应尽可能将其转入离家近的医院。一些创伤中心能提供急救和长期康复治疗服务。这种创伤中心能在保持治疗连续性的同时将急救转换成长期康复护理状态,患儿的医护都是由相同的治疗医师和理疗师提供的,这会使儿童与他们建立起重要的依赖关系,而切断这种关系会给患儿造成严重伤害。

有严重头部、脊柱和肌肉骨骼损伤的儿童常需要长期的康复治疗,而且更有可能发生永久性残疾[58,61]。严重的头部损伤是需要长期康复以及长期失能的最主要原因。有头部损伤的儿童需要专业化医疗机构来进行长期康复训练,包括身体康复以及认知能力(如语言和学习)的康复。没有中枢神经系统损伤的多发性骨折也会导致长期失能,需要长期康复治疗。除了常规程序外,为了恢复最佳功能往往还需要用矫正器、假体和器具进行特殊治疗。儿童配装矫正器和假体有特殊的要求,因为他们还在继续生长发育,因此必须密切监视并经常调整。合理应用物理治疗可以明显提高这些儿童的预后。

二、心理康复

患儿的心理康复和身体康复同样重要[60,90,91,102]。身体创伤常会造成心理创伤,这在许多病例中被漏诊。

经历最初创伤之后,患者将面对损伤及多次手术带来的持续疼痛、毁容和身体残缺,以及长期远离父母、兄弟姐妹、家人、朋友。这种心理创伤不仅限于患儿,也会影响其父母和家人,常使他们感到要为这次损伤承担责任。高达 60% 的多系统严重创伤儿童在出院 1 年后仍然有性格改变,高达 50% 的儿童有社交、情感和学习方面失能[1]。非正常行为在创伤后儿童中常见,包括恐惧症、学习困难、沮丧和暴怒发作[3]。异常行为不仅见于有头部损伤儿童,也见于没有中枢神经系统损伤的受伤儿童。正常生长发育过程常会延后,而且在许多病例中发现患儿有退化。这种反应可视为正常,但有时会成为极端表现,这种反应通常在伤后 1 个月最明显。对于没有神经损伤的儿童,功能恢复到损伤前水平可长达 12 个月[90,91]。方便儿童活动的骨折坚强固定可减轻儿童和家人的压力,使其心理恢复更迅速[91]。

这些心理问题是不可完全避免的,但是通过早期对患者和家人的干预可以有一定程度的减轻。医护人员必须意识到这类问题并尽量给予支持。要花一些时间去和患儿及其家人沟通,让他们了解伤情、预期后果、要进行的手术类型以及预后。要对疼痛的手术过程进行详细解释,并要强调这项手术的重要性。应该允许患儿表达他们的恐惧和担心,让他们感到这是一个短期过程。必须使他们确信,他们的伤痛是完全可以控制的。应该让家里人尽可能多地陪陪患儿。最好让一名家人陪伴在患儿的病房里。许多病房里有陪护床,以便让患儿父母和患儿睡在一个房间里。社会和心理咨询往往很有必要,尤其是患儿或家人对病情有疑问时。Marcus[60]概述了儿童对创伤的正常和异常心理反应(表 4-12)。

创伤和总体伤势及相关后果对整个家庭的影响是不能忽视的。未受损伤的同胞中有 2/3 显示有心理障碍,而且父母可能因此事件引发婚姻问题。尽管这些问题难以预防,但对出现的问题必须加以认可和解决[44]。

三、教育问题

需要长期住院和康复的患儿学业都会中断,许多病例中断的时间还会延长。学业的中断肯定会使他们的水平落后于同龄儿童,当他们重新回到学校上学时会加重他们的心理问题。只要患儿的状况允许,应尽快开始在医院的课程学习和辅导,而且要认识到辅导学习时间可能比平时长。Harris 和同事的研究表明,经历多发创伤的患儿中 80% 需要在特殊学校接受多年

表 4-12　儿童对创伤的正常和异常心理反应

1. 影响阶段:哭、叫、疼
2. 反弹阶段:防御反射
　回避有关伤情的感受和想法
　行为退缩
　依赖性增加
　噩梦、惊吓反应增加
3. 重返社会和恢复阶段
　回想惨痛经历(想法、感受、活动)
　可能有持续睡眠问题和做噩梦
4. 创伤后阶段
　经历的敏感度降低(想法、感受)
　正常睡眠
　恢复伤前个性状态
　恢复自信和自尊
5. 病理反应
　1~3 阶段延长超出预期
　4 阶段减弱(慢性焦虑、压抑、行为问题、睡眠紊乱、噩梦、
　　罪恶感、孤僻、过度敌意)
　自信和自尊低
　不能从创伤中解脱
　神经症状(神经官能症、大便失禁或其他退行性表现)

(From Marcus, I. M. In; Marcus, R. E. Trauma in Rockville, MD, Aspen, 1986; pp. 245–257.)

教育[44]。van der Sluis 和同事的研究表明,32% 的多发伤患儿需要转学到提供低标准教育的学校[101]。有严重头部损伤的儿童会面临另一类问题,因为他们在康复期间就需要特别的教育计划。

(邓书贞　李世民　译　任秀智　李世民　校)

参考文献

1. Acierno, S.P.; Jurkovich, G.J.; Nathens, A.B. Patterns of emergent operative intervention in the injured child. J Trauma 56:960–964, 2004.

2. American College of Surgeons Committee on Trauma. Advanced Trauma Life Support for Doctors. Student Course Manual. Chapter 10. Extremes of Age: A. Pediatric Trauma. Chicago, American College of Surgeons, 2004.

3. Basson, M.D.; Guinn, J.E.; McElligott, J.; et al. Behavior disturbances in children after trauma. J Trauma 31:1363–1368, 1991.

4. Benoit, R.; Watts, D.D.; Dwyer, K.; et al. Windows 99: A source of suburban pediatric trauma. J Trauma

49:477–481, 2000.

5. Blasier, R.D. Treatment of fractures complicated by burn or head injuries in children. J Bone Joint Surg Am 81:1038–1043, 1999.

6. Blasier, R.D.; McAfee, J.; White, R.; et al. Disruption of the pelvic ring in pediatric patients. Clin Orthop 376:87–95, 2000.

7. Bliss, D.; Silen, M.; Pediatric thoracic trauma. Crit Care Med 30:409–415, 2002.

8. Bowman, S.M.; Zimmerman, F.J.; Christakis, D.A.; et al. Hospital characteristics associated with the management of pediatric splenic injuries. JAMA 294:2611–2617, 2005.

9. Brandt, M.L.; Luks, F.I.; Spigland, N.A.; et al. Diaphragmatic injury in children. J Trauma 32:298–301, 1992.

10. Breaux, C.W.; Smith, G.; Georgeson, K.E. The first two years' experience with major trauma at a pediatric trauma center. J Trauma 30:37–43, 1990.

11. Brown, C.V.; Neville, A.L.; Salim, A.; et al. The impact of obesity on severely injured children and adolescents. J Pediatr Surg 41:88–91, 2006.

12. Brown, J.K.; Jing, Y.; Wang, S.; et al. Patterns of severe injury in pediatric car crash victims: Crash Injury Research Engineering Network Database. J Pediatr Surg 41:362–367, 2006.

13. Brown, R.L.; Brunn, M.A.; Garcia, V.G. Cervical spine injuries in children: A review of 103 patients treated consecutively at a level 1 pediatric trauma center. J Pediatr Surg 36:1107–1114, 2001.

14. Brown, R.L.; Koepplinger, M.E.; Mehlman, C.T.; et al. All-terrain vehicle and bicycle crashes in children: Epidemiology and comparison of injury severity. J Pediatr Surg 37:375–380, 2002.

15. Carreon, L.Y.; Glassman, S.D.; Campbell, M.J. Pediatric spine fractures: A review of 137 hospital admissions. J Spinal Disord Tech 17:477–482, 2004.

16. Cattell, H.S.; Filtzer, D.L. Pseudosubluxation and other normal variation in the cervical spine in children: A study of one hundred and sixty children. J Bone Joint Surg Am 47:1295–1298, 1985.

17. Chan, B.S.H.; Walker, P.J.; Cass, D.T. Urban trauma: An analysis of 1,116 pediatric cases. J Trauma 29:1540–1547, 1989.

18. Cheng, J.C.Y.; Ng, B.K.W.; Ying, S.Y.; et al. A 10-year study of the changes in the pattern and treatment of 6,493 fractures. J Pediatr Orthop 19:344–350, 1999.

19. Chestnut, R.M.; Marshall, L.F.; Klauber, M.R.; et al. The role of secondary brain injury in determining outcome from severe head injury. J Trauma 43:216–222, 1993.

20. Cirak, B.; Ziegfeld, S.; Knight, V.M.; et al. Spinal injuries in children. J Pediatr Surg 39:607–612, 2004.

21. Committee on Injury Scaling. The Abbreviated Injury Scale—1980 Revision. Morton Grove, IL, American Association for Automotive Medicine, 1980.

22. Cooper, A.; Barlow, B.; DiScala, C.; et al. Mortality and truncal injury. The pediatric perspective. J Pediatr Surg 29:33–38, 1994.

23. Cramer, K.E. The pediatric poly trauma patient. Clin Orthop Relat Res 318:125–135, 1995.

24. Davis, D.H.; Localio, A.R.; Stafford, P.W.; et al. Trends in operative management of pediatric splenic injury in a regional trauma system. Pediatrics 115:89–94, 2005.

25. Demetriades, D.; Karaiskakis, M.; Velmahos, G.C.; et al. Pelvic fractures in pediatric and adult trauma patients: Are they different injuries? J Trauma 54:1146–1151, 2003.

26. Demetriades, D.; Murray, J.; Martin, M.; et al. Pedestrians injured by automobiles: Relationship of age to injury type and severity. Am Coll Surg 199:382–387, 2004.

27. Dietrich, A.M.; Ginn-Pease, M.E.; Bartkowski, H.M.; et al. Pediatric cervical spine features: Predominantly subtle presentation. J Pediatr Surg 26:995–1000, 1991.

28. DiScala, C.; Sage, R.; Li, G.; et al. Child abuse and unintentional injuries: A 10-year retrospective. Arch Pediatr Adolesc Med 154:16–22, 2000.

29. Dowd, M.D.; Krug, S. Pediatric blunt cardiac injury: Epidemiology, clinical features, and diagnosis. J Trauma 40:61–67, 1996.

30. Eichelberger, M.R.; Mangubat, E.A.; Sacco, W.S.; et al. Comparative outcomes of children and adults suffering blunt trauma. J Trauma 28:430–434, 1988.

31. Feickert, H.-J.; Drommer, S.; Heyer, R. Severe head injury in children: Impact of risk factors on outcome. J Trauma 47:33–38, 1999.

32. Flynn, J.M.; Sarwark, J.F.; Waters, P.M.; et al. The surgical management of pediatric fractures of the upper extremity. Instr Course Lect 52:635–645, 2003.

33. Flynn, J.M.; Schwend, R.M. Management of pediatric femoral shaft fractures. J Am Acad Orthop Surg 12:347–359, 2004.

34. Flynn, J.M.; Skaggs, D.L.; Sponseller, P.D., et al. The surgical management of pediatric fractures of the lower extremity. Instr Course Lect 52:647–659, 2003.

35. Furnival, R.A.; Woodward, G.A.; Schunk, J.E. Delayed diagnosis of injury in pediatric trauma. Pediatrics 98:56–63. 1996.

36. Garcia, V.F.; Gotschall, C.S.; Eichelberger, M.R.; et al. Rib fractures in children: A marker of severe trauma. J Trauma 30:695–700, 1990.

37. Garvin, K.L.; McCarthy, R.E.; Barnes, C.L.; et al. Pediatric pelvic ring fractures. J Pediatr Orthop 10:577–582, 1990.

38. Gerardi, M.J.; Sacchett, A.D.; Cantor, R.M.; et al. Rapid-sequence intubation of the pediatric patient. Ann Emerg Med 28:55–74, 1996.

39. Glassman, S.D.; Johnson, J.R.; Holt, R.T. Seatbelt injuries in children. J Trauma 33:882–886, 1992.

40. Gustilo, R.B.; Anderson, J.T. Prevention of infection in treatment of 1025 open fractures of long bones: Retrospective and prospective analysis. J Bone Joint Surg Am 58:453–458, 1976.

41. Gustilo, R.B.; Mendoza, R.M.; Williams, D.N. Problems in the management of type II (severe) open

fractures: A new classification of type III open fractures. J Trauma 24:742–746, 1984.

42. Gustilo, R.B.; Merkow, R.L.; Templeman, D. Current concepts review. The management of open fractures. J Bone Joint Surg Am 72:299–304, 1990.

43. Hall, J.R.; Reyes, H.M.; Horvat, M.; et al. The mortality of childhood falls. J Trauma 29:1273–1275, 1989.

44. Harris, B.H.; Schwaitzberg, S.D.; Seman, T.M.; et al. The hidden morbidity of pediatric trauma. J Pediatr Surg 24:103–106, 1989.

45. Harris, G.J.; Soper, R.T. Pediatric first rib fractures. J Trauma 30:343–345, 1990.

46. Heckman, S.R.; Trooskin, S.Z.; Burd, R.S. Risk factors for blunt thoracic aortic injury in children. J Pediatr Surg 40:98–102, 2005.

47. Heinrich, S.D.; Gallagher, D.; Harris, M.; et al. Undiagnosed fractures in severely injured children and young adults: Identification with technetium imaging. J Bone Joint Surg Am 76:561–572, 1994.

48. Herzenberg, J.E.; Hensinger, R.N.; Dedrick, B.K.; et al. Emergency transport and positioning of young children who have an injury to the cervical spine. J Bone Joint Surg Am 71:15–22, 1989.

49. Hoffman, M.A.; Spence, L.J.; Wesson, D.E.; et al. The pediatric passenger: Trends in seatbelt use and injury patterns. J Trauma 27:974–976, 1987.

50. Hu, X.; Wesson, D.E.; Logsetty, S.; et al. Functional limitations and recovery in children with severe trauma: A one-year follow-up. J Trauma 37:209–213, 1994.

51. Injury Mortality Atlas of the United States, 1979–1987. Washington, DC, U.S. Department of Health and Human Services, 1987.

52. Ivarsson, B.J.; Crandall, J.R.; Okamoto, M. Influence of age-related stature on the frequency of body region injury and overall injury severity in child pedestrian casualties. Traffic Inj Prev 3:290–298, 2006.

53. Kaufmann, C.R.; Maier, R.V.; Rivara, F.P.; et al. Evaluation of the Pediatric Trauma Score. JAMA 263:69–72, 1990.

54. Kaufmann, C.R.; Rivara, F.P.; Maier, R.V. Pediatric trauma: Need for surgical management. J Trauma 29:1120–1126, 1989.

55. Kay, R.M.; Skaggs, D.L. Pediatric poly trauma management. J Pediatr Orthop 26:268–277, 2006.

56. Letts, M.; Davidson, D.; Lapner, P. Multiple trauma in children: Predicting outcomes and long-term results. Can J Surg 45:126–131, 2002.

57. Lim, L.H.; Lam, L.K.; Moore, M.H.; et al. Associated injuries in facial fractures: Review of 839 patients. Br J Plast Surg 46:635–638, 1993.

58. Loder, R.T. Pediatric polytrauma: Orthopaedic care in hospital course. J Orthop Trauma 1:48–54, 1987.

59. Loder, R.T.; Gullahorn, L.J.; Yian, E.H.; et al. Factors predictive of immobilization complications in pediatric polytrauma. J Orthop Trauma 15:338–341, 2001.

60. Marcus, I.M. Emotional and psychological implications of trauma. In: Marcus, R.E., ed. Trauma in Children. Rockville, MD, Aspen, 1986, pp. 245–257.

61. Marcus, R.E.; Mills, M.; Thompson, G.H. Multiple injury in children. J Bone Joint Surg Am 65:1290–1294, 1983.

62. Mayer, T.; Matlak, M.E.; Johnson, D.G.; et al. The modified injury severity scale in pediatric multiple trauma patients. J Pediatr Surg 15:719–726, 1980.

63. Mayer, T.; Walker, M.L.; Clark, P. Further experience with the modified abbreviated injury severity scale. J Trauma 24:31–34, 1984.

64. Meier, R.; Krettek, C.; Grimme, K.; et al. The multiply injured child. Clin Orthop Relat Res 432:127–131, 2005.

65. Moulton, S.L. Early management of the child with multiple injuries. Clin Orthop 376:6–14, 2000.

66. Mubarak, S.J.; Carroll, N.C. Volkmann's contracture in children: Aetiology and prevention. J Bone Joint Surg Br 61:285–293, 1979.

67. Musemeche, C.A.; Barthel, M.; Cosentino, C.; et al. Pediatric falls from height. J Trauma 31:1347–1349, 1991.

68. Mutabagani, K.H.; Coley, B.D.; Zumberge, N.; et al. Preliminary experience with focused abdominal sonography for trauma (FAST) in children: Is it useful? J Pediatr Surg 34:48–54, 1999.

69. Osler, T.M.; Vane, D.W.; Tepas, J.J.; et al. Do pediatric trauma centers have better survival rates than adult trauma centers? An examination of the National Pediatric Trauma Registry. J Trauma 50:96–99, 2001.

70. Ott, R.; Krämer, R.; Martas, P.; et al. Prognostic value of trauma scores in pediatric patients with multiple injuries. J Trauma 49:729–736, 2000.

71. Patel, J.C.; Tepas, J.J. 3rd. The efficacy of focused abdominal sonography for trauma (FAST) as a screening tool in the assessment of injured children. J Pediatr Surg 34:44–47, 1999.

72. Peclet, M.H.; Newman, K.D.; Eichelberger, M.R.; et al. Patterns of injury in children, J Pediatr Surg 25:85–90, 1990.

73. Peclet, M.H.; Newman, K.D.; Eichelberger, M.R.; et al. Thoracic trauma in children: An indicator of increased mortality. J Pediatric Surg 25:961–966, 1990.

74. Pennecot, G.F.; Gouraud, D.; Hardy, J.R.; et al. Roentgenographical study of the stability of the cervical spine in children. J Pediatr Orthop 4:346–352, 1984.

75. Pigula, F.A.; Wald, S.L.; Shackford, S.R.; et al. The effect of hypotension and hypoxia on children with severe head injuries. J Pediatr Surg 28:310–316, 1993.

76. Pitone, M.L.; Attia, M.W. Patterns of injury associated with routine childhood falls. Pediatr Emerg Care 22:470–474, 2006.

77. Potoka, D.A.; Schall, L.C.; Gardner, M.J.; et al. Impact of pediatric trauma centers on mortality in a statewide system. J Trauma 49:237–245, 2000.

78. Reid, A.B.; Letts, R.M.; Black, G.B. Pediatric

Chance fractures: Association with intra-abdominal injuries and seatbelt use. J Trauma 30:384–391, 1990.

79. Rieger, H.; Brug, E. Fractures of the pelvis in children. Clin Orthop 336:226–239, 1997.

80. Rothenberg, S.; Moore, E.E.; Maxx, J.A.; et al. Selective management of blunt abdominal trauma in children. The triage role of peritoneal lavage. J Trauma 27:1101–1106, 1987.

81. Rumball, K.; Jarvis, J. Seat-belt injuries of the spine in young children. J Bone Joint Surg Br 74:571–574, 1992.

82. Sawyer, J.R.; Flynn, J.M.; Dormans, J.P.; et al. Fracture patterns in children and young adults who fall from significant heights. J Pediatr Orthop 20:197–202, 2000.

83. Schalamon, J.; v. Bismarck, S.; Schober, P.H.; et al. Multiple trauma in pediatric patients. Pediatr Surg Int 19:417–423, 2003.

84. Scheidler, M.G.; Shultz, B.L.; Schall, L.; et al. Risk factors and predictors of mortality in children after ejection from motor vehicle crashes. J Trauma 49:864–868, 2000.

85. Silber, J.S.; Flynn, J.M. Changing patterns of pediatric pelvic fractures with skeletal maturation: Implications for classification and management. J Pediatr Orthop 22:22–26, 2002.

86. Silber, J.S.; Flynn, J.M.; Katz, M.A.; et al. Role of computed tomography in the classification and management of pediatric pelvic fractures. J Pediatr Orthop 21:148–151, 2001.

87. Skaggs, D.L.; Kautz, S.M.; Kay, R.M.; et al. Effect of delay of surgical treatment on rate of infection in open fractures in children. J Pediatr Orthop 20:19–22, 2000.

88. Sledge, J.B.; Allred, D.; Hyman, J. Use of magnetic resonance imaging in evaluating injuries to the pediatric thoracolumbar spine. J Pediatr Orthop 21:288–293, 2001.

89. Spiegel, P.G.; Mast, J.W. Internal and external fixation of fractures in children. Orthop Clin North Am 11:405–421, 1980.

90. Stancin, T.; Kaugars, A.S.; Thompson, G.H.; et al. Child and family functioning 6 and 12 months after a serious pediatric fracture. J Trauma 51:69–76, 2001.

91. Stancin, T.; Taylor, H.G.; Thompson, G.H.; et al. Acute psychological impact of pediatric orthopaedic trauma with and without accompanying brain injuries. J Trauma 45:1031–1038, 1998.

92. Sturm, P.F.; Glass, R.B.J.; Sivit, C.J.; et al. Lumbar compression fractures secondary to lap-belt use in children. J Pediatr Orthop 15:521–523, 1995.

93. Swischuk, L.E. Anterior displacement of C2 in children: Physiologic or pathologic? Radiology 122:759–763, 1977.

94. Swischuk, L.E.; Swischuk, P.N.; John, S.D. Wedging of C-3 in infants and children: Usually a normal finding and not a fracture. Radiology 188:523–526, 1993.

95. Teasdale, G.; Bennet, B. Assessment of coma and impaired consciousness: A practical scale. Lancet 2:81–84, 1974.

96. Tepas, J.J., III; DiScala, C.; Ramenofsky, M.L.; et al. Mortality and head injury: The pediatric perspective. J Pediatr Surg 25:92, 1990.

97. Tepas, J.J., III; Mollitt, D.L.; Talbert, J.L.; et al. The pediatric trauma score as a predictor of injury severity in the injured child. J Pediatr Surg 22:14–18, 1987.

98. Tepas, J.J.; Ramenofsky, M.L.; Mollitt, D.L.; et al. The pediatric trauma score as a predictor of injury severity: An objective assessment. J Trauma 28:425–429, 1988.

99. Thompson, G.H.; Wilber, J.H.; Marcus, R.E. Internal fixation of fractures in children and adolescents. A comparative analysis. Clin Orthop 188:10–20, 1984.

100. Tolo, V.T. Orthopaedic treatment of fractures of the long bones and pelvis in children who have multiple injuries. Inst Course Lect 49:415–423, 2000.

101. van der Sluis, C.K.; Kingma, J.; Eisma, W.H.; et al. Pediatric polytrauma: Short-term and long-term outcomes. J Trauma 43:501–505, 1997.

102. Wesson, D.E.; Scorpio, R.J.; Spence, L.J.; et al. The physical, psychological, and socioeconomic costs of pediatric trauma. J Trauma 33:252–257, 1992.

103. Wesson, D.E.; Williams, J.I.; Salmi, L.R.; et al. Evaluating a pediatric trauma program: Effectiveness versus preventable death. J Trauma 28:1226–1231, 1988.

104. Wesson, D.E.; Williams, J.I.; Spence, L.J.; et al. Functional outcome in pediatric trauma. J Trauma 29:589–592, 1989.

105. Yian, E.H.; Gullahorn, L.J.; Loder, R.T. Scoring of pediatric orthopaedic polytrauma: Correlation of different injury scoring systems and prognosis for hospital course. J Pediatr Orthop 20:203–209, 2000.

106. Yue, J.J.; Churchill, R.S.; Cooperman, D.R.; et al. The floating knee in the pediatric patient. Nonoperative versus operative stabilization. Clin Orthop 376:124–136, 2000.

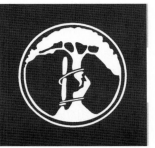

第 **5** 章

骨折伴随软组织损伤

Sanjeev Sabharwal, M.D., *Fred F.Behrens, M.D.

第一节　特征

尽管骨骼成熟和现有疾病(比如成骨不全)会影响开放骨折和脱位的损伤形式,动能 $E_k=mv^2/2$ 比其他任何参数更能决定特定损伤的严重性和特征。因此,闭合性儿科骨折多是由低能量室内活动和玩耍所致,而2岁以上的儿童中,超过80%的开放骨折是由于机动车交通事故和其他事故造成的[31]。即使是青少年,体育活动造成的开放骨折也占不到5%。尽管有些开放骨折发生在长骨体生长板,但是绝大多数发生在骨干。

学龄前儿童因为体重轻、保护性皮下脂肪量多以及接触高风险活动的机会有限,因此开放骨折很少见;此外,在这个年龄组里,高能暴力常导致死亡而不是肢体损伤。会导致开放骨折的巨大能量还会导致一些相关损伤。

第二节　分类

开放性肌肉骨骼损伤的大多数分类方法都考虑了软组织损伤的大小、严重性和范围,但是忽略了一些可变因素,如伤口污染、骨折模式和伴发损伤。目前针对儿童和成人应用最广泛的开放性骨折分类系统是1976年由 Gustilo 和 Anderson 提出的,依据软组织损伤程度分为3大类。1984年对其进行了修改以便对最严重的损伤进行鉴别区分(表5-1)[29]。尽管 Gustilo 分类法被广泛应用,但对其可靠性和可重复性一直存在争议[14,19,36]。

I 类开放性骨折的伤口长度小于1cm。伤口通常是清洁的穿透伤,其中骨折断端穿出皮肤。这类骨折通常伴有很小的软组织损伤,并且没有挤压伤的迹象。这类骨折通常是简单的横行或短斜行,几乎没有粉碎骨折。

II 类开放性骨折的撕裂伤口长度大于1cm,但是没有出现广泛的软组织损伤。这类骨折伴有轻微或中度挤压伤、骨折部位中度粉碎以及伤口中度污染。

III 类开放性骨折的特点是广泛的皮肤、肌肉、骨骼损伤并可能有神经血管结构损伤。可能有重度伤口污染。III 类损伤又分为3个亚型。III A 型损伤中,尽管损伤范围广,但骨折骨的软组织覆盖仍充分。这一亚型包括由高能创伤所致的节段性和严重粉碎性骨折,

表5-1　开放性骨折的分类	
类型	描述
I	皮肤伤口小于或等于1cm,清洁。大多数是从内到外。轻度肌肉挫伤,简单的横行或短斜行骨折
II	裂伤伤口超过1cm长,伴有广泛的软组织损伤,皮瓣或撕裂伤。小到中度挤压伤。简单横行或短斜行骨折伴轻度粉碎
III A	广泛的软组织破坏,包括肌肉、皮肤和神经血管结构。通常为高速伤伴有挤压伤
III B	广泛的软组织损伤伴有骨膜剥离和骨外露。通常伴有大量污染
III C	有需要修复的血管损伤

(From Gusilo,R.B.;Mendoza,R.;Williams,D.Problems in the management of type III (severe)open fracture:A new classification of type III open fractures.J Trauma 24:742-746,1984, ⓒ1984,The Wilkins Company,Baltimore.)

不考虑其伤口大小。ⅢB 型损伤有广泛的软组织破坏或缺失,伴有骨膜剥离和骨暴露。常可见重度污染和骨折块粉碎。通常需要移植局部或游离皮瓣,以达到满意的软组织覆盖。ⅢC 型损伤包括伴有需要修复的动脉损伤的任何开放性骨折,而不考虑软组织损伤的范围。伤口感染、延迟愈合、骨不连、截肢和伤残的发生率与软组织损伤的类型直接相关。损伤越严重,并发症的风险越高[29,35,63]。

割草机所致的开放性骨折和农场损伤尤其需要注意,因为二者都会因为碎片的冲击或者刀片的直接损伤造成严重污染的开放性损伤。其中,割草机以3000rpm 旋转并产生约 2100 英尺磅的动能[56]。割草机损伤常导致筋膜室综合征,通常发生于 14 岁以下的儿童[47]。龙卷风和割草机损伤常会并发创伤后混合菌丛(主要是革兰阴性杆菌)感染[55]。

一、毁损性肢体

随着院前救治的进步以及游离皮瓣和微血管重建技术的发展[25,37,51],涉及血管受损或部分截肢的有广泛开放骨折的许多肢体现在已能得到挽救。然而,尽管儿童通常有很高的愈合潜力,但是一些较严重的开放性骨折经一期截肢所达到的治疗效果,比通过复杂的重建手术的治疗效果好,后者只能给患者留下不靠谱的美容效果和微乎其微的功能[23]。为了给决定肢体挽救还是截肢时提供一些指导,很多研究者提出了一些严重性指标。1990 年,Johansen 和同事[39]提出毁损肢体严重程度评分(MESS),这是一套依据骨骼和软组织损伤、肢体缺血、休克和患者年龄针对下肢创伤的评分系统(表 5-2)。在一个近期Ⅲ级开放性下肢骨折的系列中[18],MESS 预测儿童肢体成功挽救的准确率为 93%;预测截肢的准确率为 63%。

二、闭合性骨折伴严重软组织损伤

现在越来越清楚的是,暴力导致的一些闭合性骨折可导致下肢和骨盆周围广泛的软组织袖脱套而不会造成开放伤[71,72]。这些伴有严重软组织损伤的闭合性骨折的特点是皮肤挫伤、深层擦伤、烧伤或真皮与皮下软组织的明显分离。即使是儿童,这类损伤也能导致骨折部位部分或全部组织缺失以及继发性感染。为了避免灾难性的后果,这些损伤必须作为开放性骨折来治疗,以便重复进行损伤评估并减少并发症。Tscherne[71]提出一种分类系统,将这些变化莫测的损伤分成 4 类,有利

于在不同的治疗方案中做出选择(表 5-3)。近来有报道称,对多例成人患者的这类损伤进行经皮引流和清创可获得成功[72]。

表 5-2 重复损伤肢体严重程度评分

损伤情况	分数
骨骼/软组织损伤	
低能量(刺伤、简单骨折、民间枪伤)	1
中能量(开放或多发骨折、脱位)	2
高能量(近距离枪伤或战场枪伤、挤压伤)	3
极高能量(上述各项再加上严重污染、软组织撕裂)	4
肢体缺血	
脉搏弱或缺失,但灌注正常	1*
无脉;感觉异常,毛细血管再充盈降低	2*
凉、麻痹、无感觉、麻木	3*
休克	
收缩压经常>90 mmHg	0
短暂性低血压	1
持续性低血压	2
年龄(岁)	
<30	0
30~50	1
>50	2

* 缺血时间超过 6 小时者,评分加倍。

(From Johansen, K.;Daines, M.; Howey,T.; et al.Objective criteria auucurately predict amputation following lower extremity trauma. J Trauma 30:568–572,1990,© 1984, The Williams & Willins Company, Baltmore.)

表 5-3 伴有软组织损伤的闭合性骨折的分类

0	轻度软组织损伤,间接暴力,简单骨折模式。例如,滑雪者的胫骨扭转骨折
Ⅰ	从里向外加压导致的表面擦伤或挫伤,轻度到中度的较重骨折形态。例如,踝关节旋前骨折脱位伴内踝上方的软组织损伤
Ⅱ	受污染的深部擦伤伴有局部皮肤或肌肉拉伤,将发生筋膜室综合征,严重骨折。例如,胫骨的节段性撞击骨折
Ⅲ	广泛的皮肤挫伤或挤压伤,下层肌肉损伤可能严重,皮下撕脱,失代偿性筋膜室综合征,伴有主要血管损伤,严重或粉碎的骨折形态

(From Tscherne,H.;Oestern,H.–J.[A new classification of soff-tissue damage in open and closed fractures (author's transl)] Unfallheilkunde 85:111–115,1982.)

第三节 治疗计划

一、概述

尽管儿童的大多数骨和软组织损伤有很大的治愈潜能,但是儿童的开放性肌肉骨骼损伤的治疗目标和原则与成人是相同的。其主要目标包括:①恢复和保留生存功能;②预防伤口感染;③愈合软组织损伤;④恢复骨骼解剖结构和骨连接;⑤恢复最佳的身体和心理功能。

实现这些目标的有效方法包括:①及时的初始复苏;②先对危及生命的损伤进行全面彻底的评估,接着对骨折部位进行仔细评估;③入院初合适的抗生素治疗;④广泛且可能多次重复清创后进行伤口覆盖;⑤骨折复位固定;⑥需要时行自体骨移植;⑦修复主要骨缺损;⑧全面的功能和心理康复。这些干预措施会交错进行或按临时改进的顺序进行,这取决于患者年龄、损伤模式和伴发损伤。这些措施之间也会相互影响,例如,伤口闭合的类型和时机,可能影响骨折固定的选择。

儿童急救准则遵循的是为成人同类损伤制定的准则。除了强有力的急救干预外,这些损伤的最终结果还取决于全面的康复计划,包括物理治疗以及教育和对家庭的社会经济支持。

二、初始救护

在受伤现场,要对开放伤口进行无菌辅料覆盖。通过局部压迫控制大出血。通过轻柔的牵引和手法推拿使各骨折段对位,然后用夹板固定以便于转运。

在急诊室,评估和监测患者的生存功能,并对所有的器官系统进行全面的评估。建立一条或多条静脉通路。如果完全去除了伤口敷料,就要戴上口罩和手套。完成病史采集和体格检查之后,应拍摄相关的 X 线片并取血进行全血计数、分型和交叉配血及血清电解质测定。然后给予破伤风预防疫苗[58]和静脉内首剂广谱抗生素[30,57,63]。对怀疑有肢体血管损伤的任何患者都要及时转移到手术室进行进一步评估以及可能的血管探查和修复。不推荐做术前血管造影,否则会进一步延长热缺血时间。

三、伤口污染和抗生素应用

1.伤口污染

谨慎的做法是,对所有开放性骨折、脱位和坏死组织覆盖的闭合性损伤都认为已受到污染[57]。如果坏死组织留存在伤口内,很有可能发生感染[52,68]。儿科开放骨折的感染率稍低于成人[66]。Patzakis 和 Wilkins[57]在 1989 年报道的 55 例儿童开放性骨折中仅有 1 例感染(1.8%)。相反,在 1049 例成人开放性骨折中总感染率为 7.2%。在一组 554 例儿童开放性骨折中,Skaggs[63]报道的总感染率为 3%,Ⅰ类和Ⅱ类损伤的感染率为 2%,Ⅲ类骨折为 8%。在软组织损伤较轻的骨折中,致病菌通常为金黄色葡萄球菌以及需氧或兼性革兰阴性杆菌,而在ⅢB 和ⅢC 严重型损伤中多为混合菌丛[57]。在所有开放性骨折中,Patzakis 和 Wilkins[57]发现胫骨损伤的感染率最高。在两项儿童胫骨骨折的研究中,总体感染率为 10% 和 11%,与成人中报道的相似[35,38]。Ⅰ类损伤没有发生感染,而Ⅱ类损伤的感染率为 12%,Ⅲ类损伤为 21% 和 33%[35,38]。

2.梭状芽孢杆菌感染

(1)破伤风

破伤风是一种罕见疾病,美国每年报道的病例大约仅有 200 例,死亡率为 10%~40%[10]。被认为易于发生破伤风的伤口包括:被尘土、唾液或排泄物污染的伤口;穿透伤,包括无菌性注射;弹片伤;烧伤;冻伤;撕脱伤;挤压伤;以及延迟清创的伤口。致病菌是破伤风梭状芽孢杆菌,这是一种革兰阳性杆菌,这类菌最适宜在缺氧环境和坏死组织中生长。其临床表现由作用于骨骼肌肉、外周神经和脊髓上的毒素所致。全身性破伤风的最初表现是伤口、周围的肌肉痉挛、颈部强直、反射亢进和面部表情改变。后期所有肌肉群的收缩导致角弓反张和急性呼吸衰竭。

破伤风是可以通过应用甲醛处理、被称为破伤风毒素的破伤风痉挛毒素进行自动免疫来防治的。免疫实践顾问委员会建议对年龄为 2 个月、4 个月、6 个月、15 个月、4~6 岁的婴儿和儿童用白百破疫苗进行自动免疫[1]。完成基础剂量系列注射可使绝大多数接受疫苗注射的人对破伤风的体液免疫至少 10 年。没有完成基本免疫系列注射或 10 年内未接受加强剂量注射的开放性骨折儿童或青少年应该接受破伤风毒素注射,对各个年龄段的患者均按 0.5mL 剂量进行肌肉内注射。正如一项群体研究表明,免疫力是不可预测的[24]。应用破伤风毒素可使患者在下次外伤事件中获得免疫,但是并不能保证预防急性损伤的破伤风[58]。如果儿童从来没有接受过破伤风基本免疫注射,应补加人破伤风免疫球蛋白(HTIG)被动免疫注射。剂量大小随年龄而变,但是 10 岁以上年龄的接受剂量应为250 单位,5~10 岁的应为 125 单位,5 岁以下的应为75 单位。破伤风免疫球蛋白和破伤风毒素不应当在同一部位注射,但是可以在同一天注射。开放伤口的彻底清创和无存活可能的组织的全部切除是破伤风预防的重要组成部分。

(2)气性坏疽

气性坏疽通常是由产气荚膜状杆菌或坏疽荚膜梭状杆菌所致,属于革兰阳性孢子形成厌氧菌,可产生大量外毒素。气性坏疽最常发生于初始伤口闭合之后、开放挤压伤后以及被肠内容物或泥土污染的伤口[13,57]。这些微生物所产生的外毒素会产生局部水肿、肌肉和脂肪坏死以及局部血管的血栓形成。梭状芽孢杆菌还能产生几种气体进入周围组织内从而加快感染的传播。在终末期,梭状芽孢杆菌感染可导致溶血、肾小管坏死和肾衰竭[13,20]。

开放性骨折后气性坏疽的最早期症状包括感染部位的剧烈疼痛,伴有高热、寒战、心动过速、挫伤和中毒症状。最初,伤口周围皮肤严重水肿且凉,但是没有捻发音。后期,皮肤呈棕色或青铜色,有捻发音,并有淡棕色带有刺激性气味的液体渗出。影像学显示在肌肉和筋膜束平面有气体形成。对分泌物的革兰染色表明是有孢子的革兰阳性杆菌。

并非所有的创伤后捻发音都是由气性坏疽所致,也可因创伤、外科手术或化学刺激导致空气进入而引起,尤其在伤后最初的 12 小时。气性坏疽所致的捻发音常发生于伤后 12~60 小时;最初轻微,但随时间不断进展。

早期气性坏疽治疗中的最重要步骤是彻底清创,去除所有的坏死肌肉并对所在间室行筋膜切开术以缓解水肿压力和增强血流。通常需要进行多次清创。此外,患者应当接受青霉素静脉滴注(分次给予每天几百万单位)。对青霉素过敏的患者,可静脉内滴注克林霉素(Cleocin Phosphate)或甲硝唑(Flagyl)。因为梭状杆菌感染的伤口通常包含有混合菌丛,所以通常加注头孢霉素和氨基糖苷类。多价气性坏疽血清可能导致过敏反应,其作用尚未证实。应用高压氧有一定好

处[13,20],因为升高的组织氧压有助于抑制梭状杆菌生长和外毒素的产生。然而,这些技术无法替代仔细的手术清创。

3.抗生素

全身性抗生素

绝大多数开放性骨折损伤时已被细菌污染。革兰阴性菌和革兰阳性厌氧菌是与骨折相关感染的主要致病原[57,66]。开放性骨折发生感染的风险直接取决于软组织损伤的严重程度、污染范围、相关菌群的致病毒性、适当抗生素的及时应用以及充分的手术清创。

现已证实,抗生素的应用可以有效降低开放性骨折的感染风险。抗生素治疗应在急诊室开始。早期应用适当抗生素的作用在儿童开放性骨折的大型多中心研究中已得到证实[63]。在伤后 3 小时内静脉内输注抗生素是减少这些儿童的感染率的最重要因素。Patzakis 和Wilkins[57]发现,在未接受抗生素注射的 79 例患者中感染率为 13.9%,而在接受广谱抗生素注射的 815 例患者中感染率为 5.5%(单独应用头孢噻吩或头孢孟多加妥布霉素)。当进行另一项大手术时应再次使用抗生素,例如延迟的初次或二次伤口闭合、有选择的切开复位内固定或者骨移植。延长抗生素治疗并不能减少伤口感染的发生率,反而会促进耐药菌的发展[57]。

对于所有开发性骨折,头孢菌素[头孢唑啉 100mg/(kg·d),分多次给药,每 8 小时给一次,最大剂量是每 8 小时 2g]是目前推荐治疗的一线药物[29,66]。对于那些已知对盘尼西林或头孢菌素过敏的患者可用克林霉素[15~40mg/(kg·d),分多次给药,每 8 小时给一次,最大剂量是每天 2.7g]替代头孢菌素。对Ⅰ型损伤,这种治疗最初应持续 24~72 小时。Ⅱ型或Ⅲ型开放性骨折应当联合应用头孢菌素和氨基糖苷[庆大霉素 5~7.5mg/(kg·d),分多次给药,每 8 小时给一次],以覆盖革兰阳性和阴性菌。这和抗生素联合治疗亦应持续 24~72 小时。如果患者是梭状杆菌感染的高危人群应加注青霉素[150 000 单位/(kg·d),分多次给药,每 6 小时给一次,最大剂量是每天 2400 万单位]。坚决彻底地去除所有的坏死软组织并应用全身性抗生素是防止创伤后伤口感染的基本手段。

四、伤口护理

1.冲洗和清创

尽管近来的一项报道[63]建议对某些儿童开放性骨折的冲洗和清创可以延迟至伤后 24 小时不会有任何

负面影响,但对这种方法尚有争议[41,44]。在手术室内,麻醉诱导之后要对伤肢用无菌技术进行术前准备和覆盖。为避免骨折部位受到污染,在最初一项手术(清创)程序中应使用单独的一套器械。清创完成之后,手术小组在进行骨折固定和进行最后伤口敷裹之前应在更换手术部位敷裹的同时更换手套和手术衣。虽然充气止血带可作为安全措施,但是除非有大量出血否则不要充气。接下来进行开放性骨折治疗中最重要的程序:探查实际损伤的真正范围,这通常会超过表观损伤 2~3 倍。很多线索可提示外科医生了解损伤部位的真正范围,其中包括:造成损伤的估计能量,挫伤和继发皮肤伤口的大小和部位,以及影像特征,如沿软组织平面延伸的气囊和骨折块与神经血管结构的关系。

要用这些信息来指导清创的进行,使清创成为一种经过详细计划的系统操作程序,以便把伤口中所有异物和坏死组织清除干净。首先,充分扩展伤口边缘以便能无障碍地进入整个损伤部位(图 5-1 至 5-4)。这些切口应当能延展,不得形成皮瓣,而且应避开血管和神经分布区。应切除所有的死皮和坏死皮肤直至出血缘,并对坏死或受污染的皮下组织和脂肪进行彻底清创。切除受污染的筋膜,进行预防性筋膜切除术和筋膜室切开术以便能让受伤组织肿胀而不会导致继发性血管损伤和组织坏死。缺血的肌肉是细菌的主要培养基,因此损伤后应彻底切除。可存活性的经典标志是 4"C":一致性、收缩性、颜色和放血容量,但不

幸的是,这不一定可靠。用镊子轻柔刺激后肌肉的收缩能力以及有动脉出血似乎是可存活性的最好标志。

主要骨折块的髓腔必须仔细检查并清除任何污染。松质骨,如果能够充分清理,可以作为非常好的移植材料。带有有限软组织附着的大块皮质骨通常予以保留,尤其是在它们提供了内在骨性稳定性时。即使是因为严重污染需要去掉大块皮质骨时,也应当尽量保留周围的骨膜,因为这样有利于后续的骨缺损的重建。主要的神经血管结构应当仔细地鉴别并尽可能加以保留。当所有受污染、坏死和缺血的组织被去除且剩余的伤口空腔被有活力、有血运的组织填充时,清创完成。

在清创的同时,要对伤口用大量的等渗溶液进行冲洗。一项近期的临床研究对临床上应用抗生素溶液代替无菌肥皂水冲洗开放骨折的伤口提出质疑[3]。最好使用脉冲式喷头冲洗,但应避免高压。在一项动物研究中[9],低压灌洗对下方骨头造成的损伤较少,而且在去除开放性股骨骨折模型上的细菌方面的效果与高压灌洗一样。

神经、血管、肌腱、关节软骨和骨如果显露在外,需要用局部的软组织或皮肤覆盖。手术延伸的伤口通常需要闭合,残留的伤口空腔要么在引流下松松地闭合,要么用浸过等张盐水或抗生素敷料覆盖。因为容易低估软组织坏死的范围,所以伴有广泛污染的损伤和(或)软组织创伤需要在 48~72 小时内在手术室进

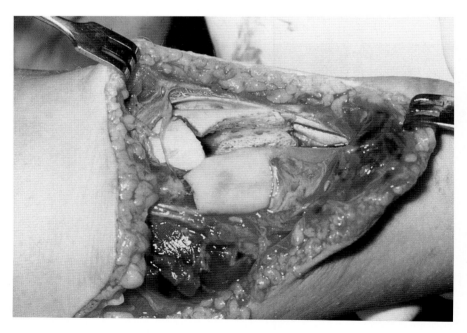

图 5-1　一名由于横穿马路而被汽车撞伤的 7 岁男孩的 III A 型开放性胫骨骨折。

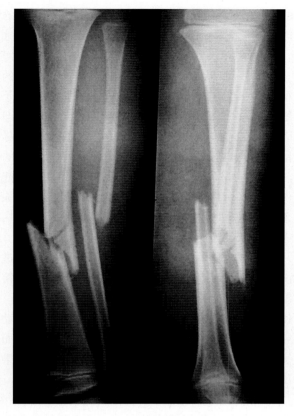

图 5-2 入院时的胫骨 X 线片。

行重新评估。同时，还必须尽可能切除更多的坏死组织。每隔 2~3 天或更短的时间都要重复进行清创，直到所有下层组织看起来都能存活，而且伤口已被覆盖。现已放弃围术期培养，因为它们较贵且没什么作用[43,52,73]。

2.筋膜室综合征

尽管儿童筋膜室综合征的诊断、治疗和长期影响已有详细描述，但是对开放性骨折中的筋膜室综合征的认知仍然很少。实际上，筋膜室内压力增高在 III 型开放性骨折中以及遭受多发损伤的儿童中最常见[17,38]。由于儿童的交流表达能力有限，这些孩子常处于被误诊或延迟诊断的危险中，尤其是当他们进行插管治疗或有头部损伤、外周神经损伤或精神创伤时。为避免造成大的灾难，对于有此风险的儿童或忍受肌肉缺血超过 4 个小时的儿童，应及时测定筋膜室压力。通常，特定肢体部分的一个以上筋膜室都需要进行减压。儿童中不需要皮肤移植的所有筋膜室切口都可以延迟进行一期闭合。

第四节 截肢

创伤是导致儿童截肢的首要病因[46,47]。这些创伤大多是由电动工具和机器，如割草机（图 5-5 至 5-10）所致。其他原因还包括农场损伤、机动车事故、烧伤、地矿、枪伤和爆炸伤[46]。一个中西部救治中心，在 20 年内，235 名儿童中有 256 例创伤性截肢[47]。他们中割草机损伤占 29%，农场机器损伤占 24%，机动车事故占 16%，火车事故占 9%，其他原因占 22%。现已发现，损

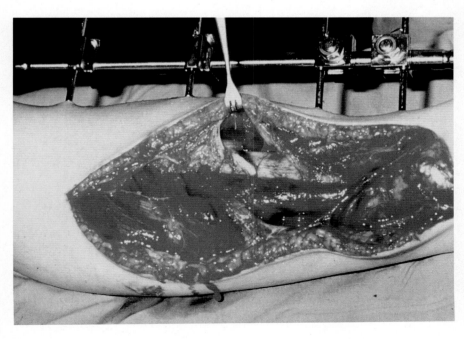

图 5-3 清创术后，对深部和浅表后筋膜室进行了广泛筋膜切开术，并用前方单侧外固定器获得了稳定。

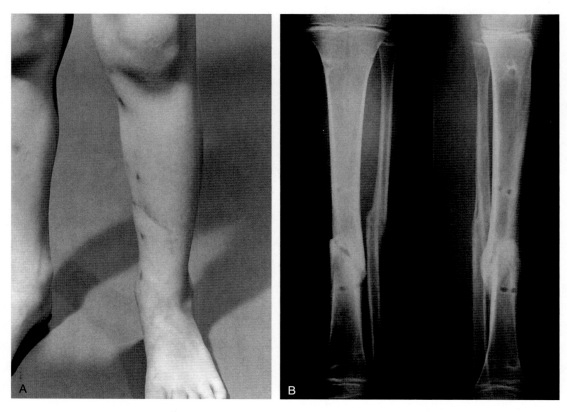

图 5-4　伤后 3 个月时去除固定器后的照片(A)和 X 线片(B)。

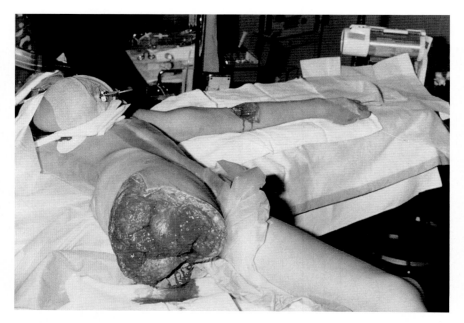

图 5-5　患者为 11 岁男孩,被快速运转的除雪装置所伤,行创伤性右侧膝上截肢,ⅢA 型开放性、粉碎性左侧肱骨骨折和闭合性右前臂骨折。

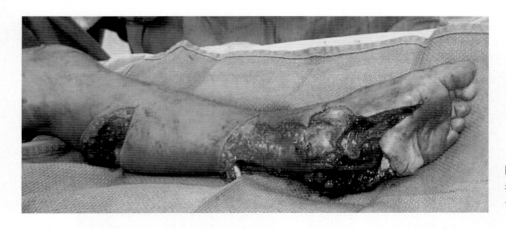

图 5-6 患者为 6 岁男孩,其左腿被割草机严重损伤。这种损伤是不可修复的。

伤类型有季节性变化,割草机损伤在夏季更常见,农场损伤在春秋季更常见。损伤时的平均年龄也有变化,烧伤导致的截肢多发生在年幼儿童,划船所致的损伤多见于青少年。事实上,10 岁以下的儿童割草机损伤占所有截肢的 42%[48]。如果不允许 14 岁以下的儿童靠近割草机,则可以防止大约 85% 的损伤发生。在另一项包括 74 名创伤性截肢儿童的研究中,53% 的儿童在事故中没有得到监护[70]。为减少这些灾难性损伤的发生,我们需要更好的公众教育。

尽管对儿童截肢还没有明确指导原则,但强烈提示需要截肢的一些临床表现包括:不可恢复的血供,热缺血时间超过 6 小时,可存活肌肉大量缺失,不能

被游离皮瓣替代,同一肢体还有严重的继发性骨或软组织损伤,MESS 评分为 7 分或更高[11]。过去,保护性足底感觉的缺失是足部截肢的一项附加指征[11]。然而,如果损伤是由于胫后神经麻痹所致,可能过些时间就会恢复。要尽可能在初次清创时做出截肢的决定,因为至少对于成人,一期截肢的长期效果较好[23]。

创伤性截肢儿童的护理与有相似损伤的成人是不一样的。对儿童将来的生长潜能、较好的愈合能力、终端骨过度生长以及心理与情感因素都要进行特殊的考虑。如有可能,考虑保留软骨干骺端和生长板。例如,远端股骨生长板提供了 70% 的股骨生长,而且年幼时行膝上截肢会导致过分短的截肢残肢,会给假肢

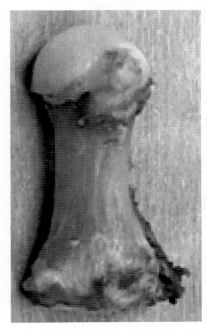

图 5-7 从被截肢腿上取下的第一跖骨。

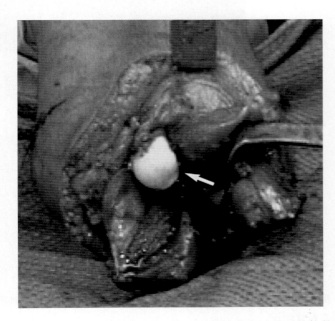

图 5-8 将第一跖骨植入到胫骨残肢的髓腔内,起到骨软骨移植的作用。

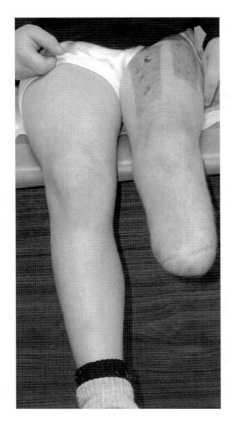

图 5-9　膝下截肢手术后的早期随访照片。患者需要进行分层皮肤移植。

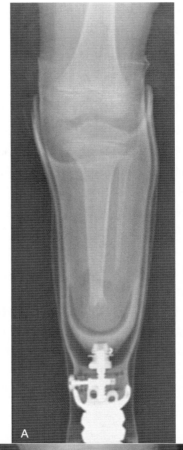

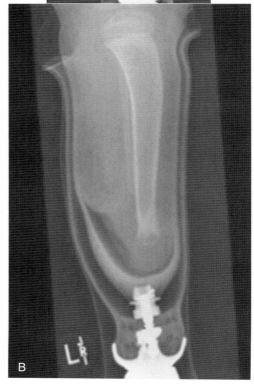

安装造成困难。需要对残肢生长能力进行评估以便决定截肢长度。例如，成人膝下截肢的理想胫骨长度是 12.5~17.5cm，这取决于身高。对于儿童，合理的经验法则是，每 30cm（1 英尺）身高保留 2.5cm（1 英寸）长的胫骨。

　　如有可能，应保留残留骨段端部的关节软骨，以防止终端骨过度生长的潜在问题。这种现象常见于骨干和干骺端截肢之后，并依次影响胫/腓骨、肱骨和股骨。将髓腔用含有骨软骨塞的生物盖帽闭塞可防止发生终端过度生长。进行膝下截肢时，可以使用第一跖骨、距骨顶、髂骨嵴或同侧腓骨头（图 5-6 至 5-10）。经干骺端或经骨干进行胫骨或肱骨截肢的 12 岁以下儿童，截肢时建议使用生物盖帽。

　　儿童一般有较好的愈合潜能，因此可以保留更多的肢体。皮肤移植，尤其是涉及体表面积有限的植皮，能成功地保留肢体长度而不会损害伤口愈合或假体安装[16]。也可用于成功地延长短的残留肢体[12,54]。

　　为适应儿童的快速生长和对假体器材的更高要求，必须经常修理和更换假体。此外还必须意识到，儿

图 5-10　截肢一年后残肢的前后位（A）和侧位（B）X 线片，显示髓内移植已完全融合。

童和家庭需要给予适当的心理和情感支持。截肢儿童最好在高级救护中心由多学科团队进行治疗。

伤口覆盖

外科医生必须尽早决定最终要完成的软组织覆盖方式。复杂的伤口最好在早期与软组织和微血管技术方面的专家共同进行评估，以便在伤后 5~7 天内以及在发生继发性伤口移生之前完成满意的伤口覆盖[57,67]。在清创间隙期，伤口要用浸过等渗盐水或抗生素的纱布保持湿润。应用现在流行的真空辅助闭合（VAC）技术治疗开放伤口很受欢迎[61,74]。这项设备将伤口床暴露在负压中，除去组织间隙液，促进肉芽组织增殖，而且某些病例也不必进行组织转移。然而在应用 VAC 装置之前，必须彻底清创并去除所有失活和受污染的组织。

大多数 Ⅰ 到 ⅢA 型严重度的开放性骨折通常是通过延迟一期伤口闭合或用分层皮移植片进行覆盖的[16]。对于伴有骨、神经、血管、肌腱或韧带外露的中度软组织缺损，最好用局部肌皮瓣。对于累及下肢最远端部分的较大缺损和伤口，需要用微血管游离皮瓣。

肌皮瓣或复合游离皮瓣适用于较大的软组织和骨复合缺损[51]。除了能完善覆盖以外，游离皮瓣还可减少受体床上低等级细菌移生并有利于骨折愈合。

第五节 骨愈合

儿童开放性骨折的骨不连不常见，而且通常仅发生于严重骨缺失或主体骨切除之后。伴有部分骨缺失的骨折要仔细监测 3~4 个月。个别未愈合的病例最好行自体骨移植[6,69]或其他骨诱导剂进行治疗（图 5-11 至 5-15）。年幼儿童的节段性骨缺失，尤其是当大多数骨膜保持完整时，最好通过自体松质骨移植进行治疗。大龄儿童的较大缺损，牵引骨生成较可靠。

第六节 骨折固定

一、一般概念

主要骨折段的固定可减轻疼痛，防止对周围软组

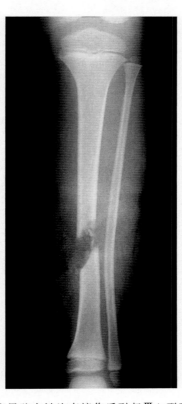

图 5-11　8 岁男孩在被汽车撞伤后引起ⅢA 型开放性胫骨骨折，有 2cm 骨缺失。

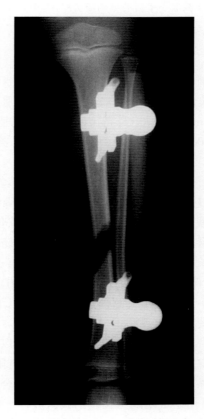

图 5-12　在反复清创术后，行二期伤口闭合，并用前方外固定器稳定了损伤部位。

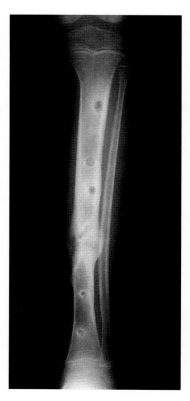

图 5-13　伤后 11 个月的 X 线片。6 个月前进行的骨移植失败后，移除了固定器并对钉孔进行了刮除术。此后 1 个月将胫骨固定于管型石膏内，未出现残留感染的临床或试验室指征。

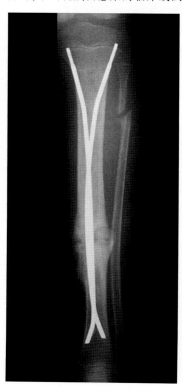

图 5-14　行部分腓骨切除并用可弯曲钉固定骨折后 1 个月的 X 线片。

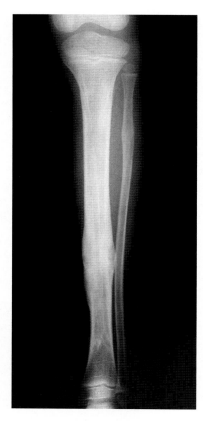

图 5-15　弹性钉固定 6 个月后，初期损伤 18 个月后的 X 线片。胫骨骨折已愈合，对线良好，短缩小于 5mm。

织的额外损伤，减少细菌的播散，并有利于软组织和骨的早期修复[6,53,57]。除有少数例外，开放性骨折采用特定固定方法的指征与闭合损伤相似。然而与闭合骨折相比，伴有严重软组织损伤的骨折通常都缺乏稳定性，要进行长期观察，需要对伤口进行反复清创，而且通常伴有其他部位损伤。因此，开放性骨折更适于手术固定。与采用管型石膏或牵引处理骨折相比，外固定和内固定技术更便于显露伤口和肢体（图 5-16 和 5-17），有利于关节活动和负重，并能缩短住院时间，减少临床观察和影像学评估的次数。一旦证实为清洁的伤口和能存活的软组织覆盖，接着便可以用管型石膏、克氏针、夹板、髓内钉固定或外固定架进行固定（图 5-16 至 5-19）。

二、手术方法

指导使用内外固定技术的一般原则对于儿童和成人是相似的[8,59,69]。然而，儿童有些方面与成人不同，例如生长板未闭合，骨重建能力强，愈合速度快，但合作能力差，显然会影响到具体损伤的最佳植入物选择。

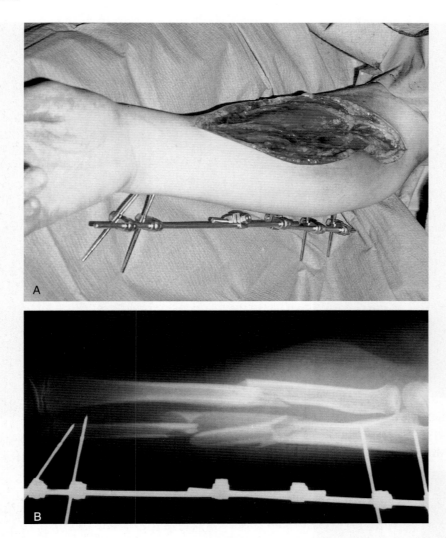

图 5-16 进行了初始清创、右前臂筋膜切除术并用临时外固定架恢复尺骨长度和对线之后的临床照片 (**A**) 和 X 线片 (**B**)。

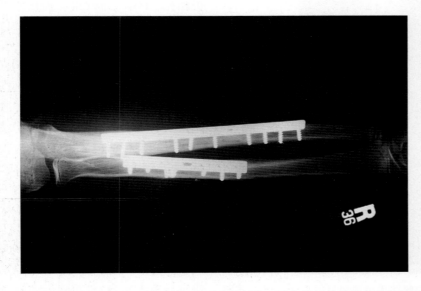

图 5-17 受伤 3 天后,对患者的前臂伤口进行了重新评价,发现未受污染。对右侧尺骨和桡骨进行钢板固定,去除了外固定架。

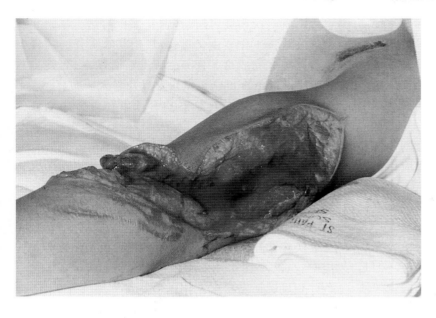

图 5-18　左臂外侧面创伤伤口,其下方为ⅢA型肱骨粉碎性骨折。患者的桡神经出现功能性麻痹。

事实上,诸如通过髁间窝插入的股骨髓内钉这类植入物,对于成人来说可能是首选,但对儿童类似骨折则完全不适用[21]。

1.钢板

钢板固定往往需要做大切口,这会留下难看的瘢

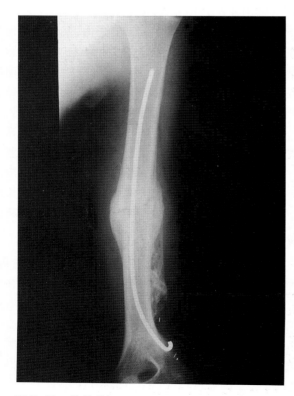

图 5-19　肱骨骨折用克氏针髓内固定,8 周后愈合。

痕,因此这项技术在儿童中的应用在不断减少。应用钢板使感染率增加也是持续的关注点[65]。应用低侵入性钢板插入方式以及为固定长骨骨折而设计的新型钢板在一些救治中心受到欢迎[21,32,40],它可以避免某些与传统钢板固定技术相关的缺点。钢板和钢板螺钉固定装置也是固定开放性有移位的骨盆和髋部骨折的最佳选择。对于不稳定的开放性肱骨和前臂骨折,钢板可能优于外固定或管型石膏,尤其是 10 岁以上的儿童(图 5-16 和 5-17)。然而在决定固定方式时,应考虑到植入物移除后再骨折的风险。

2.髓内钉

髓内钉最常用于固定儿童的长骨骨折。直径为2.0~4.0mm 的可弯曲不锈钢或钛质钉最适用于年幼儿童的稳定性骨干中部骨折[22,33,45](图 5-18 和 5-19)。 弹性髓内钉用于股骨和胫骨干骨折,可让患者尽快开始活动并可加快愈合,而且儿童通常都能耐受[5,45,46](图 5-11 至 5-15)。然而,弹性钉不能提供坚强固定[50],尤其是年龄较大和体重较重的儿童,因伤肢还需要用管型石膏或夹板加以保护。通过大转子突插入的儿科锁定钉是大龄儿童和青少年不稳定股骨干骨折的首选[26]。然而通过梨状窝插入标准的锁定钉禁忌用于 14 岁以下的儿童,否则会一直担心股骨头缺血性坏死[21]。

3.外固定

用外固定架来治疗未成熟骨骼的各种不稳定的开放性骨干骨折最理想。固定钉可以置于远离损伤的

部位,因此不会妨碍清创或软组织重建。即使结构简单的固定架也足以维持解剖对线,并允许术后几乎即刻负重,而且儿童特有的愈合时间快使得针道并发症十分罕见。在早期的治疗期间可以把固定架换成钢板(图 5-16 和 5-17)或髓内钉,不过要考虑到这会有增加感染的风险。

对于较大的儿童和青少年,为成人设计的设备和部件均能耐受。然而对于较小的儿童,最好应用成人腕部骨折的固定架或成人尺寸的夹子和连接杆的配用小号固定针。针的直径不得超过骨直径的 1/4。直径为 2.5~6.0mm 的针最常用。

担心外固定架的强度和刚度不够常会导致选择超尺寸的双平面单侧和双平面双侧固定架[7,8,69]。但是除了肥胖的青少年以外,简单的单平面单侧固定架通常就可以达到早期无支撑负重所要求的刚度[50]。使用张力钢丝的环形固定架偶尔可应用于关节周围骨折或胫骨干粉碎性骨折。有时最好推迟到软组织伤口覆盖之后再放置外固定架。外固定架应一直保持到骨折完全愈合。由于某种原因在愈合过程要去除外固定架,而将伤肢置于管型石膏内,这样做常会导致继发性成角畸形[34]。

为了提供最理想的功能并防止严重的副作用,应用外固定架时应考虑以下 3 个基本准则:①不能破坏至关重要的解剖结构;②应能提供充分的伤口显露,以便进行初次清创和后续手术;③固定架应适合患者和损伤的力学需求[7]。增加固定架刚性的简单方法包括:应用大号针,将针尽可能分散地置入每块主要骨块上,纵向杆要靠近骨和双倍杆放置,确立另一个针平面。

作为位于偏心位置主要长骨的肢体节段,胫骨非常适合应用外固定架。给胫骨和股骨正确插针的安全部位[8,42]和技术方法已有详细的文献介绍[60]。为避免脓毒性关节炎,针和钢丝不能穿透关节腔。

应在手术室无菌环境和全麻下应用外固定架。应在影像引导下首先插入最近端和最远端钉,以免损伤骺板。接下来插入剩余的螺钉,包括骨折碎块上的钉。采用影像增强器例行检查钉的位置和插入深度以及肢体的总体对线[2,6,59]。要用锋利的钻头预先钻出钉孔,插入套管有助于保护软组织且便于准确定位。通常采用易于对线的方向连接件。如果选择无单独连接件的简单固定架,应当注意避免旋转不良,旋转不良在所有钉都插入之后很难矫正[2]。一旦装好固定架之后,应将最终的骨折对线记录在长 X 线片上。每天要用暖肥皂水清洗一次伤肢,以保持钉孔部位清洁。年幼儿童的这些清洗工作要由父母完成,但是有责任心的青少年可以独立完成这些任务。除非有骨缺损,否则多数患者在 3 周内即可全负重行走且几乎无辅助。

如果干骺端骨折延迟愈合或者在骨折完全愈合之前有一处针道感染,可以考虑移除外固定架,将肢体进行石膏固定。不幸的是,这种方法常会导致石膏固定的骨折发生继发畸形和畸形愈合[34]。出现延迟愈合时,最好保留外固定架并应用自体骨移植促进骨愈合。发炎或感染的针道应当采用改进的针护理措施和短期口服抗生素加以处理。如果这些策略不成功,应当更换旋针并保留固定架直到骨折愈合。在我们的工作中,当发现针孔感染的首发征象时,便应用羟磷灰石针和口服抗生素,并用肥皂水每天清洗一次针孔,使针道并发症明显降低。通过避免使用超尺寸钉和偏心置钉,适当的活动,等到有明确的愈合证据之后再去除固定架,以及在去除后保护肢体,可将继发性骨折的发生率降到最低[60,64]。

三、骨折的具体类型和部位

1.关节周围骨折和关节内骨折

充分清创之后,对开放性关节内骨折和干骺端损伤进行解剖复位并用克氏针或螺钉进行固定(图 5-20 至 5-22)。为了防止骨折部位过度受力,肢体要用加衬垫的夹板保护。一旦软组织伤口闭合之后,就开始应用管型石膏直到骨折愈合,那时就可开始主动活动度训练。如果是需要长期观察和护理的广泛软组织撕裂损伤,单平面经关节外固定架优于夹板或管型石膏。

未闭合生长板的局部损伤会随着时间推移导致成角畸形,因此对这些儿童要密切随访直到骨骼成熟。紧邻关节的严重脱套伤或深层磨损可导致未被发现的软骨膜损伤,伴有潜在的骺板损伤和外周生长停滞,导致年幼儿童后发性关节畸形(图 5-23 至 5-27)。

2.骨干骨折

在上肢,伴有严重软组织损伤的开放性骨干骨折,通常在充分清创之后通过骨骼固定来加以稳定。在前臂,研究表明插入弹性髓内钉或克氏针比用管型石膏治疗能获得更好的解剖对线[27,49]。据一个救治中心报道,儿童前臂开放性骨折采用髓内固定伴发的筋膜室综合征的发生率为 6%[75]。为了防止插入部位感染和再骨折,应将这些器械埋在皮下,而且在下层骨完全愈合之前不得取出[62]。尽管钢板也能使用,但它在硬件植入

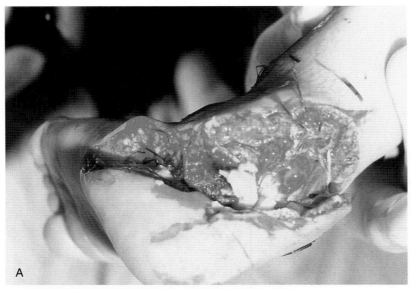

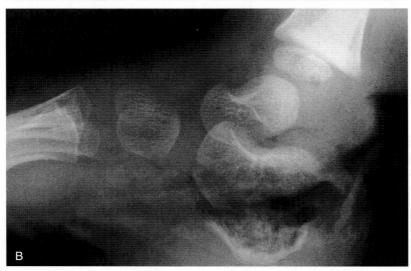

图 5-20　(A,B)一名 4 岁男孩左足后段的照片和 X 线片,被割草机严重割伤,伴有跟腱和跟骨横断。伤口被泥土、草和机油所污染。

和取出时需要广泛显露并有可能发生再骨折,因此不是一种非常好的选择,尤其是 10 岁以下的儿童。

尽管开放性股骨骨折能以牵引治疗,但这种方法并不适用于多发伤患者,并且需要延长住院时间。在大多数情况下,最好对骨折进行手术固定。应根据软组织损伤程度、骨折部位、粉碎程度、患者年龄和外科医师的经验来选择采用各种内外固定器材。能控制长度、旋转和成角的外固定架(包括用于骨干下骨折的外固定架),均能可靠地用于各个年龄儿童[4,59]。

开放性胫骨干骨折可以用各种方式进行治疗,包括外固定、内固定或管型石膏制动[15,22]。重型开放性胫骨骨折的儿童,尤其是青少年,愈合速度明显较慢,而并发症发生率较高[28,35]。在治疗伴有广泛粉碎和节段性骨缺损时以及足和踝部脱套伤的重型开放性胫骨干骨折时,外固定特别有效(图 5-1 至 5-4)。使用钛钉的髓内固定治疗胫骨干骨折越来越流行,而且近期的一项研究[46]表明,它比外固定愈合得更快且功能效果更好。

创伤性截肢:正如上文所述,儿童的创伤性截肢在治疗上与成人不同,因为儿童有进一步生长潜能、更好的愈合能力、终端骨性生长过度,所以对其心理及情感因素要做全面和专门的考虑。

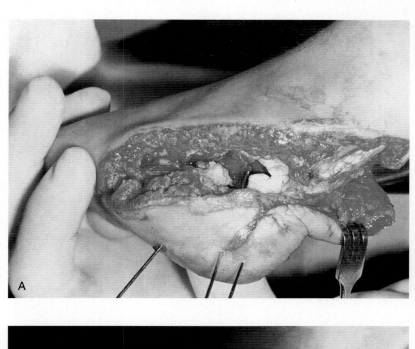

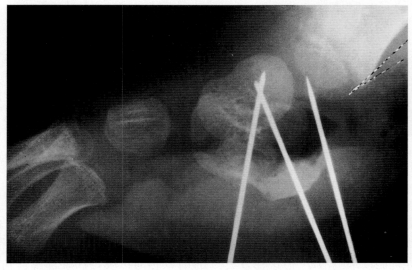

图 5-21 (A,B)反复清创术后,对跟腱进行修复,对跟骨骨折进行了复位并用经皮网钢丝进行了稳定。

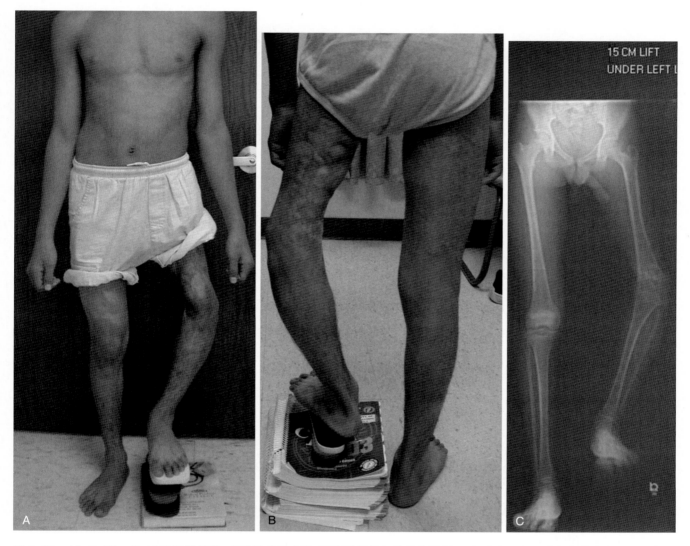

图 5-26　(A,B,C)一位 15 岁外籍男孩,有重度成角畸形、下肢不等长和膝关节僵硬。5 岁时在一次机动车事故中大腿遭受广泛深度擦伤,当时未发现明显骨折。随后为他做了多次手术,包括为矫正复发性内翻畸形的几次切骨术和一次膝关节固定术。未发现股骨远端生长板的软骨膜损伤。(见彩图)

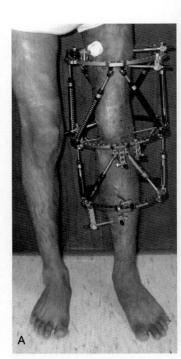
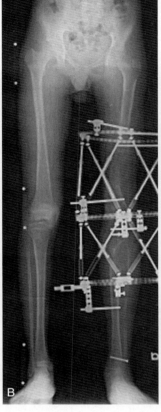
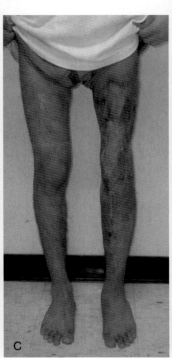
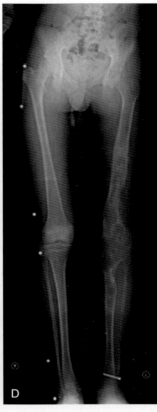

图 5-27 (A,B,C,D)用多平面外固定器架为他进行了渐进性肢体重新对线和肢体延长。

（任秀智 赵飞 译 叶伟胜 李世民 校）

参考文献

1. Advisory Committee: Centers for Disease Control. Tetanus—United States, 1987 and 1988. MMWR 39:37–41, 1990.

2. Alonso, J.E.; Horowitz, M. Use of the AO/ASIF external fixator in children. J Pediatr Orthop 7:594–600, 1987.

3. Anglen, J.O. Comparison of soap and antibiotic solutions for irrigation of lower-limb open fracture wounds. A prospective, randomized study. J Bone Joint Surg [Am] 87:1415–1422, 2005.

4. Aronson, J.; Tursky, E.A. External fixation of femur fractures in children. J Pediatr Orthop 12:157–163, 1992.

5. Bar-On, E.; Sagiv, S.; Porat, S. External fixation or flexible intramedullary nailing for femoral shaft fractures in children. A prospective, randomised study. J Bone Joint Surg [Br] 79:975–978, 1997.

6. Behrens, F. External fixation in children: Lower extremity. Instr Course Lect 39:205–208, 1990.

7. Behrens, F.; Johnson, W. Unilateral external fixation: Methods to increase and reduce frame stiffness. Clin Orthop 241:48–56, 1989.

8. Behrens, F.; Searls, K. External fixation of the tibia. Basic concepts prospective evaluation. J Bone Joint Surg [Br] 68:246–254, 1986.

9. Bhandari, M.; Adili, A.; Schemitsch, E.H. The efficacy of low-pressure lavage with different irrigating solutions to remove adherent bacteria from bone. J Bone Joint Surg [Am] 83:412–419, 2001.

10. Bleck, T. Clostridium tetani. In Mandell, G.; Douglas, R.; Bennet, J. eds. Principles and Practice of Infectious Diseases, 4th edition. New York, Churchill Livingstone, 1995, pp. 2173–2178.

11. Bondurant, F.J.; Cotler, H.B.; Buckle, R.; et al. The medical and economic impact of severely injured lower extremities. J Trauma 28:1270–1273, 1988.

12. Bowen, R.E.; Struble, S.G.; Setoguchi, Y.; et al. Outcomes of lengthening short lower-extremity amputation stumps with planar fixators. J Pediatr Orthop 25:543–547, 2005.

13. Brown, P.W.; Kinman, P.B. Gas gangrene in a metropolitan community. J Bone Joint Surg [Am] 56:1445–1451, 1974.

14. Brumback, R.J.; Jones, A.L. Interobserver agreement in the classification of open fractures of the tibia. The results of a survey of two hundred and forty-five orthopaedic surgeons. J Bone Joint Surg [Am] 76:1162–1166, 1994.

15. Buckley, S.L.; Smith, G.R.; Sponseller, P.D.; et al. Severe (type III) open fractures of the tibia in children. J Pediatr Orthop 16:627–634, 1996.

16. Dedmond, B.T.; Davids, J.R. Function of skin grafts in children following acquired amputation of the lower extremity. J Bone Joint Surg [Am] 87:1054–1058, 2005.

17. DeLee, J.C.; Stiehl, J.B. Open tibia fractures with compartment syndrome. Clin Orthop 160:175–184, 1981.

18. Fagelman, M.F.; Epps, H.R.; Rang, M. Mangled extremity severity score in children. J Pediatr Orthop 22:182–184, 2002.

19. Faraj, A.A. The reliability of the pre-operative classification of open tibial fractures in children: A proposal for a new classification. Acta Orthop Belg 68:49–55, 2002.

20. Fee, N.F.; Dobranski, A.; Bisla, R.S. Gas gangrene complicating open forearm fractures. J Bone Joint Surg [Am] 59:135–138, 1977.

21. Flynn, J.M.; Schwend, R.M. Management of pediatric femoral shaft fractures. J Am Acad Orthop Surg 12:347–359, 2004.

22. Flynn, J.M.; Skaggs, D.; Sponseller, P.D.; et al. The operative management of pediatric fractures of the lower extremity. Instr Course Lect 52:647–659, 2003.

23. Georgiadis, G.M.; Behrens, F.F.; Joyce, M.J.; et al. Open tibia fractures with severe soft tissue loss: Limb salvage compared with below-the-knee amputation. J Bone Joint Surg [Am] 75:1431–1441, 1993.

24. Gergen, P.J.; McQuillan, G.M.; Kiely, M.; et al. A population-based serologic survey of immunity to tetanus in the United States. N Engl J Med 332:761–766, 1995.

25. Gopal, S.; Majumder, S.; Batchelor, A.G.; et al. Fix and flap: The radical orthopaedic and plastic treatment of severe open fractures of the tibia. J Bone Joint Surg [Br] 82:959–966, 2000.

26. Gordon, J.E.; Khanna, N.; Luhmann, S.J.; et al. Intramedullary nailing of femoral fractures in children through the lateral aspect of the greater trochanter using a modified rigid humeral intramedullary nail: Preliminary results of a new technique in 15 children. J Orthop Trauma 18:416–422, 2004.

27. Greenbaum, B.; Zionts, L.E.; Ebramzadeh, E. Open fractures of the forearm in children. J Orthop Trauma 15:111–118, 2001.

28. Grimard, G.; Naudie, D.; Laberge, L.C.; et al. Open fractures of the tibia in children. Clin Orthop 332:62–70, 1996.

29. Gustilo, R.B.; Mendoza, R.M.; Williams, D.N. Problems in the management of type III (severe) open fractures: A new classification of type III open fractures. J Trauma 24:742–746, 1984.

30. Gustilo, R.B.; Merkow, R.L.; Templeman, D. The management of open fractures. J Bone Joint Surg [Am] 72:299–304, 1990.

31. Hansen, S.T. Internal fixation of children's fractures of the lower extremities. Orthop Clin North Am 21:353–363, 1990.

32. Hedequist, D.J.; Sink, E. Technical aspects of bridge plating for pediatric femur fractures. J Orthop Trauma 19:276–279, 2005.

33. Heinrich, S.D.; Drvaric, D.M.; Darr, K.; et al. The operative stabilization of pediatric diaphyseal femur fractures with flexible intramedullary nails: A prospective analysis. J Pediatr Orthop 14:501–507, 1994.

34. Holbrook, J.L.; Swiontowski, M.F.; Sanders, R. Treatment of open fractures of the tibial shaft: Ender nailing versus external fixation. A randomized, prospective comparison. J Bone Joint Surg [Am] 71:1231–1238, 1989.

35. Hope, P.G.; Cole, W.G. Open fractures of the tibia in children. J Bone Joint Surg [Br] 74:546–553, 1992.

36. Horn, B.D.; Rettig, M.E. Interobserver reliability in the Gustilo and Anderson classification of open fractures. J Orthop Trauma 7:357–360, 1993.

37. Iawya, T.; Harii, K.; Yamada, A. Microvascular free flaps for the treatment of avulsion injuries of the feet in children. J Trauma 22:15–19, 1982.

38. Irwin, A.; Gibson, P.; Ashcroft, P. Open fractures of the tibia in children. Injury 26:21–24, 1995.

39. Johansen, K.; Daines, M.; Howey, T.; et al. Objective criteria accurately predict amputation following lower extremity trauma. J Trauma 30:568–572, 1990.

40. Kanlic, E.M.; Anglen, J.O.; Smith, D.G.; et al. Advantages of submuscular bridge plating for complex pediatric femur fractures. Clin Orthop 426:244–251, 2004.

41. Khatod, M.; Botte, M.J.; Hoyt, D.B.; et al. Outcomes in open tibia fractures: Relationship between delay in treatment and infection. J Trauma 55:949–954, 2003.

42. Kishan, S.; Sabharwal, S.; Behrens, F.; External fixation of the femur—Basic concepts. Tech Orthop 17:239–244, 2002.

43. Kreder. H.J.; Armstrong, P. The significance of perioperative cultures in open pediatric lower-extremity fractures. Clin Orthop 302:206–212, 1994.

44. Kreder, J.; Armstrong, P. A review of open tibia fractures in children. J Pediatr Orthop 15:482–488, 1995.

45. Kubiak, E.N.; Egol, K.A.; Scher, D.; et al. Operative treatment of tibial fractures in children: Are elastic stable intramedullary nails an improvement over external fixation? J Bone Joint Surg [Am] 87:1761–1768, 2005.

46. Letts, M.; Davidson, D. Epidemiology and preven-

tion of traumatic amputations in children. In Herring, J.; Birch, J. eds. The Child with Limb Deficiency. Rosemont, IL, American Academy of Orthopaedic Surgeons, 1998.

47. Loder, R.T. Demographics of traumatic amputations in children. Implications for prevention strategies. J Bone Joint Surg [Am] 86:923–928, 2004.

48. Loder, R.T.; Brown, K.L.; Zelaske, D.J.; et al. Extremity lawn mower injuries in children: Report by the Research Committee of the Pediatric Orthopaedic Society of North America. J Pediatr Orthop 17:360–369, 1997.

49. Luhmann, S.J.; Schootman, M.; Schoenecker, P.L.; Complications and outcomes of open pediatric forearm fractures. J Pediatr Orthop 24:1–6, 2004.

50. Mani, U.S.; Sabatino, C.T.; Sabharwal, S.; et al. Biomechanical comparison of flexible stainless steel and titanium nails with external fixation using a femur fracture model. J Pediatr Orthop 26:182–187, 2006.

51. Meland, N.B.; Fisher, J.; Irons, G.B.; et al. Experience with 80 rectus abdominis free-tissue transfers. Plast Reconstr Surg 83:481–487, 1989.

52. Merritt, K. Factors increasing the risk of infection in patients with open fractures. J Trauma 28:823–827, 1988.

53. Merritt, K.; Dowd, J.D. Role of internal fixation in infection of open fractures: Studies with Staphylococcus aureus and Proteus mirabilis. J Orthop Res 5:23–28, 1987.

54. Mertens, P.; Lammens, J. Short amputation stump lengthening with the Ilizarov method: Risks versus benefits. Acta Orthop Belg 67:274–278, 2001.

55. Millie, M.; Senkowski, C.; Stuart, L.; et al. Tornado disaster in rural Georgia: Triage response, injury pattern and lessons learned. Am Surg 66:223–228, 2000.

56. Park, W.H.; DeMuth, W.E., Jr. Wounding capacity of rotary lawn mowers, J Trauma 15:36–38, 1975.

57. Patzakis, M.J.; Wilkins, J. Factors influencing infection rate in open fracture wounds. Clin Orthop 243:36–40, 1989.

58. Rhee, P.; Nunley, M.K.; Demetriades, D.; et al. Tetanus and trauma: A review and recommendations. J Trauma 58:1082–1088, 2005.

59. Sabharwal, S. Role of Ilizarov external fixator in the management of proximal/distal metadiaphyseal pediatric femur fractures. J Orthop Trauma 19:563–569, 2005.

60. Sabharwal, S.; Kishan, S.; Behrens, F. Principles of external fixation of the femur. Am J Orthop 34:218–223, 2005.

61. Shilt, J.S.; Yoder, J.S.; Manuck, T.A.; et al. Role of vacuum-assisted closure in the treatment of pediatric lawnmower injuries. J Pediatr Orthop 24:482–487, 2004.

62. Shoemaker, S.D.; Comstock, C.P.; Mubarak, S.J.; et al. Intramedullary Kirschner wire fixation of open or unstable forearm fractures in children. J Pediatr Orthop 19:329–337, 1999.

63. Skaggs, D.L.; Friend, L.; Alman, B.; et al. The effect of surgical delay on acute infection following 554 open fractures in children. J Bone Joint Surg [Am] 87:8–12, 2005.

64. Skaggs, D.L.; Leet, A.I.; Money, M.D.; et al. Secondary fractures associated with external fixation in pediatric femur fractures. J Pediatr Orthop 19:582–586, 1999.

65. Song, K.M.; Sangeorzan, B.; Benirschke, S.; et al. Open fractures of the tibia in children. J Pediatr Orthop 16:635–639, 1996.

66. Stewart, D.G. Jr.; Kay, R.M.; Skaggs, D.L. Open fractures in children. Principles of evaluation and management. J Bone Joint Surg [Am] 87:2784–2798, 2005.

67. Stewart, K.J.; Tytherleigh-Strong, G.; Bharathwaj, S.; et al. The soft tissue management of children's open tibial fractures. J R Coll Surg Edinb 44:24–30, 1999.

68. Suedkamp, N.P.; Barbey, N.; Veuskens, A.; et al. The incidence of osteitis in open fractures: An analysis of 948 open fractures (a review of the Hannover experience). J Orthop Trauma 7:473–482, 1993.

69. Tolo, V.T. External skeletal fixation in children's fractures. J Pediatr Orthop 3:435–442, 1983.

70. Trautwein, L.C.; Smith, D.G.; Rivara, F.P. Pediatric amputation injuries: Etiology, cost and outcome. J Trauma 41:831–838, 1996.

71. Tscherne, H.; Gotzen, L. Fractures with Soft Tissue Injuries. Berlin, Springer-Verlag, 1984.

72. Tseng, S.; Tornetta, P. Percutaneous management of Morel-Lavallee lesions. J Bone Joint Surg [Am] 88:92–96, 2006.

73. Valenziano, C.P.; Chattar-Cora, D.; O'Neill, A.; et al. Efficacy of primary wound cultures in long bone open extremity fractures: Are they of any value? Arch Orthop Trauma Surg 122:259–261, 2002.

74. Webb, L.X. New techniques in wound management: Vacuum-assisted wound closure. J Am Acad Orthop Surg 10:303–311, 2002.

75. Yuan, P.S.; Pring, M.E.; Gaynor, T.P.; et al. Compartment syndrome following intramedullary fixation of pediatric forearm fractures. J Pediatr Orthop 24:370–375, 2004.

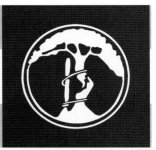

第 **6** 章

儿童骨折并发症

Robert N. Hensinger, M.D.

第一节　血管损伤

一、动脉损伤

穿透性创伤是儿童动脉损伤中最常见的致伤原因(51%),其他原因包括交通事故(30%)和坠落伤(19%)引起的多发创伤[11]。58%的神经血管损伤伴发于骨科损伤,通常是挤压伤和多段骨折[18]。重要的是,45%的患者存在周围神经损伤,因为这些神经与神经血管束紧密伴行[25,37]。

通常,受损伤的动脉邻近骨折部位,例如髋部转子间骨折和髋关节脱位常引起股总动脉损伤,而转子下骨折和股骨干骨折常引起股浅深动脉损伤[9,17]。股骨髁上骨折可在收肌腱裂孔处引起股动脉损伤[8]。腘动脉损伤或者胫前胫后动脉的联合损伤通常由股骨远端骨折、胫骨近端骨骺骨折或者膝关节脱位(32%~64%)引起[6,11,15,17,21,25,39](图6-1)。

和成人一样,儿童骨盆骨折亦可出现大量出血和动脉出血。有一项研究发现,儿童死亡率为5%,而成人死亡率为17%[19]。骨折类型通常是前后骨盆环的联合骨折,既可以是单侧骨折亦可以是双侧骨折[3,16,24]。O'Neill及其合作者研究发现,后方动脉出血(髂内动脉支和后分支)常见于不稳定性后骨盆骨折患者中,而外侧挤压损伤常引起穿过阴部和闭孔动脉的前方动脉出血[28]。后骨盆骨折最常出现臀上动脉损伤[28]。80%的多处骨盆骨折患儿合并腹部或者泌尿生殖器损伤,33%的患儿存在髂骨或骨盆缘骨折,6%的患儿是

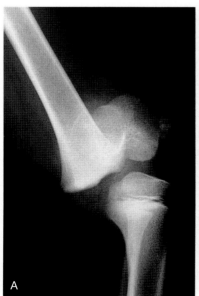
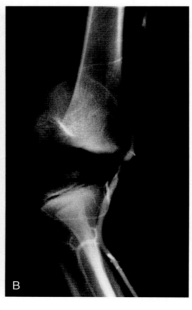

图 6-1 （**A**）一个 8 岁男孩的髁上骨折伴远端股骨骺完全移位,脉搏减弱和这种骨折类型提示有血管损伤。（**B**）动脉造影显示腘动脉减弱,但是仍然完整。骨折复位后用交叉针固定,但随后出现永久性生长停滞。

单纯骨盆骨折[16,36]。通过血管造影术识别动脉出血栓塞来控制出血是非常有用的[24]。同样,对于那些处于危及生命性出血高风险的患儿,通过骨骼固定来复位骨折可有助于控制出血[24]。Spiguel 及其合作者发现,儿童骨盆骨折是严重多系统损伤(腹部、神经血管和肺部)的标志[36]。在他们的患者中出血通常由伴发的实质性器官损伤引起,46%的患者需要输血治疗[36]。

血管损伤的常见体征包括:①远端无脉搏;②皮温降低;③毛细血管和静脉对损伤远端的灌注减少所引起的皮肤血液循环差[22]。疑有血管损伤时需要行血管造影检查[15]。血管造影的绝对适应证包括:脉搏减弱或无脉,大血肿或逐渐扩大的血肿,外出血,无法解释的低血压,杂音以及周围神经损伤[9,35]。如果局部缺血接近 6 小时,必须立即手术探查,而且可能需要在手术室进行血管造影[20]。一项研究表明,大血管附近的骨损伤伴有脉搏短缺,100%预示有血管损伤[35]。然而另一项报道发现,在已确诊动脉损伤的患者中,68%的患者脉搏正常[25]。

脉搏最初可以触及而随后消失(称为延迟性无脉)。这种现象通常是由内膜损伤伴继发性血栓形成所致[8,25,35]。多普勒超声检查能够非常有效地识别血管损伤[26]。但它与严重损伤的相关性会降低,尤其是枪击

伤伴发的长骨骨折。Norman 及其合作者报道的病例系列中,81%的患者多普勒超声检查正常,而在随后的动脉造影检查中,28%的患者发现有潜在的血管损伤[26]。83%的损伤较轻微,其余的患者损伤较严重,例如较大的内皮瓣、闭塞、假性动脉瘤及动静脉瘘。Starr 及其合作者发现,在已经确诊的动脉损伤患者中,有 32%的患者有能够被多普勒探测到的微弱脉搏或者搏动血流[38]。膝关节脱位所致的腘动脉损伤通常仅限于血管内膜[9,12,13,17]。在儿童中,内膜损伤通常比单纯检查所发现的范围要广泛。儿童尤其容易出现动脉痉挛所致的局部缺血和坏疽,这在成人中非常罕见[31,33]。Damron 和 McBeath 建议,任何脉搏减弱,即使能被多普勒检查、测压或触诊探测到,都应视为异常[9]。如果在骨折或脱位复位后脉搏仍没有恢复,则必须对患者做进一步评估[8,27](图 6-2)。膝关节脱位后观察到小腿无脉但皮温正常不能视为没有异常。通常这些患者有正常的毛细血管血流,因为维持皮肤和皮下组织活性所需血流量比肌肉所需量要少得多[17]。Green和 Allen 报道[17],在这类情况下,90%的肢体最终要进行截肢,或者残留跛行或失用性肌肉纤维化和挛缩。

如果在受伤后 6 小时内血循环得到重建,90%的肢体可以保留,然而,受伤 8 小时以后的血管再通将

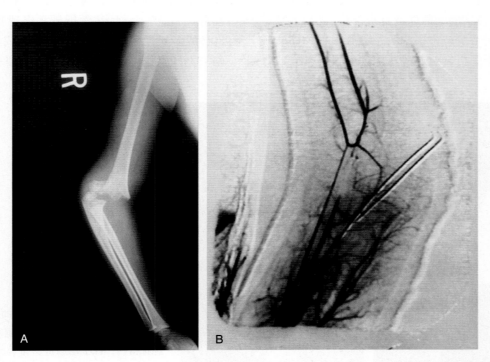

图 6-2 (A)一名 7 岁患儿的肱骨髁上骨折,即使进行了满意的复位和钉固定仍无脉动。(B)动脉造影显示侧支循环正常,但肱动脉完全阻塞。对肱动脉进行探查发现一个内膜瓣,并将其切除,然后成功地进行了端对端吻合术。

使截肢率从 72% 上升到 90%[12,17]。Stanford 及其合作者发现，儿童肢体的组织，尤其是神经和肌肉组织，长时间局部缺血的危险性大于成人[37]。因此，儿童局部缺血超过 6 小时者，预后不良率可达 77%[37]。对于严重挤压伤和侧副血管损伤，6 小时热缺血期就显得太长了[22]。若血管损伤诊断或修复不及时常常会出现远端筋膜间室综合征。儿童应采用筋膜切开术而不采用腓骨切除，因为后者存在引起踝关节外翻畸形的潜在风险[15,17,27]。

所有的大动脉损伤都必须修复，但对于静脉损伤的修复尚存在争议[11,22,34]。结扎腘动脉会导致令人震惊的高截肢率（70%~86%）[12,17]。对于儿童，建议行自体静脉移植而不要采用合成材料或牛体材料[39]。调整这些血管末端使其能留更长的缝合线以便适应后期血管尺寸的增大而不引起狭窄[39]。实施骨短缩术有利于血管修复，由此所致的下肢不等长在后期会逐渐消退。

可以通过多种方法稳定骨折。如果时间允许，最好在血管修复之前进行骨折的复位和固定[15]。早期骨固定可以达到最大的骨稳定性并可减少软组织、神经和伴行血管的进一步损伤[9]。同样，骨稳定也有利于神经撕裂伤的手术修复。如果能得到软组织覆盖，首选内固定[7,38]。外固定有很多优点，尤其对于严重创伤的肢体，还可以缩短手术时间[7]。Zehntner 及其合作者发现，早期外固定下肢骨折的并发症发生率低于内固定[41]。留置动静脉分流管对选定的病例有一定好处，可降低发生进一步血管损伤和筋膜间室综合征的风险[15,18,22]。同样，当临床难以决定是否应该在骨折固定术之前进行缺血肢体的血管再通时，暂时性分流术可以提供充足的时间做出正确选择[1,18,20]。

总之，因为儿童具有较强的愈合能力，保肢的适应证较广，但目前尚没有明确的数据依据。比如，近期已有对新生儿的急性血管损伤进行成功的微血管介入治疗报道[14]。必须考虑相关多发伤的严重性、同侧足的损伤程度、获得软组织覆盖和骨愈合的所需时间以及康复潜能[22]。挤压伤最容易导致截肢，其次是穿透性损伤[27]。对于儿童，延误超过 4 小时会导致 50% 的严重长期残疾率并使后期截肢率达 30%[22]。为避免后期发生筋膜间室综合征，在血管修复后应考虑进行筋膜切开术。Rozycki 及其合作者有类似的报道[30]，早期手术后进行筋膜切开术的 6 例患者发生了横纹肌溶解症，其中 3 例需要截肢。对这些患者应在术后早期检测肌红蛋白尿或者肌酐及磷酸肌酸的升高。同时还需要检测肾功能不全的症状和体征，因为二者和横纹肌溶解症的诊断是一致的[30]。修复近端动脉不一定能够保全

整个肢体但是能够保留膝关节，因为膝关节涉及一些重要功能[25]。Navarre 及其合作者发现，常见的问题是对保守治疗能达到肢体保留的能力过分乐观，而没有认识到生长需求和潜在的社会及职业要求[25]。

早期并发症包括伤口感染、膝下截肢、深静脉血栓以及运动和感觉缺失[12]。血管再通术并不能消除生长异常（过度生长和生长缓慢）的可能性[15,39]。所有患儿都必须扫描检测至成人[39]。正常搏动血流的缺失会影响生长发育，随着儿童的长大，侧支循环往往不能满足相应增加的生理需求，活动往往会引发缺血类症状[15]。

二、肱骨髁上骨折伴发的血管损伤

血管损伤是肱骨髁上骨折最严重的并发症，幸运的是，它并不常见[4,10,23]。如果儿童有肢体无脉表现，需要立即将骨折复位以期恢复血供并避免间室内缺血[5,8]（图 6-2）。Campbell 及其合作者发现，在肱骨髁上骨折伴后外侧严重移位的患者中肱动脉损伤的发生率为 38%[4]。因为儿童对血管痉挛特别敏感，脉搏可能不会恢复至正常，进行多普勒波形分析可能有帮助[39]。有很多最新的技术改进方法可供选择，比如彩色流量复式扫描和磁共振成像（MRI）[32]。这些技术是无创的，可以安全地评估肱动脉的开放程度，但是需要进一步研究来评估其临床适用性[32]。儿童的继发性毛细血管灌注极好，这会引起血管未受损伤的假象。侧支循环可以充分维持远端末梢循环脉动但是不足以维持通过特殊肌群的灌注[15]。Sabharwal 等建议如果肘关节的侧支循环正常，则血管再通就不适用于手部灌注良好的患者[32]。他们的结论是，对 III 型肱骨髁上骨折伴发的无脉但伤肢其他部位灌注良好的患者实施血管再通术，即使技术可行并且安全，但肱动脉发生无症状血管再闭塞和残留狭窄的概率高[32]。随着肱骨髁上骨折固定术更加频繁地使用，血管损伤的发生率似乎有所降低，因此认为，此前的一些血管问题是为了维持骨折复位而屈曲肘关节所引起的。如果肢体的血管状态可疑，必须尽快进行动脉造影检查[5,8,15]。同样，儿童骨折复位后需要频繁进行血管检查以便发现内膜撕裂和肱动脉狭窄所致的血管功能不全症状[27]。Blakemore 及其合作者[2]发现，1/3 的肱骨髁上有移位骨折伴同侧前臂骨折（漂浮肘）的儿童会发生骨筋膜间室综合征。Ring 及其合作者[29]发现，漂浮肘伴有实质性肿胀而且发生筋膜间室综合征的可能性增加，尤其是采用环状管型石膏固定时。双骨折意味着暴力是高能量的[2]。这种骨折应进行固

定。复位失败常有发生因此目前建议对两处骨折均应进行稳定固定。

第二节　筋膜室综合征

筋膜室综合征可发生于多发伤儿童,其发生率和成人相同。它是由封闭空间(如筋膜室)的肿胀和内压升高所致,但它也可由紧绷的皮肤或环形管型石膏引起。如果不及时治疗,会引起筋膜室内组织结构的完全死亡及 Volkmann 缺血性挛缩(图 6-3)。筋膜室综合征可发生在手和足部的骨间隙、前臂的掌侧和背侧间室、大腿和小腿的所有四个筋膜室[65,68,70,73]。挤压伤和绞伤是典型病因,但更常见的是,筋膜室综合征伴发于骨折、严重挫伤、肢体受压时药物过量、烧伤、压缩和剧烈运动[66]。儿童的筋膜室综合征可伴发于血管损伤或截骨术,特别是胫骨近端截骨[65]。筋膜室综合征可发生于静脉内浸润之后或者是通过动脉管线动脉内给药的相关并发症[68]。多发伤易使儿童发生筋膜室综合征,因为附加的高危因素,如低血压、血管损伤和高能量创伤会增加组织坏死发生率[72]。手术时间长的患者和需要多次术中透视检查的患者,是发生筋膜室综合征的高危群体,因为这些都表明患者的骨折复位有难度以及骨折的手术操作更多[50,76]。据报道,大腿筋膜室综合征曾发生于钝性外伤、全身性高血压、防冲撞长裤的外部加压以及血管损伤伴或不伴股骨骨折之后的青少年[60,72]。即使股骨干骨折后行皮牵引或早期人字形石膏治疗的儿童,也常发生筋膜室综合征[57,61]。密切监视那些感觉迟钝正在接受静脉输液的患儿,及时发

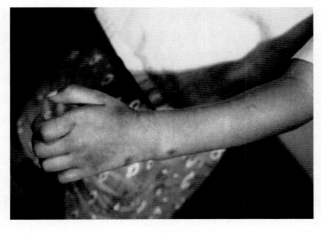

图 6-3 双骨骨折治疗后发生的前臂 Volkmann 缺血性挛缩和未发现的筋膜室综合征,可见手指挛缩且已部分感觉迟钝。

现其手部的筋膜室综合征[59]。

损伤可能只是桡骨远端或胫骨近端的单纯 Salter-Harris Ⅰ 型或 Ⅱ 型骨折,但无论闭合或开放性损伤均可发生筋膜室综合征[43,55,67]。一个常见的误解是,开放性损伤会使筋膜室减压。然而,并非所有的筋膜室压力都会被开放性损伤缓解[51,72]。同样,闭合性骨折,如采用闭合式髓内固定治疗的股骨骨折,也容易发生筋膜室缺血[50,58,74,76]。在恢复股骨长度时,肌肉要拉长,要恢复筋膜室的完整性,也会发生筋膜室综合征[49,72]。儿童足部的筋膜室综合征通常是由挤压伤引起的,而且不伴有骨损伤,因此神经血管损伤不常见[46,73]。

足部的筋膜室综合征常合并有 Lis Franc 骨折脱位,但也伴发于趾骨和跖骨骨折[46]。

随着间室内压力的增加,首先的表现或主诉是感觉减退或感觉异常[66]。体检时可发现疼痛、肿胀、筋膜室紧张。这些症状在年龄太小不能配合检查的儿童或者有头部损伤的儿童中,往往难以发现[44,63]。

Bae 及其同事在儿童急性筋膜室综合征研究中发现,疼痛、面色苍白、感觉异常、麻痹和无脉是相对不可靠的体征和症状[44]。逐渐增长的止痛需求结合临床症状是更为敏感的指征。他们的研究中 10 例进行了对照评估或护士给药止痛的患者,对止痛药的需求都有所增加,而且在出现其他体征或症状之前平均 7 个小时就有此需求[44]。Janzing 和同事发现,采用最流行的阈值压力定期监测筋膜室压力的特异性较低并可能导致过度治疗[57]。

如果此过程继续下去,肌肉的自主使用会减少,最终将发生完全麻痹。伸展受累肌肉时疼痛是一种常见表现,但通常是主观性的,可能是由于创伤所致。脉搏血氧仪对筋膜室综合征的诊断没有帮助,因为读数正常并不意味着组织灌注充足[62]。相反,动脉血红蛋白去饱和度并不一定伴发于筋膜室压力的升高[62]。早期神经缺血可能导致感觉缺失并会使这种非常敏感的表现不明显[66]。这种诊断困境的一个很好的例子就是,胫骨近端干骺端骨折后脚趾背屈缺失,这可能是直接损伤腓神经或胫前动脉所致,或者是前筋膜室综合征所致[65]。

筋膜室压力很少会升高到足以堵塞某支主要动脉的程度,所以外周脉搏往往能触及,而且手或足部皮肤的毛细管通常也会有充盈的表现[66]。组织压力超过 30mmHg 的情况下,毛细管压力不足以维持肌肉的供血,会导致坏死[66]。出现严重筋膜室内水肿时,神经会出现动作电位幅度逐渐偏斜[53]。当压力低到 50mmHg

以及 30mmHg 或 40mmHg 的压力持续 6~8 小时之后，便可达到完全传导阻滞[53]。

仅依据临床表现来诊断或排除筋膜室综合征在临床上往往是不可能的[65]。最容易和最快的诊断方法是测量筋膜室压力。要强调的是每一位处理儿童创伤的医生都要能确定这些数据。通常压力超过 30mmHg 应视为异常，需要密切观察，压力超过 40mmHg 应行手术减压[65,66]。筋膜室压力为 30~40mmHg 时可以非手术治疗，但需要更密切的观测。当筋膜室内的压力大于 30mmHg 且持续 6~8 小时时，肌肉损伤会很严重[52-54]。筋膜室压力升高不伴有骨折的患者（通常为碾压伤）很可能有肌肉坏死[56]。

Battaglia 和同事测量了髁上骨折儿童在复位之前和之后的筋膜室压力。他们发现，掌侧深筋膜室内压力比其他筋膜室内压力明显升高。探测器越靠近肘部骨折处，压力越高[45]。骨折复位并没有始终或立即导致压力降低。他们建议，肘部屈曲不要超越 90°，否则会伴明显的（最高）压力升高。重要的是，他们发现，切开复位导致的复位后压力高于闭合复位后的压力。切开手术可导致炎症和继发于附加组织损伤的水肿的增多，这会降低筋膜室容积。整个筋膜室内压力并不一定均衡。髁上骨折相关的压力在是掌侧深筋膜室靠近骨折处最高。如果需要行筋膜切开术，必须对掌侧深层肌肉进行充分减压。他们的患者无一例显示筋膜室综合征的症状和体征，因此提示绝对压力阈值无论多高，均不能作为即将发生筋膜室综合征的充分指征，因此支持如下观点：仅仅缺少临床指征不足以表明需行筋膜切开术[45]。

初始治疗应包括分开管型石膏，去除闭合的敷裹物，以及给管型石膏加上衬垫，所有这些操作都有助于降低筋膜室内压力[47]。对有血供中断且缺血间期超过 6 小时的所有患者都应进行减压[54]。肌肉缺血超过 3 个或 4 个小时，不仅危害肌肉功能和活力，而且在恢复血液循环时还会引起明显的肌肉肿胀[65,71]。组织压升高似乎与缺血协同起作用，比单独缺血产生更严重的细胞衰退[49]。成人的休克、缺氧和动脉闭塞可降低其组织的压力耐受，在这方面儿童和成人没有明显不同。抬高伤肢会增高筋膜室压力，如果伴有灌注下降则产生相反结果，这种组合可能是儿童股骨骨折后发生缺血性挛缩的发病机制[64]。肌红蛋白尿使筋膜室综合征进一步复杂化，所以在减压后要保证充分的水合作用和排尿[64,71]。如果在静脉内输液之后手部发生筋膜室综合征，则是对受累筋膜室进行减压和释放腕管

的一种病理反应[59,68]。同样，足部减压术需要对其所有的 9 个筋膜室行筋膜切开术[46,73]。筋膜室综合征似乎不会影响骨折的愈合，很少伴发延迟愈合或不愈合[69]。然而，Turen 和同事发现，闭合骨折如伴发筋膜室综合征其愈合时间会延长，30.2 周比 17.3 周[75]。有趣的是，筋膜室综合征会延长闭合骨折愈合的时间，但其愈合时间与开放骨折大致相同。固定方法并不影响愈合时间[69,75]，而且外固定支架是一种令人满意的治疗方法[69]。Abouezzi 和同事[42]发现，筋膜切开术会干扰腓肠肌泵，从而导致慢性静脉功能不全。这些患者中不管是进行了静脉结扎还是修补，仍有 32% 发生了水肿。

筋膜室综合征在行手术减压之前的持续时间是决定功能恢复效果最重要的因素[65]。如果是在首发体征或症状后 12 小时内完成减压，大多数患者会有正常的功能[65]。后期手术减压暴露失活肌肉后将需要清创，因此在某些情况下会产生感染，需要多次进行清创并应用抗生素。Chuang 和同事建议，要在伤后 3 周内探查和切除梗死的肌肉[48]。他们发现，这个时间范围可以保护手部固有功能和感觉，因为它清除了局部缺血环境并防止了对神经压迫和损伤的纤维化的增加[48]。

第三节　脂肪栓塞

脂肪栓塞是长骨骨折中脂肪栓子进入肺部引起呼吸道疾病的一种伴发综合征。有人认为它是由正常循环的脂肪被溶解所致，但具体原因仍无定论[80,86,94]。这种疾病可能是由于脂肪实际漏入血液或代谢改变让正常循环脂肪成为自由脂肪酸所致[94]。Mudd 和同事检查了创伤后死于脂肪栓塞综合征的患者。他们并没有发现特殊的脂肪来源，各肺段也没有骨髓或骨髓组织的证据[88]。许多儿童损伤后都有脂肪栓子，但极少发生临床综合征[77,103]。据 Drummond 和同事报道，1800 例股骨和骨盆骨折的患儿发病率为 0.5%，有类似损伤的成人则为 5%[80]。然而，Fabian 和同事经过更广泛的测试发现长骨骨折的最低发生率应为 10%[82]。脂肪栓塞较常见于青少年和青春期后的年轻人，而且通常发生于伤后不久（伤后头 2~3 天）[80]。Mudd 和同事发现，其和骨折例数或严重程度不相关，而脂肪栓塞综合征与软组织损伤的广泛性更有相关性[88]。肺部病变妨碍了肺泡毛细血管膜的氧气交换。在成年人中，这种疾病被称为成人呼吸窘迫综合征。相对于牵引或后期复位而言，长骨骨折的立即内固定可明显降

低脂肪栓塞综合征的发病率[85,87,89,92~94]。髓内固定为长骨骨折(尤其是股骨干骨折)的首选,因为它能降低脂肪栓塞综合征的风险。然而,扩髓植钉可导致循环加快,有可能增加肺部脂肪栓塞的风险[83]。目前,最好采用不扩髓技术来治疗有可能发生脂肪栓子的病例[83]。脂肪栓塞综合征发生于伴有肌肉萎缩的患儿已有报道,是作为闭合股骨短缩的并发症报道的[81,90]。对于有脂肪栓塞综合征危险的患者应采用脉搏血氧计进行检测[81]。

患有成熟综合征的儿童会出现呼吸窘迫、呼吸急促和血气值恶化,特别是血氧饱和度[77]。在临床上,患儿可能出现焦躁不安和慌乱,如果不及时治疗,可能会造成昏迷和麻木。皮肤以及胸部、腋下和颈基底部可出现瘀斑,但多为一过性很快会消失[86]。最主要的实验室检查结果是动脉氧分压降低。相对更现代的诊断方法,检查尿和痰中的脂肪没有价值。最近,支气管肺泡灌洗检测含脂肪细胞和视网膜检查有无棉絮状渗出点和视网膜出血已有报道,认为有助于早期诊断[78,79]。胸片通常可显示有间质水肿和外周血管标记物增多。

如果不治疗,脂肪栓塞可能是致命的,然而,早期诊断和及时的处理通常能使患者维持到症状消失[84]。治疗方法包括解决呼吸道问题的各种支持措施,包括改善血氧饱和度(70mmHg),并且可能需要气管内插管正压呼吸。应恢复血容量并维持体液和电解质平衡。充分的氧合作用是治疗的最重要部分,因为呼吸衰竭是最常见的死亡原因[80,84]。对类固醇和肝素治疗仍存有争议[84]。

第四节　固定后高钙血症

许多儿童在骨折固定后会并发高钙血症。据Cristofaro 和 Brink 报道,20 个儿童中有 7 人血清钙水平增高到 10.7~13.2dL(正常值为 8.5~10.5dL)[97]。尿钙排泄量在固定后大约 4 周达到高峰,预计随着活动可恢复正常水平[98,102]。尿钙排泄量增加被认为是正常修复过程的一部分。对于那些既往有代谢性骨病(如佝偻病或甲状旁腺病)的患者,固定会进一步增高血清钙水平[102]。同样,一些年轻患者,通常为 9~14 岁,不明原因地可能出现明显的高血钙浓度以及全身症状[102]。

症状包括厌食、恶心、呕吐和易怒;严重者会出现广义癫痫发作、运动时疼痛、弛缓性麻痹,肌张力过高

和视力模糊。如果对高钙血症不加控制,可发生肾结石[97,98]。血清碱性磷酸酶浓度通常正常,这与血清水平一般偏高的甲状旁腺功能亢进病例不同[98]。然而,为了明确区分这两种疾病,还应做甲状旁腺激素化验[97]。

据报道,静脉内给予液体和糖皮质激素可成功地降低血清钙水平,直到可以进行运动[98,102]。低钙饮食通常是被推荐的。普卡霉素(Mithramycin)也可以通过对骨吸收的直接拮抗作用或者干扰甲状旁腺激素的代谢有效降低钙水平[98]。此外据报道,降钙素也可通过抑制骨吸收有效降低血清钙[95,99,101]。适当的水合作用和利尿是有益的,比如能立即负重和运动[98,100,102]。

另一个性质类似的问题是四肢麻痹后的急性血钙过高[95,96,99]。特别是年轻人,这种疾病会很麻烦,通常应在麻痹发病后前 6 周进行评估。

第五节　异位骨形成

据报道,异常骨可见于所有大关节周围,常见于髋、肘和膝关节(图 6-4)[110]。这种疾病在青少年中更常见,但任何年龄段都有风险。异位骨形成通常伴发于头部损伤和烧伤[108,110]。骨化性肌炎伴发于肩部、股骨远端、肘部和胫骨近端附近的烧伤,通常发生于热损伤后 4 个月内[109]。Mital 和同事发现,脑外伤患儿异位骨的发生率为 15%,昏迷和痉挛是最常见的相关因素[110]。骨盆周围骨折以及治疗骨盆骨折广泛的手术入路增加了骨化性肌炎的风险[113]。

在这个过程之前,受累关节附近的软组织和骨创伤部位会有炎症反应和触疼。血清碱性磷酸酶升高通常在骨化之前,而且在骨形成活跃期一直持续升高[108,110]。损伤后 3~4 周内影像学证据明显[110]。MRI 有助于早期诊断。常见表现是边缘处呈低信号强度,但骨化性肌炎没有独有的特征表现[104,107]。起初,这个过程缺乏明确的边界,随后进展为中央呈高信号强度片状的局灶性团块,最终成为骨骼[104,105]。这种病变类型常见于肌内型骨形成,而在骨膜型骨形成少。在肌内型骨形成中退化更为明显[105]。有些吸收可能在关节运动后开始。切除异位骨应等到骨形成完全成熟后再进行,通常大约为损伤后一年[108,112]。有些报道表明,药物可以减少异位骨形成。Mital 和同事发现,对头部外伤儿童水杨盐酸有助于减少或消除异位骨,特别是在切除后[110]。同样,吲哚美辛也有报道称是有益的[106,110,111]。双磷酸盐也曾被使用,但由于骨代谢问题,目前已不推荐使用[103,108]。大多数儿童通过监视即可成功治疗,

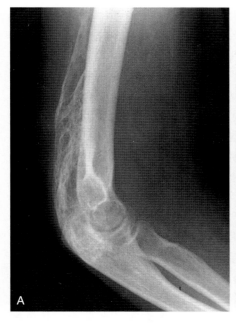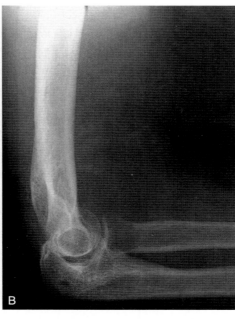

图 6-4 异位骨形成导致肘关节完全强硬。(A)头部受伤后手术前 6 个月的 X 线片。(B) 手术后 6 个月的 X 线片。(From Mital, M.A.;Garber, J.E.; Stinson, J.T.Ectopic bone fromation in children and adolescents with head injuries:Its management.J Pediatr Orthop 7:83,1987.)

这种病变允许其沿固有病程进展,因为只有少数儿童成为长期的问题[103]。

第六节 肠系膜上动脉综合征(管型石膏综合征)

肠系膜上动脉综合征包括胃的急性膨胀和呕吐。在过去,这种综合征常发现于用髋人字石膏或躯干管型石膏治疗的患者,因此其旧称管型石膏综合征[115,120]。然而,最近有报道称,不用管型石膏也可发生此病,如长时间牵引后、脊柱手术后以及哈林顿器械固定后,特别是在治疗 Scheuermann 驼背以及严重创伤性脑损伤之后[114,116,117,119]。这种病变是由于肠系膜上动脉引起的十二指肠部分机械梗阻所致(图 6-5)[114]。这可能是由于定位在管型石膏内的脊柱前凸过度所引起,但是更常见的是与体重减轻和十二指肠内保护肠系膜上动脉的脂肪减少有关[114-116]。肠系膜上动脉和主动脉之间的夹角变得更加尖锐并压迫到十二指肠[120]。体型瘦弱者和脊柱曲度改变者是高危人群[114,116,118]。如果对此疾病不积极治疗,将会难以处理,患者会出现渐进性体重降低、低钾血症以及危及生命的脱水和电解质异常[115,120]。

此综合征通过增加腹膜后脂肪量可逆转。治疗方法包括将饲管穿过阻塞部位或静脉内给予高营养注射外加重新摆放体位(侧位)以促进十二指肠相应的

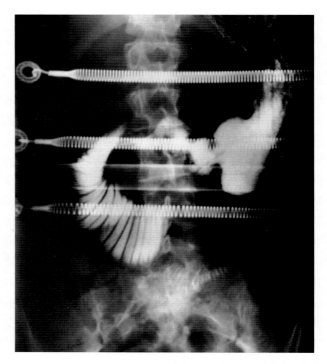

图 6-5 一位肠系膜上动脉综合征(管型石膏综合征)患者的上消化道造影显示示肠系膜上动脉引起十二指肠 1/4 部分受压。彻底解决后出现静脉内营养过度。

引流[117-119]。如果管型石膏使脊柱过伸,应加以修改。对于保守治疗不能解决的个别病例,完全去除十二指肠和结肠的扭转并稳定肠系膜动脉(Ladd 术式)可以消除阻塞[114,116]。

第七节　牵引引发的高血压

　　一种少见的并发症,是长骨骨折后牵引治疗引发的高血压。高血压发生于肢体延长术中也曾有报道,是由于对骨及其邻近软组织进行牵引所致[121,125]。它可能由于坐骨神经紧张、肾素-血管紧张素激化或长时间制动所致[121,122,124]。Hamdan 和同事发现,接受牵引的患者中68%出现血压升高,其中 3 例需要治疗[121]。这个问题可通过改变牵引和应用高血压药物治疗来加以控制,直至消除了原发病为止[121,123]。

第八节　特发性深静脉血栓形成

　　该并发症在儿童期很少见,在文献中只有零散的报道[128,129,135]。一般来说,其临床表现和成年人类似,包括局部不适、触疼和温热以及肢体肿胀[126,134]。深层静脉血栓形成应通过适当无创性检测和静脉造影来确诊[128,135]。大部分患血栓性静脉炎或有肺动脉栓塞的患儿都有遗传性或先天性血栓形成倾向[126]。活化蛋白 C 抵抗(APCR)抗凝血酶Ⅲ缺乏、异常纤维蛋白原血症、纤维溶解受损、蛋白 C 缺乏、蛋白 S 不足、V 因子莱顿突变是增加患儿血栓性静脉炎发生率升高的常见因素[126]。很重要的是,当一个孩子确认患有这类疾病时,应行近亲筛选,因为他们很可能有潜在风险需要预防。血清脂蛋白[Lp(a)]浓度大于 30mg/dL 是儿童期患血栓栓塞的一个重要危险因素[133]。静脉血栓栓塞的患儿应筛查血清 Lp(a)是否升高[133]。很多病例很可能没有被查出[128,129]。大多数儿童对常规治疗有反应,类似于成年人[126,128,132,134]。初始治疗包括肝素,紧随其后在适当时间给予华法林(Coumadin)。这个问题多发生于大龄青少年、肥胖者以及肢体有局部感染的患者[128,131,135]。通常行中央静脉导管[134]。急性肺栓塞极其少见,但是已有报道,应该同成人一样给予谨慎治疗[128]。肺血管造影仍然是诊断肺栓塞的金标准。其他几项检查有助于确定是否存在肺栓塞,例如肺通气灌注扫描(V/Q)、螺旋 CT 扫描、磁共振成像及超声心动图检查。V/Q 扫描在当代诊断中占 85%[134]。加造影剂螺旋 CT 最近也逐渐流行[134]。

第九节　畸形愈合

　　儿童最常见的骨折畸形愈合发生于肱骨髁上骨

折之后,常伴有尺骨内翻畸形(图 6-6)[137]。过去认为这种畸形是由于肘关节生长紊乱引起的。然而临床和试验证据证实,其更常见的原因是初始复位不良或复位的早期丧失[137]。不幸的是,肱骨骨折块近端的横截面狭窄,除非远端骨折块解剖复位,否则此骨折块很容易旋转和向内侧倾斜,导致尺骨内翻畸形和屈肘受限[151]。肱骨远端的生长发育在上肢长度增长中只占10%,所以其后期重建的潜力是有限的。最近流行的闭合复位和克氏针固定精确解剖对位已减少了这种并发症的发生率。

　　大多数孩子不会有功能缺陷,但可能有明显的外观畸形[137]。如果畸形存在了一年且构成问题,可通过矫形切骨术进行治疗。几位学者描述了各种各样的成角畸形矫正方法[137,140,156]。没有必要纠正所有的髁上畸形[157]。但是矫正旋转比较困难,不过通常它可以通过肩关节来加以补偿[156]。大多数学者喜欢行外侧楔

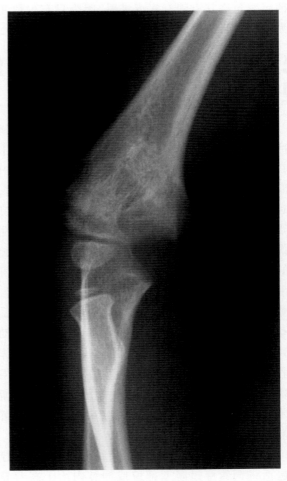

图 6-6　一例 4 岁儿童的肱骨髁上骨折,愈合后伴有尺骨内翻畸形。

形截骨来矫正成角对线，而不考虑旋转或屈伸方面的缺陷[136,157]。Barrett 和同事在回顾研究这种手术中发现，患者普遍满意这种方法[136]。另一个担心是外侧髁上的骨突和难看的瘢痕[136]。闭合楔形截骨矫正尺骨内翻会导致外侧出现一个突出的瘢痕。如果是那样的话，则应该同时进行内侧置换[157]。截骨术后的固定是一个问题，因为肱骨远端较小且形状奇特，没有标准的固定方法可供采用[137,140,156]。Blasier 推荐一种三头肌间分离入路来显露髁上区，可视度好且便于截骨[138]。可在直视下进行钉固定，比外侧入路更容易。

蒙特吉亚损伤包括尺骨骨折和同侧桡骨头脱位。这种损伤很隐蔽，如果发生于低龄儿童，往往难以评估桡骨头和肱骨小头的关系。因此常常误诊为急性损伤，尤其是伴有尺骨可塑性畸形或青枝骨折的患儿（图 6-7）[161]。同样，复位后几周内也常（大约 20%）出现复位丢失，尤其是当尺骨为斜行骨折时[161]。Rodgers 和同事回顾发表了一篇儿童蒙特吉亚损伤重建后的并发症和预后的回顾性评价[161]。试图后期修复这一损伤会遇到很多问题，包括前臂旋转度减少、一过性运动和感觉尺神经麻痹和残留虚弱。然而他们认为，对于骨骼发育不成熟患者的慢性蒙特吉亚损伤的长期后遗症（疼痛和虚弱）必须进行治疗和干预[161]。如果尺骨的畸形愈合妨碍复位，则应行截骨术，最好用钢板刚性固定同时行自体骨移植。斯氏针可以顺行置入尺骨[136]。Inoue 和 Shionoya 建议采用钢板固定对尺骨过度矫正，特别是当桡骨头复位不稳定时[148]。在脱位处因生长引起的桡骨头畸形会使恢复正常尺桡骨小头关系

变得困难。如果桡骨头不稳定，可采用临时钉固定骨小头-桡骨头关节[136]。如果环状韧带需要更换或重建，他们建议按 Bell Tawse 所述进行肱三头肌筋膜重建[161]。并发症包括尺骨畸形愈合、永久性桡骨头半脱位或脱位以及旋前[64]和旋后[40]功能丢失。

另一个与肘关节相关的并发症是肘关节脱位经复位后肱骨内上髁的关节内卡压。这种卡压影像学检查难以发现。如果不将此内上髁切除，它将严重限制屈曲并会引起疼痛。对此病变应早期识别并进行相应治疗，因为晚期治疗难度大而且可导致尺神经病变[145]。

儿童前臂骨折是畸形愈合的常见病因，因为其复位效果容易丧失而且难以再复位（图 6-8）[141,143]。年幼儿童偶尔可以对骨折重塑，因此内科医师在很大程度上指望重塑而不是充分复位。骨干中段骨折特别容易造成畸形[168]。Price 和同事建议，小于 10°的成角、45°的旋转不良和完全移位是可以接受的，而不必尝试重新处理或者进行切开复位内固定[158]。

复位丧失对骨折愈合后最终位置的影响大于对骨折初始复位时位置的影响[168]。复位的丧失和骨折位置、患者年龄及畸形程度并不相关[168]。容易复位的骨折更有可能丧失复位。由于存在软组织剥离和局部骨膜破裂，骨折在畸形位置自然要比在复位后位置更稳定。

Nietosvaara 和同事发现，48%的桡骨远端骨折会发生畸形愈合，尽管有 85%的病例最初达到解剖复位[155]。移位与骨折早期的明显错位（移位大于 50%或成角大于 20%）有关。并发症和再移位的一个独立危险因素

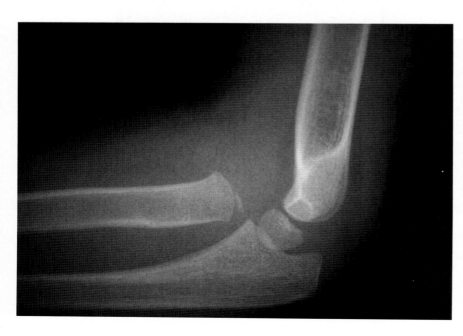

图 6-7　4 岁儿童的蒙特吉亚损伤近 8 个月未被发现。尺骨骨折已愈合，至今桡骨头仍脱位。复位需行尺骨截及钢板坚强固定、重建环形韧带或肱三头肌筋膜置换（Bell Tawse 手术）。

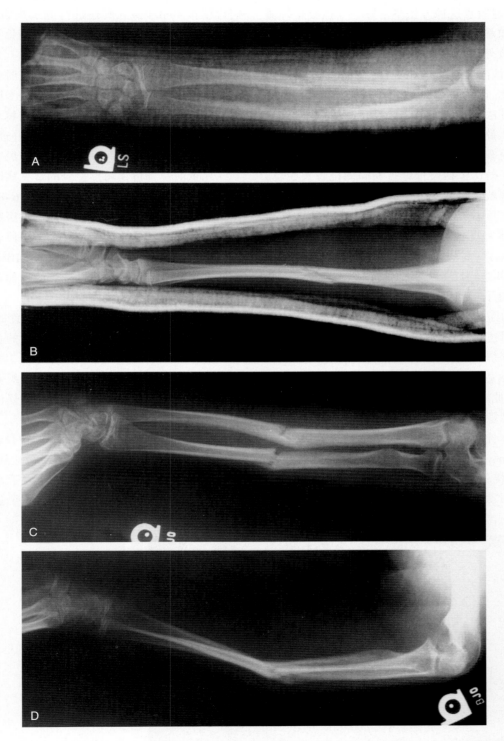

图 6-8　12 岁女孩的尺骨和桡骨骨折。满意复位和石膏制动后的前后位(**A**)和侧位(**B**)X 线片。(**C,D**)因为管型石膏过早拆除导致复位失败,因此需进行切开复位加钢板固定来恢复良好对线。对于这个年龄段的女孩,不能期望会自行矫正。

是骨折没有解剖复位[155]。因此他们建议即使复位极好也应考虑克氏针固定以免再移位。对于那些有伴发损伤、间室综合征或同侧肢体"浮肘"的二次骨折的病例，这一点特别重要。管型石膏固定在损伤后 2 周不会发生再移位[155]。他们建议，对于剩余生长期小于 1 年的儿童行经皮克氏针固定[155]。

Roberts 在对前臂骨折畸形愈合的回顾分析中发现，重要的是要避免桡骨的桡偏并维持尺骨和桡骨的骨间距[160]。虽然成角畸形重塑的潜能有限，旋转畸形不会有所改善，但在早期也应对这两种畸形进行积极治疗。残留的旋转畸形可能会使前臂的旋前和旋后受限，不过这种旋转受限的临床意义尚不明确[158]。成角畸形在尺骨和桡骨远端 1/3 的重塑效果比其中段和近端 1/3 更好，而且年幼儿童更好[141,142,146,163]。前臂骨干骨折伴尺骨或桡骨成角几乎不可能完全重塑[130]。8 岁以下儿童的中段骨干骨折通常能几乎完全重塑；然而年龄大于 11 岁的儿童（特别是女孩成熟早）自行矫正修复无法预期和不可预测[130,146,167]。后期矫正相当困难，会使治疗外科医生十分尴尬。

据 Price 和同事报道，有一种矫正畸形的简单方法可以矫正前臂骨干骨折畸形愈合[159]。如果畸形成角小于 20°且患儿年龄小于 9 岁，其前臂具有优良的重塑潜能，通常可获得令人满意的功能和可接受的外观[159]。大于 30°的尺桡骨成角畸形在任何年龄段都很少能充分重塑，因此在损伤愈合后应该重新对位[159]。因为重塑能力强，短暂的观察（6 个月）就足够了[159]。畸形愈合的前臂骨折如果在损伤后 1 年内进行手术矫正，旋转功能平均提高到 80°，而一年后治疗的患者平均只有 30°[165]。

肢体不等长、成角和骨间隙被侵占是活动度缺失的不可预测指征。活动度缺失可能是软组织瘢痕形成对骨间膜上施加张力所致，少数完成重塑的患者也没有恢复活动度[158]。骨干成角畸形常伴有活动度缺失，而远端干骺端骨折易于矫正并完全恢复活动度[130]。同样，切开复位内固定可以恢复解剖对线，但并不一定能恢复最大活动度。Price 和同事[158]提出，骨折移位引起的短缩，可以对维持活动的骨间膜进行松解术[158]，并提出近端骨折合并有成角畸形、旋转不良和占位，活动度缺失风险最高[158]。Price 和 Tredwell 及其同事建议，再骨折后应行切开复位内固定，因为再骨折失去前臂旋转功能的可能性较大。

下肢的畸形愈合常发生在有头或脊髓损伤的患儿[139,147,150]。90%的脑外伤患儿 48 小时内能从昏迷中恢

复。在长期随访中，84%最初处于深度昏迷（Glasgow 昏迷评分得分 5~7）的儿童最终能自如行走。因此，必须评估全部神经恢复情况[147]。如果 Glasgow 评分超过 5 分的患儿在 3 天内不能恢复知觉，应对骨折进行固定（如果其年龄超过 5 岁）[147,152,164]。长骨骨折坚强固定有助于护理和康复治疗。固定后头几天出现肌肉痉挛常会使石膏制动的骨折移位或成角，或导致牵引的骨折产生骨折端重叠（图 6-9）[139,147]。对这些儿童的骨折进行非手术治疗已导致愈合，但其畸形愈合、成角畸形和短缩的高发生率不能接受（图 6-10）[147,152]。皮肤感觉迟钝伴定向力障碍可能会导致皮肤破损以及可能的继发性骨髓炎[147]。如果患儿必须行特殊检查，如 CT 或 MRI，或者需要广泛更换敷料、在手术室进行多重清创，或对烧伤进行漩涡浴治疗，应稳定骨折，因为对骨折进行处理会升高颅内压。对于急性四肢麻痹或截瘫的儿童，骨折固定可降低石膏制动引起的皮肤病损和压疮的发生率，以及对外部支撑的需求，外支撑会影

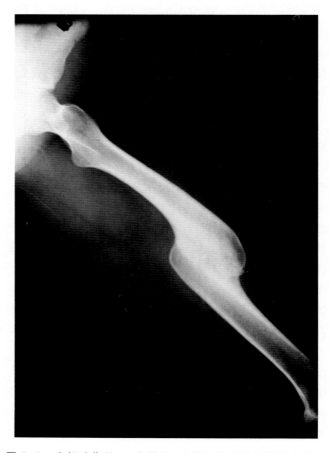

图 6-9　头部重伤的 15 岁男孩，对其股骨干骨折做了牵引治疗。可见短缩和骨折端重叠。患者已恢复并可拄杖行走。双腿不等长已引起多种问题。

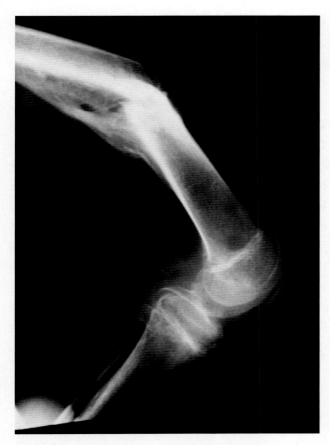

图 6-10　13 岁头颅损伤患儿,用骨牵引治疗后出现股骨干骨折成角畸形。

响护理和康复训练。

Bohn 和 Durbin 呼吁要对浮膝征或同侧胫骨和股骨骨折多加关注[139]。10 岁以下有这种损伤的患者,通常对闭合治疗、股骨牵引[90]以及短腿石膏固定后再行髋部人字石膏固定[139]反应良好。然而调查者发现,大龄儿童和青少年的股骨骨折者采用牵引治疗,其并发症(包括畸形愈合不愈合、成角畸形和再骨折)的发生率升高(40%)[139]。在这组患者中,手术固定股骨骨折的并发症较少且效果较好。需要再行手术的畸形愈合或复位丧失,大多都与选择的柔性钉直径不匹配有关[154]。如果发生的粉碎大于 25%,短缩、成角畸形和复位丧失都是潜在的问题[154]。重要的是,这一组大龄儿童的胫骨并发症发生率 50%,即使采用切开复位或外固定治疗也如此[139]。Feldman 和同事采用泰勒立体外固定架来矫正胫骨三平面畸形能获得极好的效果,并能使骨不连成功愈合[143]。对于胫骨畸形愈合和不愈合的患者,缓慢而逐步的矫正效果非常成功[143]。胫骨的这些问题可能与损伤的严重程度有关,而与患者年龄无关。

第十节　骨性联结(交叉愈合)

交叉愈合是前臂骨折少见而严重的并发症。前臂不能旋转,而且会导致严重的功能缺损。交叉愈合必须与更常见的失能一般较强的骨化性肌炎相区别。大多数交叉愈合仅局限于桡骨和尺骨的近端 1/3 部位。常伴发于粉碎性移位骨折后行桡骨头切除术后,这一危险因素明显大于只行切开复位手术[166]。大多数作者建议,如果要行切开复位术,应通过两个切口进行手术;然而,这种手术并不一定能防止交叉愈合[166]。同样,髓内固定骨折后发生交叉愈合也曾有报道[127]。其他易感因素还包括严重的初始移位、残留移位、骨膜介入、延迟手术、再手术以及桡骨和尺骨同一水平骨折[162,166]。

Vince 和 Miller 建议,至少一年之后再行交叉愈合切除术[166]。骨扫描可用于确认愈合反应是否完成以及同位素摄取量是否恢复到与周围骨相同的水平。切除交叉愈合时,一定要将骨桥及其骨膜一并切除,以减少复发的可能性。几个作者建议,在桡骨和尺骨之间要植入脂肪、肌肉或硅化橡胶(Silastic)以防复发;然而只报道了少数患者且随访数据很有限[144,149,166]。如果手术延迟太久,软组织挛缩可能会妨碍恢复到最大的旋前和旋后范围(图 6-11)。

同样的问题可能出现在胫骨和腓骨之间[153]。胫腓骨骨性联结与导致胫骨和腓骨同水平移位性骨折的高能创伤有关[153]。对于儿童,这可能导致不成比例的生长发育,因此需要切除。要对这种骨性联结随访 3 个月到 1 年直至成熟再进行切除[153]。为了保持腓骨在踝关节处能自由活动可以考虑类似的手术建议。另一个选择是部分切除腓骨,再将腓骨远端用螺钉固定到胫骨骨骺上。

第十一节　后期成角畸形

年幼儿童胫骨近端干骺端骨折后常发生后期成角畸形。这种骨折通常是胫骨近端干骺端的无移位或容易复位的骨折[171,174]。骨折愈合没问题,但几个月后会发生进行性外翻成角畸形,其外观令人担心(图 6-12)[171,174]。大多会自发改善,但至少要等 18 个月到 2 年才能确认是否已达到最大改善(图 6-13)[170,176]。通常这种病变不会伴发于腓骨骨折,但胫腓双骨折时曾有

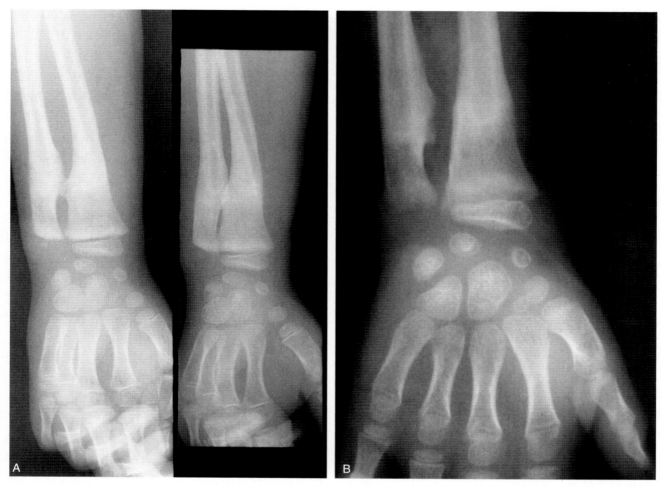

图 6-11 (A)7 岁男孩尺桡骨骨折后的前臂远端和腕关节的前后位和斜位 X 线片。骨折在旋转不良和成角位愈合,随后发生骨性联结,将尺桡骨分离开,斜位 X 线片上显示清晰。(B)将创伤性骨性联结切除并植入脂肪。术前患者前臂无法旋转,术后前臂能旋转 50°。(Courtesy of Dr. Neil E. Green.)

报道。尽管提出过许多理论,但最可能的发病机制是,血管反应增强引起了对胫骨近端内侧干骺端生长的刺激[171-174]。17 例该损伤患儿的回顾中,Ogden 和他的同事发现,每一个患者的远端和近端的生长都在加快,而且近端内侧偏心性过度生长[173]。

有趣的是,通过胫骨和腓骨的近端干骺端切骨术来矫正这种畸形也会引起进行性外翻畸形且成角畸形复发率高得让人难以接受[170,174]。因此,最好将手术时间推迟到患儿长大后不再可能经历这一现象之后。

肱骨外侧髁骨折后,肘部内翻畸形和臂外偏角缺失是常见的后遗症[175]。很少有功能问题,而且外观通常是可接受的。So 和同事发现,无移位骨折组的此角平均值是 10°,有移位骨折组经切开复位治疗后的此角平均值为 9.6°,但那些没有复位的骨折更为严重。因此认为,肘外侧血供的增加导致了过度生长[175]。

第十二节　三角软骨损伤

髋臼三角软骨的创伤性破裂很少发生。然而,生长活跃期儿童的骨折很可能导致骺板早闭和浅髋臼形成[177,184]。这种病变更常见于 10 岁以下的儿童,而且在此情况下可导致髋关节不协调和进行性半脱位,需行髋臼重建[177,182-185]。三角软骨的单纯移位预后良好。相反,严重压砸常导致早闭和预后不良[181]。最初影像学检查时难以发现严重的压砸性损伤,CT 扫描对比有所帮助[177]。一些间接征象的出现,如股骨颈并发骨折、股骨近端骨骺板脱离、髋关节创伤性脱位或其他骨盆骨折,应怀疑髋臼损伤[185]。通常,这些严重的损伤伴有骶髂关节损伤,从而导致进一步髂骨生长紊乱[182,183]。年龄较大的儿童生长潜能较小,这种问题少见。

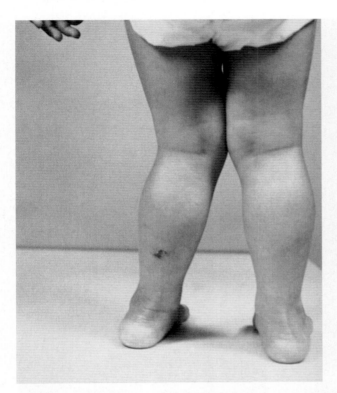

图 6-12   2 岁半患儿继发于胫骨近端干骺端骨折的外翻成角畸形的临床照片。

股骨近端部分可能发生不规则生长[177]。股骨头膨胀时会向外侧和上方移位[182]。这会增加髋臼上方的压力，从而会干扰正常的软骨内骨化并增加髋臼指数，类似于脑瘫时伴发于髋关节半脱位的发育性改变[177]。兔子试验诱发的闭合进一步证实了这个范例[179]。如果能发现明显的骨桥，应进行切除术加脂肪填塞[177]。然而，这个问题往往直到三角软骨完全闭合后才能发现[183,185]。

CT 扫描有助于评估骨盆骨折，特别是可能有骨软骨损伤并留存有骨折碎片的患者[180]。持续的关节增宽应引起怀疑，尤其是没有髋关节脱位明确病史的患儿[180]。关节造影不一定能做出诊断[180]。可能需要行骨扫描来评价股骨头骨骺的血供[180]。骨盆骨折只有在髋关节不稳定和股骨头严重移位时才考虑手术复位[178]。

第十三节　股骨干骨折：过度生长

据报道，股骨头骨折可导致平均为 1cm 的过度生长（范围为 0.4~2.7cm）[196,198]。Shapiro 发现，过度生长与儿童年龄、骨折水平或 2 岁以下儿童骨折愈合时的位置（短缩、延长或分离）[199]无关[197,199]。Stephens 和同事发现，过度的骨折端重叠与肢体生长加快有关，他们将其归因于骨膜剥离过多 [201]。过度生长发生在整个肢体，有趣的是，同侧胫骨过度生长平均为 0.29cm（范围为 0~0.5cm）。这一现象发生在 82% 的患者中，78% 的过度生长发生在骨折后头 18 个月内[199]。9% 的过度生长会持续到整个生长时期，只是速度有所减慢。Staheli 指出，4~8 岁儿童的过度生长稍大于其他年龄段[200]。现有的证据表明，这种过度生长是由于愈合反应引起的血供增加所致[199]。这是正常的现象，而不是一种弥补短缩的机制[199]。这种现象引发了如下临床建议：年幼儿童的骨折块重叠应为 1~1.5cm，预期这个重叠量可减少过度生长问题[193]。当更多的股骨干骨折采用髓内固定或外固定进行治疗以期恢复骨折长度时，这个问题会变得更麻烦[186,188,189]。Hedin 和同事最近的一份报道发现，用外固定支架治疗股骨干骨折预期的股骨过度生长远远低于牵引治疗的预期值[193]。

Hunter 和 Hensinger 报道了未累及生长板的股骨骨折后发生骨骺完全闭合的问题[194]。在他们的报道中，该患者伤侧下肢的所有生长板均自发闭合导致明显的短缩。类似的病例曾偶尔有报道[187,190,195]。

上肢过度生长的报道较少[192]。在一项前臂骨折的大型样本研究中，桡骨或尺骨的过度生长较少见，平均为 0.44cm[191]。Davids 和同事发现，肱骨外髁骨折有时伴发外侧过度生长和难看的外观[191]。

第十四节　生长紊乱

一、骺板骨折

由于股骨远端骺板的横截面积大，简单的 Salter-Harris Ⅰ型和Ⅱ型骨折后发生生长板损伤的可能性大，相反那些较小的生长板（如桡骨远端）的生长板损伤却很少发生。Riseborough 和同事发现并发症发生率高得出奇：56% 的病例发生于生长停滞和大于 2.4cm 的肢体不等长，26% 的病例出现大于 5° 的成角畸形需行切骨术（图 6-1A）[225]。生长问题与损伤的严重程度有关，曾见于所有类型的 Salter-Harris 骨折。年幼儿童（11 岁以下）的骨折都是严重创伤所致且预后极差，其中 83% 的患儿会发生生长问题[204]。Riseborough 和同事认为，这个问题是由于该部位的血供中断引起的[225]；然而这个结论尚未得到证实。股骨远端骺板的几何形态复杂；因此，骺软骨的损伤（这是一种促

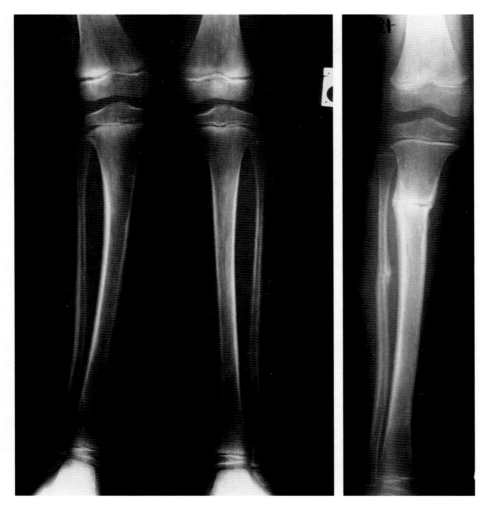

图 6-13　(A)7 岁儿童的胫骨近端干骺端骨折。大约是在 3 年半以前发生的,但一直没有自发重塑,因此患儿仍有外翻畸形。(B)行胫骨近端切骨术矫正畸形后的 X 线片。

进骨桥形成的环境条件)途径并不一样。

　　髋人字石膏固定的效果比长腿石膏固定好,可维持更持久的复位。Riseborough 和同事建议解剖复位而且多采用内固定[225],但这项技术并不能保证生长板受到严重损伤的患者能恢复正常生长。Barmada 和他的同事发现,在远端胫骨骨折中,解剖复位使骺板早闭具有统计学意义的明显降低[203]。如果在 X 线片上发现有残留间隙,骺板早闭的发生率会增加到 60%[203]。如果没有间隙,其发生率则降至 17%[203]。在他们的病例系列中,骨膜在所有残留间隙的病例中都会陷夹在骺板内[203]。对于 II 型骨折分离,内固定大的干骺端骨折块提供的结果更好[225]。因为生长阻滞的可能性高,因此在剩余的生长期应该严密监测患儿[215]。具有影像功能的 X线断层扫描、MRI 或 CT 扫描在扫绘骨桥的有无及程度方面很有用[220,226]。如果生成的骨桥是中等大小的,所

占表面不足 40%,而且可行手术,则可以将其切除[210]。然而,如果投影下的下肢不等长小于 4.8cm,Riseborough 和同事建议使对侧股骨远端生长停滞[225]。重要的是,这种生长停滞不能矫正任何已有的不等长,只能限制肢体不等长的进一步发展。如果肢体长度差异较大,则必须考虑行肢体延长术[215]。骺板或骨干(较少见)附近骨折后可发生生长停滞[202,207],尤其是伴有股骨上部和膝关节附近骨折时[207,209,211]。这种损伤常会延误生长板损伤的识别,往往要到出现严重成角畸形后才能发现[204]。Hresko 和 Kasser 建议,对青少年的所有损伤均应密切监测以期尽早发现骺板损伤[204,211]。

　　踝关节骨折后由于生长紊乱引起的胫腓骨关系的改变在儿童中较常见[203,204,214]。幸运的是,大多数发生在临近生长终止时,因此其后果只是引起一些轻微问题。腓骨远端生长停滞而胫骨仍在持续生长,最初可

能是为了通过由于踝韧带牵引所导致的腓骨远端的滑移来进行代替。如果畸形长时间存在将导致外翻畸形(图6-14)。如果腓骨持续生长,胫骨远端的生长停滞会导致内翻畸形(图6-15)。然而,腓骨可能向近端滑动以代偿胫骨的过度生长,此时腓骨头在膝关节处会更突出。可能需要让腓骨远端生长停滞。

二、部分生长停滞:诊断、评估和治疗

骨骺损伤的一个特殊并发症是生长板的正常生长中断。这种生长障碍会引起一系列问题,从生长完全停滞到部分生长停滞和逐渐变慢或进展性成角畸形[215]。通常,这种损伤会导致干骺端和骨骺之间形成骨桥,通常称之为骨性突起。如果损伤在外周,骨桥就像铰链一样缠在踝部会导致成角畸形和生长减慢。如果任其持续下去,最终会导致完全闭合(图6-16)。中心部位生长停滞会导致生长减慢,X线片上可见骺板呈帐篷状,骨骺被干骺端围成杯状。骨骺板好像被干骺端吸收了(图6-17)。这种情况通常伴有血管损伤、感染(如脑膜炎球菌血症)或热损伤(如冻疮)。

骨桥大多见于穿过骺板的骨折,如Salter-Haris IV型骨折,但所有类型的骺板损伤后都曾报道有骨桥形成。某些类型具有代表性,内踝损伤的 III 型(图6-5)以及胫骨远端(图6-6)或股骨远端的 IV 型损伤报道得相当详细[203,204,216,222,231]。除螺纹针或螺钉穿过骺板引起的医源性损伤以外,大多数损伤都难以避免[215]。有证据显示,通过精确的解剖复位,有些问题是可以避免的,至少可减小到最少,而且有助于治疗。治疗这种损伤

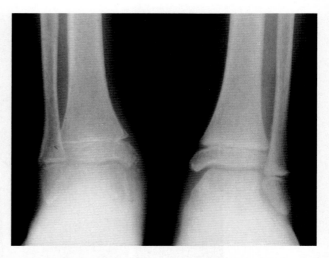

图6-14　11岁男孩跌落直接撞地后发生右胫骨远端骺板完全闭合。可见其腓骨远端生长板未闭,进一步生长使踝关节出现问题。

时应意识到有骨桥形成的可能。应对患儿进行密切监测以便早期骨桥形成。早期诊断比晚期建议采用。MRI用来早期发现生长板的中断[213]。MRI显示的Harris线最清楚,比正常X线片早显示6~7周[226]。

骺板的大小、生长速度、患者年龄及骺板轮廓都对骨桥形成有一定影响[222,231]。股骨远端骺板尤其值得注意,因为其末端尺寸大且不规则,更容易发生不可逆的改变和早闭[215,225]。相反,桡骨远端虽然经常受损但极少形成骨桥。随生长发育自发延长的生长板骨桥一般较小,不超过骺板横截面积的7%[221]。胫骨远端损伤特别容易形成骨桥,但是受到这种损伤的儿童通常

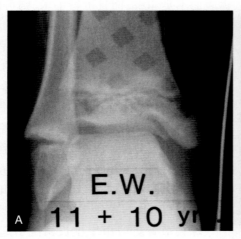
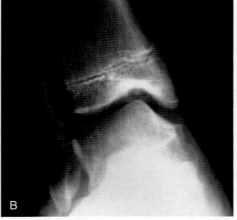

图6-15　(A)12岁患儿的Salter-Harris III 型内踝骨折和 I 型腓骨远端骨折。(B)出现一处骨性隆起伴踝关节进展性畸形。(From Kling,T.F.;Bright,R.W.;Hensinger,R.N.Distal tibial physeal fractures in children that that may require open reduction.J Bone Joint Surg Am 66:647,1984.)

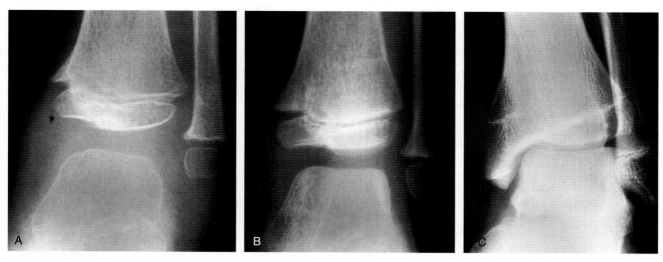

图 6-16　4 岁患儿的胫骨远端骨折，Salter-Harris Ⅳ型。(A)骨折愈合后 6 个月的 X 线片。(B)骨折后 2 年的 X 线片。(C)12 岁随访时的 X 线片。可见踝关节成角畸形伴腓骨过度生长。Radiographs courtesy of Dr. Herman D. Hoeksema.

均已接近生长停止期，所以由此造成的生长紊乱很少形成问题[222,231]。发生生长停滞的最常见部位是股骨，其次是胫骨骺端以及胫骨、桡骨和肱骨的近端[215,231]。胫骨近端和股骨远端仅占全部骺板损伤的 3%，但引起的骨桥却占大多数[223]。这个结果令人烦恼，因为这些病变对各自骨的生长影响占到 60%~70%[222]。胫骨远端骨折后延长到 24 个月以后出现生长紊乱的患儿92% 有成角畸形，而伤后不到 24 个月就出现生长紊乱的患儿有成角畸形的仅有 32%[204]。大部分患儿都成功切除了骨桥[204]。

损伤机制和病理机制都是重要的评估要素，因为它们可以预测许多事项。MRI 可以早期发现那些提示随后有生长紊乱的骺软骨异常[213]。随后 MRI 可以提供骺板骨桥和伴发生长异常的准确定位[213]。多层体层扫描以及现代的螺旋 CT 已成为测定骨桥大小和位置的标准方法[141]。采用特薄切层（前后位和侧位）可以显示骨桥在骺板表面形成的范围。Carlson 和 Wenger 的一篇优秀论文详细描述了术前利用体层摄影确定部分生长停滞部位的方法（图 6-18）[208]。

最近已证明，螺旋 CT（薄切层）对绘制骺板分布图确定骺板骨桥的范围和位置很有帮助。它可提供精细的骨骼细节，而且辐射剂量是传统断层扫描的 1/4~1/2。扫描速度快，因此避免了对患儿进行镇静[220,224]。采用磁共振成像（MRI）对确定病变的蔓延程度很有帮助（图 6-19）。三维重建有助于制订术前计划[206]。在计划行手术切除之前，应拍摄扫描图确定四肢的精

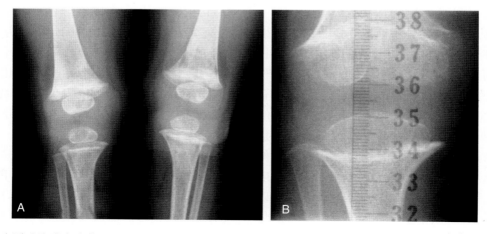

图 6-17　2 岁时患严重脑膜炎球菌血症后出现中心生长停滞。(A)膝关节最初的正常表现。(B)2 年后出现右侧股骨远端和胫骨近端中心生长停滞。可见干骺端呈杯状包住骨骺，骺板呈帐篷状。

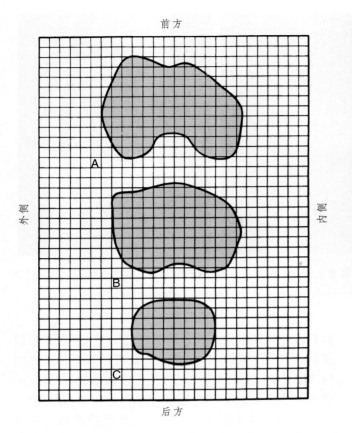

图 6-18　定位骺板骨桥示意。(A)股骨远端骺板。(B) 胫骨近端骺板。(C) 胫骨远端骺板。应用前后位和侧位断层扫描图,按从最下方至最上方的顺序,在确认其方位保持不变的同时,分析每个体层面的骨桥范围。要在每层面确定骨桥的范围,并在图上用粗线标出。前后位和侧位图标绘出在同一幅图上。这种方法可精确测定骺板骨桥的横截面解剖。(From Carlson,W.O.; Wenger,D.R. A mapping method to prepare for surgical excision of a partial physeal arrest. J Pediatr Orthop 4:232,1984.)

确长度并评估手和腕部的骨龄。

必须决定是否需切除骨桥或阻止骺板的继续生长。这项抉择的依据是:骨桥引起进一步肢体不等长或成角畸形的可能性,以及切除所涉及的技术问题[222]。总的建议是,如果累及的生长板少于50%且患儿还有2年时间继续生长,应考虑切除[222,231]。一般来说,腿的长度差异小于或等于 1 英寸表明功能受损轻微,而且很多达 2 英寸的不等长可以通过对侧骺板的生长停止加以代偿。这项决定还取决于该生长板在下肢长度发育所占比例。例如,胫骨远端骨骺板只占 18%,所以青少年完全生长停滞也问题不大;适合在对侧行骺骨干固定术,而年幼儿童不适用。这项决定对于上肢不成问题,因为上肢不等长很少会引起功能障碍;许多

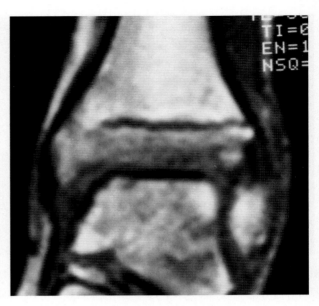

图 6-19　胫骨远端 MRI 显示的内侧生长停滞。

作者建议,不超过 4 英寸的不等长最好不治疗。Vocke和 Von Laer 发现, 桡骨颈骨折常导致桡骨头畸形(82%),但只有 11%发现功能问题[230]。

如果要切除骨桥,必须防止其复发。通过植入某种材料来阻止愈合反应曾描述过多种方法。所用的材料包括脂肪、骨蜡、硅胶和甲基丙烯酸酯(Cranioplast)。Langenskiöld 在 20 世纪 60 年代首次推行了骨桥切除术, 在切除骨桥后要用自体脂肪填充间隙[217]。他随后报道, 长时间之后脂肪的填充作用依然令人满意;脂肪可防止骨桥再形成而且会随着患者的发育而生长[218],硅胶的应用较普遍,但它是一种管控材料,未经(美国)食品和药品管理局的调查批准不得应用,而且目前就其作为乳房植入物的应用正在受到指责。Cranioplast 是由 Peterson 推出的, 可用于较大的切除术,尤其是应该骨的结构减弱时,因为它是一种填充空腔的固体材料,有助于止血,而且可减少术后保护的需要[222]。在骺板骨桥切除后用培养出的软骨细胞作为植入材料是目前正在积极研究的领域[219,229]。不管用什么材料植入到切除区内,最重要的是要防止后期再形成骨桥。

可以直接处理位于外周的骨桥,并将骨膜切除以防止复发(图 6-20)[215]。骨桥可在直视下用电动锉刀去除,因为骨桥非常硬。可以采用放大器材。接近正常骺板时可以用刮刀。骺板软骨通常较直较宽,常为淡蓝色[229]。骨骺骨好像漂浮的海绵[229]。一定要切到干骺端和骨骺,这样才能充分暴露骺板,以防止骨桥形成,但

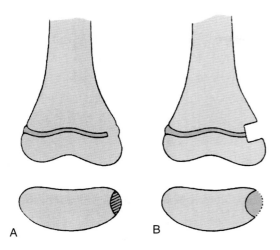

图 6-20　前后示意图示出外周生长停滞,下方示意图为骺板的横断面。(A)体层扫描确定的骨桥位置。(B)经直接入路切除骨桥。(From Peterson,H.A. Partial growth plate arrest and its treatment. J Pediatr Orthop 4:246,1984.)

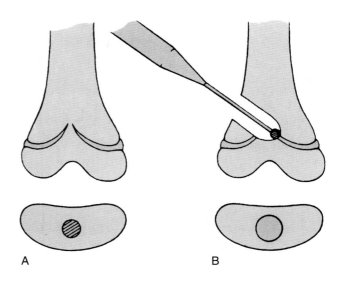

图 6-21　(A)中心骨桥随着周边生长使骺板呈帐篷状。(B)通过干骺端切口切除骨桥。(From Peterson,H.A. Partial growth plate arrest and its treatment. J Pediatr Orthop 4:246,1984.)

不应暴露过大以免血供受损[222]。

位于中心的骨桥难以切除(图 6-21)。它们通常要通过干骺板端来处理,常需要用宽大的干骺端切口[210]。这些骨桥在解剖上很难分清,因为它们呈火山状,难以切除中心部位。必须露出生长板的整个外周才能完全切除骨桥。为了充分看清正常生长板,有人曾使用牙科反光镜和关节镜[227]。Jackson 对此方法进行改进,先对干骺端边缘进行钻孔和穿刺放液再将其切除,这样便为中心停滞生长提供了一个窗口[212]。然后将骨楔拧回到脂肪上部。为防止移行,可用固定针固定住植入材料或者在切除时就有意在骨骺上开一个空腔,这

样,随着儿童的成长,植入材料就会保持在骨骺物质内(图 6-22)。一项创新建议能实质性地帮助孩子成长,应用 Ilizarov 装置牵张骨骺,使其发生骺脱离,然后切除骨桥,填塞 Cranioplast 并同时纠正成角畸形[205]。初步结果令人鼓舞,但还需要进一步的调查[231]。通常要为骨骺板和干骺端设置金属标记,以便记录术后的持续生长情况。

不超过 9°的成角畸形在骨桥切除后会由于“赶超性”生长而自发地矫正[222,231]。当成角畸形大于 10°,而且还有另一种明显畸形,且骨桥范围大于 25% 时,建议同时行截骨矫形术[231]。当骨桥范围小于 25%,预期

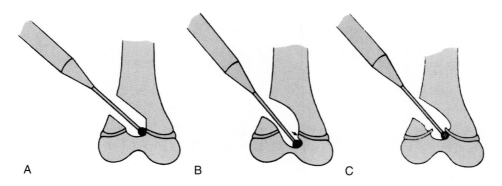

图 6-22　开窗骨腔的外形。(A)通常要露出生长板。靠近干骺端的骨表面应光滑,有助于防止骨塞被干骺端卡住。(B)尽量挖出骨骺里的骨,使骨塞留于骨骺处。应保留骨骺骨的小缘,以维持骨生长部的存活能力(箭头)。(C)要避免挖出骨生长板中的骨,因为突出的生长板将会丧失血供,因此当生长板向远端生长时它不会顺着骨塞向内生长。(From Peterson,H.A. Partial growth plate arrest and its treatment. J Pediatr Orthop 4:246,1984.)

会有接近正常的纵向生长和中度成角畸形的矫正；严重生长阻滞的患者预后最差[231]。全骺板生长停滞后不会有生长恢复线[215]。Williamson 和 Staheli 建议，即使骨桥较大，所有仍可继续生长的儿童都应行切除术[231]。据他们报道，48%2 岁患儿，54%其他患儿进行了骨桥切除，在复发前 2 年的生长效果非常好。

利用扫描图像监测患儿直到成熟期，金属线标记有助于评估生长情况。高达 50%骨桥切除报道有成功的结果，84%达到预期的生长[222,231]。早期生长都很旺盛，但有些早闭可能需要行对侧骺骨干固定术终止其生长[223]。Zehntner 和同事们报道了创伤后桡骨远端骨骺的生长紊乱，指出矫形切骨术的临床效果很好[232]。

第十五节　骨折不愈合

儿童长骨骨折的不愈合很少见[251]（图 6-23）。在 Mayo 的大样本研究系列，胫骨最多见（50%），股骨、尺骨、肱骨、桡骨和腓骨较少见[251]。 通常，骨折不愈合见于高能创伤和伴有软组织广泛断裂和感染的开放性骨折[236,239,240,246,251]。Cullen 和同事发现，粉碎性和节段性损伤是预测延迟愈合的最重要因素[240]。深部感染可增加不愈合的发生率[263]。对于切开复位内固定，如果固定不适当或者骨折块分离也会造成不愈合[234,237,257,259]。接近成熟年龄的孩子更有可能发生骨折不愈合。对于开放性骨折，年龄大于 12 岁的儿童与年龄小于 6 岁同样损伤的儿童相比，会明显增加骨折不愈合的危险性[249,263]。骨折不愈合常见于长骨骨干骨折，偶尔见于远端干骺端损伤[239]。骺板骨折不愈合常见于无知觉的儿童，如脊髓发育不良或截瘫[244]。

已成功应用于成年患者的治疗技术同样适用于儿童。为了提高骨内膜反应，应切除致密纤维组织和软骨下骨，以使骨髓腔保持通畅。建议行内固定和自体骨移植[249,251]。髓内固定也许更适合不稳定骨折[239]。固定板可提供刚性固定，但需要进行更广泛的解剖分离，并且会进一步损伤该骨的血供[242]。Ilizarov 固定器可以改善下肢的效果，同时治疗假性关节，并矫正肢体的长度不等或成角畸形[242]。

髋部骨折的不愈合率高是由于未能达到并保持足够的初始解剖复位[234,257]。同样，由于内固定失败，如螺钉破碎断裂，也会发生复位丧失[234,257]。这些骨折通常为经股骨颈骨折，可能伴有缺血性坏死[234,257]。在 Morsy 的 53 例儿童患者中，36%发生骨折不愈合，绝大多数为经股骨颈骨折[257]。26 例获得解剖复位的患者中只有 2 例（8%）发生不愈合，与此相比，14 例骨折没有达到解剖

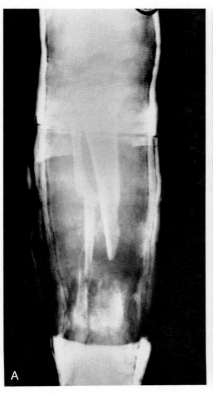
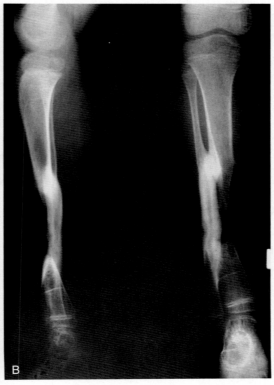

图 6-23 （A）被割草机损伤后软组织大量丢失和感染导致的胫骨骨折不愈合。（B）软组织问题和感染得到解决之后，进行适当的皮肤覆盖，并且从腓骨取骨对胫骨近端和远端进行了植骨，使伤肢得到获得稳定。

复位的患者中有 9 例(64%)发生骨折不愈合[257]。

肱骨外侧髁移位性骨折的不愈合(图 6-24)是一常见问题。最初,不愈合也许只有极小的分离;但是,如果软骨链撕裂,骨折块在石膏固定早期就容易发生移位。若选择非手术治疗,对这种骨折必须密切观察其有无移位。如果骨折出现移位,骨折不愈合的概率很高,因为肱骨髁的骨折面会远离干骺端旋转[241]。Flynn 建议,当距离为 2mm 或更大时, 应对这些骨折进行手术复位和钉固定,以防止进一步移位和不愈合[243]。

如果骨折块的位置尚可接受而且该髁的生长板未闭,早期发现不愈合就可以通过早期稳定和骨移植进行挽救[241,243]。拖延会导致髁骨折块的生长板早闭,从而丧失挽救肘关节的最佳时机。 如果骨折块没有旋转或移位, 只要去除纤维组织和进行骨移植就可以了[241,243,248]。大的移位则需要用螺钉或针重新固定骨折块,但肘关节活动范围会有所丧失[248,253]。应尽一切努

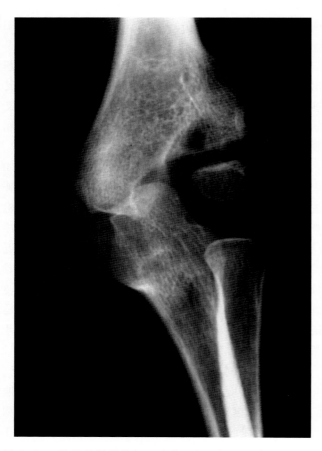

图 6-24 肱骨外侧髁骨折不愈合。如果软骨链断裂,骨折块很容易移位。如果采用石膏制动,必须密切观察这种骨折有无移位。早期发现可通过早期稳定来挽救骨折块。这种不愈合在骨移植后即可愈合。

力防止软组织进一步的剥离,以免骨折块发生缺血性坏死[260]。骨折块的复位是关键,因为复位可预防肘关节外翻不稳定和随后的尺神经麻痹[243,253]。对于解剖复位已不再可能的后期病例,应将骨折块固定在能进行最大范围运动的位置,即"功能复位"。如有必要,可进行髁上切骨术来恢复对线[260]。

儿童的腕舟骨不愈合和成人相似,但它发生于最初未发现损伤的青少年。如果骨折最初是用石膏固定治疗的, 则不愈合较罕见[265]。 骨折不愈合的治疗类似于成人[254,256]。

腓骨远端的创伤性丧失、败血症或切除,可导致踝关节外翻成角畸形,因为丧失了腓骨的支撑作用[247]。腓骨短缩 1cm 左右时,可以通过髁韧带下拉腓骨干来加以代偿。如果在骨骼成熟之前 2 年多发生生长停滞,则腓骨的远端移动将不足以代偿,并导致距骨向外侧移位到外翻位[243,247]。如果间隙小,进行复位和骨移植治疗有效。如果间隙大,可行腓骨切骨术,并对远端骨折块重新定位,将其固定到胫骨远端骨骺上。如果用腓骨做移植骨,应常规进行该手术[243]。据报道,胫骨远端生长停滞会妨碍腓骨远端的生长,但是这种生长迟缓的表现并不一致。

第十六节　再骨折

再骨折在男孩中最常见,提示为原发损伤的偶然性重复,可能是愈合不牢固再加上鲁莽的运动所致[233]。因为儿童愈合快,固定往往早期就停止了[252]。Schwarz 和他的同事在对 28 例再骨折的回顾研究中发现,84%伴发于青枝骨折的不完全愈合[261]。再骨折可晚至原发损伤 12 个月后发生。Bould 和 Bannister 对 760 名骨折患者的回顾性研究中发现,再骨折发生率为 4.9%,常发生于原发伤后头 4 个月[235]。所有骨折的中位期是去除管型石膏后 8 周, 前臂中段骨折为 14~16 周[261]。在 Schwarz 的报道中,84%再骨折与原发青枝骨折的不完全愈合有关[261]。同样,骨干骨折的再骨折发生率是干骺端骨折的 8 倍。Bould 和 Bannister 发现,前臂中段骨折行石膏固定至少 6 周,可使再骨折风险降低 4~6 倍[235]。再骨折后畸形会明显增加。这些骨折往往难以闭合复位。如果不能维持再骨折的复位,应行早期切开复位内固定[233,261]。因为大多数患者的再骨折会导致完全移位,因此 Bould 和 Bannister 倾向于手术复位并用钢板或克氏针固定[235]。如果患儿有骨质减少性疾病,如成骨不全、脊髓发育不良、截瘫或

四肢截瘫,则制动后的肢体发生再骨折的风险高。在这组患者中,制动时间应短一些,只要能保持对线即可,例如应用夹板和软敷料。通常,夹板固定骨折一旦有丰富的骨痂形成就可以早期去除石膏。

再骨折是长骨骨折外固定的一种并发症,报道的发生率为 12%[238,250,255,262],最常见的部位是原发骨折位,其次是钉孔部位[238,250]。

几个作者发现,再骨折与开放性骨折、双侧骨折、固定时间长有关[238,250,255]。据 Miner 和 Carroll 报道,在他们的研究中固定时间为 15.3 周, 比大多数时间要长,再骨折发生率为 21.6%[255]。延长的固定时间可能来自后期缓释增效法或缺乏缓释增效法[238,255]。横行骨折似乎更容易发生再骨折, 因为保持解剖对线的骨折端更有可能与初次骨形成而不是大骨痂愈合[238,250]。Miner 和 Carroll 的研究发现,大部分再骨折见于开放性骨折伴软组织剥离和开放骨折缓慢愈合过程中潜在的血供阻断[255]。据 Kesemenli 和同事报道,再骨折平均发生在固定去除后 8 天。他们用闭合复位和人字石膏固定进行治疗, 随访发现只有 1cm 短缩且功能良好[250]。他们认为,当不能实现满意的解剖复位时应考虑手术治疗[250]。

Skaggs 和同事发现,再骨折和外固定去除时前后位和侧位 X 线片上显示与骨痂形成的皮层数有关[262]。有 3 个或 4 个形成骨痂的皮层的再骨折发生率为 4%。在他们的报道中,这个比例不受缓释增效法、骨折类型或对线的影响。

Narayanan 和同事报道,去除弹性髓内钉有可能发生再骨折,可能与过早去除髓内钉或髓内钉弯曲需要取出造成二次损伤有关[258]。

据 Takahara 和他的同事报道,肱骨髁上骨折内翻畸形愈合的患儿再骨折的发生率非常高, 出现肱骨远端骺板损伤, 伴有上次骨折部位下方外侧干骺端骨折或肱骨远端整个骺板的骨折分离[264]。他们认为,肘内翻位可能增加沿外侧髁的分离牵张力和剪切力[264]。

第十七节　韧带不稳定

尽管韧带损伤见于儿童各关节,但有些问题损伤时通常不能发现,特别是在颈椎和膝关节处。在颈椎处,青少年似乎特别容易发生后方部件之间的软组织和韧带破裂[268]。这种破裂常发生于过屈损伤之后。通常,初始影像学表现令人满意,然而在疼痛和肿胀缓解之后, 屈曲位 X 线片便可发现棘突之间后

部增宽。这种增宽常伴发于颈椎下段 (C4-C5、C5-C6、C6-C7)的损伤[272]。这种损伤不能自愈,松散的节段应通过单节或偶尔双节的脊柱后方融合术进行稳定。

膝关节周围韧带损伤往往被发现,特别是伴发于股骨或胫骨或者股胫骨同时骨折(浮膝征)的韧带损伤。侧韧带和前交叉韧带损伤多见,后交叉韧带少见。是这种损伤的发生率在增加还是其识别技术得到改进,尚难以确定,但要强调的是早期评估韧带的完整性十分重要[266-268,273]。

Arslan 和同事在他们对 18 例浮膝征患儿的研究中发现,5 个患儿伴有膝关节韧带损伤(前侧副韧带和内侧侧副韧带)和半月板撕裂[266]。这些患儿在随访期通常无症状而且韧带损伤并不影响浮膝的后果,但在损伤时均未诊断出来[266]。因为体格检查难以进行,所以 MRI 是发现这类损伤的最好方法[266]。即使在骨折固定之后,还要过很长一段时间之后才能进行令人满意的体检[267,273]。Arslan 和同事建议,应用后期磁共振成像确定韧带和半月板损伤,尤其当体检时仅这两项为阳性时。

Bohn 组的浮膝征患者后中有 4 例在后期诊断出膝关节同侧韧带损伤,需行手术。其中 2 例前交叉韧带损伤, 第 3 例的症状类似于内侧韧带和前交叉韧带损伤[267]。11 例患者中的 10 例有中度失稳和屈服[267]。

邻近长骨骨折的患儿进行膝关节检查较困难。如果在插入股骨钉后对股骨骨折进行牵引,则可以对膝关节进行详细检查。同样,如果有渗液,则需抽吸检查渗液中有无血液和脂肪, 并可拍摄应力位 X 线片(图 6-25)。如果怀疑有膝关节韧带损伤,禁用胫骨近端钉牵拉膝部。同样,如果韧带损伤可修补,应进行股骨固定。大多数作者建议也要对胫骨进行固定,以便进行膝盖韧带修补及后续的康复治疗。尽管青少年是最常受累的年龄段,但建议的治疗方案与年龄小的儿童一样。

Kocher 和同事对胫骨粗隆骨折儿童进行了研究,并将其与中重度 ACL 损伤的儿童进行了比较[271]。他们发现,胫骨粗隆骨折组和 ACL 损伤组在对照骨龄和实际年龄的骨骼成熟度方面无显著差异[271]。然而,ACL 损伤组比胫骨粗隆骨折组的切迹指数窄,可能与损伤原因有关[271]。重要的是,移位性胫骨粗隆骨折即使解剖复位也会导致持续的前后松弛,这表明不管韧带总体是否连续也同时受到损伤;因此,ACL 的内部牵拉

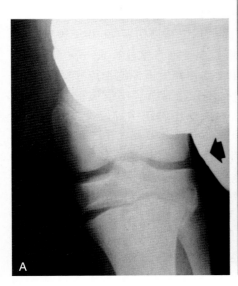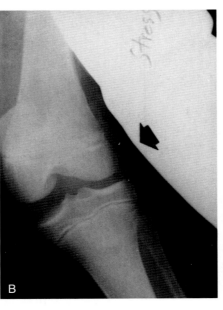

图 6-25 两侧膝关节受到损伤的儿童的 X 线片。(A)13 岁男孩的应力位 X 线片显示其胫骨近端骺板骨折。(B) 14 岁男孩的应力位 X 线片显示其内侧韧带撕裂，可能还有前交叉韧带破裂。

损伤可能伴发于胫骨粗隆骨折[271]。

Farley 和他的同事报道了儿童踝关节损伤的超声检查结果[269]。有踝关节损伤但 X 线片正常的儿童，14 例患儿中 10 例有严重的韧带损伤，包括前距腓韧带和前胫腓韧带损伤[269]。以前许多作者曾指出，儿童更容易患发生骺板损伤（Salter-Harris Ⅰ 型骨折），其次是踝关节扭伤和韧带损伤。作者建议，如果临床检查不明确，进行超声检查往往非常有益[269]。

Kocher 和同事发现，肩部和肘部的骨折脱位可能伴有明显的韧带受伤，特别是骨骼接近成熟的青少年[270]。肘关节脱位常合并有韧带损伤及肌肉撕脱，特别是内上髁撕脱。尺侧韧带的破裂发生率接近 50%[270]。

第十八节 神经损伤

儿童肢体骨折伴有神经损伤，而且上肢骨折的伴发率是下肢骨折的 2 倍[285]。

后期发生的神经病变通常与肘关节周围骨折有关，尤其是尺神经。尺神经损伤可发生于原发创伤时、复位期间或者后期由肘关节渐进性畸形所致[285,292]。现在认为，成人尺神经麻痹的 50% 是由儿童期肘部损伤引起的。尺神经损伤通常是由肘关节后脱位急性引起的，尤其是伴有内髁骨折的[292]。然而，尺神经损伤伴发于髁上、内上髁及髁部骨折也有报道[292]。

外侧髁骨折后发生的外翻畸形会导致尺神经病变。内翻畸形引起尺神经麻痹也有报道，但不常见，继发于三头肌肌腱的撞击。肘部的后期尺神经病变分为 3 类：肘管的有限空间受压，牵引（如发生于外翻畸形），以及靠近神经的骨碎片或骨刺的摩擦[292]。这种病变通常伴有尺神经分布症状，包括感觉异常、内在肌萎缩和消瘦[292]。肌电图有助于确诊。

治疗方法通常为神经的手术减压和（或）矫正肘关节的成角畸形。如果症状难以消除，或者有肘关节外翻畸形，在尺神经外观正常的情况下，建议行尺神经移位术。如果病变持续时间很长，则应消除疼痛和感觉异常，但虚弱和肌肉萎缩可能持续存在[292]。

12%~16% 的肱骨髁上骨折伴有神经损伤，最常伤及尺神经和桡神经，其次是正中神经[275,284-286]。坎贝尔和同事发现，Ⅲ 型髁上骨折的后外侧向位移伴发正中神经损伤发生率较高（52%）[278]。如果损伤是闭合的且复位满意，可对患儿进行预期治疗，且大多数可康复，通常在 2 个月后痊愈[246,277,279,286]。更隐蔽的正中神经损伤是牵拉或挫伤引起的前骨间神经分支损伤[279,280,283]。

在最近的研究报道中，正中神经损伤更常见，特别是前骨间分支[283]。80% 的正中神经损伤在前侧骨间神经分支。后外侧骨折移位与正中神经和血管损伤相关，而后内侧原发病灶骨折移位与桡神经损伤密切相关[285]。后侧骨间神经损伤可能伴发于孟氏骨折[283,288]。通过尺骨切除修复该骨折后，后侧骨间神经被拉入桡肱骨小头关节内，并被植入在此[288]。

体格检查结果包括拇指和示指远节指骨不能屈曲，但无感觉缺失（图 6-26）。可进行预期治疗，通常在 6~10 周内好转[280,286]。

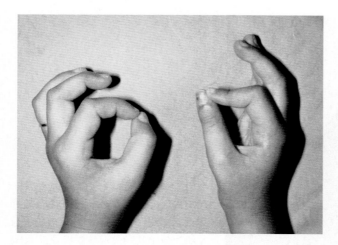

图 6-26　8 岁女孩的髁上骨折导致前骨间神经麻痹。体检结果可见,拇指和示指的远节指骨不能屈曲。患者没有相关的感觉缺失。对她进行了预期治疗,6 周时功能性麻痹被治愈。

据报道,肘关节脱位伴发的尺神经麻痹高达 14%。被肘管限定的尺神经在累及尺骨近端的孟氏骨折中也有损伤的风险[283]。尺神经损伤可伴发于桡骨头骨折[283]。

据报道,内侧置钉固定骨折曾引起尺神经损伤,而在肘关节屈曲位时在矢状面上行前后向置钉曾引起医源性尺神经损伤[289]。

正中神经和尺神经损伤在桡骨远端骺板和干骺端骨折中常见。损伤机制包括移位骨折块的直接挫伤、牵引和局部缺血[283]。

因为儿童有再生能力,大部分患儿接受神经修复后 1 年内有很高的功能恢复率[275]。Bolitho 和同事建议要早期修复年幼儿童的尺神经损伤[276]。远端损伤的效果好于近端,中部内在肌的功能恢复都令人满意。Veldman 和 Goris 发现,修复年幼儿童(小于 13 岁)的横断神经可导致运动和感觉恢复良好[315]。儿童中创伤导致的断口清晰的神经损伤发生率是神经受压发生率的 2 倍[275]。Amillo 和 Mora 评估了 25 位儿童(受伤时的平均年龄为 9.4 岁)肘部骨折伴发的神经损伤[274]。8 人有神经干不连续,17 人有神经周围缩窄病变。有缩窄病变的患者中,80% 在神经松解术后效果良好。66% 的神经断裂患者移植后效果良好。如果手术是在损伤 1 年以后进行的,则预后差。他们建议,对于开放性神经损伤应进行手术探查并进行神经松解术或移植修补[274]。如果是闭合损伤,他们建议等 5~6 个月再进行探查。长度大于 10cm 的移植物预后欠佳。对于继发于经皮置钉以及切开复位内固定的神经损伤,Brown 和 Zinar 发现所有缺损都在 2~6 个月内自行消失[277]。他们建议等 6 个月后再进行肌电图(EMG)检查来决定是否进行探查[277]。

Hosalkar 及同事建议在损伤后第 10 天进行 EMG 基准检查,并在伤后 3~4 周再重复检查一次[283]。早期 EMG 检查有助于明确损伤的神经能否传导反应。

闭合性桡骨远端骺板骨折容易损伤正中神经(急性腕管综合征),因为受伤时正中神经会搭在骨折端上或者受到内力或外力的牵拉或挫伤[287,294]。急性筋膜室综合征也可伴发于桡骨远端骨折导致进一步的诊断混乱。Waters 和同事建议,如果患者的神经系统检查正常,但有持续的神经病学症状和明显的软组织肿胀,应进行闭合复位和经皮钉固定,而不必使用紧缩的石膏固定[294]。反复进行复位的患儿最容易发生筋膜综合征和神经损伤[293]。后期进行切开复位会助长神经失用症、筋膜室综合征以及骺板生长停滞的发生[294]。

在例外的情况下,正中神经和尺神经在肘关节脱位后会被陷夹[281,290]。发生陷夹后诊断常被延误。陷夹的早期征象是正中神经病变与疼痛是在肘关节脱位被复位后,比预期的严重[281,282]。后期体征包括严重的肘关节屈曲挛缩,以及 X 线片可见相应部位的肱骨远端内侧皮层有一骨性凹,其位置就是正中神经走行到肱骨后方进入肘关节的部位[281,282]。大多数有正中神经损伤的患儿内上髁已被撕脱[281]。Green 认为,伴发于肘关节脱位的每一例正中神经损伤均应视为很可能有神经陷夹,特别是当存在有轻度以上的感觉减退时[281]。疼痛是神经缺损是否进展的标志线,一旦脱位被复位后疼痛就不再严重[291]。如果剧烈疼痛,则应警惕正中神经陷夹的可能[291]。肱动脉和静脉以及正中神经可能被陷夹在广泛移位的髁上骨折块之间。尝试闭合复位通常会导致血管损伤,需行切开手术复位。

Ramachandran 和同事回顾了髁上骨折伴发的神经损伤。在他们的患者组中,最初发现了 14 例神经病变,骨折治疗后又诊断出 23 例[291]。6 例患者接受了神经松解术,4 例进行了神经瘤切除和神经移植。持续的神经恢复平均发生在损伤后 7.7 个月。6 例尺神经损伤中有 4 例陷夹在骨痂内,有 2 例陷夹在肘管的纤维性瘢痕组织内。发生神经损伤或断裂主要是由于该神经搭在或陷夹在尖锐的肱骨近端骨折块上所致,而闭合复位或经皮固定期间则会发生医源性损伤[291]。

继发性神经损伤可能是由于简单地摆放体位所致,特别是有头部损伤或者已昏迷的患儿[282,290]。如果臂的体位摆放不当,尺神经很容易在肘部受压,桡神经很容易在肱骨中部受压。如果早期发现，这些功能性麻痹有良好的恢复潜力。腓侧神经在穿过腓骨颈时可能受压。必须经常检查肢体的血管神经状况，尤其是损伤后即刻和恢复早期，一直到患儿能够主诉其任何变化。对于头部受伤的患儿，应在其敏感部位的石膏下加上衬垫。

第十九节　反射交感性营养不良

这种疾病是由自主神经系统功能障碍引起的，通常发生于足踝、足部、膝部、肩和手部损伤之后[296]。儿童多发生于下肢，而成人多见于肩和手[301]。许多术语曾用来描述这种疾病，包括灼痛、创伤后疼痛综合征、肩手综合征和祖德克萎缩。发病的先兆是严重疼痛和轻微接触（包括衣服）引起的剧烈触痛[296,301,316]。负重会加剧症状，保持受累部位静止会缓解症状[296]。受累肢体常会肿胀，并出现血管舒缩不稳定（83%），包括皮肤变色、药物依赖性肿胀和外周脉搏减弱；皮肤通常温暖和易出汗[298,301]。Stanton 和他的同事们提出了反射交感性营养不良的诊断标准，包括血管舒缩不稳定的体征[314]（表 6-1）。

Dietz 和同事发现，自主神经功能障碍的一项有用的临床体征（脑病性划痕）此前在儿童反射交感性营养不良的诊断中未做描述[301]。脑病性划痕可以用一钝的物体（如别针的头）轻划伤处皮肤来诱发，然后再用对侧肢体作为对照。自主神经功能障碍在刺激后的15~30 秒出现红斑线。它可以持续 15 分钟。在作者的所有 5 名患者中均出现红斑线[301]。

这些症状可出现在轻微损伤之后，如踝关节扭伤

表 6-1　儿科反射交感性营养不良的诊断标准
与刺激不成比例的疼痛
神经血管功能障碍，有下面 3 个或 3 个以上表现即可确诊：
坠积性水肿
坠积性发红
皮肤斑状影
皮肤对轻触过敏
皮温变化
出汗变化
毛发生长形式改变

Source: Stanton, R.P.; Malcolm, J.R.; Wesdock, K.A.; et al. Reflex Sympathetic dystrophy in children:Anorthopedic perspective. Orthopaeics 16:773-380,1993.

（52%），也可能没有明确的受伤史[295,301,307]。反射交感性营养不良常见于青少年，尤其是青春前期女孩[297,301,303,316]，但是 3 岁儿童发病也有描述[297,301]。对其发病原因曾提出多种理论解释，但是没有一种令人满意[304]。

通常，在做出诊断之前，这种疾病已存在较长时间（平均为 8~16 周，范围从 1 周到 26 个月）[305,307,308]。鉴别诊断包括青少年类风湿性关节炎、多肌炎、风湿热、系统性红斑狼疮、肿瘤、痛风和血栓性静脉炎[317]。其症状可能有时会被误诊为精神疾病，如转换紊乱或装病[313]。实验室检查结果通常是在正常范围[296]。X 线片可显示受累部位弥散性骨质疏松。骨骼扫描结果不一致，血管舒缩期强时摄取增加，而有明显的骨质疏松时摄取减少[296,311,314]。

大多数儿童患者被发现有心理问题，通常表现为对疾病的影响漠不关心[296,299,305,313]。这样的孩子都倾向于承担超出其年龄的责任，参与学校日常和课外活动、体育或社会活动[296,312]。他们很难表达愤怒或维护自身利益[296,312]。他们总是在做，而不是说，这种表达方式与这些儿童最好地融入环境一致[312]。通常，这种精神状态所起的实际作用是，使他们能够优雅地放慢节奏，并能提供一种对抗父母劝阻的安全有效手段而不必为其行为承担责任[296]。大多数（83%）患儿有情感问题，因此治疗时必须考虑这些心理因素[299,312,314]。这些患儿的家庭约有一半存在婚姻不和谐，因此他们通常有保持家庭和睦的精神负担。许多家庭父母和孩子之间矛盾纠缠不清，在这种高度紧张的父母关系下，孩子自然会有意无意地试图缓解这个问题。

治疗的重点是先明确诊断并排除其他潜在的问题。及时诊断和治疗可快速缓解症状，从而会大大提高永远缓解的机会[303,313,314,316]。大多数作者建议避免给儿童麻醉止痛药[304,305]。钙通道阻滞剂（如硝苯地平）和交感神经阻滞剂（苯氧苄胺）据报道对儿童有效[306]。体育锻炼、负重活动以及对皮肤的直接刺激通常是有效的[301,314]。皮质类固醇治疗和交感神经阻滞偶尔可用于儿童，大多数患儿对多学科持续增强治疗有反应[296,301,302,305,308,313,316]。恢复发生在 7~8 周内，但复发常见（27%）[295,305,307,310,315]。

患儿偶尔会有非常顽固、严重且无法解决的门诊治疗问题。这可能需要住院治疗[305]。同样，对于顽固性病例，需采取更具侵入性的措施，包括连续长时间使用周围神经阻滞剂、应用交感神经阻滞剂或应用双磷酸盐[295,300,309]。手术治疗，如交感神经切除，对于儿童很少需要[301]。

儿童的这种疾病比成人的良性多[296,310]。儿童偶尔也有成人中所见的慢性萎缩性病变[296,310]。随访中发现极少数儿童有长期病变,大部分功能正常[295,296,310]。长期病变与长期制动和骨质疏松引起的肢体或足部的短缩有关[311]。

(任秀智 赵飞 李世民 译 李世民 叶伟胜 校)

参考文献

血管损伤

1. Bach, A.; Johansen, K. Limb salvage using temporary arterial shunt following traumatic near-amputation of the thigh. J Pediatr Orthop 2:187–190, 1982.
2. Blakemore L.C.; Cooperman, D.R.; Thompson, G.H.; et al. Compartment syndrome in ipsilateral humerus and forearm fractures in children. Clin Orthop Rel Res 376:32–38, 2000.
3. Bond, S.J.; Gotschall, C.S.; Eichelberger, M.R. Predictors of abdominal injury in children with pelvic fracture. J Trauma 31:1169–1173, 1991.
4. Campbell, C.C.; Waters, P.M.; Emans, J.B.; et al. Neurovascular injury and displacement in type III supracondylar humerus fractures. J Pediatr Orthop 15:47–52, 1995.
5. Clement, D.A.; Phil, D. Assessment of a treatment plan for managing acute vascular complications associated with supracondylar fractures of the humerus in children. J Pediatr Orthop 10:97–100, 1990.
6. Cole, W.G. Arterial injuries associated with fractures of the lower limbs in childhood. Injury 12:460–463, 1981.
7. Connolly, J. Management of fractures associated with arterial injuries. Am J Surg 120:331, 1970.
8. Copley, L.A.; Dormans, J.P.; Davidson, R.S. Vascular injuries and their sequelae in pediatric supracondylar humeral fractures: Toward a goal of prevention. J Pediatr Orthop 16:99–103, 1996.
9. Damron, T.; McBeath, A. Diagnosis and management of vascular injuries associated with skeletal trauma. Orthop Rev 19:1063–1070, 1990.
10. Dormans, J.P.; Squillante, R.; Sharf, H. Acute neurovascular complications with supracondylar humerus fractures in children. J Hand Surg [Am] 20:1–4, 1995.
11. Eren, N.; Ozgen, G.; Ener, B.K.; et al. Peripheral vascular injuries in children. J Pediatr Surg 26:1164–1168, 1991.
12. Fabian, T.C.; Turkleson, M.L.; Connelly, T.L.; et al. Injury to the popliteal artery. Am J Surg 143:225–228, 1982.
13. Fainzilber, G.; Roy-Shapira, A.; Wall, M.J., Jr.; et al. Predictors of amputation for popliteal artery injuries. Am J Surg 170:568–571, 1995.
14. Friedman, J.; Fabre, J.; Netscher, D.; et al. Treatment of acute neonatal vascular injuries—the utility of multiple interventions. J Pediatr Surg 34:940–945, 1999.
15. Friedman, R.J.; Jupiter, J.B. Vascular injuries and closed extremity fractures in children. Clin Orthop 188:112–119, 1984.
16. Garvin, K.L.; McCarthy, R.E.; Barnes, C.L.; et al. Pediatric pelvic ring fractures. J Pediatr Orthop 10:577–582, 1990.
17. Green, N.E.; Allen, B.L. Vascular injuries associated with dislocation of the knee. J Bone Joint Surg Am 59:236–239, 1977.
18. Harris, L.M.; Hordines, J. Major vascular injuries in the pediatric population. Ann Vasc Surg 17:266–269, 2003.
19. Ismail, N.; Bellemare, J.F.; Mollitt, D.L.; et al. Death from pelvic fracture: Children are different. J Pediatr Surg 31:82–85, 1996.
20. Johansen, K.; Bandyk, D.; Thiele, B.; et al. Temporary intraluminal shunts: Resolution of a management dilemma in complex vascular injuries. J Trauma 22:395–402, 1982.
21. Klineberg, E.O.; Crites, B.M.; Flinn, W.R.; et al. The role of arteriography in assessing popliteal artery injury in knee dislocations. J Trauma 56:786–790, 2004.
22. Lange, R.H.; Bach, A.W.; Hansen, S.T.; et al. Open tibial fractures with associated vascular injuries: Prognosis for limb salvage. J Trauma 25:203–208, 1985.
23. Lyons, S.T.; Quinn, M.; Stanitski, C.L. Neurovascular injuries in Type III humeral supracondylar fractures in children. Clin Ortho Rel Res 376:62–67, 2000.
24. McIntyre, R.C.; Bensard, D.D.; Moore, E.E.; et al. Pelvic fracture geometry predicts risk of life-threatening hemorrhage in children. J Trauma 35:423–429, 1993.
25. Navarre, J.R.; Cardillo, P.J.; Gorman, J.F.; et al. Vascular trauma in children and adolescents. Am J Surg 143:229–231, 1982.
26. Norman, J.; Gahtan, V.; Franz, M.; et al. Occult vascular injuries following gunshot wounds resulting in long bone fractures of the extremities. Am Surg 61:146–150, 1995.
27. Odland, M.D.; Gisbert, V.L.; Gustilo, R.B.; et al. Combined orthopedic and vascular injury in the lower extremities: Indications for amputation. Surgery 108:660–666, 1990.
28. O'Neill, P.A.; Riina, J.; Sclafani, S.; et al. Angiographic findings in pelvic fractures. Clin Orthop 329:60–67, 1996.
29. Ring, D.; Waters, P.M.; Hotchkiss, R.N.; et al. Pediatric floating elbow. J Pediatr Orthop 21:456–459, 2001.
30. Rozycki, G.S.; Tremblay, L.N.; Felician, D.V.; et al. Blunt trauma in the extremity: Diagnosis, management, and outcome. J Trauma 55:814–824, 2003.

31. Russo, V.J. Traumatic arterial spasm resulting in gangrene. J Pediatr Orthop 5:486–488, 1985.

32. Sabharwal, S.; Tredwell, S.J.; Beauchamp, R.D.; et al. Management of pulseless pink hand in pediatric supracondylar fractures of humerus. J Pediatr Orthop 17:303–310, 1997.

33. Samson, R.; Pasternak, B.M. Traumatic arterial spasm-rarity or nonentity? J Trauma 20:607–609, 1980.

34. Shaker, I.J.; White, J.J.; Signer, R.D.; et al. Special problems of vascular injuries in children. J Trauma 16:863–867, 1976.

35. Smith, P.L.; Lim, W.N.; Ferris, E.J.; et al. Emergency arteriography in extremity trauma: Assessment of indications. AJR Am J Roentgenol 137:803–807, 1981.

36. Spiguel, L.; Glynn, L.; Liu, D.; et al. Pediatric pelvic fractures: A marker for injury severity. Amer Surgeon 72:481–484, 2006.

37. Stanford, J.R.; Evans, W.E.; Morse, T.S. Pediatric arterial injuries. J Vasc Dis 27:1–7, 1976.

38. Starr, A.J.; Hunt, J.L.; Reinert, C.M. Treatment of femur fracture with associated vascular injury. J Trauma 40:17–21, 1996.

39. Vasli, L.P. Diagnosis of vascular injury in children with supracondylar fractures of the humerus. Injury 19:11–13, 1988.

40. Whitehouse, W.M.; Coran, A.G.; Stanley, J.C.; et al. Pediatric vascular trauma. Manifestations, management and sequelae of extremity arterial injury in patients undergoing surgical treatment. Arch Surg 111:1269–1275, 1976.

41. Zehntner, M.K.; Petropoulos, P.; Burch, H. Factors determining outcome in fractures of the extremities associated with arterial injuries. J Orthop Trauma 5:29–33, 1991.

筋膜室综合征

42. Abouezzi, Z.; Nassoura, Z.; Ivatury, R.R.; et al. A critical reappraisal of indications for fasciotomy after extremity vascular trauma. Arch Surg 133:547–551, 1998.

43. Aerts, P.; De Boeck, H.; Casteleyn, P.P.; et al. Case report: Deep volar compartment syndrome of the forearm following minor crush injury. J Pediatr Orthop 9:69–71, 1989.

44. Bae, D.S.; Kadiyala, R.K.; Waters, P.M. Acute compartment syndrome in children: Contemporary diagnosis, treatment, and outcome. J Pediatr Orthop 21:680–688, 2001.

45. Battaglia, T.C.; Armstrong, D.G.; Schwend, R.M. Factors affecting forearm compartment pressures in children with supracondylar fractures of the humerus. J Pediatr Orthop 22:431–439, 2002.

46. Bibbo, C.; Lin, S.S.; Cunningham, F.J. Acute traumatic compartment syndrome of the foot in children. Pediatr Emerg Care 16:244–248, 2000.

47. Botte, M.J.; Gelberman, R.H. Acute compartment syndrome of the forearm. Hand Clin 14:391–403, 1998.

48. Chuang, D.C.; Carver, N.; Wei, F.C. A new strategy to prevent the sequelae of severe Volkmann's ischemia. Plast Reconstr Surg 98:1023–1031, 1996.

49. Clancey, G.J. Acute posterior compartment syndrome in the thigh. A case report. J Bone Joint Surg [Am] 67:1278–1280, 1985.

50. Court-Brown, C.M.; Brynes, T.; McLaughlin G. Intramedullary nailing of tibial diaphyseal fractures in adolescents with open physes. Injury 34:781–785, 2003.

51. Grottkau, B.E.; Epps, H.R.; DiScala, C. Compartment syndrome in children and adolescents. J Pediatr Surg 40:678–682, 2005.

52. Hargens, A.R.; Akeson, W.H.; Mubarak, S.J.; et al. Fluid balance within the canine anterolateral compartment and its relationship to compartment syndromes. J Bone Joint Surg [Am] 60:499–505, 1978.

53. Hargens, A.R.; Romine, J.S.; Sipe, J.C.; et al. Peripheral nerve-conduction block by high muscle-compartment pressure. J Bone Joint Surg [Am] 61:192–200, 1979.

54. Heppenstall, R.B.; Scott, R.; Sapega, A.; et al. A comparative study of the tolerance of skeletal muscle to ischemia. Tourniquet application compared with acute compartment syndrome. J Bone Joint Surg [Am] 68:820–828, 1986.

55. Hernandez, J., Jr.; Peterson, H.A. Case report: Fracture of the distal radial physis complicated by compartment syndrome and premature physeal closure. J Pediatr Orthop 6:627–630, 1986.

56. Hope, M.J.; McQueen, M.M. Acute compartment syndrome in the absence of fracture. J Orthop Trauma 18:220–224, 2004.

57. Janzing, H.; Broos, P.; Romnens, P. Compartment syndrome as complication of skin traction, in children with femoral fractures. Acta Chir Belg 96:135–137, 1996.

58. Kapoor, V.; Theruvil, B.; Edwards, S.E.; et al. Flexible intramedullary nailing of displaced diaphyseal forearm fractures in children. Injury 36:1221–1225, 2005.

59. Kline, S.C.; Moore, J.R. Neonatal compartment syndrome. J Hand Surg [Am] 17:256–259, 1992.

60. Langen, R.P.; Ruggieri, R. Acute compartment syndrome in the thigh complicated by a pseudoaneurysm. A case report. J Bone Joint Surg [Am] 71:762–763, 1989.

61. Large, T.M.; Frick, S.L. Compartment syndrome of the leg after treatment of a femoral fracture with an early sitting spica cast. A report of two cases. J Bone Joint Surg [Am] 85A:2207–2210, 2003.

62. Mars, M.; Hadley, G.P. Failure of pulse oximetry in the assessment of raised limb intracompartmental pressure. Injury 25:379–381, 1994.

63. Mars, M.; Hadley, G.P. Raised compartmental pressure in children: A basis for management. Injury 29:183–185, 1998.

64. Matsen, F.A. III. Compartment syndrome: A unified

concept. Clin Orthop 113:8–14, 1975.

65. Matsen, F.A. III; Veith, R.G. Compartmental syndromes in children. J Pediatr Orthop 1:33–41, 1981.

66. Mubarak, S.J.; Owen, C.A.; Hargens, A.R.; et al. Compartment syndromes: Diagnosis and treatment with the aid of the Wick catheter. J Bone Joint Surg [Am] 60:1091–1095, 1978.

67. Peters, C.L.; Scott, S.M. Compartment syndrome in the forearm following fractures of the radial head and neck in children. J Bone Joint Surg [Am] 77:1070–1074, 1995.

68. Ouellette, E.A.; Kelly, R. Compartment syndromes of the hand. J Bone Joint Surg [Am] 78:1515–1522, 1996.

69. Robertson, P.; Karol, L.A.; Rab, G.T. Open fractures of the tibia and femur in children. J Pediatr Orthop 16:621–626, 1996.

70. Rooser, B.; Bengtson, S.; Hagglund, G. Acute compartment syndrome from anterior thigh muscle contusion: A report of eight cases. J Orthop Trauma 5:57–59, 1991.

71. Rozycki, G.S.; Tremblay, L.N.; Feliciano, D.V.; et al. Blunt vascular trauma in the extremity: Diagnosis, management, and outcome. J Trauma 55:814–824, 2003.

72. Schwartz, J.T.; Brumback, R.J.; Lakatos, R.; et al. Acute compartment syndrome of the thigh. A spectrum of injury. J Bone Joint Surg [Am] 71:392–400, 1989.

73. Silas, S.I.; Herzenberg, J.E.; Myerson, M.S.; et al. Compartment syndrome of the foot in children. J Bone Joint Surg [Am] 77:356–361, 1995.

74. Spiguel, L.; Glynn, L.; Liu, D.; et al. Pediatric pelvic fractures: A marker for injury severity. Am Surgeon 72:481–484, 2006.

75. Turen, C.H.; Burgess, A.R.; Vanco, B. Skeletal stabilization for tibial fractures associated with acute compartment syndrome. Clin Orthop 315:163–168, 1995.

76. Yuan, P.S.; Pring, M.E.; Gaynor, T.P.; et al. Compartment syndrome following intramedullary fixation of pediatric forearm fractures. J Pediatr Orthop 24:370–375, 2004.

脂肪栓塞

77. Carty, J.B. Fat embolism in childhood. Review and case report. Am J Surg 94:970–973, 1957.

78. Chastre, J.; Fagon, J.-Y.; Soler, P.; et al. Bronchoalveolar lavage for rapid diagnosis of the fat embolism syndrome in trauma patients. Ann Intern Med 113:583–588, 1990.

79. Chuang, E.L.; Miller, F.S., III; Kalina, R.E. Retinal lesions following long bone fractures. Ophthalmology 92:370–374, 1985.

80. Drummond, D.S.; Salter, R.B.; Boone, J. Fat embolism in children: Its frequency and relationships to collagen disease. Can Med Assoc J 101:200–203, 1969.

81. Edwards, K.J.; Cummings, R.J. Case report: Fat embolism as a complication of closed femoral shortening. J Pediatr Orthop 12:542–543, 1992.

82. Fabian, T.C.; Hoots, A.V.; Stanford, D.S.; et al. Fat embolism syndrome: Prospective evaluation in 92 fracture patients. Crit Care Med 18:42–46, 1990.

83. Giannoudis, P.V.; Tzioupis, C.; Pape, H.C. Fat embolism: The reaming controversy. Injury 37:S50–S58, 2006.

84. Habashi, N.M.; Andrews, P.L.; Scalea, T.M. Therapeutic aspects of fat embolism syndrome. Injury 37: S68–S73, 2006.

85. Kotwica, Z.; Balcewicz, L.; Jagodzinski, Z. Head injuries coexistent with pelvic or lower extremity fractures-early or delayed osteosynthesis. Acta Neurochir 102:19–21, 1990.

86. Limbird, T.J.; Ruderman, R.J. Fat embolism in children. Clin Orthop 136:267–268, 1978.

87. Lozman, J.; Deno, D.C.; Feustel, P.J.; et al. Pulmonary and cardiovascular consequences of immediate fixation or conservative management of long-bone fractures. Arch Surg 121:992–999, 1986.

88. Mudd, K.L.; Hunt, A.; Matherly, R.C.; et al. Analysis of pulmonary fat embolism in blunt force fatalities. J Trauma 48:711–715, 2000.

89. Pell, A.C.; Christie, J.; Keating, J.F.; et al. The detection of fat embolism by transoesophageal echocardiography during reamed intramedullary nailing. A study of 24 patients with femoral and tibial fractures. J Bone Joint Surg [Br] 75:921–925, 1993.

90. Pender, E.S.; Pollack, C.V., Jr.; Evans, O.B. Fat embolism syndrome in a child with muscular dystrophy. J Emerg Med 10:705–711, 1992.

91. Shulman, S.T.; Grossman, B.J. Fat embolism in childhood. Review with report of a fatal case related to physical therapy in a child with dermatomyositis. Am J Dis Child 120:480–484, 1970.

92. Svenninsen, S.; Nesse, O.; Finsen, V.; et al. Prevention of fat embolism syndrome in patients with femoral fractures-immediate or delayed operative fixation? Ann Chir Gynaecol 76:163–166, 1987.

93. ten Duis, H.J.; Nijsten, M.W.N.; Klasen, H.J.; et al. Fat embolism in patients with an isolated fracture of the femoral shaft. J Trauma 28:383–390, 1988.

94. White, T.; Petrisor, B.A.; Bhandari, M. Prevention of fat embolism syndrome. Injury 37:S59–S67, 2006.

固定后高钙血症

95. Carey, D.E.; Raisz, L.G. Calcitonin therapy in prolonged immobilization hypercalcemia. Arch Phys Med Rehabil 66:640–644, 1985.

96. Claus-Walker, J.; Carter, R.D.; Campos, R.J.; et al. Hypercalcemia in early traumatic quadriplegia. J Chronic Dis 28:81–90, 1975.

97. Cristofaro, R.L.; Brink, J.D. Hypercalcemia of

immobilization in neurologically injured children: A prospective study. Orthopaedics 2:485–491, 1979.

98. Henke, J.A.; Thompson, N.W.; Kaufer, H. Immobilization hypercalcemia crisis. Arch Surg 110: 321–323, 1975.

99. Kaul, S.; Sockalosky, J.J. Human synthetic calcitonin therapy for hypercalcemia of immobilization. J Pediatr 126:825–827, 1995.

100. Little, J.A.; Dean, A.E., Jr.; Chapman, M. Immobilization hypercalcemia. South Med J 75:502, 1982.

101. Meythaler, J.M.; Tuel, S.M.; Cross, L.L. Successful treatment of immobilization hypercalcemia using calcitonin and etidronate. Arch Phys Med Rehabil 74:316–319, 1993.

102. Winters, J.L.; Kleinschmidt, A.G.; Frehsilli, J.J.; et al. Hypercalcemia complicating immobilization in the treatment of fractures. J Bone Joint Surg [Am] 48:1182–1184, 1966.

异位骨形成

103. Carlson, W.O.; Klassen, R.A. Myositis ossificans of the upper extremity: A long-term follow-up. J Pediatr Orthop 4:693–696, 1984.

104. De Smet, A.A.; Norris, M.A.; Fisher, D.R. Magnetic resonance imaging of myositis ossificans: Analysis of seven cases. Skeletal Radiol 21:503–507, 1992.

105. Ehara, S.; Shiraishi, H.; Abe, M.; et al. Reactive heterotopic ossification. Its patterns on MRI. Clin Imaging 22:292–296, 1998.

106. Johnson, E.E.; Kay, R.M.; Dorey, F.J. Heterotopic ossification prophylaxis following operative treatment of acetabular fracture. Clin Orthop 305: 88–95, 1994.

107. Kaplan, F.S.; Gannon, F.H.; Hahn, G.V.; et al. Pseudomalignant heterotopic ossification. Differential diagnosis and report of two cases. Clin Orthop 346:134–140, 1998.

108. Kaplan, F.S.; Glaser, D.L.; Hebela, N.; et al. Heterotopic ossification. J Am Acad Orthop Surg 12:116–125, 2004.

109. Koch, B.M.; Wu, C.M.; Randolph, J.; et al. Heterotopic ossification in children with burns: Two case reports. Arch Phys Med Rehabil 73:1104–1106, 1992.

110. Mital, M.A.; Garber, J.E.; Stinson, J.T. Ectopic bone formation in children and adolescents with head injuries: Its management. J Pediatr Orthop 7:83–90, 1987.

111. Moed, B.R.; Maxey, J.W. The effect of indomethacin on heterotopic ossification following acetabular fracture surgery. J Orthop Trauma 7:33–38, 1993.

112. Thompson, H.G.; Garcia, A. Myositis ossificans: Aftermath of elbow injuries. Clin Orthop 50:129–134, 1967.

113. Zagaja, G.P.; Cromie, W.J. Heterotopic bone formation in association with pelvic fracture and urethral disruption. J Urol 161:1950–1953, 1999.

肠导膜上动脉综合征（管型石膏综合征）

114. Amy, B.W.; Priebe, C.J.; King, A. Superior mesenteric artery syndrome associated with scoliosis treated by a modified Ladd procedure. J Pediatr Orthop 5:361–363, 1985.

115. Berk, R.N.; Coulson, D.B. The body cast syndrome. Radiology 94:303–305, 1970.

116. Dabney, K.W.; Miller, F.; Lipton, G.E.; et al. Correction of sagittal plane spinal deformities with unit rod instrumentation in children with cerebral palsy. J Bone Joint Surg [Am] 86A:156–168, 2004.

117. Philip, P.A. Superior mesenteric artery syndrome: An unusual cause of intestinal obstruction in brain-injured children. Brain Inj 5:351–358, 1992.

118. Tsirikos, A.I.; Jeans, L.A. Superior mesenteric artery syndrome in children and adolescents with spine deformities undergoing corrective surgery. J Spinal Disorders & Techniques 18:263–271, 2005.

119. Walker, C.; Kahanovitz, N. Recurrent superior mesenteric artery syndrome complicating staged reconstructive spinal surgery: Alternative methods of conservative treatment. J Pediatr Orthop 3:77–80, 1983.

120. Warner, T.F.C.S.; Shorter, R.G.; McIlrath, D.C.; et al. The cast syndrome. An unusually severe case. J Bone Joint Surg [Am] 56:1263–1266, 1974.

牵引引发的高血压

121. Hamdan, J.A.; Taleb, Y.A.; Ahmed, M.S. Traction-induced hypertension in children. Clin Orthop 185:87–89, 1984.

122. Heij, H.A.; Ekkelkamp, S.; Vos, A. Hypertension associated with skeletal traction in children. Eur J Pediatr 151:543–545, 1992.

123. Linshaw, M.A.; Stapleton, F.B.; Gruskin, A.B.; et al. Traction-related hypertension in children. J Pediatr 95:994–996, 1979.

124. Talab, Y.A.; Hamdan, J.A.; Ahmed, M.S. Orthopaedic causes of hypertension in pediatric patients. Case report and review of the literature. J Bone Joint Surg [Am] 64:291–292, 1982.

125. Turner, M.C.; Ruley, E.J.; Buckley, K.M.; et al. Blood pressure elevation with orthopaedic immobilization. J Pediatr 95:989–992, 1979.

特发性深静脉血栓形成

126. Babyn, P.S.; Gahunia, H.K.; Massicotte, P. Pulmonary thromboembolism in children. Pediatr Radiol 35:258–274, 2005.

127. Cullen, M.C.; Roy, D.R.; Giza, E.; et al. Complications of intramedullary fixation of pediatric forearm fractures. J Pediatr Orthop 18:14–21, 1998.

128. Horwitz, J.; Shenker, I.R. Spontaneous deep vein thrombosis in adolescence. Clin Pediatr (Phila) 16:787–790, 1977.

129. Joffe, S. Postoperative deep vein thrombosis in children. J Pediatr Surg 10:539–540, 1975.

130. Johari, A.N.; Sinha, M. Remodeling of forearm fractures in children. J Pediatr Orthop B 8:84–87, 1999.

131. Letts, M.; Lalonde, F.; Davidson, D.; et al. Atrial and venous thrombosis secondary to septic arthritis of the sacroiliac joint in a child with hereditary protein C deficiency. J Pediatr Orthop 19:156–160, 1999.

132. Manco-Johnson, M.J.; Nuss, R.; Hays, T.; et al. Combined thrombolytic and anticoagulant therapy for venous thrombosis in children. J Pediatr 136: 446–453, 2000.

133. Nowak-Gottl, U.; Junker, R.; Hartmeier, M.; et al. Increased lipoprotein(a) is an important risk factor for venous thromboembolism in childhood. Circulation 100:743–748, 1999.

134. Van Ommen, C.H.; Peters, M. Acute pulmonary embolism in childhood. Thromb Res 118:13–25, 2006.

135. Wise, R.C.; Todd, J.K. Spontaneous, lower-extremity venous thrombosis in children. Am J Dis Child 126:766–769, 1973.

畸形愈合

136. Barrett, I.R.; Bellemore, M.C.; Young-Min, K. Cosmetic results of supracondylar osteotomy for correction of cubitus varus. J Pediatr Ortho 18:445–447, 1998.

137. Bellemore, M.C.; Barrett, I.R.; Middleton, R.W.D.; et al. Supracondylar osteotomy of the humerus for correction of cubitus varus. J Bone Joint Surg [Br] 66:566–572, 1984.

138. Blasier, R.D. The triceps-splitting approach for repair of distal humeral malunion in children: A report of a technique. Am J Orthop 25:621–624, 1996.

139. Bohn, W.W.; Durbin, R.A. Ipsilateral fractures of the femur and tibia in children and adolescents. J Bone Joint Surg [Am] 73:429–439, 1991.

140. Carlson, C.S.; Rosman, M.A. Cubitus varus: A new and simple technique for correction. J Pediatr Orthop 2:199–201, 1982.

141. Creasman, C.; Zaleske, D.J.; Ehrlich, M.G. Analyzing forearm fractures in children. The more subtle signs of impending problems. Clin Orthop 188: 40–53, 1984.

142. Davis, D.R.; Green, D.P. Forearm fractures in children. Pitfalls and complications. Clin Orthop 120:172–184, 1976.

143. Feldman, D.S.; Shin, S.S.; Madan, S.; et al. Correction of tibial malunion and nonunion with six-axis analysis deformity correction using the Taylor spatial frame. J Orthop Trauma 17:549–554, 2003.

144. Fernandez, D.L.; Joneschild, E. "Wrap around" pedicled muscle flaps for the treatment of recurrent forearm synostosis. Tech Hand Up Extrem Surg 8: 102–109, 2004.

145. Fowles, J.V.; Kassab, M.T.; Moula, T. Untreated intraarticular entrapment of the medial humeral epicondyle. J Bone Joint Surg [Br] 66:562–565, 1984.

146. Fuller, D.J.; McCullough, C.J. Malunited fractures of the forearm in children. J Bone Joint Surg [Br] 64:364–367, 1982.

147. Hoffer, M.M.; Garrett, A.; Brink, J.; et al. The orthopaedic management of brain-injured children. J Bone Joint Surg [Am] 53:567–577, 1971.

148. Inoue, G.; Shionoya, K. Corrective ulnar osteotomy for malunited anterior Monteggia lesions in children. Acta Orthop Scand 69:73–76, 1998.

149. Jones, M.E.; Rider, M.A.; Hughes, J.; et al. The use of a proximally based posterior interosseous adipofascial flap to prevent recurrence of synostosis of the elbow joint and forearm. J Hand Surg 32B: 143–147, 2007.

150. Kirby, R.M.; Winquist, R.A.; Hansen, S.T. Femoral shaft fractures in adolescents: A comparison between traction plus cast treatment and closed intramedullary nailing. J Pediatr Orthop 1:193–197, 1981.

151. Labelle, H.; Bunnell, W.P.; Duhaime, M.; et al. Cubitus varus deformity following supracondylar fractures of the humerus in children. J Pediatr Orthop 2:539–546, 1982.

152. Loder, R.T. Pediatric polytrauma: Orthopaedic care and hospital course. J Orthop Trauma 1:48–54, 1987.

153. Munjal, K.; Kishan, S.; Sabharwal, S. Posttraumatic pediatric distal tibiofibular synostosis: A case report. Foot Ankle Int 25:429–433, 2004.

154. Narayanan, U.G.; Hyman, J.E.; Wainwright, A.M.; et al. Complications of elastic stable intramedullary nail fixation of pediatric femoral fractures, and how to avoid them. J Pediatr Orthop 24:363–369, 2004.

155. Nietosvaara, Y.; Hasler, C.; Helenius, I.; et al. Marked initial displacement predicts complications in physeal fractures of the distal radius. Acta Orthop 76:873–877, 2005.

156. Oppenheim W.L.; Clader, T.J.; Smith, C.; et al. Supracondylar humeral osteotomy for traumatic childhood cubitus varus deformity. Clin Orthop 188:34–39, 1984.

157. Papandrea, R.; Waters, P.M. Posttraumatic reconstruction of the elbow in the pediatric patient. Clin Orthop Rel Res 370:115–126, 2000.

158. Price, C.T.; Scott, D.S.; Kurzner, M.E.; et al. Malunited forearm fractures in children. J Pediatr Orthop 10:705–712, 1990.

159. Price, C.T.; Knapp, D.R. Osteotomy for malunited forearm shaft fractures in children. J Pediatr Orthop 26:193–196, 2006.

160. Roberts, J.A. Angulation of the radius in children's fractures. J Bone Joint Surg [Br] 68:751–754, 1986.

161. Rodgers, W.B.; Waters, P.M.; Hall, J.E. Chronic Monteggia lesions in children. J Bone Joint Surg [Am] 78:1322–1329, 1996.

162. Roy, D.R. Radioulnar synostosis following proximal radial fracture in a child. Orthop Rev 15:89–94, 1986.

163. Thomas, E.W.; Tuson, K.W.R.; Browne, P.S.H. Fractures of the radius and ulna in children. Injury

7:120–124, 1979.

164. Tredwell, S.S.; Peteghen, K.V.; Clough, M. Pattern of forearm fractures in children. J Pediatr Orthop 4:604–608, 1984.

165. Trousdale, R.T.; Linscheid, R.L. Operative treatment of malunited fractures of the forearm. J Bone Joint Surg [Am] 77A:894–902, 1995.

166. Vince, K.G.; Miller, J.E. Cross-union complicating fracture of the forearm. Part II: Children. J Bone Joint Surg [Am] 69:654–661, 1987.

167. Vittas, D.; Larsen, E.; Torp-Pedersen, S. Angular remodeling of midshaft forearm fractures in children. Clin Orthop 265:261–264, 1991.

168. Younger, A.S.E.; Tredwell, S.J.; Mackenzie, W.G. Factors affecting fracture position at cast removal after pediatric forearm fracture. J Pediatr Orthop 17:332–336, 1997.

169. Ziv, I.; Rang, M. Treatment of femoral fracture in the child with head injury. J Bone Joint Surg [Br] 65:276–278, 1983.

后期成角畸形

170. Balthazar, D.A.; Pappas, A.M. Acquired valgus deformity of the tibia in children. J Pediatr Orthop 4:538–541, 1984.

171. Green, N.E. Tibia valga caused by asymmetrical overgrowth following a nondisplaced fracture of the proximal tibial metaphysis. J Pediatr Orthop 3:235–237, 1983.

172. Jordan, S.E.; Alonso, J.E.; Cook, F.F. The etiology of valgus angulation after metaphyseal fractures of the tibia in children. J Pediatr Orthop 7:450–457, 1987.

173. Ogden, J.A.; Ogden, D.A.; Pugh, L.; et al. Tibia valga after proximal metaphyseal fractures in childhood: A normal biologic response. J Pediatr Orthop 15:489–494, 1995.

174. Robert, M.; Khouri, N.; Carlioz, H.; et al. Fractures of the proximal tibial metaphysis in children: Review of a series of 25 cases. J Pediatr Orthop 7:444–449, 1987.

175. So, Y.C.; Fang, D.; Leong, J.C.Y.; et al. Varus deformity following lateral humeral condylar fractures in children. J Pediatr Orthop 5:569–572, 1985.

176. Zionts, L.E.; Harcke, H.T.; Brooks, K.M.; et al. Posttraumatic tibial valga: A case demonstrating asymmetric activity at the proximal growth plate on technetium bone scan. J Pediatr Orthop 7:458–462, 1987.

三角软骨损伤

177. Bucholz, R.W.; Ezaki, M.; Ogden, J.A. Injury to the acetabular triradiate physeal cartilage. J Bone Joint Surg [Am] 64:600–609, 1982.

178. Fama, G.; Turra, S.; Bonaga, S. Traumatic lesions of the triradiate cartilage. Chir Organi Mov 77:247–256, 1992.

179. Hallel, T.; Salvati, E.A. Premature closure of the triradiate cartilage. A case report and animal experiment. Clin Orthop 124:278–281, 1977.

180. Harder, J.A.; Bobechko, W.P.; Sullivan, R.; et al. Computerized axial tomography to demonstrate occult fractures of the acetabulum in children. Can J Surg 24:409–411, 1981.

181. Heeg, M.; Klasen, H.J.; Visser, J.D. Acetabular fractures in children and adolescents. J Bone Joint Surg [Br] 71:418–421, 1989.

182. Heeg, M.; Visser, J.D.; Oostvogel, H.J.M. Injuries of the acetabular triradiate cartilage and sacroiliac joint. J Bone Joint Surg [Br] 70:34–37, 1988.

183. Holden, C.P.; Holman, J.; Herman, M.J. Pediatric pelvic fractures. J Am Acad Orthop Surg 15:172–177, 2007.

184. Scuderi, G.; Bronson, M.J. Triradiate cartilage injury. Report of two cases and review of the literature. Clin Orthop 217:179–189, 1987.

185. Valdiseri, L.; Bungaro, P.; D'Angelo, G. Traumatic lesions of the acetabular triradiate cartilage (presentation of four cases and considerations on treatment). Chir Organi Mov 81:361–367, 1996.

股骨干骨折:
过度生长

186. Aronson, J.; Tursky, E.A. External fixation of femur fractures in children. J Pediatr Orthop 12:157–163, 1992.

187. Beals, R.K. Premature closure of the physis following diaphyseal fractures. J Pediatr Orthop 10:717–720, 1990.

188. Beaty, J.H.; Austin, S.M.; Warner, W.C.; et al. Interlocking intramedullary nailing of femoral-shaft fractures in adolescents: Preliminary results and complications. J Pediatr Orthop 14:178–183, 1994.

189. Blasier, R.D.; Aronson, J.; Tursky, E.A. External fixation of pediatric femur fractures. J Pediatr Orthop 17:342–346, 1997.

190. Bowler, J.R.; Mubarak, S.J.; Wenger, D.R. Tibial physeal closure and genu recurvatum after femoral fracture: Occurrence without a tibial traction pin. J Pediatr Orthop 10:653–657, 1990.

191. Davids, J.R.; Maguire, M.F.; Mubarak, S.J.; et al. Lateral condylar fracture of the humerus following posttraumatic cubitus varus. J Pediatr Orthop 14:446–470, 1994.

192. de Pablos, J.; Franzreb, M.; Barrious, C. Longitudinal growth pattern of the radius after forearm fractures conservatively treated in children. J Pediatr Orthop 14:492–495, 1994.

193. Hedin, H.; Hjorth, K.; Larsson, S.; et al. Radiological outcome after external fixation of 97 femoral shaft fractures in children. Injury, Int J Care Injured 34:287–292, 2003.

194. Hunter, L.Y.; Hensinger, R.N. Premature monomelic growth arrest following fracture of the femoral shaft. A case report. J Bone Joint Surg [Am] 60:850–852, 1978.

195. Kohan, L.; Cumming, W.J. Femoral shaft fractures in children: The effect of initial shortening on subsequent limb overgrowth. Aust N Z J Surg

52:141–144, 1982.

196. Kregor, P.J.; Song, K.M.; Routt, M.L., Jr.; et al. Plate fixation of femoral shaft fractures in multiply injured children. J Bone Joint Surg [Am] 75:1774–1780, 1993.

197. Nork, S.E.; Bellig, G.J.; Woll, J.P.; et al. Overgrowth and outcome after femoral shaft fracture in children younger than 2 years. Clin Orthop 357:186–191, 1998.

198. Sahin, V.; Baktir, A.; Turk, C.Y.; et al. Femoral shaft fractures in children treated by closed reduction and early spica cast with incorporated supracondylar Kirschner wires: A long-term follow-up results. Injury 30:121–128, 1999.

199. Shapiro, F. Fractures of the femoral shaft in children. The overgrowth phenomenon. Acta Orthop Scand 52:649–655, 1981.

200. Staheli, L.T. Femoral and tibial growth following femoral shaft fracture in childhood. Clin Orthop 55:159, 1967.

201. Stephens, M.M.; Hsu, L.C.S.; Leong, J.C.Y. Leg length discrepancy after femoral shaft fractures in children. Review after skeletal maturity. J Bone Joint Surg [Br] 71:615–618, 1989.

生长紊乱

202. Aminian, A.; Schoenecker, P.L. Premature closure of the distal radial physis after fracture of the distal radial metaphysis. J Pediatr Orthop 15:495–498, 1995.

203. Barmada, A.; Gaynor, T.; Mubarak, S.J. Premature physeal closure following distal tibia physeal fractures. A new radiographic predictor. J Pediatr Orthop 23:733–739, 2003.

204. Berson, L.; Davidson, R.S.; Dormans, J.P. Growth disturbances after distal tibial physeal fractures. Foot Ankle Int 21:54–58, 2000.

205. Bollini, G.; Tallet, J.M.; Jacquemier, M.; et al. New procedure to remove a centrally located bone bar. J Pediatr Orthop 10:662–666, 1990.

206. Borsa, J.J.; Peterson, H.A.; Ehman, R.L. MR imaging of physeal bars. Radiology 199:683–687, 1996.

207. Bowler, J.R.; Mubarak, S.J.; Wenger, D.R. Case report-tibial physeal closure and genu recurvatum after femoral fracture: Occurrence without a tibial traction pin. J Pediatr Orthop 10:653–657, 1990.

208. Carlson, W.O.; Wenger, D.R. A mapping method to prepare for surgical excision of a partial physeal arrest. J Pediatr Orthop 4:232–238, 1984.

209. Cramer, K.E.; Limbird, T.J.; Green, N.E. Open fractures of the diaphysis of the lower extremity in children. Treatment, results and complications. J Bone Joint Surg [Am] 74:218–232, 1992.

210. Guille, J.T.; Yamazaki, A.; Bowen, J.R. Physeal surgery: indications and operative treatment. Am J Orthop 26:323–332, 1997.

211. Hresko, M.T.; Kasser, J.R. Physeal arrest about the knee associated with non-physeal fractures in the lower extremity. J Bone Joint Surg [Am] 71:698–703, 1989.

212. Jackson, A.M. Excision of the central physeal bar: a modification of Langenskiöld's procedure. J Bone Joint Surg [Br] 75B:664–665, 1993.

213. Jaramillo, D.; Hoffer, F.A.; Shapiro, F.; et al. MR imaging of fractures of the growth plate. AJR Am J Roentgenol 155:1261–1265, 1990.

214. Karrholm, J.; Hansson, L.I.; Selvik, G. Changes in tibiofibular relationships due to growth disturbances after ankle fractures in children. J Bone Joint Surg [Am] 66:1198–1210, 1984.

215. Khoshhal, K.I.; Kiefer, G.N. Physeal bridge resection. J Am Acad Orthop Surg 13:47–58, 2005.

216. Kling, T.F.; Bright, R.W.; Hensinger, R.N. Distal tibial physeal fractures in children that may require open reduction. J Bone Joint Surg [Am] 66:647–657, 1984.

217. Langenskiöld, A. Surgical treatment of partial closure of the growth plate. J Pediatr Orthop 1:3–11, 1981.

218. Langenskiöld, A.; Osterman, K.; Valle, M. Growth of fat grafts after operation for partial bone growth arrest: Demonstration by computed tomography scanning. J Pediatr Orthop 7:389–394, 1987.

219. Lee, E.H.; Chen, F.; Chan, J.; et al. Treatment of growth arrest by transfer of cultured chondrocytes into physeal defects. J Pediatr Orthop 18:155–160, 1998.

220. Loder, R.T.; Swinford, A.E.; Kuhns, L.R. The use of helical computerized tomographic scan to assess body physeal bridges. J Pediatr Orthop 17:356–359, 1997.

221. Mäkelä, E.A.; Vainionpää, S.; Vihtonen, K.; et al. The effect of trauma to the lower femoral epiphyseal plate: An experimental study in rabbits. J Bone Joint Surg [Br] 70B:187–191, 1988.

222. Peterson, H.A. Partial growth plate arrest and its treatment. J Pediatr Orthop 4:246–258, 1984.

223. Peterson, H.A.; Madhok, R.; Benson, J.T.; et al. Physeal fractures: I. Epidemiology in Olmsted County, Minnesota, 1979–1988. J Pediatr Orthop 14:423–430, 1994.

224. Porat, S.; Nyska, M.; Nyska, A.; et al. Assessment of bony bridge by computed tomography: Experimental model in the rabbit and clinical application. J Pediatr Orthop 7:155–160, 1987.

225. Riseborough, E.J.; Barrett, I.R.; Shapiro, F. Growth disturbances following distal femoral physeal fracture-separations. J Bone Joint Surg [Am] 65:885–893, 1983.

226. Smith, B.G.; Rand, F.; Jaramillo, D.; et al. Early MR imaging of lower-extremity physeal fracture-separations: A preliminary report. J Pediatr Orthop 14:526–533, 1994.

227. Stricker, S. Arthroscopic visualization during excision of a central physeal bar. J Pediatr Orthop 12:544–546, 1992.

228. Tobita, M.; Ochi, M.; Uchio, Y.; et al. Treatment of growth plate injury with autogenous chondrocytes: A study in rabbits. Acta Orthop Scand 73:352–358, 2002.

229. Vickers, D.W. Premature incomplete fusion of the growth plate: Causes and treatment by resection (physolysis) in fifteen cases. Aust N Z J Surg 50:393–401, 1980.

230. Vocke, A.K.; Von Laer, L. Displaced fractures of the

radial neck in children: Long-term results and prognosis of conservative treatment. J Pediatr Orthop B 7:217–222, 1998.

231. Williamson, R.V.; Staheli, L.T. Partial physeal growth arrest: Treatment by bridge resection and fat interposition. J Pediatr Orthop 10:769–776, 1990.

232. Zehntner, M.K.; Jakob, R.P.; McGanity, P.L.J. Growth disturbance of the distal radial epiphysis after trauma: Operative treatment by corrective radial osteotomy. J Pediatr Orthop 10:411–415, 1990.

不愈合和再骨折

233. Arunachalam, V.S.P.; Griffiths, J.C. Fracture recurrence in children. Injury 7:37–40, 1975.

234. Bagatur, A.E.; Zorer, G. Complications associated with surgically treated hip fractures in children. J Pediatr Orthop 11B:219–228, 2002.

235. Bould, M.; Bannister, G.C. Refractures of the radius and ulna in children. Injury 30:583–586, 1999.

236. Buckley, S.L.; Smith, G.R.; Sponseller, P.D.; et al. Severe (type III) open fractures of the tibia in children. J Pediatr Orthop 36:627–634, 1996.

237. Caglar, O.; Aksoy, M.C.; Yazici, M.; et al. Comparison of compression plate and flexible intramedullary nail fixation in pediatric femoral shaft fractures. J Pediatr Orthop 15B:210–214, 2006.

238. Carmichael, K.D.; Bynum, J.; Goucher, N. Rates of refracture associated with external fixation in pediatric femur fractures. Am J Orthop 35:439–444, 2005.

239. Cramer, K.E.; Limbird, T.J.; Green, N.E. Open fractures of the diaphysis of the lower extremity in children. Treatment, results and complications. J Bone Joint Surg [Am] 74:218–232, 1992.

240. Cullen, M.C.; Roy, D.R.; Crawford, A.H.; et al. Open fracture of the tibia in children. J Bone Joint Surg [Am] 78:1039–1047, 1996.

241. De Boeck, H. Surgery for non-union of the lateral humeral condyle in children: 6 cases followed for 1–9 years. Acta Orthop Scand 66:401–402, 1995.

242. Ebraheim, N.A.; Skie, M.C.; Jackson, W.T. The treatment of tibial nonunion with angular deformity using an Ilizarov device. J Trauma 38:111–117, 1995.

243. Flynn, J.A. Nonunion of slightly displaced fractures of the lateral humeral condyle in children: An update. J Pediatr Orthop 9:691–696, 1989.

244. Goldberg, B.A.; Mansfield, D.S.; Davino, N.A. Nonunion of a distal femoral epiphyseal fracture-separation. Am J Orthop 25:773–777, 1996.

245. Grimard, G.; Naudie, D.; Laberge, L.C.; et al. Open fractures of the tibia in children. Clin Orthop 332:62–70, 1996.

246. Haasbeek, J.F.; Cole, W.G. Open fractures of the arm in children. J Bone Joint Surg [Br] 77:576–581, 1995.

247. Hsu, L.C.S.; O'Brien, J.P.; Hodgson, A.R. Valgus deformity of the ankle in children with fibular pseudarthrosis. J Bone Joint Surg [Am] 56:503–510, 1974.

248. Inoue, G.; Taumra, Y. Osteosynthesis for longstanding nonunion for the lateral humeral condyle. Arch Orthop Trauma Surg 112:236–238, 1993.

249. Ippolito, E.; Tudisco, C.; Farsetti, P.; et al. Fracture of the humeral condyles in children: 49 cases evaluated after 18–45 years. Acta Orthop Scand 67:173–178, 1996.

250. Kesemenli, C.C.; Necmiolu, S.; Kayikci, C. Treatment of refracture occurring after external fixation in paediatric femoral fractures. Acta Orthop Belg 70:540–544, 2004.

251. Lewallen, R.P.; Peterson, H.A. Nonunion of long bone fractures in children: A review of 30 cases. J Pediatr Orthop 5:135–142, 1985.

252. Lovell, M.E.; Galasko, C.S.; Wright, N.B. Removal of orthopedic implants in children: Morbidity and postoperative radiologic changes. J Pediatr Orthop 8B:144–146, 1999.

253. Masada, K.; Kawai, H.; Kawabata, H.; et al. Osteosynthesis for old, established non-union of the lateral condyle of the humerus. J Bone Joint Surg [Am] 72:32–40, 1990.

254. Maxted, M.J.; Owen, R. Two cases of non-union of carpal scaphoid fractures in children. Injury 13: 441–443, 1982.

255. Miner, T.; Carroll, K.L. Outcomes of external fixation of pediatric femoral shaft fractures. J Pediatr Orthop 20:405–410, 2000.

256. Mintzer, C.M.; Waters, P.M.; Simmons, B.P. Nonunion of the scaphoid in children treated by Herbert screw fixation and bone grafting. A report of five cases. J Bone Joint Surg [Br] 77:98–100, 1995.

257. Morsy, H.A. Complications of fracture of the neck of the femur in children. A long-term follow-up study. Injury 31:45–51, 2001.

258. Narayanan, U.G.; Hyman, J.E.; Wainwright, A.M.; et al. Complications of elastic stable intramedullary nail fixation of pediatric femoral fractures, and how to avoid them. J Pediatr Orthop 24:363–369, 2004.

259. Ogonda, L.; Wong-Chung, J.; Wray, R.; et al. Delayed union and non-union of the ulna following intramedullary nailing in children. J Pediatr Orthop 13B:330–333, 2004.

260. Roye, D.P., Jr.; Bini, S.A.; Infosino, A. Late surgical treatment of lateral condylar fractures in children. J Pediatr Orthop 11:195–199, 1991.

261. Schwarz, N.; Pienaar, S.; Schwarz, A.F.; et al. Refracture of the forearm in children. J Bone Joint Surg [Br] 78:740–744, 1996.

262. Skaggs, D.L.; Leet, A.I.; Money, M.D.; et al. Secondary fractures associated with external fixation in pediatric femur fractures. J Pediatr Orthop 19:582–586, 1999.

263. Song, K.M.; Sangeorzan, B.; Benirschke, S.; et al. Open fractures of the tibia in children. J Pediatr Orthop 16:635–639, 1996.

264. Takahara, M.; Sasaki, I.; Kimura, T.; et al. Second fracture of the distal humerus after varus malunion

of a supracondylar fracture in children. J Bone Joint Surg [Br] 80B:791–797, 1998.

265. Wulff, R.N.; Schmidt, T.L. Carpal fractures in children. J Pediatr Orthop 18:462–465, 1998.

韧带不稳定

266. Arslan, H.; Kapukaya, A.; Kesemenli, C.; et al. Floating knee in children. J Pediatr Orthop 23:458–463, 2003.

267. Bohn, W.W.; Durbin, R.A. Ipsilateral fractures of the femur and tibia in children and adolescents. J Bone Joint Surg [Am] 73A:429–439, 1991.

268. Buckley, S.L.; Sturm, P.F.; Tosi, L.L.; et al. Ligamentous instability of the knee in children sustaining fractures of the femur: A prospective study with knee examination under anesthesia. J Pediatr Orthop 16:206–209, 1996.

269. Farley, F.A.; Kuhns, L.; Jacobson, J.A.; et al. Ultrasound examination of ankle injuries in children. J Pediatr Orthop 21:604–607, 2001.

270. Kocher, M.S.; Waters, P.M.; Micheli, L.J. Upper extremity injuries in the paediatric athlete. Sports Med 30:117–135, 2000.

271. Kocher, M.S.; Mandiga, R.; Klingele, K.; et al. Anterior cruciate ligament injury versus tibial spine fracture in the skeletally immature knee: A comparison of skeletal maturation and notch width index. J Pediatr Orthop 24:185–188, 2004.

272. Pennecot, G.F.; Leonard, P.; Peyrot Des Gachons, S.; et al. Traumatic ligamentous instability of the cervical spine in children. J Pediatr Orthop 4:339–345, 1984.

273. Yue, J.J.; Churchill, R.S.; Cooperman, D.R.; et al. The floating knee in the pediatric patient. Nonoperative versus operative stabilization. Clin Orthop Rel Res 376:124–136, 2000.

神经损伤

274. Amillo, S.; Mora, G. Surgical management of neural injuries associated with elbow fractures in children. J Pediatric Orthop 19:573–577, 1999.

275. Barrios, C.; de Pablos, J. Surgical management of nerve injuries of the upper extremity in children: A 15-year survey. J Pediatr Orthop 11:641–645, 1991.

276. Bolitho, D.G.; Boustred, M.; Hudson, D.A.; et al. Primary epineural repair of the ulnar nerve in children. J Hand Surg [Am] 24:16–20, 1999.

277. Brown, I.C.; Zinar, D.M. Traumatic and iatrogenic neurological complications after supracondylar humerus fractures in children. J Pediatr Orthop 15:440–443, 1995.

278. Campbell, C.C.; Waters, P.M.; Emans, J.B.; et al. Neurovascular injury and displacement in type III supracondylar humerus fractures. J Pediatr Orthop 15:47–52, 1995.

279. Dormans, J.P.; Squillante, R.; Sharf, H. Acute neurovascular complications with supracondylar humerus fractures in children. J Hand Surg [Am] 20:1–4, 1995.

280. Geutjens, G.G. Ischaemic anterior interosseous nerve injuries following supracondylar fractures of the humerus in children. Injury 26:343–344, 1995.

281. Green, N.E. Entrapment of the median nerve following elbow dislocation. J Pediatr Orthop 3:384–386, 1983.

282. Hallett, J. Entrapment of the median nerve after dislocation of the elbow. A case report. J Bone Joint Surg [Br] 63:408–412, 1981.

283. Hosalkar, H.S.; Matzon, J.L.; Chang, B. Nerve palsies related to pediatric upper extremity fractures. Hand Clinics 22:87–98, 2006.

284. Kiyoshige, Y. Critical displacement of neural injuries in supracondylar humeral fractures in children. J Pediatr Orthop 19:816–817, 1999.

285. Lyons, S.T.; Quinn, M.; Stanitski, C.L. Neurovascular injuries in type III humeral supracondylar fractures in children. Clin Orthop Rel Res 376:62–67, 2000.

286. McGraw, J.J.; Akbarnia, B.A.; Hanel, D.P.; et al. Neurological complications resulting from supracondylar fractures of the humerus in children. J Pediatr Orthop 6:647–650, 1986.

287. Nietosvaara, Y.; Hasler, C.; Helenius, I.; et al. Marked initial displacement predicts complications in physeal fractures of the distal radius. Acta Orthop 76:873–877, 2005.

288. Osamura, N.; Ikeda, K.; Hagiwara, N.; et al. Posterior interosseous nerve injury complicating ulnar osteotomy for a missed Monteggia fracture. Scan J Plas Reconstr Surg Hand Surg 38:376–378, 2004.

289. Ozcelik, A.; Tekcan, A.; Omerolu, H. Correlation between iatrogenic ulnar nerve injury and angular insertion of the medial pin in supracondylar humerus fractures. J Pediatr Orthop 15B:58–61, 2006.

290. Pritchett, J.W. Entrapment of the median nerve after dislocation of the elbow. J Pediatr Orthop 4:752–753, 1984.

291. Ramachandran, M.; Birch, R.; Eastwood, D.M. Clinical outcome of nerve injuries associated with supracondylar fractures of the humerus in children: The experience of a specialist referral center. J Bone Joint Surg [Br] 88B:90–94, 2006.

292. Royle, S.G.; Burke, D. Ulna neuropathy after elbow injury in children. J Pediatr Orthop 10:495–496, 1990.

293. The, R.M.; Severijnen, R.S.V.M. Neurological complications in children with supracondylar fractures of the humerus. Eur J Surg 165:180–182, 1999.

294. Waters, P.M.; Kolettis, G.J.; Schwend, R. Acute median neuropathy following physeal fractures of the distal radius. J Pediatr Orthop 14:173–177, 1994.

反射交感性营养不良

295. Barbier, O.; Allington, N.; Rombouts, J.J., Reflex sympathetic dystrophy in children: Review of a clinical series and description of the particularities in children. Acta Orthop Belg 65:91–97, 1999.

296. Bernstein, B.H.; Singsen, B.H.; Kent, J.T.; et al. Reflex neurovascular dystrophy in childhood.

J Pediatr 93:211–215, 1978.

297. Bukhalo, Y.; Mullin, V. Presentation and treatment of complex regional pain syndrome type 1 in a 3 year old. Anesthesiology 101:542–543, 2004.

298. Chelmisky, T.C.; Low, P.A.; Naessens, J.M.; et al. Value of autonomic testing in reflex sympathetic dystrophy. Mayo Clin Proc 70:1029–1040, 1995.

299. Cimaz, R.; Matucci-Cerinic, M.; Zulian, F.; et al. Reflex sympathetic dystrophy in children. J Child Neurol 14:363–367, 1999.

300. Dadure, C.; Motais, F.; Ricard, C.; et al. Continuous peripheral nerve blocks at home for treatment of recurrent complex regional pain syndrome I in children. Anesthesiology 102:387–391, 2005.

301. Dietz, F.R.; Mathews, K.D.; Montgomery, W.J. Reflex sympathetic dystrophy in children. Clin Orthop 258:225–231, 1990.

302. Doolan, L.A.; Brown, T.C.K. Reflex sympathetic dystrophy in a child. Anaesth Intensive Care 12:70–72, 1984.

303. Fermaglich, D.R. Reflex sympathetic dystrophy in children. Pediatrics 60:881–883, 1977.

304. Forster, R.S.; Fu, F.H. Reflex sympathetic dystrophy in children. A case report and review of the literature. Orthopaedics 8:475–477, 1985.

305. Maillard, S.M.; Davies, K.; Khubchandani, R.; et al. Reflex sympathetic dystrophy: A multidisciplinary approach. Arthritis Rheum 51:284–290, 2004.

306. Muizelaar, J.P.; Kleyer, M.; Hertogs, I.A.; et al. Complex regional pain syndrome (reflex sympathetic dystrophy and causalgia): Management with the calcium channel blocker nifedipine and/or the alpha-sympathetic blocker phenoxybenzamine in 59 patients. Clin Neurol Neurosurg 99:26–30, 1997.

307. Murray, C.S.; Cohen, A.; Perkins, T.; et al. Morbidity in reflex sympathetic dystrophy. Arch Dis Child 82:231–233, 2000.

308. Pawl, R.P. Controversies surrounding reflex sympathetic dystrophy: A review article. Curr Rev Pain 4:259–267, 2000.

309. Petje, G.; Radler, C.; Aigner, N.; et al. Treatment of reflex sympathetic dystrophy in children using a prostacyclin analog: Preliminary results. Clin Orthop Rel Res 433:178–182, 2005.

310. Ruggeri, S.B.; Athreya, B.H.; Doughty, R.; et al. Reflex sympathetic dystrophy in children. Clin Orthop 163:225–230, 1982.

311. Rush, P.J.; Wilmot, D.; Saunders, N.; et al. Severe reflex neurovascular dystrophy in childhood. Arthritis Rheum 25:952–956, 1985.

312. Sherry, D.D.; Weisman, R. Psychological aspects of childhood reflex neurovascular dystrophy. Pediatrics 81:572–578, 1988.

313. Silber, T.J.; Majd, M. Reflex sympathetic dystrophy syndrome in children and adolescents. Report of 18 cases and review of the literature. Am J Dis Child 142:1325–1330, 1988.

314. Stanton, R.P.; Malcolm, J.R.; Wesdock, K.A.; et al. Reflex sympathetic dystrophy in children: An orthopedic perspective. Orthopedics 16:773–780, 1993.

315. Veldman, P.H.J.M.; Goris, R.J.A. Multiple reflex sympathetic dystrophy. Which patients are at risk for developing a recurrence of reflex sympathetic dystrophy in the same or another limb. Pain 64:463–466, 1996.

316. Wilder, R.T.; Berde, C.B.; Wolohan, M.; et al. Reflex sympathetic dystrophy in children. J Bone Joint Surg [Am] 74:910–919, 1992.

317. Wotring, K.; Mehn, J.; Stengem, C. Evaluation and treatment of the pediatric reflex neurovascular dystrophy patient. Arthritis Rheum 28(Suppl):143, 1985.

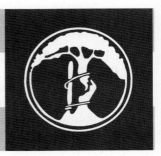

第7章

骨折儿童的预后评估

James G. Wright,M.D.,M.P.H.,F.R.C.S.C., Nancy L. Young,B.Sc.P.T.,M.Sc.,Ph.D.

骨科手术医生可能会问,儿童骨折后该做哪些预后评估?当儿童出现骨损伤时,骨科手术医生需要针对特定儿童的特定骨折选择最佳的治疗。尽管外科文献将预后评估集中于影像学评估,但患者的主观评估,即通常称之为预后评估,在临床和研究中正在越来越多地用于治疗效果的评估。因此,手术医生需要了解这些评估项目,以便确定它们在常规临床实践中所起的作用,以及评价应用特定患者评估治疗效果的研究。

骨科治疗的目标可以为以下的一项或多项:维持生命,治疗主诉症状(通常是疼痛),恢复功能,以及预防未来的功能减退[113,116]。儿童骨折最常见的治疗目标是恢复正常功能。偶尔也把预防功能的未来(通常为远期)减退列为治疗目标[127]。举例来说,骨折造成的关节内不协调或畸形的患者可能在多年内无此主诉,但治疗时患者应有预防发生骨关节炎的打算。

选择骨科治疗的评估的方案时必须慎重考虑,而且必须反映治疗的目标。通过比较两种治疗(或治疗和不治疗)的预后可推断治疗效果[21]。选择的评估方法不合适可导致对治疗效果的错误结论。本章重点介绍用于评估治疗肌肉骨骼创伤患儿的不同骨科手术方法治疗效果的不同方法。本章讨论了各种预后评估方法的优缺点。第二节讨论了目前已有详细描述的几种评估方法,这几种方法都用于评测儿童的健康和躯体功能,因为儿童骨折治疗的两种最重要效果就是功能恢复和预防未来功能减退。本章还简要介绍了评测方法的发展,并以儿童活动量评分表(OSK)[126]为例介绍了评估方法。第三节讨论了一些儿童功能评估中的特殊方法问题。其中包括年龄、成长和发育的影响以及回答问题的能力,如儿童能否可靠而正确地完成问卷,回答问题的是谁(儿童本人、家长还是代理人),以及当时环境对失能评测的影响(能力或行为)。

第一节 儿童骨科治疗的评估方法

可以用各种结果来评估骨折治疗的效果。从广义上讲,结果是指治疗的任何作用。非临床后果包括救护过程的数据,例如成本和住院时间。临床后果包括死亡率和发病率,发病率包括治疗的并发症以及损伤、失能、缺损和生活质量的测定。

此部分先讨论非临床后果,尤其是不同类型的成本分析,随后讨论临床后果。

一、成本分析

非临床后果,例如治疗费用,是医院管理者、第三方支付者以及健康决策者主要关注的项目。用于比较相关成本和不同治疗收益的方法称之为成本分析,其中包括成本效率、成本效益、成本效用分析。成本效率分析定义为增加的成本除以患者增加的健康效益[13]。成本效益分析把提供给患者的健康效益转换为货币价值(如10 000美金/年)。成本效用分析为各项治疗后果确定出相对权重或重要性比值。这些数字权重,称之为效用,是指不同健康状态相关的主观值[83]。这些权重通常是由总会成员确定的。虽然不同治疗的相对成本十分重要,但当两种治疗提供相似的临床结果时与成本尤其相关。

成本效率分析在许多医疗领域用于比较治疗效果。

如果一种新的治疗方法既提高了患者的预后，又节省了成本（例如脊髓灰质炎免疫接种），这种治疗便被认定为"优先级"[13]。由于优先级治疗有益于患者，而且由于可节省成本或节省稀有资源被认为有益于整个社会，因此应采用优先级治疗[13]。但是在骨折治疗中做出决定就没这么简单，因为大多数新的治疗方法要比现有的标准治疗方法费用高。成本效率分析是最常用的成本分析形式，可以综合考虑成本和临床效率两方面的信息来比较治疗效果。当面对固定的医疗资源时，美国俄勒冈州采用成本效率分析来决定采用何种医疗补助方案中所包括的治疗方法能使患者的受益最大化[95,99]。强制指导原则有明确规定。明确提出，成本效率超过 100 000 美金/质量调整生命年（QuaLY）的治疗是成本效率较差的，而成本效率少于 20 000/QuaLY 的治疗是成本效率较好的治疗[59]。

成本效率分析需要确定治疗成本和治疗效益。精确的成本分析需要有完整的成本账单，包括直接成本（直接归属于介入的成本，例如外科手术费用）和间接成本（非直接归属于治疗的成本，例如家庭负担的成本）[11]。用于确定成本效率分析效率部分的结果，必须用有意义的适当单位来表示，以便对各种治疗进行比较。

二、临床结果

临床结果与手术医生和患者最相关。死亡率在绝大多数儿科介入治疗结果中不常用到。因此发病率，包括并发症以及损伤、失能、残缺和 QOL 的测定，是绝大多数骨科评估的重点[116]。

当考虑可能的临床结果来评估手术治疗时，世界卫生组织（WHO）的国际功能、残疾和健康分类（ICF）体系是十分有用的[112]。此体系替代了原有的国际损伤、伤残及缺陷分类系统（ICIDH）[2]。ICF 体系表明，诸如骨折类疾病引起的"健康问题"可导致"身体结构和功能"、"活动度"和"社会参与"问题，但是这些问题也会受"环境因素"和"个人因素"的影响。应用 ICF 评估骨折预后的实例最近已被 Harris 和他的同伴们发表[39]。在这个实例中，骨折导致了身体结构损伤，根据环境和个人特点，结构损伤可导致活动（如行走）受限和常规角色的社会参与（如上学）受限。骨科介入可考虑环境改善，以促进其功能活动（如使用行走管型石膏），或进一步限制其功能活动（如使用非负重的管型石膏）。此前 ICIDH 将术语"损伤"改变为新术语"身体结构和功能"，这种术语上的改变能更明确地把可以用影像等方法评估的那些异常（骨折复位或肢体对线是否合适）同那些需要观察评估（力量或步态分析）的异常区分开。由于治疗（如用骨折复位）直接改善的是骨组织结构，因此骨科手术医生最关注的是骨组织结构的测评。但是，正如本章后文深入讨论的，患者最关注的是活动和社会参与结果。由于损伤的改善并不一定能引起功能活动或社会参与的改善，因此，评估身体结构和功能损伤以外的其他方面效果也很重要，要知道治疗以外的多种因素也会影响儿童的功能状态[89,109]。

身体结构的客观测评，如 X 线片评估，是明确且与手术医生直接相关的。与客观测评相关的主要是它与患者的治疗期望没什么相关性，而且更重要的是，它不能准确地反映功能活动的改变。例如，尽管 X 线片上显示脊柱裂患儿的曲线已矫正，但行走功能在脊柱侧弯手术后却减退了[66]。因此，尽管对结构的客观检查十分重要，但是仅做此项检查并不充分。对治疗的全面评估通常还需要患者的主观描述[116]，才能获得功能活动和社会参与的结果。

患者对治疗的主观评估通常是通过问卷（也称为量表或调查表）进行的。用于评估骨折治疗结果的量表，可以是疾病专项评估或一般性评估[76]。疾病专项评估量表通常仅考虑与所研究的特定临床疾病相关的那些健康方面（或范畴）。疾病专项评估也可设计有问答题，专门收集与所关注疾病相关的主诉，例如行走困难是"由于胫骨断裂"。相反，一般性评估的考虑范围较广泛，试图评估临床结果（即健康）的所有方面。因此，健康的一般性评估除症状和身体功能以外，还包括精神、情感和社会功能[107,111]。

QOL 评估将健康的组成沿 ICF 的轨迹又向前推进了一步，它考虑的范围超越了健康领域，例如还包括生活满意度。儿科 QOL 的讨论超出了本章的范围，可在其他参考资料中查阅[18,26,93]。

一般性健康评估的主要优点是，提供了一种比较综合的观点，因而能在不同的诊断组之间进行横向比较。疾病专项评估量表的主要优点是趋向于关注该疾病与患儿、家属和临床医生最相关的那些方面，因此可能对临床上重要的改变更加敏感。全面评估治疗效率需要完成这两项评价。

有多种依据活动能力的身体功能失能量表可用于评估儿童骨折治疗的疗效。这些量表正在被骨科手术医生广泛使用。但是，有些手术医生对现有的合适量表缺乏了解，难以获得，或者对选择量表时应考虑的因素不熟悉[127]。另外，由于测量儿童身体功能有一些特殊的问题(在后面的部分讨论)在所有的量表中均未进行充分论述,因此手术医生认为这些量表不适合纳入临床实践或研究中。下一部分将论述这些问题,并找出适用于评估儿童功能的现有量表。

救护满意度是治疗评估的另一个要素。只要提供了适当的救护,家属对救护的满意度理应最高,它会影响对治疗配合性,或者会增加寻求额外医护服务的需求。但是对临床医生满意度的评估通常与家属评估是不同的[82,97]。此外,家属满意度除了医疗护理之外还受一些外在因素的影响。

对家属来说影响满意指数的最重要的问题包括充分的沟通以及临床医生在患儿身上花费的充足时间[3,7,42,68]。值得注意的是,有一份报道提出,让父母认识到他们的孩子功能有所改善可能比实际的临床效果更重要[56]。另外,对于正在急救的患儿,比如入住急诊室的患儿,等待时间的长短可能是影响父母满意度的决定性重要因素[8]。最后,诸如社会经济状况[110]、父母健康状况[88]和家庭压力[1]这些外在因素也会影响满意指数。

第二节　现有的儿科临床结果评估

本节的目的是介绍一些协助手术医生的辅助措施:①对直接应用于骨折患者的儿科身体功能评估方法进行分类,并说明与选择适当量表相关的因素;②以 ASK 为例描述调查表的发展过程和评估方法,从而使不能找出适当评估方法的医生能够了解制订新评估方法涉及的过程。

选择治疗效果评估方法的第一步是确定需要何种类型的评估[22,114,118]。因为在骨科介入的性质及其对大多数骨折的治疗效果方面,健康状态下的身体功能部分似乎最容易受影响,因此这将是本节关注的重点。身体功能的定义是:"使用肌肉骨骼系统有目的地与环境互动进行日常生活活动、可动性(例如手法灵巧、转移和行走)和休闲活动的能力"[127]。身体功能是健康评估的一项独特组成部分,例如功能状态、健康状态和 QOL。

一、身体功能量的分类

表 7-1 中所示各量表的主要目的是为了量化儿童的身体功能[130]。表中未包括为成人制定的量表,如果没有注明可应用于儿童,不包括成长发育里程碑调查表[75],或者最初就是直接针对神经系统疾病或关节炎的量表[4,5,55,70-72,98,160]。

与儿童健康问卷 (CHQ)、儿童生活质量调查表(PedsQL)和公共卫生事业指数(HUI)有关的信息也包括在此表中[85-87,103]。但是需要注意的是,这三个量表仅仅是儿童生活质量(QOL)现有评估量表的一个子集,专门将它们包括在内是由于这三个量表是评估儿童QOL 最常用的普通量表。和其他 QOL 评估一样,它们检测的是长期或影响广泛的结果,而且具有可评估性。对于这三个量表,如果儿童到了适当年龄或者有能力做到,可以自己提供报告,如果儿童无法提供,其父母可以为他们提供报告。所有的评估项目都是以自我管理格式提供的。CHQ 和 PedsQL 专门用于评估 18 岁以下儿童,HUI 也可用于评估成人。这三个量表还包括可以报告健康全貌的一些项目。CHQ[80,81]、PedsQL[101,102]和 HUI[6,46,47,54,104]的可靠度、有效性和应答性均有大量的研究报道。有关 CHQ[120-122]、PedsQL[100]和 HUI[20,43]的进一步信息可从各种资源中获取。

表中所列各量表按照直接还是间接评估在表中第7列分类列出。直接评估依据对功能活动或行为的直接观察评分。间接评估依据报告的功能活动或行为评分。能力测评评估的是患儿能做些什么。执行能力测评评估的是儿童执行了什么。间接评估又依据管理模式进行了细化分类,如自我报告量表或面试管理量表。

直接评估消除了报告信息的偏差,但是容易受环境因素(例如,不同的临床环境)的影响。此外,直接评估评测的是能力而不是执行能力,而且由于需要较长时间来完成,因此费用高。间接评估容易执行,管理一致性较强 (受环境影响最小化),并且如果是自我管理,可以消除面试者的表述误差。自我报告评测可能会出现一些问题,例如不能确定对所提问题的理解或解释以及自我报告的误差。

能力测评的优势是,所有儿童是在一致的环境下测评的,而且能够确定他们的最佳能力。但是,能力测评可能与日常执行能力或沟通功能没有相关性。执行能力测评考虑了儿童的日常生理、社会和情感环境,能较好地反映儿童在日常生活中的身体功能。由于执行能力的改善通常落后于能力的改善,因此需要加以区别。例如,儿童可能有爬楼梯所需的关节活动而且也能完成,但他可能在学校无法执行该项功能[124,128]。

此表格的第 2 列列出了各项测评的预期用途或目的。量表可用于鉴别(鉴别不同组别的患者)、评估(检测患者的改变)或预测(预测随后的评估结果)[51]。

表 7-1 适用于儿童骨科的身体功能评估

量表名称	目的	范围、格式、评分	适应人群	使用方法	测评的标准化	分类
儿童功能独立测评 (WeeFIM)[28,30,31,67]	护理负担 鉴别 评估	需要辅助（由护理人员或辅助器械提供）的程度 7 分顺序量表 6 个亚项：自理，括约肌控制，运动能力，行动，沟通，社会认知 来自早期量表的 18 个问题	成人量表改良后 用于儿童 0.5~7 岁的儿童 普通人群	经训练的临床医生的观察（不同部位需要由不同专科医生完成）	无患者数据报道。研发者称，其表面效度和引用是无引用文献 据称可测评执行情况，但是管理要求临床医生的观察能力 根据 Gowland[28]等的报道，其有充分的组间和优秀的组内可靠性；有效性无报道 手册内提供了充分的使用信息，但无标准化数据[25]	临床医生能力观察 直接测评（临床观察） 基于能力（可以完成）
运动控制评估 (MCA)[94]	运动控制技能（不是功能能力）评估	113 项	2~5 岁儿童； 轻度至严重失能（n=161，主要是神经损伤）	临床医生观察 30~60 分钟	有效性：与身体功能评估量表相关性=0.9 可靠性 ICC：组内=0.99；组间=0.97	临床医生能力观察 直接测评（临床观察） 基于能力（可以完成）
运动执行能力系列评估 (TAMP)[21]	生理功能和运动执行能力评估	3 个领域：运动，ADL，以及沟通能力的生理部分 32 项，分为 113 个技能 4 个方面评分：辅助（5 分顺序量表），方式（2 分），模式（2 分）熟练程度（3 分）	6 岁及以上，包括成人（可靠性研究，n=20 个成人和 20 个儿童，项目分组研究，n=206 个对象，6~68 岁）[96] 神经和肌肉骨骼失能	临床观察 1 小时；标准化器械	用摄像评估的组内可靠性，全部领域及方面组合均超过 0.85(ICC) 206 个对象的数据要素分析用于经验性决定项目组：动态平衡，抓扣，扣纽扣，行走，垫上运动，打字，抓握，释放松[96]	能力的临床观察 直接测评（临床观察） 基于能力（可以完成）
Klein Bell ADL 量表[28,52,53,60,63,64]	ADL 功能评估 鉴别	6 项：穿衣，沐浴/卫生，排便，功能性运动，吃饭，紧急沟通 170 个技巧项 评分：能，不能，未测 每个问题都包含年龄标准 上肢功能评测项目多于下肢	所有年龄 试验人群： 10 名脑瘫患者和 10 名正常人	临床观察 完成所有项目需将近 1 小时	有效性：鉴别正常人与脑瘫对象，P<0.001 5 名儿童的可靠性： 组间 ICC=0.99 重复测试 ICC=0.98 反应性：正常人变化大于脑瘫患者 (P=0.08)，与父母桥正后期望变革相符度 κ=0.77 根据 Gowland[28]等，优秀的内容有效性和反应性 充分地构筑了概念有效性 以上结论得到 Law 和 Letts[63]的支持	临床医生能力观察 直接测评（临床观察） 基于能力（可以完成）

（续）

表7-1 适用于儿童骨科的身体功能评估

量表名称	目的	范围、格式、评分	适应人群	使用方法	测评标准化	分类
Barthel 指数[28,63,65]	ADL 鉴别 预测 评估	ADL 顺序性量表	应用于成人和青少年慢性失能患者	专科医生观察 1小时内完成	根据 Law 和 Letts[63]; 内容有效性好，概念有效性好，可靠性好，反应性好；操作性与内部相容性差；根据 Gowland 等[28] 无分的内容有效性，标准有效性，组间和组内可靠性差；操作性差；无标准数据	临床医生能力观察 直接测评（临床观察） 基于能力（可以完成）
Karnofsky 量表[45,50,69]	身体能力的总体评估 等级 预测	主要依据水平; 评分:0~100分，Guttman 同隔为10个单元	未确诊的癌症患者群（检查描述一般差）	医生报告2分钟	与其他临床标准的测评相比显示有效性较差; 可靠性:达到 29%~35% 的组间一致性 以前的研究者认为，该量表不适用于儿童，尤其是学龄前儿童，而且它不能预测脑肿瘤患儿的复发[14]。	临床医生能力报告; 直接测评（临床观察）; 基于能力（可以完成）
Vineland 适应行为量表[28,92]	发育评估工具，包括有发育量表分类的例子	4项内容: 沟通，日常生活技能，社交量表，运动技巧	0~18 岁; 有依据大样本残障儿童的标准数据	经训练的临床医生面试父母，20~90分钟	Gowland 等[28]报道的可靠性与有效性为优	面试父母的执行能力测评 间接测评（父母、患者或代理人报告） 面试者执行能力的管测评
幸福质量 (QWB)[49,74]	生活质量 鉴别 评估	3项内容: 运动（5级顺序量表），社会活动（5级顺序量表），体力活动（4级顺序量表） 根据样群体执行能力给分数加权 与 Rand 健康保险量表相似	成人量表适用于儿童; 患有心力衰竭的患者 25名男性和19名女性; 年龄范围为 7~36 岁; 平均值为 16.5±6.9 岁	根据年龄，面试管理父母或患者	通过 QWB 与 PFT 对比和运动耐力评估的概念有效性为中等: QWB/FEV_1 r = 0.6 QWB/$FEF_{25\%~75\%}$ r = 0.5 QWB/PEFR R = 0.4 QWB/Vo_2 max r = 0.6	面试者执行能力的管理测评 间接测评（父母、患者或代理人报告） 面试管理

表 7-1　适用于儿童骨科的身体功能评估

（续）

量表名称	目的	适应人群	范围、格式、评分	使用方法	测评标准化	分类
加拿大作业执行能力测评 (COMP)[28,61,62]	评估对象选择适用于他们的项目各患者自身的比较而不是患者之间同比较	无特定年龄；为成人制定的但适用于儿童	项目：自理，生产能力，休闲范围：活动的重要性，执行能力，执行的满意度评分：10种顺序量表	临床医生管理；项目由每位患者自定；面试考虑环境需求	无有效性或可靠性证据[28]	面试评测能力和执行能力
儿童残障评估调查表 (PEDI)[23,34,35]	身体功能和独立性测评[34]	慢性疾病和失能的儿童 0.5~7 岁	项目：自理，运动能力，社交功能 计分范围：功能性能力，照顾者辅助，环境改善 对 197 项功能性技能项目评分为"能/不能"，对 20 项照顾者辅助项目的 6 种顺序计分，对 20 个环境项目的 4 种环境改善	父母报告 20 分钟至 1 小时完成	共同有效性：在自理和运动能力方面与 Battelle 发育调查表筛选试验，有适度高相关性，但是在社会功能方面无相关性[23] 正常与失能样本之间有显著差异[23] 内容有效性与可靠性研究目前正在进行，但尚未公布标准数据(412 例样本)[29] 手册中包括各方面充分的标准化详细报告；讨论了测评方法：描述了标准化计分的计算方法[40]	父母报告执行能力 间接测评（父母、患者或代理人报告）独立性管理
游戏执行能力量表[57,58]	游戏评估	1~6 岁儿童 脑部肿瘤患者(n=98，肿瘤科患者，8±4.71 岁，29 例同胞，8.76±4.42 岁，40 名正常人，8.859±4.98 岁)[24]	概念来自于 Kamofsky 量表 评分依据主动游戏，安静游戏，身体受限程度，独立程度 计分为 0~100 分，按 10 分递增	父母报告 <5 分钟完成	组间可信度（母亲与父亲之间）r=0.71，n=41 概念有效性；在患者和同胞之间可检测出的执行能力明显差异，与护士和研究者的执行能力的整体测评结果表明显著相关（分别为 r=0.75 和 0.92）	父母报告的执行能力测定 间接测评（父母、患者或代理人报告）独立性/自我管理
RAND 健康、保险研究量表 (HIS)[16,17]	身体活动鉴别	0~13 岁儿童 (n=2152) 名分布于美国 6 个城市的儿童[17] (n=3294 名安大略市儿童，年龄为 4~16 岁)[9] 健康群体(n=156 儿童 创伤群体，年龄为 8.7±4.4 岁)[108]	4 项：运动能力，身体活动角色活动和自理 儿童使用的评测工具类似于 AIMS[17]	研究者管理 父母报告	概念有效性：HIS 分类"能/不能"与其他 11 个量表相比较显示，11 个量表都有显著差异；但实际差异很小，目样本量大；Wesson 等[108]发现，HIS 并不能鉴别创伤群体的严重度[16] 管理手册	父母报告的执行能力 间接测评（父母、患者或代理人报告）独立性/自我管理

（续）

表7-1 适用于儿童骨科的身体功能评估

量表名称	目的	范围、格式、评分	适应人群	使用方法	测评标准化	分类
儿童健康评估问卷（CHAQ）[24,90,91]	功能状态评估 功能状态	8项：穿衣和梳洗，起身，吃饭，抓握 行走，个人卫生，取物和日常活动 每个项目为4分顺序量表 独特的集合法	JRA (n=62) 1~19岁 衍生自成人量表	父母或患者自我管理	无儿童的可靠性或有效性资料 反应性：CHAQ是一项父母预测，整体改变等级的重要因素 P<0.02 报告显示，"父母是报告儿童功能状态的可信度代理人"，但是没有数据或参考文献对此提供支持	父母或自我报告能力 基于能力（是否能完成） 独立性/自我管理
儿童活动量表（ASK）[123-126,128]	身体功能评估 鉴别	2个版本： ASK-执行能力和ASK-能力 54个项目 5分顺序量表 各项等权重 手册中清晰描述了计分方法	5~15岁 肌肉骨骼疾病 儿童面试衍生出来的量表	患者（或父母）自我报告	可信度：组间 ICC>0.97 有效性：与临床报告的ASK评分有强烈的相关性（r=0.92），与父母报告相一致（ICC=0.94） 反应性：标准化反应平均值=1.2	ASK能力 基于能力（可以完成） 独立性/自我管理 以ASK执行能力为基础（可以完成） 面试者管理
POSNA儿童肌肉骨骼功能健康问卷[12,77]	健康状态评估 鉴别	7项：上肢，身体功能，转移活动，舒适度，期望，整体功能 顺序响应	所有年龄 肌肉骨骼疾病 依据此前量表衍生出来的量表	父母或青少年（11~18岁）自我管理	除福利量表，所有量表的内部信度均≥0.8，内容和概念有效性，对改变的反应性和敏感性	父母或青少年报告执行能力 间接测评（父母、患者或代理人报告） 独立性/自我管理
儿童健康问卷（CHQ）[10,56]	鉴别 评估	三个父母的表格分别为98,50, 28项，儿童表格87项，包括身体功能，角色/社会情感，角色/社会生理，躯体疼痛，日常行为，精神健康，自尊，日常健康感觉，健康改变，胃肠外影响（时间，情感），家庭活动，家庭内聚性 家人对不同反应类别的反应	儿童≥5岁	自我管理	项目间隔一致性（97%的项目≥0.4）和项目鉴别（是否有效性。量表的平均可信度为0.84。概念和鉴别有效性	间接测评的父母或自我报告儿童执行能力（是否完成） 独立性/自我管理

（续）

表 7-1 适用于儿童骨科的身体功能评估

量表名称	目的	适应人群	范围、设计、评分	使用方法	测评标准化	分类
儿童预后数据采集表(PODCI)[12,105]	身体功能评估 鉴别	2~18岁 肌肉骨骼疾病	8项：上肢/身体功能，转移/身体功能，运动能力，治疗期望，整体身体功能，疼痛/舒适，症状对感觉的，整体功能，幸福感 依据此前量表衍生出来的量表 4分、5分和6分顺序量表 对于儿童(2~10岁)的父母报告格式 对于青少年(11~18岁)的青少年报告格式	父母或青少年(11~18岁)自我管理 青少年10~12分钟 父母15~18分钟	在患者样本中，所有量表都具有>0.80的较好内部可信度，青少年样本中幸福/满意度为好至优 重复测量可信度为好至优 父母和青少年间一致性功能评分为好，但在幸福感/满意度和预期量表方面缺乏一致性 支持有效性的是临床医生分等级和父母/青少年分级之间的相关性 未依据评分变化(随访基线)与过渡评分之间的相关性，进行敏感性改变的比较评估 除上肢，所有PODCI量表在敏感性方面均高于CHQ PODCI整体身体功能量表在检测改变方面的效率比CHQ高2.9倍(n=113，对象的综合评分=80[12]) 在评估肌肉骨骼疾病儿童时，PODCI与临床医生评分的相关性比CHQ高[105]	父母或青少年报告执行能力 间接评测(父母，患者或代理人报告) 独立性/自我管理

ADL，日常生活活动；AIMS，关节炎影响测量量表；CF，囊性纤维化；GP，脑瘫；$FEF_{25\%\sim50\%}$，25%~50%间强迫肺活量时用力呼气量；FEV，用力呼气量；ICC，组间相关系数；JRA，青少年类风湿性关节炎；PEFR，呼气流通速值。

如果量表用于不同的目的或人群，为一个目的制定量表是没有太大必要的[22]。在临床上，手术医生最感兴趣的是评估治疗效果，并为此寻找评估量表。

选择量表的其他一些重要方面列在第3~6列。第3列列出了量表的构架或项目(例如生理、精神、社会)、问题的构成以及问题如何评分和汇总合计。第4列描述了制订时所针对的临床人群，如年龄组或疾病组。第5列描述了管理评测的实用细节，包括由谁来做(临床医生或自我管理)、如何做(观察或面试)、跟谁做(父母、代理人或儿童)、所需时间和特殊设备需求。

第6列详列了每个量表格的测评属性(或标准)。标准是指测评的敏感性、可靠度、有效性和应答性[118]。敏感性是指"一般常识加上适当的病理生理学和临床实际知识的混合体[22]"。可靠度(再现性或一致性)是指当重复进行测评时量表答案的相似程度[115,117]。但是可靠度有几种不同形式。在临床试验中，重复测评或重复试验可靠度是最重要的。有效性(或准确性)是指量表测评范围是否为打算测评的范围[22]。应答性(或敏感性)是指量表发现临床重要改变的能力[33]。有些量表对所有这些判断标准是完全标准化的。

二、测评的发展和评估

表7-1用于帮助骨科手术医生选择适当的评估量表。了解测评发展阶段也有助于手术医生在现有量表中做出选择。制订新测评方法或者在现有量表中做出选择的第一步是明确测评的目的并将该临床领域或待测现象概念化。

制订评测量表通常分为两个阶段:项目生成和项目精减[114,118]。项目生成的目的是为新量表汇编所有可能的项目，以确保内容适用且全面。项目应从以下部分或全部资源中选出:原有的量表和相关文献，与临床医生(包括健康专家)的讨论，以及与家庭和患者的磋商[21,73,96,114]。第二个阶段是通过去除多余的或不适用的项目精减项目数量，项目精减的策略阶段包括临床判断[25,118]、患者面试[32,119]和统计学方法(例如逻辑回归[38]、因素分析[73]和项目特征分析[37])。

测评性质评估(或标准化)包括敏感性、可靠性、有效性和反应性的资料[118]。下面以一个现在研发的量表即儿童活动量表(ASK)为例来说明测评发展和评估的不同阶段。

ASK关注的是身体失能[78,79,123,126,128]。制订前先对现有的量表进行综合评估，并解决所存在四个缺陷:很少有适用于5~15岁肌肉骨骼疾病儿童的量表;许多量表不是自我报道;仅少数量表的可信度、有效性和反应性经过验证确认;最重要的是，所有量表实际上并未包括发育过程中的儿童，因此不能反映儿童在日常社会环境的失能。

由于在临床环境下观察到的能力通常并不能反映其在社会中的能力，因此我们选择自我报道格式。自我报道还提供了一种更可行的结果测评形式。测评发展中儿童的参与十分重要，因为仅有临床医生参与制造的量表所观察到的改变不能反映儿童每天生活中具有重要意义的改变。让儿童参与失能测评的另一个正当理由是，参与过程有助于儿童为其失能治疗承担责任。

ASK的制造过程有四个阶段:制订项目;精减项目;问卷的制作(格式化和小规模化测试);测评特性和问卷改进试验[125]。在所有的阶段中，目标人群均为正在经历肌肉骨骼源性障碍的5~15岁儿童。不能完成问卷的儿童年龄下限尚不确定，但至少为5~7岁[48,125]。ASK所设的项目来自此前的问卷、临床医生输入信息和对儿童及其父母的入户调查[128]。纳入儿童是测评发展的重要组成部分[84]，有助改善问题的内容和表达[128]。项目数量精减的依据是家庭输入信息、征得多学科专家小组的一致同意并借助于Rasch分析。

ASK具有"优良的"重复试验可信度[128]。有效性是通过以下方式确定的:将ASK评分与临床医生的评定结果进行比较，取得与父母报告的一致性和儿童健康评估问卷(CHAQ)有相关性[91]以及临床医生对儿童功能进行直接观察[124,128]。有文献表明，ASK比CHAQ更具有反应性[126]。综上所述，ASK目前包含30项能力和执行力问题，并已作为可用于评估儿童骨折治疗后身体功能自我报告测评的范例。随后增加的8个附加项目扩大了其功能，以便检查人群的高功能终点改变。这些项目的测评特性目前正在评估。

第三节 测评儿童功能的方法学难题

测评儿童的身体功能面临着一些特殊的挑战，包括如何代偿年龄、生长发育对功能的影响。此外还有如下的一些问题:儿童能否可靠而有效地完成问卷，由谁来回答这些问题(儿童、父母或代理人)，以及相关情况(能力或执行能力)对失能测评的影响[19,127]。

一、年龄、生长和发育

当评估儿童量表对某一特殊人群是否适用时，主要考虑的是量表的适用年龄范围和发育时评分的影响。由于正在发育,年龄可能对儿童执行某些运动的能力及其相关重要性均有不同的影响。例如,骑三轮车是评估 4 岁儿童身体功能的重要方面,尽管 8 岁儿童也具有所需的运动技巧。

至少有两种方法可以调和年龄的影响[127]。首先,可以制订一种综合性量表,使其涵盖所有年龄组的身体功能,例如 RAND 健康调查量表(HIS)。这种方法简单易行,仅需要一种量表。但是它不适合用来比较处于年龄范围两端的个体。例如,为婴儿制订的身体功能量表就不适用于青少年。这种方法的一种变形是,虽然使用的是一种量表但可以对年龄或发育阶段进行纠正,方法是将该儿童的评分除以专用于该儿童年龄的某一最大可能评分。但是年龄校准评分方法需要有该人群的数据,以及失能儿童的预期评分,而这些预期评分不但难以获得而且难以确定。

第二个选择是使用仅适用于狭窄年龄段人群的量表。但是这需要有很多量表来适应不同年龄段的人群,并且为测评刚跨入新年龄组儿童造成一些困难。于是,针对狭窄年龄段的量表通常不推荐使用,除非确定了不同年龄组量表之间的明确转换关系。

二、儿童是否能够可靠且有效地完成问卷

问卷制订和问卷完成中都要有儿童的参与[128]。儿童参与量表制订的能力取决于他们对失能概念的理解以及对失能的表达能力。此外,自我报道失能的能力还取决于能否证明儿童的自我报道给出的回答是可靠和有效的反应。此前有文献指出儿童对他们的失能可以提供可靠的判断[14,15,40,91]。此外还有文献指出,儿童通常与其父母意见一致[41,44],尤其是可观察到的行为,例如身体失能[41,44]。

在 ASK 的制订过程中,要求儿童确认他们觉得有问题的活动或者由于身体失能状态目前无法完成的活动。在开放式面试中儿童在讲述他们的失能时不比他们的父母差。此外,比较儿童对不同症状给出的评分表明,儿童能鉴别不同的失能部分,提出儿童能辨别失能的不同方面,对其症状和失能并不会简单地给出相似答案[128]。研究还表明儿童能可靠有效地完成 ASK[128]。因此,儿童有能力参与量表制定和量表使用。

三、由谁来回答问题

如果我们赞同许多儿童有能力参与失能测评,那么我们必须决定他们是否需要参与测评过程。如果儿童的社交能力因年龄、疾病或认知能力而受损,显然需要由父母报告。代理人报告,如教师或护理人员可以使用,而且当怀疑父母有偏见时最好由代理人报告。基于在证实儿童能力的基础上,由于以下几种原因,有能力的儿童应成为他们身体失能的首选报告者。首先,可以激发参与问卷完成的儿童更积极地参与对其身体失能的控制。第二,如果儿童所经历的环境范围较广,儿童提供的信息更能反映他们日常的环境。由于不能预判其父母(或代理人,例如教师)知晓儿童失能的性质或者和在所有环境下儿童失能的细节。因此由儿童报告可以改进社区环境内结果的普遍性。

四、相关情况对失能测评的影响

与儿童身体功能测评相关的另一个方法学问题是进行测评的相关情况。环境条件在身体功能测评中尤其重要,这是由于它们决定着测评的是能力(儿童能做什么)还是执行能力(儿童做了什么),而且由于它们还影响测评,例如父母在场时注意力的集中或分散程度。此前的研究显示,儿童报告的执行能力始终低于其能力[124]。因此,失能的评估的确取决于评估的环境。

评估能力或执行能力的决定部分取决于如何应用所得到的数据。治疗介入可以在短期内改善能力,然后要有足够长的时间才能将这种改善变成执行能力,因此,能有助于调查对象发现最早的临床上重要的失能改变。执行能力测评的主要优点是,它提供了社交功能的直接评估以及与患者直接相关的测评局限性。大多数肌肉骨骼介入治疗的提供是为了改善、维持或延迟恶化患者日常环境中的身体功能。由于家庭、学校和工作环境对于患者最有意义,因此适合用于执行能力的测评。根据定义,执行能力对个体的条件和环境的改变敏感。由于治疗介入不仅能够改变个体,也可以改变环境,例如开出辅助器械的处方,因此与环境改善相关的执行评分增加可导致失能程度的减轻。因此,在能力测评和执行能力测评之间做出选择时,必须考虑介入的目标,或者说你如何界定成功和结果评估的时间安排。

综上所述,标准化问卷可用于评估受伤儿童骨折治疗的效果。测评的选择必须考虑量表的内容和可行性问题。量表的内容可能(例如,躯体失能使用 ASK)或者能评估健康的多个方面(例如 CHQ)。更可行的量表是简短和自我管理量表。我们建议,如果儿

童已显示出他们能自己报告失能，而且年龄和认知能力也允许,那么儿童应是最佳的调查对象。

（李洁 李世民 译　马信龙 叶伟胜 校）

参考文献

1. Auslander, W. Mothers' satisfaction with medical care: perceptions of racism, family stress, and medical outcomes in children with diabetes. Health Soc Work 22:190–199, 1997.

2. Badley, E.M. An introduction to the concepts and classifications of the international classification of impairments, disabilities, and handicaps. Disabil Rehabil 15:4 161–178, 1993.

3. Baine, S.; Rosenbaum, P.; King, S. Chronic childhood illnesses: What aspects of caregiving do parents value? Child: Care, Health Dev. 21:291–304, 1995.

4. Bjornson, K.F.; Graubert, C.S.; McLaughlin, J.F.; et al. Inter-rater reliability of the gross motor function measure. Dev Med Child Neurol 36(Suppl 70):27–28, 1994.

5. Bjornson, K.F.; Graubert, C.S.; McLaughlin, J.F.; et al. Test–retest reliability of the gross motor function measure in children with cerebral palsy. Phys Occup Ther Pediatr 18:51–61, 1998.

6. Boyle, M.H.; Furlong, W.; Feeny, D.; et al. Reliability of the Health Utilities Index—Mark III used in the 1991 cycle 6 Canadian General Social Survey Health Questionnaire. Qual Life Res 4:3 249–57, 1995.

7. Bradford, R. Staff accuracy in predicting the concerns of parents of chronically ill children. Child Care Health Dev 17:39–47, 1991.

8. Brown, K. Parent satisfaction with services in an emergency department located at a pediatric teaching hospital. J Pediatr Child Health 31:435–439, 1995.

9. Cadman, D.; Boyle, M.H.; Offord, D.R.; et al. Chronic illness and functional limitation in Ontario children: Findings of the Ontario child health status. Can Med Assoc J 135:761–767, 1986.

10. CHQ: Child Health Questionnaire. Landgraf, J.M. The Health Institute New England Medical Center, Boston, MA, 1996.

11. Coyte, P.; Damji, Z.; Trerise, B.S.; et al. An economic evaluation of two treatments for pediatric femoral shaft fractures. Clin Orthop Relat Res 336:205–215, 1997.

12. Daltroy, L.H.; Liang, M.H.; Fossel, A.H.; et al. The POSNA pediatric musculoskeletal functional health questionnaire: Report on reliability, validity, and sensitivity to change. Pediatric Outcomes Instrument Development Group. Pediatric Orthopaedic Society of North America. J Pediatr Orthop 18:561–571, 1998.

13. Detsky, A.; Naglie, I. A clinician's guide to cost-effectiveness analysis. Ann Intern Med 113:147–154, 1990.

14. Doherty, E.; Yanni, G.; Conroy, R.M.; et al. A comparison of child and parent ratings of disability and pain in juvenile chronic arthritis. J Rheumatol 20:1563–1566, 1993.

15. Duffy, C.M.; Arsenault, L.; Watanabe Duffy, K.N. Level of agreement between parents and children in rating dysfunction in juvenile rheumatoid arthritis and juvenile spondyloarthritis. J Rheumatol 20:2134–2139, 1993.

16. Eisen, M.; Donald, C.A.; Ware, J.E.J.; et al. Conceptualization and measurement of health for children in the health insurance study. RAND R-2313-HEW, May, 1980.

17. Eisen, M.; Ware, J.E.; Donal, C.A.; et al. Measuring components of children's health status. Med Care 17:902–921, 1979.

18. Eiser, C.; Morse, R. The measurement of quality of life in children: Past and future perspectives. J Dev Behav Pediatr 22:248–256, 2001.

19. Erling, A. Methodological considerations in the assessments of health-related quality of life in children. Acta Pediatric Suppl 428:106–107, 1999.

20. Feeny, D.; Furlong, W.; Torrance, G.W.; et al. Multiattribute and single-attribute utility functions for the health utilities index mark 3 system. Med Care 40:113–128, 2002.

21. Feinstein, A.R. Clinical epidemiology. The architecture of clinical research. J Am Stat Assoc 82:359–360, 1985.

22. Feinstein, A.R. Clinimetrics. Edited, Westford, MA, Yale University, 1987.

23. Feldman, A.B.; Haley, S.M.; Coryell, J. Concurrent and construct validity of the Pediatric Evaluation of Disability Inventory. Phys Ther 70:602–610, 1990.

24. Feldman, B.; Anne, A.; Luy, L.; et al. Measuring disability in juvenile dermatomyositis: Validity of the childhood health assessment questionnaire. J Rheumatol 22:326–331, 1995.

25. Fink, A.; Kosecoff, J.; Chassin, M.; et al. Consensus methods: Characteristics and guidelines for use. Am J Public Health 74:979–983, 1984.

26. Furlong, W.; Barr, R.D.; Feeny, D.; et al. Patient-focused measures of functional health status and health-related quality of life in pediatric orthopedics: A case study in measurement selection. Health Qual Life Outcomes 3:3, 2005.

27. Gans, B.M.; Haley, S.M.; Hallenborg, S.C.; et al. Description and interobserver reliability of the Tufts Assessment of Motor Performance. Am J Phys Med Rehabil 67:202–210, 1989.

28. Gowland, C.; King, G.; King, S.; et al. Review of selected measures in neurodevelopmental rehabilitation (a rational approach for selecting measures). Neurodevelopmental Clinical Research Unit, Chedoke-McMaster Hospitals, pp. 91–92, 1991.

29. Graham, H.K.; Harvey, A.; Rodda, J.; et al. The Functional Mobility Scale (FMS). J Pediatr Orthop 24:514–520, 2004.

30. Granger, C.V.; Hamilton, B.B.; Kayton, R. Guide for

Use of the Functional Independence Measure for Children (WeeFIM). New York, Research Foundation, State University of New York, 1989.

31. Guide for Use of the Uniform Data Set for Medical Rehabilitation Including the Functional Independence Measure for Children (WeeFIM). The Center for Functional Assessment Research at SUNY, Buffalo.

32. Guyatt, G.; Bombardier, C.; Tugwell, P. Measuring disease-specific quality of life in clinical trials. Can Med Assoc J, 134: 889–895, 1986.

33. Guyatt, G.H.; Walter, S.; Norman, G. Measuring change over time: Assessing the usefulness of evaluative instruments. J Chron Dis 40:1129–1133, 1987.

34. Haley, S.M.; Coster, W.J.; Faas, R.M.: A content validity study of the Pediatric Evaluation of Disability Inventory. Pediatr Phys Ther 3:177–184, 1991.

35. Haley, S.M.; Coster, W.J.; Ludlow, L.H.; et al. Pediatric Evaluation of Disability Inventory (PEDI). Development, standardization and administration manual. Boston, New England Medical Center Hospitals, 1992.

36. Haley, S.M.; Ludlow, L.H.; Gans, B.M.; et al. Tufts assessment of motor performance: An empirical approach to identify motor performance categories. Arch Phys Med Rehabil 72:259–266, 1991.

37. Hambleton, R.; Swaminathan, H.; Rogers, J. Fundamentals of Item Response Theory. Newbury Park, CA, Sage, 1991.

38. Harrell, F.; Lee, K. Regression modelling strategies for improved prognostic prediction. Stat Med 3:142–152, 1984.

39. Harris, J.E.; MacDermid, J.C.; Roth, J. The international classification of functioning as an explanatory model of health after distal radius fracture: A cohort study. Health Qual Life Outcomes 3:73, 2005.

40. Herjanic, B.; Herjanic, M.; Brown, F.; et al. Are children reliable reporters? J Abnorm Child Psychol 3:41–50, 1975.

41. Herjanic, B.; Reich, W. Development of a structured psychiatric interview for children: Agreement between child and parent on individual symptoms. J Abnorm Child Psychol 10:308–324, 1982.

42. Homer, C.; Fowler, F.; Gallagher, P.; et al. The Consumer Assessment of Health Plan Study (CAHPS) survey of children's health care. Jt Comm J Qual Improv 25:369–377, 1999.

43. Horsman, J. "Health Utilities Group/Health Utilities Index and Quality of Life" www.fhs.mcmaster.ca/hug.

44. Howe, S.; Levinson, J.; Shear, E.; et al. Development of a disability measurement tool for juvenile rheumatoid arthritis. Arthritis Rheum 34:873–880, 1991.

45. Hutchison, T.A.; Boyd, N.F.; Feinstein, A.R.; et al. Scientific problems in clinical scales, as demonstrated in the Karnofsky Index of Performance Status. J Chron Dis 32:661–666, 1979.

46. Jones, C.A.; Feeny, D.; Eng, K. Test–retest reliability of health utilities index scores: Evidence from hip fracture. Int J Technol Assess Health Care 21:393–398, 2005.

47. Jones, C.A.; Feeny, D.H. Agreement between patient and proxy responses of health-related quality of life after hip fracture. J Am Geriatr Soc 53:1227–1233, 2005.

48. Juniper, E.; Guyatt, G.; Feeny, D.; et al. Minimum skills required by children to complete health-related quality of life instruments for asthma: Comparison of measurement properties. Eur Respir J 10:2285–2294, 1997.

49. Kaplan, R.M.; Bush, J.W.; Berry, C.C. The reliability, stability, and generalizability of a health status index. Proceedings of the Social Statistics Sections. Alexandria, VA. American Statistical Association, pp. 704–709, 1978.

50. Karnofsky, D.A.; Burchenall, J.H. The clinical evaluation of chemotherapeutic agents in cancer. In: McLeod, C.M. ed. Evaluation of Chemotherapeutic Agents. New York, Columbia University Press, pp. 190–204, 1949.

51. Kirshner, B.; Guyatt, G. A methodological framework for assessing health indices. J Chron Dis 38:27–36, 1985.

52. Klein, R.M.; Bell, B. The Klein-Bell ADL Scale Manual. Seattle, University of Washington Medical School, Health Sciences Resource Center/SB-56, 1979.

53. Klein, R.M.; Bell, B. Self-care skills: Behavioural measurement with the Klein-Bell ADL scale. Arch Phys Med Rehabil 63:335–338, 1982.

54. Kopec, J.A.; Schultz, S.E.; Goel, V.; et al. Can the health utilities index measure change? Med Care 39:562–574, 2001.

55. Lambert, W. Clinical outcome, consumer satisfaction, and ad hoc ratings of improvement in children's mental health. J Consult Clin Psychol 66:270–299, 1998.

56. Landgraf, J.M.; Abetz, L.; Ware, J.E.J. Child Health Questionnaire (CHQ): A User's Manual. Edited by The Health Institute, N. E. M. C., Boston, MA, 1996.

57. Lansky, L.L.; List, M.A.; Lansky, S.B.; et al. Toward the development of a Play Performance Scale for Children (PPSC). Cancer 56:1837–1840, 1985.

58. Lansky, S.; List, M.; Lansky, L.; et al. The measurement of performance in childhood cancer patients. Cancer 60:1651–1656, 1987.

59. Laupacis, A.; Feeny, D.; Detsky, A.S.; et al. How attractive does a new technology have to be to warrant adoption and utilization? Tentative guidelines for using clinical and economic evaluations. Can Med Assoc J 146:473–481, 1992.

60. Law, M. Copy of the Klein-Bell ADL Scale with Age Norms Applied. Hamilton, Ontario, McMaster University, 1992.

61. Law, M.; Baptiste, S.; Darswell-Opzoomer, A.; et al. The Canadian Occupational Performance Measure. Toronto, Canada. CAOT Publications, 1991.

62. Law, M.; Baptiste, S.; McColl, M.A.; et al. The Canadian occupational performance measure: An out-

come measure for occupational therapy. Can J Occup Ther 57:82–91, 1990.

63. Law, M.; Letts, L. A critical review of scales of activities of daily living. Am J Occup Ther 43:522–528, 1989.

64. Law, M.; Usher, P. Validation of the Klein-Bell Activities of Daily Living Scale for children. Can J Occup Ther 55:63–68, 1988.

65. Mahoney, F.I.; Barthel, D.W. Functional evaluation: The Barthel Index. Md state Med J 14:61–65, 1965.

66. Mazur, J.; Menelaus, M.B.; Dickens, D.R.; et al. Efficacy of surgical management for scoliosis in myelomeningocele: Correction of deformity and alterations of functional status. J Pediatr Orthop 6:568–575, 1986.

67. McCabe, M.A.; Granger, C.V. Content validity of a pediatric functional independence measure. Appl Nurs Res 3:120–122, 1990.

68. McKay, M.; Hensey, O. From the other side: Parents' view of their early contacts with health professionals. Child Care Health Dev 16:373–381, 1990.

69. Milstein, J.; Cohen, M.; Sinks, L. The influence and reliability of neurologic assessment and Karnofsky performance score on prognosis. Cancer 56:1834–1836, 1985.

70. Murray, K. Functional measures in children with rheumatic diseases. Pediatr Rheumatol 42:1127–1154, 1995.

71. Nordmark, E.; Hagglund, G.; Jarnlo, G.B. Reliability of the gross motor function measure in cerebral palsy. Scand J Rehabil Med 29:25–28, 1997.

72. Novacheck, T.F.; Stout, J.L.; Tervo, R. Reliability and validity of the Gillette Functional Assessment Questionnaire as an outcome measure in children with walking disabilities. J Pediatr Orthop 20:75–81, 2000.

73. Nunnally, J.C. Psychometric Theory. New York, McGraw-Hill, 1978.

74. Orenstein, D.M.; Nixon, P.A.; Ross, E.A.; et al. The quality of well-being in cystic fibrosis. Chest 95:344–347, 1989.

75. Ottenbacher, K.; Msall, M.; Lyon, N.; et al. Measuring developmental and functional status in children with disabilities. Dev Med Child Neurol 41:186–194, 1999.

76. Patrick, D.; Deyo, R. Generic and disease-specific measures in assessing health status and quality of life. Med Care 27:S217–S232, 1989.

77. Pediatrics Outcomes Data Collection Package (version 1.1). American Academy of Orthopaedic Surgeons/ Council of Musculoskeletal Specialty Societies, Chicago, 1996.

78. Pencharz, J.; Young, N.L.; Owen, J.L.; et al. Comparison of three outcomes instruments in children. J Ped Orthop 21:425–432, 2001.

79. Plint, A.C.; Gaboury, I.; Owen, J.; et al. Activities scale for kids: An analysis of normals. J Pediatr Orthop 23:788–790, 2003.

80. Raat, H.; Bonsel, G.J.; Essink-Bot, M.L.; et al. Reliability and validity of comprehensive health status measures in children: The Child Health Questionnaire in relation to the Health Utilities Index. J Clin Epidemiol 55:67–76, 2002.

81. Raat, H.; Botterweck, A.M.; Landgraf, J.M.; et al. Reliability and validity of the short form of the child health questionnaire for parents (CHQ-PF28) in large random school based and general population samples. J Epidemiol Community Health 59:75–82, 2005.

82. Rey, J.; Plapp, J.; Simpson, P. Parental satisfaction and outcome: A 4-year study in a child and adolescent mental health service. Aust N Z J Psychiatry 33:22–28, 1999.

83. Robinson, R. Economic evaluation and health care. Cost-utilization analysis. Br Med J 307:859–862, 1993.

84. Ronen, G.; Rosenbaum, P.; Law, M.; et al. Health-related quality of life in childhood epilepsy: The results of children's participation in identifying the components. Dev Med Child Neurol 41:554–559, 1999.

85. Russell, D.; Rosenbaum, P.; Avery, L.; et al. Gross Motor Function Measure (GMFM-66 & GMFM-88) User's Manual. Hamilton, Ontario, Mac Keith Press, 2002.

86. Russell, D.J.; Avery, L.M.; Rosenbaum, P.L.; et al. Improved scaling of the gross motor function measure for children with cerebral palsy: Evidence of reliability and validity. Phys Ther 80:873–885, 2000.

87. Russell, D.J.; Rosenbaum, P.L.; Cadman, D.T.; et al. The gross motor function measure: A means to evaluate the effects of physical therapy. Dev Med Child Neurol 31:341–352, 1989.

88. Shaul, J. The impact of having parents report about both their own and their children's experiences with health insurance plans. Med Care 37(3 Suppl): MS59–68, 1999.

89. Simeonsson, R.; Lollar, D.; Hollowell, J.; et al. Revision of the International Classification of Impairments, Disabilities, and Handicaps. J Clin Epidemiol 53:113–124, 2000.

90. Singh, G. Copy of Childhood Health Assessment Questionnaire and Guidelines. Stanford University School of Medicine, Stanford, CA, 1992.

91. Singh, G.; Athreya, B.; Fries, J.; et al. Measurement of health status in children with juvenile rheumatoid arthritis. Arthritis Rheum 37:1761–1769, 1994.

92. Sparrow, S.; Balla, D.; Cicchetti, D. Vineland Adaptive Behavior Scales, interview edition: survey form manual. Circle Pines, MN: American Guidance Service, 1984.

93. Spieth, L.E.; Harris, C.V. Assessment of health-related quality of life in children and adolescents: An integrative review. J Pediatr Psychol 21:175–193, 1995.

94. Steel, K.O.; Glover, J.E.; Spasoff, R.A. The motor control assessment: An instrument to measure motor control in physically disabled children. Arch Phys Med Rehabil 72:549–553, 1991.

95. Steinbrook, R.; Lo, B. The Oregon Medicaid demonstration project—will it provide adequate medical care? New Engl J Med 326:340–344, 1992.

96. Streiner, D.L.; Norman, G.R. Health measurement scales. A practical guide to their development and use. Oxford, Oxford Medical Publications, 1989.

97. Thornton, N. Congruence between parent satisfaction with nursing care of their children and nurses' perceptions of parent satisfaction. Axone 18:27–37, 1996.

98. Torrance, G.W.; Feeny, D.H.; Furlong, W.J.; et al. Multiattribute utility function for a comprehensive health status classification system. Health Utilities Index Mark 2. Med Care 34:702–722, 1996.

99. Ubel, P.; DeKay, M.; Baron, J.; et al. Cost-effectiveness analysis in a setting of budget constraints. Is it equitable? N Engl J Med 334:1174–1177, 1996.

100. Varni, J.W. "The PedsQL Measurement Model for the Pediatric Quality of Life Inventory," www.pedsql.org. 1998.

101. Varni, J.W.; Burwinkle, T.M.; Seid, M.; et al. The PedsQL 4.0 as a pediatric population health measure: Feasibility, reliability, and validity. Ambu Pediatr 3:329–341, 2003.

102. Varni, J.W.; Seid, M.; Kurtin, P.S. PedsQL 4.0: Reliability and validity of the Pediatric Quality of Life Inventory version 4.0 generic core scales in healthy and patient populations. Med Care 39:800–812, 2001.

103. Varni, J.W.; Seid, M.; Rode, C.A. The PedsQL: measurement model for the pediatric quality of life inventory. Med Care 37:126–139, 1999.

104. Verrips, G.H.; Stuifbergen, M.C.; den Ouden, A.L.; et al. Measuring health status using the Health Utilities Index: Agreement between raters and between modalities of administration. J Clin Epidemiol 54:475–481, 2001.

105. Vitale, M.G.; Levy, D.E.; Moskowitz, A.J.; et al. Capturing quality of life in pediatric orthopaedics: Two recent measures compared. J Pediatr Orthop 21:629–635, 2001.

106. Wang, H.-Y.; Yang, Y.H. Evaluating the responsiveness of 2 versions of the gross motor function measure for children with cerebral palsy. Arch Phys Med Rehabil 87:51–56, 2006.

107. Ware, J. Standards for validating health measures: Definition and content. J Chron Dis 40:473–480, 1987.

108. Wesson, D.; Williams, J.; Spence, L.J.; et al. Functional outcome in pediatric trauma. J Trauma 2929:589–592, 1989.

109. Wilson, I.B.; Cleary, P.D. Linking clinical variables with health-related quality of life. JAMA 273:59–65, 1995.

110. Wood, D. Are poor families satisfied wit the medical care their children receive? Pediatrics 90(1 Pt 1):66–70, 1992.

111. World Health Organization: International classification of impairments, disabilities, and handicaps. Geneva, Switzerland, 1980.

112. World Health Organization: WHO publishes new guidelines to measure health. Geneva, Switzerland, 2001.

113. Wright, J. New directions in orthopaedic clinical research: Outcomes research, clinical trials, and cost-effectiveness analysis. AAOS Bull 41:24–25, 1993.

114. Wright, J.; Feinstein, A. A comparative contrast of clinimetric and psychometric methods for constructing indexes and rating scales. J Clin Epidemiol 11:1201–1218, 1992.

115. Wright, J.; Treble, N.; Feinstein, A. The reliability of measurement of lower limb alignment using long radiographs. J Bone Joint Surg [Br] 73:721–723, 1991.

116. Wright, J.G. Quality-of-life in orthopaedics. In: Spilker, B., ed. Quality of Life and Pharmacoeconomics in Clinical Trials. Philadelphia, Lippincott-Raven Press, pp. 1039–1044, 1996.

117. Wright, J.G.; Feinstein, A.R. Improving the reliability of orthopaedic measurements. J Bone Joint Surg [Br] 74:287–291, 1992.

118. Wright, J.G.; McLeod, R.S.; Lossing, A.; et al. Measurement in surgical clinical research. Surgery 119:241–244, 1996.

119. Wright, J.G.; Rudicel, S.; Feinstein, A.R. Ask patients what they want. Evaluation of individual complaints before total hip replacement. J Bone Joint Surg [Br] 76:229–234, 1994.

120. www.healthact.com. 2006.

121. www.outcomes-trust.org. 2006.

122. www.qualitymetric.com. 2005.

123. Young, N.L.; Williams, J.I.; Yoshida, K.K.; et al. The context of measuring disability; does it matter whether capability or performance is measured? J Clin Epidemiol 49:1097–1101, 1996.

124. Young, N.L.; Williams, J.I.; Yoshida, K.K.; et al. Methods of validity assessment for pediatric scales. J Invest Med 44:309A, 1996.

125. Young, N.L.; Williams, J.I.; Yoshida, K.K.; et al. Towards outcome assessment in pediatric orthopaedics: Introducing the Activities Scale for Kids (ASK). Orthopaedic Proceedings. J Bone Joint Surg [Br] 79 (Suppl I):79, 1997.

126. Young, N.L.; Williams, J.; Yoshida, K.; et al. Measurement properties of the Activities Scale for Kids (ASK). J Clin Epidemiol 53:125–137, 2000.

127. Young, N.L.; Wright, J.G. Measuring pediatric physical function in children. J Pediatr Orthop 15:244–253, 1995.

128. Young, N.L.; Yoshida, K.K.; Williams, J.I.; et al. The role of children in reporting their physical disability. Arch Phys Med Rehabil 76:913–918, 1995.

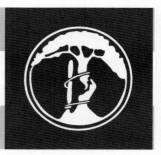

第**8**章

前臂、腕和手的骨折与脱位

Martin Dolan, M.D., Peter M.Waters, M.D.

造成骨折、脱位和联合的骨折脱位的上肢创伤在儿科中常见。在所有年龄组儿童的骨折中前臂骨折占40%[126,130,256]。其中,男孩比女孩更为常见,特别是在 4~14 岁的儿童中前臂骨折发生率更高,因为他们有更多的独立能力去参加各种娱乐和竞技活动[47,127]。最常见的损伤部位是远端干骺端和生长活跃区域[11]。青春期前儿童较常见的是骨干骨折,而青少年常见的是生长活跃区损伤。这些伤害多数是由于在玩耍或运动时手外伸跌倒着地造成的。腕骨骨折很少见并且是容易被忽视的隐匿性损伤。手的损伤常常是由直接创伤造成的,如门板挤压伤[23,98,287,288]。大部分手部损伤容易诊断和治疗。但是最重要的是,临床医生要查出那些如果不治疗会产生畸形的手部损伤,其中包括移位性指骨颈和关节间骨折以及掌骨或指骨骨折伴旋转不良。

第一节　诊断与治疗

一、损伤机制

了解损伤机制及其局部解剖对于正确评价所产生的畸形并做出治疗决策十分重要,并且对矫正畸形和防止并发症发生也有重要作用。在桡骨和尺骨远端骨折中,撕裂及未受损骨膜的三维定位会影响复位操作方法。前臂骨干的成角和旋转畸形也影响着复位技术。在前臂近端,可能有骨膜植入或者此处肌肉会妨碍复位。

儿童的前臂骨折大多是由于跌倒时手外伸着地

造成的。这会产生强大的轴的负荷,从而导致骨骼的受损和弯曲损伤。这些外力常会引起尺骨和桡骨的可塑性畸形、局部(青枝)骨折或完全骨折。前臂单块骨的任何骨折均应视为异常,高度提示可能伴有近端或远端桡尺关节损伤[9,28,137,163,212,261,271,289]。单块骨损伤是直接撞击的典型结果,例如跌落的尺骨直接撞击到护栏上。除了过度的轴向负荷,跌落时手外伸着地还会引起前臂强力旋转造成旋转畸形[25,104,152,179,263]。这通常会造成旋后畸形掌顶成角畸形。旋转对线不良可能未进行识别和治疗。一般认为,即使是很小的孩子,旋转畸形都有进行重塑的潜力。所以,未能正确诊断和治疗的旋转对线不良是儿童永久丧失前臂旋转能力的最常见原因。

腕部损伤在儿童中不常见。但是这种损伤可能是隐匿的,影像学检查为良性,因此很容易被漏诊[16,46,90,92]。在过去十年中,伴发于青年人竞技运动时跌倒的腕部损伤的发生率有所上升。临床医生对这种情况应保持一种高度的怀疑。手指损伤的机制主要是运动中的挤压伤或者诸如关门时的直接创伤[14,75,98,134,287,288]。

二、诊断

获得全面病史对正确诊断这些损伤至关重要。从小孩子口中获得这些信息有些困难或是不可能的,所以会见其父母或受伤证人是必要的。即使有受伤证人,儿童又不会说话,往往得不到有用的病史。清晰的损伤机制细节对了解畸形、损伤的能量以及伴发损伤的可能性都是不可或缺的。为了保护虐待儿童案件中的儿童,一定要仔细考量病史的可信性和一致性。

　　体检是畸形评估的一个不可或缺的部分。除了成角畸形,还必须密切关注隐匿的旋转畸形,而且要与对侧未受伤肢体进行比较。除了明显的骨畸形,还必须对肩、肘、腕和手进行全面的检查,以排除各种伴发损伤。软组织的评估非常重要,特别是高能量和开放性骨折。对于一些罕见的严重创伤病例,要花数天时间进行系列评估,以便全面了解伴发的软组织损伤范围。所有的骨折和高能量软组织(如挤压伤)病例都必须考虑筋膜室综合征。与检查结果不一致的疼痛以及被动伸展时疼痛对继发于筋膜室内在升高发生的肌肉缺血最具特异性。对于感觉迟钝或不能言语的儿童必须测量筋膜室压力。复位前后必须进行仔细的神经血管评估,但反复的系列评估要审慎进行[295]。在住院儿童中,倘若镇痛需求增加,则是即将发生筋膜室综合征的前兆[10]。开放性骨折以及同一肢体的伴发骨折(浮肘)发病风险最高[27,96,217]。

　　影像学是损伤评估的第三个部分,而且随着技术的快速进步会继续发展。尽管有了这些进步,但是 X 线片仍然是评估肌肉骨骼的金标准,并且应对每一例体检提示有骨折或脱位的患者实施这项检查。二维 X 线摄影可显示大多数骨折和脱位。但是用二维影像评估三维畸形确实有其局限性,它不能清楚地显示无移位骨折、隐匿性脱位和旋转不良性损伤[41,51,202]。斜位 X 线片对这类诊断很有帮助。旋转畸形很难用 X 线片进行评估。解剖学弓缺失或直径不匹配提示有这种畸形[69,70,156]。真正的前后位和侧位 X 线片是必不可少的[54,202,263],而斜位片和特殊体 X 线片也对确诊很有帮助。至少必须清楚地显示出损伤部位上下的关节。欠佳的 X 线片不能接受,必须重拍。MRI 被认为是 X 线平片最有用的辅助诊断工具,但它不能取代 X 线片。MRI 特别适用于评估软组织、诊断隐匿性骨折(例如舟骨骨折)以及评价未成熟骨骼的软骨损伤。CT 仍然是详细评估骨解剖(如关节内骨折)的首选检查。骨扫描是诊断隐匿性骨折的安全可靠方法。MRI 和 CT 关节造影在评价关节中极有价值,特别是对那些骨骺未骨化难以或不可能用 X 线片进行评估的年幼儿童。

三、分型

　　AO 或 OTA 分类法并未在儿科上肢骨折描述中得到广泛认可[80,173],相反,这些骨折依照惯例基于如下描述:①哪块或哪几块骨受累及;②骨折部位(骨干、干骺端、骨骺);③移位方向(例如手掌顶端);④生长板受累及(Salter-Harris 分型);⑤关节受累及;⑥损伤类型(塑性畸形、部分或青枝骨折,或者完全骨折)。

　　儿童骨的生物力学特性与成年人不同。未成熟的骨可塑性强,能承受很大的变形而不骨折。所以未成熟骨承受过度的力学负载可导致一系列病理改变,包括塑性畸形、部分(青枝)骨折和完全骨折。每一种都会造成临床上明显的畸形,必须进行相应的治疗。这些损伤常联合发生,所以必须分辨清楚(例如桡骨的完全骨折合并尺骨的青枝骨折)。

1.可塑性畸形

　　未成熟骨的弹性强。儿童的骨在负荷下会变形造成成角畸形,但没有实质性骨皮质破裂(图 8-1)[33,118,144,226]。简单说就是骨虽然弯曲但未折断。所以在影像学上骨折可能不明显。而只是骨在外形上发生了改变。这种损伤的严重性从没有临床意义的轻度到前臂解剖弓的完全丧失,此时如果不进行治疗,前臂的旋转功能会丧失。这种畸形容易被未经培训的医生漏诊,因此必须检查,特别是前臂单骨骨折。一般来说,伴有前臂旋前和旋后受限的可塑性畸形复位时需要对患者进行清醒镇静或全身麻醉。复位需要施加相当大的力,并且要垫上实心垫子或者通过医生的膝盖施力维持几分钟(图 8-2)。本章后文将针对具体损伤讨论复位合格的标准。

2.部分骨折(青枝骨折)

　　儿童骨骼的弹性强也可解释其骨折多为部分骨折或单皮层骨折的原因。青枝骨折的特点是皮质不完全骨折以及成角和旋转可塑性畸形,而皮质保持完整。这些骨折在儿童中很常见,并且常合并有前臂其他骨的完全骨折(例如桡骨远端完全骨折伴尺骨远端青枝骨折)。骨干骨折通常是在手掌顶部旋后损伤(图 8-3)[69,70,180,209]。虽然影像学上常将其曲解为成角畸形,

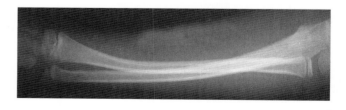

图 8-1　前臂可塑性畸形骨折的侧位 X 线片。这种程度的畸形常常造成患者前臂外观弯曲和旋转受限。为恢复对线必须在麻醉下强力闭合复位。

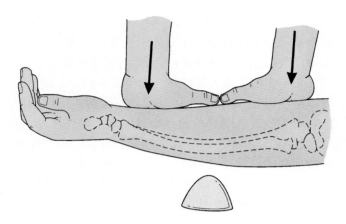

图 8-2 前臂可塑性畸形的复位方法。(From Price,C. In Letts, R.,ed. Management of Pediatric Fractures. New York,Churchill-Livingstone,1994,p. 329.)

但青枝骨折主要是旋转畸形。和任何骨折一样,对其成角和旋转畸形的程度都要进行评估并做相应治疗。掌顶部骨折是一种旋后畸形,需进行旋前复位。相反,较常见的掌顶部骨折是一种旋前畸形,需要进行旋后复位和固定。不完全骨折或青枝骨折比完全骨折复位后更稳定。所以,它们通常在治疗时要用管型石膏固定在相应的矫正旋转位,以维持骨间隙和直的尺骨缘。

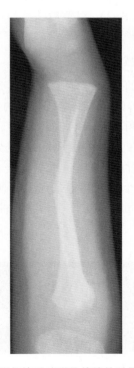

图 8-3 幼儿的掌顶部旋后畸形的前臂骨干骨折的侧位 X 线片。通常在急诊室清醒镇静下行闭合复位以及初期长臂管型石膏固定。

青枝骨折的力学稳定性较强,从而会加大复位的困难程度。以前臂双骨骨折为例,伴有桡骨完全骨折的尺骨青枝骨折就像一条束带,不仅引起了畸形还妨碍了骨折的复位。几位学者认为,让青枝骨折全断开更便于复位[18,31,77,107]。其他学者认为,不必这样做,这样做反而会给骨折增加不必要的不稳定性[3,45,55,70,256]。有关这方面的长期数据并不多,而且对其一直存有争议。大多数人认为,当需要达到解剖复位时让青枝骨折完全断开是可以接受和可行的。前臂掌侧成角青枝骨折最常见。由于他们是旋后畸形,所以治疗时应是旋前复位。少见的手掌背部成角畸形是旋前畸形,所以治疗时应是旋后复位再加上三点塑形矫正每处成角畸形。复位时,我们一般先完善骨折以便降低丧失复位的风险。石膏固定应取自然体位,除非前臂转动需要保持对线。

3.完全骨折

强大的致伤外力可造成皮质的完全破裂。在前臂,这常会使两块骨受累,但也可能是一块骨完全骨折而另一块青枝骨折或可塑性畸形。真正的前臂单骨骨折也有发生,一般只发生在直接打击之后。在轴向负荷下前臂单骨骨折很少见,仔细检查是否伴有尺桡关节远或近端脱位很重要(图 8-4)[35]。完全骨折一般发生在年龄比较大的儿童,而且复位后一般更不稳定[35]。基于这些原因,现在完全骨折一般采取内固定。

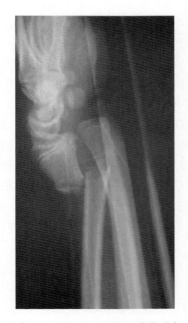

图 8-4 腕部侧位片显示桡骨远端单独移位骨折。这种损伤也会出现桡尺关节远端移位,即 Galeazzi 骨折脱位。

四、治疗

治疗的目标是安全和应急有效：①骨对线旋转矫正后的解剖位置应尽可能达到可接受的预期重塑标准；②关节脱位要达到解剖复位；③完全康复之前应保持复位；④对软组织损伤应进行相应治疗，包括开放性伤口、神经血管损伤和潜在的间室综合征。无移位的稳定骨折只需行舒服的简单固定，以防止愈合期间发生复发性损伤[7,209]。儿童前臂、腕部和手部的移位骨折和脱位通常行闭合复位和石膏固定[7,115,209]。当闭合复位不能达到或维持充分复位时，应该进行手术治疗。常用的方法包括闭合复位和经皮钉固定、外固定，以及切开复位和髓内或钢板螺钉内固定[73,129,133,140,162,188,201,244,247,258,266]。骨折复位情况和稳定性而非患者的年龄是内固定的考虑指标。

1.石膏固定和夹板固定

儿童前臂、腕部和手部的大部分骨折和脱位均可以行非手术治疗。儿童骨骼在邻近关节的运动平面内愈合快且有重塑潜能，而且他们的制动耐受性强，因此石膏和钢板固定是大多数病例的首选治疗。正确的复位和固定技术是成功治愈的关键。

石膏固定依然是儿童前臂、腕部和手部骨折的主要治疗方法。损伤类型决定石膏类型（例如，长臂和短臂石膏、拇指人字形石膏），本章稍后有详尽介绍。总之，如果在损伤上下方至少有一处关节有移位的可能。这类骨折必须进行固定（例如，前臂骨折通常需要用长臂石膏固定，以便充分制动腕部和肘部，最大限度减少骨折部位潜在的移动）。对于那些经常故意或不经意拿开石膏的年幼儿童，石膏的类型选择特别重要。因此对于 5 岁以下的儿童，最好选用塑形较好的长臂石膏[61,160]。年幼儿童有时需要"连接"覆盖住全部手指，以防止伤口或敷料破裂（图 8–5）。夹板在小儿科很少用，主要是因为夹板容易滑脱且稳定性欠佳。夹板的固有稳定性不如环状石膏，所以只偶尔用于儿童的最终治疗。但是，对于不能忍受石膏固定的重型肿胀病例，或者在急性损伤时石膏固定不安全的病例，夹板固定很有用。另外，石膏固定材料的选择也很重要，因为石膏和玻璃纤维这两种材料都应广泛使用。玻璃纤维的优点是使用方便、质轻、固化快、颜色多种且便于清洁。防水 Gore-Tex 石膏目前很受欢迎，可以带着洗澡和游泳，只是费用上稍贵一些。石膏的优点是塑形功能较好，并能维持稳定性欠佳骨折复位后的

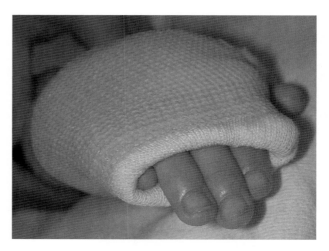

图 8–5　如果需要保护性制动，儿童适合用连接式管型石膏。

位置。目前尚缺乏这方面的数据报道，而且在许多医疗机构由于玻璃纤维使用起来方便容易，很大程度上已取代了石膏。有些外科医生使用短臂管型石膏外层配以长臂玻璃纤维管型的混合型固定进行内复位。材料的选择仍由外科医生决定。

儿科矫形的外科方法之一是骨折复位后进行安全有效的管型石膏制动。正确的方法对取得并维持可接受的前臂复位至关重要。相反，方法欠佳可造成不必要的复位丧失以及发生石膏相关的并发症的高风险，如皮肤破裂和管型锯灼伤（图 8–6）[44,45,285]。先给伤肢敷裹合适大小的弹力织物或石膏衬垫。要特别注意避免弹力织物用得过长，特别是在皮肤容易破裂的肘前窝部位。然后再以均匀缠绕的方式裹上管型的棉料衬垫，要避免折叠和起皱。进行上述操作时肢体要保持在覆裹前所要求的最终制动位置，以免在覆裹后重新定位肢体而引起衬垫堆积。如果衬垫发生了堆积，那么肘前窝就又会有发生皮肤破裂的危险。缠绕衬垫的合适力度和重叠（通常要重叠 1/3~1/2）有助于骨折稳固并减少过度缩实的危险性。像鹰嘴这样的潜在压力点应垫上足够的衬垫。

接下来也许最关键的就是石膏的塑形了。操作必须连贯一致且迅速，在石膏固化时要仔细注意肢体的定位以及骨或关节的复位。重要的塑形技术包括：①外形良好的肱骨髁上模；②外形良好的前臂骨间模；③三点塑形技术（在前臂骨折的讨论中详述）；④合适的肘曲；⑤一条直的尺骨缘。这些技术有助于避免管型石膏移位和复位的丧失。应避免伤肢出现任何明显移动，例如管型石膏打好后肘部的屈曲，因为和

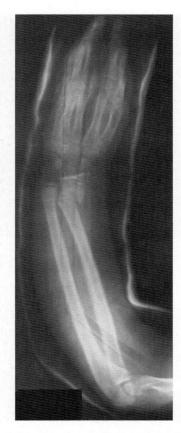

图 8-6 这幅 X 线片上显示的香蕉形管型石膏，在长臂管型上，没有直的尺骨缘、合适的骨间模和肱骨远端模。因此丧失了骨折复位。

铺设管型衬垫时一样，这种移动会在受压点形成皱褶及皮肤破裂。在石膏固定的短暂过程中注意细节常可防止塑形不当或骨折复位丧失。在石膏固定之前要毫不犹豫地请求帮助，因为这项工作通常由两个人完成。石膏固定前后都要做影像学检查。好的技术需要实践，非专业人员要尽可能有人指导。专门针对特定损伤的石膏固定和塑形技术将在本章下文讨论。

最后，在处理好骨折之后(即使是无移位骨折)必须预料到会有肿胀发生。环状管型石膏会有紧缩不适感，甚至会引起皮肤并发症和间室综合征。急症时石膏固定一般要用管型锯将环状管型锯开或分成两半。这样就把管型沿其全长分成相对的两部分。单侧锯开并不能有效地防止紧缩性管型并发症。管型石膏要尽可能在畸形平面上将其表面分开(例如前臂的掌侧成角骨折，应在掌侧和背侧相隔 180°的位置将管型分开)。但是两半管型石膏不稳定。所以医生必须权衡考虑产生肿胀的潜在风险和骨折移位的风险。大部分作

者认为，过分谨慎是不对的，对于需要行手术、手术固定紧急处理的任何骨折或者高能机制引起的骨折以及伴有严重软组织损伤的骨折，均采用两半式管型石膏。合适的管型衬垫和细心的锯切方法(常用浸水海绵冷却，但不建议用酒精冷却)有助于避免管型锯灼伤。两半管型并不能消除来自管型或管型衬垫的紧缩风险。医生仍应警惕管型相关不适并发症和紧缩征象的发生。两半管型石膏的风险相对较低，但是没有识别出的管型并发症如间室综合征可能具有破坏性并危及生命，带来重大灾难。

常见的管型固定错误如下。
- 管型类型选择错误：未能固定损伤部位上下的关节。
- 操作粗心、松紧不匀或者固定后形成压力点和皮肤破裂(肘前窝)而对肢体进行重新定位从而造成衬垫冗长和起褶。
- 衬垫缠绕或者加石膏材料时过紧。
- 压力点(鹰嘴与尺骨分缘处)处缠线衬垫不当。
- 管型石膏未覆盖到合适的近端和远端位。
- 塑形方法不当造成管型移位或复位丧失。
- 选择的管型欠妥。

2.闭合复位

移位骨折、脱位和骨折脱位通常都需要在固定前进行复位或者对肢体进行推拿对位。大多数该类损伤都可以用闭合或非手术复位来治疗。从轻轻牵引到用力和强制性重现损伤机制和矫正畸形都属于这一范畴。

成功复位的关键在于：
- 充分麻醉；
- 找一位帮手；
- 摆脱患者体位；
- 复位前要准备好管型材料；
- 复位前后要进行神经血管评估；
- 复位前、中、后都要进行有效的影像学检查；
- 对损伤机制及所致畸形要有清晰的三维了解；
- 为了充分矫正畸形，徒手操作时用力要恰到好处；
- 为了松解很厚的、不成熟骨膜，偶尔还要重现损伤机制；
- 要认识并保护开放性生长部；
- 在安全有效的进行管型制动时要保持复位。

也许最重要的一步就是，决定复位是否确实有必

要。做出这个决定的依据是文献中所报道的有关下述损伤预期结果的合格标准：骨折移位（成角、翻转、旋转、伸长和短缩），关节脱位或半脱位，骨折部位（骨干、干骺端、骨生长部位和骺端），以及重塑能力（患者的骨龄、长骨生长部近端以及相对于邻近关节面的畸形平面）。此外，儿童极距的重塑能力是特有的，合格对位的标准和成人有很大不同。熟悉这些标准是正确治疗儿童骨折制动不可或缺的，而且将指导外科医生对石膏类型、复位或手术做出选择。X 线片判断标准、骨骼成熟程度和临床畸形将引导医生的决策过程。本章后文将针对相关损伤详述这些标准。

　　一旦确定现在的骨折对线不能接受需要再次复位，就要对患者进行术前准备。大多数患儿都需要某种类型的麻醉。较小儿童可在急诊室做清醒镇静。这需要静脉内联合给予镇痛和失去意识的药物，如氯胺酮、那可丁镇静剂或苯二氮䓬类[118,204,241,293]。清醒镇静应由经验丰富的小儿科医生或已取得 PALS 认证的麻醉师在监护室进行。在实施镇静之前应准备好氧气、苏醒剂以及气道应急处理设备。对于一些复杂病例或者预期时间长的手术，在手术室实施正规的全麻被认为是一种安全可控的最佳选择。接近成年的青少年一般不需要实施镇静，实施骨折区局部麻醉就足够了。

　　患者进行充分且安全的镇静或麻醉之后就要进行复位。正确的技术方法对成功复位至关重要。所用的复位方法在很大程度上取决于具体的损伤类型。有几项通用原则适用于各种复位方法。患者的体位必须使外科医生便于接近伤肢进行操作。如果人力资源允许，最好有一位合格的助手。复位前后的神经血管检查和记录应是每一种复位方法必不可少的组成部分。如果方便最好有便携式影像增强设备。复位前要尽可能把管型材料准备齐全。有些医生喜欢在复位前就铺设好弹力织物甚至管型衬垫以降低复位丧失的风险。随后医生必须准备好，安全地施以所需的力来实现复位。施力的大小可以从单纯轴向轻轻牵拉到很用力的有时很突然的推拿。只有通过实际操作体验才能知道所需且安全施力的准确大小，对那些经验不足的医生所实施的复位方法要尽可能进行监督。在儿童中，一层部分完好的厚骨膜就像一根系带，会间接地阻碍复位，所以需要通过故意扩大成角（有时大于 90°）重现损伤机制来松解骨折。这样此后就能在骨折部位围绕骨膜合页进行自由转动。采用正确的方法松解骨折时，这个骨膜合页实际上会通过防止完全移位、增加损伤模式的稳定性以及引导复位至更接近解剖位置来

协助复位。这层骨膜在复位时起着松紧带的作用。尽可能不要切断那些仍能保持完整的骨膜。"三点"式管型塑形技术就是利用部分完整的骨膜适当的支点来提高复位和制动的稳定性。肌肉痉挛和挛缩会引起骨折畸形。长时间施以稳定的纵向牵拉会使肌肉放松，但最终会造成肌肉疲劳和逐渐拉长。较大的儿童能耐受上臂周围悬挂 5~10 磅重物时所产生转弯隆突。几乎没有必要静脉注射苯二氮䓬类肌肉松弛药。闭合复位术的目标是达到解剖对线以及成角和翻转的矫正。这样会大大降低，出现未可接受的复位丧失的风险确保 3~4 周的愈合期。如果剩余发育期超过 2 年，则认为大于 20°的成角畸形是不可接受的复位。但是在前臂近端，大于10°~15° 的成角畸形甚至也不能重塑，因此会永久性损伤前臂的旋转能力。8~10 岁以下的儿童，只要矫正了成角畸形和旋转不良，分离移位是可以接受的。对于预想不到难以复位的病例，外科医生必须做好思想准备，接收有肌肉、肌腱或神经血管之类组织插入的可能性。插入的组织会使复位成为不可能，所以必须进行手术暴露。在尝试进行有移位的长骨体生长部骨折的复位时一定要加倍小心。闭合复位只能进行一两次尝试，应该尽量避免使用蛮力。反复尝试复位可能造成医源性生长部损伤以及生长停滞。

3.闭合复位和经皮钉固定

　　对于不稳定骨折，通过闭合复位可达到合格的复位，但是用传统的非侵入性制动形式，如管型石膏，难以甚至不可能保持复位。经皮的 K 或 C 钢丝固定曾作为相对非侵入性方法对这种骨折进行必要的稳定。钉固定在机械稳定性方面比髓内钉固定或钢板固定差，但对于某些特殊类型的骨折是一种可取或首选的治疗方式[85,149,203,275,283]。这种方法是在全身麻醉的情况下在手术室中进行的，术中要进行影像监控。解剖复位后，利用影像引导用动力将固定钉拧入。只要肌腱或神经血管结构有损伤危险，建议采用足够大的切口和导针保护。钉的大小、数量和配置取决于骨折位置和类型。为了控制旋转最少要用两枚平行或斜行固定钉，但在一些指（趾）骨骨折中是不可能的。然后要通过 X 线检查确认骨折复位、稳定性和钉的位置。然后将固定钉弯曲，剪掉顶端，并将其埋入皮肤下或留在皮肤上。辅以管型石膏固定是儿童治疗的标准方法。通常经过 3~4 周骨折充分愈合后将钉取出。闭合复位和经皮钉固定通常用于不稳定性指（趾）骨骨折、接近骨骼成熟青少年的不稳定性桡骨远端干骺端骨折以

及伴有神经血管受损的移位桡骨远端骨骺骨折。

4.切开复位内固定

切开复位内固定的适应证包括:

(1)不能复位的骨折或脱位;

(2)不适合行管型固定或经皮钉固定的不稳定性骨折;

(3)开放性骨折;

(4)骨不连;

(5)畸形愈合;

(6)多发性骨折或复合伤;

(7)病理性或即将发生的骨折;

(8)为防止挛缩必须尽早恢复活动。

一些前臂、腕部和手部骨折可能不适合行闭合式治疗。在大多数病例中,这是由于骨折类型比较特殊,不对骨折进行手术暴露就不能充分复位,或者是不能通过常规的非手术固定方法或经皮固定保持在可接受位置的不稳定性骨折。因此,切开复位内固定(ORIF)可能是达到或维持复位所必需的。ORIF 的其他适应证包括开放性骨折、骨不连和畸形愈合的手科治疗、多发患者的多发骨折以及病理性或即将发生的骨折[76,96,188,244,258,263,266,274,291]。对于某些病例,ORIF 提供了充分的刚性固定可能是必要的, 以便能早期活动避免挛缩。

很多 ORIF 方法可供外科医生选用,而且随着技术的进步新方法还在继续开发。钢板螺钉固定是最早描述的一种方法。其优点包括:骨折造影和刚性极好,解剖学固定,能保证一期骨愈合。传统的固定角度植入物(或称之为刀形钢板),适用于关节周骨折,而新的设计是传统、锁定的或钢板-螺钉-钢板组合型接口。最后这种类型考虑了固定角度理念,在骨折块控制上有明显优势。钢板固定的缺点是需要大面积的暴露以及骨折部大量的软组织剥离。钢板笨重,可能成为正在成熟骨骼的累赘,甚至其不能承受。因此钢板和螺钉在充分愈合之后需要去除。不用钢板的螺钉固定常用于儿童,而且是一种可行、侵入性少的方法,尤其是关节周和骨骺周骨折。虽然很多医生为儿童选择侵入性小的方案,但钢板固定仍是治疗前臂骨干骨折的首选方法,尤其是年龄稍大的儿童和接近骨骼成熟的青少年。

髓内固定已广泛应用于治疗儿童前臂骨折。其优点包括:侵入性极小或经皮植入,骨折部位的软组织剥离极少或没有,技术上相对容易且快,以及充分的

骨折控制。其缺点包括:固定稳定性可能欠佳,可能伤及未显影的肌腱和神经血管结构,多次复位和固定尝试有发生筋膜室综合征的风险[295],而且通常需要延迟取出植入物。儿童上肢髓内固定通常靠的是没有近端或远端交锁螺钉机构的易弯曲钉或杆。因此它们依赖于干涉配合和特为稳定性设置的弓形结构。棍棒形骨钉的大小、外形和放置方法是关键因素。放置髓内钉后骨折部位通常会出现活动,这些骨折通常会随着骨痂形成显示有二期骨折愈合。这种固定方法尤其对旋转性移位很不稳定,尽管可以通过适当放置弓状结构来减轻。大多外科医生一开始均在手术后用管型制动来增强钉固定。尽管髓内固定的稳定性比钢板和螺钉固定差,但其侵入性小而且在儿童的总体愈合和重塑能力强,使髓内固定成为青春期前儿童上肢双骨骨折许多病例手术固定的标准术式[21,93,129,268]。

有时候需要有一定创造力,将几种技术组合应用是必要的。因此,外科医生可以选择将前面提到的几种技术联合,应用于一些罕见的骨折,如张力带钢丝固定、钢绳或缝合固定以及骨移植(图 8-7)。

5.外固定

外固定的可能适应证包括:

(1)开放性骨折;

(2)复合伤;

(3)不稳定患者;

(4)粉碎性骨折;

(5)关节周或生长部周围骨折;

(6)逐步畸形矫正。

外固定是一种外科医生必备的一项技能。这种技术可为钢板或钉固定无效的骨折提供暂时或最终的刚性固定,如严重粉碎性、关节周骨折或严重污染的开放性骨折[230,270,274]。其优点包括:应用快捷且侵入性极小,模块性,体外操作,可早期活动,以及增强对多骨折块或小骨折块的控制。其缺点包括:其稳定性随结构设计和可用的固定点而变,有可能发生进针点感染,以及可能伤及皮下肌腱和神经血管结构。对需要快速有效长骨稳定的不稳定性复合伤患者来说,外固定是一种紧急治疗的极好方法。外固定件可以让外科医生放置固定件时避开污染的伤口,而且必要时还可跨越开放的生长部或关节(图 8-7)。

6.开放性骨折

儿童开放性骨折的治疗与成人没什么不同[71,116,159,160,221,236]。这些损伤需要及时进行伤口冲洗和

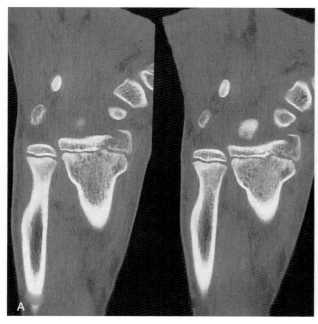
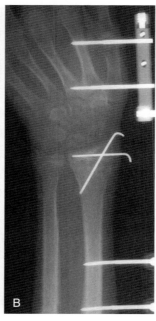

图 8-7 (A)计算机断层扫描显示桡骨远端三型骨折伴骨骺端和干骺端移位。(B)联合应用小直径平滑钉(以免伤害生长部)和外固定件的牵张技术进行了复位和稳定。

清创、静脉内注射抗生素及适当的骨折稳定。尽管开放性伤口存在并不一定要进行骨折的手术固定，但手术固定通常是最适当的治疗方式。开放性伤口为骨折部位提供了直接路径，从而使内固定成为一种简单合理的选择[91,96,143,291]。但是，正如上文所述，严重污染的骨折最好采用外固定件治疗。筋膜室综合征可伴发于开放性骨折，必须先将其排除。建议把预防性筋膜切开术作为手术清创和骨折固定的一部分。神经血管并发症更常伴发于开放性骨折，尤其是枪弹伤。适当的手术暴露、减压以及神经血管重建应作为这些患者手术计划的一部分。

7.康复

康复是治疗任何骨折或脱位的重要组成部分。但是，是否需要进行正规的理疗或职业治疗程序因损伤类型、部位、长期性、制动持续时间以及患者的年龄有很大的不同。年幼儿童的长期制动忍受能力比青少年和年轻成人强。继发于管型制动的挛缩在儿童中相当少见，通常不需要常规治疗。逐步恢复正常玩耍常可提供完全康复所需的肌力增强和活动度。相反，骨骼接近成熟的青少年在行为上像成年人。例如，在长臂管型短期制动后为了防止肘部发生永久性挛缩，往往要进行常规治疗。是否需要常规治疗因病例而异。手部损伤或手部附近损伤，尤其是合并有肌腱或神经血管撕裂伤，更需要通过持久的手部治疗进行正规的治疗干预。

8.并发症

良好的技术、注重细节以及适当而及时的随访是最大限度减少并发症的关键。复位不当或复位丧失可能源于管型制动方法欠妥或者采用了边缘性管型或复位方法[84,149,203,275,283]。未识别出畸形的旋转成分可导致正常解剖对线和关节活动的丧失。伴发的神经血管结构损伤必须进行识别并进行适当处理[7,12,48,193,267,286]。必须注重细节并采用正确的管型制动技术，以避免发生管型锯灼伤和皮肤破损此类可预防的并发症。四肢的各种创伤性损伤，包括开放性骨折，都必须排除筋膜室综合征。高度怀疑并降低预防性间室减压的门槛有助于避免福尔克曼缺血性痉挛这种破坏性并发症。创伤性和医源性骺板损伤仅见于儿童，并且如果没有识别或不及时治疗，可导致部分或完全生长停滞，造成肢体不等长或渐进性成角畸形[78,196,197,285]。适当而及时的抗生素治疗时需要进行生物培养以及细致的伤口处理可限制感染的发生。

第二节 前臂

一、发育

全面了解桡骨和尺骨及其关节的发育过程对于治疗正在成长的前臂损伤至关重要。熟悉正常的骨化年龄和所有二次发育中心的位置，以及预期的成长潜能和所有骺部融合的年龄,也是必不可少的。这对于防止和治疗未成熟骺部和未骨化骨骺的损伤都是必要的。重要的是要注意,骨骺最初是以软骨结构形成的,只有经过进一步发育才发生二次骨化。还必须认识到这些结构可能在骨化和 X 线片证实损伤之前已经严重受伤。

桡骨和尺骨都是由孕期第 8 周出现的初级骨化中心形成的。二次骨化中心或骨骺,后期在第 5 至 7 年时在桡骨近端开始骨化,第 9 至 10 年时在尺骨近端开始骨化。桡骨远端骨骺的骨化发生在女孩第 1 年期间以及男孩的 1 年后不久[28,183]。但尺骨远端骨骺直到男孩和女孩 6 岁左右才开始骨化(表 8-1)。重要的是要注意,桡骨或尺骨远端骨骺都偶尔会由两个不同的骨化中心发育而来,因此不要误认为是桡骨或尺骨柱状体骨折。桡骨及尺骨远端骨骺通常在第 16~18 年融合[182]。女孩比男孩融合得早。

二、解剖学

1.骨骼学

前臂由桡骨和尺骨组成。它们在近端桡尺关节(PRUJ)和远端桡尺关节(DRUJ)相互连接。骨间膜在两骨之间沿其余长度提供了纤维附着(图 8-8)[150,151,237]。在肘部,尺骨和桡骨分别与肱骨小头和肱骨滑车关节相连。在腕部,桡骨和尺骨与腕骨近侧(舟状骨、月骨、桡尺三角骨)关节相连。桡骨的横截面近端为圆柱形,在中 1/3 处成为三角形,远端较宽为椭圆形。前臂旋转后时,桡骨有一个向后的径向生理接弓,由此形成了骨间隙,并因此对前臂旋转至关重要[74,88,223]。通过环状韧带、桡尺近副韧带、骨间膜的近端纤维、肘部外侧节韧带以及桡骨肱骨小头关节的骨性约束

使其近端稳定。桡骨头和桡骨柱状体可分别在近端和远端触及。正好在桡骨颈的远端,二头肌腱黏附着于二头肌粗隆,旋前时指向前方,旋后时指向后方。在评估旋转畸形和解剖弓丧失时,这是 X 线检查的有用界标[69,70,155]。李斯特结节是桡骨远端背成的一个隆突,也可作为临床和 X 线片检查的有用界标。拇长伸肌绕过李斯特结节,因此可能会受到骨折块或内固定操作的损伤。尺骨的横断面呈三角形,有一条直缘,并在近端 1/3 处有一个小的后弓[164]。近端由滑车的骨性约束、桡尺近端关节以及肘部的内外侧副韧带保持静态稳定。尺骨啄突和鹰嘴形成尺骨的滑车切迹,提供了尺肱关节的稳定性。在远端,尺骨是由 DRUJ 和三角纤维软骨复合体(TFCC)的附着来稳定的[190]。尺骨茎突是尺骨远端的一个可触及隆突。

2.肘关节(见第 9 章)

3.桡尺近端关节

桡骨头位于尺骨的桡切迹处。由环状韧带稳定在这个位置,环状韧带几乎全周包裹桡骨头,而且与尺骨以及肘部的内外侧副韧带都有纤维附着。关节囊以及从冠突基底运行到桡骨粗隆远端的斜掌,提供了附加的稳定性[281]。方形韧带是一条强壮的扁平韧带,位于 PRUJ 前方的环状韧带深处,从冠突基底延伸至桡骨颈[58,112]。与骨间膜相似,它在桡骨旋后时绷紧,将桡骨头稳定在尺骨切边内。最后,在旋后时桡骨头最广的部位与尺骨桡切迹相接触。这就是前臂旋后时 PRUJ 最稳定的原因。这些结构的损伤可以见于孟氏骨折、肘关节脱位和桡骨头骨折脱位。

4.骨间膜

这层平坦的纤维从桡骨的内侧缘运行到尺骨的外侧缘。它从桡骨粗隆远端 1cm 处向远端延伸到 DRUJ。这层斜行纤维大约呈 60°角从桡骨向远端运行到尺骨。骨间膜在距旋后位 30°角的中立位绷得最紧,而在旋前位和终端旋后位松弛[51,57,81,176,237]。骨间膜对前臂旋转力学、PRUJ 的稳定以阻止桡骨相对于尺骨的近端偏移都很重要。它还可以作为区分前臂前后筋膜室的有用的外科界标。埃塞克斯-洛普雷斯蒂病变的特点是桡骨头骨折伴骨间膜破裂。在这种损伤中,由于骨骼和软组织对桡骨近端偏移限制的丧失,可导致 DRUJ 的损伤或不稳定。

5.桡尺远端关节

DRUJ 是由掌侧和背侧桡尺韧带、腕关节的尺侧

表 8-1 男孩和女孩预期的生长中心以及尺骨和桡骨骨骺闭合的年龄(岁)

	生长中心骨化		骨骺闭合	
	男孩	女孩	男孩	女孩
桡骨近端	5~7	5~7	16~18	16~18
桡骨远端	1~1.5	<1	18~19	17
尺骨近端	9~10	9~10	16~18	16~18
尺骨远端	6	6	17~18	16~17
初级桡骨	8 周	8 周		
初级尺骨	8 周	8 周		

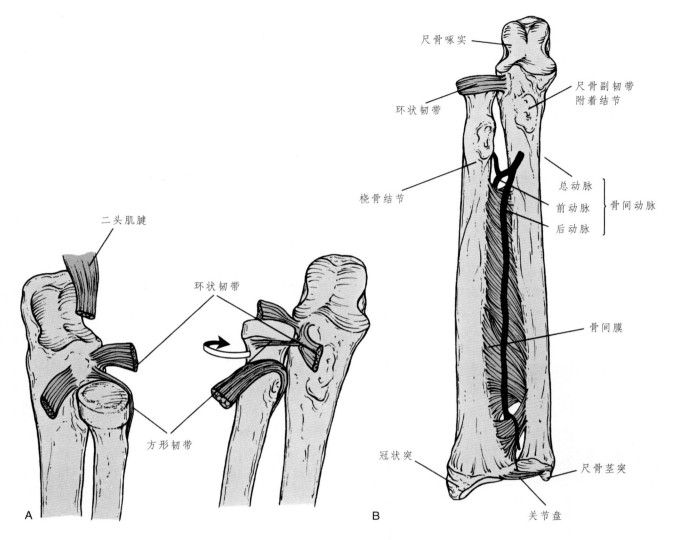

图 8-8　(A) 环状韧带是桡尺近端关节的主要稳定结构。当前臂旋后时,方形韧带的前缘绷紧并把桡骨头拉到与尺骨的桡凹切这一紧贴。(From Spinner, M.; Kaplan, E.B. Acta Orthop Scand 41:632–647, 1970.)(B) 骨间膜。(From Grant, J.C.B. An Atlas of Anatomy, 7th ed. Baltimore, Williams & Wilkins, 1988. Figure 6–51.)

副韧带和 TFCC 的附着来稳定的。腕关节韧带有助于 DRUJ 的稳定,这将在手腕部解剖一节进行讨论。重要的是要了解 DRUJ 和 TFCC 之间的关系,并认识到一处损伤往往提示另一处也有损伤。

TFCC 由三角纤维软骨和尺腕韧带构成,是 DRUJ 和腕部尺侧重要的稳定结构[190]。TFCC 也是腕部尺侧偏斜时三角冲击的缓冲器。TFCC 是一个纤维软骨盘,类似于膝关节的半月板。它的周边更厚且有更多血管,但中心附近相对较薄且血管较少。它与掌侧和背侧桡尺韧带以及腕部尺侧副韧带的附着坚固。其外周与关节囊附着。它横跨 DRUJ,将腕关节面与尺骨切迹分离开。它从桡关节面的尺侧扩展延伸,覆盖尺骨远

端面(四周附着于关节囊)、尺骨茎突基底以及腕部尺侧副韧带。

DRUJ 损伤可单独发生或者伴发于骨折,如加莱亚齐骨折(DRUJ 离断伴桡骨干骨折)[136,137,197,271]或埃塞克斯-洛普雷斯蒂病变 (在骨间膜断裂中 DRUJ 损伤伴桡骨头骨折)。

6.前臂旋转

随着前臂旋转,桡骨围绕尺骨旋转,其纵轴中心近端通过肱桡关节远端通过尺骨中心。形象地说,桡骨围绕尺骨的旋转会形成一个 150°~180° 的半锥体。桡骨放在环形韧带内转动。前臂旋后时,方形韧带横跨 PRUJ 的前面张厚,而掌侧桡尺韧带横跨 DRUJ 张厚。

关键是要了解骨间隙和骨膜在前臂旋转中的重要性。尸体研究显示,骨间隙的直径和骨间膜两端的张力会随着前臂旋转而改变。在距旋后位30°中位,骨间隙的直径最大而且骨间膜也最紧。骨间隙在旋前位和极度旋后位减小,而且骨间膜张力也相应降低。桡骨弓正常状态下朝向桡骨和后方。这个解剖弓的丧失会有效减小骨间隙的直径(图8-9)[64,103,117,179,264]。因此,由于在极限旋前位会发生桡尺骨碰撞而丧失有效的旋前功能。前臂骨折后关节活动度丧失的最常见原因是未能恢复桡骨解剖弓而引起转动功能丧失[54,104,152,179,263]。近端骨折复位不当,桡骨粗隆可能会撞击尺骨。

7.骨膜

了解儿童独特的骨膜解剖学是很重要的。骨膜是一层覆盖于骨表面的结缔组织,由成纤维细胞、血管和成骨细胞构成。与成人不同,儿童的骨膜仍在增厚并且血管多。它为未成熟的皮质提供主要供血,也提供了成骨细胞以促进骨的外生长。骨膜中多血管状态和多能细胞的存在说明了儿童骨折中所见的骨痂形成、愈合及重塑异常块的原因。

在骨折中,凸面(即强力侧)骨膜常被撕裂;而凹面(即受压侧)骨膜常会保持完整。完整骨膜这个"铰链"往往起着束带的作用,有时会阻碍骨折复位。纵向牵引会使移位骨折端周围的骨膜绷紧,从而妨碍复位。常见于桡骨远端干骺端骨折中的分离移位,如试图在手指套上采用重量离断术治疗成人的桡骨远端骨折失败的病例。这在骨膜骨折端插入的病例或尖锐骨折块"钮孔"样穿过增厚层的病例中更为复杂。但是,骨膜常可用来引导复位而且有助于骨折稳定。

三、适用于前臂的外科解剖学

前臂骨折的手术治疗通常需要暴露桡骨和(或)尺骨。因此要熟悉常用的手术入路。肘部的手术入路将在第9章进行讨论。

1.桡骨的前入路

前臂的前入路也常被称为亨利入路(表8-2),是上肢外科医生常用的入路(图8-10)[15,160]。这个入路非常宽,从腕部到肘部能很好地暴露桡骨。它还可以扩展到越过肘部,前入路近端可延伸到上臂和肩部。理论上讲,采用前入路可以通过一个切口显露从腕部到肩部的所有上肢骨性结构。必须从桡骨前方分离出五块肌肉,才能暴露出完整的桡骨。从近端到远端,这五块肌肉依次是旋后肌、旋前圆肌、指浅屈肌、拇屈长肌和旋前方肌。

前臂的前入路利用正中神经和桡神经之间的神经间平面。近端,该平面位于旋前圆肌(正中神经)和肱桡肌(桡神经)之间。远端,该平面位于桡侧腕屈肌(正中神经)和肱桡肌之间。选择切口位置时,可在前臂桡侧触及肱桡肌和活动肌束。在肱桡肌的内侧和二头肌腱的外侧,从肘部屈褶的远端开始做一条细长的

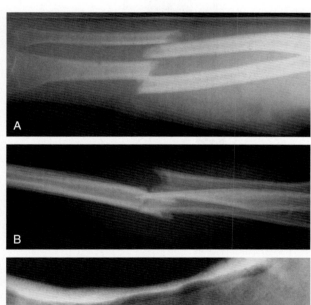

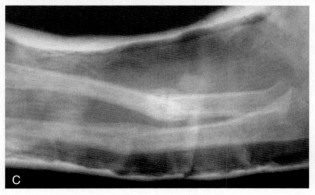

图8-9 12岁患者前臂骨干完全骨折的前后位(A)和侧位(B)X线片。骨折块相互重叠。(C)试行闭合复位和长臂石膏固定后发现行将发生畸形愈合。近端桡骨弓丧失如果进行矫正会出问题。目前对这种骨折大多采用内固定进行治疗。

表8-2　治疗桡骨的前入路(亨利入路)			
入路	肌间隔	神经间	危害
桡骨前入路 (Henny)	近端:旋前圆肌 和肱桡肌 远端:桡侧腕屈 肌和肱桡肌	正中神经和桡 神经	后骨间神经,桡 或表神经,桡 动脉

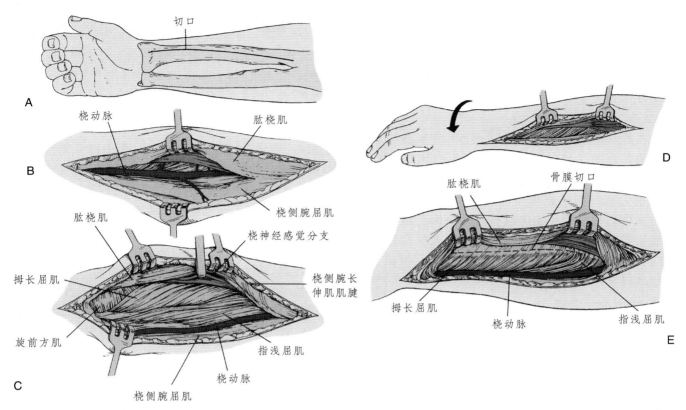

图 8-10　桡骨前入路（Henry 入路）。(A)皮肤切口。(B)切开筋膜。将肱桡肌向外侧牵拉,将桡侧腕屈肌向内侧牵拉。(C)桡神经感觉分支在筋膜内,位于肱桡肌下方。将它们一起向外侧牵拉。松解位于肱桡肌深处的桡动脉,并同桡侧腕屈肌一起向内侧牵拉。这样可以暴露拇长屈肌、指浅屈肌和远端的旋前方肌。(D)将前臂旋前,以便暴露位于旋前方肌拇长屈肌起始点外侧的桡骨。(E)沿破裂线切开骨膜,并通过骨膜下剥离反折拇长屈肌和旋前方肌。(From Crenshaw,A.H. In Crenshaw,A.H.,ed. Campbell's Operative Orthopedics,8th ed. St. Louis,C.V. Mosby,1992,pp. 108-109.)

纵向切口,从远端延伸到桡侧腕屈肌腱的附着点,和桡骨干一致。向下解剖到浅筋膜。前臂外侧皮神经可在此切口近端看见,必须加以保护。

(1)近端 1/3

　　找出旋前圆肌和肱桡肌之间的间隔。将筋膜沿其纤维切开,便可直接确定此间隔。通常在此间隔中可遇见桡动脉的一条侧支,即亨利回流束,为了外侧松动肱桡肌,必须将其结扎。然后桡动脉便向内侧收缩。遇见的下一块肌肉是旋后肌,通过其横向走行的纤维轻易便可识别。在暴露此部位时,必须十分小心以免损伤骨间后神经(PIN)。桡神经走行于肱肌和肱桡肌之间,而肘部下方分成浅表(感觉)分支和后骨间(运动)分支。浅表分支继续向远端走行于肱桡肌和桡侧腕长伸肌(ECRL)之间,并随肱桡肌向外侧移动。它在腕关节上方 5~7cm 处穿入筋膜成为皮下神经。骨间后神经向内侧和后侧走行,在旋后肌纤维前缘(称之为

Frohse 弓)下面穿过,然后分开经过旋后肌的两头。并非所有患者都有旋后肌的两头,所以该神经可以直接位于骨膜上,这个部位损伤的危险性最大。然后它横向跨过肌肉,后面裹在桡骨颈周围并沿着骨间膜后方向远端走行跨过拇展长肌的起点。在此部位,采用前入路时骨间后神经的损伤危险性也很大。在这个部位上,它离桡骨很近,因此穿过旋后肌很难看到它。前臂的旋后会将骨间后神经向桡侧和后侧移动,因此要其移离切口并加以保护。然后找出旋后肌在桡骨上的附着点并从骨膜下将其提升,从内侧向外侧进行圆周移动,并小心地围绕桡骨颈向后移动。关键是旋后肌要从骨膜下提升才能保护骨间后神经。甚至轻微牵拉桡骨桡侧面上的旋后肌也会导致骨间后神经的神经失用症,因此要尽量避免。盲目地在桡骨近端的桡侧和后侧放置拉钩会使该神经濒临危险,因此不提倡这样做。然后就可以安全地从远端进行桡骨的骨膜下暴露。

（2）中间 1/3

桡骨的前中 1/3 被旋前圆肌的附着点和指浅屈肌（FDS）肌腱的起始点覆盖。在此部位使前臂旋前可暴露桡骨旋前肌的外侧附着点。然后便可以由骨膜下从近端至远端提升旋前肌和 FDS。

（3）远端 1/3

在旋前圆肌附着点远端，浅层面位于肱桡肌和桡侧腕屈肌之间。大多数外科医生沿纵向切开 FCR 腱鞘底部。找出桡动脉并从外侧将其松动。这样可以显露旋前方肌和拇长屈肌在桡骨远端前面的附着点。随着前臂再次旋后，便可以将这些肌肉与桡骨外侧面进行骨膜下分离并向内侧牵拉，从而使桡骨远端 1/3 得到充分暴露。应保留好组织套，以便尽可能修复这些肌肉。

2.尺神经的前方暴露

偶尔需要暴露前臂的尺神经（表 8-3，图 8-11 和图 8-12）。对于上肢外科医生来说，掌握这个手术入路并了解前臂主要神经的走行非常有用。这一手术入路可显露尺侧腕屈肌（FCU，尺神经）和指浅屈肌（正中神经）之间的间隙。尺神经为 FCU 及前臂尺侧半的指深屈肌提供运动神经支配，可发现它位于这两块肌肉之间走行于尺动脉内侧。在手臂的近端，尺神经由前向后穿过肌间隔走行至肘部内上髁后方，再穿行至 FCU 前缘下方。在腕部远端，尺神经经尿神经穿过腕尺管。

3.桡骨后入路（Thompson 入路）

桡骨后入路，也就是 Thompson 入路（表 8-4），是暴露桡骨的另一个非常有用且常用的入路（图 8-13）[161,251,291]。该手术入路，特别适用于桡骨近中间 1/3 骨折，因为它能增强后侧骨间神经的暴露和可视度，而该神经在这种骨折中很容易受损。它还可以显露桡骨的张力侧，这正是钢板固定的最佳部位。后入路在桡侧腕短伸肌（ECRB，桡神经）和指总伸肌（后侧骨间神经）之间进行切开时可以显露桡神经和后侧骨间神经之间的神经间界面。在远端，这个界面位于桡侧腕短伸肌和拇长伸肌之间。从肱骨外上髁与远端开始做线

性切口，然后沿桡骨向远端延伸，止于桡骨李斯特结节的尺侧。将筋膜沿其纤维切开。这样就可以找到 ECRB 和 EDC 之间的间隔。在远端更容易确认这个界面，在此处掌侧第一筋膜室的肌肉，即拇长展肌（APL）和拇短伸肌（EPB）穿行于二者之间。从远端在近端进行切开。在此界面近侧进行钝性解剖可显露下方的旋后肌连同后骨间神经。与这个部位的前入路一样，后骨间神经也容易受损，必须加以保护。与前入路不同，后入路对后骨间神经通常容易识别不会被切开。因此前臂应处于旋前位。此神经在旋后肌的深头和浅头之间出入，从近端或远端均可识别。此神经大约在旋后肌最远处近端 1cm 部位退出。为了能看清从近端进入旋后肌的 PIN，必须将 ECRB 和 ERCL 的起始点分离。一旦该神经被确认并加以保护之后，前臂应位于旋后位，并将旋后肌从骨膜下提离开桡骨的前表面，其方法类似于前入路所用方法。在远端，将伸拇长肌（EPL）和 ECRB 之间的间隔一直暴露到 APL 和 EPB 上方。可从骨膜下安全地暴露桡骨远端。可以从近端或远端松动横跨的 APL 和 EPB，以便暴露间隔和下面的桡骨。

4.尺骨内侧入路

尺骨一般是通过一个单独切口暴露的（表 8-5）。因为尺骨绝大部分位于尺侧缘下，单独切口有助于快速安全的暴露。而且，不管是桡骨前入路还是后入路都不能为尺骨骨折的安全有效固定提供充分的暴露。此入路很容易暴露整个尺骨及其皮下缘。此入路可显露尺侧腕屈肌（尺神经）和尺侧腕伸肌（后骨间神经）之间的神经界面。在尺骨的皮缘上做一个纵向切口。确认尺侧腕屈肌（FCU）和尺侧绷神肌（ECU）之间的界

表 8-4　桡骨后入路手术			
手术入路	肌间隔	神经界面	危险性
桡骨后入路	桡侧腕短伸肌和指总伸肌	桡神经和后骨间神经	后骨间神经

表 8-3　尺神经前入路			
手术入路	肌间隔	神经界面	危险性
尺神经前入路	尺侧腕屈肌和指浅屈肌	尺神经和正中神经	尺神经和动脉

表 8-5　尺骨内侧入路			
手术入路	肌间隔	神经界面	危险性
尺骨内侧	尺侧腕伸肌和尺侧腕屈肌	后骨间神经和尺神经	尺神经

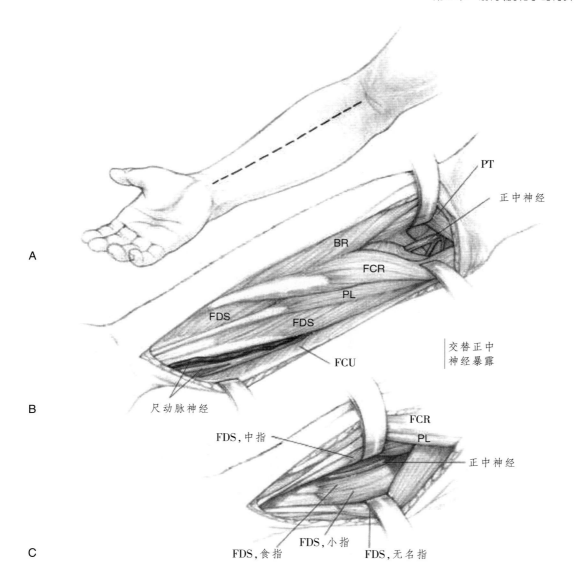

图 8-11　正中神经和尺神经的入路。(**A**)切口。(**B**)正中神经近端暴露于旋前圆肌(PT)和桡侧腕屈肌(FCR)之间的间隔内。此间隔在二者分开后的远端最容易辨认。在小指的指浅屈肌(FDS)和尺侧腕屈肌(FCU)之间可找到尺神经。(**C**)在指表浅屈肌和中指下方以及中指和无名指的指浅屈肌之间的间隔内可见正中神经的远端。BR,肱桡肌;PL,拇长肌。(From Doyle, B. Surgical Anatomy of the Hand & Upper Extremity. Philadelphia, Lippincott Williams & Wilkins, 2003, pp. 442–443.)

面,将切口直接延伸至尺骨尺侧面的骨膜。然后在骨膜下暴露尺骨。必须注意不要切到尺侧腕屈肌的外侧面。FCU 和 FDP 肌之间有尺神经和动脉穿过,它们受损的危险性很高。在进行背侧至掌侧的钻孔和在尺骨置钉时也容易损伤这些结构,因此必须通过在尺骨周围仔细放置骨膜下牵开器对其加以保护。

5.近端桡骨和尺骨的后外侧入路(Boyd 入路)

Boyd 入路(表 8-6)十分独特,因为它能同时暴

表 8-6　近端桡骨和尺骨的后外侧入路(Boyd 入路)			
手术入路	**肌间隔**	**神经界面**	**危险性**
桡骨和尺骨后外侧(Boyd 入路)	近端:肘后肌和尺侧腕伸肌	桡神经和后骨间神经	后骨间神经,正中神经,肱动脉
	中部:指浅屈肌和尺侧腕伸肌	正中神经和后骨间神经	
	远端:尺侧腕屈肌和尺侧腕伸肌	尺神经和后骨间神经	

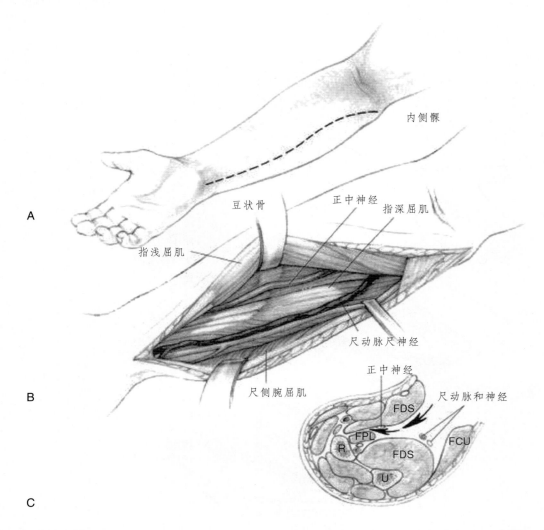

内侧髁

豆状骨

指浅屈肌

A

正中神经　指深屈肌

尺动脉尺神经

尺侧腕屈肌

B

正中神经

尺动脉和神经

FDS

FPL

R　　FDS

FCU

U

C

图 8-12　正中神经的 McConnell 入路。(A)切口。(B,C)可利用腕浅屈肌(FDS)和尺侧腕屈肌(FCU)之间的间隙来暴露正中神经，它像一颗卫星环绕指浅屈肌下表面走行。这个入路也可以很好地暴露尺神经和动脉。FDP,指深屈肌；FPL,拇长屈肌；R,桡骨；U,尺管。(From Doyle,B. Surgical Anatomy of the Hand & Upper Extremity. Philadelphia,Lippincott Williams & Wilkins,2003,pp. 442–443.)

露近端桡骨和尺骨(图 8-14)[52]。腕部后外侧(Kocher)入路的这种远端延伸最适用于蒙特吉亚骨折或相当程度损伤的治疗[274]。在近端，该入路显露肘后肌(桡神经)和尺侧腕伸肌(后骨间神经)之间的间隔。可以利用尺侧腕伸肌(后骨间神经)和指深屈肌(正中神经)之间的间隙沿尺管边缘向远端延伸此切口,并可向远端进一步延伸至尺侧腕屈肌(尺神经)。前臂旋前位可将后骨间神经向前和向横侧移位,使其移出切口得到保护。然后可将旋后肌从尺骨上提起并向前和横侧牵拉,同时将 PIN 安全地保护在其包膜内。应避免强行牵拉旋后肌和盲目地在桡骨周围放置牵开器。此时环形韧带和肘关节前囊均得到暴露。可进行近端桡骨或

尺骨骨折的治疗。可以进行桡骨头的切开复位以及环状韧带的修复或重建。外科医生必须明白,正中神经和肱动脉在跨过肘关节时它们在关节囊前表面与二头肌肌腱很靠近。桡神经及其浅支安全地位于肱肌和肱桡肌之间的间隔前方。

6.前臂筋膜室减压术

　　前臂筋膜室综合征可以作为外伤患儿的一种并发症出现，也可见于手的挤压伤或无血管性损伤,这将在本章后文讨论。高危损伤包括浮肘(髁上肱骨和前臂骨折)和开放性前臂骨折。为了降低发生筋膜室综合征的风险,治疗浮肘时建议采用肱骨和桡骨远端的钉固定,再进行宽松的敷裹和夹板固定。对于开放

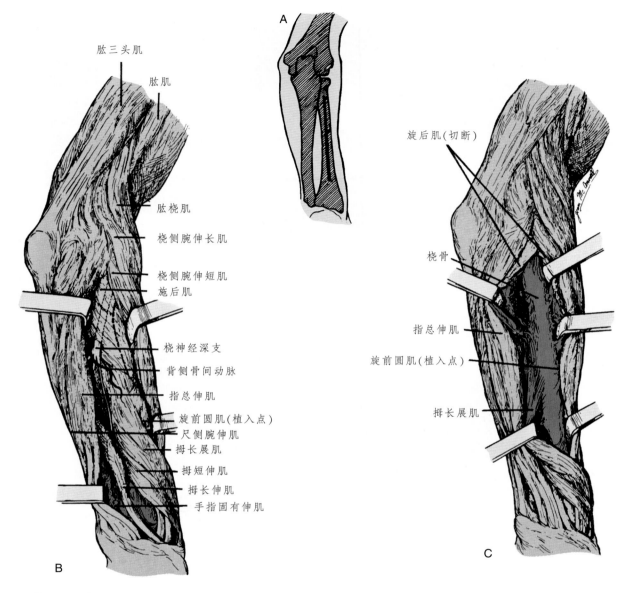

图 8–13　桡骨后入路(Thompson 入路)。(A)沿着肱骨的外上髁至桡骨背面的桡骨背结节做皮肤切口。(B)切断桡骨短伸肌和指总伸肌之间的筋膜。在远端 1/3 处,拇展肌和拇短伸肌穿过解剖面。(C)反折拇长展肌和拇短伸肌暴露出桡骨。(From Crenshaw, A.H. In Crenshaw, A.H., ed. Campbell's Operative Orthopedics, 8th ed. St. Louis, C.V. Mosby. 1992, p. 105.)

性或闭合性前臂骨折行切开复位的患儿，建议做预防性筋膜切开术，以降低术后发生筋膜室综合征的风险。外科医生必须时刻做好准备，在发生永久性局部缺血性损伤之前安全、迅速、有效地识别并处理筋膜室综合征。筋膜室综合征的临床检查有如下 5 个指征:疼痛、苍白、感觉异常、无脉和瘫痪。被动伸展受累筋膜室时疼痛被认为是一项典型指征，但对于儿童，很难将骨折和肌肉损伤疼痛与筋膜室综合征疼痛相区分。

术后儿童在出现神经肌肉前部缺血的明显特征

之前，先会有止疼药需求的增加。对任何疑似病例均要在去除束紧的敷裹物和管型石膏后评估筋膜室肿胀和紧张程度。对可疑病例要用标准方法进行筋膜室的能力测定。对于筋膜室综合征确诊病例，应行急症手术治疗。确诊病例的首选治疗方法依然是筋膜切开术时所有受累的肌肉筋膜室进行急诊手术减压(图 8–15)。在前臂，通常需要做掌侧和背侧纵向切口，提供所需的手术视野，以便对前臂的前面和后面深层与浅表肌肉、活动性充填组织和腕管进行筋膜松解。最近

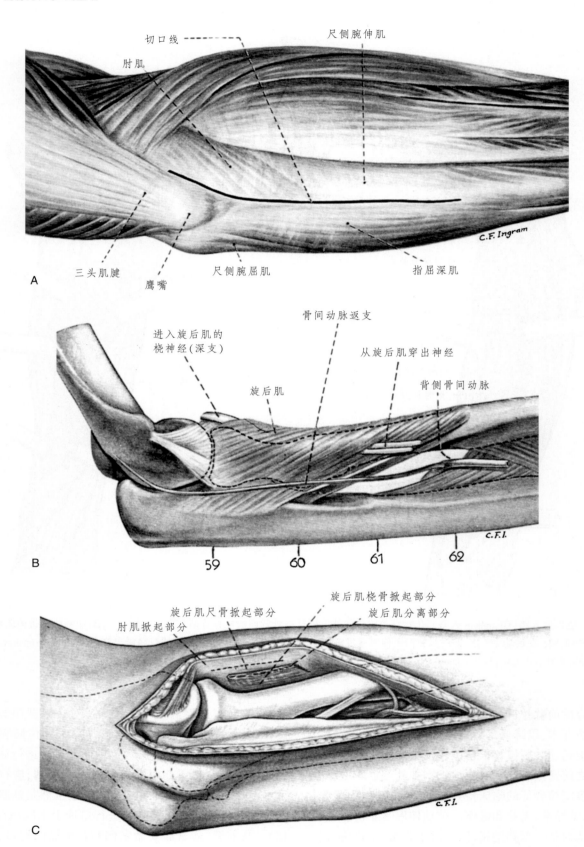

切口线

肘肌

尺侧腕伸肌

三头肌腱

鹰嘴

尺侧腕屈肌

指屈深肌

C.F. Ingram

A

进入旋后肌的
桡神经(深支)

骨间动脉返支

从旋后肌穿出神经

旋后肌

背侧骨间动脉

59　60　61　62

C.F.I.

B

肘肌掀起部分

旋后肌尺骨掀起部分

旋后肌桡骨掀起部分

旋后肌分离部分

C.F.I.

C

图 8-14　Boyd 入路。(A)切口线。(B)桡神经的路径。(C)完全暴露尺骨的上 1/3、桡骨的上 1/4 和桡肱关节。(From Boyd, H.B. Surg Gynecol Obstet 71: 81-88, 1940.)

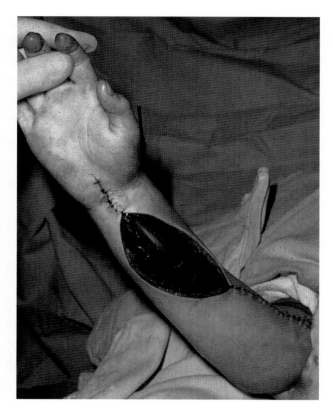

图 8-15　前臂筋膜室综合征掌侧筋膜切开术的术中照片。（见彩图）

合复位可能很困难，而且能达到可接受的对线不良的区间又小。这往往需要行切开复位内固定。如前所述，由于邻近有神经血管结构，所以前臂近端的手术入路更为复杂，特别是有解剖畸形和扭曲的病例。与前臂远端不同，桡骨周围环绕着几层肌肉而且伴有神经血管结构[160]。

前臂近端骨折可累及桡骨和（或）尺骨。桡骨头、桡骨颈和鹰嘴的骨折将在第 9 章讨论。虽然桡骨和尺骨常同时发生损伤，但桡骨或尺骨近端单独损伤时，也应考虑伴发的骨折或脱位。由于在 PRUJ 和肘关节水平桡骨和尺骨的解剖关系密切，在这一部位一块骨受损伤比较少见。因此，外科医生必须高度怀疑在一块骨伴发有脱位、生长部分离或塑性变形。对于骨骺未骨化的低龄儿童，这些损伤的影像学证据可能难以辨别，因此可能会漏诊。一个典型的例子是蒙特吉亚骨折脱位，这将在本章后文讨论。在这种情况下，看似孤立的尺骨近端骨折实际上伴发桡骨头脱位。当及时识别时，这些损伤比较容易处理。然而，延误诊断可能导致严重的慢性畸形伴长期后果和手术结果欠佳。

1.无移位骨折

年幼儿童的桡骨和（或）尺骨近端的无移位骨折可采用管型石膏治疗。锯型合适且垫有衬垫的长臂管型石膏适用于 5 岁以下的儿童。肘部置于 90°屈曲位，前臂置于旋转中点位。管型石膏在不引起刺激的前提下应尽可能向近端延伸至腋下，同时管型石膏应在掌指（MCP）关节能自由活动的手掌折痕处。如果此处有严重肿胀，应将管型石膏分为两半。管型石膏依据患者的年龄和影像学愈合证据持续 3~6 周。无移位骨折通常是稳定的，在 3 周随访时进行 X 线评估通常就足够了。潜在不稳定骨折的 X 线片评估时间间隔要短一些，应尽可能每周进行一次，可由外科医生的判断和患者的舒适度决定。

幸好年幼儿童有较好的制动耐受性。因此，长臂管型石膏的 3 周制动很少（如果有的话）会导致活动度的永久性缺失。很少需要正式的物理治疗，逐步恢

我们要用的是单一掌侧切口（图 8-16）。然后再次测量背侧筋膜室内压，如果仍未升高，再进行背侧筋膜室松解。筋膜室内压力测量结果表明，这种术式可以在前后筋膜室进行充分的减压。最近我们对手术室进行的连续系列病例的开放性切口所采用一种真实辅助装置，一直到可以进行远近一期切口闭合为止。采用这种方法后已明显减少了采用植皮或皮瓣进行切口覆盖。

第三节　特殊损伤

一、前臂近端骨折

前臂近端骨折可能是对儿科医生的一种挑战。闭

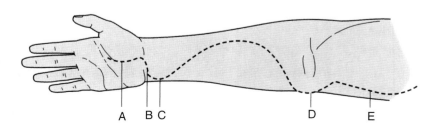

图 8-16　作者提倡的前臂掌侧筋膜切开术皮肤切口，从 A 到 E。（From Green, D.P.; Hotchkiss, R.N.; Pederson, W.C.; et al. Green's Operative Hand Surgery, 5th ed. New York, Churchill-Livingstone, 2005, p. 1991.）

复玩要可提供必要的锻炼,以恢复全面活动能力和力量。拆除管型后 4~6 周内要限制活动,特别活跃或不顾后果的患儿有时要用保护性夹板固定。

对于接近骨骼成熟的儿童,长臂管型或长期制动可导致肘部或前臂挛缩。如果这个年龄组的骨折确定稳定,用于拆卸式夹板或吊带的早期活动是适当的。不稳定骨折,即使是无移位骨折也可能需要切开复位内固定,以便能早期活动并防止挛缩。

2.移位骨折

治疗前臂近端移位骨折时,医生必须首先排除伴发的脱位、生长部分离或尺骨和(或)桡骨塑性变形(蒙特吉亚及其同类损伤的治疗,将在本章后文介绍)。当这些伴发伤害被排除后,应对骨折的位置和稳定性进行评估。

年幼儿童不合格定位的骨折需要尝试闭合复位。众所周知,前臂近端骨折难以通过闭合方法进行复位和保持复位。由于畸形愈合时前臂旋转有丧失的风险,因此桡骨近端部分小于 10° 的成角畸形是不能接受的。重塑潜力是有限的。二头肌、肱肌和旋后肌在桡骨近端的远端附着点可产生强大的变形力,导致桡骨近端骨折块屈曲和旋后,而三头肌则会导致尺骨近端延伸。因此,前臂近端骨折往往是不稳定的,即使成功地进行了复位并正确地设置了管型石膏。对于用管型石膏治疗的潜在不稳定骨折,建议频繁进行 X 线片随访,通常是每周一次,持续一个月。二头肌、肱肌和旋后肌附着点远端的桡骨骨折,最好制动于前臂旋后位,以提供最大的稳定性并与桡骨的旋转畸形相匹配。肘部制动超出 90° 屈曲可导致神经血管受损,应尽可能避免。三头肌附着点远端的尺骨骨折,可能需要制动于肘部轻微伸展位。桡骨和尺骨的近端骨折进行管型制动时,肘部在 90° 屈曲位,前臂处于旋转位,可从中立位至接近全旋后位。肘部屈曲及前臂旋转的最终位置,最好由 X 线评估时能产生最稳定解剖骨折复位效果的体位来决定。和儿童的任何骨折一样,可接受的骨折对线取决于 X 线片确定的移位程度和重塑潜力。前臂近端的重塑潜力有限,所以成角大于 10°~15° 在骨未成熟儿童是不可接受的,否则会有前臂旋转丧失的风险。如果制动术不能达到复位并保持,那么不论患者年龄均要实施手术复位和稳定。

不累及 PRUJ 或肘关节的前臂近端骨折可以采用类似于前臂骨干骨折的内固定技术进行手术治疗,但必须意识到这类骨折的固有不稳定性更大且重塑潜力较弱,并加以相应处理。桡骨和尺骨固定方法的选择包括髓内钉固定或钢板螺钉固定。由远端到近端插入的髓内固定可通过髓内操作用于治疗骨骼未成熟患者的移位但可复位骨折。如果插入组织妨碍复位,则需要行切开复位。钢板螺钉固定适合于年龄较大的儿童或者粉碎性和更不稳定严重的病例。分离移位是儿童行切开复位钢板内固定的判断标准。桡骨可以通过前入路(Henry 入路)或后入路(Thompson 入路)暴露。一些作者建议,在治疗桡骨近端骨折时使用后入路,因为它使外科医生能够更好地观察和保护后骨间神经,暴露桡骨近端时此神经有受损危险。对我们来说,Henry 入路更实用,所产生的瘢痕患者也愿意接受。通过仔细的骨膜下剥离、轻柔的牵引和旋后体位可保护后骨间神经。尺骨通常可通过内侧入路沿其皮下缘进行充分暴露。在某些病例中,需要应用桡骨和尺骨近端的 Boyd 入路,如蒙特吉亚骨折病例(见上文实用外科解剖一节)。外固定仍然是开放性及严重粉碎性骨折不错的选择(见上文手术方法的讨论)。

二、前臂骨干骨折

桡骨和尺骨骨干骨折或前臂双骨折是整形外科医生治疗的最常见的损伤之一。大部分这类损伤都可通过闭合方式进行治疗。无移位骨折最宜采用定位准确的长臂管型进行治疗。年幼儿童的不完全移位骨折可通过闭合复位和管型制动进行治疗[69,70,180,209,296]。然而,年龄稍大的青少年的有移位侧完全骨折、愈合和重塑潜能不足,因此这些患者最好和成年人一样,采用钢板螺钉固定进行治疗[178,188,244,258,266,291]。在这两种极端病例之间,有多种骨折类型,不稳定性也大不相同。不稳定骨折的年幼儿童,如果不适合闭合复位和管型制动,采用 K 氏钢丝或易弯杆的髓内固定是一种有效且侵入性小的方法[5,38,93,123,132,175,205,206,215,229,233,260,262,290,296]。总之,复位不可以有超过 20° 的成角畸形或旋转不良,不足 8~10 岁的儿童的无成角畸形旋转不良的分离移位是可以重塑的。严重粉碎、开放性或污染的骨折以及多发伤病例很少采用外固定术。

1.无移位骨折

前臂的无移位骨折或轻度移位骨折最好采用管型石膏固定进行治疗。长臂管型要仔细填塞衬垫和做模。前臂置于中立旋转位,肘关节屈曲 90°。如果担心严重肿胀,可将管型分成两半。管型石膏应固定 3~4

周,此后如果需要,再拼成短臂管型固定 2 周。临床和影像随访时间间隔取决于骨折的稳定性及移位的可能性。潜在不稳定骨折应每周随访一次,带管型拍前后位(AP)和侧位 X 线片。稳定骨折可以在 3 周后通过去管型 X 线片进行重新评估。18 岁以下儿童的无移位或轻度移位骨折可以采用管型石膏固定进行治疗。然而,年龄稍大的青少年肘部制动超过 3 周可导致明显的有时永久性的屈曲挛缩。如果长臂管型制动 3 周或不足 3 周后又改用短臂管型仍不能充分愈合,应尽早考虑行骨折固定并恢复活动。

2.移位骨折

前臂移位骨折的治疗目的是达到并保持桡骨和尺骨可接受的解剖学对位。是否达到可接受的对位取决于外科医生对已发表的有关前臂骨折的文献的解释以及他们所预期的长期功能与外观效果。必须认识到,严重移位是可塑性畸形、部分或青枝骨折或者完全骨折所致。不管何种失败,定位或对线不合格的骨折都必须进行复位治疗。必须通过管型制动或手术固定使骨折复位保持在可接受的位置,直至发生充分愈合。

骨折可接受的复位标准以骨折的成角、短缩、转移和旋转为依据。这些标准因患者年龄而异,其重塑潜能是不同的。因此,重塑潜能强的 4 岁儿童有某种程度的骨折移位是可以接受的,但相同的骨折发生于一个 12 岁儿童,就得进行闭合复位或手术固定。年幼儿童的骨重塑能力最强,而接近发音终止的青少最弱。由于 70%~80% 的尺骨和桡骨生长来自远端长骨体生长部,因此远端干骺端和生长部骨折的重塑能力很强。位于邻近关节主要活动平角的骨折移位预计要比主要活动平面以外的骨折移位重塑得快。例如可以预计,桡骨远端骨折伸展畸形重塑得要快,而桡偏的重塑要慢,因为屈曲和伸展是腕关节的主要活动平面。总体上来说,可以预计对旋转不良的矫正最小,因此必须特别仔细地识别和矫正前臂的旋转畸形。此外,骨折的位置和移位平面也影响重塑。离开放生长部越近的骨折,重塑潜能越强。

3.骨间距与桡骨弓

评价前臂骨干骨折时,外科医生必须意识到保持骨间距解剖形态的重要性。尺骨和桡骨之间的径向间距会随着前臂的旋转而改变。骨折畸形引起的骨间距直径的减少会导致前臂旋转功能的永久性丧失(参见前臂解剖一节)。解剖学桡骨弓必须通过闭

合方法或内固定来保持。

三、骨干移位骨折的治疗方法

1.闭合复位石膏固定

骨骼未成熟儿童的大多数桡骨和尺骨的塑性变形和不完全骨干骨折可以通过闭合复位石膏固定技术进行治疗。塑性变形伴明显畸形的骨折会限制前臂旋转,如果不进行闭合复位,会呈现不能重塑的弯曲状外观(见图 8-1)。塑性变形的矫正通常需要的施力强度高,往往需采用支撑或膝盖撑顶手法。因此,复位通常在手术室全麻醉下进行。这样就可以进行前臂旋转的无痛试验,以确认复位符合要求。

青枝或不完全骨折的治疗一般采用闭合复位技术。这种骨折主要是旋转性对线不齐,但 X 线片可能因其显示为成角畸形而大多被误诊。因此闭合复位的原则是矫正旋转不良。大多数是掌侧顶端旋后畸形骨折(见图 8-3),因此首先要通过旋前进行复位然后再进行三点式塑形(图 8-17)[34,69,70,180,209]。较少见的骨干不完全骨折是背侧顶部,旋前畸形骨折,要通过旋后复位进行治疗[70,94]。这种骨折通常在复位后是稳定的,所以可采用管型石膏固定。通常要用长臂管型石膏固定 3~4 周然后再用短臂管型石膏固定 2~3 周。恢复全范围活动取决于全范围活动和力量的恢复,一般在骨折后 12 周以内。

2.髓内钉固定

骨骼未发育成熟儿童的完全性不稳定前臂骨折,目前通常用髓内固定进行治疗(图 8-18)[93,175,215,229,233,260,262,290]。这样就能通过经皮或最小手术暴露使骨折达到符合要求的对线。骨折是在手术室透视引导下进行闭合复位的。如果能达到符合要求的复位,可进行经皮固定,通常采用 Metaizeau 和他的同事介绍的弹性稳定的髓内钉固定。小直径钉(1.5~2.5mm)呈波状外形,所以钉

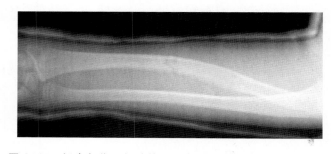

图 8-17　闭合复位和长臂管型石膏固定后的前臂前后位 X 线片。可见桡骨弓和直的尺骨已如愿得到恢复。

子的弓形顶端与骨折部位是吻合的。用于桡骨时,髓内钉通常从远端向近端插入。这样可以保护桡骨远端生长部。可以从尺骨、中心位置或桡骨插入干骺端。桡骨近端插入时,要注意保护桡侧感觉神经以及第一和第二背侧间室的伸肌腱。从中心插入要在 Lister 结节的近端进行,同时要保护好拇伸肌和指伸肌。从偏尺侧插入也可以在第四和第五背侧间室之间进行。我们是通过保护伸肌腱和尺侧感觉神经的皮肤切口从桡骨干骺端插入桡骨固定钉。将钢丝预弯成 S 形或 C 形。在生长部近端钻孔,钝性插入骨髓腔以免损伤或穿透掌部皮质。在近端通路要旋转钉杆、让钉的近端进入桡骨颈,弓顶部抬到骨折部位。通过骨折部位比较困难,尤其是未达到解剖复位时。对于尺骨来说,大多数外科大夫采用的是由近端至远端插入技术(见图 8-20B)。通常钢丝会吸收穿过尺骨近端骨突且无后遗症。这是我们首选的插入技术。它可以让钢丝直接通过。在尺骨鹰嘴突点做一个小切口,钝性分离至鹰嘴突,然后钻入骨髓腔内。应注意,不要穿通对侧的皮质。钢丝要钝性穿过骨折部位。另一种方法是在骨突远端进尺骨干骺端。这就避免了理论上对生长问题的担心,但是需要把钉子弯曲插入。

　　一旦钉子成功进入骨干内,它们便会依次穿过骨折部位 (图 8-19)。大部分操作时间用在对骨折的手

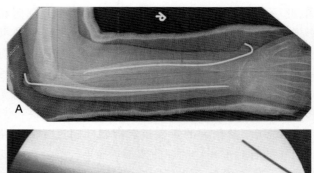

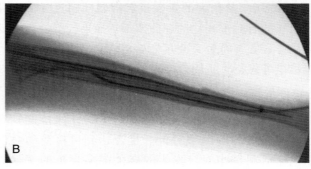

图 8-19　(A)双骨的髓内固定术。这已成为大龄儿童完全骨折常用的治疗方法。髓内钉露出皮外。髓内钉大部分埋入,直到骨折完全愈合,但在远端必须小心避免伤及伸肌肌腱。(B)桡骨和尺骨用弹性钛钉行髓内固定的术中侧位 X 线片。

部、F-tool 或髓内钢丝调整上。F-tool 用于辅助完成复位并避免外科医生的手受到不必要的辐射。但是在骨折部位的反复操作和多次尝试穿入钢丝可能增加筋

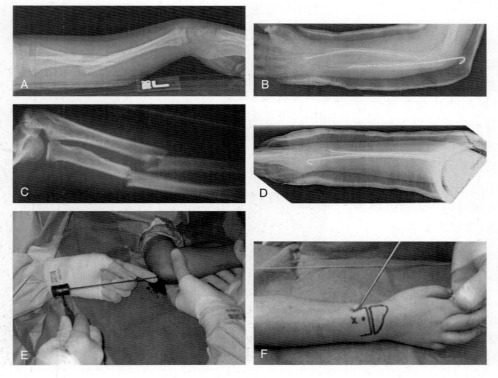

图 8-18　尺骨和桡骨骨干骨折的髓内固定技术。病例举例(A,B,C,D)和插入技术说明(E,F)。(E)示出经尺骨骨骺插入法。在动力下插入近端皮质后,用小锤将髓内钉打入髓腔。(F)示出桡骨干骺端插入法,注意避免损伤生长板、伸肌腱和桡骨感觉神经。

膜室综合征的发生率。因此，如果难以经皮穿过钢丝，最好行切开复位和钢丝穿通。对于 10%~30% 的骨折，为了减少并发症必须这样做。

单骨髓内固定适用于一些不稳定骨折的年幼儿童(8~12 岁)[77]。这项操作通常是对尺骨行髓内固定，对桡骨行闭合复位(图 8-20)。然而重要的是，要在手术室里测试桡骨的旋转和受力稳定性。如果桡骨随着桡骨弓的丧失有萎缩，则应进行双重固定。

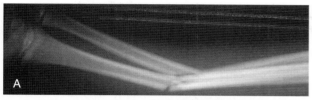

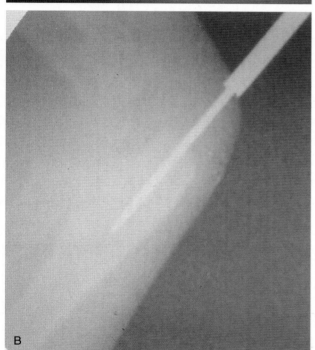

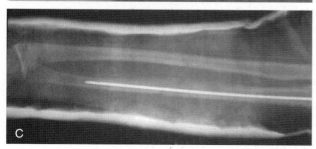

图 8-20　(A)一名年幼儿童的掌侧顶部旋后畸形前臂骨的侧位 X 线片。有时，在闭合复位后会发生不稳定。(B)所示为采用单骨内固定。这提供了尺骨的稳定，从而可对桡骨畸形进行闭合复位。(C)示出通过骨突的近端进入点。也可采用干骺端进入点。

手术后管型石膏制动的时间长短以及取出钢丝的时间，外科医生的决定各不相同。这些手术切口所累及的组织都有发生僵硬、钉道问题和再次骨折的可能性。有些外科医生完全不进行管型制动，而有些医生直到愈合一直用管型制动。有些医生在 6~12 周骨愈合后便取出钢丝，而另一些医生在骨折治疗一年后将其仍留在髓内。去除的明确指征是钉道问题或感染。损伤后一年内有再次骨折的风险，因此去除时间和参加运动的时间需针对具体病例而分别考虑。

3.钢板螺钉固定

成人尺骨和桡骨骨干骨折的标准治疗方法适用于骨骼已成熟的青少年，可提供不加制动的稳定固定并且允许早期活动以防止挛缩的发生[188,244,258,266]。桡骨的手术暴露通常采用标准的 Henry 入路，尺骨则采用正内侧入路。应进行解剖复位和加压钢板固定。矫正旋转不良和恢复桡骨弓是治疗成功的关键。通常要进行预防性前臂筋膜切开术。术后制动时间短，直到患者感觉舒适即可。要进行有保护的康复训练，直到骨折完全愈合并恢复活动能力和肌力。除非固定物对患者有刺激，否则不应过早拆掉钢板以免引起神经血管损害和二次骨折。

四、蒙特吉亚骨折脱位

对于蒙特吉亚骨折脱位，如果没有及时识别或提供稳定的复位来防止再移位可导致严重的后果[9,208,239,284]。前臂的任何骨折都应评估有无 PRUJ 和桡腕关节脱位。适当的前后位和侧位手腕、前臂、肘部 X 线片对精确的定位损伤是必要的。尽管有关漏诊蒙特吉亚病变的风险和慢性蒙特吉亚骨折脱位重建的困难的文献报道有很多，但这种病变仍被其他整形外科医师、放射科医师以及急诊和主管保健医生所漏诊。简单地说，桡骨需要在所有体位的 X 线片上与肱骨头解剖学对线[239,250]。如果未能充分看到这种关系，则应在急诊看护室拍摄更多体位的 X 线片。

按照桡骨头的移位方向(前、后及侧面)[9]以及前臂骨折类型对儿科蒙特吉亚病变进行分类。孤立的尺骨骨折占前臂骨折伴桡骨头脱位病例的大多数。这些孤立的尺骨骨折可分为塑性变形、不完全骨折和完全骨折，与其他前臂骨干骨折类似。完全骨折进一步分为横行、短斜行、长斜行和粉碎性骨折[216]。尺骨骨折的这种组分有助于外科医生确定尺骨骨折的稳定性并选择合适的治疗方案。其他伴有桡骨头脱位的前臂骨折被称为蒙特吉亚等效病变值,并且有许多种[123,139,184,211]。因此,临床治疗医生要意识到,任何前臂骨折都有可能伴发近端桡尺关节和桡肱骨头关节的不稳定或脱位。对所有前臂骨折的 X 线片均应仔细查找有无近端桡尺关节和桡肱骨头关节的脱位。

儿科蒙特吉亚骨折脱位治疗的成功取决于解剖复位和尺骨的稳定[216]。对于塑性变形和不完全骨折,复位和稳定常可通过闭合手法实现。与塑性变形和不完全骨折相关的问题大多是由于未能及时识别损伤,而不是成功复位后复位的丧失。对于完全病变,并发症往往未能维持复位。对横向移位、短斜行、长斜行和粉碎性尺骨骨折伴桡骨近端脱位采用闭合手法治疗,其复位丧失的危险性高于采用管型制动的骨折类型。因此,对于所有这些病例均建议对尺骨骨折进行复位和稳定。横行和短斜行骨折最好采用髓内尺骨稳定进行治疗(图 8-21)[9,62,79,124,184,192,216,250,259,284]。弹性钉或 K 氏针要通过近端插入点插入鹰嘴骨突内,其方法和前臂骨折一节的描述相似。钉要外露,在骨折愈合后拆除,通常在 4~6 周时。弹性钉要在日间手术室麻醉下拆除,而露在皮肤外的不锈钢丝可在诊室非镇静状态下去除。尺骨斜长行和粉碎性骨折最好在解剖复位后

用钢板螺钉固定[216]。尺骨骨折的成功复位和适当稳定,几乎总会使桡骨头的解剖稳定复位。但是,偶尔需要对近端桡尺关节进行切开复位并修复断裂的环形韧带[250]。外科医生要在急诊治疗和随访期间确认,桡骨头相对于肱骨小头和尺骨近端已在所有体位的 X 线片上达到解剖复位。复位和稳定之后,最好在手术室对桡骨头的复位进行应力测试。术后要在前臂旋后位用长臂石膏制动,一般为 4~6 周,有助于桡骨头的复位和受伤环形韧带的愈合。在 X 线片证实骨折愈合后,开始进行保护下的康复活动。髓内钉可在诊室或日间手术室去除,取决于植入物的类型和位置。钢板和螺钉的去除由医生和患者商定。

慢性蒙特吉亚骨折脱位护理比较复杂(图 8-22)。关于未经治疗的慢性蒙特吉亚病变的自然发展过程看法不一,轻者为局限性失能,重者为疼痛性进展性畸形[20,22,108,185,219,248,249,253,257]。已出版的小系列回顾性病例分析得出的结果,其范围包括高发病率并发症的完全康复。因此,确诊慢性蒙特吉亚骨折后决定进行干预的因素是多方面的,包括要考虑急性损伤后经过的时间、畸形和功能受限程度以及外科医生的临床偏好。相对近期的损伤,而且 X 线片已证实桡骨近端进展性脱位和临床疼痛,是经验丰富的医生进行手术治疗的明确选定对象。运动或功能受限极小的长期存在的脱位最好通过观察和系列 X 线平片进行处理。当 X

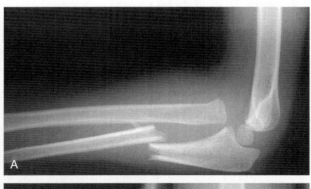

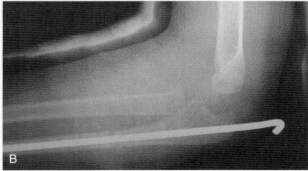

图 8-21　(A)有移位蒙特吉亚骨折脱位的侧位 X 线片。这是最常见的 Bado I 型桡骨头前脱位。(B)在对尺骨骨折闭合复位和钉固定之后,桡骨头已解剖复位。

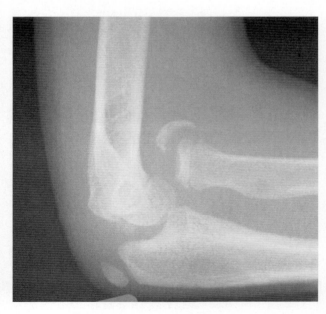

图 8-22　漏诊的蒙特吉亚骨折脱位的侧位 X 线片。由前方钙化影可发现移位的环形韧带。其重塑过程要比对已发现的损伤进行急诊处理时更复杂。

线平片或 MRI 证据表明已丧失正常的桡骨头凹面与肱骨小头凸面解剖关系时，这一点更加明显。手术重建一般需要行尺骨截骨术、关节的切开复位及环状韧带重建（图 8-23）。可能需要行桡神经减压术和预防性前臂筋膜切开术来限制神经血管并发症。有些作者建议进行 3~6 周的桡肱骨头钉固定，以便在韧带愈合过程中维持复位。然而，有人担心这种技术会产生固定钉偏移或断裂。值得注意的是，钉固定不能取代韧带重建和关节复位的不足。复发性半脱位或脱位在各种重建术中均有发生。所导致的活动和功能受限，有时还伴有疼痛，令人失望。因此，患者、家属和外科医生都必须意识到在慢性蒙特吉亚骨折脱位重建过程确有发生失败的危险性。

五、桡骨和尺骨远端骨折

干骺端骨折

臂骨和桡骨远端骨折是最常见的前臂损伤[43,110,126,213,238,285,287]。这类骨折分为隆起（或弯曲）骨折、不完全（或青枝）骨折以及完全骨折。大多数完全骨折会累及尺骨和桡骨，桡骨隆起骨折是稳定损伤，仅需做有限制动。大多数完全骨折有伸展移位，远端骨折块出现掌背成角畸形。而大多数隆起骨折是桡骨单独骨折。这些干骺端骨折为近骺部骨折，有较高的重塑潜能，尤其是腕关节屈伸运动平面。因此对于骨骼未发育成熟，还有两年多生长期的儿童，通常首选闭合复位与管型石膏固定。闭合复位时可以在局部麻醉、急症室清醒镇静甚至全麻，具体方案视情况而定。常见的铰合延伸骨折复位时需要撑开牵引和弯曲才能恢复对位。背侧远端骨折块重叠在掌侧近端骨折块上的干骺端骨折的复位，需要在弯曲复位之前让畸形部位过伸以便松解骨膜（图 8-24）。该复位有一定难度，需要对患者进行充分镇痛、肌肉松弛，并要求临床医生有丰富的门诊临床经验。过度追求闭合复位可能导致明显肿胀、间室综合征，以及无法成功达到闭合复位的目的，即便在手术室操作也是如此。

文献中有确切证据表明，尺骨和桡骨远端完全骨折是不稳定骨折[149,156,165,203,283]。复位失败较常见，即使在医疗条件良好、外科医生经验丰富、充分麻醉、有透视监控且石膏固定良好的情况下也有可能发生。

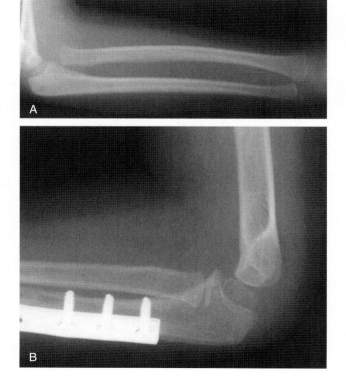

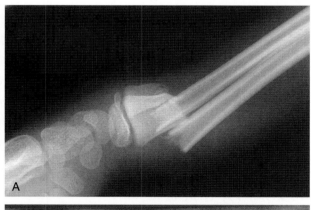

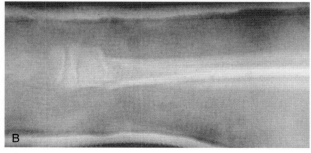

图 8-23　（A）桡骨近端慢性前脱位未发现时的侧位 X 线片。（B）慢性蒙特吉亚骨折通过尺骨截骨术和环状韧带重建术进行重建后的 X 线片。

图 8-24　（A）桡骨远端干骺端有移位完全骨折的侧位 X 线片。（B）侧位 X 线片显示管型内闭合复位已达到解剖对位。该骨折在随后 3 周内的复位丧失风险约为 30%，因此要进行 X 线随访以避免连接不正。

成角和移位未达到完全复位在管型石膏制动时会增加后期对线丧失的危险。同样,不恰当的石膏固定也是造成复位失败的原因之一[44,45,156,285]。成形良好的短臂石膏可以达到与长臂石膏相同的效果,是希望恢复伤臂功能患者的首选。连接不正是该类骨折的一个危险因素。接受闭合复位与石膏固定的患者要在复位后的前3~4周进行X线密切随访。该类伤害中高达三分之一的病例最终会发生移位,需要重新复位以避免连接不正。轻度屈伸对线不良会随着生长发育重新塑形。鉴于闭合复位术存在连接不正的风险,很多外科医生建议对于有移位干骺端骨折的大龄患儿实施闭合复位和经皮钉固定[149,156,165,203,283]。数据表明,只要对每个病例都遵循这些治疗原则,2年随访时闭合复位与钉固定的效果相同。一般来说,如果生长期还有不到2年的儿科患者复位后仍有大于20°的成角畸形,则须进行重新复位或钉固定。此外,对于所有浮肘性损伤的患儿都要对其肘部和桡骨骨折进行钉固定,以降低筋膜室综合征的风险[191,245,280]。对于儿童桡骨远端骨折,从远端到近端行斜位单钉或交叉置钉固定就足够了(图8-25)。对所有病例都要通过选择适当大小的切口并设置导钉保护,仔细保护指伸肌腱和桡侧感觉神经。如果可能,应在干骺端插入钢针以避免生长部伤害。如有必要,应在桡骨远端长骨体生长部两端植入光滑的小直径针做短期固定。由于螺纹针可能伤及长骨体生长部且不易移除,应避免使用。伤部充分愈合后应移除钢针,一般在4~6周。应将石膏固定或夹板固定与钢针固定配合使用,直至充分愈合开始进行康复训练。石膏或钢针固定治疗的长期效果都较为理想,未出现过永久性骨连接不正或神经血管受损。

六、加莱阿齐骨折脱位

儿童加莱阿齐损伤很罕见。放射学上把这种损伤称为伴有远侧桡尺关节脱位或尺骨长骨体生长部移位的桡骨远端移位骨折[53,105,125,136,137,220,242]。此时,少见的桡骨轻微骨折偶尔伴有远端桡尺关节不稳定,临床上也要加以识别。儿童加莱阿齐损伤的远端桡尺关节脱位和桡骨骨折都要进行解剖复位。对于青少年桡骨青枝骨折,闭合复位可恢复解剖对线,而且通常比较稳定[136,137,163,269,271,285]。有利于旋转稳定性的长臂制动,足以使骨折和远端桡尺关节断裂充分愈合。此类骨折脱位在旋后位通常较稳定,但有一些病例脱位发生在相反方向,复位和固定时需要取旋前位。复位后最好在

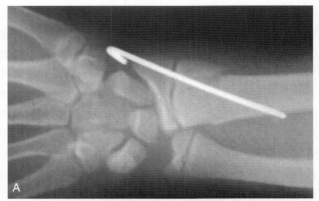
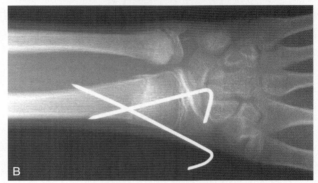

图8-25　桡骨远端干骺端完全移位骨折的另一种可选择治疗方案是复位并经皮钉固定。可进行桡侧斜行单针固定(A)或交叉双针固定(B),具体方案视骨折稳定性而定。插入时须小心避免伤害桡侧感觉神经或伸肌腱。

中立位、旋后位和旋前位对远端桡尺关节施以掌背向应力进行评估。对于该类骨脱位最常发生的大龄儿童,建议对其桡骨干骺端-骨干骨折实施切开复位内固定[121,163,170,171,212]。对于FCR与桡动脉之间的骨折,抬高旋前方肌的掌侧入路是首选的手术入路(详见"舟状骨骨折"一节)。采用波状T形钢板固定可达到解剖加压固定。桡骨固定后最应在中立位、旋前位和旋后位对DRUY进行应力测试。一般而言,远端桡尺关节在对桡骨行钢板固定和长臂石膏制动4~6周后会稳定于旋后位。如果各位面都不稳定,建议跨DRUJ置钉固定。不能复位的远端桡尺关节很少见,需要切开复位以清除插入的肌腱或骨膜[24,30,42,66,68,109,114,125,187,212]。未及时发现不能复性脱位会使后期的成功重建更加困难。三角纤维软骨复合体(TFCC)损伤甚至在儿童与青少年的桡骨远端骨折中也有发生[254]。目前该类损伤的发生率和石膏固定的完全愈合率还不明确。尺骨茎突基底移位骨折患者是三角纤维软骨复合体损伤的高危患者[189,254,272]。建议对茎突基底移位骨折实施急诊张力

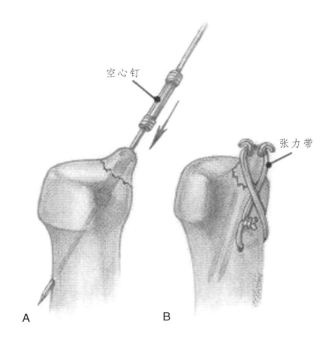

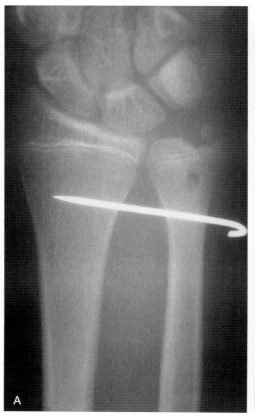

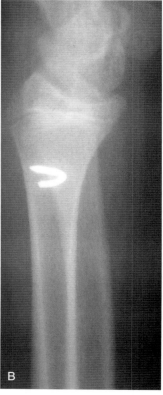

带治疗(图 8-26)。可通过尺侧直切口进行暴露。要保护尺侧感觉神经。在 X 线透视引导下,对移位的茎突进行解剖。利用咬骨夹进行复位。将一根钢针斜行从尺骨远端茎突跨过骨折部穿入尺骨邻近桡骨的皮质内。在骨折处近端钻孔,用聚酯(Ethibond)缝线作为穿过孔的张力带,将其拧成"8"字形缠在远端钢丝弯上。长臂石膏制动 4~6 周直到骨折愈合。去除经皮针。桡骨远端骨折后在腕部尺偏或前臂旋转时长期尺腕部疼痛的患者,应进行临床和 X 线评估,以判定是否存在慢性三角纤维软骨复合体撕裂。尺茎突骨不连、尺骨茎突骨折肥大性愈合或尺骨对位偏差,都是尺腕嵌塞和三角纤维软骨复合体撕裂的危险因素[19,37,59,147,181]。磁共振成像扫描或关节造影可做出诊断。腕关节镜有助于确诊和正确的治疗。对于长期的慢性不稳定,有时需要对三角纤维软骨复合体和远端桡尺关节实施复杂的重建手术(图 8-27)。

七、长骨体生长部骨折

尺骨和桡骨远端骺板骨折通常为伸展损伤。该损伤常发生于青春期前的生长突增时期。桡骨骺板损伤比尺骨骺板损伤更为常见[126,169,195,199,246]。这些伤害属于

图 8-26 (A,B)几种可用来固定尺骨茎突骨折的方法,具体方法的选择部分取决于茎突骨折块的大小。(Redrawn from Trumble, T.E.; Culp. R.; Hanel. D.P.; et al. Intra–articular fractures of the distal aspect of the radius. Instr Course Lect 48:465–480, 1999.)

图 8-27 远端尺桡关节软组织重建行针固定的正位(A)和侧位(B)X 线片。注意,正位 X 线片上的高压为肌腱编织重建。慢性远端桡尺关节不稳定是儿童加莱阿齐损伤中很少见的后遗症。

Salter-Harris[224]标准的Ⅱ型损伤,是最常见的移位骨折。常见的无移位 Salter-Harris Ⅰ型损伤临床上表现为长骨体生长部触痛或肿胀[174,194]。少数Ⅲ型和Ⅳ型需要仔细分析 X 线平片而且常要进行 CT 检查才能确诊和制订治疗决策[6,131,196-198]。Ⅲ型或Ⅳ型损伤漏诊和解剖复位失败可导致关节不相称以及长骨体生长部停止生长。对于有移位的桡骨Ⅰ型和Ⅱ型骺板损伤,骨折和后期治疗后生长停滞的风险较低(3%~5%)。桡骨骺板骨折5~10 天后的复发或后期复位很容易造成桡骨生长停滞(图 8-28)[106,131,265]。移位性尺骨骺板损伤更容易造成生长停滞,概率为 20%~50%(图 8-29)[40,86,177]。70%~80%的尺骨和桡骨生长来自远端生长部,其中一根骨的生

长停滞会导致前臂和腕部进行性畸形[189,254,272]。

对于稳定和无移位Ⅰ型损伤建议实施短期制动直至不适感消除。对于几乎所有的Ⅰ型和Ⅱ型无移位骺板损伤宜实施闭合复位和石膏制动。复位时适当给予镇痛以免对生长部产生医源性损伤。对于通常的伸展性骨折,生长部移位可以通过轻柔牵引和背-掌向加压来复位。长臂或短臂固定须进行 4~6 周。对于复位后前 1~3 周出现解剖复位丧失的骨骼未成熟患者最好不要实施再复位(图 8-30)。幸运的是,只要生长部未受伤,伸展连接不正的年轻患者可发生显著的重塑(图 8-31)[7,115,210]。对于发育接近成熟的青少年,由于其生长期有限,必须保证解剖对位才能防止骨连接不

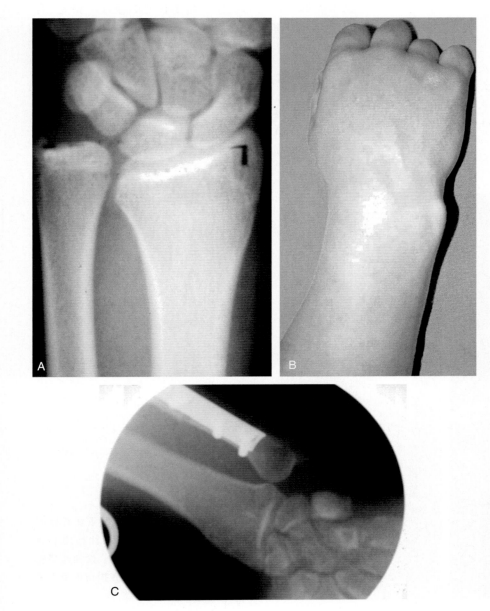

图 8-28 (A)正位 X 线片显示,骺板骨折后桡骨生长停滞,而尺骨仍然纵向继续生长。此患者出现有症状的尺腕嵌塞。(B)临床照片显示桡偏畸形和尺骨远端突起。(C)正位 X 线透视显示按中位差对尺骨进行短缩截骨。

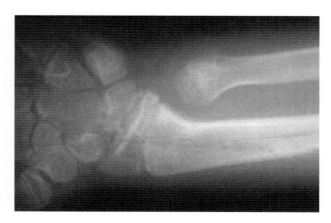

图 8-29　加莱阿齐等损伤后尺骨生长部生长停滞的正位 X 线片。由于尺骨的限制桡骨生长部畸形在不断进展。

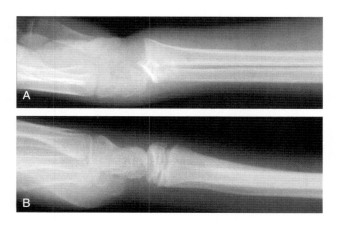

图 8-31　(A)有晚期表现的桡骨远端生长部连接不正的侧位 X 线片。没有进行矫正。(B)加速生长期后 6 个月的侧位 X 线片。可见随着自然发育过程已校正到解剖对线。

正(图 8-32)[271]。此类骨折及其伴发的神经血管损伤，只能采用闭合复位和针固定进行治疗。对于骨连接不正的病例，须进行矫正截骨、骨移植以及内固定，以防止发生长期关节病。

　　建议对出现过度肿胀或伴有神经血管损伤的患者实施钢针固定[273]。该方法与圆周石膏固定相结合，可降低发生筋膜室综合征的可能性。这一点对正中神经病变患者特别适用。一般而言，一根小直径的光滑长骨体生长部固定针即可满足需要。如需保持旋转稳

定，须采取交叉钉固定。再次强调，置入钢针时需细心避免伤及伸肌腱或桡侧感觉神经。钢针应在 3~6 周后取出，开始进行制动促进骨折愈合。建议在 6~12 个月拍摄随访 X 线片以确认是否出现生长停滞。这样就可以在出现严重畸形之前及时做出治疗决策。

　　Ⅲ型和Ⅴ型骺板损伤需要将关节和骺板软骨都解剖复位。这通常可以经皮完成。有时要借助关节镜辅助复位[274]。光滑的小直径针固定一般足够。有时为了避免在骺板区域使用大量固定针，外固定是必要的(见图 8-7)。由于尺骨骺板损伤发生生长停滞的风险高，所以建议解剖复位并稳定长骨生长部。要注意避免因手术暴露和固定造成骺板的附加损伤。要仔细随访检查所有这些损伤，以便及早发现、评估和治疗与生长和关节相关的问题。

八、舟状骨骨折

　　舟状骨骨折是儿童最常见的腕部损伤[16,46,92]。在最近一二十年里，青少年参与竞技性体育运动的增多可

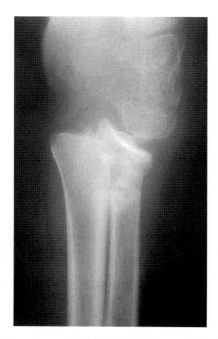

图 8-30　Salter-Harris Ⅱ型桡骨远端连接不正的侧位 X 线片。目前不建议重新复位，因为：①有发生医源性生长停滞的风险；②这种病变很可能随着生长自行矫正。

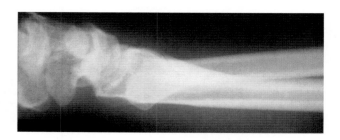

图 8-32　桡骨远端干骺端连接不正的侧位 X 线片。这位患者年龄太大，闭合复位后已不能将对线不良重塑至可接受的程度。为了防止发生长期桡腕问题，必须进行矫正截骨术。

能是这种骨折发生率升高的原因。舟状骨骨折根据移位程度、骨折部位和方向进行分类。远极、中部和近端骨折均可发生于儿童。中部骨折是现在最常见的舟骨骨折，即使在未成年患者中也如此[142,279]。移位超过1~2mm就有发生连接不正或骨不连的风险，类似于成年人的情况[168]。CT 或 MRI 评估对确定移位程度和指导此类骨折的治疗起重要作用[35,63,146,225]。无血管坏死在儿童中确实有发生，尤其是移位性近中部和远极处骨折[276]。

　　无移位的远极骨折通常可愈合且没有并发症[4,32,36,83,97,157,255,292]。进行密切的 X 线平片检测或者适当时的 CT 扫描以便发现远端关节内扩张或移位。为了使远极骨折中在保护下愈合，建议用长臂或短臂拇指人字形石膏固定 6 周。儿童或青少年的无移位中部骨折应采用管型石膏制动进行治疗。要通过 CT 扫描来确认三维解剖对线。石膏制动要持续到骨折完全愈合。有证据表明，初始长臂管型石膏固定效果更好[83]。有时，需进行 CT 扫描来确认愈合。即使无移位的中部骨折也有骨不连和无血管坏死的风险。考虑到要长期制动、骨不连以及无血管坏死并发症，目前对于成人的无移位舟状骨骨折，通常采用经皮骨内螺钉固定[1,294]。

这项技术现在已被受过教育、期望早期活动的青少年及其家人所接受。在透视引导下，空心钉可从远端掌侧向近端背侧植入，反之亦然。这种技术运用取决于骨折部位以及外科医生的偏好和技能。必须在前后面和侧面均植入中心针和空心钉。如今尚不建议将这种治疗作为治疗无移位中部骨折的标准方法。

　　移位的中部骨折需进行解剖复位和稳定固定。通常采用切开复位内固定来完成[101,102,154,166,168,173,214]。舟状骨掌部入路最常用，可以保护背部血液供应并矫正屈曲移位(图 8-33)。运用曲线切口通过桡动脉 FCR 间隙来暴露骨折。提起鱼际起端来暴露舟状骨的远极和舟骨–大多角骨–角骨关节。掌侧关节囊切开术后，便可暴露骨折部位。然后进行骨折的解剖复位术。在极少数情况下，在紧急矫正由于掌侧粉碎骨折引起的"驼背"畸形时，需要进行骨移植。解剖复位后使用光面钢丝或骨内螺钉固定。我们倾向于骨间空心螺钉固定。对舟状骨急性移位骨折，现在通常采用关节镜辅助下的复位和固定。其技术难度很高。关节镜检查和骨折处解剖对位，空心钉和螺钉的植入，都是在透视引导和关节镜目测下进行的。外科医生认为必要时，术后应用夹板或石膏固定，以防止剧烈运动时给予愈

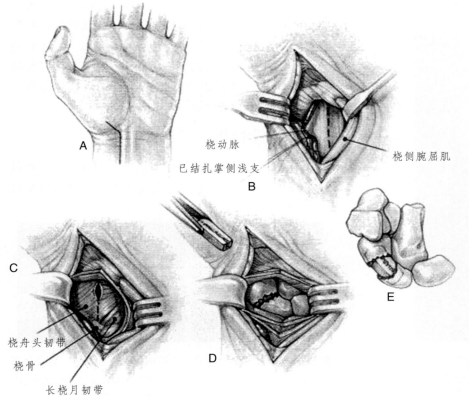

桡动脉
已结扎掌侧浅支

桡侧腕屈肌

桡舟头韧带
桡骨
长桡月韧带

图 8-33　最初的 Russe 骨移植技术。(A)切口。(B)拨开桡侧腕屈肌(FCR)腱以暴露掌关节囊。(C)将掌关节囊纵向切开，暴露桡舟头韧带(RSC)和长桡月韧带 (LRL)。注意尽量减少韧带损伤。(D)在骨折线的远端和近端形成一个卵圆形空隙。(E)皮质网状骨移植片楔入舟状骨的空隙中。植入物和骨折块的稳定性要达到令人满意的程度。否则，建议用 1~2 条克氏钢丝额外固定。(From Green,D.P.; Hotchkiss,R.N.; Pederson, W.C.; et al. Green's Operative Hand Surgery,5th ed. New York,Churchill-Livingstone,2005,p. 730.)

合中的骨折施加过大的应力。在舟状骨骨折愈合后，青少年由于长期制动造成的骨折后僵直风险不会像成年人那样大。

近极舟状骨骨折发生无血管性坏死和骨不连的风险高。对于这种罕见的青少年骨折，在骨折移位或碎裂之前进行经皮螺钉固定很有益处。在这种情况螺钉的完美放置对降低并发症的风险很有必要。在透视引导下从近端背部向远端掌部植入螺钉。这已成为我们在移位或塌陷之前，治疗这种复杂骨折的首选方法。已形成的近极骨不连伴移位，可能需要复位、血管化移植和内固定才能达到愈合的目的（图 8-34）[276]。在这种情况下，标准的非血管化移植和固定具有很高的失败率。

青少年舟状骨骨不连的治疗方法与成人相似[46,56,128,138,141,153,186,200,243]。如果骨折确实无移位，可以考虑长期石膏固定治疗或者经皮螺钉固定。曾采用过辅助电刺激。然而，大多数腕部骨折骨不连，是移位的并可能有近极无血管性坏死。这种损伤需要内固定和骨移植（图 8-35）。最初的报道均使用钢丝固定，后来开始应用螺钉固定。大多数用的是自体骨移植技术，以恢复结构完整性并促进愈合[141,153,200,243]。最近开始采用生物材料骨移植。幸运的是，在儿童和青少年中大多数骨不连在骨移植和内固定后均发生愈合。我们的标准治疗仍然是自体结构骨移植，通常取自髂嵴，并进行骨间螺钉固定以达到骨折愈合和防止长期并发症，

如疼痛、僵直和关节病[145,278]。

第四节　手部骨折

手部是儿童最常见的损伤部位。学步期儿童损伤通常是挤压伤，如被门挤伤[14,75,87,98,134,148,207,287,288]。大龄儿童的骨折常由娱乐性运动导致。幸运的是，这种损伤大多可以愈合且无并发症（70%~80%）[120]。然而，对于骨折、脱位和软组织损伤的桡骨损伤，如果没有进行恰当及时的治疗会产生可怕的后果。鉴别和治疗这类损伤是此节的重点。

一、远端指骨损伤

手指远端挤伤是学步期儿童最常见的损伤。可能发生部分或整个远端截断。甲床和甲板损伤通常伴发于远端指骨骨折，从轻微撕脱到粉碎性开放性骨折。幸运的是生长板通常不受累及，除非是 Seymour 骨折（将在后文讨论）。大多数这种损伤可以在急诊室局部麻醉或清醒镇静下进行治疗。更复杂的损伤需要全身麻醉。进行部分切断术，背侧皮肤、甲床和甲上皮区域通常会被撕裂，形成能存活的完整掌侧皮桥。急诊室修复要在放大镜辅助下进行，以便对甲床进行解剖和完美修复，去除甲板后用可吸收缝线缝合[67,222,227,297]。长期治疗后，大多数损伤可以愈合，且无指甲畸形。

全远端切断术会用到不同的技术，取决于外科医

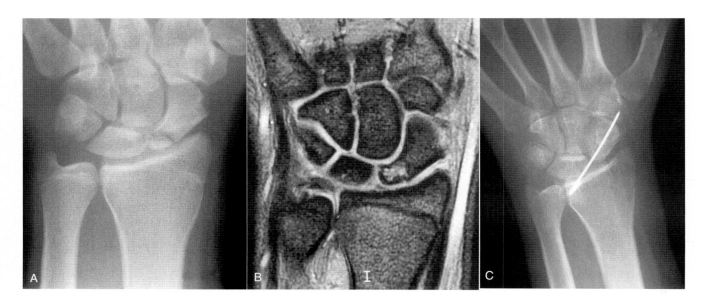

图 8-34　(A)近极舟状骨骨不连的 X 线片。这种损伤在儿童和青少年中少见，但发生无血管坏死(AVN)和持续骨不连的风险高。(B)MRI 显示近极无血管坏死。(C)蒂血管化骨移植和针固定治疗后导致愈合。

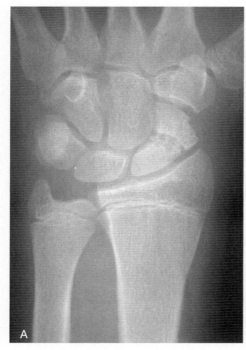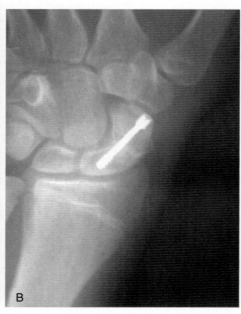

图 8-35　(A)青少年运动员中部舟状骨骨不连的 X 线片。初诊时漏诊在后期发现并不少见。(B)采用骨移植和骨内螺钉内固定进行手术治疗。

生的经验和偏好以及缺损的大小和方位[8,49,82,113,234,298]。如果皮肤损失小,清洗和清创并用白凡士林和 3% 三溴酚铋(Xeroform)处理的无菌衣覆盖。对于年幼儿童,愈合相对较快且无并发症。因为近端生长部未受侵犯,所以纵向生长功能是健全的,长度会接近正常。有时,紧急治疗只需要行最小的清创,用咬骨钳暴露骨,然后换敷料。更大面积的损失可以通过用截下部分进行复合移植、有蒂移植法(如徙前术或者鱼际皮瓣)或者来自远距供给位点的皮肤或重合移位进行治疗。截下部分作为复合移植的附着,可在截断点和存下部分都清创之后在急诊室进行。这种方法的愈合时间可能比单独使用局部敷料要长,但是在严重的损伤中可产生较大的隆起并可降低指甲畸形的风险。在明确需要行移植之后,皮瓣或供体移植通常作为亚急症稍后进行。

　　儿童槌状指和成人的类似,终端肌腱在从背侧植入远节指骨处断裂。生长部没有闭合的儿童终端肌腱植入到骨骺中。掌跖深屈肌植入在干骺端上。槌状损伤伴发于骨撕脱或肌腱内实质损伤。这两种损伤均可以用伸展夹板固定远端指间关节进行治疗,同时还能让近端指间关节活动。只要患者依从带上夹板,夹板治疗预期能成功愈合。这甚至可用于慢性槌状指的治疗。有极少数病例,慢性槌状指损伤需要行肌腱皮肤固定术重建以达到主动伸展的改善。这个操作的风险是丧失屈曲功能或甲板畸形。

　　儿童的某些屈曲损伤会导致长骨生长部在背侧终端腱和掌部屈指长肌植入点之间分离(Seymour 骨折)[232]。甲床的生发基质会插入到长骨生长部骨折处,从而妨碍复位(图 8-36)。所导致的屈曲指常被误诊为槌状指而用背侧夹板治疗。初始伤口若不进行相应的治疗随后会发生感染。因此必须及时发现这类损伤。治疗措施包括去除甲板、从生长部灵巧地去除植入的生发基质、骨折复位以及甲床修复。指骨骨折通常在软组织修复后是稳定的。有时指骨和指骨间关节需要针固定 3~4 周,以保护甲床的修复和骨折的对位。

二、指骨颈骨折

　　近节或中节指骨的软骨下区域损伤常伴发于更近端的挤伤,如在关门时挤住儿童手指的近节和中节指骨区域。当儿童试图从门缝伸出手指时,在软骨下区域会受到最大的外力,从而使其骨折。由此产生的指骨颈骨折会向背侧移位并伸展(图 8-37)[60]。在 X 线片上远端骨折块显得很小,因为儿童的关节内面大部分是软骨。移位的严重程度及其对邻近指间关节活动的影响往往缺乏了解。通过解剖复位和针固定治疗这种骨折的失败可导致连接不正,从而限制手指的屈曲。在近端指间关节,髁下窝的表示可导致手指活动度的明显缺失。这种骨折也可以显现出旋转不良。因此必须及时发现这种损伤。它们通常是不稳定损伤,在闭

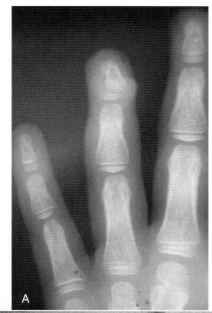

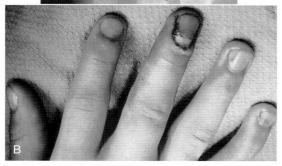

图 8-36　(A)生长部移位骨折的前后位 X 线片。终端肌腱完好，插入在无移位的骨骺。生发基质会陷入夹在生长部骨折处。(B)伴生长部移位和生发基质陷入的 Seymour 骨折的临床照片。可见甲板和甲上皮发生移位。这种情况需要修复甲床并复位生长部。

合复位和石膏固定后可再次移位，发生后很难通过石膏中的 X 线片发现。建议采用闭合复位加远端到近端斜行针固定 3~4 周。初发连接不正的儿童时常通过经皮针复位和固定进行治疗[277]（图 8-38），或者进行谨慎的切开复位，以便保护远端骨折块经过侧副韧带的血液供应。确诊的连接不正治疗更为复杂。年幼儿童会随着生长发育进行重塑，尤其是中节指骨[50,99]。然而要记住生长部在近端，所以这一过程很慢（1~2 年）并且可能也不充分。经掌侧入路进行软骨下窝重建可以改善活动，但不能恢复到正常水平[235]。很明显，这种损伤的最好处理措施是准确诊断和及时治疗。

三、旋转不良骨折

　　任何指或掌部骨折都可导致手指的旋转不良，如

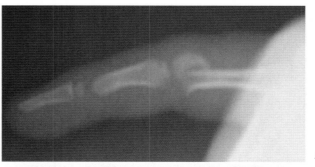

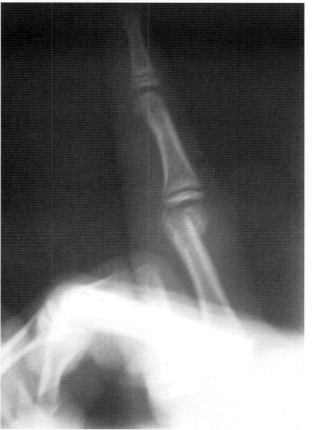

图 8-37　(A)近节指骨的指骨颈移位骨折的侧位 X 线片。软骨下窝被髁骨折块的扩展修复阻塞。如果不治疗这会导致指间关节屈曲阻滞。(B)此骨折块更小，因此移位骨折的重要性在急诊时可能被忽视。

影像表现证明的那样（图 8-39）。必须进行损伤临床检查，通过腱固定术检查指骨对线，并评估有效活动度。腕部被动伸展使手指被动屈曲，这样便可检测指骨对线。即使在急症期，进行腱固定术检查，骨折的手指也会表现出不对称的聚集或散开。所有旋转不良的手指均要解剖复位和手术固定。最常见的指骨和掌骨斜行骨折均很明显，可通过光面针固定或内固定进行治疗（图 8-40）。然而，在 X 线片上显示的生长部横行关节

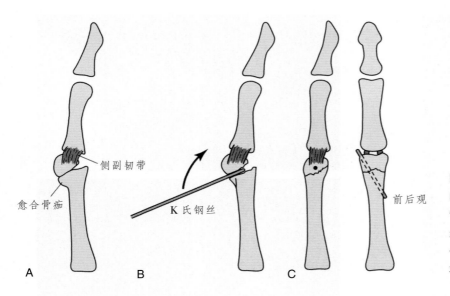

侧副韧带

愈合骨痂

K 氏钢丝

前后观

A   B   C

图 8-38 (A)技术图解。局部愈合、对线不齐的指骨颈骨折的侧面观。(B)K 氏钢丝经皮从背侧经骨折骨痂插入到骨折部位。用 K 氏钢丝撬动远端骨折块使其回到解剖对线。(C)复位后的骨折用 1 或 2 条 K 氏钢丝，经皮由远端至近端进行斜行针固定。

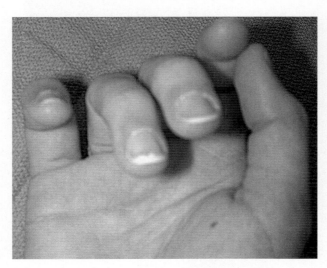

图 8-39 被动腱固定术检查显示出无名指临床旋转不良。

内轻微骨折均可导致旋转不良。高度怀疑和严谨的临床检验对防止连接不正至关重要。

四、关节内骨折

　　任何关节内骨折在愈合期间都需要解剖对线和稳定。一些损伤无移位并且稳定，可以进行闭合治疗。然而在愈合期间必须进行临床和影像学随访，以确认对线没有丧失。移位骨折需要复位和针或螺钉固定[26,98,231]。在中节指骨，这种损伤可累及骨软骨断裂。必须进行仔细的手术解剖和解剖复位，以减少此种骨折已存在的无血管性坏死的风险。有时，为了稳定需要行急性骨移植。位于此骨突远端的鹰嘴是儿童皮质骨的一个合理来源。这种损伤可以为单髁、双髁或者粉

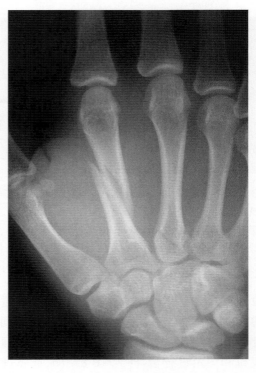

图 8-40 示指掌骨斜行骨折的前后位 X 线片。这种骨折有旋转不良的风险。通过被动腱固定术和主动运动行临床检验对于防止连接不正是很重要的。对这种骨折进行复位和固定是必要的。

碎性的。指间关节在任何关节旁或关节内损伤中总有永久丧失活动功能的风险。长期的关节不协调显然会增加这种风险。治疗这种损伤的首选方式是封闭或切开解剖复位再以针或螺钉固定。对于儿科患者最常使用的是经皮针复位和固定。需要行骨分离治疗的极端粉碎性骨折，在儿童和青少年中很少见[2,228]。为了降低

屈曲挛缩的风险，必须通过术后康复训练恢复指节间活动功能。关节内连接不正是一个棘手问题，常引起运动功能丧失、疼痛和关节病（图 8-41）。不幸的是，后期关节内切骨在运动方面所产生的效果往往低于期望的结果，即使 X 线片显示有所改善或解剖复位时也如此。

儿科的拇指 Salter-Harris Ⅲ 型关节内移位骨折等同于成年的狩猎人拇指[167,282]。跌倒时（如滑雪运动中）损伤的通常不是掌指关节尺侧副韧带，而是骨骺骨折。近节指骨的移位骨骺骨折可导致关节和生长部的不一致。需要进行切开复位术和针固定（图 8-42）。外科切开关节经骨折处至完整尺侧副韧带远端。当重新解剖对位时，这些损伤可在 4~6 周愈合，没有并发症。如果未发现或复位不良，可导致骨不连或连接不正，通常很疼痛并会限

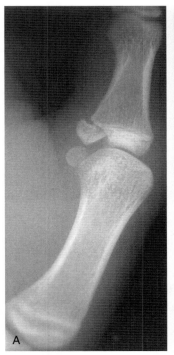
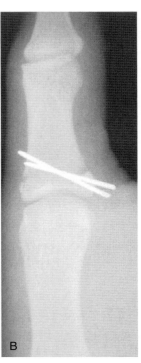

图 8-42　(A)拇指近节指骨 Salter-Harris Ⅲ 型关节内移位骨折的前后位 X 线片。这是与狩猎者拇指相当的损伤。(B)需要行切开复位内固定来恢复关节与生长部的配合及关节稳定。前后位 X 线片可见光面针固定。

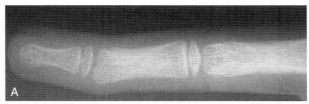

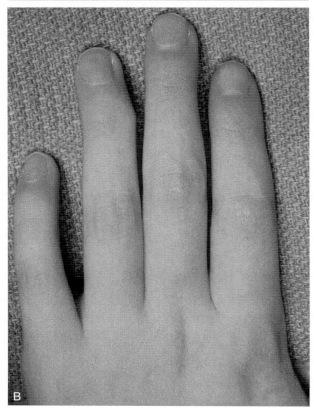

图 8-41　(A)中节指骨单踝骨折关节内连接不正的前后位 X 线片。这种骨折要在急症室进行复位和固定。(B)连接不正伴无名指经远端指间关节尺侧偏斜的临床表现。

制运动和功能。与此类似，掌骨根部的移位性关节内骨折（Bennett 或 Rolando 骨折）需要解剖关节复位和针固定。在第一和第二掌骨之间的斜行韧带可将尺骨骨折块固定在其位置，而拇外展长肌将动态移位稍大的桡骨折块。复位术包括恢复长度以及矫正成角畸形和旋转不良。将 2 个或 3 个经皮针插入邻近的掌骨基底和腕骨可保持稳定，直至愈合。少见的粉碎性关节内骨折需行谨慎的切开复位术。成人最好用撑开牵引术治疗的严重损伤，在儿童中几乎不存在。

五、脱位

大多数指骨间关节损伤是近端指间关节"阻塞指"，继发于多度伸展力，如在投篮球时。这可导致掌板损伤，有时可导致第二节指骨骨骺轻度撕脱骨折。这种损伤可因制动被过度治疗，可能会导致继发性指骨间关节僵直。完全脱位常可采用撑开和牵引术复位而不会产生并发症（图 8-43）。如果关节已复位且活动时稳定，治疗应选择简短的夹板保护和早期活动[65]。在进行应力下主动和被动活动时，并指敷裹是常用的保护措施。儿科中少见的中节指骨基部撕脱可导致关节

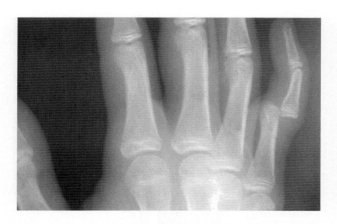

图 8-43　典型的近端指间关节伸展脱位。撑开牵引术和屈曲复位效果通常同心且稳定。复位通常在现场完成。

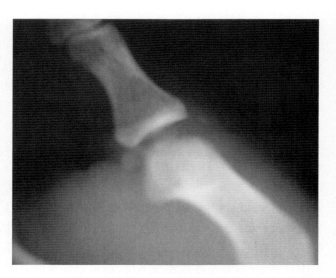

图 8-45　一例难以复性的脱位，X 线片可见陷入拇指掌指骨关节内的籽骨。

移位、不稳定，与此完全不同（图 8-44）。这种损伤需要行关节复位，而且仅在稳定的屈伸弧内活动[155]。需行 X 线透视检查，以便确认活动弧的安全性。采用背侧夹板或针伸展阻滞来防止关节半脱位。当随着愈合而恢复稳定后应小心地进行渐进性伸展，以保持关节复位，同时达到最大的指骨间活动度。这种损伤的愈合超过 6 周，而且后续治疗可能延长。

　　大部分指间关节脱位并不复杂。背侧脱位最常见，并且通常在受伤现场复位，由患者、训练师、父母或教练通过轻轻撑开牵引即可完成。这类损伤在复位后通常是稳定的，只要在掌板和侧副韧带愈合期间避免受到另一次过伸外力作用即可。再一次提醒，早期活动要在保护下进行，以降低长期僵直的风险。MCP脱位很可能难以复位（"复杂脱位"）[39,85,139,218,240,252]。IP 或者 MCP 关节的不可复位背侧脱位通常由于掌板陷夹所致。在 MCP 关节，X 线片可显示籽骨插入或分离移位样对位（图 8-45）。闭合复位是不可行的。必须从掌侧入路复位[13,17,29,85,89,111,139,158]。如果采用掌侧入路处

理不能复位的 MCP 关节脱位，在切开皮肤时一定要非常小心地保护移位的指神经血管蒂。对于初学者，背侧入路较为安全。我们通常用掌侧入路进行手术复位，但也要极为小心地保护神经血管束。保护下的早期运动对于降低僵直风险很重要。

六、腱、神经和血管的软组织损伤

　　儿童屈肌腱损伤的最常见机制就是玻璃划破。皮肤伤口相对于软组织损伤的潜在严重性往往显得轻微。未实施单独的肌腱和神经测试可导致诊断延误或漏诊。腕部撕裂常包括肌腱以及（有时）主要神经或血管的多重撕裂。因为年幼儿童的术前检查受限，所以现行紧急手术探查和修复。掌或指撕裂也需要仔细检查来探测神经、肌腱或动脉的部分或完全撕伤（图 8-46）。无血管指显然是手术急症。指神经或单独的屈肌腱损伤急诊时常被漏诊。延误修复 2~3 周尚未发生并发症，但超过这个时间，长期预后会令人担忧。儿童和青少年患者的显微镜下指神经修复基本上能完全恢复识别敏感性。术后保护只需 2 周左右。屈肌腱的修复多有并发症，但是仍好于成年人。目前对石膏制动还是保护下活动仍有争论。在关于儿童的报道中，与保护下的屈肌腱活动相比，石膏制动 4 周有良好的总体主动活动弧结果和更低的断裂概率。然而信息十分有限。

　　指深屈肌的"Jersey 指"撕脱在儿童和青少年均有发生。屈肌腱鞘纺锤形肿胀可被误诊为指肿胀或指扭伤。

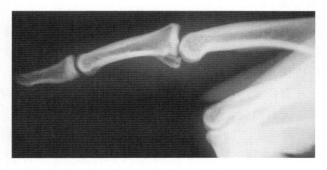

图 8-44　掌侧关节内骨折脱位未完全复位的侧位 X 线片。这种损伤需要合适的复位并确立稳定的活动弧。

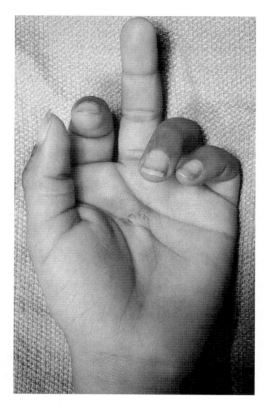

图 8-46　本图所示为中指指过程丧失，在没有做进一步检查之前，要考虑到屈肌腱撕裂。手掌上一块小的玻璃划伤可引起深部划伤。这样的儿童往往由于漏诊而耽误治疗。

如果指浅屈肌是完好的，患者可在要求时在近端指间关节外活动或屈曲手指。如果不做单项深肌腱检查，急诊或亚急诊时肌腱撕裂会被漏诊。侧位 X 线片可以显示远节指骨撕脱骨折，并定位近端移位的肌腱。紧急修复涉及肌腱的重新插入或者将骨折块植入远节指骨。这可能需要从背侧修复。因为损伤在第一区，紧急修复常有很好的效果。然而后期重建多有并发症。是留给患者一个摆设的手指，还是进行无并发症的肌腱移植重建，要做周密的考虑，而且尚不明确是否取决于现有文献的证据水平。因此医生和患者的偏好在这项决策中仍起到很大的作用。

儿童指动脉在三叉分支近端完全切断，被认为是再植术的适应证。挤伤性截断，如发生在训练器材上的，比锐性撕裂有更高的再植入术失败率。显微修复导致瞬时的毛细血管充填和同时的动脉流再生，是长期存活的信号。儿童的再植技术和成人一样。手指锐性截断、体重超过 11kg、一条以上静脉被修复、骨截短和骨间钢丝固定以及动脉和静脉行静脉移植，手指再植后更容易成活。

致谢

笔者感谢本书第三版本章前任作者的贡献：Peter F. Armstrong，M.D.，V. Elaine Joughin，M.D.，Howard M. Clarke，M.D.， 和 R. Baxter Willis，M.D. 我们还要感谢 Robert Yu 先生和 Virginia Brunelle 女士的对手稿准备所做的帮助！

（任秀智 李世民 译　叶伟胜 李世民 校）

参考文献

1. Adolfsson, L.; Lindau, T.; Arner. M. Acutrak screw fixation versus cast immobilisation for undisplaced scaphoid waist fractures. J Hand Surg [Br] 26: 192–195, 2001.

2. Agee, J.M. Unstable fracture dislocations of the proximal interphalangeal joint of the fingers: a preliminary report of a new treatment technique. J Hand Surg [Am] 3:386–389, 1978.

3. Alpar, E.K.; Thompson, K.; Owen, R.; et al. Midshaft fractures of forearm bones in children. Injury 13:153–158, 1981.

4. Amadio, P.C.; Berquist, T.H.; Smith, D.K.; et al. Scaphoid malunion. J Hand Surg [Am] 14:679–687, 1989.

5. Amit, Y.; Salai, M.; Chechik, A.; et al. Closing intramedullary nailing for the treatment of diaphyseal forearm fractures in adolescence: A preliminary report. J Pediatr Orthop 5:143–146, 1985.

6. Arima. J.; Uchida, Y.; Miura, H.; et al. Osteochondral fracture in the distal end of the radius. J Hand Surg [Am] 18:489–491, 1993.

7. Armstrong, P.; Joughlin, J.; Clarke, H. Pediatric fractures of the forearm, wrist, and hand in skeletal trauma in children. In Green, N.; Swiontkowski, M., eds. Skeletal Trauma in Children. Philadelphia, WB Saunders, 1994. pp. 161–257.

8. Atasoy, E.; Ioakimidis, E.; Kasdan, M.L.; et al. Reconstruction of the amputated finger tip with a triangular volar flap. A new surgical procedure. J Bone Joint Surg Am 52:921–926, 1970.

9. Bado, J.L. The Monteggia lesion. Clin Orthop Relat Res 50:71–86, 1967.

10. Bae, D.S.; Kadiyala, R.K.; Waters, P.M. Acute compartment syndrome in children: Contemporary diagnosis, treatment, and outcome. J Pediatr Orthop 21:680–688, 2001.

11. Bailey, D.A.; Wedge, J.H.; McCulloch, R.G.; et al. Epidemiology of fractures of the distal end of the radius in children as associated with growth. J Bone Joint Surg Am 71:1225–1231, 1989.

12. Banas MP, Dalldorf PG, Marquardt JD: Skateboard and in-line skate fractures: a report of one

summer's experience. J Orthop Trauma 6:301–305, 1992.

13. Barenfeld, P.A.; Weseley, M.S. Dorsal dislocation of the metacarpophalangeal joint of the index finger treated by late open reduction. A case report. J Bone Joint Surg Am 54:1311–1313, 1972.

14. Barton, N.J. Fractures of the phalanges of the hand in children. Hand 11:134–143, 1979.

15. Bass, R.L.; Stern, P.J. Elbow and forearm anatomy and surgical approaches. Hand Clin 10:343–356, 1994.

16. Beatty, E.; Light, T.R.; Belsole, R.J.; et al. Wrist and hand skeletal injuries in children. Hand Clin 6:723–738, 1990.

17. Becton, J.L.; Christian, J.D., Jr.; Goodwin, H.N.; et al. A simplified technique for treating the complex dislocation of the index metacarpophalangeal joint. J Bone Joint Surg Am 57:698–700, 1975.

18. Beekman, F.; Sullivan J, Some observations on fractures of long bones in children. Am J Surg 51:722–738, 1941.

19. Bell, M.J.; Hill, R.J.; McMurtry, R.Y. Ulnar impingement syndrome. J Bone Joint Surg Br 67:126–129, 1985.

20. Bell Tawse, A.J. The treatment of malunited anterior Monteggia fractures in children. J Bone Joint Surg Br 47:718–723, 1965.

21. Bellemans, M.; Lamoureux, J. Indications for immediate percutaneous intramedullary nailing of complete diaphyseal forearm shaft fractures in children. Acta Orthop Belg 61 Suppl 1:169–172, 1995.

22. Best, T.N. Management of old unreduced Monteggia fracture dislocations of the elbow in children. J Pediatr Orthop 14:193–199, 1994.

23. Bhende, M.S.; Dandrea, L.A.; Davis, H.W. Hand injuries in children presenting to a pediatric emergency department. Ann Emerg Med 22:1519–1523, 1993.

24. Biyani. A.; Bhan, S. Dual extensor tendon entrapment in Galeazzi fracture–dislocation: a case report. J Trauma 29:1295–1297, 1989.

25. Blackburn, N.; Ziv, I. Rang, M. Correction of the malunited forearm fracture. Clin Orthop Relat Res:54–57, 1984.

26. Blair, W.F.; Marcus, N.A. Extrusion of the proximal interphalangeal joint–case report. J Hand Surg [Am] 6:146–147, 1981.

27. Blakemore, L.C.; Cooperman, D.R.; Thompson, G.H.; et al. Compartment syndrome in ipsilateral humerus and forearm fractures in children. Clin Orthop Relat Res:32–38, 2000.

28. Bley, L.; Seitz, W.H. Jr. Injuries about the distal ulna in children. Hand clin 14:231–237, 1998.

29. Blount, W.P. Fractures in children. Schweiz Med Wochenschr 84:986–988, 1954.

30. Blount, W.P. Fractures in Children. Baltimore,: Williams & Wilkins, 1954.

31. Blount, W.P.; Schaefer, A.; Johnson, J. Fractures of the forearm in children. JAMA 120:111–116, 1942.

32. Bora, F.W., Jr.; Culp, R.W.; Osterman, A.L.; et al. A flexible wrist splint. J Hand Surg [Am] 14:574–575, 1989.

33. Borden, S.T. Traumatic bowing of the forearm in children. J Bone Joint Surg Am 56:611–616, 1974.

34. Boyer, B.A.; Overton, B.; Schrader, W.; et al. Position of immobilization for pediatric forearm fractures. J Pediatr Orthop 22:185–187, 2002.

35. Brydie, A.; Raby, N. Early MRI in the management of clinical scaphoid fracture. Br J Radiol 76:296–300, 2003.

36. Burge, P. Closed cast treatment of scaphoid fractures. Hand Clin 17:541–552, 2001.

37. Burgess, R.C.; Watson, H.K. Hypertrophic ulnar styloid nonunions. Clin Orthop Relat Res:215–217, 1988.

38. Calder, P.R.; Achan, P.; Barry, M. Diaphyseal forearm fractures in children treated with intramedullary fixation: outcome of K-wire versus elastic stable intramedullary nail. Injury 34:278–282, 2003.

39. Campbell, R.M., Jr. Operative treatment of fractures and dislocations of the hand and wrist region in children. Orthop Clin North Am 21:217–243, 1990.

40. Cannata, G.; De Maio, F.; Mancini, F.; et al. Physeal fractures of the distal radius and ulna: long-term prognosis. J Orthop Trauma 17:172–179; discussion 179-180, 2003.

41. Carey, P.J.; Alburger, P.D.; Betz, R.R.; et al. Both-bone forearm fractures in children. Orthopedics 15:1015–1019, 1992.

42. Cetti NE: An unusual cause of blocked reduction of the Galeazzi injury. Injury 9:59–61, 1977.

43. Cheng, J.C.; Shen, W.Y. Limb fracture pattern in different pediatric age groups: a study of 3,350 children. J Orthop Trauma 7:15–22, 1993.

44. Chess, D.G.; Hyndman, J.C.; Leahey, J.L. Short-arm plaster for paediatric distal forearm fractures. J Bone Joint Surg Br 69:506, 1987.

45. Chess, D.G.; Hyndman, J.C.; Leahey, J.L.; et al. Short arm plaster cast for distal pediatric forearm fractures. J Pediatr Orthop 14:211–213, 1994.

46. Christodoulou, A.G.; Colton, C.L. Scaphoid fractures in children. J Pediatr Orthop 6:37–39, 1986.

47. Chung, K.C.; Spilson, S.V. The frequency and epidemiology of hand and forearm fractures in the United States. J Hand Surg [Am] 26:908–915, 2001.

48. Clarke, A.C.; Spencer, R.F. Ulnar nerve palsy following fractures of the distal radius: clinical and anatomical studies. J Hand Surg [Br] 16:438–440, 1991.

49. Clayburgh, R.H.; Wood, M.B.; Cooney, W.P., 3rd. Nail bed repair and reconstruction by reverse dermal grafts. J Hand Surg [Am] 8:594–598, 1983.

50. Cornwall, R.; Waters, P.M. Remodeling of phalangeal neck fracture malunions in children: case report. J Hand Surg [Am] 29:458–461, 2004.

51. Creasman, C.; Zaleske, D.J.; Ehrlich, M.G. Analyzing forearm fractures in children. The more subtle signs of impending problems. Clin Orthop Relat Res:40–53, 1984.

52. Crenshaw, A. Surgical approaches. In Canale S ed. Campbell's Operative Orthopaedics. St. Louis: CV Mosby, 2003. pp 107–109.

53. Dameron, T.B., Jr. Traumatic dislocation of the distal radio-ulnar joint. Clin Orthop Relat Res 83:55–63, 1972.

54. Daruwalla, J.S. A study of radioulnar movements following fractures of the forearm in children. Clin Orthop Relat Res:114–120, 1979.

55. Davis, D.R.; Green, D.P. Forearm fractures in children: pitfalls and complications. Clin Orthop Relat Res:172–183, 1976.

56. De Boeck, H.; Van Wellen, P.; Haentjens, P. Nonunion of a carpal scaphoid fracture in a child. J Orthop Trauma 5:370–372, 1991.

57. DeFrate, L.E.; Li, G.; Zayontz, S.J.; et al. A minimally invasive method for the determination of force in the interosseous ligament. Clin Biomech (Bristol, Avon) 16:895–900, 2001.

58. Denucé, A. Memoiré sun les luxations du coude. Thèse de Paris, 1854.

59. DiFiori, J.P.; Puffer, J.C.; Aish, B.; et al. Wrist pain, distal radial physeal injury, and ulnar variance in young gymnasts: does a relationship exist? Am J Sports Med 30:879–885, 2002.

60. Dixon, G.L., Jr.; Moon, N.F. Rotational supracondylar fractures of the proximal phalanx in children. Clin Orthop Relat Res 83:151–156, 1972.

61. Do, T.T.; Strub, W.M.; Foad, S.L.; et al. Reduction versus remodeling in pediatric distal forearm fractures: a preliminary cost analysis. J Pediatr Orthop B 12:109–115, 2003.

62. Dormans, J.P.; Rang, M. The problem of Monteggia fracture–dislocations in children. Orthop Clin North Am 21:251–256, 1990.

63. Dorsay, T.A.; Major, N.M.; Helms, C.A. Cost-effectiveness of immediate MR imaging versus traditional follow-up for revealing radiographically occult scaphoid fractures. AJR Am J Roentgenol 177:1257–1263, 2001.

64. Dumont, C.E.; Thalmann, R.; Macy, J.C. The effect of rotational malunion of the radius and the ulna on supination and pronation. J Bone Joint Surg Br 84:1070–1074, 2002.

65. Eaton, R.G.; Dobranski, A.I.; Littler, J.W. Marginal osteophyte excision in treatment of mucous cysts. J Bone Joint Surg Am 55:570–574, 1973.

66. Engber, W.D.; Keene, J.S. Irreducible fracture–separation of the distal ulnar epiphysis. Report of a case. J Bone Joint Surg Am 67:1130–1132, 1985.

67. Ersek, R.A.; Gadaria, U.; Denton, D.R. Nail bed avulsions treated with porcine xenografts. J Hand Surg [Am] 10:152–153, 1985.

68. Evans, D.L.; Stauber, M.; Frykman, G.K. Irreducible epiphyseal plate fracture of the distal ulna due to interposition of the extensor carpi ulnaris tendon. A case report. Clin Orthop Relat Res:162–165, 1990.

69. Evans, E.M. Rotational deformity in the treatment of fractures of both bones of the forearm. J Bone Joint Surg 27:373–379, 1945.

70. Evans, E.M. Fractures of the radius and ulna. J Bone Joint Surg Br 33-B:548–561, 1951.

71. Fee, N.F.; Dobranski, A.; Bisla, R.S. Gas gangrene complicating open forearm fractures. Report of five cases. J Bone Joint Surg Am 59:135–138, 1977.

72. Fernandez, D.L. Correction of post-traumatic wrist deformity in adults by osteotomy, bone-grafting, and internal fixation. J Bone Joint Surg Am 64:1164–1178, 1982.

73. Fernandez, D.L.; Palmer, A.K. Fractures of the distal radius. In Green D, Hotchkiss R, Pederson W, eds. Green's operative hand surgery. New York: Churchill-Livingstone, 1999. pp 929–985.

74. Firl, M.; Wunsch, L. Measurement of bowing of the radius. J Bone Joint Surg Br 86:1047–1049, 2004.

75. Fischer, M.D.; McElfresh, E.C. Physeal and periphyseal injuries of the hand. Patterns of injury and results of treatment. Hand Clin 10:287–301, 1994.

76. Flynn, J.M. Pediatric forearm fractures: decision making, surgical techniques, and complications. Instr Course Lect 51:355–360, 2002.

77. Flynn, J.M.; Waters, P.M. Single-bone fixation of both-bone forearm fractures. J Pediatr Orthop 16:655–659, 1996.

78. Fodden, D.I. A study of wrist injuries in children: the incidence of various injuries and of premature closure of the distal radial growth plate. Arch Emerg Med 9:9–13, 1992.

79. Fowles, J.V.; Sliman, N.; Kassab, M.T. The Monteggia lesion in children. Fracture of the ulna and dislocation of the radial head. J Bone Joint Surg Am 65:1276–1282, 1983.

80. Fracture and dislocation compendium. Orthopaedic Trauma Association Committee for Coding and Classification. J Orthop Trauma 10 Suppl 1:v–ix, 1–154, 1996.

81. Gabriel, M.T.; Pfaeffle, H.J.; Stabile, K.J.; et al. Passive strain distribution in the interosseous ligament of the forearm: Implications for injury reconstruction. J Hand Surg [Am] 29:293–298, 2004.

82. Gatewood, J. A plastic repair of finger defects without hospitalization. JAMA 87:1479, 1926.

83. Gellman, H.; Caputo, R.J.; Carter, V.; et al. Comparison of short and long thumb-spica casts for nondisplaced fractures of the carpal scaphoid. J Bone Joint Surg Am 71:354–357, 1989.

84. Gibbons, C.L.; Woods, D.A.; Pailthorpe, C.; et al. The management of isolated distal radius fractures in children. J Pediatr Orthop 14:207–210, 1994.

85. Gilbert, A. Dislocation of the MCP joints in children. In R T, ed. The Hand. Philadelphia: WB Saunders, 1985.

86. Golz, R.J.; Grogan, D.P.; Greene, T.L.; et al. Distal ulnar physeal injury. J Pediatr Orthop 11:318–326, 1991.

87. Grad, J.B. Children's skeletal injuries. Orthop Clin North Am 17:437–449, 1986.

88. Gray, H. Gray's Anatomy: The Classic Collector's Edition. New York: Bounty, 1977.

89. Green, D.P.; Terry, G.C. Complex dislocation of the metacarpophalangeal joint. Correlative pathological anatomy. J Bone Joint Surg Am 55:1480–1486, 1973.

90. Green, W.; Anderson, W. Simultaneous fracture of the scaphoid and radius in a child. J Pediatr Orthop 2:191–194, 1982.

91. Greenbaum, B.; Zionts, L.E.; Ebramzadeh, E. Open fractures of the forearm in children. J Orthop Trauma 15:111–118, 2001.

92. Greene, M.H.; Hadied, A.M.; LaMont, R.L. Scaphoid fractures in children. J Hand Surg [Am] 9:536–541, 1984.

93. Griffet, J.; el Hayek, T.; Baby, M. Intramedullary nailing of forearm fractures in children. J Pediatr Orthop B 8:88–89, 1999.

94. Griffin, P.P. Forearm fractures in children. Clin Orthop Relat Res:320–321, 1977.

95. Guero, S. Fractures and epiphyseal fracture separation of the distal bones of the forearm in children. In Saffar, P.; Cooney, W.P., 3rd., eds. Fractures of the Distal Radius, Vol. 280. Philadelphia, JB Lippincott, 1995.

96. Haasbeek, J.F.; Cole, W.G. Open fractures of the arm in children. J Bone Joint Surg [Br] 77:576–581, 1995.

97. Hambidge, J.E.; Desai, V.V.; Schranz, P.J.; et al. Acute fractures of the scaphoid. Treatment by cast immobilisation with the wrist in flexion or extension? J Bone Joint Surg [Br] 81:91–92, 1999.

98. Hastings, H., 2nd.; Simmons, B.P. Hand fractures in children. A statistical analysis. Clin Orthop Relat Res:120–130, 1984.

99. Hennrikus, W.L.; Cohen, M.R. Complete remodeling of displaced fractures of the neck of the phalanx. J Bone Joint Surg [Br] 85:273–274, 2003.

100. Henry, A. Extensile Exposure, 2nd ed. Edinburgh, Churchill-Livingstone, 1966.

101. Herbert, T.J. Use of the Herbert bone screw in surgery of the wrist. Clin Orthop Relat Res:79–92, 1986.

102. Herbert, T.J., Fisher, W.E. Management of the fractured scaphoid using a new bone screw. J Bone Joint Surg [Br] 66:114–123, 1984.

103. Hogstrom, H.; Nilsson, B.E.; Willner, S. Correction with growth following diaphyseal forearm fracture. Acta Orthop Scand 47:299–303, 1976.

104. Holdsworth, B.J.; Sloan, J.P. Proximal forearm fractures in children: residual disability. Injury 14:174–179, 1982.

105. Homans, J.; Smith, J. Fracture of the lower end of the radius associated with fracture or dislocation of the lower end of the ulna. Boston Med Surg J 187:401–407, 1922.

106. Horii, E.; Tamura, Y.; Nakamura, R.; et al. Premature closure of the distal radial physis. J Hand Surg [Br] 18:11–16, 1993.

107. Hughston, J. Fractures of the forearm in children. J Bone Joint Surg [Am] 44:1678–1693, 1962.

108. Hurst, L.C.; Dubrow, E.N. Surgical treatment of symptomatic chronic radial head dislocation: A neglected Monteggia fracture. J Pediatr Orthop 3:227–230, 1983.

109. Itoh, Y.; Horiuchi, Y.; Takahashi, M.; et al. Extensor tendon involvement in Smith's and Galeazzi's fractures. J Hand Surg [Am] 12:535–540, 1987.

110. Johnson, P.G.; Szabo, R.M. Angle measurements of the distal radius: A cadaver study. Skeletal Radiol 22:243–246, 1993.

111. Kaplan, E.B. Dorsal dislocation of the metacarpophalangeal joint of the index finger. J Bone Joint Surg Am 39-A:1081–1086, 1957.

112. Kaplan, E.B. The quadrate ligament of the radioulnar joint of the elbow. Bull Hosp Joint Dis 25:126–130, 1964.

113. Kappel, D.A.; Burech, J.G. The cross-finger flap. An established reconstructive procedure. Hand Clin 1:677–683, 1985.

114. Karlsson, J.; Appelqvist, R. Irreducible fracture of the wrist in a child. Entrapment of the extensor tendons. Acta Orthop Scand 58:280–281, 1987.

115. Kasser. J. Forearm fractures. In MacEwen, G.; Kasser, J.; Heinrich, S., eds. Pediatric Fractures: A Practical Approach to Assessment and Treatment. Baltimore, Williams & Wilkins, 1993. pp 165–190.

116. Kasser, J.R. Forearm fractures. Instr Course Lect 41:391–396, 1992.

117. Kasten, P.; Krefft, M.; Hesselbach, J.; et al. How does torsional deformity of the radial shaft influence the rotation of the forearm? A biomechanical study. J .Orthop Trauma 17:57–60, 2003.

118. Kennedy, R.M.; Porter, F.L.; Miller, J.P.; et al. Comparison of fentanyl/midazolam with ketamine/midazolam for pediatric orthopedic emergencies. Pediatrics 102:956–963, 1998.

119. Kienitz, R.; Mandell, R. Traumatic bowing of the forearm in children: report of a case. J Am Osteopath Assoc 85:565–568, 1985.

120. Kozin, S.H.; Waters, P.M. Fractures and dislocations of the hand and carpus in children. In Rockwood, C.A.; Wilkins, K.E.; Beaty, J.H.; et al., eds. Rockwood and Wilkin's Fractures in Children. Philadelphia, Lippincott Williams & Wilkins, 2006.

121. Kraus, B.; Horne, G. Galeazzi fractures. J Trauma 25:1093–1095, 1985.

122. Kristiansen, B.; Eriksen, A.F. Simultaneous type II Monteggia lesion and fracture–separation of the lower radial epiphysis. Injury 17:51–52, 1986.

123. Kucukkaya, M.; Kabukcuoglu, Y.; Tezer, M.; et al. The application of open intramedullary fixation in the treatment of pediatric radial and ulnar shaft fractures. J Orthop Trauma 16:340–344, 2002.

124. Lambrinudi, C. Intramedullary Kirschner wires in the treatment of fractures. Proc R Soc Med 33:153, 1940.

125. Landfried, M.J.; Stenclik, M.; Susi, J.G. Variant of Galeazzi fracture–dislocation in children. J Pediatr Orthop 11:332–335, 1991.

126. Landin, L.A. Fracture patterns in children. Analysis of 8,682 fractures with special reference to incidence,

etiology and secular changes in a Swedish urban population 1950–1979. Acta Orthop Scand Suppl 202:1–109, 1983.

127. Landin, L.A. Epidemiology of children's fractures. J Pediatr Orthop B 6:79–83, 1997.

128. Larson, B.; Light, T.R.; Ogden, J.A. Fracture and ischemic necrosis of the immature scaphoid. J Hand Surg [Am] 12:122–127, 1987.

129. Lascombes, P.; Prevot, J.; Ligier, J.N.; et al. Elastic stable intramedullary nailing in forearm shaft fractures in children: 85 cases. J Pediatr Orthop 10:167–171, 1990.

130. Lawton, L. Fractures of the distal radius and ulna in management of pediatric fractures. In Letts, M., ed. Management of Pediatric Fractures. New York, Churchill-Livingstone, 1994. pp. 345–368.

131. Lee, B.S.; Esterhai, J.L., Jr.; Das, M. Fracture of the distal radial epiphysis. Characteristics and surgical treatment of premature, post-traumatic epiphyseal closure. Clin Orthop Relat Res:90–96, 1984.

132. Lee, S.; Nicol, R.O.; Stott, N.S. Intramedullary fixation for pediatric unstable forearm fractures. Clin Orthop Relat Res:245–250, 2002.

133. Lenoble, E.; Dumontier, C.; Goutallier, D.; et al. Fracture of the distal radius. A prospective comparison between trans-styloid and Kapandji fixations. J Bone Joint Surg Br 77:562–567, 1995.

134. Leonard, M.H.; Dubravcik, P. Management of fractured fingers in the child. Clin Orthop Relat Res 73:160–168, 1970.

135. Letts, M.; Locht, R.; Wiens, J. Monteggia fracture-dislocations in children. J Bone Joint Surg Br 67:724–727, 1985.

136. Letts, M.; Rowhani, N. Galeazzi-equivalent injuries of the wrist in children. J Pediatr Orthop 13:561–566, 1993.

137. Letts, R. Monteggia and Galeazzi fractures. In Letts, R., ed. Management of Pediatric Fractures. New York, Churchill-Livingstone, 1994, pp. 313–321.

138. Light, T.R. Injury to the immature carpus. Hand Clin 4:415–424, 1988.

139. Light, T.R.; Ogden, J.A. Complex dislocation of the index metacarpophalangeal joint in children. J Pediatr Orthop 8:300–305, 1988.

140. Ligier, J.N.; Metaizeau, J.P.; Prevot, J.; et al. Elastic stable intramedullary pinning of long bone shaft fractures in children. Z Kinderchir 40:209–212, 1985.

141. Littlefield, W.G.; Friedman, R.L.; Urbaniak, J.R. Bilateral non-union of the carpal scaphoid in a child. A case report. J Bone Joint Surg Am 77:124–126, 1995.

142. London, P.S. Sprains and fractures involving the interphalangeal joints. Hand 3:155–158, 1971.

143. Luhmann, S.J.; Schootman, M.; Schoenecker, P.L.; et al. Complications and outcomes of open pediatric forearm fractures. J Pediatr Orthop 24:1–6, 2004.

144. Mabrey, J.D.; Fitch, R.D. Plastic deformation in pediatric fractures: mechanism and treatment. J Pediatr Orthop 9:310–314, 1989.

145. Mack, G.R.; Bosse, M.J.; Gelberman, R.H.; et al. The natural history of scaphoid non-union. J Bone Joint Surg Am 66:504–509, 1984.

146. Mack, M.G.; Keim, S.; Balzer, J.O.; et al. Clinical impact of MRI in acute wrist fractures. Eur Radiol 13:612–617, 2003.

147. Maffulli, N.; Fixsen, J.A. Painful hypertrophic non-union of the ulnar styloid. J Hand Surg [Br] 15:355–357, 1990.

148. Mahabir, R.C.; Kazemi, A.R.; Cannon, W.G.; et al. Pediatric hand fractures: a review. Pediatr Emerg Care 17:153–156, 2001.

149. Mani, G.V.; Hui, P.W.; Cheng, J.C. Translation of the radius as a predictor of outcome in distal radial fractures of children. J Bone Joint Surg Br 75:808–811, 1993.

150. Manson, T.T.; Pfaeffle, H.J.; Herdon, J.H.; et al. Forearm rotation alters interosseous ligament strain distribution. J Hand Surg [Am] 25:1058–1063, 2000.

151. Markolf, K.L.; Lamey, D.; Yang, S.; et al. Radioulnar load-sharing in the forearm. A study in cadavera. J Bone Joint Surg Am 80:879–888, 1998.

152. Matthews, L.S.; Kaufer, H.; Garver, D.F.; et al. The effect on supination–pronation of angular malalignment of fractures of both bones of the forearm. J Bone Joint Surg Am 64:14–17, 1982.

153. Maxted, M.J.; Owen, R. Two cases of non-union of carpal scaphoid fractures in children. Injury 13:441–443, 1982.

154. McElfresh, E.C.; Dobyns, J.H. Intra-articular metacarpal head fractures. J Hand Surg [Am] 8:383–393, 1983.

155. McGinley, J.C.; Hopgood, B.C.; Gaughan, J.P.; et al. Forearm and elbow injury: The influence of rotational position. J Bone Joint Surg [Am] 85-A:2403–2409, 2003.

156. McLauchlan, G.J.; Cowan, B.; Annan, I.H.; et al. Management of completely displaced metaphyseal fractures of the distal radius in children. A prospective, randomised controlled trial. J Bone Joint Surg [Br] 84:413–417, 2002.

157. McLaughlin, L.H. Fracture of the carpal navicular (scaphoid) bone; some observations based on treatment by open reduction and internal fixation. J Bone Joint Surg [Am] 36-A:765–774, 1954.

158. McLaughlin, H.L. Complex "locked" dislocation of the metacarpophalangeal joints. J Trauma 5:683–688, 1965.

159. Mehlman, C.T.; Crawford, A.H.; Roy, D.R.; et al. Undisplaced fractures of the distal radius and ulna in children: risk factors for displacement. AAOS 2002 Annual Meeting. Dallas, 2001.

160. Mehlman, C.T.; Wall, E.J. Injuries to the shafts of the radius and ulna. In Rockwood, C.A.; Wilkins, K.E.; Beatty, E.; et al., eds. Rockwood and Wilkins' Fractures in Children. Philadelphia, Lippincott Williams & Wilkins, 2006.

161. Mekhail, A.O.; Ebraheim, N.A.; Jackson, W.T.; et al. Vulnerability of the posterior interosseous nerve

during proximal radius exposures. Clin Orthop Relat Res:199–208, 1995.

162. Metaizeau, J.P.; Ligier, J.N. [Surgical treatment of fractures of the long bones in children. Interference between osteosynthesis and the physiological processes of consolidation. Therapeutic indications]. J Chir (Paris) 121:527–537, 1984.

163. Mikic, Z.D. Galeazzi fracture–dislocations. J Bone Joint Surg [Am] 57:1071–1080, 1975.

164. Milch, H. Roentenographic diagnosis of torsional deformities in tubular bones. Surgery 15:440–450, 1944.

165. Miller, B.S.; Taylor, B.; Widmann, R.F.; et al. Cast immobilization versus percutaneous pin fixation of displaced distal radius fractures in children: A prospective, randomized study. J Pediatr Orthop 25:490–494, 2005.

166. Mintzer, C.; Waters, P.M. Acute open reduction of a displaced scaphoid fracture in a child. J Hand Surg [Am] 19:760–761, 1994.

167. Mintzer, C.M.; Waters, P.M. Late presentation of a ligamentous ulnar collateral ligament injury in a child. J Hand Surg [Am] 19:1048–1049, 1994.

168. Mintzer, C.M.; Waters, P.M. Surgical treatment of pediatric scaphoid fracture nonunions. J Pediatr Orthop 19:236–239, 1999.

169. Mizuta, T.; Benson, W.M.; Foster, B.K.; et al. Statistical analysis of the incidence of physeal injuries. J Pediatr Orthop 7:518–523, 1987.

170. Mohan, K.; Gupta, A.K.; Sharma, J.; et al. Internal fixation in 50 cases of Galeazzi fracture. Acta Orthop Scand 59:318–320, 1988.

171. Moore, T.M.; Klein, J.P.; Patzakis, M.J.; et al. Results of compression-plating of closed Galeazzi fractures. J Bone Joint Surg [Am] 67:1015–1021, 1985.

172. Müller, M.E.; Perren, S.M.; Allgöwer, M.; et al. Manual of Internal Fixation: Techniques Recommended by the AO-ASIF Group, 3rd ed. Berlin; New York, Springer-Verlag, 1991.

173. Muramatsu, K.; Doi, K.; Kuwata, N.; et al. Scaphoid fracture in the young athlete—therapeutic outcome of internal fixation using the Herbert screw. Arch Orthop Trauma Surg 122:510–513, 2002.

174. Musharafieh, R.S.; Macari, G. Salter–Harris I fractures of the distal radius misdiagnosed as wrist sprain. J Emerg Med 19:265–270, 2000.

175. Myers, G.J.; Gibbons, P.J.; Glithero, P.R. Nancy nailing of diaphyseal forearm fractures. Single bone fixation for fractures of both bones. J Bone Joint Surg [Br] 86:581–584, 2004.

176. Nakamura, T.; Yabe, Y.; Horiuchi, Y. In vivo MR studies of dynamic changes in the interosseous membrane of the forearm during rotation. J Hand Surg [Br] 24:245–248, 1999.

177. Nelson, O.A.; Buchanan, J.R.; Harrison, C.S.: Distal ulnar growth arrest. J Hand Surg [Am] 9:164–170, 1984.

178. Nielsen AB, Simonsen O: Displaced forearm fractures in children treated with AO plates. Injury 15:393–396, 1984.

179. Nilsson, B.E.; Obrant, K. The range of motion following fracture of the shaft of the forearm in children. Acta Orthop Scand 48:600–602, 1977.

180. Noonan, K.J.; Price, C.T. Forearm and distal radius fractures in children. J Am Acad Orthop Surg 6:146–156, 1998.

181. Oenne, L.; Sandblom, P. Late results in fractures of the forearm in children. Acta Chir Scand 98:549–567, 542 pl, 1949.

182. Ogden, J.A. Skeletal Injury in the Child. Philadelphia, Lea & Febiger, 1982.

183. Ogden, J.A.; Beall, J.K.; Conlogue, G.J.; et al. Radiology of postnatal skeletal development. IV. Distal radius and ulna. Skeletal Radiol 6:255–266, 1981.

184. Olney, B.W.; Menelaus, M.B. Monteggia and equivalent lesions in childhood. J Pediatr Orthop 9:219–223, 1989.

185. Oner, F.C.; Diepstraten, A.F. Treatment of chronic post-traumatic dislocation of the radial head in children. J Bone Joint Surg [Br] 75:577–581, 1993.

186. Onuba, O.; Ireland, J. Two cases of non-union of fractures of the scaphoid in children. Injury 15:109–112, 1983.

187. Ooi, L.H.; Toh, C.L.: Galeazzi-equivalent fracture in children associated with tendon entrapment—report of two cases. Ann Acad Med Singapore 30:51–54, 2001.

188. Ortega, R.; Loder, R.T.; Louis, D.S. Open reduction and internal fixation of forearm fractures in children. J Pediatr Orthop 16:651–654, 1996.

189. Palmer, A.K.; Glisson, R.R.; Werner, F.W. Relationship between ulnar variance and triangular fibrocartilage complex thickness. J Hand Surg [Am] 9:681–682, 1984.

190. Palmer, A.K.; Werner, F.W.: The triangular fibrocartilage complex of the wrist—anatomy and function. J Hand Surg [Am] 6:153–162, 1981.

191. Papavasiliou, V.; Nenopoulos, S. Ipsilateral injuries of the elbow and forearm in children. J Pediatr Orthop 6:58–60, 1986.

192. Peiro, A.; Andres, F.; Fernandez-Esteve, F. Acute Monteggia lesions in children. J Bone Joint Surg Am 59:92–97, 1977.

193. Perona, P.G; Light, T.R. Remodeling of the skeletally immature distal radius. J Orthop Trauma 4:356–361, 1990.

194. Pershad, J.; Monroe, K.; King, W.; et al. Can clinical parameters predict fractures in acute pediatric wrist injuries? Acad Emerg Med 7:1152–1155, 2000.

195. Peterson CA, Peterson HA: Analysis of the incidence of injuries to the epiphyseal growth plate. J Trauma 12:275–281, 1972.

196. Peterson, H.A. Physeal fractures: Part 2. Two previously unclassified types. J Pediatr Orthop 14:431–438, 1994.

197. Peterson, H.A. Physeal fractures: Part 3. Classification. J Pediatr Orthop 14:439–448, 1994.

198. Peterson, H.A. Triplane fracture of the distal radius: case report. J Pediatr Orthop 16:192–194, 1996.

199. Peterson, H.A.; Madhok, R.; Benson, J.T.; et al. Physeal fractures: Part 1. Epidemiology in Olmsted County, Minnesota, 1979–1988. J Pediatr Orthop 14:423–430, 1994.

200. Pick, R.Y.; Segal, D. Carpal scaphoid fracture and non-union in an eight-year-old child. Report of a case. J Bone Joint Surg [Am] 65:1188–1189, 1983.

201. Prevot, J.; Guichet, J. Elastic stable intramedullary nailing for forearm fractures in children and adolescents. J Bone Joint Surg 20:305, 1996.

202. Price, C.T.; Scott, D.S.; Kurzner, M.E.; et al. Malunited forearm fractures in children. J Pediatr Orthop 10:705–712, 1990.

203. Proctor, M.T.; Moore, D.J.; Paterson, J.M. Redisplacement after manipulation of distal radial fractures in children. J Bone Joint Surg [Br] 75:453–454, 1993.

204. Proudfoot, J.; Roberts, M. Providing safe and effective sedation and analgesia for pediatric patients. Emerg Med Reports 36:1285–1291, 1993.

205. Pugh, D.M.; Galpin, R.D.; Carey, T.P. Intramedullary Steinmann pin fixation of forearm fractures in children. Long-term results. Clin Orthop Relat Res:39–48, 2000.

206. Qidwai, S.A. Treatment of diaphyseal forearm fractures in children by intramedullary Kirschner wires. J Trauma 50:303–307, 2001.

207. Rajesh, A.; Basu, A.K.; Vaidhyanath, R.; et al. Hand fractures: A study of their site and type in childhood. Clin Radiol 56:667–669, 2001.

208. Ramsey, R.H.; Pedersen, H.E. The Monteggia fracture dislocation in children. Study of 15 cases of ulnar-shaft fracture with radial-head involvement. JAMA 182:1091–1093, 1962.

209. Rang, M. Children's Fractures. Philadelphia, Lippincott, 1974.

210. Rang, M. Children's Fractures, 2nd ed. Philadelphia, Lippincott, 1983.

211. Ravessoud, F.A. Lateral condylar fracture and ipsilateral ulnar shaft fracture: Monteggia equivalent lesions? J Pediatr Orthop 5:364–366, 1985.

212. Reckling, F.W.; Cordell, L.D. Unstable fracture–dislocations of the forearm. The Monteggia and Galeazzi lesions. Arch Surg 96:999–1007, 1968.

213. Reed, M.H. Fractures and dislocations of the extremities in children. J Trauma 17:351–354, 1977.

214. Rettig, M.E.; Raskin, K.B. Retrograde compression screw fixation of acute proximal pole scaphoid fractures. J Hand Surg [Am] 24:1206–1210, 1999.

215. Richter, D.; Ostermann, P.A.; Ekkernkamp, A.; et al. Elastic intramedullary nailing: A minimally invasive concept in the treatment of unstable forearm fractures in children. J Pediatr Orthop 18:457–461, 1998.

216. Ring, D.; Waters, P.M. Operative fixation of Monteggia fractures in children. J Bone Joint Surg [Br] 78:734–739, 1996.

217. Ring, D.; Waters, P.M.; Hotchkiss, R.N.; et al. Pediatric floating elbow. J Pediatr Orthop 21:456–459, 2001.

218. Robins, R.H. Injuries of the metacarpophalangeal joints. Hand 3:159–163, 1971.

219. Rodgers. W.B.; Waters, P.M.; Hall, J.E. Chronic Monteggia lesions in children. Complications and results of reconstruction. J Bone Joint Surg [Am] 78:1322–1329, 1996.

220. Rose-Innes, A.P. Anterior dislocation of the ulna at the inferior radio-ulnar joint. Case report, with a discussion of the anatomy of rotation of the forearm. J Bone Joint Surg [Br] 42-B:515–521, 1960.

221. Roy, D.R.; Crawford, A.H. Operative management of fractures of the shaft of the radius and ulna. Orthop Clin North Am 21:245–250, 1990.

222. Ruggles, D.L.; Peterson, H.A.; Scott, S.G. Radial growth plate injury in a female gymnast. Med Sci Sports Exerc 23:393–396, 1991.

223. Sage, F.P. Medullary fixation of fractures of the forearm. A study of the medullary canal of the radius and a report of fifty fractures of the radius treated with a prebent triangular nail. J Bone Joint Surg [Am] 41-A:1489–1516, 1959.

224. Salter, R.B. Injuries of the epiphyseal plate. Instr Course Lect 41:351–359, 1992.

225. Sanders, W.E. Evaluation of the humpback scaphoid by computed tomography in the longitudinal axial plane of the scaphoid. J Hand Surg [Am] 13:182–187, 1988.

226. Sanders, W.E.; Heckman, J.D. Traumatic plastic deformation of the radius and ulna. A closed method of correction of deformity. Clin Orthop Relat Res:58–67, 1984.

227. Sandzen, S.C.; Oakey, R.S. Crushing injury of the fingertip. Hand 4:253–256, 1972.

228. Schenck, R.R. Dynamic traction and early passive movement for fractures of the proximal interphalangeal joint. J Hand Surg [Am] 11:850–858, 1986.

229. Schlickewei, W.; Salm, R. [Indications for intramedullary stabilization of shaft fractures in childhood. What is reliable, what is assumption?]. Kongressbd Dtsch Ges Chir Kongr 118:431–434, 2001.

230. Schuind, F.; Cooney, W.P., 3rd.; Burny, F.; et al. Small external fixation devices for the hand and wrist. Clin Orthop Relat Res:77–82, 1993.

231. Segmuller, G.; Schonenberger, F. Treatment of fractures in children and adolescents. In Weber, B.; Brunner, C.; Freuler, F., eds. Fracture of the Hand. New York, Springer-Verlag, 1980, pp. 218–225.

232. Seymour, N. Juxta-epiphysial fracture of the terminal phalanx of the finger. J Bone Joint Surg [Br] 48:347–349, 1966.

233. Shah, M.H.; Heffernan, G.; McGuinness, A.J. Early experience with titanium elastic nails in a trauma unit. Ir Med J 96:213–214, 2003.

234. Shepard, G.H. Nail grafts for reconstruction. Hand Clin 6:79–102; discussion 103, 1990.

235. Simmons, B.P.; Peters, T.T. Subcondylar fossa reconstruction for malunion of fractures of the proximal phalanx in children. J Hand Surg [Am] 12:1079–1082, 1987.

236. Skaggs, D.L.; Kautz, S.M.; Kay, R.M.; et al. Effect of delay of surgical treatment on rate of infection

in open fractures in children. J Pediatr Orthop 20:19–22, 2000.

237. Skahen, J.R., 3rd.; Palmer, A.K.; Werner, F.W.; et al. Reconstruction of the interosseous membrane of the forearm in cadavers. J Hand Surg [Am] 22:986–994, 1997.

238. Skillern, P. Complete fracture of the lower third of the radius in childhood with greenstick fracture of the ulna. Ann Surg 61:209–225, 1915.

239. Smith, F. Monteggia fractures: an analysis of 25 consecutive fresh injuries. Surg Gynecol Obstet 85:630–640, 1947.

240. Smith, R.J. Post-traumatic instability of the metacarpophalangeal joint of the thumb. J Bone Joint Surg Am 59:14–21, 1977.

241. Snodgrass, W.R.; Dodge, W.F. Lytic/"DPT" cocktail: time for rational and safe alternatives. Pediatr Clin North Am 36:1285–1291, 1989.

242. Snook, G.A.; Chrisman, O.D.; Wilson, T.C.; et al. Subluxation of the distal radio-ulnar joint by hyperpronation. J Bone Joint Surg [Am] 51:1315–1323, 1969.

243. Southcott, R.; Rosman, M.A. Non-union of carpal scaphoid fractures in children. J Bone Joint Surg [Br] 59:20–23, 1977.

244. Spiegel, P.G.; Mast, J.W. Internal and external fixation of fractures in children. Orthop Clin North Am 11:405–421, 1980.

245. Stanitski, C.L.; Micheli, L.J. Simultaneous ipsilateral fractures of the arm and forearm in children. Clin Orthop Relat Res:218–222, 1980.

246. Stansberry, S.D.; Swischuk, L.E.; Swischuk, J.L.; et al. Significance of ulnar styloid fractures in childhood. Pediatr Emerg Care 6:99–103, 1990.

247. Stein, A.H., Jr.; Katz, S.F. Stabilization of comminuted fractures of the distal inch of the radius: percutaneous pinning. Clin Orthop Relat Res:174–181, 1975.

248. Stelling, F.H.; Cote, R.H. Traumatic dislocation of head of radius in children. J Am Med Assoc 160:732–736, 1956.

249. Stoll, T.M.; Willis, R.B.; Paterson, D.C. Treatment of the missed Monteggia fracture in the child. J Bone Joint Surg [Br] 74:436–440, 1992.

250. Storen, G. Traumatic dislocation of the radial head as an isolated lesion in children; report of one case with special regard to roentgen diagnosis. Acta Chir Scand 116:144–147, 1959.

251. Strauch, R.J.; Rosenwasser, M.P.; Glazer, P.A. Surgical exposure of the dorsal proximal third of the radius: How vulnerable is the posterior interosseous nerve? J Shoulder Elbow Surg 5:342–346, 1996.

252. Stuart, H.C.; Pyle, S.I.; Cornoni, J.; et al. Onsets, completions and spans of ossification in the 29 bone growth centers of the hand and wrist. Pediatrics 29:237–249, 1962.

253. Tajima, T.; Yoshizu, T. Treatment of long-standing dislocation of the radial head in neglected Monteggia fractures. J Hand Surg [Am] 20:S91–94, 1995.

254. Terry, C.L.; Waters, P.M. Triangular fibrocartilage injuries in pediatric and adolescent patients. J Hand Surg [Am] 23:626–634, 1998.

255. Thomaidis, V.T. Elbow-wrist-thumb immobilisation in the treatment of fractures of the carpal scaphoid. Acta Orthop Scand 44:679–689, 1973.

256. Thomas, E.M.; Tuson, K.W.; Browne, P.S. Fractures of the radius and ulna in children. Injury 7:120–124, 1975.

257. Thompson, D.; Lipscomb, B. Recurrent radial head subluxation treated with annular ligament reconstruction. Clin Orthop 246:131–135, 1989.

258. Thompson, G.H.; Wilber, J.H.; Marcus, R.E. Internal fixation of fractures in children and adolescents. A comparative analysis. Clin Orthop Relat Res:10–20, 1984.

259. Thompson, H.; Hamilton, A. Monteggia fracture: internal fixation of fractured ulna with I.M. Steinmann pin. Am J Surg 79:579–584, 1950.

260. Till, H.; Huttl, B.; Knorr, P.; et al. Elastic stable intramedullary nailing (ESIN) provides good long-term results in pediatric long-bone fractures. Eur J Pediatr Surg 10:319–322, 2000.

261. Tompkins, D.G. The anterior Monteggia fracture: observations on etiology and treatment. J Bone Joint Surg [Am] 53:1109–1114, 1971.

262. Toussaint, D.; Vanderlinden, C.; Bremen, J. [Stable elastic nailing applied to diaphyseal fractures of the forearm in children]. Acta Orthop Belg 57:147–153, 1991.

263. Trousdale, R.T.; Linscheid, R.L. Operative treatment of malunited fractures of the forearm. J Bone Joint Surg [Am] 77:894–902, 1995.

264. Tynan, M.C.; Fornalski, S.; McMahon, P.J.; et al. The effects of ulnar axial malalignment on supination and pronation. J Bone Joint Surg [Am] 82-A:1726–1731, 2000.

265. Valverde, J.A.; Albinana, J.; Certucha, J.A. Early post-traumatic physeal arrest in distal radius after a compression injury. J Pediatr Orthop B 5:57–60, 1996.

266. Van der Reis, W.L.; Otsuka, N.Y.; Moroz, P.; et al. Intramedullary nailing versus plate fixation for unstable forearm fractures in children. J Pediatr Orthop 18:9–13, 1998.

267. Vance, R.M.; Gelberman, R.H. Acute ulnar neuropathy with fractures at the wrist. J Bone Joint Surg [Am] 60:962–965, 1978.

268. Verstreken, L.; Delronge, G.; Lamoureux, J. Shaft forearm fractures in children: Intramedullary nailing with immediate motion: a preliminary report. J Pediatr Orthop 8:450–453, 1988.

269. Vesely, D.G. The distal radio-ulnar joint. Clin Orthop Relat Res 51:75–91, 1967.

270. Voto, S.J.; Weiner, D.S.; Leighley, B. Redisplacement after closed reduction of forearm fractures in children. J Pediatr Orthop 10:79–84, 1990.

271. Walsh, H.P.; McLaren, C.A.; Owen, R. Galeazzi fractures in children. J Bone Joint Surg [Br] 69:730–733, 1987.

272. Waters, P.M.; Bae, D.S.; Montgomery, K.D. Surgical management of posttraumatic distal radial growth arrest in adolescents. J Pediatr Orthop 22:717–724, 2002.

273. Waters, P.M.; Kolettis, G.J.; Schwend, R. Acute median neuropathy following physeal fractures of the distal radius. J Pediatr Orthop 14:173–177, 1994.

274. Waters, P.M.; Mih, A.D. Fractures of the distal radius and ulna. In Rockwood, C.A.; Wilkins, K.E.; Beatty, E.; et al., eds. Rockwood and Wilkin's Fractures in Children. Philadelphia, Lippincott Williams & Wilkins, 2006.

275. Waters, P.M.; Miller, B.; Taylor, B.; et al. Prospective study of displaced radius fractures in adolescents treated with casting vs. percutaneous pinning. AAOS Annual Meeting. Orlando, 2000.

276. Waters, P.M.; Stewart, S.L. Surgical treatment of nonunion and avascular necrosis of the proximal part of the scaphoid in adolescents. J Bone Joint Surg [Am] 84-A:915–920, 2002.

277. Waters, P.M.; Taylor, B.A.; Kuo, A.Y. Percutaneous reduction of incipient malunion of phalangeal neck fractures in children. J Hand Surg [Am] 29: 707–711, 2004.

278. Watson, H.K.; Ballet, F.L. The SLAC wrist: Scapholunate advanced collapse pattern of degenerative arthritis. J Hand Surg [Am] 9:358–365, 1984.

279. Weber, E.R.; Chao, E.Y. An experimental approach to the mechanism of scaphoid waist fractures. J Hand Surg [Am] 3:142–148, 1978.

280. Weiker, G.G. Hand and wrist problems in the gymnast. Clin Sports Med 11:189–202, 1992.

281. Weitbrecht, J. Syndesmologia sive historia ligamentorum corporis humani. Petropoli Typographia Academiae Sclantiarum. Brecht, 1742.

282. White, G.M. Ligamentous avulsion of the ulnar collateral ligament of the thumb of a child. J Hand Surg [Am] 11:669–672, 1986.

283. Widmann, R.; Waters, P.M. Complications of closed treatment of distal radius fractures in children. POSNA Annual Meeting. Miami, 1995.

284. Wiley, J.J.; Galey, J.P. Monteggia injuries in children. J Bone Joint Surg [Br] 67:728–731, 1985.

285. Wilkins, K.; O'Brien, E. Distal radius and ulnar fractures. In Bucholz, R.; Heckman, J., eds. Rockwood and Green's Fractures in Adults. Philadelphia, Lippincott Williams & Wilkins, 2002.

286. Wolfe, J.S.; Eyring, E.J. Median-nerve entrapment within a greenstick fracture; A case report. J Bone Joint Surg [Am] 56:1270–1272, 1974.

287. Worlock, P.; Stower, M. Fracture patterns in Nottingham children. J Pediatr Orthop 6:656–660, 1986.

288. Worlock, P.H.; Stower, M.J. The incidence and pattern of hand fractures in children. J Hand Surg [Br] 11:198–200, 1986.

289. Wright, P.R. Greenstick fracture of the upper end of the ulna with dislocation of the radio-humeral joint or displacement of the superior radial epiphysis. J Bone Joint Surg [Br] 45:727–731, 1963.

290. Wurfel, A.M.; Voigt, A.; Linke, F.; et al. [New aspects in the treatment of complete and isolated diaphyseal fracture of the forearm in childhood]. Unfallchirurgie 21:70–76, 1995.

291. Wyrsch, B.; Mencio, G.A.; Green, N.E. Open reduction and internal fixation of pediatric forearm fractures. J Pediatr Orthop 16:644–650, 1996.

292. Yanni, D.; Lieppins, P.; Laurence, M. Fractures of the carpal scaphoid A critical study of the standard splint. J Bone Joint Surg [Br] 73:600–602, 1991.

293. Yaster, M.; Nichols, D.G.; Deshpande, J.K.; et al. Midazolam-fentanyl intravenous sedation in children: Case report of respiratory arrest. Pediatrics 86:463–467, 1990.

294. Yip, H.S.; Wu, W.C.; Chang, R.Y.; et al. Percutaneous cannulated screw fixation of acute scaphoid waist fracture. J Hand Surg [Br] 27:42–46, 2002.

295. Yuan, P.S.; Pring, M.E.; Gaynor, T.P.; et al. Compartment syndrome following intramedullary fixation of pediatric forearm fractures. J Pediatr Orthop 24:370–375, 2004.

296. Yung, P.S.; Lam, C.Y.; Ng, B.K.; et al. Percutaneous transphyseal intramedullary Kirschner wire pinning: A safe and effective procedure for treatment of displaced diaphyseal forearm fracture in children. J Pediatr Orthop 24:7–12, 2004.

297. Zook, E.G.; Guy, R.J.; Russell, R.C. A study of nail bed injuries: Causes, treatment, and prognosis. J Hand Surg [Am] 9:247–252, 1984.

298. Zook, E.G.; Russell, R.C. Reconstruction of a functional and esthetic nail. Hand Clin 6:59–68, 1990.

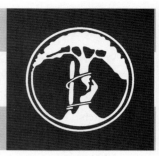

第 **9** 章

肘部骨折与脱位

Neil E. Green,M.D., Nathan L. Van Zeeland,M.D.

肘部骨折非常常见。据 Hanlon 和 Estes 估计在儿童骨折与脱位中，上肢损伤占 65%[93]。Lichtenburg 声称，前臂远端骨折是最常见的损伤，而肘关节的骨折与脱位则位于第二位[124]。Cheng 与其同事发现，肱骨远端髁上骨折占所有儿童骨折的 16.6%。在 0~7 岁年龄组中，肱骨髁上骨折大约占所有四肢骨折的 30%[37]。在骨骼发育未成熟时期，肘关节损伤的发生概率远远高于成年人[30,180]。

第一节 肱骨远端骨折

一、解剖

1.骨化

肱骨远端的骨化随年龄而进展。在出生时，肱骨远端干骺端已经骨化;但是,组成骨骺的结构却没有骨化。肱骨小头最先骨化,根据 Silberstein 与其同事的研究,最早可在 6 月龄时放射片上就有显影[202]。Haraldsson 在其 1959 年发表的经典文章中陈述,肱骨小头可能早在 1 月龄时就出现骨化[94],然而,能够看到骨化中心的最早年龄可能是 6 月龄(图 9-1)。虽然肱骨小头可能直到 2 岁时才骨化,但 Silberstein 与其同事认为 2 岁之前肱骨小头骨骺一定会出现[202]。

肱骨内上髁是第二个出现的骨化中心。最早在儿童 5 岁时可在 X 线片上显像,也可能直到 9 岁时才出现。肱骨内上髁在肱骨远端形成自己单独的骨化中心,而肱骨小头、滑车和外上髁融合成一个骨化中心。第三个出现的骨化中心是滑车,其可能早在儿童 7 岁时就出现骨化,但是更常见的骨化年龄是 9~10 岁。肱

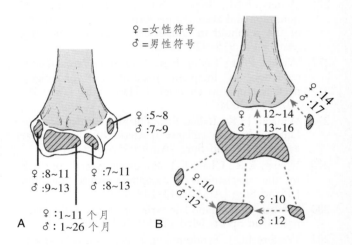

图 9-1 肱骨远端生长中心的骨化与融合。(A)幼龄时的肱骨远端骨化中心。若骨化中心在 1 岁之前出现,数字后加缀"m"表示月龄。(B)肱骨远端骨化中心的融合。(Adapted from Haraldsson, S. On osteochondrosis deformas juvenilis capituli humeri including investigation of intraosseous vasculature in distal humerus. Acta Orthop Scand 38 (Suppl),1959.)

骨外上髁是肱骨远端骨骺最迟出现骨化的部位。其在 X 线片上显像的最早年龄是 8~9 岁。

肱骨小头与滑车融合最早可能在儿童 10 岁时出现,但是开始融合的常见年龄是 12 岁。融合的骨化中心与肱骨外上髁融合组成肱骨远端骨骺的主要部分。骨骺与干骺端的融合最早出现在 12~13 岁,其象征着肱骨远端纵向生长的结束。最后,在 14~17 岁肱骨内上髁骨骺与肱骨远端融合。

2.血管解剖学

肘关节的侧支循环非常丰富,即使在肱动脉中断的情况下也能为前臂及手提供充足的血供(图 9-2)。

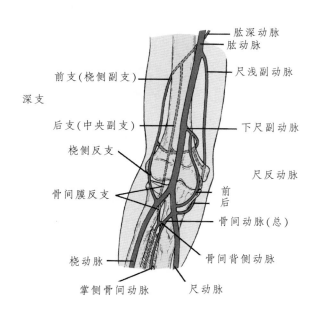

前支(桡侧副支)

深支

后支(中央副支)

桡侧反支

骨间膜反支

桡动脉

掌侧骨间动脉

肱深动脉
肱动脉

尺浅副动脉

下尺副动脉

尺反动脉

前
后

骨间动脉(总)

骨间背侧动脉

尺动脉

图 9-2　肘关节血供丰富,有丰富的侧支循环。即使肱动脉阻塞,侧支循环也足以维持肢体的存活。

虽然肱动脉中断不会造成失去肢体,但是其常常造成一些缺血表现,例如功能障碍及不耐冷[111,113,125,129,232]。

3.关节解剖

　　肱骨远端整个关节面都在关节内,然而肱骨内上髁与外上髁都是在关节外。肘关节囊抵止于尺骨远端的鹰嘴与冠突,因此这些结构是关节内的。另外,整个桡骨小头都在关节囊内,因此其也是关节内的。肘关节的两个脂肪垫位于关节囊与肱骨远端之间,一个在前,一个在后。两个脂肪垫在放射学上的成像有助于肘关节损伤的诊断;肘部存在损伤或炎症时,出血或者渗出可将脂肪垫掀起并在肘关节侧位片上显像[154](图 9-3)。

　　如果没有影像学可见的骨折,脂肪垫隆起提示创伤后肘关节的渗液,这并不能确定一定存在隐性骨折。De Beaux 和其同事分析了 45 例儿童肘关节损伤的病例,这些患者有一个或者两个脂肪垫的隆起,却没有影像学的骨折证据。在伤后两周的影像复查中,发现只有 6% 的患儿有骨折。他们总结发现:此类肘关节损伤并不需要常规的影像学复查。但如果患儿症状持续,则需要影像学复查[50]。

4.影像学解剖

　　不同的放射学划线可用来帮助肱骨远端骨折的影像学诊断。Baumanns 三角用来判断肱骨髁上骨折复位是否充分[10]。此三角由两条线相交而成,一条是通过

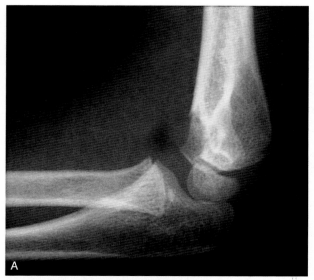

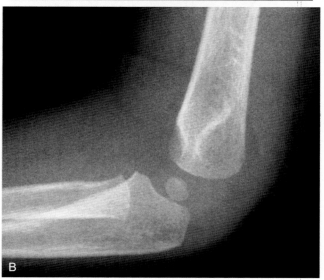

图 9-3　肘关节前后脂肪垫抬高提示关节渗出。(A)患儿无移位的肱骨髁上骨折,侧位片显示前侧脂肪垫明显移位。(B)另一患儿,X 线片未见明显骨折,但可看到前后脂肪垫均抬起。对患儿按肱骨髁上骨折治疗,3 周后见到骨膜反应和骨折线。

桡骨小头骨骺的线,另一条是前后位(AP)片上肱骨纵轴的垂线(图 9-4)。

　　遗憾的是,Baumanns 三角过于依赖投照时肘关节的位置[58,185]。不同的肱骨旋转位置很容易改变 Baumanns 三角,从而导致 Baumanns 三角的可依赖性。我们可以通过保持一个真正的肘关节前后位投照位置来减少这种误差(图 9-5)。如果肘关节可以完全伸直,肱骨远端和肘关节的前后位像是可信的。然而,如果肘关节不能完全伸直,肱骨远端的前后位像将是一个切面的影像。已经证实:一个肱骨远端切面像将增加

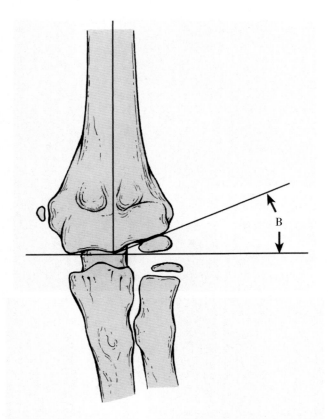

图 9-4 Baumann 角为通过肱骨远端干骺端侧面的线与垂直于肱骨的线的夹角。

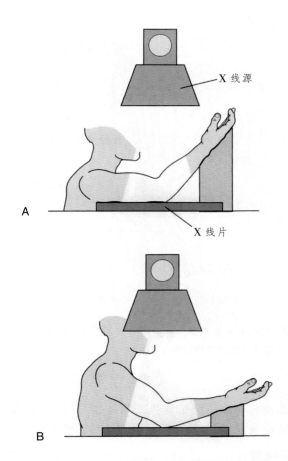

图 9-5 医师必须获得良好的肱骨远端前后位 X 线片以准确地评价骨的解剖位置。(A)由于急性肘损伤的儿童不能充分伸展肘关节，医师应该指导影像科技师得到肱骨远端的前后位像以确保其准确性。如果肘关节可以充分伸展，肱骨远端和肘关节的前后位像将很理想。(B)如果肘关节不能充分伸展，肘关节的前后位像会包含肱骨远端的切线像，从而导致骨结构的扭曲。(A,B, Redrawn from Camp,J.;Ishizue,K.;Gomez,M.;et al. Alteration of Baumann's angle by humeral position: Implications for treatment of supracondylar humerus fractures. J Pediatr Orthop 13:522,1993.)

旋转对 Baumanns 三角的影响。如果要观察 Baumanns 三角，我们必须保持真正的前后位投照，并要求 X 线束垂直于肱骨和底片。这个位置受肱骨旋转的影响最小。如果因为疼痛而不能采取标准的前后位投照，肱骨远端的投照应该采取相应旋转及屈曲调整，从而减轻肱骨旋转对 Baumanns 三角的影响[31]。

肱骨内上髁骨骺三角同样可以用来判断肱骨髁上骨折复位的准确性。这个三角是由通过肱骨内上髁骺板的线与肱骨纵轴线相交而成。在幼儿期，肱骨内上髁没有骨化，我们仍然可以使用这个三角。在幼儿中，其中一条线是肱骨远端骨骺内侧边缘的切线[24]（图9-6）。

Silberstein 与其同事[202]在侧位片上定义了其他的一些标线，这为肱骨远端骨折的诊断提供了依据。冠突前线沿着冠突划过。在正常的肘关节中，其应该刚刚通过桡骨小头的前缘。如果桡骨小头向前成角或者移位，这条线将与桡骨小头相交或者通过其后方。

肱骨前线通过肱骨前侧皮质[188]。在侧位片上，其应该通过桡骨小头的骨化中心。如果这条线通过桡骨小头骨化中心的前面,这说明桡骨小头或者肱骨远端向后移位。相反,如果这条线通过桡骨小头的后面,这说明肱骨远端已经向前移位(图 9-7)。如果肱骨远端的侧位影像不是标准的侧位影像,这条线是不准确的。Skibo 与 Reed 表示,如果肱骨旋转且没有完全侧放于底片上,侧肱骨前线是不可靠的,而且在许多病例中已证实有误[203]。

Silberstein 与其同事认为,在侧位片上桡骨小头的前面比后面宽很多[202]。如果对正常的影像解剖不熟悉,我们可能把这种表现错认为是骨骺的损伤(图9-8)。

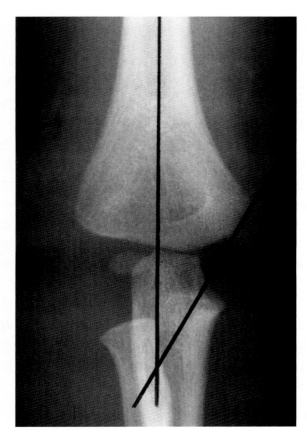

图 9-6　肱骨内上髁骨骺角由通过肱骨内上髁骺板的线与肱骨纵轴线相交而成。在 X 线片中,内上髁尚未骨化,因此,该线沿着肱骨远端干骺端内侧边缘描画。

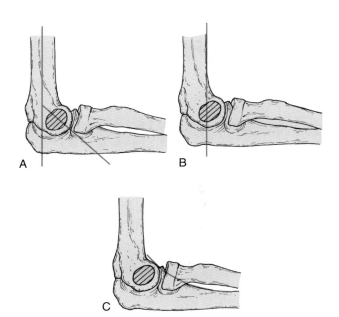

图 9-7　肘关节侧位像上可以看到相关的影像线。(A)肱骨远端小头大约向前方成角 30°。该角度为平行于远端肱骨干中点的线与通过肱骨小头前坡度的线的交角。(B)肱骨前方线向下通过肱骨远端前方皮质外缘。该线应该通过肱骨小头中心。(C)前冠状突线经过尺骨近端的冠状窝。该线应接触肱骨小头前缘。如果肱骨小头前方移位,该线将大部分位于肱骨小头的后方。反之,该线接触不到肱骨小头。

提倡用肘关节的对照放射检查来帮助儿童进行轻微肘关节损伤的诊断。最近,利用肘关节损伤的一项研究来评估肘关节对照放射检查的有效性。骨科住院医师、急诊科大夫及儿科放射大夫共同评估儿童受损肘关节与对侧肘关节的放射检查。他们的总结为:在急诊儿科,未受损伤的肘关节放射检查并不能提高肘关节损伤诊断的准确率[35]。

评估肘关节损伤的其他手段也已经很普遍。磁共振成像可以更好地描述肘关节骨折的程度。当我们不能确定肘关节骨折是否波及关节面时,磁共振成像可以更好地呈现骨折的程度[21]。超声波检查也可以帮助评估发育未全的肘关节损伤。其对年龄非常小的儿童的肘关节损伤尤其有用,这些孩子的肱骨远端的骨化很小[49]。

5.肘关节提携角

肘关节提携角是在肘关节完全伸直和前臂完全

旋外时上肢内外翻角的临床测量方式。提携角是上臂中轴线与前臂中轴线的交角。Beals 表示,提携角的个体差异很大[17],其随年龄的增长而增大,但男女之间的区别不大。评估特定肘关节提携角的最好方法是将其与对侧的肘关节提携角对照。

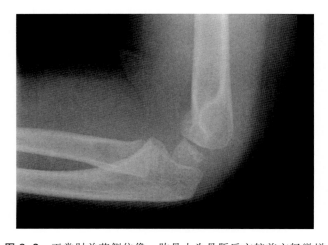

图 9-8　正常肘关节侧位像。肱骨小头骨骺后方较前方轻微增宽。勿将此表现认为是骨骺的损伤。

第二节　肱骨内上髁骨折

一、解剖

肱骨远端的解剖结构独特。虽然内外侧髁都很坚实,但其是由厚度不到 1 mm 的薄骨片连接在一起的[10,47]。肱骨远端中间的这个薄弱区域是由后方的尺骨鹰嘴窝与前方的冠突窝组成的(图 9-9)。这种独特的肱骨远端解剖是肱骨髁上骨折不稳定的原因。如果远端的骨折片旋转移位不明显,则远端骨折片与近端骨折片的内侧柱分离,两柱之间只有薄骨片相连。Dameron[47]把这种情况比喻成两片刀锋之间的平衡。因为这种情况基本不可能出现,所以两骨折片易旋转并倾斜从而造成肘关节的成角畸形。

二、发病率

肱骨髁上骨折在骨骼发育未成熟时期最常见,好发年龄是 10 岁以前。已经表明,不到 7 岁儿童的肱骨髁上骨折占所有肢体骨折的 30%[36,62,97,235]。肱骨髁上骨折是儿童肘部骨折最常见的骨折类型,大约占所有肘部骨折的 60%[63,138]。根据受伤机制,肱骨髁上骨折可以分为两种类型。伸直型骨折占髁上骨折的 96% 以上,而屈曲型骨折占髁上骨折的比例小于 4%。

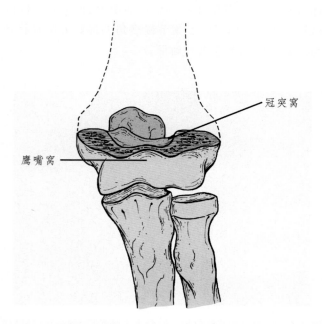

冠突窝

鹰嘴窝

图 9-9 经冠状窝肱骨远端的横断面像。注意:该水平肱骨中部极薄,而内外侧较厚。

三、受伤机制

肱骨远端髁上骨折可能由过伸和屈曲受伤造成。跌倒时,肘关节过伸、手伸展着地会造成常见的伸展型骨折。如果跌倒时肘关节屈曲尺骨鹰嘴着地,则将导致少见的屈曲型肱骨髁上骨折。

很多研究者已经可以在儿童尸体及猴子身上制造出肱骨髁上骨折的模型[3,11,180]。Henrikson[97]通过研究好发肱骨髁上骨折的儿童,发现他们对侧肘关节的过伸角度较正常大得多。其他的一些研究者也同样发现了这个问题[37,159]。他们总结为摔倒时,手伸展着地的儿童最容易发生桡骨远端骨折或者肱骨远端骨折。韧带松弛和肘关节过伸的儿童更容易发生肱骨髁上骨折,相反,没有肘关节过伸的儿童容易发生桡骨远端骨折。McLauchlan 与其同事是唯一没有发现儿童肘关节过伸增大的研究团队[143]。肘关节过伸功能将手伸展跌倒着地时产生的暴力传递到解剖薄弱的尺骨鹰嘴窝,从而导致骨折的发生。因为韧带松弛在儿童时期最常见,所以肱骨髁上骨折的发病高峰期在 10 岁以前。

四、损伤的影响

过伸暴力产生的骨折,开始就像是肱骨髁上前面的皮质遭受了撞击。当过伸加重时,前方的骨膜延伸超过前方皮质骨折处。Abraham 和其同事将这种损伤定义为 I 期骨折[3]。如果这时伸展暴力停止,将会造成无移位骨折或者轻度成角骨折。从侧位片上,我们可以看到桡骨小头前倾角度变小。

II 期骨折是由持续的肘关节过伸造成的。因此,远端的骨折片向后成角但没有移位。在 III 期骨折,前方的骨膜完全撕裂,远端的骨折片向后移位。虽然 III 期骨折前方的骨膜完全撕裂,而后方的骨膜通常保持完整,以此作为铰链来减轻骨折。如果骨折向后内侧移位,这是常见的类型,则内侧的骨膜与后侧的骨膜一样可以保持完整。

五、相关的损伤

1.神经损伤

尽管 Campbell 与其同事发现,在 59 例 III 型髁上骨折的患者中,24 例(41%)有急性神经损伤[15,32,45,60,69,75,109,125,127,141,209],而已发表的关于肱骨髁上骨折的报道显示,儿童肱骨远端髁上骨折的神经损伤风险相对较高(7%~15.5%)。过去的报道称神经损伤中有 45% 是桡神经损伤,32%是正中神经损伤。Campbell 与其同事发现大约 87%的正中神经的损伤伴有后外侧的移位。桡神经的损伤往往伴有后内侧的移位[32]。尺神经损伤不常见,一般为 23%[208],且其通常与屈曲型肱骨髁上骨折有关。虽然旧的文献中记载桡神经的损伤最常见,但近期研究者发现骨间前神经是最容易发生损伤的神经[32,45,60]。因为这条神经是纯粹的运动神经,所以诊断这条神经的损伤要依靠检查拇长屈肌和食指指深屈肌。当近端的骨折片向前移位,则正中神经和与之相关的骨间前神经会受到向前的牵拉。因为骨间前神经的分支被限制在旋前方肌深头纤维弓之下,所以这种牵拉使其处在危险中[109,209]。

2.血管损伤

尽管伴随肱骨髁上骨折的血管损伤是显著的,但是在此类骨折中,血管永久损伤的发生率不足 1%[172,232]。桡动脉通常受到桡骨肌肉的保护。如果骨折片移位较大,桡骨肌肉可能会撕裂,其对桡动脉的保护作用也会消失(图 9-10)。

肱骨髁上骨折近端骨折片通常向前移位。如果臂部的肌肉被撕裂,近端骨折片前边的尖将会明显移位。因为肱动脉通过滑车上动脉被限制在远端骨折片,所以肱动脉将被骨尖阻断[191]。通过骨折复位,这种阻断会被缓解。动脉也可能陷入骨折片之中[214]。如果不去尝试手法复位或者牵引,这种情况下血流通常是满意的。复位有动脉陷入的骨折通常会造成桡动脉搏动消失和肢体血运的损害。陷入的肱动脉通常伴随着正中神经。这些组织一旦陷入骨折中,将使我们不能将骨折解剖复位。如果不能将骨折完美复位并且同时伴有桡动脉搏动的消失,我们要注意动脉和正中神经陷入骨折断端内的可能。这种情况需要我们切开复位

并将神经血管组织从骨折断端内移出。

六、分型

肱骨髁上骨折可以按照近端骨折片移位的方向来分型。如果儿童摔倒时肘关节和手伸展着地将导致伸展型髁上骨折。这种骨折非常常见,近端的骨折片向前移位。肱骨远端屈曲型髁上骨折发生于摔倒时肘关节屈曲鹰嘴着地。这种损伤很少见,占所有髁上骨折的比例不足 4%[232]。

伸展型髁上骨折通常通过两骨折片之间移位的程度来分型。这种分类方法最先由 Gartland 提出,现在也非常实用[77]。最近做出修改加入了Ⅳ型损伤(图 9-11)[122]。Ⅰ型是没有移位的骨折。骨折线可能清晰,也可能不清晰。好的侧位片观察和脂肪垫掀起有助于诊断此型骨折。

Ⅱ型骨折是后侧皮质连续的成角骨折。在侧位片上,通过桡骨小头的位置可以观察到远端骨折片向后成角。通常情况下桡骨小头向前成大约 30°角。这个角度通常可以通过观察肱骨前线在 X 线片上定量。肱骨前线在肘关节侧位片上通过桡骨小头的中心。如果此线通过桡骨小头的前方,则说明是肱骨远端Ⅱ型髁上骨折(图 9-7)。Abraham 与其同事[3]的研究表明,Ⅱ型骨折前方的骨膜被撕裂,但其并没有完全被撕裂而是保留了一定的前方连续性。

Ⅲ型髁上骨折是完全的移位,两骨折断端没有任何的联系。这种骨折通常是后内侧移位,虽然也有少数情况下是后外侧移位。关于远端骨折片移位的文献有很多。因为在前臂旋前的情况下,软组织可以帮助闭合侧面的骨折,所以后内侧骨折在前臂旋前的情况下很容易复位。相反,如果骨折向后外侧移位,前臂旋

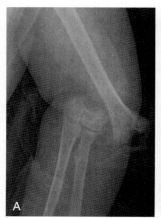
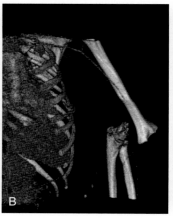
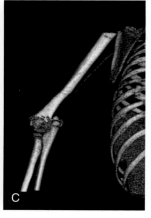

图 9-10 伴随肱骨髁上骨折的血管损伤。(A)肱骨髁上骨折片严重移位。(B)三维 CT 血管造影显示肱动脉损伤。(C)后视图同样证实血管损伤。(B,C 见彩图)

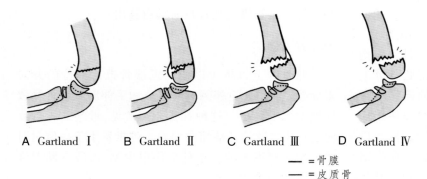

A Gartland Ⅰ　　B Gartland Ⅱ　　C Gartland Ⅲ　　D Gartland Ⅳ

—＝骨膜
—＝皮质骨

图 9-11　修改后的 Gartland 分类。(A) Ⅰ型骨折为前后骨膜完整的无移位骨折。(B) Ⅱ型骨折伴随后方成角，后方皮质依然完整。前方骨膜轻度不完整或被牵拉，后方骨膜完整。(C) Ⅲ型骨折伴随前后方皮质的完全移位。前方骨膜中断但后方骨膜完整。(D) Ⅳ型骨折伴随前后方皮质的完全移位。前方骨膜同样中断，导致屈伸活动的不稳定。(见彩图)

后是复位骨折并稳定的位置。

最近提出增加了Ⅳ型骨折。Leitch 和其同事描述了一种伸展型和屈曲型都不稳定的骨折，在其调查的肱骨髁上有移位的 297 例骨折儿童中有 9 例这种骨折(图 9-11)。可能因为缺少后方的骨膜支持，这种骨折比Ⅲ型骨折更不稳定。他们描述了一种闭合复位克氏针固定技术，这种方法因可以避免开放操作而取得良好临床效果[122]。通常情况下，这种骨折是非常不稳定的，有时需要切开复位内固定。

第三节　伸展型髁上骨折

一、病史

能提供充分病史的大龄儿童，会详细主诉手伸展伴肘关节伸展着地摔倒后，肘关节区域疼痛和肘关节活动障碍。这些条件是Ⅱ型和Ⅲ型骨折的必备条件，但患有Ⅰ型骨折的儿童，其关节活动可能不像许多移位骨折那样完全受限。

二、查体

肱骨髁上骨折患者的查体结果与其骨折类型有关。如果骨折没有移位，肿胀可能不明显，但是肱骨远端髁上部位的局部压痛非常明显。

在尝试活动肘关节时，Ⅱ型骨折的儿童会疼痛，但是因为骨折的稳定性，还是可以轻微地活动关节的。

Ⅲ型骨折儿童的疼痛和肿胀非常严重。他们因疼痛而不能活动肘关节。如果在急诊看到这种骨折的儿童，他们的肘关节通常通过夹板固定在伸展位，这也是他们受伤时关节的位置。通常情况下，肘关节肿胀非常严重，而且大多在肱骨远端。如果骨折移位非常明显，则可以看到肘前皮肤上的瘀斑。当近端骨折片刺入臂部的肌肉，肘前的皮肤可能发生皱起，从而表明骨折移位的严重性。因为损伤造成疼痛和肿胀，很少查出骨折的其他体征。因为远端骨折片通常是内旋的，所以前臂通常是旋前的。闭合复位时，必须矫正这种内旋。

因为这种骨折因造成各种形式的血管神经损伤而闻名，所以一套完整的神经血管检查是必不可少的。在初期的评估中，桡动脉搏动的消失是很常见的。动脉搏动的消失可能继发于动脉被压迫在肱骨远端近端骨折片的前面。一旦动脉搏动消失，如果可能，我们应该尝试轻柔地复位骨折来解除动脉的压迫。虽然桡动脉搏动的消失引起关注，但是脉搏通常会恢复，很少造成动脉的损伤。通过超声检查，我们可以将动脉痉挛与动脉破裂或者阻断相鉴别。在大部分情况下，即使动脉损伤，肘关节周围丰富的侧支循环也可以为上肢提供充足的血供以保证其活力。这种情况与膝关节周围血运不同，此时腘动脉非常重要，原因是这个部位的侧支循环不能为小腿提供足够的血供来保持生机[85]。

检查前臂的关键是判断前臂和手的血运情况。如果侧支循环充足，即使脉搏消失肢体也有生机；然而，局部缺血的症状很常见。充足的侧支循环血运是通过检查灌注以及前臂和手的功能，同时也通过超声检查动脉搏动来决定。Volkmann 缺血综合征与这种骨折有关，我们必须认真检查急性缺血的表现：疼痛、筋膜室紧张、运动和感觉功能的减退。经典的做法是找出与受伤部位有关的疼痛，尤其是被动伸展手指时的疼痛。有的患者可能是局部缺血，其前臂间室内压力也应该检测。

神经检查应该包括对正中神经、尺神经和桡神经的运动和感觉评估。另外，我们应该仔细检查骨尖前神经的损伤。这条正中神经的分支是一条单纯的运动神经,其支配拇长屈肌和食指指深屈肌的运动功能。拇指和食指远端指间关节不能屈曲提示这条神经损伤。

三、影像学评估

肱骨远端髁上Ⅲ型骨折的准确影像学诊断通常不难,而Ⅰ型和Ⅱ型骨折可能更难一些。正如前面所提到的,运用侧位片上脂肪垫的影像表现可以帮助定位肘关节损伤的区域。另外,我们应该从侧位片上观察桡骨小头与肱骨前线交点的任何变化。如果这条线通过桡骨小头中央的前方,Ⅰ型或者Ⅱ型骨折可能发生。

四、治疗原则

1.Ⅰ型骨折

虽然Ⅰ型骨折没有移位,但是在侧位片上看,远端的骨折片可能会向后成角。治疗方式与远端骨折片向后成角的程度有关。Rang[180]认为,如果向后的角度小于或者等于20°则不需要复位。通常情况下,桡骨小头向前成角大约成30°角。如果生长的潜力充足,即使桡骨小头与肱骨纵轴线垂直,这种成角可以通过损伤的恢复而被修正。然而,有时因为远端骨折片的伸展角度,这种损伤的儿童往往有肘关节过伸,而少见肘关节屈曲。

总的来说,这种骨折需要舒服的固定和保护。这种骨折虽然没有移位骨折肿胀得厉害,也不能进行环形固定。通常,最好是放置一条长的后侧夹板和内外侧夹板来提供肘关节的稳定。肘关节应该屈肘90°固定,除非严重的肿胀提示有可能影响血运。在这种情况下,应该伸直肘关节直到感到舒服和恢复良好的血运。3周的固定时间足够痊愈。3周后,可以移除夹板,如果X线检查骨折愈合,患儿可以自由地活动肘关节。

治疗Ⅰ型骨折的一个缺陷是没有认识到骨折的向内成角,如果没有及时纠正,随着生长发育,这个成角将导致不可纠正的肘内翻畸形。虽然在Ⅰ型骨折中很少见,但是可以观察到内侧的压缩(图9-12)。在前后位片上运用Baumann角来识别内侧压缩造成的肘内翻非常有用。Mohammad和其同事评估了Baumann角,并再次证明了一些人关于用Baumann角来测量肘关节提携角不准确的观点[153]。这个角太复杂而且太过依赖放射检查时上肢的位置。上肢的旋转可以改变角度的测量,因此其应用不总是准确,我们可能会遗漏肘关节内翻畸形。因此,如果怀疑Ⅰ型骨折中有肱骨远端内柱的压缩,最好是通过检查肘关节伸直位的提

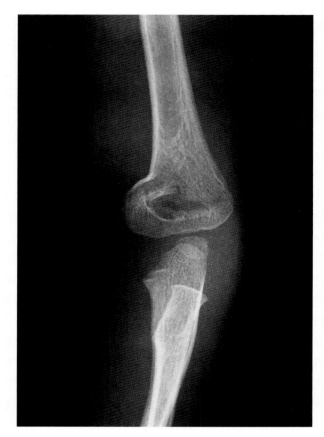

图9-12　肱骨远端和肘关节前后位像显示非移位髁上骨折。注意中部干骺端的压缩,两边未被压缩。该损伤造成肘内翻畸形,应得到矫正。

携角与健侧对比来获得临床诊断。DeBoeck 和其同事诊断了13例患者,虽然这13例患者的骨折看似不严重,但是肱骨远端内侧的骨质压缩产生了肘内翻畸形。在初始的影像学检查中,大多数Ⅰ型骨折看起来是良性的,但是经仔细检查,我们可以发现内侧的骨质压缩和内侧粉碎性骨折[52]。

有内侧压缩的Ⅰ型骨折必须复位,从而阻止肘内翻畸形。如果不能确定一种骨折是否会造成肘关节内翻畸形,我们可以在麻醉下行肘关节完全伸直的直观检查。如果骨折是内翻的,我们可以在肘关节完全伸直的情况下行纵向牵引复位。一个助手在上臂给予反牵引力。通过利用前臂做杠杆可以获得外翻矫正。一旦骨折复位,应该用两根交叉的克氏针固定,因为这种骨折有不稳定性。如果骨折没有用克氏针固定,肱骨远端内侧的粉碎骨折会再次造成内翻畸形。一旦骨折用克氏针交叉固定,应该将肘关节屈肘80°~90°并固定3周。

2. Ⅱ型骨折

虽然远端的骨折片成角更严重，但Ⅱ型骨折与Ⅰ型骨折相似。Ⅱ型骨折，虽然前方的骨皮质已经断裂，但后方的骨皮质仍然保持连续性。除远端骨折片向后成角，一些旋转也可能发生。

专家认为，这种骨折不需要复位。Gartland[77]认为，在侧位片上看，即使远端骨折片完全丢失了前倾角，因为这种畸形可以自行纠正，也不需要复位骨折。Mann[130]对重塑儿童的这种骨折抱有更加乐观的态度。他认为，即使骨折向后成角10°也有希望重塑骨折。重塑的关键部位是肱骨远端，因为这个部位邻近肘关节。另外，发生骨折的儿童年龄越小，骨折重塑的潜力就越大。然而，我们必须记住，重塑只能在肘关节平面运动的情况下产生。换句话说，只有前后成角可以自行矫正，而内外翻成角随着生长发育不会自行矫正。Ⅱ型骨折内侧的内翻压力比Ⅰ型骨折大得多，而内翻成角的评估与Ⅰ型骨折一样。伤侧的 Baumann 角与内上髁骨骺角可以与健侧对比。然而，测量提携角最好的方式是对伸展状态下的肘关节进行临床检查，虽然这种方式在没有麻醉的情况下因为疼痛大多不能实行。如果有内翻畸形的可能，患者应该在麻醉状态下行上肢的完全检查。

有内翻倾向的骨折应该给予外翻力量矫正，正如前文对Ⅰ型骨折描述的一样（图 9-12）。如果需要复位，因为Ⅱ型骨折可能有内侧粉碎，骨折可能不稳定。复位的技术与后文将要讲述的Ⅲ型骨折的技术相似。这种骨折的复位应该在对患者进行全身或者局部麻醉和透视的观察下进行。在肘关节完全伸直的状态下外翻力量将内翻倾向矫正后，尽可能地屈曲肘关节和将尺骨鹰嘴往前推来纠正向后的成角。在这种状态下，用克氏针固定来维持复位和防止肘关节内翻畸形。Ⅱ型骨折比Ⅲ型骨折稳定得多。因此，推荐使用两根侧面的克氏针固定Ⅱ型骨折。在肿胀不太严重的情况下，将肘关节屈肘固定在 80°~90°。前臂旋前通常用来帮助维持骨折复位和减少内翻畸形的概率。但是，一旦骨折已经用克氏针固定，则不需要这样做。

无论有没有内侧的粉碎骨折，只要远端骨折片向后移位太严重（例如，通过桡骨小头的纵轴线与肱骨的纵轴线向后成角），那么必须矫正向后的成角。治疗Ⅱ型骨折的另一个失误是忽略了旋转畸形。如果不纠正，旋转错位可能导致远端骨折片倾斜和内翻成角。因此，如果存在旋转畸形，则其应该同后倾和内翻一样被矫正，然后再用克氏针固定（图 9-13）。如果不需要矫正远端骨折片的后倾、内翻或后旋转畸形，则简单的制动已经足够；然而，我们必须确定没有潜在的畸形存在，确定有没有畸形存在的最好方法是认真检查麻醉状态下的上肢。

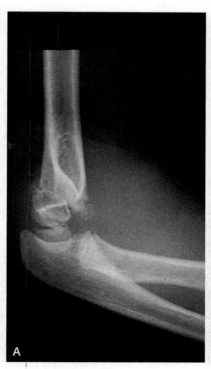
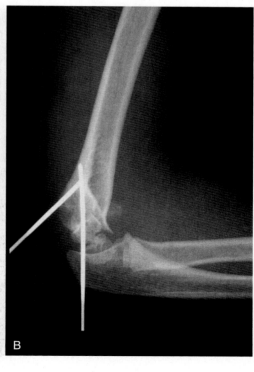

图 9-13 Ⅱ型肱骨远端髁上骨折。（A）肱骨远端侧位片证实肱骨远端节段后方成角。此时，肱骨前线将不再同肱骨小头相交，喙突线也不再经过肱骨小头前方面。此外，肱骨小头失去其正常的 30°角。（B）肱骨远端复位后的 X 线片。

Parikh 和其同事提供了对 25 例成角的 Ⅱ 型肱骨髁上骨折的分析。在急诊室对这 25 例患者给予复位和管型石膏固定。患者用过肘的管型石膏固定在屈肘 90°以防止肘关节过屈。18 名患者（72%）维持了复位而获得良好愈合。7 名患者（28%）复位丢失，需要进一步的治疗和克氏针内固定。使用 Flynn 标准评估，其临床结果与以前的研究有可比性。作者总结：在避免过屈和潜在风险的情况下，复位和管型石膏外固定是 Ⅱ 型骨折可行的治疗方式[171]。然而，我们认为，由于有 28%的患者复位丢失而需要再复位和克氏针固定，因此不推荐这种方法。

3. Ⅲ 型骨折

Ⅲ 型骨折被定义为完全移位的骨折，无论前面还是后面的骨皮质都有连续性中断。多数情况下，近端和远端的骨折片错位。这种骨折的神经血管损伤风险很大。目前，闭合复位经皮穿针技术是可接受的最好方法。这种方法也适用于不能复位和复位后神经血管的状态改善的骨折。

4. Ⅳ 型骨折

Leitch 和其同事最近提出了 Ⅳ 型骨折[122]。在影像学上，其与 Ⅲ 型骨折相似，并且前侧与后侧皮质完全移位。然而，无论是屈曲型，还是伸直型，该型骨折更不稳定。其原因可能是后侧的骨膜断裂（图 9-14）。这种骨折不稳定需要内固定。Leitch 和其同事描述一种闭合复位经皮穿针的固定方式[122]。然而，这种骨折经常需要切开复位内固定。

五、治疗方法

1. 皮牵引

因为前臂血管受压有导致 Volkmann 缺血挛缩的风险，所以牵引成为一种流行的治疗方式。皮肤牵引和骨牵引已经被广泛应用。

Dunlop 牵引是儿童仰卧位应用于上肢的皮肤牵引[58,61]。牵引带应用于前臂伴上肢掌心向上。上肢上部的对抗力将肱骨近端骨折片向后拉，从而使其向远端骨折片靠近。屈肘 45°，掌心向上纵向牵引。有关这种方法的几种改良方法已经描述。Ingebrightsen 方式包括过头的皮肤牵引[58,232]。在肘关节屈曲 90°的情况下，上臂垂直牵引，前臂水平牵引。Graham 提倡肘关节完全伸直的伸直位皮肤牵引[80,81]。无论哪种牵引方式，结

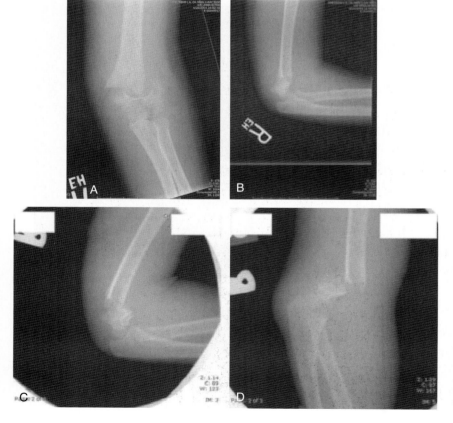

图 9-14　多方向不稳定肱骨髁上骨折。（A，B）多方向不稳定肱骨髁上骨折 X 线片。（C）术间影像证实前屈位骨折不稳定。（D）术间影像证实伸直位骨折不稳定。（Reprinted with permission from Leitch, K.K.; Kay, R.M.; Famino, J.D.; et al. Treatment of multidirectionally unstable supracondylar humeral fractures in children. A modified Gartland type Ⅳ fracture. J Bone Joint Surg [Am] 88A(5): 980 - 985, 2006.）

果都相似,很少有良好的结果。虽然皮肤牵引减少了局部坏死的发生,但是肘关节的内翻畸形却是不能接受的。例如,Piggot 报道了伸直位皮肤牵引的良好结果[175],如 Dodge 和 Dunlop 牵引[58]。相反,D'Ambrosia 和 Zink 认为,皮肤牵引有导致肘关节内翻畸形的高风险[46],与 Prietto[177]一样。因为有导致肘关节内翻畸形的风险,所以在美国基本上已经放弃皮肤牵引。

2.骨牵引

骨牵引是当代肱骨髁上骨折最流行的治疗方式。一般来说,牵引是在肘关节屈曲状态下通过尺骨近端应用于骨折。最初,牵引是在儿童镇静状态下通过斯氏针横向穿过尺骨近端完成的。因为可以直观持续地观察局部的功能活动[118],有的医生更喜欢在复位骨折和牵引时采用全身麻醉。必须在无菌状态下穿针。因为靠近尺神经,所以进针点非常重要。因此,应该在喙突水平从尺骨内侧进针,相当于距尺骨鹰嘴尖 2.5cm 的位置[204,205,207]。进针时要求肘关节屈曲,从而使神经前移和骨性标志突出。为避免针太靠近尺神经而造成神经损伤,应用圆头针而非尖头针。一旦穿针成功,则将上肢置于牵引位。

因为有损伤尺神经的危险,所以有些作者喜欢用带翼的螺钉[63,85,163,168]。将螺钉拧入尺骨近端,与尺骨鹰嘴的距离与应用牵引针时一样。与横向穿针不同,其是沿肱骨纵轴插入尺骨骨质(见图 9-12)。螺钉的优点是翼上有多个孔,这样可以通过调整牵引的方向来预防肘内外翻畸形。

虽然一些人支持上肢水平牵引,但因为抬高肘关节有利于消除肿胀,所以大部分作者更喜欢过头牵引[46,92,119]。另外 D'Ambrosia 和 Zink 指出,过头牵引时前臂处于旋前位,这是后内侧移位骨折的最佳位置[46]。旋前可以使骨折内侧闭合,降低肘关节内翻的风险。

应用水平牵引,当针和螺钉插入后,患儿被置于床边,同时悬吊骨折的上肢于床边。肘关节屈曲手指指向天花板。皮肤牵引带置于前臂,连接于滑轮和砝码。骨牵引同样是通过单独的滑轮和砝码相连。另外的砝码可悬吊上肢上部,从而将肱骨近端骨折片向后拉。

应用过头的骨牵引,则需通过多个滑轮维持牵引方向垂直。前臂悬吊于吊带上,因为这种骨折通常有内在旋转,患侧手应指向对侧上床脚(例如,如果右侧肱骨骨折,患侧手应指向左上床角)(图 9-15)。

用 X 线检查来评估牵引的有效性是非常重要的;然而,前后位成像较难获得。必须伸直肘关节来获取前后位成像,但这样会改变复位后的位置。

Kramhoft 和其同事[118]在全麻下复位骨折并在患者手术室牵引。多数情况下,在牵引治疗骨折的过程中,进行一次或多次全麻下复位骨折。其他的一些作者将上肢置于骨牵引,并希望牵引本身能够使骨折复位[63,118]。牵引通常维持 2~3 周。Hammond 推荐牵引 2 周,然后再行上肢石膏固定[92]。其他人,例如 Fahey[63]让患者牵引 2.5~3 周,然后将上肢三角巾悬吊。

这种骨折应用骨牵引比应用皮牵引要好得多[46,66,118,166]。然而,任何形式的牵引都存在问题。因护理牵引需长期住院。只要有可选择的方法能够获得相同或更好的疗效,则一般不会接受牵引。Sutton 和其同事评估了治疗的代价和分别使用骨牵引和闭合复位经皮穿针治疗的 65 例肱骨髁上骨折的结果。结果基本相同,满意率达 90%。然而,因为治疗方式不同,治疗的代价大不相同。患者在手术室复位骨折并穿针,在诊室拔针,其费用是最低的。如果在急诊行骨牵引,其花费是上述的 1.17 倍。如果在手术室行

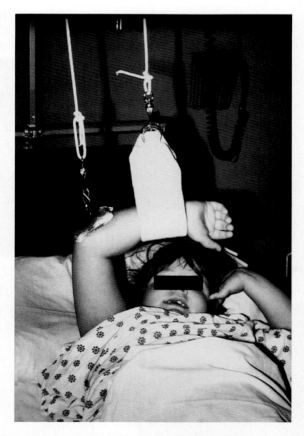

图 9-15 过头骨牵引应用于患有肱骨髁上骨折的儿童。在喙突水平将带翼螺钉插入到尺骨近端,随后通过螺钉施加骨牵引。

尺骨鹰嘴牵引,其费用增至 1.42 倍[215]。

3.闭合复位和石膏外固定

在许多治疗中心,闭合复位石膏外固定治疗肱骨髁上骨折备受欢迎。一般在全身麻醉状态下复位骨折。在肘关节伸直状态下,前臂旋前纵向牵引,并由助手协助在上臂部行反向牵引。用手指按压内外侧髁以纠正内外侧移位。大部分骨折向后内侧移位,并有内在旋转。为保证远端骨折片的内柱前移以靠近近端骨折片的内柱,远端骨折片要外旋[46]。这时,在纵向牵引下屈肘复位骨折。另外,术者的拇指按压鹰嘴以消除远端骨折片向后移位。肘关节必须最大程度地屈曲以保持复位。同时,摄取 X 线片来评估复位的质量。

侧位 X 线片相对容易获得,但是上肢必须不能旋转。另外,上肢应保持在投照位置,并且 X 光机移动成跨越位置。因为不能摄取正位片,我们必须摄取所谓的 Jones 位片,其是投照髁上的片子,通过将上肢的上部放在胶片上透视而获得。此时肘关节最大程度地屈曲,前臂旋前。X 线机的球管垂直于肱骨髁上,本质上来说,我们获得的是肱骨远端的前后位片。因为骨质和软组织重叠,这种片子非常难解读。内上髁角非常有用,可以在跨髁上片上评估复位的质量[24]。

肘关节的位置对于保持骨折复位后的位置非常重要。为了维持复位,需要尽量地屈曲肘关节。这个位置可以拉紧肱骨远端后侧的骨膜及肱三头肌,这样可以维持复位后的位置。许多作者推荐后内侧移位的骨折应将前臂旋前,从而可以防止肘内翻。Rang 和其同事[181]认为,骨折片有内侧骨膜铰链相连,前臂旋前时骨膜绷紧利于骨折复位。Griffin[86]也认同这种观点。他们都认为首先必须复位骨折,过屈肘关节从而拉紧后侧骨膜。一旦后侧骨膜铰链拉紧,肘关节最大程度地屈曲,肘关节旋前拉紧内侧骨膜,这种方式可以闭合侧面的骨折线,纠正内翻。Arnold 和其同事[9]推荐复位后前臂旋前作为骨折的稳定位置。他们认为肱桡肌和腕伸肌拉紧伴前臂旋前,可使侧面骨折线闭合,从而纠正肘内翻畸形。

因此,无论什么原因,所有的作者都认为以过屈肘关节和前臂旋前来维持肱骨远端髁上骨折移位骨折的稳定性。问题是过屈肘关节使原本肿胀的肘关节张力加大,因此其会损伤前臂动脉血供和静脉回流。Mapes 和 Hennrikus 已经临床验证了这种循环损伤。他们发现,对于肱骨髁上骨折患者,当肘关节过屈时,脉搏变得微弱并可能消失。过屈的程度越重,脉搏越微弱[132]。为维持充足的血运,屈曲将受限制。不幸的是,任何过屈位放松都有丧失骨折复位的危险,因为即使肘关节稍微伸直,后侧的骨膜将变得松动,从而使骨折再移位。基于这个原因,闭合复位石膏外固定不被推荐。

这种困境促使我们去找寻治疗这种骨折的更可接受的方法。很明显,需要通过屈曲肘关节复位骨折,运用其他方法维持复位的位置,从而减少血管损伤的风险。这种认识引导该类骨折内固定术的发展,其已经成为现在的治疗标准。

4.作者推荐的治疗方法

(1)闭合复位和经皮穿针技术

肱骨髁上骨折的一大问题是有发生肘内翻畸形的危险。内翻畸形不是发育不良的结果,而是由不良的复位和复位后位置丢失造成的。当观察肱骨远端时,发现在尺骨鹰嘴窝水平骨质的厚度只有 2~3 mm。因此,如果髁上骨折没有解剖复位,远近端骨折片的内侧柱不会闭合。因为骨折片的不良旋转,远端骨折片的较近端骨折片内侧柱向后移位。因此,需要近端骨折片与 2 mm 厚的骨折片处于平衡。如我们所想,维持内翻–外翻矫正是不可能的,除非两骨折片的内侧柱在对立位。因此,复位不但要准确,而且要保持,因为远端骨折片的任何旋转都将使其内侧柱较近端向后移位。这种移位将导致远端骨折片倾斜至内翻,从而导致肘内翻的发生。

这种骨折的现代治疗方式始于 1948 年,由 Swenson 在成人肱骨髁上骨折经皮穿针治疗中描述[216]。1961 年 Casiano 报道在儿童患者中使用这种技术[33]。自此之后,关于经皮穿针维持髁上骨折复位后位置的报道大量出现[63,66,67,86]。一些作者推荐使用两根侧面针以避开尺神经。其他人建议,在内侧做小切口,触摸到内髁,从而可以避开尺神经。在肘关节肿胀严重的情况下,这种方法非常有用。Green 和其同事发表了一项群体性回顾报道。这项研究囊括了 71 例 Gartland Ⅱ 型和Ⅲ 型髁上骨折。当内侧穿针时,他们将肘关节屈曲 50°~70°。在内上髁处行长约 1 cm 的斜小切口,例行内侧穿针。这种治疗方法没有尺神经运动支损伤的报道,在 71例中只有 1 例短暂的尺神经感觉神经运用的发生[82]。

使用两根侧面针的缺点是,这种固定比交叉穿针固定的生物力学安全性差很多。两根侧面针可能仍然允许骨折旋转,因此使内柱向后旋转移位,除非是两针的进针点相距较远,然而因为远端骨折片很小,因此这是很难达到的。一旦内柱支撑丧失,骨折可能倾斜至内翻[233]。Kallio 和同事推荐以两根侧面针来固定骨折,但是他们达到良好效果的患者只占 68%。他们认为,两根侧面针必须穿过远端骨折片外侧皮质,而且其需要分开。同时,当其穿透内侧皮质时也应当是分开的[110]。最近大量关于穿针固定的报道推荐内外侧穿针固定[27,145,170]。而其他作者仍推荐使用两根外侧针和一根内侧针。Shim 等治疗了 63 例Ⅲ型肱骨髁上骨折,使用两根外侧针和一根内侧针,同样取得了良好的临床效果,并没有发生医源性尺神经损伤[200]。

Shannon 和其同事进行了一项关于 20 例Ⅲ型髁上骨折患者使用外侧针治疗的临床报道。骨折复位后他们从外侧穿入两根克氏针,第一根由外侧髁穿入,通过骨折线穿透内侧皮质。第二根针从外侧靠近骨折处穿入,通过骨折线到达内髁。其不穿透内髁皮质,无医源性尺神经损伤,并且有良好的临床效果。当证明跨越针在生物力学上的优越性后,他们开始致力于复制这种方式,同时避免内侧穿针和医源性尺神经损伤的风险。这可能是一种可行的方法,但是其生物力学力量不如经典的跨越穿针,因为其只穿透了 3 层皮质而不是 4 层。当穿近端外侧针时应注意桡神经损伤的风险,虽然还没有这种损伤的研究报道[198]。

最近有人认为一项被称为杠杆针的技术有利于肱骨髁上骨折复位。Sawaizumi 和其同事描述了一种经皮穿针复位技术,其可以在避免肘关节过屈的情况下获得良好的复位[195]。患者取侧卧位,肘关节置于复位架上,并使前臂自由悬空。在 C 型臂透视下,在前后位投照下首先复位侧方移位。然后用 2 mm 的克氏针自骨折背面穿入。穿过后侧皮质后,将克氏针推向远端,从而使远端骨折片在杠杆力的作用下向前移动。一旦复位成功,克氏针可向前穿至肱骨前侧皮质,以此来稳定骨折,作者又附加一根外侧针以进一步稳定骨折（图 9-16）。另外一种方法是应用内外侧针固定,将复位针拔出。放射学和临床结果都相当可观[195]。同时,Yu 和其同事使用临时的 3 mm 克氏针来复位那些使用传统方式不能复位的Ⅲ型肱骨髁上骨折。在 118 例患者中,他们在 42 例患者身上使用这种方法而没有切开复位。他们获得的临床结果与能够使用传统闭合复位交叉穿针固定的患者相当[236]。

Fowler 与其同事描述了 1 例通过闭合复位和经皮穿针固定治疗俯卧位患者的肱骨髁上骨折的详细过程[68]。他们推荐这种方法,因为其使用重力来复位骨折,从而避免穿针时肘关节的过屈。通过避免肘关节过屈,可以避免尺神经前移。因此,理论上讲可以

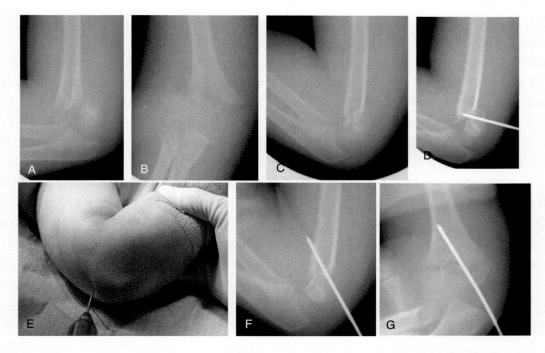

图 9-16　经皮杠针置入复位Ⅲ型肱骨髁上骨折。(A,B)移位的Ⅲ型肱骨髁上骨折。(C)初始不能得到充分的闭合复位。(D)经三头肌肌腱在骨折位置入 2 mm 克氏针。(E)术者将手移向远端,向前撬拨骨折以达到充分对位。(F,G)获得充分对位后,将克氏针经前方皮质前移维持复位。随后,术者进行内外侧针置入。(Photos and radiographs courtesy of Steven Lovejoy, M.D.)

减少尺神经医源性损害的风险。他们指出,以前的研究证明移位的肱骨髁上骨折复位和穿针固定后,保持肘关节屈曲 100°,但并没有再用超声检查桡动脉的波动情况。他们认为避免过屈是有优势的,虽然在复位和穿针过程中也需短暂的肘关节过屈,但是这种影响不明显。

Zionts 和其同事研究不同针的扭力。他们发现要产生 10° 的旋转,两根外侧针需要的扭矩要比内外侧穿针小 37%。另外,在产生相当的旋转所需要的扭矩方面,使用两根外侧针要比使用内外侧针小 80%[237]。

Lee 和其同事[120]发表了一项生物力学分析,他们研究交叉针、平行外侧针和分离外侧针。他们发现,分离外侧针提供的稳定性比平行外侧针要好得多。外侧分离针与交叉针在伸展、内外翻上相似。但是,交叉针在轴向扭转上的稳定性更好。如果术者感觉两根外侧针能提供足够的固定,则作者推荐使用分离针以使稳定性最大化。

在穿针固定之前骨折必须解剖复位。一些作者认为骨折的不良旋转不是很重要,因为不良旋转可以通过肩关节来补偿,肩关节旋转的活动范围很大。虽然这个概念是真实的,问题是髁上骨折不良旋转使复位不充分,两骨折断端骨质都非常薄。如果不解剖复位,则很难保持复位后的位置。如果失去了内侧柱的支撑,骨折很容易向内侧倾斜并导致肘内翻畸形。如果穿针固定非常安全,保持复位后的位置是可能的。然而,大多数作者报道其闭合穿针治疗骨折并发各种各样的肘内翻畸形事件。但是,1992 年,France 和 Strong 的研究表明闭合复位经皮穿针固定比闭合复位石膏外固定和牵引的结果要好[72]。

Aronson 和 Prager[10]应用 Baumann 三角来判断复位是否充分。他们推荐使用两根外侧针来固定骨折。Baumann 三角与健侧相比,如果相差在 4° 以内,则复位是可接受的。如果角度变大,需再次复位和复查肱骨远端 X 线片,直到 Baumann 三角达到满意的范围。只要复位时注意到这个角度,作者们则报道没有肘内翻的发生。这个结果说明,良好的复位可以减小肘内翻的发生率。

虽然 Aronson 和 Prager[10]支持应用 Baumann 三角来判断复位是否充分,而其他人并没有发现这个角度的优点。Nacht 和其同事[155]发现,外髁的边缘不是很明显。因此测定 Baumann 三角非常困难。他们还表示,这个角度对 3 岁以下儿童没有用处,因为在这个年龄段肘关节的骨性标志不明显。Mohammad 和其同事将肘关节的 Baumann 角和提携角相对比,发现这个角度非常复杂,并不是提携角准确的指标[153]。然而,应用内上髁骨骺角可能有用[24]。

复位的时机:骨折复位的时机是,只要技术允许应尽快复位。过去认为,早期复位加穿针固定可以增加获得解剖复位的机会和降低并发症,例如,血管损害损伤等。已有 4 篇报道说明,延迟复位并不会导致血管损伤。Mehlman 和其同事报道了 115 例肱骨髁上骨折[144]。他们延迟骨折的治疗,因此,复位和穿针可以在正常的手术时间进行。他们没有发现肘内翻畸形、针道感染和血管损伤等并发症的发生率提高。他们也没有发现延迟治疗组需要切开复位的概率增加。Iyengar 和其同事有同样的发现[84,104,144]。Gupta 和其同事观察了 50 例不足 12 h 接受治疗的 III 型肱骨髁上骨折患者和 100 例在 12 h 之后接受治疗的 III 型肱骨髁上骨折患者[88]。他们发现早期治疗和延迟治疗在需开放复位、针道感染、间隔综合征局部症状、血管神经损伤的发生率方面没有显著的差别。

创伤科大夫认为对儿童和成人的骨折需立即治疗,现在这种观点已经改变。半夜行手术治疗不能总是保证所有参与者都处于最好的精神状态。另外,可用的助手也可能对操作的程序并不熟悉。白天,在骨科手术室准备所需设备比较容易;然而,如果在夜间准备所需的所有工具,则可能会有困难。白天的放射科大夫在使用 C 型臂上没有问题,但是夜间值班的大夫使用起来则可能会有困难。

担心并发症的发生率提高,可能会阻止我们延迟治疗。例如,担心开放复位、神经损伤和可能发生局部缺血的危险发生率提高。这 4 位作者展示了比较好的临床结果。在需要开放复位等方面,他们没有发现两组有什么差别。前一组有 10 例患者闭合复位失败,7 例需要开放复位,后一组中有 5 例需要开放复位。作者们发现在其他方面两组之间也没有什么差别。因此,建议延迟复位时间直至可以正常手术。等待骨折复位的同时应观察儿童的血运和神经功能的状态。正如 Green[84]所强调这些研究表明,在更加可控的条件下而非半夜急诊手术治疗三期骨折是安全和明智的。然而,附加的条件是夜间要有充分的神经血管检测和第二天早晨可用的手术室。

方法:Flynn 和其同事使用特殊的吊带将肘关节屈曲置于其上,从而在穿针过程中帮助稳定肘关节。然而,我们更喜欢将患者取仰卧位,而将患肘悬垂于手术台边。患儿躺于可透视手术床上并行全身麻醉。

患者取仰卧位,并且患肢完全自由。患侧肩关节置于床边,这样上肢其余部分将可以自由地悬吊。这个位置方便使用 C 型臂透视,将 C 型臂置于上肢下面,并且将球管作为手术台。C 型臂的主要球管用无菌包裹,因此,上肢的上部及肘关节可以置于 C 型臂上(图9-17)。

上肢消毒准备,第一次伸直肘关节并纵向牵引下复位骨折。一名助手在上肢上部行反向牵引。纠正侧方移位,并且外旋上肢纠正内旋畸形。肘关节尽可能地屈曲,同时保持牵引。术者的拇指将尺骨鹰嘴往前推,帮助其复位。上肢完全外旋时能保持肘关节尽可能屈曲。大部分骨折都可以用这种方法复位,但如果后侧骨膜撕裂,骨折完全不稳定,后侧骨膜为复位后的位置提供的铰链失去,则使复位相当困难。如果近端骨折片的尖端刺穿了臂部肌肉,肌肉必须复位。Peters 和其同事描述了一种将受困肌肉复位的方法。当通过腋窝行反向牵引时,上肢前侧的肌肉组织被尽可能地拉向腋窝。这些肌肉组织按照由近及远的方向从

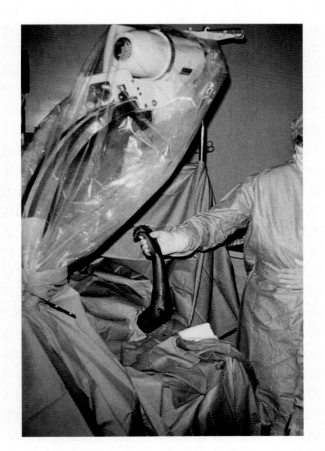

图 9-17 C 型臂机无菌悬挂以便用于肱骨髁上骨折复位和置钉的操作台。

近端骨折片的尖端挤出。压力主要置于外侧面,从而避免内侧血管神经组织结构损伤。解放肌肉时伴随着"砰"的一声,一旦臂部肌肉从骨折片之间移出,复位就相对简单[173](图 9-18)。Rasool 和 Naidoo[183]发现 18例患者的神经血管在骨折前缘的前面,15 例在骨折缘的后面,4 例被骨折尖端分离。所有的患者有向后外侧移位的肱骨髁上骨折。另外,臂部的肌肉被近端骨折片卡压。他们提醒,对有后外侧移位并臂部肌肉卡压的患者应谨慎操作,避免神经血管损伤。

用透视来评估复位。侧位片容易获得;然而,因为上肢的旋转,尤其是内旋,可能造成骨折复位的丢失。所以重要的是投照时应移动机器而非肘关节。因为在穿针固定之前伸直肘关节容易导致复位的丢失,所以正位片较难获得,Jones 位(跨髁位)可能被用到。然而,如果在侧位片上发现复位尚满意,应该穿针固定骨折。一旦固定,可以伸直肘关节正位透视检查。肘关节伸直还可以观察提携角。

用内侧针或者两根外侧针是否足够还存在争议。已经证明交叉针在生物力学上将更加牢固。然而,两根外侧针已经足够。作者们表示,两根外侧针提供的稳定性足够保持复位[221]。我们使用两根外侧针来固定Ⅱ型骨折,这将提供最大的稳定性。我们推荐交叉针固定Ⅲ型骨折。

使用圆头直径 0.16cm 的针来固定可以减少损伤骨骺和神经的风险。大龄儿童可以使用稍大的针,复合糖原酸可生物降解针已经用来固定骨折,理论上可替代必须拔除的金属针。然而,最近多篇报道提示应谨慎使用髁上可降解针。他们报道了不可接受的后果,例如断针及骨折再移位等[26]。

在电钻和 C 型臂的帮助下穿针。一旦复位成功,保持患肢外旋及最大程度的屈曲。C 型臂透视侧位像检查复位的状况。首先穿外侧针,患者的上肢转到中立位置穿针。然而,完全内旋上肢时稳定性不足。前臂呈中立旋转时,基本是盲穿外侧针,因为 C 型臂仅仅能显示髁间的影响。另外,也可以在上肢外旋的情况下穿针,用几条毛巾裹住上臂部并向上牵引掀起,肘关节尽量放在 C 型臂的边缘上。外侧针可以从下面穿入外上髁,针与头侧呈 35°~45°角,如内侧针一样。

内侧针通过内上髁穿入,肘关节与上肢外旋位。仔细操作以避免尺神经损伤,这可以通过触摸内上髁后面的尺神经沟来确认。因为外侧穿针提供了部分稳定性,肘关节允许伸直到 80°,从而可以使尺神经后移并远离内上髁,减少内侧穿针造成医源性损伤的概

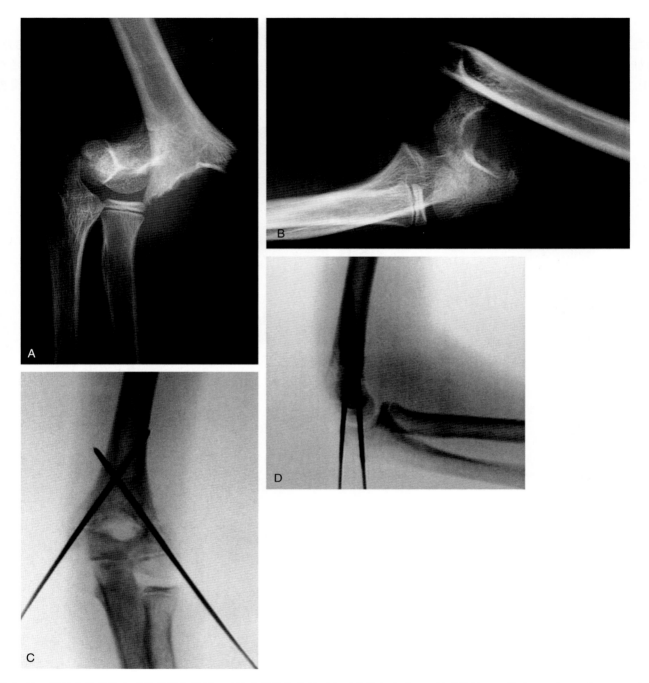

图 9-18　明显移位的伸直型肱骨髁上骨折。远端片段前方尖端顶在肘窝前方皮肤。远端肢体神经血管检查正常。骨折通过闭合方法复位。肱骨远端穿入肱骨肌肉,但肌肉被剥离以允许近端肱骨段恢复到肱骨肌肉后侧。经皮置钉。(A)肱骨远端部前后位像证实显著的骨折移位。注意:由于骨折一定程度的旋转,前臂存在侧方移位。(B)肱骨远端侧位像证实远端显著前方移位,并穿入肱骨肌肉到达肘窝皮肤。远端节段及前臂呈前后位,其程度反映了骨折旋转的程度。(C)术间肘关节前后位像显示此平面解剖复位。两针经皮在骨折处交叉置入。注意:内侧针偏外进入内侧髁以免伤及尺神经。(D)术间侧位像证实肱骨远端解剖复位,两针交叉通过肱骨中间。

率。肘关节完全屈曲时尺神经在神经沟内被拉紧,非常靠近内上髁。因此,将肘关节伸直至 80°,术者拇指髁保护尺神经,而另一只手穿针。如果这一技术不成功,则可以在内上髁处做一小切口,再行穿针。为避免

尺神经损伤,Michael 和 Stanislas 推荐使用带神经刺激感应器的针来定位尺神经。穿内侧针时针要穿入肱骨外侧皮质,靠近骨折处。为增加稳定性,肱骨远端骨折必须穿入两根克氏针(图 9-19)。

一旦内侧针穿过骨折线并穿透对侧皮质,并且骨折稳定,肘关节可伸直观察提携角和摄取正位片。将皮肤外露的针折弯,外固定支架固定肘关节屈曲80°~90°。为减压,石膏不应为环状。根据肿胀及桡动脉搏动的情况来调整肘关节屈曲的角度。

小儿应住院观察,直到循环损伤的危险期过去。上肢三角巾悬吊,1周后复查X线片以观察复位是否丢失。需要固定3周,3周后复查X线片。如果骨折愈

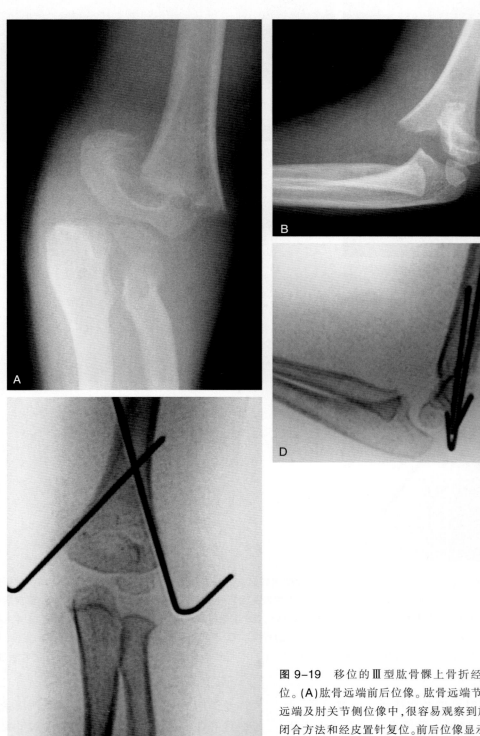

图9-19　移位的Ⅲ型肱骨髁上骨折经闭合方法及经皮置针复位。(A)肱骨远端前后位像。肱骨远端节段完全移位。(B)在肱骨远端及肘关节侧位像中,很容易观察到旋转畸形。(C)骨折端经闭合方法和经皮置针复位。前后位像显示内外侧针。注意:内侧针在内上髁的起点较高以避免损伤尺神经。(D)侧位像显示骨折完全复位。

合良好,则拆除支具,取出克氏针,并进行积极功能锻炼。

(2)开放复位和内固定

因为有发生活动受限、骨化性肌炎和感染的可能,其适应证很少。然而,最近有报道称开放复位取得了良好的效果[16,199,228]。三篇相关报道称,大部分患者效果满意[7,44]。Gramer 和其同事将开放复位内固定与闭合复位经皮穿针固定的结果进行比较[44],发现尽管开放复位组的患者骨折都比较严重并不能够闭合复位,但是两组的结果具有可比性。Ozkoc 和其同事报道了 99 例屈曲型肱骨髁上骨折,因为缺少影像支持,44 例行开放复位和内固定。另外 55 例行闭合复位经皮穿针治疗,作者们发现开放手术组术后功能要稍差一点。开放组平均丧失 6.23°的伸直功能,而闭合组是 0.6°。同时有 8.61°的屈曲功能丧失,而闭合组是 5.25°,两组没有显著差异。这篇报道证明,闭合复位是受欢迎的治疗方式。但是,开放复位也可以取得良好的效果[167]。开放复位的适应证包括开放骨折、闭合复位后血运受损和神经功能丧失及闭合复位不成功。最后一条是最基本的要求,但是几乎所有关于闭合复位的报道都有肘内翻畸形发生的情况[8,63,69,154,233]。为避免肘内翻畸形的发生,应考虑解剖复位,因为这种复位可防止内侧柱向内侧髁倾斜。一旦良好的闭合复位不能实现就需要开放复位。不能实现解剖复位的原因有很多。Fleuriau-Chateau 和其同事进行了 41 例开放复位手术。他们认为开放复位的指征是臂部肌肉卡压,其他的适应证是正中神经或桡神经(或二者同时)受压,无论有没有臂部血管损伤,手术前未行检查[65]。另一个指征是粉碎性骨折。有时会遇到远端骨折片粉碎的髁上骨折,这种情况需要开放复位来达到解剖复位(图 9-20)。

方法:在肘及肱骨远端内侧边,做一条长 3~4 cm 纵行小切口。一旦切开皮肤及皮下组织,骨折及血肿显露。保护尺神经,但不一定要显露。保护近端骨折片以上的骨膜。探查确定骨折断端间有血管神经嵌顿。作者与其同事治疗了 3 例患者,这 3 例患者因为有肱动脉或者正中神经,或二者嵌顿而不能闭合复位[44]。从骨折片上剥离不足 1 mm 的骨膜,从而保护局部的血运。充分暴露骨折来保证解剖复位,然后骨折复位和交叉穿针。如果不能解剖复位,需要用外侧切口。外侧切口是肱骨远端外上髁的纵向切口,可以显露骨折的外侧,将皮肤外的克氏针折弯(图 9-21)。

最近流行肱骨远端髁上骨折前侧入路。Koudstaal 和其同事将 26 例前方入路患者和过去外侧入路及内外侧结合入路患者的比较结果做了报道[117]。他们在肘窝做一横切口。如果需要修复血管神经或进一步探查,可延长切口。瘢痕与正常皮肤皱折平行,并避免肘关节屈曲挛缩。按 Flynn 标准,各种入路之间没有显著差别。他们引证了前方入路的三个好处:①更容易清理肘关节内血肿;②直视嵌顿的肌肉、血管和神经;③直接触诊到内外侧髁,允许术者纠正任何移位。同样,Ay 和其同事回顾了 61 例移位的肱骨髁上骨折患者,他们接受了通过前方入路的切开复位和克氏针内固定术。按 Flynn 标准,73%患者取得优秀结果,27%取得满意结果。这进一步支持通过前方入路的开放复位和内固定。从功能的角度看,其与其他入路无明显区别(图 9-22)。

另外一条入路是肱三头肌间隙入路。如果不用切除鹰嘴,则这种入路可以用于成人。考虑到会影响功能和肱三头肌肌力,这种入路很少使用。两项研究表明,与儿童闭合复位穿针固定结果相比,这种入路没有更多地影响功能及肱三头肌肌力[201]。Kasser 和其同事发现,肱三头肌肌肉间隙入路没有影响肘关节的功能。他们报道了 3%的肌力受损情况,其认为受损并不明显,并推荐肱骨远端复杂骨折采用这个入路[112]。Gruber 和 Healey 也推荐使用后侧入路开放复位。20 例中只有 1 例没有恢复完全伸直功能,2 例没有恢复完全屈曲。这些患者没有神经损伤、肌力丧失和成角畸形[87]。

他们认为血肿压迫对孩子所造成的痛苦是很小的,并对此很惊讶。手术后他们通常立即出院。随诊与闭合穿针相同,通常是 3 周后拔针并进行功能锻炼。以前困扰医生的骨化性肌炎,现在已经不是问题。其作为并发症,在已经发表的文章中已经鲜有提及[7,16,44,86,178,199,228]。

六、并发症

1.血管损伤

血管问题分为两种,一种是急性缺血,阻断上肢血供。另一种是慢性损伤或者 Volkmann 缺血挛缩。幸运的是,急性缺血很少见。血管的状态通过皮肤颜色、肢体温度、上肢功能疼痛程度和桡动脉搏动体现。肘关节有丰富的侧支循环,即使肱动脉受损,也可以为上肢提供丰富的血供[111,125,127,189230,232]。短暂的桡动脉搏动消失并不表示血供不足。实际上,桡动脉搏动消失可能因为血管痉挛。复位过程中脉搏消失可能提示肘

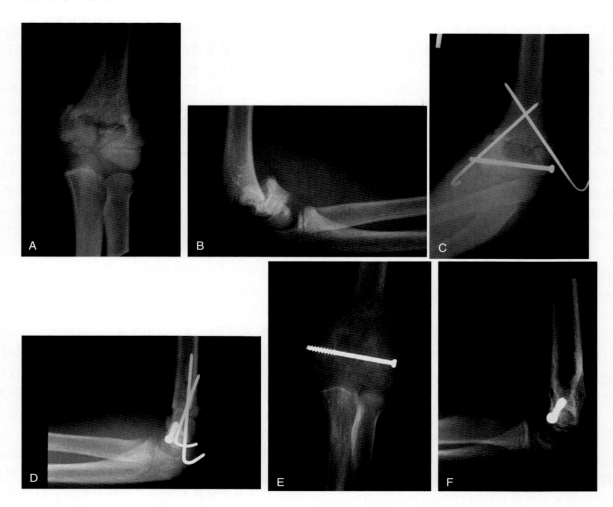

图 9-20 一个 9 岁儿童粉碎性移位肱骨远端髁上骨折。**(A)** 肱骨远端前后位像显示远端"T"形骨折。肱骨小头与滑车分离明显。**(B)** 肘关节侧位像。远端向前屈曲。**(C)** 肘关节术后前后位像。用三头肌分离器经后路进入肘关节，复位两个远端节段并先用筒状螺钉稳定，将骨折转化为简单的两部分髁上骨折，以便可以通过两个交叉的克氏针常规稳定。**(D)** 肘关节侧位像证实骨折复位。注意：屈曲的远端骨折段现在已解剖复位。**(E)** 伤后 6 个月骨折愈合及克氏针移除后随访的前后位像。骨折完全愈合不伴有生长不平衡或无血管性坏死。该儿童临床实现肘关节无痛性活动。**(F)** 愈合的髁上骨折侧位像。

关节过屈压迫或者血管嵌顿。触诊脉搏消失并由多普勒超声作证非常重要，提示可能有血管损伤存在。一些作者认为这种情况是血管探查的指征。

Campbell 和其助手研究了 59 例肱骨髁上骨折儿童患者[32]。虽然 11 例中有 5 例复位后脉搏恢复正常，并不需要进一步的处理，但他们发现血管失常的概率是 19%，比其他作者高。其他 6 例给予肱动脉探查，其中 1 例患者有动脉嵌顿，1 例是划破，另 1 例是撕裂，其他 3 例是血管痉挛并未经其他处理而恢复。如果骨折复位后脉搏消失，他们推荐血管探查。

Copley 和其同事回顾了 128 例三型肱骨髁上骨折[39]。有 17 例患儿在开始探查中发现桡动脉搏消失或

减弱（超声检查而非触诊）[39,231]。17 例中有 14 例患儿骨折复位后脉搏恢复，但是其他 3 例有桡动脉搏动消失。这 3 例患者立即行肱动脉探查，发现每 1 例都有明显的血管损伤。14 例中有 2 例复位后脉搏恢复，在复位后 24~36 h 期间，术后循环状况恶化，伸直脉搏再消失，2 例行血管超声检查发现动脉损伤，并行血管探查及修复。调查者发现，肱骨髁上骨折复位后桡动脉搏动消失，提示存在重要血管损伤并需要探查及修复。他们认为血管超声并不准确，原因是动脉损伤多与骨折线平齐。虽然血管痉挛与血管损伤可以有相同的症状，但痉挛的体征和症状应在复位后的 1~3 h 有明显改善。血流图显示，当血管状态不理想时，可能需

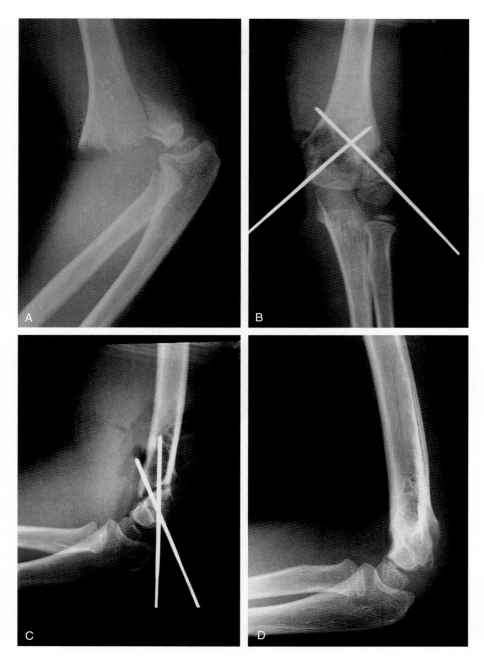

图 9-21 移位的伸直型髁上骨折。肱骨远端尖端穿入桡骨肌肉，骨折不能通过闭合方法达到解剖复位。经过内外侧入路行开放复位。(**A**)肱骨远端髁上骨折前后位像。(**B**)术间复位后前后位像证实骨折良好复位。外侧克氏针退出几毫米。(**C**)术间骨折侧位像显示后方移位纠正及肱骨远端结构恢复。(**D**) 肘关节伤后 6 个月侧位像显示正常肱骨远端解剖结构。

要更加积极的治疗（图 9-23）。如果复位前后血管状态正常，则只需要夹板固定和观察。如果复位后脉搏消失，触诊和超声检测不到，他们认为需要血管修复。正如下文所说，其他作者认为，只要上肢远端循环正常，即使桡动脉搏动在骨折复位后消失，也不需要动脉修复。

Schoenecker 和其同事同意这些作者的意见，并认为，如果超声检查桡动脉消失，则需要动脉探查[196]。他们探查了 7 例髁上骨折桡动脉搏动消失的病例，发现 4 例脉交结或者嵌顿于断端间。他们修复了 3 例动脉。

另外，Garbuz 和其同事回顾了 326 例肱骨髁上骨折患者，发现 22 例患者在检查时桡动脉搏动消失[76]。复位后 15 例桡动脉搏动恢复，并且他们没有行肱动脉探查进行检测。7 例患者复位后桡动脉搏动仍然消失并伴有手部血供不良。他们都行血管探查并修复。他们推荐，如果桡动脉搏动消失，而手部血供良好，则只需要观察即可，原因是肘关节周围血运丰富，可以提供给上肢及手丰富的血运[76,196,203,226]。

Sabharwal 和其同事回顾了 410 例肱骨髁上骨折患者，其中 13 例桡动脉搏动消失[192]。磁共振血流成像

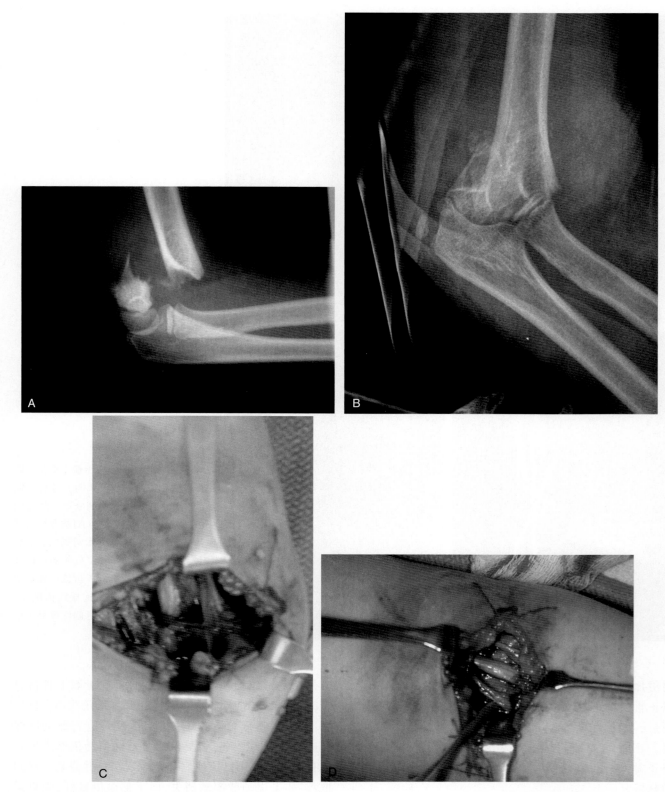

图 9-22 前方入路开放复位Ⅲ型肱骨髁上骨折。(A,B)伴有正中神经感觉异常及桡动脉搏动减弱的Ⅲ型肱骨髁上骨折。(C)通过肘关节屈曲前方入路,证实正中神经和桡动脉受压。(D)从骨折处细致分离神经血管并复位骨折。(C,D 见彩图)(待续)

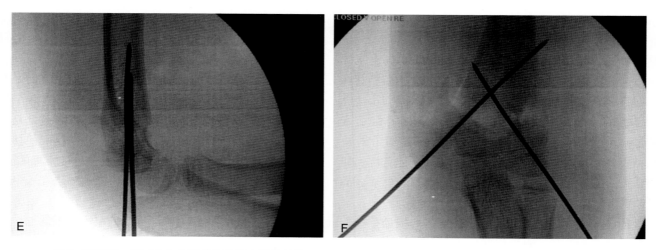

图 9-22(续)　(E,F)内外侧克氏针置入维持复位。(Photos and radiographs courtesy of Gregory Mencio,M.D.)

术和超声检查发现所有桡动脉搏动消失的患者都有丰富的侧支循环。他们行动脉探查发现都有动脉损伤。行动脉探查,则发现动脉损伤,并在随访中发现后遗症。他们建议对肱骨髁上骨折桡动脉消失的患者进行观察。他们认为,侧支循环对上肢正常的存活已经足够。如果肱动脉修复,因为不充足的血运,则可能变得堵塞[81,192]。

处理髁上骨折桡动脉搏动消失和远端血运充足

患者的第一步是在全麻下闭合复位。如果血运良好,骨折穿针和夹板固定,则仅仅需要观察。可在手术修复血管之前行血管造影检查。然而,伤口的位置在骨折处,动脉造影可能不会发现任何问题。虽然缝合动脉减轻痉挛曾经流行,但不是指征。切开复位和克氏针内固定也是如此。

血运不足时,一些作者推荐应用牵引治疗[85,164,196]。如果循环改善,他们建议继续应用牵引治疗。如果牵

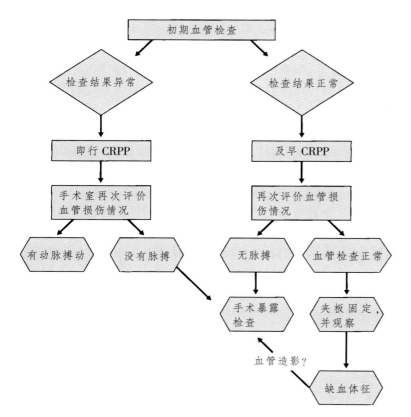

图 9-23　处理可能伴有血管损伤及移位性肱骨髁上骨折患者的决策流程图。CRPP,闭合复位经皮穿针。(Redrawn from Copley,L.A.; Dormans,J.P.; Davidson,R.S. Vascular injuries and their sequelae in pediatric supracondylar humeral fractures: Toward a goal of prevention. J Pediatr Orthop 16:99–103,1996.)

引后 1 h 循环未改善，则推荐动脉探查，不再认为这种处理是肱骨髁上骨折的合理方式。复位加克氏针固定是选择治疗，如前文所述，只有在上肢真正缺血时才需要动脉探查。简单的桡动脉搏动消失伴外周循环良好不是动脉探查和修复的指征。

在治疗肘关节过屈的骨折中，Volkmannn 缺血挛缩最常见。幸运的是，很少应用牵引经皮穿针和开放复位穿针。因为这个原因，不推荐应用闭合复位和屈曲治疗。穿针固定允许肘关节伸直，从而减少缺血的风险。

前臂缺血的症状体征很明显。疼痛和被动手指伸直是早期表现[85,162]。测量局部压力和早期筋膜切开有助于减小永久损坏的风险。疼痛是局部缺血损伤的重要表现。然而，我们曾经报道 1 例 Volkmann 缺血挛缩患者，在其整个病情发展过程中无疼痛出现。我们回顾了这例患者的病历、护理记录等，其都表明这名儿童无明显不适且不需要疼痛治疗。然而，神经症状的持续恶化被记录，成为局部缺血的唯一指征。虽然这种情况很少见，但提醒我们注意无症状局部缺血综合征。

2.神经损伤

据有关报道，神经损伤的发生率变化很大。一些作者报道称发病率很低，也有作者报道其高达 15%[15,42,69,73,109,127,141,209]。已证明，骨折移位越严重，发生神经损伤的概率越高[85,116,162]。大部分文章报道桡神经损伤最常见，其次是正中神经损伤，尺神经损伤最少见。Brown 和 Zinar[29]报道，162 例肱骨髁上骨折中 19 例患者存在 23 处神经损伤，包括 12 条桡神经，6 条尺神经和 5 条正中神经。然而，他们认为，4 例尺神经损伤和 1 例桡神经损伤是医源性的，由经皮穿针和开放复位内固定导致。Michael 和 Stanislas 推荐使用带神经刺激探头的针，当行经皮穿针通过内上髁时避免损伤尺神经[147]。Spinner 和 Schreiber[209]报道了骨间前神经损伤的高发生率。作者和其同事也发现，髁上骨折中这种神经损伤最常见[45]。我们研究了 101 例患者中的 15 例神经损伤，在这 15 例中 6 例是单独骨间前神经损伤，4 例是骨间前神经损伤合并有另外神经损伤。因为这条神经是单纯的运动神经，损伤可以通过拇指和食指远端关节屈曲的检查来完成。因此，可能漏诊此损伤。骨间前神经的损伤概率比以前报道要高得多，其可能是最常见的神经损伤。

Spinner 和 Schreiber[209]发现，神经通过关节下 2~3 cm 的纤维弓，这个纤维弓起始于旋前圆肌的深头，

可能使神经压迫于肱骨远端和近端骨折片上。骨间前神经相对靠尺侧的位置使其在骨折后外侧移位更容易造成神经损伤[60]。

几乎所有的报道均发现神经损伤自发恢复[29,40,42,45,60,73,101,109]。不推荐例行神经探查，除非 3 个月内无神经恢复发生。Jones 和 Louis[109]报道，神经恢复最迟在伤后 4~5 个月恢复。然而，如果因为骨折间的神经嵌顿神经功能在闭合复位过程中或复位后持续恶化，则需要神经探查[73,126]。Amillo 和 Mora 建议，如果在一个合理的时间内没有神经恢复，应尽早行神经探查，因为如果损伤后 1 年再行探查，神经恢复的概率将很低[5]。

3.肘内翻

肘内翻是由不良复位和骨折再移位造成的最常见的永久性畸形。已报道的畸形发生率为 0%~60%[8,10,43,55,85,130]。有的作者认为这种畸形与肱骨远端生长无关[97,102]。有的则认为外侧生长刺激导致肘内翻畸形的发生[14,28,102,166]。然而，远端骨折片内侧倾斜导致肘内翻的理论被广泛接受[58,69,77,119,204,206]。因为肱骨远端的解剖特点，且其骨骺非常薄，几乎不可能通过解剖复位允许近端和远端内柱的链接来提供骨折的稳定性。因为远端骨折片的内侧向后旋转，所以缺少两内侧柱的相连，其允许骨折倾斜而导致内翻。因此，获得良好的复位和固定是预防畸形的最好方式。如果解剖复位不能获得挛缩，将需要切开复位内固定来获得稳定的解剖复位。

检查内翻畸形需要完全伸直肘关节，这可以解释为什么内翻畸形直到骨折愈合才被发现。如果长时间制动骨折，则肘关节伸直功能受限。直到肘关节完全伸直才能发现内翻畸形。

虽然肘内翻或枪托畸形可能很重，但其不限制功能[9,58]。因为其由不良愈合造成，因此一般不会进展。普遍认为这种畸形不会造成其他影响。然而，Abe 和其同事报道了 15 例内翻畸形造成的迟缓性尺神经麻痹瘫痪症状。从骨折到开始出现症状的平均时间是 15 年。并且他们在术中发现，瘫痪的主要原因是尺侧腕屈肌两头之间纤维带对神经的压迫。手术松解 14 例患者的纤维带，并将其中 5 例的尺神经前侧皮下转移。11 例行骨矫形手术[2]。关于肘内翻造成迟缓性尺神经瘫痪的理论在 Mitsunari 和其同事的研究中被提及[151]。他们发现 5 例患者肘内翻合并内旋畸形，并患有迟缓性尺神经瘫痪。虽然已经证明骨折内旋使内侧倾斜而导致了肘内翻畸形的发生。然而，这些作者没有证明

原因和影响。Spinner 和其同事也注意到肘内翻与尺神经疾病的关系[210]。他们发现内翻畸形导致肱三头肌内侧部分和尺神经受困,这将导致神经损伤。他们治疗这种畸形的方式是外翻矫形,并向外侧转移或不转移肱三头肌内侧头。他们也对一些患者行内上髁切除术。

Davids 和其同事报道了 6 例外侧髁骨折病例。6 名患者患有因肱骨髁上骨折造成的肘内翻畸形。他们认为,内翻畸形增加了摔倒时通过骨骺部的扭转力和剪切力[48]。因此,肘关节畸形可能提示儿童将来外髁骨折的概率增加。Takahara 和其同事也发现肘内翻畸形患者的外髁骨折和肱骨远端骨骺骨折的发生率增高[217]。

最近,O'Driscoll 与其同事报道了肘内翻患者发生迟缓性后外侧旋转不稳定[161]。内翻畸形患者在 20~30 年后表现出肘外侧疼痛和不稳定。手术过程中,3 名患者使用神经刺激单位使肱三头肌内侧头收缩。这种方法促使尺骨近端外旋和肘关节后外侧不完全脱位。作者认为,肘关节内翻畸形与迟缓性后外侧旋转不稳定有因果关系。他们推断,肘内翻将机械轴线移向肘内侧。反复的内翻扭矩导致外侧序列压力增加,这将导致外侧序列减弱。此外,三头肌内侧牵拉尺骨近端可能导致尺骨鹰嘴的内侧延长,从而使生物力学改变并恶化。作者为这些患者行骨矫形,重建外侧序列,或者二者结合[161]。肘内翻与迟缓性后外侧旋转不稳有因果关系,尽管报道中没有清楚地说明。然而,在肱骨髁上骨折治疗初期,其强调重建解剖关系和避免内翻的重要性。

当儿童接近骨成熟时矫形最容易,因为可坚强固定而不需要顾虑肱骨远端骨骺。Ippolito 和其同事[103]发现,随着儿童的生长,矫形恶化。在发现畸形时,大部分患者及其家属希望得到矫正。已经提出几种矫形方法。King 和 Secor[115]提出内侧楔形截骨,其用斯氏针和 Riedel clamp 固定。Coventry 和 Henderson[42]更加喜欢外侧闭合楔形截骨。其他作者考虑矫形后位置丢失[184,218]。如果这种骨矫形稳定,上肢应该制动在伸直位以纠正位置。Oppenheim 和其同事[162]相信,穿外侧针时应达到关键角。如果角度太小,针将滑过对侧皮质;如果角度太大,将错过矫形区域。

Gaddy 和其同事报道,12 例肘内翻畸形矫形手术取得良好结果[74]。他们通过外侧切口行肱骨远端基底外侧楔形截骨,并通过测量上臂纵轴线与肘关节伸直和前臂旋后状态下的前臂纵轴线的交角来判断提携角。他们也测量了 X 线片上的肱骨-肘-腕角,并与对侧进行比较。外侧截骨的大小在术前 X 线片上测量,并用内外侧克氏针交叉固定矫形。

其他人担心矫形后位置的丢失。Hernandez 和 Roach 报道了 23 例肘内翻矫形的病例,发现 10 例因为交叉针固定不稳定而造成了位置丢失。他们推荐使用外侧两孔钢板加内侧针来固定,虽然他们并没有报道相关结果[98]。Devnani 也使用两孔钢板来固定矫形后位置。另外,他们建议完成截骨来使内侧稳定[56]。

因为穿针固定有丢失矫形位置的危险。French[73]描述了一种使用两枚钉子相互补充来纠正旋转畸形的外侧闭合楔形截骨。肘关节伸直,截骨处闭合,用钢丝缠绕于两枚钉子上并收紧。通过伸直肘关节和前臂旋后来检查提携角。Bellemore 和其同事[19]也使用这种技术并取得了比穿针固定更好的效果。

DeRosa 和 Graziano[55]描述了一种截骨方法,他们将其归功于 Lloyd-Roberts。下面的截骨面不穿透对侧骨皮质,而且应距外侧皮质 0.5 cm,并与近端截骨线垂直。这种方法可以制造一外侧骨尖并与远端骨折片相连。一旦截骨处闭合,可使用一枚螺钉从外侧骨尖处穿越截骨处以达到固定(图 9-24)。其他人推荐阶梯截骨,但是已经认识到,这种技术只有在畸形小于 30° 时使用,否则会产生突出的外髁[228]。

为避免外髁隆起,一些作者描述了一种弧形截骨方法(图 9-25)。Pankaj 和其同事[169]对 12 例外伤后肘内翻畸形进行了弧形截骨矫形手术。他们将这项技术归功于 Tien 和其同事[220]。他们应用后侧三头肌肌间隙

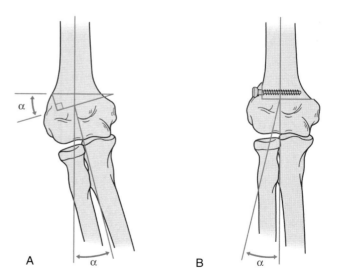

图 9-24 肱骨远端闭合性楔形截骨。(A)肱骨远端内翻畸形的截骨设计,留有一个小的干骺端支撑物以便于螺钉固定截骨。(B)楔形截骨移除并且截骨螺钉固定后的表现。

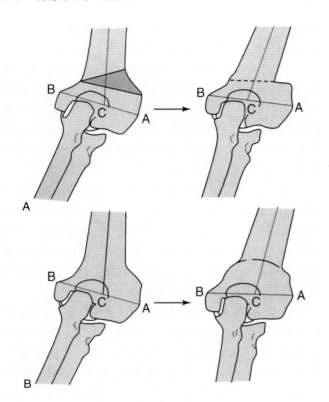

图 9-25 （A）肘关节内翻畸形侧方楔形截骨导致侧凸图解。（B）矫正性圆形截骨及理论上避免侧凸图解。（Reprinted with permission. Pankaj, A.; Dua, A.; Malhotra, R.; et al. Dome osteotomy for posttraumatic cubitus varus: A surgical technique to avoid lateral condylar prominence. J Pediatr Orthop 26:61 – 66,2006.）

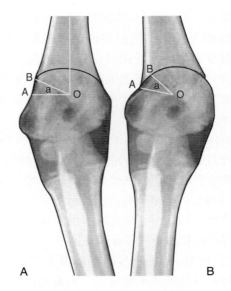

图 9-26 肘关节内翻圆形截骨。术前决定矫正角"a"。（A）点 O 为肱骨中轴与鹰嘴窝上边缘交点，该点为圆形旋转中心。点 A 为骨膜与软骨膜交界区外侧交点。点 B通过事先确定的矫正角"a"决定。节段 OB 为圆形截骨的半径。（B）截骨并旋转肱骨远端以便点 A 处于原先点 B 处。用相交的克氏针维持位置。（Reprinted with permission. Pankaj, A.; Dua, A.; Malhotra, R.; et al. Dome osteotomy for posttraumatic cubitus varus: A surgical technique to avoid lateral condylar prominence. J Pediatr Orthop 26:61 – 66,2006.）

入路,同时用 2.5 mm 钻头钻孔并截骨,从而制造了一个拱形截骨区,这个截骨区位于旋转中心。在肱骨纵轴中心线与尺骨鹰嘴窝上缘线的相交处将旋转角度固定之前,应用手术前测量好的矫正角度,来决定远端骨折片的旋转角度(图 9-26)。平均随访 2~3 年,没有外髁隆起发生[169]。

大部分发表的纠正肘内翻的技术仅仅关注于角度纠正。肘内翻来源于远端骨折片,同时内旋畸形导致内侧倾斜。Wong 和 Balasubramaniam 测量了肘内翻患者的肱骨扭力,发现畸形的上肢比健侧内旋大 30°。尽管他们通过外侧截骨纠正了畸形,但认为纠正肱骨扭力并不是纠正畸形必需的[234]。

已提出纠正内翻畸形、内旋和伸直畸形的三面截骨。作者认为,这项技术达到了更广泛的骨接触,从而比外侧截骨更加稳定[223,224]。

无论使用哪种截骨和固定方式,我们可以通过外侧和后侧入路进入肱骨远端。外侧入路允许直接达到肱骨外侧,而肱骨在骨膜下显露。这种入路的优点是可以从临床和 X 线下直视肘关节。作者推荐通过后侧三头肌肌间隙进入[25,169],从而可以避免损伤尺神经和直视畸形。其缺点是不能看到肘关节前侧。

（1）作者推荐的治疗方式

在肱骨远端髁上区域行外侧楔形截骨,自肱桡肌及桡侧腕长伸肌进入肱骨远端。肌肉间隙可保护桡神经,然而应避免收缩力过大。剥离骨膜并显露肱骨。手术前楔形截骨的大小就如 Oppenheim 和其同事所描述[162]。他们推荐摄取正常上肢的正位片,并将其反转覆盖于患肢正位片上。测量肢体的肱骨-肘-腕角。截骨与外侧楔形截骨相似,应在尺骨鹰嘴窝上 2 cm 处截骨,截骨的两个边缘应该一样长。如果线面边缘比上面的边缘长,外上髁将突出,可能应用穿针固定。可以在完成截骨之前将内外侧针插入截骨区的下缘。如果内侧皮质接触得很薄,当楔形截骨闭合时,会听到咔嚓声。这项技术维持相当稳定的状态。不幸的是,对于畸形不太严重的患者,这种截骨会使外髁突出。此外,也可以通过完成截骨和向内侧转移骨折片来完成矫形(图 9-27)。

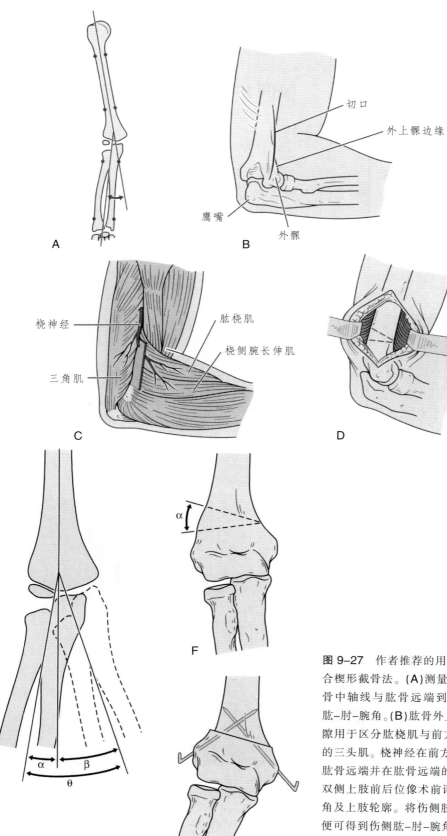

图 9-27　作者推荐的用于矫正肘关节内翻畸形的肱骨远端闭合楔形截骨法。(**A**)测量肱骨远端肘关节内翻的最佳方法。肱骨中轴线与肱骨远端到尺桡骨远端关节面的连线的交角为肱-肘-腕角。(**B**)肱骨外上髁纵向切口。(**C**)三头肌与肱桡肌间隙用于区分肱桡肌与前方的桡侧长伸短伸肌及肱桡肌与后方的三头肌。桡神经在前方桡保护在肱桡肌下面。(**D**)外侧暴露肱骨远端并在肱骨远端的外侧皮质标记截骨线。(**E**)医师使用双侧上肢前后位像术前评估决定矫正度。确定双侧肱-肘-腕角及上肢轮廓。将伤侧肢体轮廓线翻转与健侧肢体重叠,这样便可得到伤侧肱-肘-腕角的差值。该差值即为矫正度。(**F**)肱骨远端前后位像显示要移除的楔形截骨。以角决定楔形截骨底部的大小。(**G**)截骨并用两枚克氏针固定后的图示。

七、屈曲型髁上骨折

屈曲型骨折比伸直型少见。Wilkins[232]估计,其约占髁上骨折的 2.5%;Fowles 和 Kassab[69]发现,其发病率稍高。这种骨折由摔倒时肘关节屈曲着地造成。在急诊室见到的该型损伤的儿童,大多为肘关节屈曲,与伸直型的肘关节伸直相反。因为前侧的骨膜相连,所以这种骨折在伸直状态下比原始状态更稳定。然而,肘关节伸直位行长臂石膏固定较为困难。Rang[180]发现,这种石膏难以维持,故连接骨盆以维持石膏的稳定。

治疗这种骨折的方式与伸直型相似。如果无移位,简单的制动即可。如果远端骨折片向前移位成角,则应复位并制动(图 9-28)。如果骨折移位,则可以闭合复位和穿针固定。Fowles 和 Kassab[69]声称,切开复位和克氏针内固定取得了良好结果。他们发现远端骨折片嵌插于三头肌之间。

第四节 肱骨远端骨骺骨折及分离

一、发病率

因为容易漏诊,这种损伤的准确发病率尚不明确[47]。DeLee 和其同事[54]回顾了曾经被 MacAfee 报道过的 3 例幼儿髁上骨折,并认为这些确实是肱骨骨骺骨折分离。过去,大家认为这种损伤很少见,然而,现在则认为更频繁。

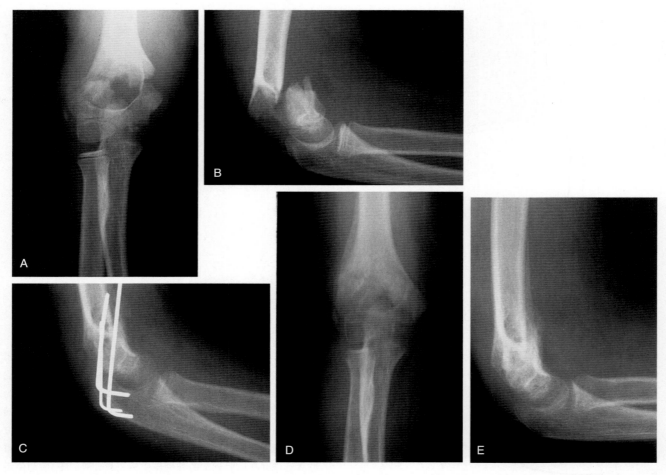

图 9-28 屈曲型肱骨髁上骨折。(A)一名 7 岁女孩的肱骨远端及肘关节前后位像。患者自述跑动时摔倒,肘关节屈曲时鹰嘴着地。神经血管检查示上肢正常。图中可见肱骨远端髁上有一骨折线。(B)侧位像证实屈曲型肱骨髁上骨折。注意:肱骨远端骨块在近端骨块的前面。(C)肱骨远端骨折复位及三枚经皮置入的 0.157 cm 克氏针内固定后的侧位像。肱骨远端对位已恢复。肱骨前线通过肱骨小头的后半。(D)愈合后克氏针移除的肱骨远端骨折前后位像。肱骨远端对位恢复。充足骨痂明显可见。(E)愈合后克氏针移除的肱骨远端骨折侧位像。肱骨远端解剖对位,肱骨前线恢复。

二、损伤机制

造成这种骨折的原因包括三种机制。其可能由出生时损伤造成。我们必须将这种损伤与瘫痪区分，因为儿童因肢体疼痛而不移动肢体，看起来像是瘫痪。Holda 和其同事[100]认为，从高处摔下容易造成这种损伤。然而，7 例患者中有 3 例年龄小于 1.5 岁，这可能是儿童虐待所致。在 DeLee 和其同事报道的 16 例患儿中有 6 例被证明有儿童虐待[54]。如果这种骨折患者的年龄很小，我们应高度怀疑儿童虐待。

三、分型

DeLee 和其同事[54]依据患儿年龄和有无肱骨小头骨化进行分型。A 型发生于从出生至 9 个月大，这个时期肱骨小头无骨化中心，并且骨折远端无骨骺端的骨折片相连。B 型骨折发生于 7 个月至 3 岁大，这时肱骨小头骨化中心在 X 线片上可见。干骺端骨折片相对骨骺有移位或无移位。C 型发生于 3~7 岁，肱骨小头骨化良好，X 线片上可见 Thurston-Holland 干骺端骨片。这种大龄损伤要与外髁骨折片相区别。

四、诊断

这些儿童表现为肘关节肿胀，其症状与肘关节脱位相似。轻微活动肘关节，则听到低沉的捻发音，从而用来诊断骨骺分离。其是由两软骨表面摩擦产生，应与骨摩擦音相区分。

在正位片上，桡骨和尺骨与肱骨错位。然而，桡骨与尺骨的关系保持正常。这种损伤必须与肘关节脱位、外髁移位骨折和肱骨髁上骨折相鉴别。

无论肘关节位置怎样，在正常的肘关节正位片上，桡骨纵轴线通过肱骨小头。如果这条线不通过肱骨小头，可能发生了桡骨小头脱位、肘关节脱位或者肱骨远端外髁移位骨折。肱骨远端骨骺骨折分离，桡骨与肱骨小头的关系保持正常。然而，桡骨和尺骨失去其与肱骨远端的正常关系。另外，因为肱骨远端骨骺骨折分离通常向内侧移位，所以肱骨小头向内侧移位。然而，肘关节脱位通常向外侧移位(图 9-29)。

肱骨远端外髁移位骨折可以通过尺桡骨与肱骨

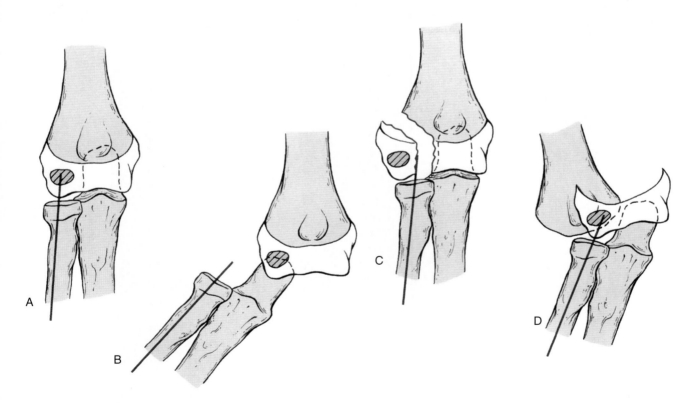

图 9-29 肱骨远端伤后比较。(**A**)正常肱骨远端关系。(**B**)肘关节脱位。桡骨纵轴线不再通过小头，但是小头保持着与肱骨远端的正常关系。(**C**)外侧髁骨折移位。桡骨近端纵轴线不再与小头相交，小头从其正常位置移位到肱骨远端的干骺端。(**D**)肱骨远端骨骺骨折分离。注意:小头向侧方移位至肱骨远端干骺端，但保持着同桡骨小头的正常关系。(Adapted from DeLee，J.C.；Wilkins，K. E.；Rogers，K.F.；et al. Fracture-separation of the distal humeral epiphysis. J Bone Joint Surg [Am] 62:46，1980.)

小头保持正常关系来鉴别。然而,因为肱骨小头移位,桡骨与其失去正常关系。儿童髁上骨折不常见,而且,骨骺髁可见骨折线。

对于非常小的儿童(肱骨小头骨化以前),很容易将骨骺骨折分离与肘关节脱位混淆。然而,在这个

年龄,肘关节脱位非常少见。另外,前臂在肘关节脱位中向外侧移位。在肱骨远端骨骺骨折分离中,尺桡骨向内侧移位。关节造影有助于诊断,尤其是肱骨小头没有完全骨化时(图9-30)。已有人证明,关节造影可以用来将外髁骨折与 Salter-Harris Ⅱ型骨折相

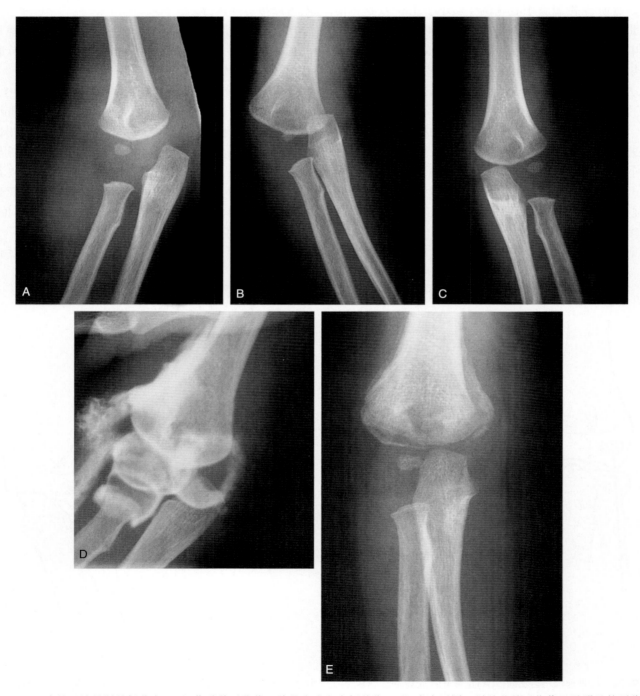

图9-30　肱骨远端骨骺骨折分离。(A)伤肢前后位像。肱骨小头向内侧移位。(B)应力下同一肘关节前后位像显示明显的不稳定和肱骨小头向内侧的进一步移位。(C)健侧上肢前后位像显示肱骨小头和肱骨远端干骺端的正常关系。(D)肘关节像显示肱骨小头与桡骨近端对位良好,肱骨小头内侧移位。(E)伤后3周同一肘关节前后位像显示骨折愈合,肱骨小头轻微内侧移位。

鉴别[1,53]。超声检查也可以用来诊断这种损伤[134]（图9-31）。

五、治疗

与髁上骨折不同,这种骨折通常是稳定的,因为其是通过薄弱的肱骨髁上区域下方的较远的肱骨远端发生的。发生肘内翻的概率比髁上骨折小得多[47]。然而,Holda和其同事[100]发现,7例患者中有5例发生了肘内翻畸形。两篇文章回顾了这种骨折治疗结果,从而发现不可接受的肘内翻畸形的高发生率[1,53]。这些作者得出的结论是,准确的复位和克氏针内固定有利于防止肘内翻畸形。

如果骨折新鲜,DeLee和其同事[54]建议闭合复位。然而,如果是陈旧性骨折,他们推荐夹板固定直到骨折愈合。因为积极的治疗效果不佳,Holda和其同事[100]想确证这种策略。Mizuno和其同事[152]从后路行切开复位取得了良好的结果。

对于这种骨折,我们首先要调查儿童虐待的可能性。如果需要,儿童可入院;如果骨折不是新鲜的,并且X线片证实已经愈合,只需简单的制动即可(图9-32)。如果需要复位,则要闭合复位穿针固定,因为已有报道称简单制动可造成肘内翻的高发。前臂轻微牵引型闭合复位,纠正远端内侧移位,纠正任何的不良旋转,肘关节骨折片屈曲90°,并如髁上骨折一样

穿针。上肢夹板固定3周,3周后拔针并允许无限制功能锻炼。

第五节　肱骨外髁骨折

一、发病率

这种骨折相对常见, 占儿童肘部骨折的12%~16.8%[67,148]。

二、损伤机制

已发现两种导致这种骨折的原因。外髁撕脱骨折可能由摔倒时手伸展并且前臂旋后造成。上肢的内翻暴力通过前臂伸肌群传递到外髁导致撕脱骨折[105,179,188]。利用相同的机制,Jakob和其同事在儿童尸体上制造这种损伤模型, 由此证明这种损伤是外髁骨折的原因[105](图9-33)。然而,Stimson[213]和Fahey[63]认为,这种骨折是压缩损伤所致。Stimson[213]通过手伸展伴肘屈曲在尸体上制造这种骨折模型。毫无疑问,这两种机制都是骨折损伤的原因。

三、分型

Milch[148]按照通过肱骨远端的骨折线的位置对该型骨折进行分型。如果骨折线在肱骨滑车沟的外侧,骨

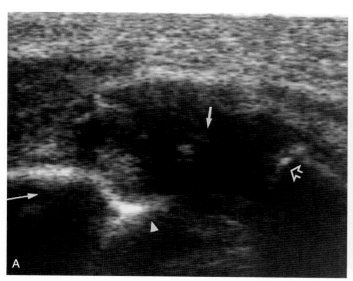
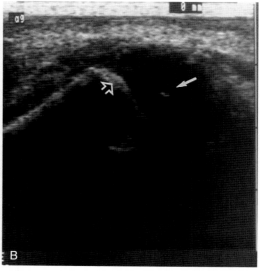

图9-31　一名患有Ⅰ型肱骨远端骨折的17个月的婴儿的肘关节超声像。(A)冠状位超声像显示一骨折线(三角箭头所示)通过骨骺。左侧细箭头指向肱骨远端。垂直的箭头指向移位的肱骨小头。可见肱骨小头的骨化。桡骨头与肱骨小头正在形成关节(空箭头所示)。(B)骨折复位后后外侧超声像。空箭头指向肱骨远端骨骺。肱骨小头位于正常位置(闭合箭头所示)。肱骨远端在空箭头下方。(Courtesy of Dr. R. S. Davidson.)

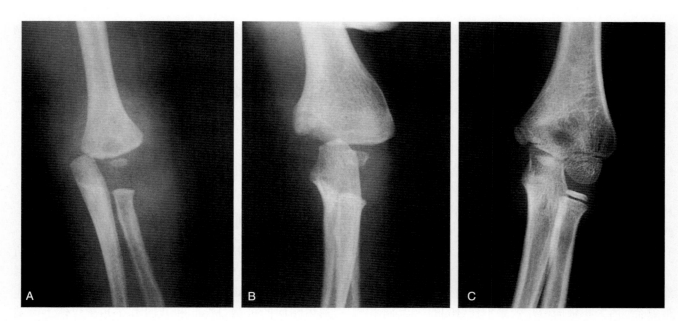

图 9-32 肱骨远端骨骺移位性骨折。(A)损伤时肱骨远端前后位像显示肱骨小头内侧移位。注意:桡骨纵轴线通过肱骨小头。(B)损伤后 3 周肘关节前后位像,移位在固定时没有得到矫正。(C)损伤后 5 年随访显示肱骨远端重塑。临床上,患者肘关节活动充分。

折可能移位,也可能不移位。然而,肘关节不脱位(图9-34)。只要部分或者全部滑车没有骨折,则可作为尺骨冠突-鹰嘴桥的外侧支撑,阻止尺骨向外侧移位。Milch 将这种骨折位命名为 I 型骨折,其骨折线通过肱骨小头骨化中心(图 9-35),或者通过滑车,使肱骨小头保持完整(图 9-36)。II 型骨折通过肱骨滑车沟或其内侧。由于失去了滑车的支撑,尺桡骨将向外侧移位(图 9-37)。Mirsky 和其同事回顾了儿童外髁骨折,发现经典的 Milch 分型不准确[150]。他们认为,52%的 II 型骨折不是真正的 II 型骨折。8%的骨折通过肱骨小头滑车沟,或者跨越滑车沟滑车骨骺。而其余 20%的骨折确实通过肱骨远端骨骺内侧。

Salter 和 Harris[193]将这些骨折定义为 IV 型骨折,因为骨折起于干骺端,通过骺板,并进入骨骺,一些人认为,因为滑车在骨折阶段没有骨化,所以骨折未真正地通过骺板,而且在 Salter-Harris 分型中其被称为 II 型骨折[23]。虽然,这个观点从技术角度讲是正确的,并且当滑车没有骨化时,骺板影响生长的风险很低,但这种骨折确实满足了 Salter-Harris IV 型骨折的标准。

Jakob 和其同事[105]按 X 线片上肱骨小头移位的程度来分型此骨折 (图 9-38)。 I 型骨折确实是无移位骨折。骨折线没有通过整个软骨骺,因此关节面是完整的,并且这种骨折可以不用复位。 II 型骨折是完全骨折且骨折线延伸到关节面。肱骨小头可能外侧移位,但不旋转(图 9-39)。 III 型骨折完全移位,并且肱骨小头旋转出关节。桡骨小头与肱骨小头失去正常关系(图 9-35)。Finnbogason 和其同事也按移位程度将骨折分为三类[64]。A 型骨折在桡骨或者桡骨背面有小骨折或无骨折缺口。另外,骨折线不会达到软骨骨骺(图 9-40)。B 型骨折与 A 型骨折相似,除非骨折线达到软骨骨骺。外侧骨折缺损比内侧大(图 9-41)。C 型骨折的骨折线延伸到软骨骨骺,并与内外侧同宽(图 9-42)。

四、诊断

临床上,肘关节外侧肿胀最明显,压痛也在此处。如果肱骨小头骨化良好,或者移位明显,骨折通常容易在 X 线片上识别。这些 X 线片有助于诊断无移位或者微小移位骨折。如果骨折通过滑车沟外侧以及肱骨小头没有骨化,则这种骨折很难与肱骨远端骨骺 I 型骨折或肘关节脱位相鉴别。虽然关节造影有用,但这个年龄段外髁骨折少见,整个骨骺骨折分离更常见。

五、治疗

无移位的 I 型骨折可以使用制动。根据我们的经验,无移位的骨折比移位的骨折少见。在选择非手术治疗之前,我们必须完全确定骨折真正的无移位。在 3

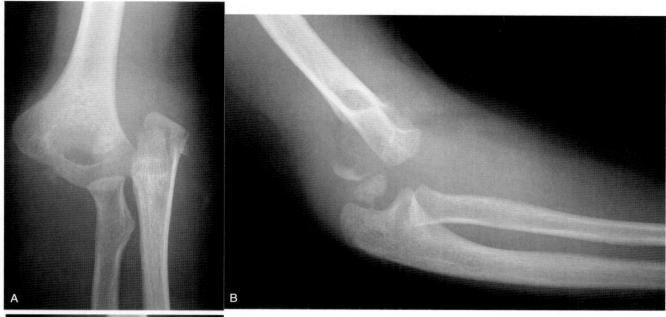

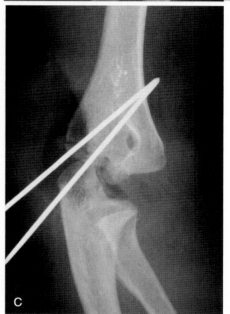

图 9-33　肱骨远端外侧髁骨折移位伴鹰嘴无移位骨折。(A)前后位像显示鹰嘴骨折和肱骨小头内侧移位。从图可知,受伤时肘关节伸直位受到内翻力作用。肱骨小头因此内脱位。(B)侧位像显示外侧髁骨折,肱骨小头及肱骨远端干骺端完整。(C)复位后肱骨远端像显示骨折复位及克氏针固定。

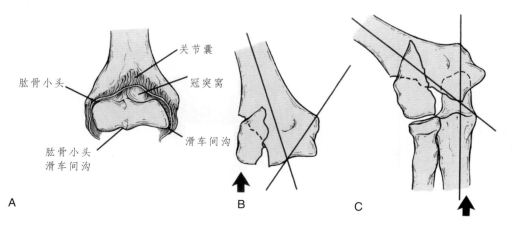

图 9-34　(A)肱骨远端图显示滑车间沟及肱骨小头滑车间沟。(B)外侧髁Ⅰ型骨折。骨折线位于滑车间沟外侧。前臂近侧部分与肱骨远端关系保持完整。肱骨小头可部分或全部移位。(C)骨折线通过滑车间沟使得肘关节不稳定。桡尺骨因此外侧移位。

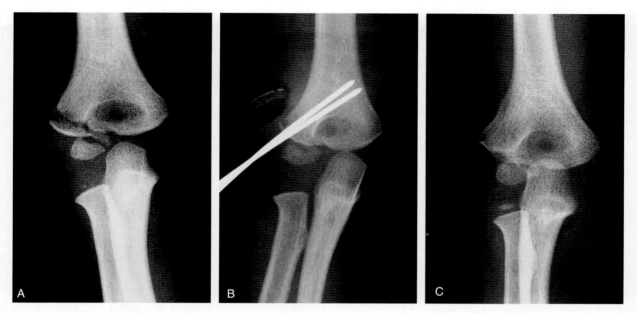

图 9-35 肱骨远端外侧髁 Milch Ⅰ型骨折。(A)肱骨远端前后位像显示外侧髁骨折。注意：骨折线通过肱骨远端骨骺及肱骨小头骨化中心。(B)术间前后位像显示两枚克氏针将骨折复位至解剖位。(C)术后 7 个月 X 线片显示骨折愈合，患者恢复肘关节全部功能。

周的制动期间，复查 X 线片来确定无移位。移位小于 2 mm 的外髁骨折可以通过石膏制动治疗。Pirker 和其同事回顾了 51 例无移位或轻微移位外髁骨折[176]，他们发现，5 例(9.8%)在制动期间移位需内固定治疗。如果发生在 5 天以内，则可以在受伤后 1 周内例行 X 线检查。这项研究强调轻微外科骨折闭合复位和例行复查的重要性。Finnbogason 和其同事[64]声称，A 型骨折仅需简单制动，而且没有移位。B 型和 C 行骨折存在潜在的不稳定，调查人员无法判断非手术治疗此类骨折是否会移位。为预防移位，谨慎起见还是行穿针固定。B

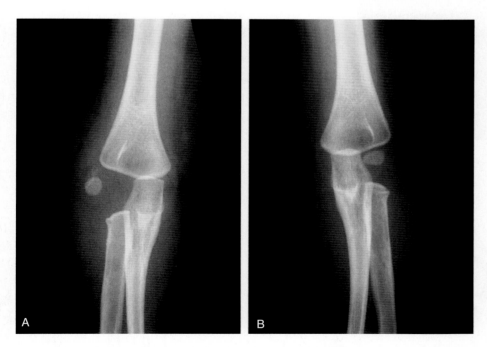

图 9-36 (A)患有移位性 Ⅰ 型外侧髁骨折的儿童的肱骨远端前后位像。注意：肱骨小头外侧移位，但是桡骨和尺骨保持了其与肱骨远端的位置关系。(B)对侧肘关节前后位像。肱骨小头位于同肱骨远端的正常位置。

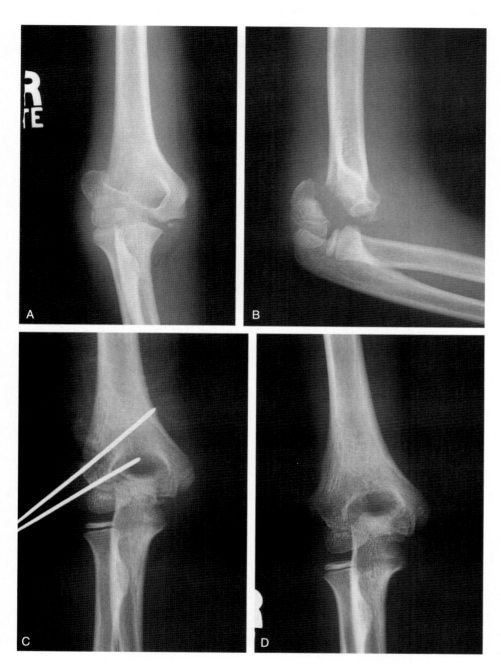

图 9-37　移位性 Milch II 型外侧髁骨折。(A)前后位像显示外侧髁骨折伴随骨折段及尺桡骨近端外侧移位。骨折线通过滑车间沟或经过其中。由于肘关节失去稳定性，尺桡骨外侧移位。(B)肱骨远端侧位像显示外侧髁大段骨折片段。(C)复位后前后位像显示骨折复位并克氏针固定。(D)一年后随访像显示骨折愈合。

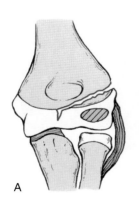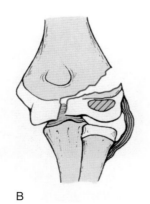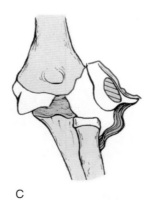

图 9-38　根据移位量的外侧髁骨折分类。(A) I 型骨折。注意：骨折线进入肱骨远端小头与滑车的关节面，但骨折未完全通过关节面，因此无移位。(B)完全骨折(II 型骨折)。此型骨折完全通过关节面但无肘关节外移位。(C)完全骨折伴外侧髁完全移位(III 型骨折)。

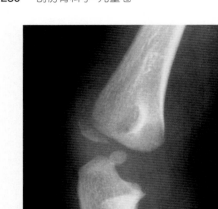
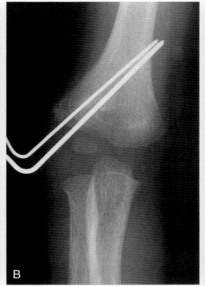
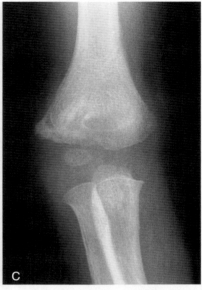

图9-39 Ⅱ型外侧髁骨折。(A)骨折移位,但小头片段无旋转。(B)经开放方法和两枚克氏针复位固定。(C)3个月后骨折愈合。

型和C型可行经皮穿针固定。我们必须确定C型骨折没有移位,并且关节面解剖复位。Mintzer和其同事推荐,如果关节面没有破裂,可行经皮穿针固定[149]。他们推荐行关节造影检查来确定是否有关节面损伤。如果关节面是完整的,可行经皮穿针固定。如果骨折线波及关节,则关节面分离需要切开复位并穿针固定。一旦固定,肘关节制动4周,然后拔针行功能锻炼。

Ⅱ型骨折,有时能闭合复位并可行经皮穿针固定。但必须确定已获得解剖复位,否则,预后很差[94,235]。因为是关节内骨折,关节面必须完全重建以防止关节面继续恶化(图9-32)。骨折不愈合是这种骨折的另一个问题,其在非手术治疗的移位骨折中很常见。需良好复位的第三个原因是,这种损伤属Salter-HarrisⅣ型骨折。如果复位欠佳,则会影响生长发育。然而,由

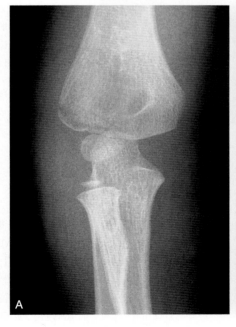
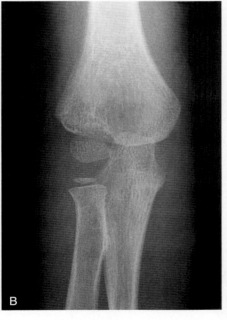

图9-40 Finnbogason分型的肱骨远端Ⅰ型无移位外侧髁骨折。(A)一名无移位性外侧髁骨折的儿童的肘关节前后位像。经过肱骨小头的骨折线有很小的外侧间隙,骨折线未延伸至干骺端软骨。(B)经非手术石膏固定治疗1个月后,骨折愈合。

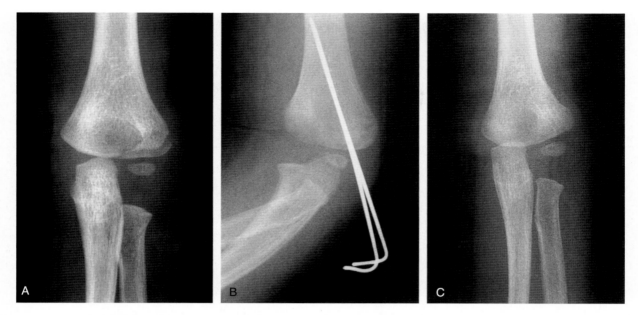

图 9-41　(A)B 型非移位外侧髁骨折。骨折间隙外侧较内侧宽,骨折线延伸至干骺端软骨。(B)骨折经皮克氏针置入固定。(C)术后两个月骨折愈合良好。

于骨骺部分的骨折通常通过骨骺的软骨部分,因此一般很少影响生长发育[84,94]。总的来说,移位的 Ⅱ 型和 Ⅲ 型骨折必须要良好地复位,这通常需要开放复位穿针固定[62,64,66,67,94,105,107,142,191,207,227]。

　　需经 Kocher 入路进入肱骨远端外侧。一旦显露骨折,则需掀起肱骨远端骨膜。远端骨折片上的骨膜掀起

需小于 1~2 mm,以防止影响骨折片的血供。然而,我们必须清楚显露的骨折。我们必须看到前关节面,并以此确认已解剖复位。两枚克氏针交叉固定骨折。通过术中摄 X 线片来确定骨折复位质量(图 9-43)。肘关节制动4 周,此后拔出克氏针并行功能锻炼。一些作者推荐缝合固定,但是这种固定并不安全,可能发生骨不连[43,235]。

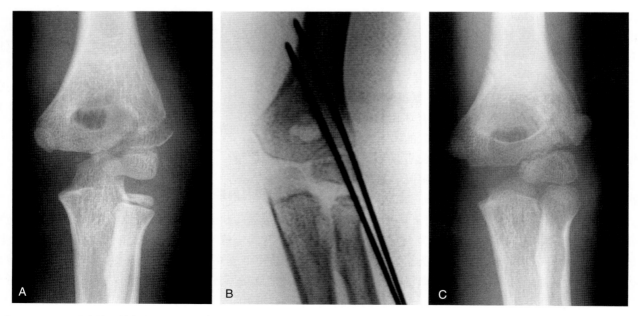

图 9-42　(A)C 型肱骨远端外侧髁无移位性骨折显示骨折间隙外侧较内侧宽。(B)骨折用经皮克氏针置入固定。(C)两个月后骨折愈合良好。

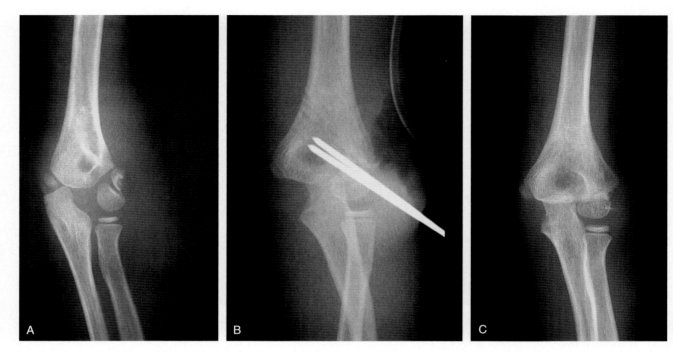

图 9-43   肱骨远端外侧髁完全移位性骨折。(A)肱骨远端前后位像显示外侧髁骨折移位伴旋转。(B)术间肱骨远端骨折前后位像。(C)骨折后 7 个月的前后位像。

延期开放复位

一些作者认为，如果发现外髁骨折的时间较迟，则不适合行切开复位[94,105,145,179]。他们报道了缺血性坏死的高发生率，原因可能为骨折移位造成广泛软组织剥脱。Jakob 和其同事[105]推荐，如果是 3 周后发现的骨折则无需处理。Dhillon 和其同事[57]推荐，如果伤后 6 周内没有处理骨折，则不用再去处理。这与我们见到的对伤后 6~12 周的 4 例患者的治疗不同。他们都进行了切开复位穿针固定。1 例是 Milch Ⅰ型骨折，其骨折线通过肱骨小头骨化中心。如果不复位，则会影响生长发育(图 9-44)。所有愈合患者没有坏死及发育障碍，而且肘关节功能正常。治疗外侧髁的手术入路与治疗急性损伤一样——直外侧切口。由近至远显露骨折，从而避免软组织自外髁骨折片上剥脱。避免损伤骨折片的血供非常重要，可以此避免外髁的缺血性坏死。一旦诊断为骨折，用手术刀小心打开纤维，将骨折表面软组织剥开截骨。不要将软组织完全从骨折片上剥离，只需将骨折边缘的软组织剥开从而显露骨折的两边。一旦骨折表面的软组织清除，即可进行骨折复位和内固定。如果患儿年龄很小，并且干骺端的骨折片很小，则用光滑的克氏针固定骨折；另一方面，如果患儿年龄稍大且干骺端的骨折片足够大，则也可将一枚或两枚螺钉插入干骺端来固定骨折。

Roye 和其同事也发现，延期切开复位和内固定治疗骨折可以取得良好的结果[190]。Gaur 和其同事认为肌肉会收缩，所以要延长前臂伸肌腱膜[78]。

基于上述结果我们建议，即使看起来已经很迟，也应进行外髁骨折复位，因为虽然有不愈合的可能，但如果认真进行开放复位，其效果还不错。现在还不明确骨折多久不能复位或仍然开放复位。Roye 和其同事切开复位了 1 例 2 年多骨折不愈合的病例，虽然其可以归类为真正的骨不连。我们的经验是，如果对骨折进行真正意义上的复位和内固定，并治愈，伤后 12 周也可以取得满意的结果。

六、并发症

骨不连和肘内翻

骨不连是由内固定不充分或者内固定失败造成的。缝合固定曾经很流行[43]。然而，因为骨不连的发生，大多数作者放弃了这种技术而选择穿针固定。误诊也可能导致骨不连，如果移位很小，且干骺端的骨折片也很小，则可能漏诊。因为该骨折是关节内骨折，骨不连也被认为是由关节滑液浸泡造成的[94]。

骨不连的治疗尚存在争议。一些人推荐直到儿童

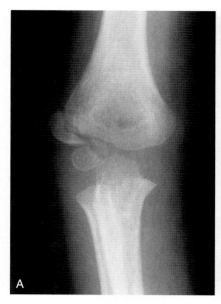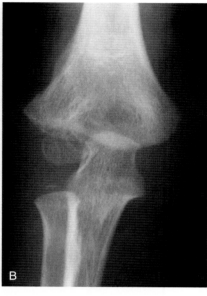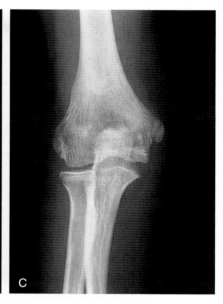

图 9-44　(A) Milch I 型外侧髁骨折。骨折线通过肱骨小头骨化中心中部。最初该型骨折采用石膏固定治疗,术后 6 周回访时骨折依旧移位。随后采用开放复位骨折内固定。(B)复位后 4 周,骨折愈合。(C)复位后 7 年,肱骨远端表现正常。

骨成熟时再治疗[94, 105]。Flynn 和其同事[67]推荐使用植骨来获得愈合,从而防止肘内翻畸形及迟缓性尺神经瘫痪。一些患者的骨不连疼痛,尤其当优势肢体受累,其疼痛仅次于肘关节不稳。外髁骨折片经常移动,这将增加肘关节外翻压力。

内固定和植骨将导致肘关节活动受限。然而,如果疼痛能缓解,权衡之下还是有益的[135]。用加压螺钉固定干骺端骨折片,然后再植骨(图 9-45)。

最近,Tien 和其同事描述了一种技术,他们行原位加压固定和拱形截骨来矫正外翻畸形[220]。通过将术前患侧 X 线片显示的肱骨-尺骨角与健侧对比来决定矫正角度。后侧三头肌间隙入路显露外侧行截骨术,而不用植骨。而后,拱形截骨髁获得合适的角度(图 9-46)。8 例外髁骨不连的患者都获得愈合,且术后的外翻角从术前的 31°平均改善为 5.5°[220]。

第六节　青少年肱骨小头骨折

不累及整个外髁的青少年肱骨小头骨折,是一种非常少见的骨折,且治疗尚存争议。这种骨折常见于成人,如果在未成年人中出现,一般为 12 岁以上。Letts 和其同事研究表明,手术复位通常可以恢复正常肘关节功能[123]。他们回顾了 7 例肱骨小头骨折,其平均年龄为 14.5 岁。7 例中有 6 例属于 I 型骨折,有一较大骨折块,其中 5 例需要手术复位和内固定。他们

使用了多种内固定器械,包括克氏针、Herbert 螺钉和空心螺钉。De Boeck 和 Pouliart 也报道了 6 例 11~15 岁儿童的该型骨折,都是 I 型骨折[51]。所有患者都行手术复位和一枚螺钉内固定。他们的结果良好,没有 1 例出现无血管性坏死,且关节功能良好。他们采取外侧入路显露肱骨小头, 并且用一枚螺钉在肱骨小头后侧穿至前侧固定骨折。我们也发现,这种骨折需切开复位和内固定。我们也采用外侧入路,但我们通常是通过由外侧向内侧拧入空心螺钉来固定骨折片(图 9-47)。

第七节　肱骨内髁骨折

肱骨内髁骨折很少见,在所有儿童肘部骨折中不足 2%[22,232]。已提出两种损伤机制,均与外髁骨折相同[34,70,114,226]。骨折发生于摔倒时手伸展,并且肘伸直造成内髁撕脱性骨折[70,226]。Varma 和 Srivastava[226]称,他们的 2 名患者摔倒时鹰嘴着地进入滑车而发生内髁骨折。

一、分型

Kilfoyle[114]的分型方法与外髁骨折相似。I 型是无移位骨折,骨折线没有通过关节面。II 型骨折线通过关节面,但是骨折基本无移位。III 型骨折完全移位并旋转。Bensahel 和其同事[22]使用相似的分型后声称,

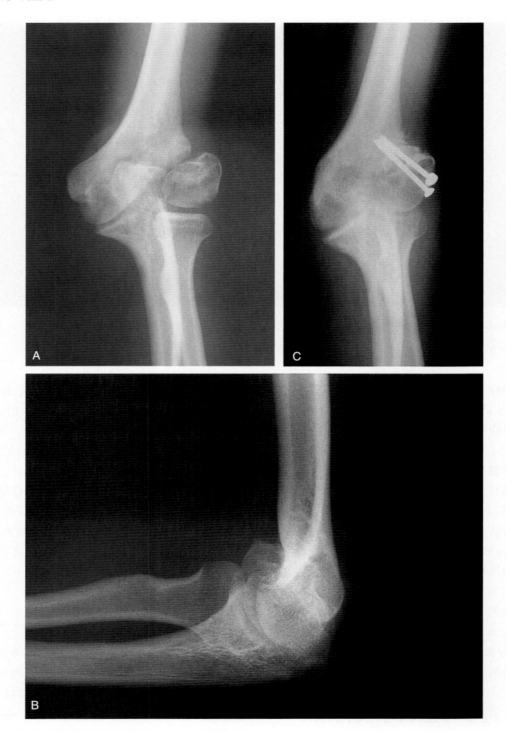

图 9-45 肱骨远端外侧髁骨折不愈合。(A)前后位像显示外侧髁不愈合。(B)肘关节侧位像。外侧髁可自由移动,肘关节屈曲时移向近端;伸直时移向远端。(C)骨折不愈合开放复位内固定植骨后的前后位像。

不同的骨折类型发生于不同的年龄段。Ⅰ型骨折发生于年龄小于 5 岁的儿童,Ⅱ型骨折可发生于任何年龄段。Ⅲ型骨折见于稍大的儿童。在这些分型中,骨折患者的平均年龄是 7 岁。

二、诊断

这种骨折较难诊断,因为其经常在滑车骨化之前发现。临床上,儿童可见肘部肿胀疼痛,大多在肘部

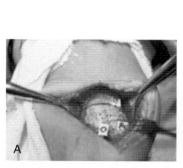
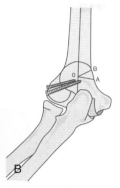
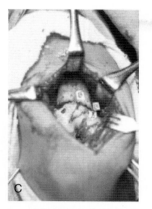
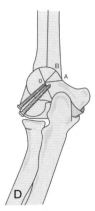

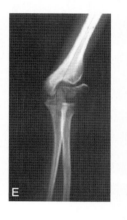
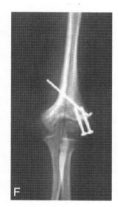

图 9-46　对伴有髁不愈合的肘外翻畸形患者行髁上拱形截骨术。(A,B)术间照片及图解显示外翻矫正的初始步骤。首先,用螺钉固定不愈合的外侧髁。A 点为肱骨远端内侧缘上骨膜和软骨膜结合处。O 点为内侧轴线与鹰嘴窝上缘的交点,作为拱形截骨的旋转中心。从 A 点测量出术前确定的矫正角度,标出 B 点。(C,D)OB 线段用作拱形的半径,实施拱形截骨。旋转肱骨远端块促使 A 点靠近 B 点。然后置入克氏针维持截骨。(E)术前 X 线片显示严重外翻与外侧髁不愈合。(F)术后 X 线片显示外侧髁愈合且鹰嘴对位较好。(Reprinted with permission. Tien,Y.C.; Chen, J.C.; Fu,Y.C. Supracondylar dome osteotomy for cubitus valgus deformity associated with a lateral condylar nonunion in children. J Bone Joint Surg [Am] 87A (7):1456 – 1463,2005.)(A-D 见彩图)

内侧。这种损伤常被误诊为内上髁骨折。在临床上,两种损伤的检查会产生不同的结果。低龄儿童的内上髁骨撕脱常伴有肘关节脱位。肘关节在外翻力作用下移位不稳定。相反,在肱骨内髁骨折时会因为肘关节内侧骨折而导致内翻不稳定(图 9-48)。

X 线片上,如果内髁明显移位提示发生骨折。我们还可以看到一小块骨从干骺端上撕脱。可能需要肘关节 X 线片来确诊。

三、治疗

Ⅰ 型骨折简单制动即可愈合;然而,如果解剖复位Ⅱ型骨折,则应该经皮穿针固定。如果充分的复位存在问题,应切开复位穿针固定。Ⅲ型骨折必须切开复位穿针固定。肘关节应制动 3 周,3 周后拔针行功能锻炼。

第八节　内上髁骨折

一、发病率

内上髁骨折比较常见, 约占儿童肘部骨折的10%[142,232]。青少年多见,一般在 10~14 岁[14,75,152,180],且男性占 75%以上[206]。

二、损伤机制

这种损伤是由外翻暴力结合前臂屈肌收缩造成的[114,206,235]。如果外翻暴力足够大,肘关节脱位导致内上髁撕脱性骨折。在许多内上髁骨折病例系列中,大多合并有肘关节脱位[114,142,206,235]。

三、分型

这种骨折的大部分分型方法相似,其依据都是骨折的移位程度以及是否困于肘关节内[18,206,232](表 9-1)。Woods 和 Tullos[235]也对这种损伤进行了分类,但这种分类只适用于非常接近外上髁骺板闭合年龄的青少年。

四、诊断

诊断此种骨折比较简单。儿童有上肢外翻损伤史,并伴肘关节内侧肿胀和疼痛。对于肘关节脱位但可自发复位的患者,虽然有广泛疼痛和肿胀,但其触痛点靠内侧。X 线片显示,内髁的骺板比无移位骨折的更宽。一般情况下,健侧关节的对照 X 线片很有用。

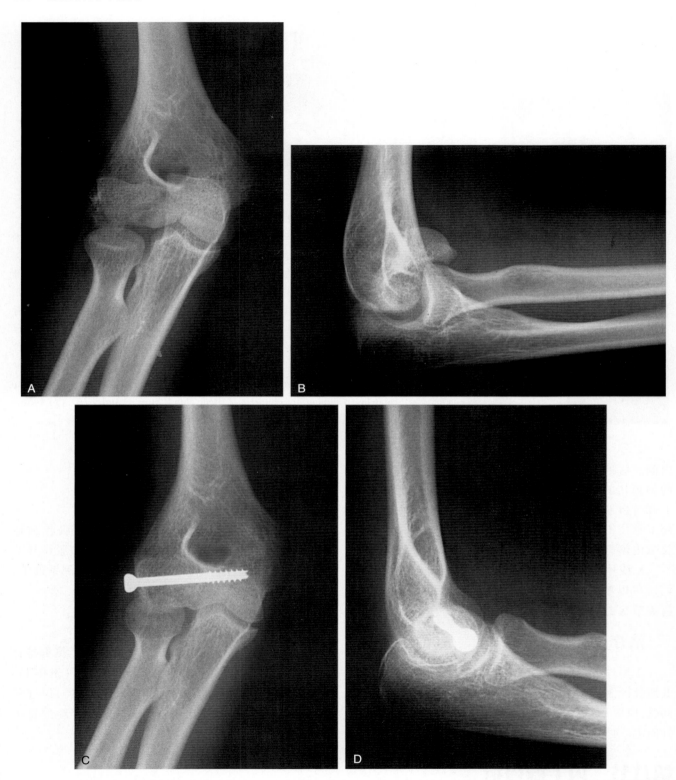

图 9-47 一名青少年女孩的肱骨小头骨折。(A)肘关节前后位像显示肱骨小头骨折移位。(B)肘关节侧位像显示肱骨小头骨折向前方移位。(C)开放复位肱骨小头骨折术后 6 个月肘关节前后位像。肱骨小头已复位并用螺钉内固定。肱骨小头外观正常,而且没有无血管性坏死表现。(D)肘关节侧位像显示肱骨小头解剖复位以及肱桡关节复位。

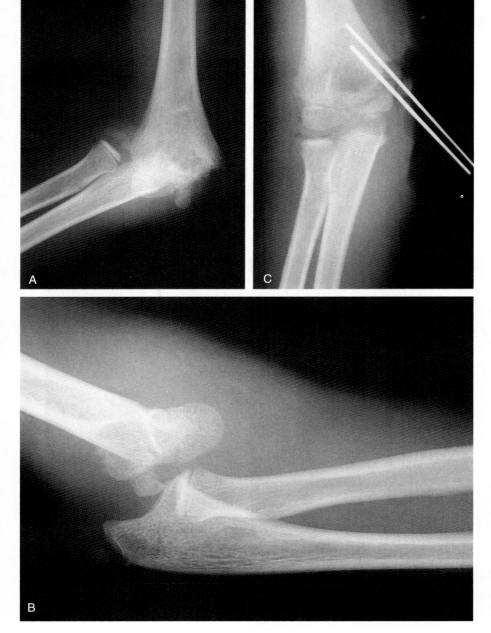

图 9-48　肱骨远端内侧髁骨折移位。(A)肘关节前后位像。可见内上髁移位,同时可见滑车移位,但其位于肱骨远端干骺端后方, 因此难以看见。(B)肘关节侧位像显示损伤涉及髁上及滑车两部分。因此这种损伤是整个外侧髁骨折。(C)术间前后位像显示复位及克氏针内固定。

　　如果患者年龄太小或者内上髁没有完全骨化,诊断有一定难度。应提醒医生谨慎并仔细查体。

　　Woods 和 Tullos[235]推荐摄应力线片来判断不稳定的程度(图 9-49)。患者取仰卧,肘关节屈曲成 90°行应力试验。肩关节外旋,并将上臂置于手术台上,肘关节和前臂悬在床边。如果肘关节不稳定,则可在这一体位拍正位片证实肘关节内侧增宽。

表 9-1　内上髁骨折的分类	
Ⅰ	无移位
Ⅱ	轻微移位(<5 mm)
Ⅲ	移位(≥5 mm)
	肘关节无脱位或已复位
	髁不在关节内
	髁在关节内
	肘关节脱位

五、治疗

应根据内上髁的移位程度对骨折进行治疗。对于无移位和移位小于 5 mm 的骨折,大部分人推荐屈肘90°制动 5~7 天[23]。然后开始肘关节功能锻炼来防止关节僵硬。对移位超过 5 mm 骨折的治疗仍存在争议。在1950 年,Smith[205]声称,虽然只是纤维连接,但是移位骨折可能已经愈合,而且是稳定的。他认为,早期功能锻炼可以防止关节僵硬。Bernstein 和其同事[23]也推荐闭合复位治疗移位的内上髁骨折。然而,Peterson 推荐使用开放复位和内固定治疗移位大于 2 mm 或者旋转的骨折[174]。

其他专家认为,外翻不稳定是切开复位穿针内固定的指征,尤其是运动员的优势肢体[180,181,235]。Woods 和Tullos[235]研究表明,肘内侧稳定性依赖于肘内侧副钢管和前臂屈肌。他们证明内侧有三条副韧带。内上髁的偏心位置可以保证在肘关节整个活动度内总有一条韧带是紧张的。然而,当内上髁移位时,整个侧副韧带都随之移位。韧带失去紧张性,从而使肘内侧失稳(图 9-50)。因此对伴有外翻不稳定的移位骨折最好行切开复位和内固定(图 9-51)。

曾经认为,尺神经症状是对骨折进行探查的指征[38,114,218]。然而,Bernstein[23]和其同事发现,这种损伤并没有造成永久性尺神经损伤,因此推荐观察。正中

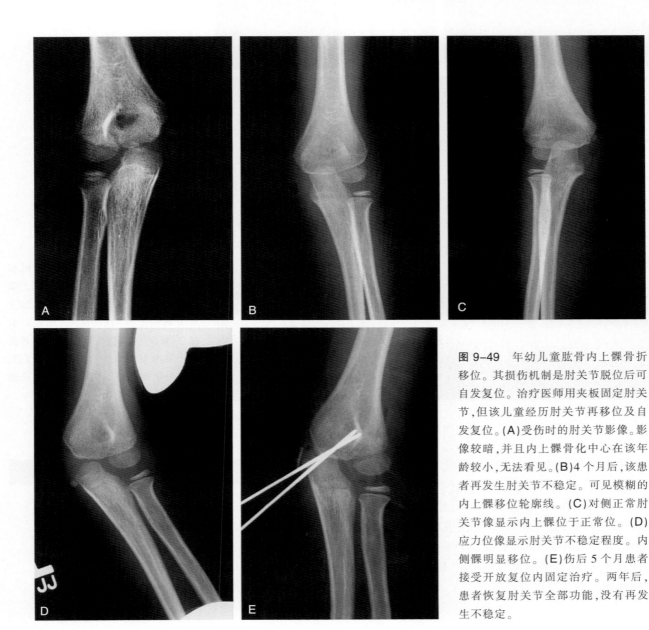

图 9-49 年幼儿童肱骨内上髁骨折移位。其损伤机制是肘关节脱位后可自发复位。治疗医师用夹板固定肘关节,但该儿童经历肘关节再移位及自发复位。(A)受伤时的肘关节影像。影像较暗,并且内上髁骨化中心在该年龄较小,无法看见。(B)4 个月后,该患者再发生肘关节不稳定。可见模糊的内上髁移位轮廓线。(C)对侧正常肘关节像显示内上髁位于正常位。(D)应力位像显示肘关节不稳定程度。内侧髁明显移位。(E)伤后 5 个月患者接受开放复位内固定治疗。两年后,患者恢复肘关节全部功能,没有再发生不稳定。

神经损伤虽然很少见，但却是神经探查的重要指征。肘关节脱位伴内上髁骨折很少使该神经卡压在肘关节内。关节脱位可自发复位，但却使内上髁嵌顿于肘关节内。因此，如果发现内上髁骨折移位患者有正中神经症状，应对正中神经进行探查，因为该神经很有可能嵌顿于肘关节内[80,136,178,186]（图 9-52）。

作者推荐的治疗方法

内上髁骨折的评估包括移位程度、骨折片的旋转和关节的稳定性。如果骨折移位大于 2 mm，并且肘关节不稳定，需行切开复位内固定。Woods 和 Tullos[235]建议，从 X 线片上评估肘关节的稳定性，但是急性损伤患者的疼痛可能会限制对内侧肘关节稳定性进行可靠评估。准确判断内侧肘关节的稳定性可能需要麻醉。通过内上髁正上方的切口进入骨折端。手术过程中要辨认并保护尺神经。将内上髁复位，并用巾钳保持，同时固定骨折。对于骨骼未发育成熟的患者，应使用两枚光滑克氏针固定骨折。针尾露在皮肤外，并将针弯曲或者盖住以防止移动。大约 4 周后拔针并开始功能锻炼。对于青少年或基本发育成熟的十几岁儿童，可用 1 枚螺钉对骨折进行内固定（图 9-53）。

当肘关节脱位复位后，移位的内上髁可能陷入肘关节内。这种骨折片必须从关节内清除。Roberts[187]推荐使用闭合手法。他在前臂旋后时给肘关节施以外翻应力，强行移出内上髁。Fowles 及其同事认为，当内上髁嵌入关节内时，内上髁骨折适当行切开复位内固定[71]。尽管有人能用这种方法将内上髁强行移出，但因为切开复位内固定是治疗这种损伤的首选方法，因此

在切开复位时最好将内上髁移出。因为这些骨折不稳定，所以最好行内固定（图 9-54）。

第九节　外上髁骨折

外上髁骨折非常少见，可能由附着其上的前臂伸肌群撕脱所致。其治疗原则为既制动又能行早期功能锻炼。

第十节　T 形髁间骨折

一、发病率及分型

T 形髁间骨折在儿童中很少见，但可见于青少年。通常远端肱骨生长部已闭合或几乎停止发育。Jarvis 和 D'Astous[106] 报道了 16 例这种损伤，平均年龄是 12.75 岁。作者将这种骨折分成三种类型。Ⅰ 型骨折无移位，然而他们的患者中无 1 例 Ⅰ 型骨折。Ⅱ 型骨折有移位，分离大于 1 mm 或者关节面形成台阶。Ⅲ 型骨折是骨折脱位，在其患者中只发现 1 例。

二、治疗

T 形髁间骨折必须按关节内骨折处理。轻微移位骨折进行复位并经皮螺钉固定[111,201]。如果关节表面移位，应行切开复位和内固定。大部分人推荐用经三头肌的后入路，可很好地显露骨折。骨骼成熟的患者可行尺骨鹰嘴截骨。根据骨折类型和稳定程度来选择内固定装置。对于一些相对稳定的骨折，迟滞螺钉可提供良好的稳定性（图 9-54）。移位关节面的复位非常重要。如果骨折粉碎很小，甚至移位骨折在复位后也稳定，一枚迟滞螺钉即可提供稳定固定（图 9-55）。

粉碎型肱骨远端骨折需要更广泛的显露和更加坚强的内固定。我们必须将关节面解剖复位并矫正任何成角畸形。

第十一节　浮肘损伤

浮肘损伤（同时有肱骨远端骨折和前臂骨折）是非常严重的损伤。如果骨折移位则需要对两处骨折进行内固定[95]。通常，其中一处或两处骨折均需切开复位（图 9-56 和图 9-57）。

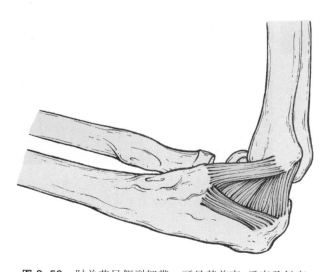

图 9-50 肘关节尺侧副韧带。可见其前束、后束及斜束。

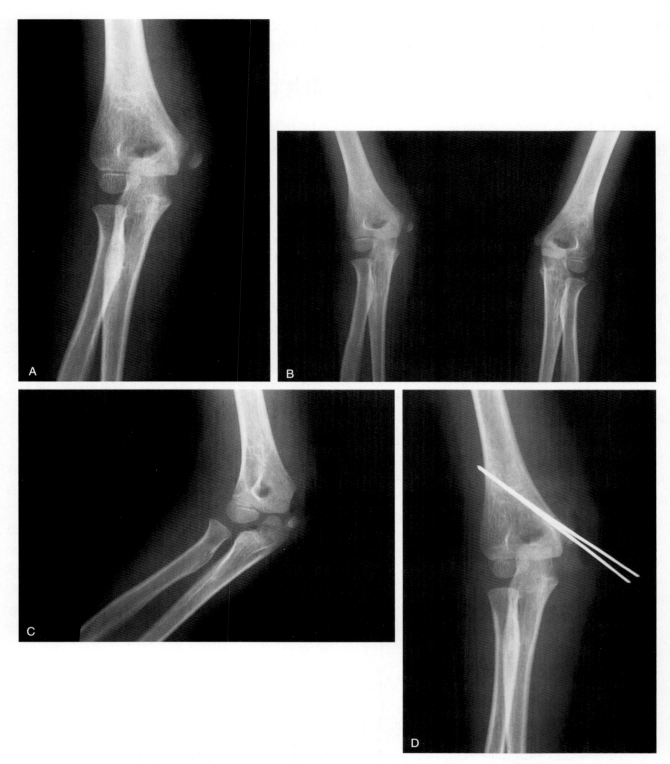

图 9-51　肱骨内上髁骨折。(A)肱骨远端前后位像显示骨折移位超过 5 mm。(B)双侧肘关节前后位像显示右侧内上髁移位。(C)应力下前后位像显示内上髁不稳定。注意：在肘关节外翻力作用下，内上髁明显向远端移位。(D)肘关节术后影像显示内上髁已复位并用两枚克氏针固定。

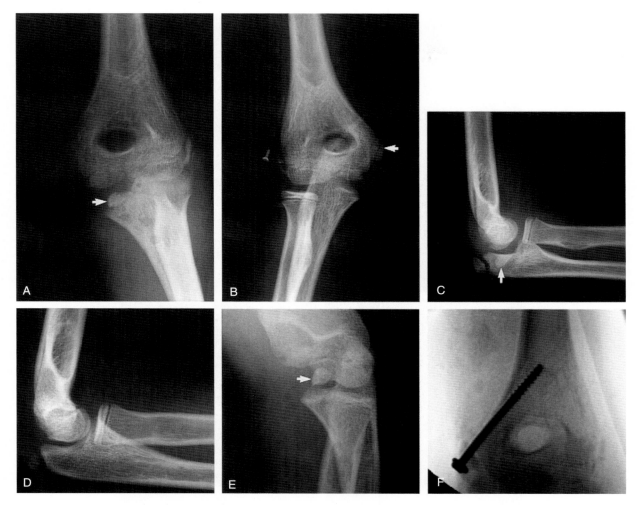

图 9-52　继发于肘关节脱位的肱骨内侧髁骨折伴肘关节内植入。该 9 岁患儿受伤后肘关节疼痛。肘关节脱位并自发复位。(A)伤肘前后位像显示内侧髁消失。箭头指出内侧髁陷入肘关节。(B)对侧肘关节前后位像显示内侧髁(箭头所示)正常位置。(C)伤肘侧位像显示肘关节增宽。内侧髁位于肘关节内，并位于鹰嘴上(箭头所示)。(D)健侧肘关节侧位像显示肘关节未增宽。(E)伤肘斜位像显示内侧髁位于肘关节内(箭头所示)。(F)骨折开放复位后的前后位像。内侧髁从肘关节内移出，位于正常位，并用螺钉固定。

第十二节　桡骨近端骨折

一、发病率

桡骨近端骨折约占儿童肘部骨折的 8%[63,232]。这种骨折与成人不同，因为儿童的大部分骨折发生在桡骨颈和骺板而非桡骨小头[97]。这种骨折大部分发生在 9~12 岁儿童[97,158,184,222,226]。

二、解剖

正常桡骨近端与桡骨小头成角。如果不注意这个成角，则会被误诊为骨折。从正位片上看，正常的外侧成角最大为 15°；从侧位片上看，正常的成角约为 5°[225]。

三、损伤机制

成人桡骨近端骨折经常累及桡骨小头。骨骼未成熟的患者，其桡骨小头大部分是软骨，暴力传递至骺板和干骺端。儿童发生桡骨颈骨折的机制有两种。摔倒时手伸展和肘伸展着地将外翻暴力传递至桡骨颈而导致骨折。如果骨折累及桡骨近端骺板，可能发生 Salter 和 Harris 所描述的 4 种类型中的任何一种骨折[193]。另外，骨折线只到达桡骨干骺端，而没有伤及骺板。

桡骨近端骨折也可伴发于肘关节后脱位。这种损伤通常是骺板骨折。Jeffrey[107]描述了桡骨骨骺向后侧移位。肘关节脱位后自发复位时会发生这种骨折。肘

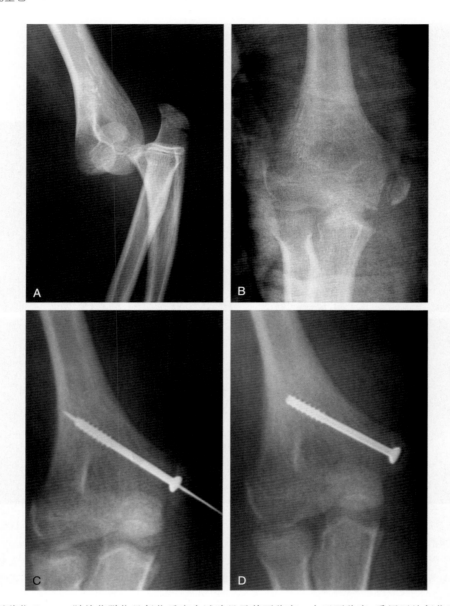

图 9-53 内侧髁骨折移位 5 mm。肘关节脱位且复位后应力试验显示其不稳定。由于不稳定,采用开放复位和螺钉内固定。(A)X 线片显示 15 岁男孩的优势上肢发生肘关节脱位。(B)肘关节脱位复位后前后位像显示内侧髁有 5 mm 的移位。(C)术间 X 线片显示空心螺钉插入复位后骨折内。(D)肘关节术后 X 线片显示内侧髁骨折愈合。

关节复位时,肱骨小头使桡骨骨骺骨折,并使骨骺后移位。Newman[158]发现,肘关节向后脱位时可伤及桡骨骨骺。因为损伤发生于脱位而非复位过程,所以桡骨骨骺向前移位[107,158](图 9-58)。

四、分型

作者按不同的方式对桡骨近端骨折进行分型[106,158,225,232]。根据 Jeffrey[107]和 Newman[158]的分类方法,Wilkins 提出自己的分类方法[232]。根据骨折线的位置,他

将外翻损伤分为三种类型,又根据桡骨小头向前或向后移位将肘关节后脱位导致的损伤分为两组(表 9-2)。

五、诊断

通过 X 线检查诊断移位的桡骨颈骨折一般比较容易。一些无移位的骨折在 X 线片上很难发现,然而旋转观察桡骨近端有助于诊断。同时,临床查体可以帮助诊断。儿童可表现为桡骨小头压痛;前臂旋转时肘关节外侧疼痛,并向前臂远端发散。

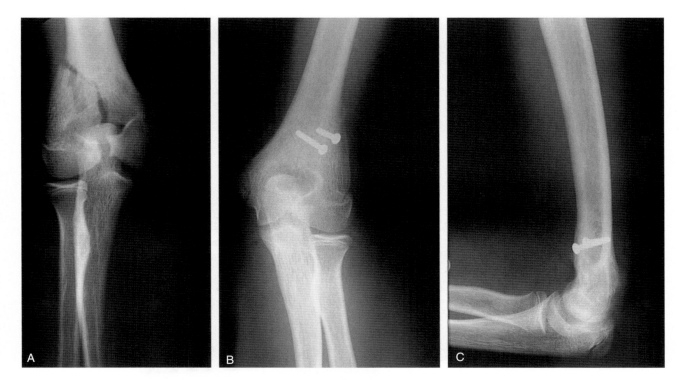

图 9–54　肱骨远端 T 形髁间骨折。(A)前后位像显示伴有移位的 T 形髁间骨折。(B)开放复位并用两枚迟滞螺钉内固定后的前后位像。(C)骨折开放复位后的侧位像。

六、治疗

作者不同意儿童桡骨颈成角骨折需要复位的观点。普通认为这种骨折可重塑，而且由于肱桡关节和桡尺关节的活动度大，这种重塑是可接受的。然而，在许多文章中，作者推荐治疗桡骨颈成角骨折。一些人，如 Salter 和 Harris[193] 以及 Jones 和 Esah[108] 支持解剖对位，并认为不超过 15°的成角是可以接受的。Fahey[63] 可以接受 25°的成角，而 Rang[180] 和 Jeffrey[107] 则可接受 30°成角，与 Tibone 和 Stoltz[219] 的观点一致。Henrikson[97] 发现，35°成角也可接受，与 McBride Monnet[139] 的观点一致。然而，Vahvanen 和 Gripenberg[225] 认为，发育生长只能矫正 10°成角。

没有明确的证据证明这种骨折必须要复位。最近普遍认为，如果发育仍有重塑能力，则 30°以下的成角是可接受的。如果成角较大，则需要闭合复位。Patterson[172] 描述了一种复位这种骨折的方法。由助手于上臂行反向牵引，而术者将前臂旋后并施以纵向牵引。同时，由助手将肘关节内翻。在复位前，前臂应尽量旋转，直至桡骨小头的大斜面指向外侧[107]。术者用拇指将桡骨小头推回到原来的位置。

在 1981 年，Angelov[6] 描述了一种经皮复位桡骨颈成角骨折的方法。将双齿器械经皮插入，并以此将桡骨小头推向正确的位置。其他人已经报道了这项技术的成功应用[59,211]（图 9–59）。Dormans[59] 在经皮复位骨折时使用术中关节造影来测定成角角度。他经皮使用斯氏针将桡骨小头推回原位。如 Metaizeau 和其同事所述[146,197]，桡骨颈移位骨折也可应用强性髓内钉复位。通过桡骨远端干骺端上进行孔将髓内钉插入桡骨。将髓内钉向近端推入桡骨髓腔，一直到桡骨颈骨折处。然后用钉的弯头撬拨桡骨小头使其复位。用 T 形扳手旋转髓内钉，一旦弯头进入桡骨颈便将其向近端推进使其牢固定位。该肘关节处于外翻位并旋转和 T 形扳手，同时在透视机上观察此过程。钉子旋转时桡骨小头就随之恢复原位。一旦复位，骨折即可稳定；然而大多数作者建议将钉子留在原位作为内固定[146,197]（图 9–60）。

如果骨折不能通过闭合复位或经皮穿针的方式满意复位，则需要切开复位。然而，可能会发生关节僵直和缺血性坏死[59,212,219]。应该通过外侧 Kocher 入路显露桡骨小头和桡骨颈。应格外小心避免损伤桡神经，所以显露时应加以保护[108]。Rang[180] 提倡将前臂旋前来避免损伤该神经。一些作者更喜欢复位后不用内固定，因为他们认为这种骨折是稳定的[160,181,186]。然而，大

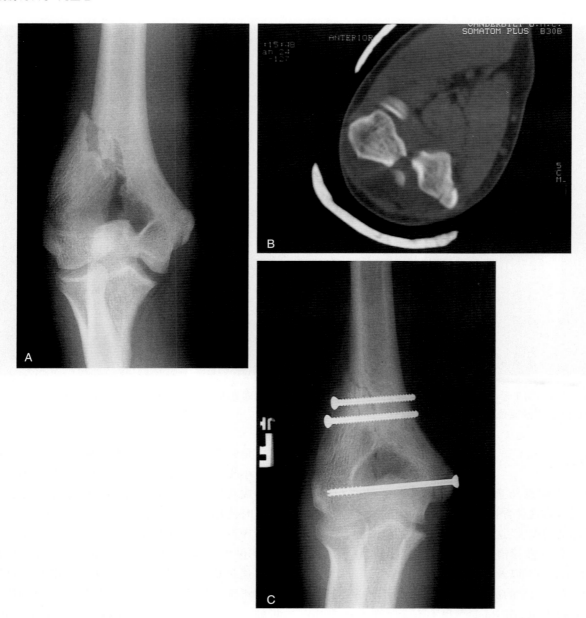

图 9-55　14 岁男孩肱骨远端 T 形髁间骨折伴明显的关节面移位。(A)肘关节前后位像显示肱骨远端外侧髁移位伴随关节面间隙。(B)CT 同样显示肱骨远端关节面明显移位。(C)肱骨远端术后像显示关节面解剖复位。用 3 枚螺钉固定骨折,已开始早期运动,功能完全恢复。

部分作者推荐穿针固定维持复位[108,180]。应自桡骨小头边缘处穿针,并跨过骨折线(图 9-61)。不要使用通过肱骨小头跨过肘关节进入桡骨头的穿针方法,因为这容易造成断针[158]。不要因怕发生充血管性坏死而废弃石膏而对桡骨颈移位骨折进行切开复位。我们应该尽量使用闭合方法复位,用可弯曲的髓内针经皮操作。如果这些方法失败,应果断地对移位骨折行手术切开并解剖复位(图 9-62)。

制动的时间长短与骨折性质和复位方法有关。如果骨折成角很小且不需要复位,则肘关节只需要制动 5~7 天。然后开始肘关节功能锻炼以避免活动受限。如果骨折已复位,制动 3 周已经足够。肘关节应制动在 90°屈曲位,原因是如果损伤致肘关节活动明显受限,应将其活动保持在中立位或者功能位对其功能最有利。

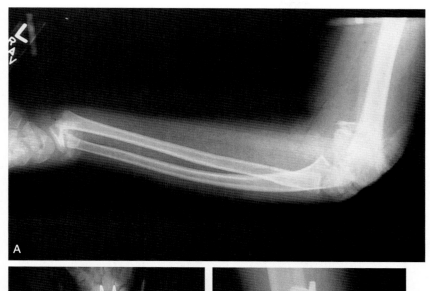

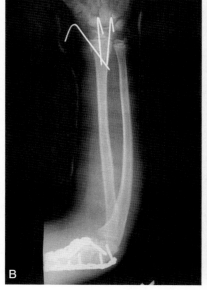

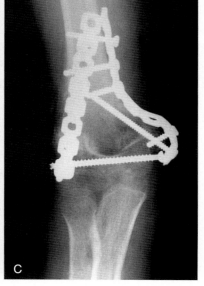

图 9-56　浮肘。(A)该患儿患有严重粉碎的肱骨远端骨折,同时伴有尺桡骨远端开放性骨折。(B)肱骨骨折开放复位及内固定。对前臂骨折进行清创并用克氏针固定。(C)肱骨远端前后位像显示肘关节面复位。

第十三节　尺骨鹰嘴骨折

一、发病率

尺骨鹰嘴骨折的发病率相对较低,约占肘部骨折的 5%[63,138,232]。Newell [157]报道了 40 年中就诊的 40 例这种骨折,其中大部分移位很小。Wilkins[232]认为,需手术治疗的不到 20%。

二、损伤机制

尺骨鹰嘴骨折可能因为摔倒时肘关节屈曲鹰嘴着地造成。通常导致关节内骨折。可能无移位,也可能移位明显需要复位。儿童尺骨鹰嘴骨折也可能是手伸展伴肘关节伸直着地造成的。如果肘关节没有过伸,但是摔倒时伴有内翻或外翻暴力,也可产生尺骨鹰嘴骨折。这种骨折通常是青枝骨折。Bado[13]将其归类到蒙特吉亚骨折,因为引起尺骨鹰嘴骨折的外翻暴力常可造成桡骨颈骨折。内翻暴力将导致桡骨小头的脱位。

三、分型

最常见的分型是 Matthews 分型[137],不过其他人将这种骨折归为蒙特吉亚骨折脱位的变型 (表 9-3)(见第 8 章)。

四、治疗

大部分这种骨折是无移位的,不需要复位。伸直损伤伴桡骨小头脱位需要治疗(见第 8 章)。偶尔,尺

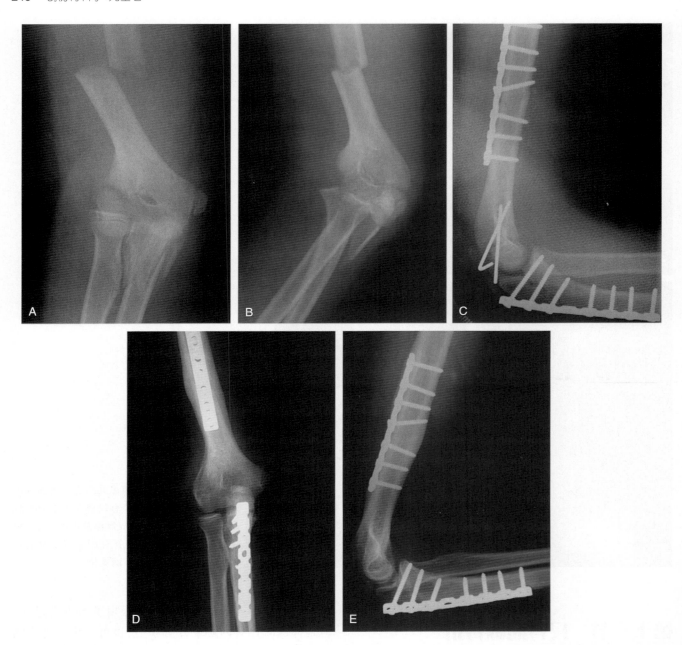

图 9-57 9 岁男孩交通事故后发生浮肘。(A)肘关节前后位像显示肱骨中远 1/3 交界处横行骨折。此外,可见鹰嘴粉碎性骨折,也可见髁上横行骨折。(B)肘关节侧位像。可见这三处骨折。(C)骨折开放复位 3 周后的肘关节侧位像。肱骨骨折通过后方三头肌分开切口显露。复位后采用七孔加压钢板固定。髁上骨折采用两枚外侧 0.157 cm 克氏针固定。鹰嘴骨折也通过后路直接开放复位,并用 8 孔重建钢板及 7 枚螺钉固定。(D)伤后 6 个月的肘关节前后位像。骨折全部愈合,克氏针已取出(术后 3 周取出)。患者肘关节屈伸功能、前臂内外翻功能均已恢复。(E)伤后 6 个月的肘关节侧位像显示全部骨折均完全愈合。

骨鹰嘴屈曲损伤会有移位,需要切开复位。依据骨折类型选择内固定方式。这种骨折在青少年中多见,其治疗方式与成人相同(图 9-63)。Gortzak 和其同事最近报道了一宗改良的张力带内固定治疗儿童鹰嘴骨折的病例,避免了因为内固定松动而需进行二次手术[79]。他们进行了标准的开放复位,然后用经皮克氏针进行了固定。将可吸收缝线自尺骨骨骺上预钻的孔穿入,然后按 8 字形缠绕克氏针。4 周后拔针,仅留下可吸收缝线[79]。更复杂的骨折需要不同的内固定方式(图 9-64)。

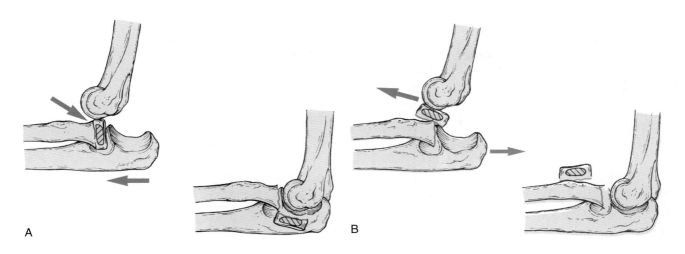

图 9-58 桡骨颈骨折移位。(A)桡骨颈在肘关节脱位复位后骨折,并将桡骨头推向后方。(B)桡骨头和颈前方移位。肘关节脱位时,桡骨头和颈位于桡骨干骺端前方。(A,From Jeffrey,C.C. Nonunion of epiphysis of the lateral condyle of the humerus. J Bone Joint Surg [Am] 40:396,1958. B,From Newman,J.H. Displaced radial neck fractures in children. Injury 9:114,1977.)

第十四节　肘关节脱位

一、发病率

肘关节脱位在儿童损伤中很少见。Henrikson 在 1579 例儿童肘关节损伤中发现了 45 例肘关节脱位,发病率约为 3%[97]。虽然这种损伤可发生在任何年龄,但其高发年龄段是 10~20 岁[127,156,232]。

二、损伤机制

肘关节脱位有两种损伤机制,都需要有后方直接暴力作用。如果暴力方向直接向后可发生肘关节后脱位(图 9-65)。专家仍对损伤时肘关节位于屈曲位还是伸直位意见不一致 [107,165]。对于骨骼发育未成熟的患

者,如果初始外翻暴力合并有后向外力,可使内上髁撕脱(图 9-66)。

三、分型

成人肘关节脱位采用 Stimson 分型[213]。这种分型是根据尺骨的移位方向进行分型;例如,如果尺骨向后移位,则被归类为后脱位。这两大类是以近端桡尺关节状况为依据的。如果这个关节完整无损,则是单纯脱位。脱位可能是最常见的后脱位,或者可能是侧向脱位。Stimson 还描述了一种非常少见的前脱位[126,156,187]。第二大类包括肘关节脱位合并近端桡尺关节受损。

四、治疗

这种脱位应尽早行闭合复位。在治疗之前,应全面评估伤肢的神经血管状态,因为脱位时,可能会伤及肱动脉、正中神经以及尺神经(少见)。麻醉可减轻不适并放松肘部肌肉,从而便于复位。虽然可以应用全身麻醉,但是臂丛神经阻滞麻醉通常就能控制疼痛并放松肌肉,也可使用自主控制的笑气麻醉。

无论使用什么麻醉方法,这种脱位的复位都需要把冠状突和桡骨头从其后方位置移出。在牵引之前,必须首先矫正侧方移位以防止正中神经嵌入肘关节[80]。一旦矫正了内侧或外侧移位,应将前臂旋后。让患者的肘关节屈曲自远端行纵向牵引,同时由助手在上臂行反向牵引。助手稳定住上臂,在肘关节屈曲位进行牵引便可产生复位。当牵引时,术者可用手指将鹰嘴向前推。

表 9-2　桡骨近端骨折的分型	
I	外翻骨折
	A 型:Salter-Harris I 和 II 型
	B 型:Salter-Harris IV 型
	C 型:仅桡骨干骺端骨折
II	继发于肘关节后脱位的骨折
	D 型:复位损伤
	E 型:脱位损伤

From Wilkins, K.E. Fractures and dislocations of the elbow region. In Rockwood, C.H.; Wilkins, K.E.; King, R.E., eds. Fractures in Children. Philadelphia, J.B. Lippincott,1984.

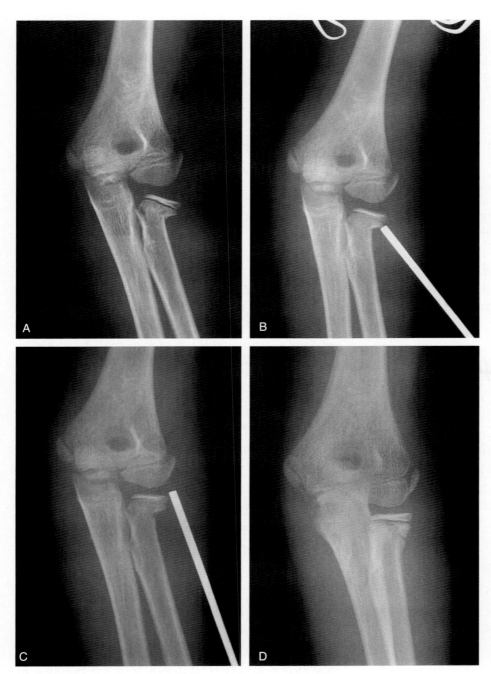

图 9-59 桡骨颈成角骨折。(A)肘关节前后位像显示桡骨颈骨折并成角 45°。(B)经皮置入斯氏针的前后位像。斯氏针的钝头插入到骨折近端桡骨头和颈处。(C)通过斯氏针的钝头按压桡骨头使骨折复位。(D)前后位像显示骨折成角完全矫正。

应检查肘关节的稳定性。通常肘关节是稳定的，如果复位后肘关节稳定，制动 1 周来缓解疼痛和肿胀就足够了。重要的是，此刻应开始进行关节活动度锻炼，以降低关节功能丧失的危险，因为功能丧失是肘关节脱位的常见并发症。如果复位时肘关节不稳定，则至少要将肘关节制动在稳定状态下 3 周，甚至更长。此后，行夹板固定。虽然鼓励患者活动，但是至少到伤后 6 周才能完全伸直肘关节。

关节脱位的不稳定性也可能由于内上髁陷入肘关节内造成。仔细检查 X 线片可发现内上髁的位置。如果发现复位后内上髁在肘关节内，必须通过手法复位或通常用的切开复位将其移出，然后再行内固定(图 9-67)。

五、并发症

1.血管损伤

肘关节脱位伴发肱动脉损伤已有报道，但幸运的

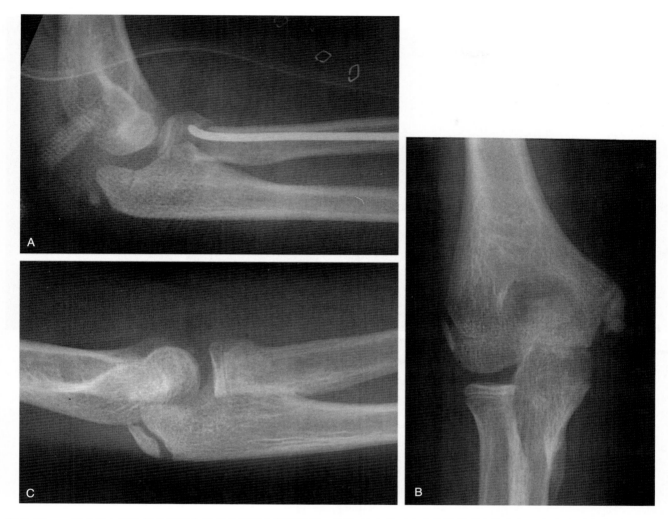

图 9-60　一例 6 岁女孩的桡骨颈移位骨折伴无移位鹰嘴骨折。此外,该患儿还患有前臂筋膜室综合征。就诊时,该患儿疼痛严重,神经功能减退。筋膜室内压力明显升高。立即对桡骨颈骨折进行复位和弹性髓内针固定,并行前臂筋膜室减压。(A)桡骨颈复位后肘关节的侧位像。可见复位桡骨颈骨折用的钛针。(B)骨折 1.5 年后肘关节的前后位像。骨折已愈合,桡骨头无缺血性坏死表现。此外,桡骨骨骺是开放的。(C)侧位像也显示骨折愈合和开放近端桡骨骨骺。

是,这是很少见的[96,113,129]。肱动脉损伤在肘关节开放脱位中更常见[96,129]。Louis 和其同事[129]认为,肘关节脱位伴发的肱动脉撕裂将损伤肘关节周围的侧支循环,并导致前臂的严重缺血。这种并发症需立即行血管探查和修复手术。

2.神经损伤

　　肘关节脱位伴发的尺神经和正中神经损伤已有报道。尺神经损伤与外翻脱位和内上髁撕脱有关。这种神经损伤是短暂的[73]。正中神经损伤很少见,然而,一旦发生将产生严重的后果,因为肘关节脱位将造成正中神经陷入肘关节内[80,81,89,131,137,178,180,182,186]。

　　Hallett[90]描述了正中神经陷入肘关节内的三种机制。第一种类型,肘关节外翻移位后,神经嵌顿在关节内。内上髁撕脱或者前臂屈肌群分离,并伴有尺骨附属结构破坏。脱位使神经滑到肱骨的后方,并在复位后神经陷入关节内。第二种类型,神经被愈合的内上髁骨折压迫。第三种类型,神经在关节前方变成环形。

　　Hallett 考虑到,因为缺少疼痛症状而使这种损伤诊断困难。我们有其他看法[83]。我们遇到了 1 例 7 岁的女孩,其肘关节在 4 个月前脱位,脱位后诉说上肢疼痛。因为她拒绝伸直肘关节,所以对其进行了物理治疗。虽然进行了物理治疗,但患者一直没有伸直肘关节,并一直诉上肢疼痛。她到我们科就诊时已经有明

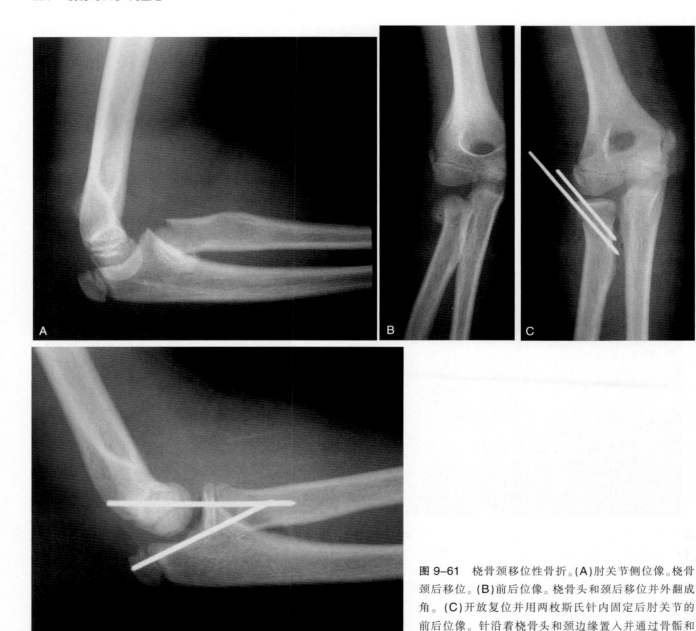

图9-61 桡骨颈移位性骨折。(A)肘关节侧位像。桡骨颈后移位。(B)前后位像。桡骨头和颈后移位并外翻成角。(C)开放复位并用两枚斯氏针内固定后肘关节的前后位像。针沿着桡骨头和颈边缘置入并通过骨骺和干骺端。(D)术后侧位像。

显的正中神经损伤。我们发现神经缠绕在肱骨远端并进入了关节后方。X线片上可见肱骨远端尺侧皮质由于神经压迫而产生的压迹,正如Matev[136]所描述(图9-68)。因为关节内神经部分已成瘢痕,所以我们将神经切除并吻合。患者重获几乎正常的运动功能和正中神经分布区的感觉功能。

正中神经损伤在肘关节脱位中很少见。然而,如果患者肘关节脱位合并内上髁骨折,则会发生正中神经损伤,因为神经可能陷入了关节内,则应该行神经探查[82,83]。

六、习惯性脱位

因为习惯性脱位很少见,所以鲜有报道可以引用。Osborne和Cotterill[165]认为,习惯性脱位是由于后外侧关节囊和肘关节韧带重新附着失败造成的。如果脱位由外翻损伤造成,可能会撕脱内上髁和内侧副韧带。对于报道的习惯性脱位病例,其失稳在外侧而非内侧[222]。因此,这些脱位更像由后方暴力而非外翻损伤造成。一些作者已经观察到肘关节外侧关节囊和外侧副韧带撕脱伴碎小的骨及软骨片[164,222]。

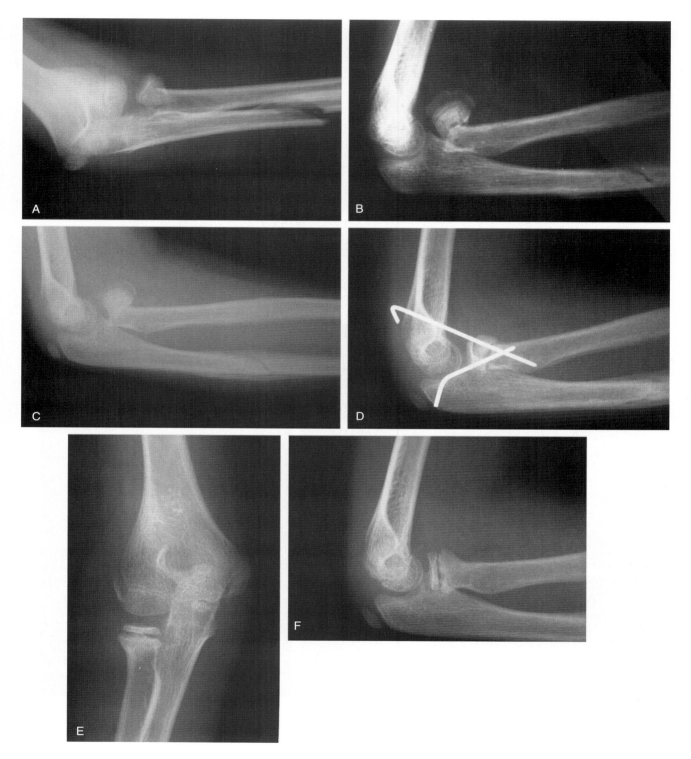

图 9-62 一例 9 岁女孩的蒙特吉亚变异性骨折伴桡骨颈移位性骨折。(A)肘关节及前臂侧位像显示尺骨骨折和桡骨颈成角性骨折。(B)伤后 1 个月尺骨骨折愈合，但桡骨颈骨折有明显前方成角。(C)伤后 7 周，尺骨骨折愈合，桡骨颈骨折也愈合但留有前方 90°成角及肱桡关节脱位。虽然骨折愈合但前臂旋转和肘关节屈曲功能严重受限。(D)桡骨头复位和桡骨颈截骨后肘关节侧位像。(E)桡骨截骨 9 个月后肘关节前后位像显示肱桡关节复位和桡骨近端骨骺正常生长。(F)肘关节侧位像显示肱桡关节复位，桡骨近端轮廓正常，桡骨近端骨骺正常生长。

表 9-3 鹰嘴骨折的分类

Ⅰ型	无移位,无伴发损伤
Ⅱ型	无移位,有桡骨近端骨折或髁上骨折
Ⅲ型	无移位,有软组织损伤(如神经血管损伤)
Ⅳ型	移位骨折

治疗习惯性肘关节脱位需要修复肘关节后外侧的松弛结构。Osborne 和 Cotterill[165]描述了一种重新附着关节囊和外侧副韧带来恢复肘关节稳定性的方法。将起于肱骨髁上的这些组织结构沿纤维方向切开。切口一直延伸到环状韧带远端。将外上髁的骨打磨粗糙，然后将关节囊和外侧副韧带用缝线重新附着于骨上。

七、肘关节分裂脱位

这种肘关节脱位很少见[54,96,99]。可能的机制是轴向暴力作用于肘关节伴前臂旋前,从而导致肘关节脱位和近端桡尺关节分离[99](图 9-69)。首先复位肘关节;然后,通过前臂旋前复位桡骨和尺骨的分离。

第十五节　桡骨小头脱位

一、发病率

单独的桡骨小头脱位少见。这种损伤常伴发于尺骨骨折,因此属于蒙特吉亚骨折脱位类型[142]。Hamilton

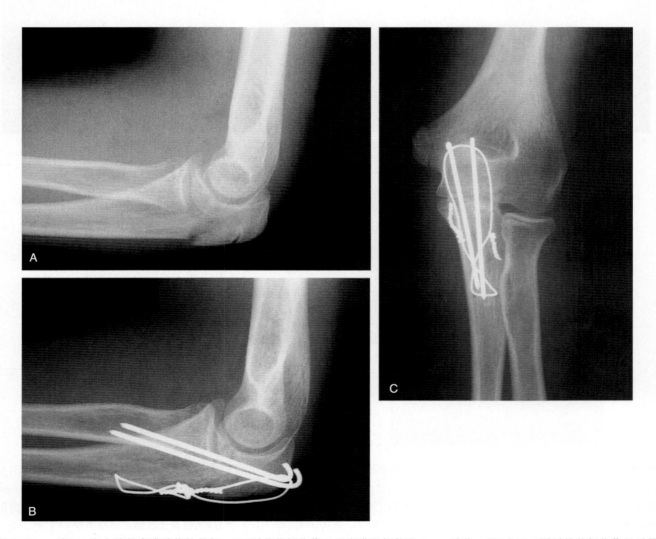

图 9-63　一例 13 岁女孩的鹰嘴移位性骨折。(A)肘关节侧位像显示鹰嘴骨折伴有 3 mm 移位。(B)术后 4 周肘关节侧位像显示骨折愈合。骨折采用两枚克氏针及张力带固定。此时已开始进行肘关节早期主动活动,摄片时肘关节屈伸功能恢复良好。(C)骨折复位 4 周后前后位像。注意:张力带 8 字形放置,近端被弯曲的克氏针锁定,远端经过尺骨上鹰嘴钻孔穿入到达骨折远端。

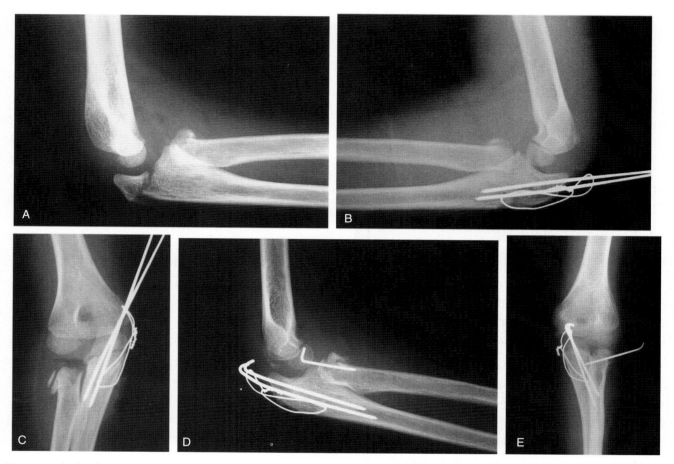

图 9-64 鹰嘴及桡骨颈骨折。(A)肘关节侧位像显示鹰嘴移位性骨折及尺桡骨远端前方移位。应注意桡骨颈移位骨折。(B)开放复位及两枚克氏针和张力带鹰嘴内固定后的肘关节术间侧位像。(C)鹰嘴复位后肘关节前后位像。桡骨头和颈仍移位于肘关节外。(D)桡骨头开放复位后侧位像。(E)桡骨头开放复位后前后位像。桡骨头采用一枚克氏针固定,克氏针通过桡骨头边缘进入并通过干骺端和骨骺。

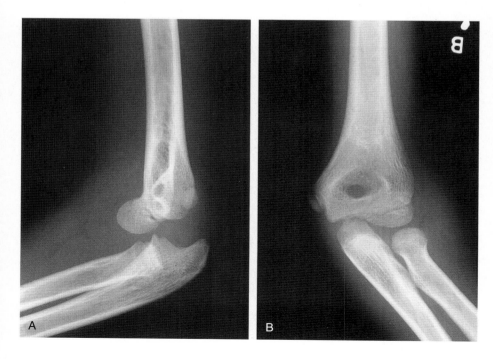

图 9-65 肘关节后脱位。(A)肘关节侧位像。尺桡骨后方移位。(B)肘关节后脱位的前后位像。

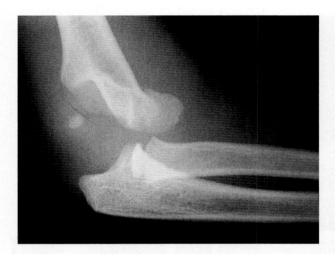

图9-66 侧位像显示受外翻力作用肘关节脱位及内上髁撕脱。

和Parkes[91]认为,可疑的单独桡骨小头脱位常合并尺骨的弯曲。如果X线片没有发现尺骨弯曲,他们认为尺骨已经重新获得正常形状。Weisman和其同事报道了2例在初始X线片上发现的桡骨小头已复位,但在伤后10天及21天复查的X线片上发现桡骨小头再脱位[229]。他们认为,桡骨小头初始时脱位,但已自发复位,然后再次脱位。

环状韧带稳定桡骨小头并防止其脱位。该韧带在前臂旋前时可能被撕裂[230,231]。

二、与先天性桡骨脱位相鉴别

一般情况下,因为上肢功能正常,先天性桡骨小头脱位经常不被患者或其家属发现。通常,当孩子肘关节遭受相对较小的损伤时才发现桡骨小头脱位。鉴别先天性桡骨小头脱位与真正的外伤脱位需要认真仔细查体。虽然先天性桡骨小头脱位和新受伤的孩子都感到疼痛,但要比创伤性脱位轻得多。肘关节活动尤其是旋转要比预料好得多。

X线片上可见肱桡关节发育不良(图9-70)。肱骨小头可能发育不全。桡骨小头通常是拱形的,没有正常桡骨小头创伤脱位时可以看到的中心凹[4,133,140]。

三、治疗

不推荐对先天性桡骨小头脱位行外科治疗,因为试图复位得不偿失。手术复位后原来肘关节功能基本正常的患儿可能会丧失肘关节的活动和功能。相反,被忽视外创伤脱位手术复位的治疗效果好,即使是伤后3年多再手术复位也较好[20,128]。推荐使用一束三头肌肌腱来重建环状韧带[20,128]。

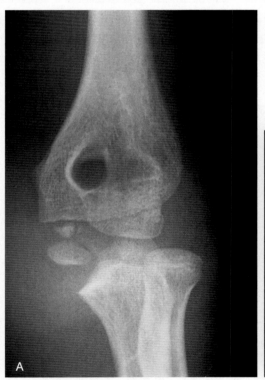
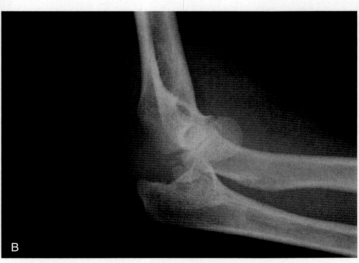

图9-67 一例13岁男童肘关节后脱位伴内上髁骨折。内上髁卡压在肘关节内。(A)肘关节前后位像显示肘关节脱位。可见内上髁移位,位于肘关节内。在滑车骨化中心前方可以看到它。(B)肘关节脱位的侧位像,肘关节内可见内上髁。(待续)

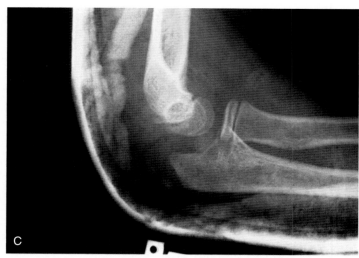

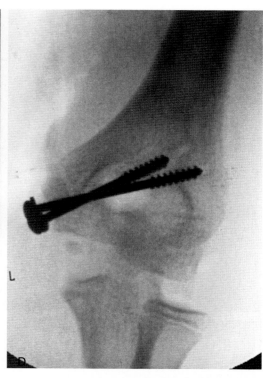

图 9-67(续) （C）复位后肘关节侧位像。肘关节间隙较正常宽，内上髁位于肘关节内，X 线片上方肱骨小头和鹰嘴之间。（D）内上髁移位骨折开放复位后的肘关节前后位像。沿肘关节内侧缘切口进入肘关节。通过外翻力将内上髁从肘关节内移出，然后将其重新置于正常位置，并用两枚螺钉固定。

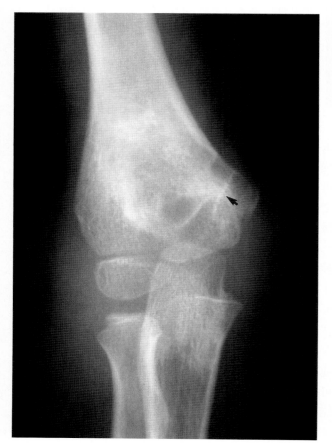

图 9-68 肘关节脱位 4 个月后的前后位像。可见肱骨远端的皮质凹位于内上髁近端(箭头所示)。这个皮质凹标出了卡压在肘关节内的正中神经的位置。

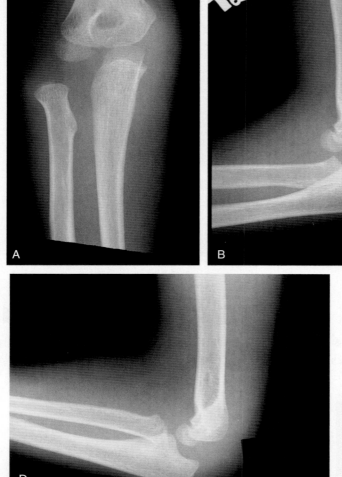
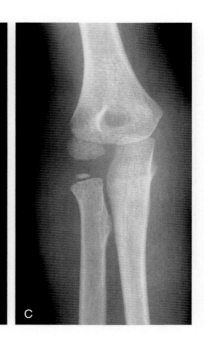

图 9-69 肘关节偏斜脱位。(A)肘关节前后位像显示桡尺骨分离。(B)肘关节侧位像,可见尺桡骨后脱位。(C)闭合复位后肘关节前后位像显示肘关节解剖复位。(D)复位后肘关节侧位像。(From Holbrook, J. L.; Green, N.E. Divergent pediatric elbow dislocation. A case report. Clin Orthop 234:72, 1988.)

第十六节 桡骨小头半脱位

一、发病率

虽然桡骨小头半脱位是对这种损伤最贴切的称呼,但其也被称为"牵拽肘"和"保姆肘"。在儿童中,这种损伤可能是最常见的肘关节损伤。桡骨小头半脱位在 10 岁以下儿童的肘部损伤中占 15%~27%[41,208]。即使损伤的平均年龄为 2~4 岁,但我们在 8 岁儿童中这种损伤也遇到过。

二、损伤机制

这种损伤发生于前臂旋前时。前臂旋前时受纵向力牵引,导致环状韧带从其桡骨的附着点撕脱。桡骨小头向远端移位,当纵向力减小时,环状韧带便被卡压在桡骨小头与肱骨小头之间[41,194,216]。环状韧带的撕裂口可能很小,只有一小部分卡压在桡骨小头与肱骨小头之间。如果撕裂口较大,被卡压的环状韧带就多,复位桡骨小头半脱位将更困难。

这种损伤未见于大龄儿童;Salter 和 Zaltz 称,这种损伤在 5 岁以上儿童中很少见,因为环状韧带随着年龄而增厚可以抵抗撕裂[194]。桡骨小头的形状是椭圆形而非环形。其旋后位的前后径比冠状径大,因此,应在前臂旋后位时复位半脱位。

桡骨小头半脱位是由于牵拉伸展的前臂所造成。通常,领孩子上人行道行走会拉住他的上臂。然而,也可能是由于牵拉儿童外伸旋前的前臂所造成。甚至可能是儿童自己造成的。如果孩子抓的东西断了而导致摔倒,也可产生桡骨小头半脱位。

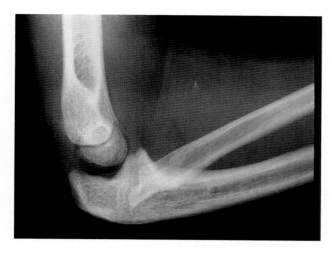

图 9-70　桡骨头先天性脱位。影像显示桡骨头后移位并向近端移行。桡骨颈狭窄、发育不良，提示为长时间脱位。

三、治疗

桡骨小头半脱位的儿童，其上肢肘关节屈曲，前臂旋前。起初的疼痛很快减弱，儿童可能继续去玩耍，但是不会再使用伤肢。幼儿伤肢会无力。这种假性瘫痪需要引起注意，提示可能发生臂丛神经牵张。

仔细查体只能发现肘部疼痛。应拍 X 线片来排除其他损伤。将前臂强行旋后并使肘关节屈曲 60°～90°来复位半脱位。随着前臂强行旋后肘部可最大限度屈曲[208]。术者的拇指按压在桡骨头上。桡骨小头复位时，通常可以（但不总是）触摸到并听到复位的咔嚓声。环状韧带撕裂口越大，旋后需要的力度越大。复位后儿童很快便开始使用伤肢，这时应该密切观察。无需对伤肢使用制动术。家属应观察儿童伤肢的使用情况。如果儿童不能正常使用伤肢，家属应将儿童带回医院复查。

（任秀智　徐桂军　李世民　叶伟胜　译　马信龙　校）

参考文献

1. Abe, M., Ishizu, T.; Nagaoka, T.; et al. Epiphyseal separation of the distal end of the humeral epiphysis: A follow-up note. J Pediatr Orthop 15(4):426–434, 1995.

2. Abe, M., Ishizu, T.; Shirai, H.; et al., Tardy ulnar nerve palsy caused by cubitus varus deformity. J Hand Surg [Am] 20(1):5–9, 1995.

3. Abraham, E., Powers, T.; Witt, T.; et al. Experimental hyperextension supracondylar fractures in monkeys. Clin Orthop Relat Res 171:309–318, 1982.

4. Almquist, E.E.; Gordon, L.H.; Blue, A.I. Congenital dislocation of the head of the radius. J Bone Joint Surg [Am] 51(6):118–127, 1969.

5. Amillo, S.G.; Mora, G. Surgical management of neural injuries associated with elbow fractures in children. J Pediatr Orthop 19(5):573–577, 1999.

6. Angelov, A., ed. A new method for treatment of the dislocated radial neck fracture in children. In Chapchal, G., ed. Fractures in Children. New York, Georg Thieme, 1981, pp. 192–194.

7. Archibald, D.A., Roberts, J.A.; Smith, M.G. Transarticular fixation for severely displaced supracondylar fractures in children. J Bone Joint Surg [Br] 73(1): 147–149, 1991.

8. Ariño, V.L.; Lluch, E.E.; Ramirez, A.M.; et al. Percutaneous fixation of supracondylar fractures of the humerus in children. J Bone Joint Surg [Am] 59(7):914–916, 1977.

9. Arnold, J.A., Nasca, R.J.; Nelson, C.L. Supracondylar fractures of the humerus: The role of dynamic factors in prevention of deformity. J Bone Joint Surg [Am] 59(5):589–595, 1977.

10. Aronson, D.D.; Prager, B.I. Supracondylar fractures of the humerus in children. A modified technique for closed pinning. Clin Orthop Relat Res 219:174–184 1987.

11. Ashhurst, A.P.C., ed. An Anatomical and Surgical Study of Fractures of the Lower End of the Humerus. Philadelphia, Lea & Febiger, 1910.

12. Ay, S., Akinci, M.; Kamiloqlu, S.; et al. Open reduction of displaced pediatric supracondylar humeral fractures through the anterior cubital approach. J Pediatr Orthop 25(2):149–153, 2005.

13. Bado, J.L., The Monteggia lesion. Clin Orthop Relat Res 50:71–86, 1967.

14. Bakalim, G.; Wilppula, E. Supracondylar humeral fractures in children. Causes of changes in the carrying angle of the elbow. Acta Orthop Scand 43(5): 366–374, 1972.

15. Banskota, A.; Volz, R.G. Traumatic laceration of the radial nerve following supracondylar fracture of the elbow. A case report. Clin Orthop Relat Res 184:150–152, 1984.

16. Basom, W.C. Supracondylar and transcondylar fractures in children. Clin Orthop 1:43–48, 1953.

17. Beals, R.K. The normal carrying angle of the elbow. A radiographic study of 422 patients. Clin Orthop Relat Res 119:194–196, 1976.

18. Bede, W.B.; Lefebvre, A.R.; Rosman, M.A. Fractures of the medial humeral epicondyle in children. Can J Surg 18(2):137–142, 1975.

19. Bellemore, M.C.; Barrett, I.R.; Middleton, R.W.; et al., Supracondylar osteotomy of the humerus for correction of cubitus varus. J Bone Joint Surg [Br] 66(4):566–572, 1984.

20. Bell Tawse, A.J. The treatment of malunited anterior Monteggia fractures in children. J Bone Joint Surg [Br] 47:718–723, 1965.

21. Beltran, J.; Rosenberg, Z.S.; Kawelblum, M.; et al. Pediatric elbow fractures: MRI evaluation. Skeletal Radiol 23(4):277–281, 1994.

22. Bensahel, H.; Csukonyi, Z.; Badelon, O.; et al., Fractures of the medial condyle of the humerus in children. J Pediatr Orthop 6(4):430–433, 1986.

23. Bernstein, S.M.K.; Sanderson, R.A., Fractures of the medial epicondyle of the humerus. Contemp Orthoped 12:637–641, 1981.

24. Biyani, A., Gupta, S.P.; Sharma, J.C. Determination of medial epicondylar epiphyseal angle for supracondylar humeral fractures in children. J Pediatr Orthop 13(1):94–97, 1993.

25. Blasier, R.D. The triceps-splitting approach for repair of distal humeral malunion in children. A report of a technique. Am J Orthop 25(9):621–624, 1996.

26. Böstman, O.; Mäklä, E.A.; Södergård, J.; et al. Absorbable polyglycolide pins in internal fixation of fractures in children. J Pediatr Orthop 13(2):242–245, 1993.

27. Boyd, D.W.; Aronson, D.D. Supracondylar fractures of the humerus: A prospective study of percutaneous pinning. J Pediatr Orthop 12(6):789–794, 1992.

28. Brewster, A.H. Fractures in the region of the elbow in children. An end-result study. Surg Gynecol Obstet 71:643–649, 1940.

29. Brown, I.C.; Zinar, D.M. Traumatic and iatrogenic neurological complications after supracondylar humerus fractures in children. J Pediatr Orthop 15(4):440–443, 1995.

30. Buhr, A.J.; Cooke, A.M. Fracture patterns. Lancet 1(7072):531–536, 1959.

31. Camp, J.; Ishizue, K.; Gomez, M.; et al. Alteration of Baumann's angle by humeral position: Implications for treatment of supracondylar humerus fractures. J Pediatr Orthop 13(4):521–525, 1993.

32. Campbell, C.C.; Waters, P.M.; Emans, J.B.; et al. Neurovascular injury and displacement in type III supracondylar humerus fractures. J Pediatr Orthop 15(1):47–52, 1995.

33. Casiano, E. Reduction and fixation by pinning "banderillero"-style fractures of the humerus at the elbow in children. Mil Med 125:262–264, 1961.

34. Chacha, P.B. Fracture of the medical condyle of the humerus with rotational displacement. Report of two cases. J Bone Joint Surg [Am] 52(7):1453–1458, 1970.

35. Chacon, D.; Kissoon, N.; Brown, T.; et al. Use of comparison radiographs in the diagnosis of traumatic injuries of the elbow. Ann Emerg Med 21(8):895–899, 1992.

36. Cheng, J.C.; Shen, W.Y. Limb fracture pattern in different pediatric age groups: A study of 3,350 children. J Orthop Trauma 7(1):15–22, 1993.

37. Cheng, J.C.; Lam, T.P.; Shen, W.Y. Closed reduction and percutaneous pinning for type III displaced supracondylar fractures of the humerus in children. J Orthop Trauma 9(6):511–515, 1995.

38. Collins, R.; Lavine, S.A. Fractures of the medial epicondyle of the humerus with ulnar nerve paralysis. Clin Proc Child Hosp Dist Columbia 20:274–277, 1964.

39. Copley, L.A.; Dormans, J.P.; Davidson, R.S. Vascular injuries and their sequelae in pediatric supracondylar humeral fractures: Toward a goal of prevention. J Pediatr Orthop 16(1):99–103, 1996.

40. Corkery, P.H. The management of supracondylar fractures of the humerus in children. Br J Clin Pract 18:583–591, 1964.

41. Corrigan, A.B. The pulled elbow. Med J Aust 17:187–189, 1965.

42. Coventry, M.B.; Henderson, C.C. Supracondylar fractures of the humerus; 49 cases in children. Rocky Mt Med J 53(5):458–465, 1956.

43. Crabbe, W.A. The treatment of fracture-separation of the capitular epiphysis. J Bone Joint Surg [Br] 45:722–726, 1963.

44. Cramer, K.E.; Devito, D.P.; Green, N.E. Comparison of closed reduction and percutaneous pinning versus open reduction and percutaneous pinning in displaced supracondylar fractures of the humerus in children. J Orthop Trauma 6(4):407–412, 1992.

45. Cramer, K.E.; Green, N.E.; and Devito, D.P. Incidence of anterior interosseous nerve palsy in supracondylar humerus fractures in children. J Pediatr Orthop 13(4):502–505, 1993.

46. D'Ambrosia, R.; Zink, W. Fractures of the elbow in children. Pediatr Ann 11(6):541–548, 550–553, 1982.

47. Dameron, T.B., Jr. Transverse fractures of distal humerus in children. Instr Course Lect 30:224–235, 1981.

48. Davids, J.R.; Maguire, M.G.; Mubarak, S.J.; et al. Lateral condylar fracture of the humerus following posttraumatic cubitus varus. J Pediatr Orthop 14(4):466–470, 1994.

49. Davidson, R.S.; Markowitz, R.I.; Dormans, J.; et al. Ultrasonographic evaluation of the elbow in infants and young children after suspected trauma. J Bone Joint Surg [Am] 76(12):1804–1813, 1994.

50. de Beaux, A.C.; Beattie, T.; Gilbert, F. Elbow fat pad sign: Implications for clinical management. J R Coll Surg Edinb 37(3):205–206, 1992.

51. De Boeck, H.; Pouliart, N. Fractures of the capitellum humeri in adolescents. Int Orthop 24(5):246–248, 2000.

52. De Boeck, H.; De Smet, P.; Penders, W.; et al. Supracondylar elbow fractures with impaction of the medial condyle in children. J Pediatr Orthop 15(4):444–448, 1995.

53. de Jager, L.T.; Hoffman, E.B. Fracture-separation of the distal humeral epiphysis. J Bone Joint Surg Br 73(1):143–146, 1991.

54. DeLee, J.C.; Wilkins, K.E.; Rogers, K.F.; et al. Fracture-separation of the distal humeral epiphysis. J Bone Joint Surg Am 62(1):46–51, 1980.

55. DeRosa, G.P.; Graziano, G.P. A new osteotomy for cubitus varus. Clin Orthop Relat Res 236:160–165,

1988.

56. Devnani, A.S. Lateral closing wedge supracondylar osteotomy of humerus for post-traumatic cubitus varus in children. Injury 28(9–10):643–647, 1977.

57. Dhillon, K.S.; Sengupta, S.; Singh, B.J. Delayed management of fracture of the lateral humeral condyle in children. Acta Orthop Scand, 59(4):419–424, 1988.

58. Dodge, H.S. Displaced supracondylar fractures of the humerus in children—Treatment by Dunlop's traction. J Bone Joint Surg Am 54(7):1408–1418, 1972.

59. Dormans, J.P. Arthrographic-assisted percutaneous manipulation of displaced and angulated radial neck fractures in children. J Orthop Techn 2:77–81, 1994.

60. Dormans, J.P.; Squillante, R.; Sharf, H. Acute neurovascular complications with supracondylar humerus fractures in children. J Hand Surg [Am] 20(1):1–4, 1995.

61. Dunlop, J. Transcondylar fractures of the humerus in childhood. J Bone Joint Surg [Am] 21:59–73, 1939.

62. Eliason, E.L. Dressing for supracondylar fractures of the humerus. JAMA 82:1934–1935, 1924.

63. Fahey, J.J. Fractures of the elbow in children. Instr Course Lect 17:13–46, 1960.

64. Finnbogason, T.; Karlsson, J; Lindberg, L.; et al. Nondisplaced and minimally displaced fractures of the lateral humeral condyle in children: A prospective radiographic investigation of fracture stability. J Pediatr Orthop 15(4):422–425, 1995.

65. Fleuriau-Chateau, P.; McIntyre, W.; Letts, W.M. An analysis of open reduction of irreducible supracondylar fractures of the humerus in children. Can J Surg 41 (2):112–118, 1998.

66. Flynn, J.C.; Matthews, J.G.; Benoit, R.L. Blind pinning of displaced supracondylar fractures of the humerus in children. Sixteen years' experience with long-term follow-up. J Bone Joint Surg [Am] 56 (2):263–272, 1974.

67. Flynn, J.C.; Richards, Jr., J.F.; Saltzman, R.I. Prevention and treatment of non-union of slightly displaced fractures of the lateral humeral condyle in children. An end-result study. J Bone Joint Surg [Am] 57 (8):1087–1092, 1975.

68. Fowler, T.P.; Marsh, J.L. Reduction and pinning of pediatric supracondylar humerus fractures in the prone position. J Orthop Trauma 20(4):277–281, 2006.

69. Fowles, J.V.; Kassab, M.T. Displaced supracondylar fractures of the elbow in children. A report on the fixation of extension and flexion fractures by two lateral percutaneous pins. J Bone Joint Surg [Br] 56:490–500, 1974.

70. Fowles, J.V.; Kassab, M.T. Displaced fractures of the medial humeral condyle in children. J Bone Joint Surg [Am] 62(7):1159–1163, 1980.

71. Fowles, J.V.; Slimane, N.; Kassab, M.T. Elbow dislocation with avulsion of the medial humeral epicondyle. J Bone Joint Surg [Br] 72(1):102–104, 1990.

72. France, J.; Strong, M. Deformity and function in supracondylar fractures of the humerus in children variously treated by closed reduction and splinting, traction, and percutaneous pinning. J Pediatr Orthop 12(4):494–498, 1992.

73. French, P.R. Varus deformity of the elbow following supracondylar fractures of the humerus in children. Lancet 2:439–441, 1959.

74. Gaddy, B.C.; Manske, P.R.; Pruitt, D.L.; et al. Distal humeral osteotomy for correction of posttraumatic cubitus varus. J Pediatr Orthop 14(2):214–219, 1994.

75. Galbraith, K.A.; McCullough, C.J. Acute nerve injury as a complication of closed fractures or dislocations of the elbow. Injury 11(2):159–164, 1979.

76. Garbuz, D.S.; Leitch, K.; Wright, J.G. The treatment of supracondylar fractures in children with an absent radial pulse. J Pediatr Orthop 16(5):594–596, 1996.

77. Gartland, J.J. Management of supracondylar fractures of the humerus in children. Surg Gynecol Obstet 109(2):145–154, 1959.

78. Gaur, S.C.; Varma, A.N.; Swarup, A. A new surgical technique for old ununited lateral condyle fractures of the humerus in children. J Trauma 34(1):68–69, 1993.

79. Gortzak, Y.; Mercado, E.; Atar, D.; et al. Pediatric olecranon fractures: Open reduction and internal fixation with removable Kirschner wires and absorbable sutures. J Pediatr Orthop 26(1):39–42, 2006.

80. Graham, H.A. Supracondylar fractures of the elbow in children. 1. Clin Orthop Relat Res 54:85–91, 1967.

81. Graham, H.A. Supracondylar fractures of the elbow in children. 2. Clin Orthop Relat Res 54:93–102, 1967.

82. Green, D.W.; Widmann, R.F.; Frank, J.S.; et al. Low incidence of ulnar nerve injury with crossed pin placement for pediatric supracondylar humerus fractures using a mini-open technique. J Orthop Trauma 19(3):158–163, 2005.

83. Green, N.E. Entrapment of the median nerve following elbow dislocation. J Pediatr Orthop 3 (3):384–386, 1983.

84. Green, N.E. Overnight delay in the reduction of supracondylar fractures of the humerus in children. J Bone Joint Surg Am 83-A(3):321–322, 2001.

85. Green, N.E.; Allen, B.L. Vascular injuries associated with dislocation of the knee. J Bone Joint Surg [Am] 59(2):236–239, 1977.

86. Griffin, P.P. Supracondylar fractures of the humerus. Treatment and complications. Pediatr Clin North Am 22(2):477–486, 1975.

87. Gruber, M.A.; Healy, 3rd, W.A. The posterior approach to the elbow revisited. J Pediatr Orthop 16(2):215–219, 1996.

88. Gupta, N.; Kay, R.M.; Leitch, K.; et al. Effect of surgical delay on perioperative complications and need for open reduction in supracondylar humerus fractures in children. J Pediatr Orthop 24 (3):245–248, 2004.

89. Haddad, R.J., Jr.; Saer, J.K.; D.C. Riordan, D.C. Percutaneous pinning of displaced supracondylar fractures of the elbow in children. Clin Orthop Relat Res 71:112–117, 1970.

90. Hallett, J. Entrapment of the median nerve after dislocation of the elbow. A case report. J Bone Joint Surg [Br] 63-B(3):408–412, 1981.

91. Hamilton, W.; Parkes, 2nd, J.C. Isolated dislocation of the radial head without fracture of the ulna. Clin Orthop Relat Res 97:94–96, 1973.

92. Hammond, G. The management of supracondylar fractures of the humerus in children. Surg Clin North Am:747–762, 1952.

93. Hanlon, C.R.; Estes, Jr.,; W.L. Fractures in childhood, a statistical analysis. Am J Surg 87 (3):312–323, 1954.

94. Haraldsson, S. On osteochondrosis deformans juvenilis capituli humeri including investigation of intra-osseous vasculature in distal humerus. Acta Orthop Scand Suppl 38:1–232, 1959.

95. Harrington, P.; Sharif, I.; Fogarty, E.E.; et al. Management of the floating elbow injury in children. Simultaneous ipsilateral fractures of the elbow and forearm. Arch Orthop Trauma Surg 120 (3–4):205–208, 2000.

96. Harvey, S.; Tchelebi, H. Proximal radio-ulnar translocation. A case report. J Bone Joint Surg [Am] 61 (3):447–449, 1979.

97. Henrikson, B. Supracondylar fracture of the humerus in children. A late review of end-results with special reference to the cause of deformity, disability and complications. Acta Chir Scand Suppl 369:1–72, 1966.

98. Hernandez, M.A., 3rd; Roach, J.W. Corrective osteotomy for cubitus varus deformity. J Pediatr Orthop 14(4):487–491, 1994.

99. Holbrook, J.L.; Green, N.E. Divergent pediatric elbow dislocation. A case report. Clin Orthop Relat Res 234:72–74, 1988.

100. Holda, M.E.; Manoli, 2nd, A.; LaMont, R.I. Epiphyseal separation of the distal end of the humerus with medial displacement. J Bone Joint Surg [Am] 62(1):52–57, 1980.

101. Holmerg, L. Fractures in the distal end of the humerus in children. Acta Chir Scand Suppl 103, 1945.

102. Hoyer, A. Treatment of supracondylar fracture of the humerus by skeletal traction in an abduction splint. J Bone Joint Surg [Am] 24-A-3:623–637, 1952.

103. Ippolito, E.; Moneta, M.R.; D'Arrigo, C. Posttraumatic cubitus varus. Long-term follow-up of corrective supracondylar humeral osteotomy in children. J Bone Joint Surg [Am] 72(5):757–765, 1990.

104. Iyengar, S.R.; Hoffinger, S.A.; Townsend, D.R. Early versus delayed reduction and pinning of type III displaced supracondylar fractures of the humerus in children: a comparative study. J Orthop Trauma 13(1):51–55, 1999.

105. Jakob, R.; Fowles, J.V.; Rang, M.; et al. Observations concerning fractures of the lateral humeral condyle in children. J Bone Joint Surg [Br] 57(4):430–436, 1975.

106. Jarvis, J.G.; D'Astous, J.L. The pediatric T-supracondylar fracture. J Pediatr Orthop 4(6):697–699, 1984.

107. Jeffrey, C. Nonunion of epiphysis of the lateral condyle of the humerus. J Bone Joint Surg [Am] 40:396–405, 1958.

108. Jones, E.R. and M. Esah, Displaced fractures of the neck of the radius in children. J Bone Joint Surg Br, 53(3):429–439, 1971.

109. Jones, E.T.; Louis, D.S. Median nerve injuries associated with supracondylar fractures of the humerus in children. Clin Orthop Relat Res 150:181–186, 1980.

110. Kallio, P.E.; Foster, B.K.; Paterson, D.C. Difficult supracondylar elbow fractures in children: Analysis of percutaneous pinning technique. J Pediatr Orthop 12(1):11–15, 1992.

111. Kamal, A.S.; Austin, R.T. Dislocation of the median nerve and brachial artery in supracondylar fractures of the humerus. Injury 12(2):161–164, 1980.

112. Kasser, J.R.; Richards, K.; Millis, M. The triceps-dividing approach to open reduction of complex distal humeral fractures in adolescents: A Cybex evaluation of triceps function and motion. J Pediatr Orthop 10(1):93–96, 1990.

113. Kilburn, P.S., J., Silk, F., Three cases of compound posterior dislocation of the elbow with rupture of the brachial artery. J Bone Joint Surg [Br] 44:119–121, 1982.

114. Kilfoyle, R.M. Fractures of the medial condyle and epicondyle of the elbow in children. Clin Orthop Relat Res 41:43–50, 1965.

115. King, D.; Secor, C. Bow elbow (cubitus varus). J Bone Joint Surg [Am] 33-A(3):572–576, 1951.

116. Kiyoshige, Y. Critical displacement of neural injuries in supracondylar humeral fractures in children. J Pediatr Orthop 19(6):816–817, 1999.

117. Koudstaal, M.J.; De Ridder, V.A.; De Lange, S.; et al. Pediatric supracondylar humerus fractures: The anterior approach. J Orthop Trauma 16(6): 409–412, 2002.

118. Kramhoft, M.; Keller, I.L.; Solgaard, S. Displaced supracondylar fractures of the humerus in children. Clin Orthop Relat Res 221:215–220, 1987.

119. Lagenskiold, A.K.; Kivilaakso, R. Varus and valgus deformity of the elbow following supracondylar fracture of the humerus. Acta Chir Scand Suppl 38:313–320, 1967.

120. Lee, S.S.; Mahar, A.T.; Miesen, D.; et al. Displaced pediatric supracondylar humerus fractures: Biomechanical analysis of percutaneous pinning techniques. J Pediatr Orthop 22(4):440–443, 2002.

121. Leet, A.I.; Frisancho, J.; Ebramzadeh, E. Delayed treatment of type 3 supracondylar humerus fractures in children. J Pediatr Orthop 22(2):203–207, 2002.

122. Leitch, K.K.; Kay, R.M.; Famino, J.D.; et al. Treatment of multidirectionally unstable supracondylar

humeral fractures in children. A modified Gartland type-IV fracture. J Bone Joint Surg [Am] 88 (5):980–985, 2006.

123. Letts, M.; Rumball, K.; Bauermeister, S.; et al. Fractures of the capitellum in adolescents. J Pediatr Orthop 17(3):315–320, 1997.

124. Lichtenberg, R.P. A study of 2,532 fractures in children. Am J Surg 87(3):330–338, 1954.

125. Liddell, W. Neurovascular complications in widely displaced supracondylar fractures of the humerus. J Bone Joint Surg [Br] 49:1631–1636, 1967.

126. Linscheid, R.L.; Wheeler, D.K. Elbow dislocations. JAMA 194(11):1171–1176, 1965.

127. Lipscomb, P.R. Vascular and neural complications in supracondylar fractures of the humerus in children. J Bone Joint Surg [Am] 37-A(3):487–492, 1955.

128. Lloyd-Roberts, G.B.; Bucknill, T., Anterior dislocation of the radial head in children. J Bone Joint Surg [Br] 59:402–407, 1979.

129. Louis, D.S.; Ricciardi, J.E.; Spengler, D.M. Arterial injury: a complication of posterior elbow dislocation. A clinical and anatomical study. J Bone Joint Surg [Am] 56(8):1631–1636, 1974.

130. Mann, T.S. Prognosis in supracondylar fractures. J Bone Joint Surg [Br] 45:516–522, 1963.

131. Mannerfelt, L. Median nerve entrapment after dislocation of the elbow. Report of a case. J Bone Joint Surg [Br] 50(1):152–155, 1968.

132. Mapes, R.C.; Hennrikus, W.L. The effect of elbow position on the radial pulse measured by Doppler ultrasonography after surgical treatment of supracondylar elbow fractures in children. J Pediatr Orthop 18(4):441–444, 1998.

133. Mardam-Bey, T. and E. Ger, Congenital radial head dislocation. J Hand Surg [Am] 4(4):316–320, 1979.

134. Markowitz, R.I.; Davidson, R.S.; Harty, M.P.; et al. Sonography of the elbow in infants and children. AJR Am J Roentgenol 159(4):829–833, 1992.

135. Masada, K.; Kawai, H.; Kawabata, H.; et al. Osteosynthesis for old, established non-union of the lateral condyle of the humerus. J Bone Joint Surg [Am] 72(1):32–40, 1990.

136. Matev, I. A radiological sign of entrapment of the median nerve in the elbow joint after posterior dislocation. A report of two cases. J Bone Joint Surg [Br] 58(3):353–355, 1976.

137. Matthews, J.G. Fractures of the olecranon in children. Injury 12(3):207–212, 1980.

138. Maylahn, D.J.; Fahey, J.J. Fractures of the elbow in children; review of three hundred consecutive cases. JAMA 166(3):220–228, 1958.

139. McBride, E.M., Monnet, J. Epiphyseal fracture of the head of the radius in children. Clin Orthop 16:264–271, 1960.

140. McFarland, B. Congenital dislocation of the head of the radius. Br J Surg 24:41–49, 1936.

141. McGraw, J.J.; Akbarnia, B.A.; Hanel, D.P.; et al.

142. McKeever, P.E.A. Percutaneous reduction of angulated radial neck fractures in children: A report of 15 cases. In paper presented at the American Association of Orthopaedic Surgeons annual meeting. New Orleans, 1990.

143. McLauchlan, G.J.; Walker, C.R.; Cowan, B.; et al. Extension of the elbow and supracondylar fractures in children. J Bone Joint Surg [Br] 81(3):402–405, 1999.

144. Mehlman, C.T.; Strub, W.M.; Roy, D.R.; et al. The effect of surgical timing on the perioperative complications of treatment of supracondylar humeral fractures in children. J Bone Joint Surg [Am] 83-A (3):323–327, 2001.

145. Mehserle, W.L.; Meehan, P.L. Treatment of the displaced supracondylar fracture of the humerus (type III) with closed reduction and percutaneous cross-pin fixation. J Pediatr Orthop 11(6):705–711, 1991.

146. Metaizeau, J.P.; Lascombe, P.; Lamelle, J.L.; et al. Reduction and fixation of displaced radial neck fractures by closed intramedullary pinning. J Pediatr Orthop 13(3):355–360, 1993.

147. Michael, S.P.; Stanislas, M.J. Localization of the ulnar nerve during percutaneous wiring of supracondylar fractures in children. Injury 27(5):301–302, 1996.

148. Milch, H. Fractures and fracture dislocations of the humeral condyles. J Trauma 15:592–607, 1964.

149. Mintzer, C.M.; Waters, P.M.; Brown, D.J.; et al. Percutaneous pinning in the treatment of displaced lateral condyle fractures. J Pediatr Orthop 14 (4):462–465, 1994.

150. Mirsky, E.C.; Karas, E.H.; Weiner, L.S. Lateral condyle fractures in children: Evaluation of classification and treatment. J Orthop Trauma 11(2):117–120, 1997.

151. Mitsunari, A.; Muneshige, H.; Ikuta, Y.; et al. Internal rotation deformity and tardy ulnar nerve palsy after supracondylar humeral fracture. J Shoulder Elbow Surg 4(1 Pt 1):23–29, 1995.

152. Mizuno, K.; Hirohata, K.; Kashiwagi, D. Fracture-separation of the distal humeral epiphysis in young children. J Bone Joint Surg [Am] 61(4):570–573, 1979.

153. Mohammad, S.; Rymaszewski, L.A.; Runciman, J. The Baumann angle in supracondylar fractures of the distal humerus in children. J Pediatr Orthop 19 (1):65–69, 1999.

154. Murphy, W.A.; Siegel, M.J. Elbow fat pads with new signs and extended differential diagnosis. Radiology 124(3):659–665, 1977.

155. Nacht, J.L.; Ecker, M.L.; Chung, S.M.; et al. Supracondylar fractures of the humerus in children treated by closed reduction and percutaneous pinning. Clin

Orthop Relat Res 177:203–209, 1983.

156. Neviaser, J.S.; Wickstrom, J.K. Dislocation of the elbow: a retrospective study of 115 patients. South Med J 70(2):172–173, 1977.

157. Newell, R.L. Olecranon fractures in children. Injury 7(1):33–36, 1975.

158. Newman, J.H. Displaced radial neck fractures in children. Injury 9(2):114–121, 1977.

159. Nork, S.E.; Hennrikus, W.L.; Loncarich, D.P.; et al. Relationship between ligamentous laxity and the site of upper extremity fractures in children: Extension supracondylar fracture versus distal forearm fracture. J Pediatr Orthop B 8(2):90–92, 1999.

160. O'Brien, P.I. Injuries involving the proximal radial epiphysis. Clin Orthop Relat Res 41:51–58, 1965.

161. O'Driscoll, S.W.; Spinner, R.J.; McKee, M.D.; et al. Tardy posterolateral rotatory instability of the elbow due to cubitus varus. J Bone Joint Surg [Am] 83-A (9):1358–1369, 2001.

162. Oppenheim, W.; Clader, T.J.; Smith, C.; et al. Supracondylar humeral osteotomy for traumatic childhood cubitus varus deformity. Clin Orthop Relat Res 188:34–39, 1984.

163. Oppenheim, W.; Davlin, L.B.; Leipzig, J.M.; et al. Concomitant fractures of the capitellum and trochlea. J Orthop Trauma 3(3):260–262, 1989.

164. Ormandy, L. Olecranon screw for skeletal traction of the humerus. Am J Surg 127(5):615–616, 1974.

165. Osborne, G.; Cotterill, P. Recurrent dislocation of the elbow. J Bone Joint Surg [Br] 48(2):340–346, 1966.

166. Ottolengthi, C. Acute ischemic syndrome: Its treatment; prophylaxis of Volkmanns syndrome. Am J Orthop 2:312–316, 1960.

167. Ozkoç, G.; Gonc, U.; Kayaalp, A.; et al. Displaced supracondylar humeral fractures in children: Open reduction vs. closed reduction and pinning. Arch Orthop Trauma Surg 124(8):547–551, 2004.

168. Palmer, E.E.; Niemann, K.M.; Vesely, D.; et al. Supracondylar fracture of the humerus in children. J Bone Joint Surg [Am] 60(5):653–656, 1978.

169. Pankaj, A.; Dua, A.; Malhotra, R.; et al. Dome osteotomy for posttraumatic cubitus varus: A surgical technique to avoid lateral condylar prominence. J Pediatr Orthop 26(1):61–66, 2006.

170. Paradis, G.; Lavallee, P.; Gagnon, N.; et al. Supracondylar fractures of the humerus in children. Technique and results of crossed percutaneous K-wire fixation. Clin Orthop Relat Res 297:231–237, 1993.

171. Parikh, S.N.; Wall, E.J.; Foad, S.; et al. Displaced type II extension supracondylar humerus fractures: Do they all need pinning? J Pediatr Orthop 24 (4):380–384, 2004.

172. Patterson, R. Treatment of displaced transverse fractures of the neck of the radius in children. J Bone Joint Surg [Am] 16:695–698, 1934.

173. Peters, C.L.; Scott, S.M.; Stevens, P.M. Closed reduction and percutaneous pinning of displaced supracondylar humerus fractures in children:

174. Peterson, H.A. Physeal injuries of the distal humerus. Orthopedics 15(7):799–808, 1992.

175. Piggot, J. Supracondylar fractures of the humerus in children. Analysis at maturity of fifty-three patients treated conservatively. J Bone Joint Surg [Am] 68 (8):1304, 1986.

176. Pirker, M.E.; Weinberg, A.M.; Höllwarth, M.E.; et al. Subsequent displacement of initially nondisplaced and minimally displaced fractures of the lateral humeral condyle in children. J Trauma 58 (6):1202–1207, 2005.

177. Prietto, C.A. Supracondylar fractures of the humerus. A comparative study of Dunlop's traction versus percutaneous pinning. J Bone Joint Surg [Am] 61(3):425–428, 1979.

178. Pritchard, D.J.; Linscheid, R.L.; Svien, H.J. Intra-articular median nerve entrapment with dislocation of the elbow. Clin Orthop Relat Res 90:100–103, 1973.

179. Ramsey, R.H.; Griz, J. Immediate open reduction and internal fixation of severely displaced supracondylar fractures of the humerus in children. Clin Orthop Relat Res 90:131–132, 1973.

180. Rang, M., ed. Children's Fractures. Philadelphia, J.B. Lippincott, 1983.

181. Rang, M.; Moseley, C.F.; Roberts., J.M.; et al. Symposium: Management of displaced supracondylar fractures of the humerus. Contemp Orthoped 18:497–535, 1989.

182. Rao, S.B.; Crawford, A.H. Median nerve entrapment after dislocation of the elbow in children. A report of 2 cases and review of literature. Clin Orthop Relat Res 312:232–237, 1995.

183. Rasool, M.N.; Naidoo, K.S. Supracondylar fractures: Posterolateral type with brachialis muscle penetration and neurovascular injury. J Pediatr Orthop 19 (4):518–522, 1999.

184. Reidy, J.A.; Vangorder, G.W. Treatment of displacement of the proximal radial epiphysis. J Bone Joint Surg [Am] 45:1355–1372, 1963.

185. Reinaerts, H.H.; Cheriex, E.C. Assessment of dislocation in the supracondylar fracture of the humerus, treated by overhead traction. Reconstr Surg Traumatol 17:92–99, 1979.

186. Roaf, R. Foramen in the humerus caused by the median nerve. J Bone Joint Surg [Br] 39-B(4): 748-749, 1957.

187. Roberts, P.H. Dislocation of the elbow. Br J Surg 56 (11):806–815, 1969.

188. Rogers, L.F.; Malave, S., Jr.; White, H.; et al. Plastic bowing, torus and greenstick supracondylar fractures of the humerus: Radiographic clues to obscure fractures of the elbow in children. Radiology 128(1):145–150, 1978.

189. Rowell, P. Arterial occlusion in juvenile humeral

supracondylar fracture. Injury 6:254–256, 1974.

190. Roye, D.P., Jr.; Bini, S.A.; Infosino, A. Late surgical treatment of lateral condylar fractures in children. J Pediatr Orthop 11(2):195–199, 1991.

191. Rutherford, A. Fractures of the lateral humeral condyle in children. J Bone Joint Surg [Am] 67(6): 851–856, 1985.

192. Sabharwal, S.; Tredwell, S.J., Beauchamp, R.D.; et al. Management of pulseless pink hand in pediatric supracondylar fractures of humerus. J Pediatr Orthop 17(3):303–310, 1997.

193. Salter, R.; Harris, W. Injuries involving the epiphyseal plate. J Bone Joint Surg [Am] 45:587–592, 1963.

194. Salter, R.B.; Zaltz, C. Anatomic investigations of the mechanism of injury and pathologic anatomy of "pulled elbow" in young children. Clin Orthop Relat Res 77:134–143, 1971.

195. Sawaizumi, T.; Takayama, A.; Ito, H. Surgical technique for supracondylar fracture of the humerus with percutaneous leverage pinning. J Shoulder Elbow Surg 12(6):603–606, 2003.

196. Schoenecker, P.L.; Delgado, E.; Rotman, M.; et al. Pulseless arm in association with totally displaced supracondylar fracture. J Orthop Trauma 10(6): 410–415, 1996.

197. Sessa, S.; Lascombes, P.; Prevot, J.; et al. Fractures of the radial head and associated elbow injuries in children. J Pediatr Orthop B 5(3):200–209, 1996.

198. Shannon, F.J.; Mohan, P.; Chacko, S.; et al. "Dorgan's" percutaneous lateral cross-wiring of supracondylar fractures of the humerus in children. J Pediatr Orthop 24(4):376–379, 2004.

199. Shifrin, P.G.; Gehring, H.W.; Iglesias, L.J. Open reduction and internal fixation of displaced supracondylar fractures of the humerus in children. Orthop Clin North Am 7(3):573–581, 1976.

200. Shim, J.S.; Lee, Y.S. Treatment of completely displaced supracondylar fracture of the humerus in children by cross-fixation with three Kirschner wires. J Pediatr Orthop 22(1):12–16, 2002.

201. Sibly, T.F.; Briggs, P.J.; Gibson, M.J. Supracondylar fractures of the humerus in childhood: Range of movement following the posterior approach to open reduction. Injury 22(6):456–458, 1991.

202. Silberstein, M.J.; Brodeur, A.E.; Graviss, E.R.; et al. Some vagaries of the medial epicondyle. J Bone Joint Surg [Am] 63(4):524–528, 1981.

203. Skibo, L.; Reed, M.H. A criterion for a true lateral radiograph of the elbow in children. Can Assoc Radiol J 45(4):287–291, 1994.

204. Smith, F. Displacement of the medial epicondyle of the humerus into the elbow joint. Ann Surg 124:410–425, 1946.

205. Smith, F.M. Medial epicondyle injuries. JAMA 142 (6):396–402, illust., 1950.

206. Smith, F.M. Children's elbow injuries: fractures and dislocations. Clin Orthop Relat Res 50:7–30, 1967.

207. Smith, F.M.; Joyce, J.J., 3rd. Fractures of the lateral condyle of the humerus in children. Am J Surg 87 (3):324–329, 1954.

208. Snellman, O. Subluxation of the head of the radius in children. Acta Orthop Scand 28:311–315, 1959.

209. Spinner, M.; Schreiber, S.N. Anterior interosseous-nerve paralysis as a complication of supracondylar fractures of the humerus in children. J Bone Joint Surg [Am] 51(8):1584–1590, 1969.

210. Spinner, R.J.; O'Driscoll, S.W.; Davids, J.R.; et al. Cubitus varus associated with dislocation of both the medial portion of the triceps and the ulnar nerve. J Hand Surg [Am] 24(4):718–726, 1999.

211. Steele, J.A.; Graham, H.K. Angulated radial neck fractures in children. A prospective study of percutaneous reduction. J Bone Joint Surg [Br] 74(5): 760–764, 1992.

212. Steinberg, E.L.; Golomb, D.; Salama, R.; et al. Radial head and neck fractures in children. J Pediatr Orthop 8(1):35–40, 1988.

213. Stimson, L.A. A Practical Treatise on Fractures and Dislocations. Philadelphia, Lea Brothers, 1900.

214. Stone, J. Fractures of the elbow in children. J Orthop Surg 3:395–400, 1921.

215. Sutton, W.R.; Greene, W.B.; Georgopoulos, G.; et al. Displaced supracondylar humeral fractures in children. A comparison of results and costs in patients treated by skeletal traction versus percutaneous pinning. Clin Orthop Relat Res 278:81–87, 1992.

216. Swenson, A. The treatment of supracondylar fractures of the humerus by Kirschner wire transfixion. J Bone Joint Surg [Am] 993–997, 1948.

217. Takahara, M., Sasaki, I.; Kimura, T.; et al., Second fracture of the distal humerus after varus malunion of a supracondylar fracture in children. J Bone Joint Surg Br, 1998. 80(5): p. 791–797.

218. Theodorou, S.D.; Ierodiaconou, M.N.; Roussis, N. Fracture of the upper end of the ulna associated with dislocation of the head of the radius in children. Clin Orthop Relat Res 228:240–249, 1988.

219. Tibone, J.E.; Stoltz, M. Fractures of the radial head and neck in children. J Bone Joint Surg [Am] 63(1): 100–106, 1981.

220. Tien, Y.C.; Chen, J.C.; Fu, Y.C.; et al. Supracondylar dome osteotomy for cubitus valgus deformity associated with a lateral condylar nonunion in children. J Bone Joint Surg [Am] 87(7):1456–1463, 2005.

221. Topping, R.E.; Blanco, J.S.; Davis, T.J. Clinical evaluation of crossed-pin versus lateral-pin fixation in displaced supracondylar humerus fractures. J Pediatr Orthop 15(4):435–439, 1995.

222. Trias, A.; Comeau, Y. Recurrent dislocation of the elbow in children. Clin Orthop Relat Res 100: 74–77, 1974.

223. Uchida, Y.; Ogata, K.; Sugioka, Y. A new three-

dimensional osteotomy for cubitus varus deformity after supracondylar fracture of the humerus in children. J Pediatr Orthop 11(3):327–331, 1991.

224. Usui, M.; Ishii, S.; Miyano, S.; et al. Three-dimensional corrective osteotomy for treatment of cubitus varus after supracondylar fracture of the humerus in children. J Shoulder Elbow Surg 4(1 Pt 1):17–22, 1995.

225. Vahvanen, V.; Gripenberg, L. Fracture of the radial neck in children. A long-term follow-up study of 43 cases. Acta Orthop Scand 49(1):32–38, 1978.

226. Varma, B.P.; Srivastava, T.P. Fracture of the medial condyle of the humerus in children: A report of 4 cases including the late sequelae. Injury 4(2): 171–174, 1972.

227. Wadsworth, T.G. Premature epiphysial fusion after injury of the capitulum. J Bone Joint Surg [Br] 46:46–49, 1964.

228. Weiland, A.J.; Meyer, S.; Tolo, V.T.; et al. Surgical treatment of displaced supracondylar fractures of the humerus in children. Analysis of fifty-two cases followed for five to fifteen years. J Bone Joint Surg [Am] 60(5):657–661, 1978.

229. Weisman, D.S.; Rang, M.; Cole, W.G. Tardy displacement of traumatic radial head dislocation in childhood. J Pediatr Orthop 19(4):523–526, 1999.

230. Wiley, J.J.; Galey, J.P. Monteggia injuries in children. J Bone Joint Surg [Br] 67(5):728–731, 1985.

231. Wiley, J.J.; Pegington, J.; Horwich, J.P. Traumatic dislocation of the radius at the elbow. J Bone Joint Surg [Br] 56B(3):501–507, 1974.

232. Wilkins, K.E., ed. Fractures and dislocations of the elbow region. In Rockwood, C.H.W.; King, R.E., eds. Fractures in Children, Philadelphia, J.B. Lippincott, pp. 363–450, 1984.

233. Wilson, P.D. Fractures and dislocations in the region of the elbow. Surg Gynecol Obstet 56: 335–359, 1933.

234. Wong, H.K.; Balasubramaniam, P. Humeral torsional deformity after supracondylar osteotomy for cubitus varus: Its influence on the postosteotomy carrying angle. J Pediatr Orthop 12(4):490–493, 1992.

235. Woods, G.W.; Tullos, H.S. Elbow instability and medial epicondyle fractures. Am J Sports Med 5(1): 23–30, 1977.

236. Yu, S.W. Su, J.Y.; Kao, F.C.; et al. The use of the 3-mm K-Wire to supplement reduction of humeral supracondylar fractures in children. J Trauma 57 (5):1038–1042, 2004.

237. Zionts, L.E.; McKellop, H.A.; Hathaway, R. Torsional strength of pin configurations used to fix supracondylar fractures of the humerus in children. J Bone Joint Surg [Am] 76(2):253–256, 1994.

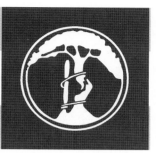

第 10 章

肩部骨折及脱位

James F. Mooney III, M.D., Lawrence X. Webb, M.D.

第一节　锁骨骨折

一、相关解剖

锁骨位于颈部基底前方,呈"S"形。其内侧与胸骨相连,外侧与肩胛骨在肩峰处相连,是中轴骨与上肢骨之间的骨性连接。其内侧部分截面为棱柱形,外侧1/3为扁平状。锁骨的整个前上面位于皮下,缺少肌肉覆盖。

锁骨内侧 2/3 前表面为胸大肌起点, 前表面外侧 1/3 为三角肌起点。通过锁骨的中 1/3 下面,附着有锁骨下肌及锁胸筋膜,同时外缘附着有喙锁韧带及肩锁韧带,内侧附着有肋锁韧带。锁骨外 1/3后面附着有斜方肌,内侧附着有胸锁乳突肌的锁骨头。锁骨中外 1/3 后面有锁骨下神经及臂丛神经走行[50]。

二、发育解剖

锁骨最先开始骨化,大约在胎儿第 5、6 周时即出现两个初级骨化中心[44,96]。但锁骨却是最后完成骨化的骨骼之一,许多男性甚至到 24~26 岁,锁骨内侧骨骺才闭合[67]。

三、锁骨内侧段骨折及假胸锁关节脱位

1.发生率

锁骨内侧段骨折偶见于儿童,在所有儿童锁骨骨折中仅占约 5%[105,113]。锁骨内侧骺板骨折比内侧骨干骨折多见,前者类似于胸锁关节脱位[105]。

2.机制

与胸锁关节关节囊相比,锁骨内侧骨骺更容易受伤。由于骺板直到成年才闭合[50,67],所以外力常导致儿童及青少年骨骺损伤,而非真正的胸锁关节脱位[79,105]。最常见的受伤机制为肩部朝向中线的轴向挤压。骨折外侧部是否向胸骨前或后移位取决于轴向挤压的二次作用力[32]。另外,直接的前后外力会导致锁骨内侧段骨折或脱位,在这种情况下,移位总是向后。

3.诊断

患者一般有锁骨内侧或胸骨区域的受撞击病史,或者更常见肩部的轴向挤压。体检发现锁骨内侧局部肿痛(图 10-1)。骨折向前移位表现为明显的突起,而后移位则压迫气管、食管、喉返神经或颈静脉,从而引起呼吸困难、吞咽困难、发音困难或颈静脉怒张,有时候也可能无相关症状。成角投照影像可以减少周围软组织影响,比如比较锁骨内侧和胸锁关节的Rockwood 体位[32](图 10-2)或 Hobbs 体位投照[60],其通常可以确诊。而胸锁关节 CT 是最有用的影像检查,能清楚显示移位的方向及程度,同时还能显示移位的锁骨与邻近结构的关系(图 10-3)。超声检查也已经用来评估骨折[135]。

4.治疗

对锁骨中段无移位骨折进行对症治疗, 其预后很好。骨痂愈合会出现隆起畸形,随时间会被吸收,这种情况在小儿中更为明显。通常,前移位骨折无需特殊处理。闭合复位可以通过锁骨径向牵拉及骨折处直接推压来完成。通常,复位较容易,而维持较困难,常会发生前移位。如果复位快则会发生骨移位,偶尔需要进一步

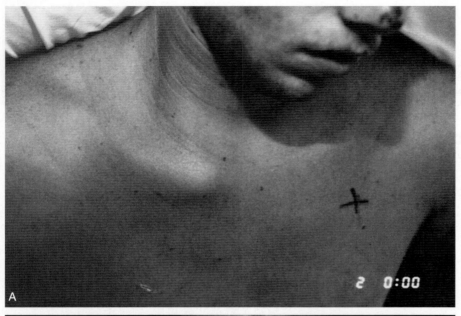

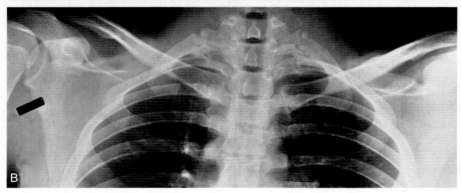

图 10-1　锁骨内侧段骨折。(A)此患者为多发伤;右锁骨内侧突起明显。(B)胸片显示双侧不对称,为锁骨内侧骨骺损伤(骨骺尚未骨化)所致,同时意外发现对侧第一肋骨骨折。

干预。预计会有一定重塑,除了残留突起会造成轻微美容缺陷以外,很少会有其他病变(即便有也很小)。

　　继发于锁骨内侧段后移位骨折的呼吸窘迫可能危及生命,因此应将保证气道通畅作为初期治疗的一部分[1]。锁骨内侧段后移位骨折有时可通过把肩部向后拉近入外展位来进行复位;采用这种复位时,最好让患者仰卧,在肩胛骨三角垫毛巾卷或其他衬垫使肩关节外展。此外,纵向牵引伤肢也有助于复位。闭合复位失败的后移位骨折可以经皮复位。适宜麻醉和皮肤消毒后,用无菌巾钳提起锁骨中段进行复位。复位时胸科或心外科医生应该在场,尤其手术前就有呼吸或循环障碍的病例。

　　如果骨折向后移位,通常需要维持复位。可以用"8"字形绷带或吊带来减小位移力。这种制动需维持 4

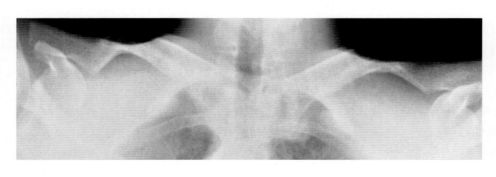

图 10-2　14 岁儿童的影像显示"意外"征或头倾斜。未发现明显骨折或脱位。患者仰卧位,头颈部后面放置无滤线网片匣,球管在 114.3~152.4 cm 处向头部倾斜 40°摄片。

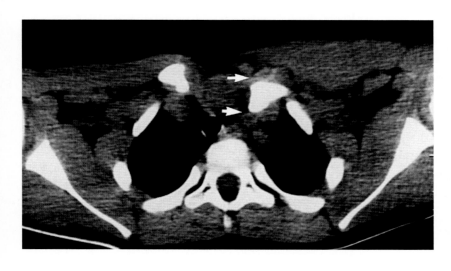

图 10-3 CT 显示左胸锁关节后脱位（箭头所示），可见后部结构损伤。

周左右。锁骨中段骨骺的重塑潜力大，即使在锁骨中段移位骨折后期也少见疼痛和畸形。

对于需要清创的开放损伤，会损伤邻近重要组织结构及经皮复位失败的后移位骨折，以及闭合方法不能复位（和维持复位）的明显移位，都需要切开复位[8,39,40,105]。最好不要采用光滑的克氏针内固定以免带来严重问题[23,42,85]。采用缝合线从邻近的胸骨外缘针孔或胸锁韧带及锁骨中段进行缝合可以固定复位[105]。Waters 和其同事采用不可吸收缝线缝合技术治疗锁骨骨折取得了很好的效果，Goldfarb 和同事成功采用"8"字形胸骨金属丝稳定经切开复位治疗的闭合复位失败的后移位骨折[47,150]。尽管很少，肩胸脱位也是切开复位的一个指征。在这种情况下，解剖复位恢复肩胛骨及锁骨在胸壁上的正常位置，有利于撕裂的支持肩胛骨的肌肉恢复到正常的长度。

四、围生期锁骨干骨折

1.发生率

锁骨骨折是新生儿最常见的骨折[120]。每 1000 例接产中有 2.8~7.2 个发生锁骨骨折，锁骨骨折在产伤骨折中占 84%~92%[24,40,97,120]。

2.机制及诊断

出生时锁骨损伤主要与婴儿胎重增加、助产时缺乏经验及产钳助产有关[24]。大多数骨折都不是由直接的损伤造成的，而是由经过产道时肩胛带的轴向挤压所致。骨折最常见于锁骨中外 1/3 连接处。这种骨折通常不发生移位或移位很小，所以临床上经常没有发现，直到出生 7~10 天后才在锁骨干上发现一个隆起。

平片在初期可以无异常，但是在 7~14 天后可以出现骨膜反应。Kayser 及其同事应用超声在诊断新生儿锁骨骨折上取得了明显成功[68]。有时，锁骨骨折也会因肩部假性瘫痪而被发现[24,86]（图 10-4）。这种情况需要同肱骨近端骨折、臂丛神经麻痹及化脓性肩关节炎相鉴别[86,120,126]。需要引起重视的是，锁骨骨折是否合并其他诊断，比如合并臂丛神经麻痹或感染。真性臂丛神经损伤麻痹表现为不对称的拥抱反射，可以与假性瘫痪引起的肩部自发活动减弱相鉴别[20,126,148]。

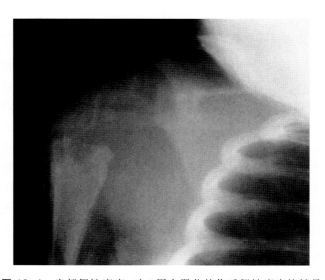

图 10-4 肩部假性瘫痪。对 4 周大婴儿的伤后假性瘫痪按锁骨骨折治疗。2.5 周后该患儿的肱骨近端干骺端出现明显的"吮吸糖块"样表现，诊断为骨髓炎。假性瘫痪需要与锁骨、肱骨近端或肩胛骨损伤鉴别，还需要与臂丛神经麻痹、关节或邻近骨的化脓性炎症相鉴别。

3.治疗

对于上肢活动引发疼痛或怀疑假性瘫痪由锁骨骨折引起的患儿,可以采用弹力绷带或其他柔软的替代物将患侧上肢固定于胸壁大概10天即可[16,32,70]。同时可以用别针将患侧袖筒固定在衣服上,以避免绷带松开或移动可能引起的问题。婴儿期的锁骨骨折愈合非常快且没有后遗症。先天性锁骨假关节应该同急性锁骨骨折区分开,可以简单地通过体格检查及影像来鉴别。

五、儿童锁骨干骨折

1.发生率

锁骨骨折是儿童骨折中最常见的[134]。锁骨干是最常见的骨折部位,大约占所有儿童锁骨骨折的85%[94]。

2.机制

最常见的损伤机制为肩部摔伤,在150例前瞻性研究中,Stanley和其同事发现87%的损伤与此机制有关[134]。骨折常发生在形状改变的中1/3段,此段形态由凹变凸且剖面由圆变扁。次常见的骨折发生于直接外力,在Stanley和其同事研究的病例中占7%,其余的6%由伸手着地引起[134]。

3.合并损伤

高能量损伤通常存在大量骨折碎片及明显移位,极可能引起包绕的非骨质结构如臂丛神经、邻近血管及肺尖的损伤[64,94,107,142]。

4.诊断

儿童急性锁骨骨折典型表现为对侧手扶住患侧肢体及头偏向患侧以减轻胸锁乳突肌和斜方肌引起的移位。X线片可以确诊,而对于非移位的骨折,早期可无发现。软组织影像显示的锁骨周围软组织改变可以帮助发现轻微的非移位骨折。重叠的结构可能会掩盖中段骨骺损伤,Rockwood意外发现的投照位[32](球管头侧斜40°)或Hobbs投照位有助于诊断[60]。儿童有明确的外伤史及锁骨压痛而影像学正常时,通常会在10~14天后,X线片显示骨折处有骨痂形成。

5.治疗

有200多种非手术方法可用来治疗锁骨干骨折[72,103]。最常见的为使肩部后倾(用"8"字石膏或绷带)或简单悬吊。通常固定时间为3~4周,随症状减轻而应适度增加活动。最好在6~8周内不要进行身体接触性运动。

骨折愈合的突起骨痂会在骨折处形成结节或肿块。在首诊时应告知孩子和家长。通常在至少6~9个月后结节或肿块会随骨重塑而变得不那么明显[105]。极少见因锁骨骨膜套袖骨化而出现的双锁骨,但是其对功能没有影响[154]。儿童锁骨骨折闭合复位后几乎不会发生后遗症。

极少见的开放性锁骨干骨折需要先清创再切开复位。内固定最好避免使用,但有时也需要用来避免锋利的骨折端移位损伤邻近重要结构或防止骨折端从创口穿出[137]。可以选用2.7mm或3.5mm重建钢板作为合适的内固定,而应避免使用光滑的针,因为其会引起移位。二期缝合创口及"8"字绷带或简单吊带外固定是必要的。切开复位的适应证还包括明显移位骨折、难复位的骨折,例如嵌插斜方肌或筋膜、有隆起的或潜在的皮肤损伤[81]。如果一个大龄儿童的肋骨骨折,合并有多发肋骨损伤及连枷胸而需要做胸廓切开术及肋骨固定,则我们也使用钢板固定锁骨(图10-5)。对于这样的患者,固定锁骨不但稳定了胸壁,也使肩胛胸关节回到了正常的位置。即使在大型创伤中心,锁骨骨缝合术的应用也非常少见。最后,Kubiak和Slongo最近报道对需要内固定的锁骨骨折运用弹性髓内钛钉治疗取得了成功[73]。

六、远端锁骨骨折

1.相关解剖

锁骨的两个解剖特点能大大增强我们对儿童锁骨外侧骨折的理解。第一个是,锁骨远端二次骨化中

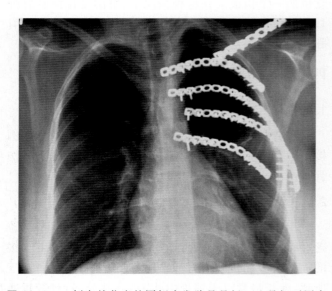

图10-5 一例大龄儿童的同侧多发肋骨骨折,这是切开固定锁骨的一种少见的适应证。在此病例中,锁骨骨折的解剖对位为肩胛骨精确定位在内壁上创造了条件。

心直至其在青少年后期与骨干相连才骨化[141]。第二个是，环绕锁骨远端的骨膜套袖，其骨骺提供了肩锁韧带和喙锁韧带的坚强附着点[112]。这些解剖上的关系可以解释骺板损伤多见于肩锁关节脱位的原因，这与锁骨中段骨折类似。儿童锁骨远端骨折后，骨膜套袖撕裂伴有骨折移位，骨化的外侧干骺端从裂口脱出，而骨骺还在骨膜套袖中。因为骨骺是软骨，放射影像不显影，因此 X 线片表现类似于成人的肩锁关节脱位表现。要强调的是，并非所有的远端锁骨骨折都累及骺板。锁骨干骺端骨折也有发生，但其在儿童中相对少见（图 10-6）。

2.发生

锁骨外侧部分，包括肩锁关节，占所有锁骨骨折的 10%。这种骨折比锁骨中段骨折要常见得多[2,32,94]。

3.损伤机制

损伤主要由肩部顶端摔倒着地或受击打外力的作用引起。患者在肩锁关节处表现为肩部疼痛或压痛。如果骨折发生移位，也存在肩部畸形和皮肤隆起表现。骺板移位骨折的肩部 X 线片可以表现为外侧锁骨干骺端高于邻近的肩峰。有时候会伴发喙突基底骨折[38,160]。

4.分类

Dameron 和 Rockwood 将锁骨远端骨折分为三种类

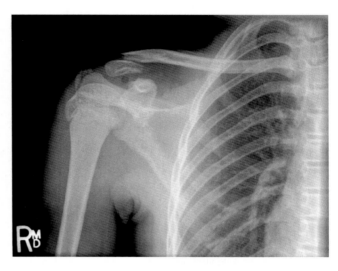

图 10-6　X 线片显示 12 岁女孩锁骨远端骨折中度移位。

型[32]。Ⅰ型为无移位骨折；Ⅱ型为移位骨折，但不累及关节；Ⅲ型为累及肩锁关节的骨折（图 10-7）。然而，这个分类是用来描述成人锁骨骨折的，而且由于讨论过的原因，这种累及关节的骨折在儿童中非常少见。

5.治疗

鉴于其强大的重塑潜力（即保留的骨膜套袖的成

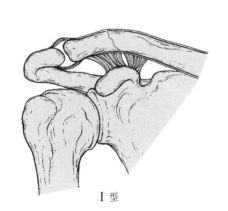

Ⅰ型

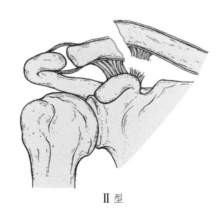

Ⅱ型

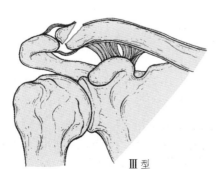

Ⅲ型

图 10-7　Dameron 和 Rockwood 将锁骨远端骨折分为三型[32]。Ⅰ型为无移位骨折；Ⅱ型为移位骨折，但不累及关节；Ⅲ型为关节内骨折。

骨能力），锁骨远端骨折应采用非手术治疗。通常采用简单悬带或肩部 Velpeau 绷带固定 3 周，然后进行合适强度的肩部功能锻炼。一些报道曾描述"Y"形锁骨远端或双锁骨远端，并指出其与发育有关[48,143]。Ogden 提出损伤因素也是一个原因，Y 形的一个臂为原发骨向上移位后外侧干骺端[105]（图 10-8），另一个臂为未移位的骨膜套袖形成骨。这种情况没有症状，也无需治疗。通常来说，儿童锁骨远端骨折愈合后预计可恢复正常形态及功能。

第二节　肩锁关节损伤

　　真正的肩锁关节损伤在儿童中极其少见，而在年龄较大的青少年中可见[32]。损伤机制与成人一样，主要为肩部的直接击打或摔伤。Allman[2]将其分为三种类型：Ⅰ 型为肩锁韧带轻度扭伤，不伴关节半脱位；Ⅱ 型为肩锁韧带扭伤伴关节半脱位，不伴喙锁韧带损伤；Ⅲ 型为关节脱位伴双韧带损伤，前后位 X 线片显示为增宽的喙锁间隙（图 10-9）。

　　治疗 Ⅰ 型和 Ⅱ 型损伤采用简单的悬带或肩 Velpeau 带固定 3~4 周即可。固定解除后应该开始肩部功能锻炼，并根据患者感觉逐步锻炼。Ⅰ 型损伤通常治疗效果很好，Ⅱ 型有时会留下肩部活动疼痛及无力的后遗症。这时需要在早期进行重建，比如 Weaver-Dunn 重建或其他肩锁韧带重建。对成人 Ⅲ 型损伤的处理已有大量文献进行了讨论，但缺少对于儿童损伤的讨论。

　　切开处理的适应证包括：肩锁关节损伤伴肩胸脱位[3,102]，锁骨位于皮下及穿过斜方肌纤维的难复性和

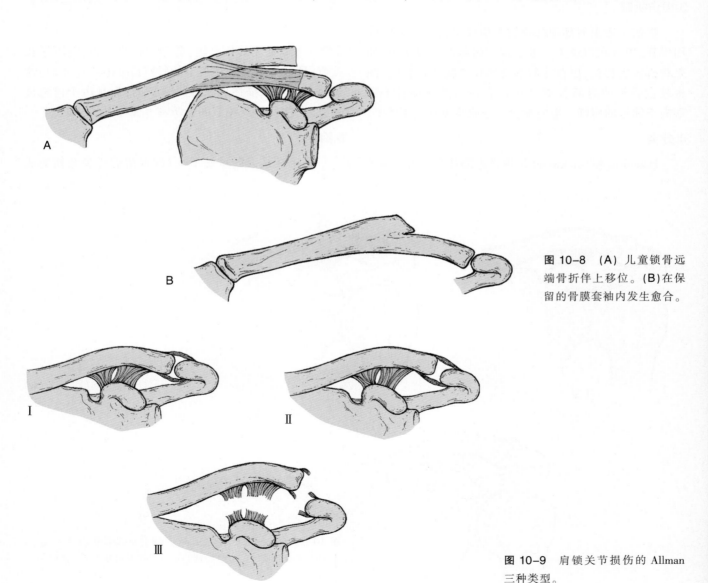

图 10-8　（A）儿童锁骨远端骨折伴上移位。（B）在保留的骨膜套袖内发生愈合。

图 10-9　肩锁关节损伤的 Allman 三种类型。

移位过大的损伤[102,110]，需要清创和冲洗的开放性损伤以及倾向于早期稳固及活动的患者。早期手术固定最适用于高水平投掷或举重运动员。尽管有这些不常见的手术治疗适应证，但非手术治疗[76,139]仍是儿童及青少年所有类型这种损伤的首选治疗方法。

第三节　肩胛骨骨折

一、发育解剖

肩胛骨骨化在 8 周胎龄时起源于单个骨化中心[153]。喙突中间的骨化中心在 1 岁时形成，而基底部和上部的骨化中心在 10 岁形成[70]。在青春期，肩峰形成 2~5 个骨化中心，并在 22 岁时融合；任何骨化中心不融合将会引起正常变异，即肩峰骨[80]（图 10-10）。22 岁时会形成关节盂下缘的马蹄形二次骨化中心、内侧缘骨化中心及下角骨化中心，并在后期与残余骨相融合[50,90,125]。

二、解剖

肩胛骨为扁平骨，在胸壁的后、上、外侧有大量肌肉附着；在表浅及深面均有多块肌肉附着（n=17），仅肩胛冈和肩峰的背侧缘位于皮下。肩胛骨与锁骨形成肩锁关节，与肱骨形成盂肱关节，功能上与胸壁形成肩胸关节（非真正关节）。肩胛骨上附着的肌肉参与肩的旋转、稳定及肩胛骨在胸壁上的移动[62,65]。关节盂的关节面为梨形，边缘的纤维软骨关节唇有利于维持运动时肱骨头在关节盂中的位置。从肩胛骨正外侧面看，投照 X 线片显示肩峰和喙突互相之间及与肩胛骨腋侧缘之间各成 120°角[121]（称为肩胛骨的"Y 投照位"；图 10-11）。

三、发生率及分类

儿童肩胛骨骨折很少见[4,34]，根据骨折部位分为：体部骨折、关节盂骨折、肩峰骨折及喙突骨折[30]。

1.体部骨折

肩胛骨体部骨折通常由直接的较严重的外伤引起。在众多附着肌肉的作用下，畸形并不明显。体格检查会发现擦伤、淤血、伤口、肿胀及压痛。前后位及侧位 X 线片通常能够确诊，但是需要与健侧对比以发现轻微的损伤。CT 检查可以帮助评估损伤的程度（图 10-12）。

通常，肩胛骨体部骨折同肩胸分离一样都提示遭受了相当大的外力，并可能伴发胸壁下损伤及邻近神经血管结构损伤（锁骨下血管、腋血管、臂丛神经）。大多数情况下，肩带固定 2~3 周即可，随后开始适度的活动（如摆动运动），一段时间后根据患者的舒适度及体格和影像检查结果可进行完全活动。开放性损伤需要冲洗清创，严重移位病则需要复位固定。

肩胸分离通过前后位 X 线片能够诊断[37]（图 10-13）。骨折伴臂丛神经损伤[37,116]、血管损伤[3]及胸壁损伤需要引起重视并进行研究。肩胸分离在新生儿及幼小儿童中尚未被报道，而多见于 8 岁及 11 岁儿童[3,102]。他们都进行了离断的肌肉修补、切开复位及手术固定肩锁关节。

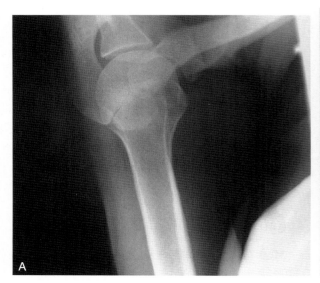
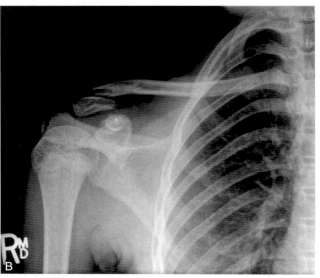

图 10-10　(A)肩峰骨的一种形态，偶尔可见于腋窝侧位投射盂肱关节的影像中。(B)肩峰骨有时伴有锁骨远端骨折。

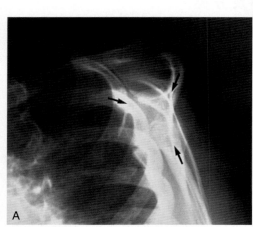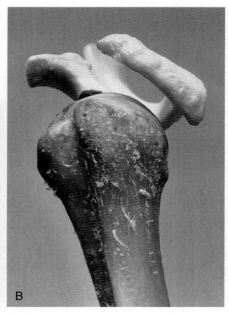

图 10-11　(A) 盂肱关节的 Y 投照位(箭头所示)。(B)骨标本上相应的观察位及上面覆盖的肱骨。

2.关节盂骨折

一般来说，关节盂骨折常见于肩外侧直接暴力并伴肱骨头嵌入关节面[17]，有时也见于屈肘摔倒时的传导力作用[81]。关节盂前缘及后缘碎裂是否引起相应的肱骨头半脱位取决于损伤发生时手臂的位置。CT 有助于评估关节内骨折块的大小及影响。如果骨折块较大或累及一定的关节面，肩关节可能会不稳定，从而导致肱骨头半脱位。肱盂脱位常伴随发生关节盂边缘骨折块移位[81]。

对于不伴肱骨头半脱位或全脱位的不明显移位骨折，通常简单悬吊固定 3 周后，再进行适度的功能锻炼。伴肱骨头半脱位或全脱位的骨折块较大的骨折需要切开解剖对位，以拉力螺钉(图 10-14)或小的"钩状"[159]或"弹力"[89]钢板固定，还应修补损伤的关节囊。术前需要仔细的计划，手术方式根据骨折块固定的位置选择。术后患肢制动 3 周，随后进行适度的功能锻炼。钢板螺丝可以在 3 个月后取出，通常也不取出，对于内固定取出与否也没有统一的观点[81,128]。由于内固定件残留而引起严重症状时需要取出，但是也要权衡再次手术的风险。

3.肩峰骨折

肩峰骨折常因肩部直接暴力引起，极其少见[91]。肩峰中有一个骨骺未融合(即肩峰骨，图 10-10)是常见的变异发育，不要误认为骨折[80]。双侧对比有助于诊断，可能要参照适合的正常变异骨骼的影像集[69,71]。治疗采用简单悬吊固定 3 周后进行早期肩部功能锻炼。

4.喙突骨折

儿童喙突骨折非常少见[105]。两种骨折模式见于肩锁韧带牵拉和喙肱肌及肱二头肌短头联合腱牵拉引起的撕脱骨折[9]。前者骨折通过喙突基底骺板及关节盂上 1/4[58,74,138]，后者通过喙突尖[30]。喙突骨折常伴有锁骨远端骨折、明显肩锁关节损伤及肩关节脱位[13,140,156]。这些损伤可以通过包含喙突的 Stryker 切迹片[55]或腋外侧片发现(图 10-15)[55]。治疗通常肩悬吊制动 3 周后进行功能锻炼即可。

第四节　肩关节脱位

一、发育解剖

在胚胎 4.5~7 周时，上肢胚芽分化为肩胛骨、肱骨及间区[46]。间区及周围间质形成肩关节关节囊及关节内相关结构[43,44]。这些结构在受精后 7~8 周分化完全，随后关节腔及周围结构，比如肩带肌及肌腱这些支持结构以固定比例增大[44]。

二、解剖

肩关节是球窝类滑膜关节，由极浅的梨形关节盂及球形肱骨头组成。紧密的关节囊、肩关节韧带及肩袖为关节腔提供了能活动和延伸的关节囊，从而使肱

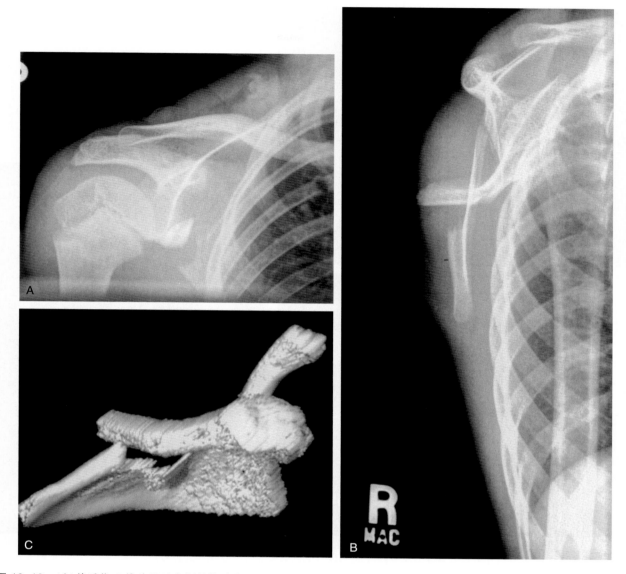

图 10–12 (A)前后位 X 线片显示肩胛骨体移位骨折。(B)肩胛骨 Y 投照位显示肩胛骨体骨折。(C)肩胛骨体骨折三维重建。

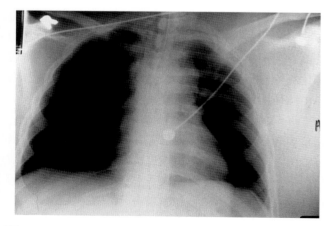

图 10–13 肩胸分离。影像学主要表现为肩胛带不对称伴患侧（左）外侧移位。

骨头稳定位于关节盂中心，而肩关节也成为身体各个关节中运动幅度最大的关节[65]。然而，肩关节的软组织支持也使其容易在受伤后发生半脱位或全脱位[104]。

三、发生率

儿童肩关节周围有强大的软组织结构，正在生长的肱骨近端骺板就成为了其最为薄弱的部分。因此，肩关节周围暴力经常引起肱骨近端骺板损伤[123]。在青少年，肱骨近端骺板开始闭合及强化，肩关节脱位及关节囊损伤开始增加。在 Rowe 及其同事进行的一系列的报道中，20 岁以上发生肩关节脱位的有 500 例，10 岁以下为 8 例(1.6%)，10~20 岁为 99 例(19.8%)[111,117]。10~20

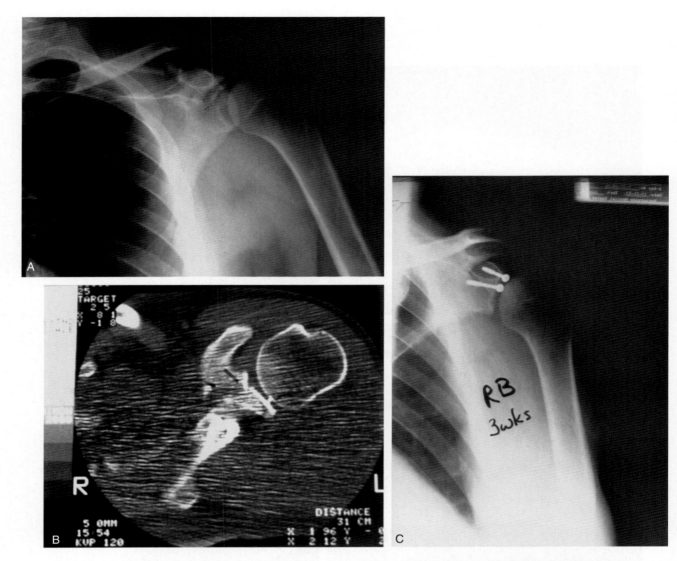

图 10-14　(A)关节盂关节内骨折伴肩锁分离及肩峰骨折。(B) CT 证实关节内的分段移位。(C)关节骨折块经前路解剖复位,以 2 枚拉力螺钉固定。

岁之间有近 1/2(48/99)为习惯性脱位[118]。10 岁以下脱位复发率为 20%[119]~100%[4],10~20 岁为 48%[119]~90%[4]。婴儿肩关节脱位很少见,有报道认为其发生与臂丛神经麻痹[77,78]、败血症[52]及先天畸形有关[28,29,53,54]。

四、分类

根据脱位方向,肩关节脱位分为:前脱位、后脱位、下脱位,其中后两种较少见。另外,也有按病因分类,详见图 10-16。

五、损伤机制

肩关节前脱位常发生于手掌着地,上肢呈外展、

外旋位,肱骨头向前下滑脱,撕破前下方关节囊而脱位。前脱位肩关节前下盂唇软骨撕裂占 85%,称之为 Bankart 损伤[7]。后脱位相对少见,可见于癫痫发作或电休克疗法引起的肌肉痉挛性收缩,可能和肩关节强力内旋使肱骨头向后滑脱有关[51,56,125,145]。

许多非创伤性脱位患者有自发性半脱位或脱位,儿童或青少年比成人多见[118]。Rowe 和其同事首先报道,26 例自发脱位中 20 例(77%)为 16 岁或以下,精神因素与自发脱位有重要联系。对于自发脱位是先天存在还是继发于小的创伤目前并不清楚。在 Rowe 的研究中[118],11 例患者否认创伤史,而其余 15 例则受到过小的创伤。

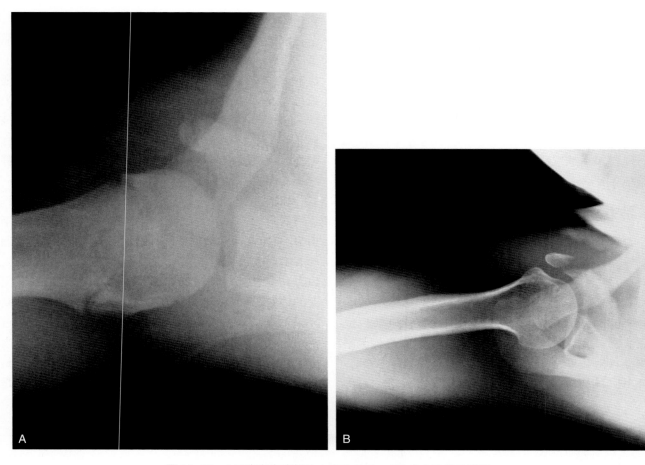

图 10-15　(A)喙突在腋侧片上充分显示。(B)成人喙突尖撕脱。

六、诊断

　　创伤性脱位常引起肩部疼痛和肿胀,而非创伤性脱位则很少有疼痛或肿胀。脱位时上臂的姿势取决于脱位方向。前脱位时臂外展,通常会有轻度外旋;后脱位时臂内收内旋;下脱位时臂外展且前臂位于患者头上或头后(即直举性肱骨脱位体位)。

　　对创伤性脱位患者必须进行仔细的神经血管检

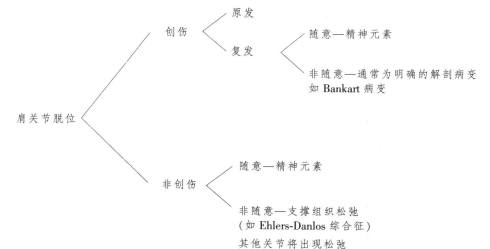

图 10-16　肩关节脱位病因学分类。

查。肩关节脱位时,有时会有腋神经损伤及肩袖撕裂,应该进行评估并记录。在 Pasila 及其同事[106]进行的 226 例前脱位病例研究中,11%发生臂丛神经损伤,8%发生腋神经损伤,11%发生肩袖撕裂。邻近的腋动脉及静脉也常损伤,多继发于复位时用力过度[16]。X 线片检查应包括肩胛骨平面的前后位及侧位片[113]。因为肱骨头及胸壁重叠影可能会掩盖较小的边缘骨折(如肱骨小结节骨折),所以还需要拍取腋侧位片或改进的腋侧位片[15]。

七、治疗

急性创伤性脱位可以通过多种经典方法进行安全的完全复位。急性复位时(运动场上明显的脱位),O'Brien 和其同事[104]采用最低限度的牵拉下轻度外展和去旋转即可完成复位。Hippocratic 法(手牵足蹬法)复位[59]包括缓慢适度牵引患肢,适度内旋及外旋以复位肱骨头。住院医师常采用以穿袜的足蹬在患侧胸壁上来获得对抗牵引力(图 10-17A),但不能蹬在腋部。另外,还可以将一被单包绕在患者上胸部并进行对侧牵拉以获得需要的对抗牵引(图 10-17B)。

Stimson 法(悬垂法)[136]复位时,患者俯卧,患肢垂于床边,同时对腕部经重物牵引(5~10 磅)(图 10-17C)。这种方法给在俯卧位时监测镇静患者带来了问题。还报道过许多其他方法,Milch[93]、Lacey 和 Crawford[75]、Russell 及其同事[122]、Janecki 和 Shahcheragh[66]、Mirick 和其同事[95]、White[151]报道了许多其他方法。总之,目标是在尽可能减少创伤的情况下完成复位[18]。适当镇静对所有患者都是必要的,尤其是对小儿患者。

完成复位后,应再次进行神经血管检查并记录。悬吊后进行早期功能锻炼,并根据患者的舒适度逐渐加强。Hovelius 在大型前瞻性研究中指出,加强肩部制动并不会改变脱位复发率[63]。不管是儿童还是青少年,患者和家长都应该被告知再脱位的风险,比如引起复发的体位(对于前脱位,可能为上肢上举及外旋)及高风险的运动(对于前脱位,可能为网球或其他上肢过头的运动)。可以尝试增强肩袖肌肉的力量,尤其是内旋肌,不过在这个年龄段没有明显意义,大多数还是应该考虑手术切开固定。复发的肩关节脱位,尤其是

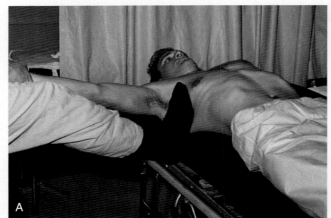

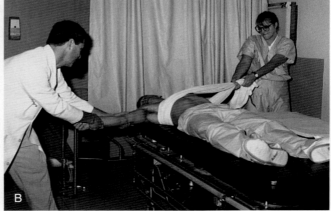

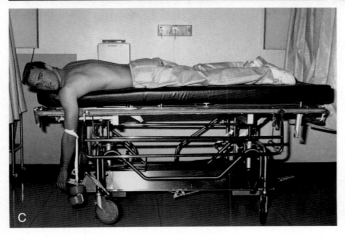

图 10-17　肩关节脱位复位方法。(A)Hippocratic 法。(B)改进 Hippocratic 法。(C)Stimson 法。

日常活动即引起脱位时,必须对相关的特殊不良结构进行修复,比如 Bankart 修补法[33,113]修复继发于关节盂唇前下方关节囊撕裂引起的关节囊前方松弛。目前,这种方法可以通过切开也可以经关节镜技术完成。应评估各种方法复位后的复发及后遗症情况[26,45]。

最好首先对自发性脱位进行非手术治疗,包括肩袖及三角肌复原锻炼[47,99,119]及对纠正任何潜在的寻求注意的行为模式进行特殊咨询[118]。治疗成功后,每次脱位复发常为无意识发生及多方向的[100]。这时需要行 Neer 及 Foster[101]提出的适当的关节囊移位术[108]。

第五节　肱骨近端骨折

一、发育解剖

肱骨初级骨化中心在胎儿 6 周时出现[49]。儿童出生时出现肱骨头骨化中心,7 个月至 3 岁出现大结节骨化中心,再过 2 年小结节出现骨化中心。这些二次骨化中心在 5~7 岁时融合[50,111,115,123]。肱骨近端生长板闭合时间[49]为:女孩 14~17 岁,男孩 16~18 岁[49,111,114,123]。

二、解剖

肱骨近端生长板中央部分向近端隆起呈帐篷形[105](图 10-18)。小部分近端后方及中央干骺端位于关节囊内,有额外软骨生成,关节囊强力附着于这部分偏远处[49]。这些解剖特点,再加上后侧骨膜厚而前外侧骨膜薄[31],可以解释肱骨近端骨折时干骺端骨折块多穿出前外侧骨膜,以及 Salter-Harris Ⅱ 型骨骺损伤时后侧干骺端位于近端骨折块的原因。

在肱骨近端骺板损伤中,绝大多数为 Salter Ⅰ 型和 Ⅱ 型骨折,骨折线通过骺板肥大层直至临时钙化层。此类型骨折不损伤生发层中的胚胎软骨细胞,因此限制了肱骨骺板生长紊乱的风险[9,31,123]。近端骺板完成肱骨长轴生长的 80%,因此,这部位骨折具有强大的重塑潜力[9,12,14,35,99,115](图 10-19)。

三、发生率

儿童肱骨近端生长板骨折占所有骨折的 0.45%[115],而在所有骨骺骨折中约占 3%[100]。新生儿及 5 岁以下儿童绝大多数为 Salter-Harris Ⅰ 型损伤[30],5~11 岁多为干骺端骨折[50],而 11 岁以上大多为 Salter-Harris Ⅱ 型骨折。Salter Ⅲ 型和 Ⅳ 型骨折曾有报道,但非常少见[30,51,144,147,155]。

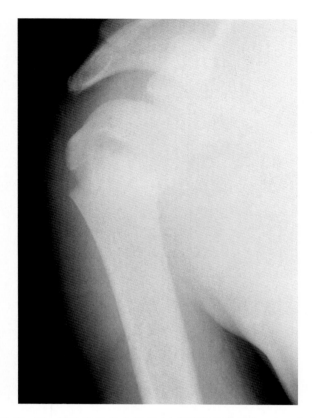

图 10-18　前后位 X 线片显示 14 岁男孩轻微移位 Salter Ⅰ 型骨折。

四、损伤机制

新生儿骨折常与阴道分娩时的臀位有关,过伸及过度外旋也与损伤有关[29,55,127]。儿童肱骨近端骨折通常由臂伸直着地的间接暴力引起[61,87,132,138],有时也由直接暴力如上臂后外侧撞击引起,这两种是最流行的损伤机制[100]。

五、诊断

新生儿诊断非常困难,其表现也可能很隐晦,如上肢活动敏感、哭闹或假性瘫痪。假性瘫痪及活动疼痛还需要与化脓性关节炎、肩带骨骨髓炎(见图 10-4)、臂丛神经麻痹、锁骨损伤及臂丛神经损伤相鉴别[32,49,61]。早产史、母体败血症、脐动脉导管、异常红细胞沉降率或白细胞计数升高常需要进一步排除败血症或骨髓炎。需要拍取肱骨近端平片,并与健侧对比。另外,关节造影、超声[158]和 MRI 可以用来明确近端骨折块(大部分为软骨)的位置[6,19,27,32,78,100,152]。

对于年龄较大的儿童,其疼痛及上肢功能障碍明显,适合夹板疗法。瘀斑及肿胀不一定出现,而在移

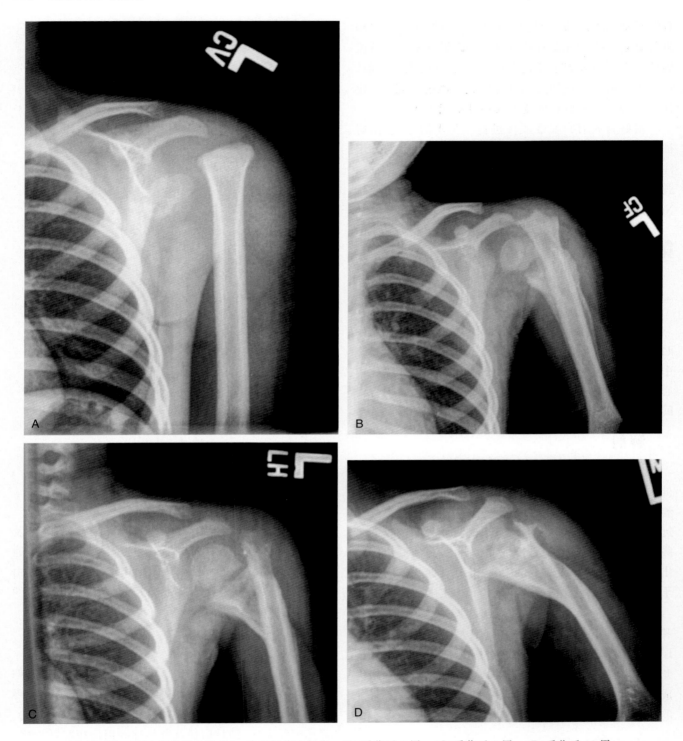

图 10-19　(A)4 岁儿童急性 Salter I 型损伤未复位。(B)受伤后 3 周。(C)受伤后 8 周。(D)受伤后 12 周。

位骨折时出现上肢短缩，并伴近端干骺端位于肩后面。90°角平片对于诊断可疑的骨折和脱位是必需的。

六、分类

肱骨近端骺板损伤采用 Salter-Harris 分型[124]。5 岁以下儿童多为 I 型;75% 11 岁以上儿童为 II 型，其余的大多也为 I 型。5~11 岁多为干骺端骨折[30]。曾报道，一个 10 岁小孩有过 Salter-Harris III 型损伤伴脱位[25,144]。除此之外，我们治疗过一个 Salter IV 型损伤的患者，其能够闭合复位并制动(图 10-20 A~F)。

Salter-Harris Ⅱ型骨折进一步由 Neer 和 Horwitz 根据骨折移位程度分为四种类型[99]（表 10-1）。需要注意的是，此分型的Ⅲ型和Ⅳ型常有内翻成角。在 Neer 和 Horwitz 的研究中[99]，在Ⅰ型和Ⅱ型患者中有 11% 发生上肢短缩 1~3cm，在Ⅳ型患者中有 33%；11 岁以下儿童发生损伤后没有明显短缩。因此，塑形潜力（年龄）比移位程度更能决定骨折结局。

七、治疗

大多数小儿肱骨近端骨折可以通过闭合方法治疗。是否需要复位取决于移位程度和未成年患者具有的塑形潜力。任何年龄的无移位骨折都可以通过悬吊固定制动。当上肢固定在胸壁而出现对线不良或复位后再移位时，需要考虑能否接受错位（通常内翻伴或不伴移位），是否需要再次复位或者使用更复杂的固定方法（可能导致更高的发生率）。需要考虑患者年龄（骨的塑性潜力）再作出决定，而大多情况下不管用何种方法都能恢复肩功能[9,32,125]。然而，如果较大儿童（大于 11 岁）发生重度移位的生长板损伤，则也会发生 1~3 cm 的上肢短缩及丢失部分肩关节活动，通常外展受限[100]。

Sherk 和 Probst[131]提出的可接受的复位最低限度要求为：成角小于 20° 及移位小于 50%。满足此条件的复位预后能被接受[29,131]。最近，Beaty 提出按年龄分层的可接受的对线基本指征[10]。由于年幼患者具有强大

的塑形潜力，则允许的移位和成角程度与患者年龄呈负相关（表 10-2）。

移位骨折的治疗包括闭合复位及石膏或悬带固定、鹰嘴针牵引，"敬礼"石膏管型、闭合复位经皮穿针[11]或切开复位内固定（通常经皮穿针）[36,41]。目前已很少使用外展及"敬礼"管型石膏，以及持久的卧床及螺丝或钢丝鹰嘴牵引技术。对于适当镇静下难以获得或维持足够复位的大多数移位骨折，全麻下透视闭合复位经皮穿针渐渐成为治疗首选[82]。2~3 根光滑的克沃钢丝或小直径末端螺纹 Steinamann 或 Schanz 针斜向从外侧干骺端穿过骺板至近端骨骺，同时有必要再用 1~2 根钢丝从近端骨折块顺行放置。通过 X 线透视检查内固定的稳定程度（图 10-21）。针尾弯曲剪短（J 或 L 形）或置于皮下，最后进行无菌包扎。简单的悬吊或颈腕固定制动患肢。通常 3~4 周后骨痂形成，从而可拔出固定针，随后可进行简单的摆动锻炼。

在一些特殊情况下需要切开复位，如开放骨折需要清创、合并肩关节脱位（闭合复位时可能伤及邻近血管神经）、合并血管损伤或难以复位的骨折[36,41,147]。一般认为，骨折难以复位是由于骨膜嵌插或肱二头肌长头腱阻挡[84,146]。然而，Lucas 及其同事对 MRI 及尸体进行研究后指出，这种阻挡比预想的要少见得多[84]。他们还证实，很难手动模拟这种嵌插或阻挡。如果闭合复位失败，通常需要进行切开复位经皮穿针固定，光滑的或末端螺纹的针均可[41]。

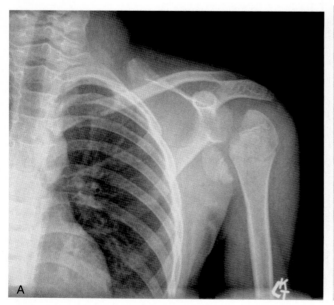
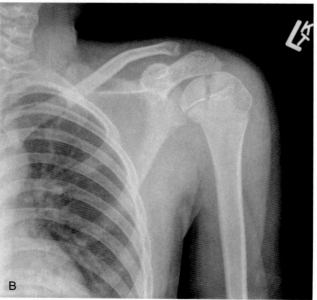

图 10-20　(A)儿童 Salter Ⅳ型骨折。(B)闭合复位后前后位平片。(待续)

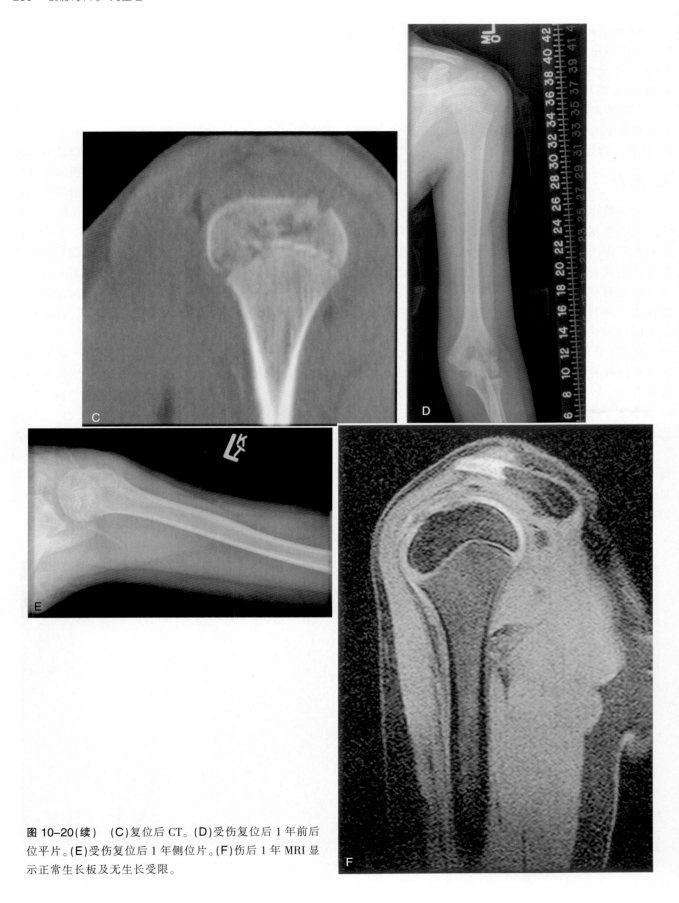

图 10-20(续)　(C)复位后 CT。(D)受伤复位后 1 年前后位平片。(E)受伤复位后 1 年侧位片。(F)伤后 1 年 MRI 显示正常生长板及无生长受限。

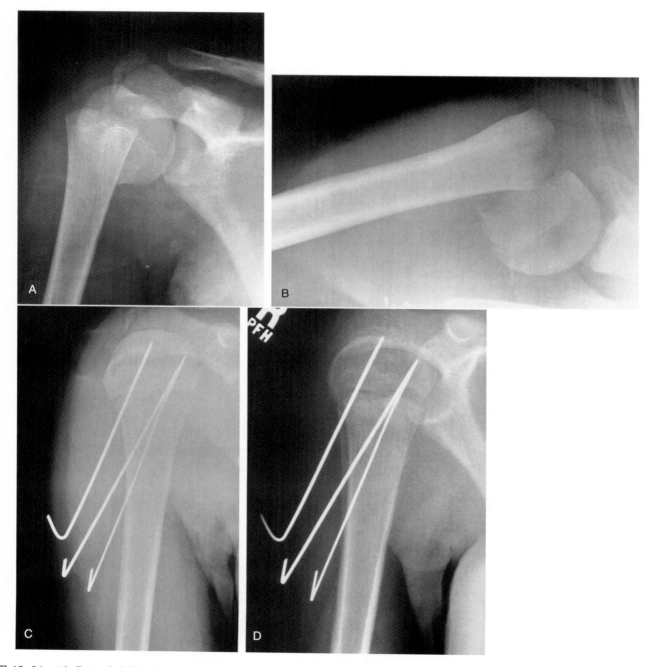

图 10-21　(A,B)14 岁女孩四轮车事故后多发伤,肱骨近端 X 线片。(C)骨折闭合复位经皮穿针内固定术后。(D)4 周后去除固定针,患者马上恢复正常肩功能。

表 10-1　肱骨近端骨折 Neer-Horwitz 分型	
分级	移位
Ⅰ	<5 mm
Ⅱ	<1/3 骨干宽度
Ⅲ	2/3 骨干宽度
Ⅳ	>2/3 骨干宽度

From Neer, C.S., II; Horwitz, B.S. Fractures of the proximal humeral epiphyseal plate. Clin Orthop 41:24, 1965.

表 10-2　肱骨近端骨折可接受的对线	
年龄（岁）	允许成角或移位
<5	小于 70° 成角，100% 移位
5~12	40°~70° 成角
>12	小于 40° 成角，50% 移位

Based on Beaty, J.H. Fractures of the proximal humerus and shaft in children. Instr Course Lect 41:369－372, 1992.

如果应用管型石膏、骨牵引或经皮针固定3~4周后骨折线模糊，可以换用简单的颈腕或悬吊固定（图10-22），并可周期性去除悬吊进行适度的功能活动。骨折通常在 6 周后愈合，此时可以进行轻度的活动。在恢复完全的肩部活动后可以逐步增加活动强度，恢复计划根据个人恢复能力、损伤严重程度及活动类型制订。

第六节　肱骨干骨折

一、发育解剖

肱骨干骨化中心在胎儿 6~7 周时形成，而出生

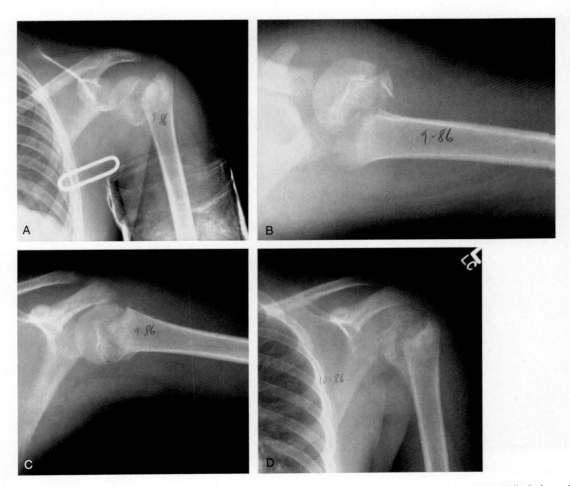

图 10-22　(A,B)12 岁患者肱骨近端骨折。(C)外展位固定利于恢复骨折对线。(D,E) 1 个月后骨折早期愈合。(待续)

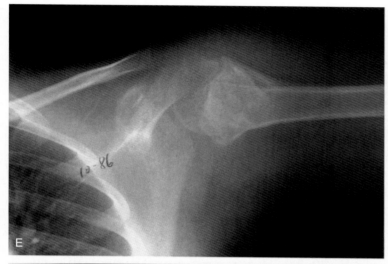

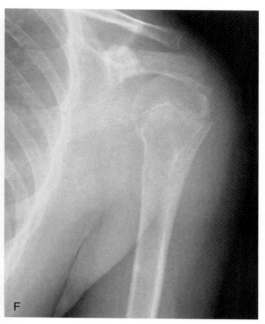

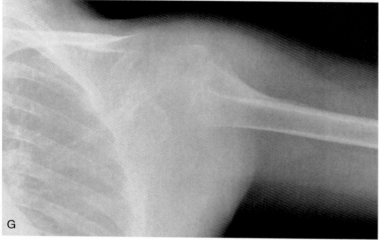

图 10-22（续）　(F,G)3 个月后拍片显示骨折愈合更加完全;临床检查患儿肩部活动正常。

时完全骨化[49]。肱骨干近端为圆柱形,远端呈三棱柱形[50]。后部附着肱三头肌外侧头(上外侧)及内侧头(下内侧),之间有一"螺旋形沟",桡神经及其伴行动脉与此沟有密切关系。中部外侧面有三角肌附着,内侧有喙肱肌附着,向上有胸大肌附着于结节间沟外侧嵴。肱肌起于肱骨干下半前面[50]。熟知这些肌肉附着点对于理解股骨干骨折块移位力是非常必要的(图 10-23)。

二、发生率

儿童肱骨干骨折明显少于成人,常见于 12 岁以上或 3 岁以下儿童[123]。10 岁以下儿童发生率约为每年 26/100 000[115]。总体来说,儿童肱骨干骨折在所有骨折中占 2%~5%[92]。通常认为,对于 3 岁以下儿童,其发生多与虐待有关。但是,最近的回顾性研究证实,在 3 岁以下儿童肱骨干骨折中仅 18%与虐待有关,不禁怀疑肱骨干骨折多由非意外损伤的传统认识[22,129]。

三、损伤机制

横行或短斜行骨折多由直接暴力引起,其为损伤的最常见机制。间接暴力(如暴力旋转)常导致螺旋形或长斜形骨折。任何长骨包括肱骨的这种骨折常提示儿童受到虐待[111],但是其他类型骨折并不排除虐待。注意,儿童受到虐待可导致各种类型的骨折[83]。当怀疑损伤为非意外造成时,需要进行全身骨骼检查及评估眼科和儿科情况。未成年肱骨单发骨囊肿[100]常表现为伤后囊肿平面骨折[133]。有症状的单发骨囊肿多见于肱骨近段末端及肱骨干。

肱骨干中下 1/3 骨折常伴发桡神经损伤[111]。可疑的桡神经损伤需要检查患者的患侧伸掌指及伸拇指功能。

四、诊断

与近端骨折相似,新生儿的肱骨干骨折也常因假

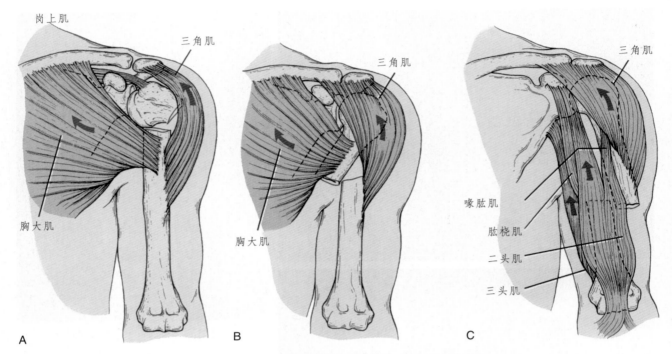

图 10-23　(A-C)肌肉附着直接影响肱骨近端骨折的变形力。

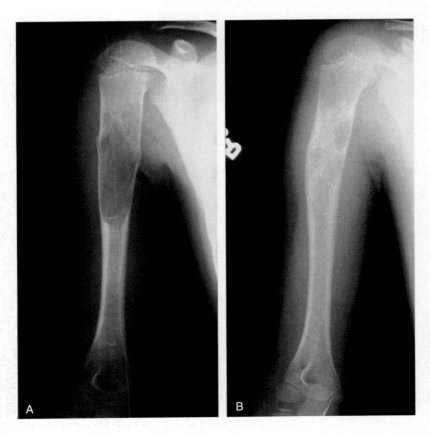

图 10-24　(A)前后位 X 线片显示 6 岁女孩肱骨近端经单发骨囊肿的骨折。(B)甲泼尼龙治疗 6 个月后前后位 X 线片显示骨折完全愈合及囊肿几乎完全消失。

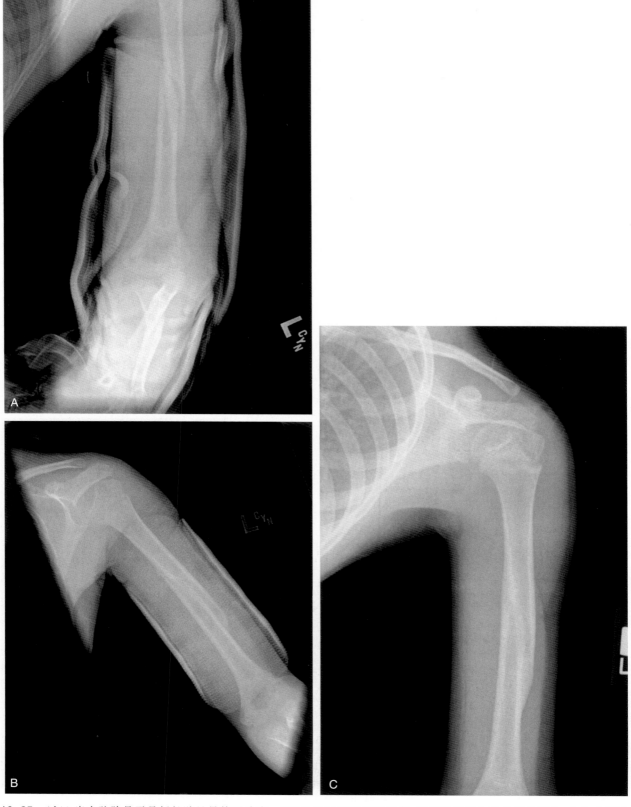

图 10-25 (A)9 岁女孩肱骨干骨折长臂悬吊管型治疗。(B)急性肿胀减轻后骨折,骨折通过稳定的功能性固定,允许肩肘活动。(C)骨折后 9 周的愈合情况。

性瘫痪而被发现,其需要与臂丛神经麻痹、锁骨骨折、肱骨近端骨折及感染相鉴别[127]。儿童青枝样骨折可以无明显症状及压痛。具有肱骨干移位骨折的年龄较大儿童通常有上肢摔伤史。但是,儿童单发骨囊肿处的骨折例外,其可以由上肢日常活动引起[98](图10-24)。夹板固定前可以有明显的上肢畸形、压痛及骨擦音。上肢正侧位平片可以确诊。

五、治疗

单独的闭合肱骨干骨折最好采用闭合方法治疗。有多种结实包绕骨膜的方法,包括上臂悬吊石膏管型[109]、鹰嘴针[88]或蝶形螺钉牵引[87]、肩Velpeau绷带[46]或颈腕绷带[149]。年龄较大的儿童及青少年可以使用接骨夹板及预制的功能夹板(图10-25 A~C)。预制夹板最好在急性肿胀期之后使用。新生儿肱骨干骨折可以用夹板将上肢固定于胸壁[5]。

新生儿及幼儿有强大的塑性潜力。维持肱骨下半段骨折的对位更为重要,因为远离肱骨近端骺板而具有比较弱的塑性能力。应尽量将立线成角控制在15°以内[61]。重叠移位(枪刺状畸形)可以接受;通常会发生

肱骨干过度生长[57,92]。

大多数骨折3~4周即可"黏合"(新生儿及幼儿2~3周),接下来可以短时间去除固定并进行保护下活动。在6~8周(新生儿及幼儿3~6周)时,大多数骨折已愈合很好,不再需要支持。随后,根据个人要求进行上肢功能恢复。对于儿童,早期恢复简单的轻度玩耍即可,而在肱骨完全塑形以前尽量避免容易摔倒的活动。

合并桡神经损伤应观察16~20周[137]。儿童首诊时桡神经功能正常而在闭合复位时或复位后出现的损伤不易观察。这时,需要探查桡神经[130]。如果患者的桡神经功能在4~6个月后仍无恢复迹象(最早恢复的为肱桡肌功能),则应探查神经,并根据术中情况进行神经减压或缝合。

开放骨折需要冲洗及清创,无菌绷带包扎并适当静脉输注抗生素治疗,并使用肩Velpeau绷带或类似方法稳定骨折块。通常可以行重建钢板或髓内钉内固定。对于明显软组织损伤或剥脱的开放性骨折,需要经常换药,并可以使用外固定架。内固定作为首选治疗(图10-26),对于儿童多发闭合或开放损伤,尤其是合并胸部或严重头部创伤具有明显的优势[82],包括早

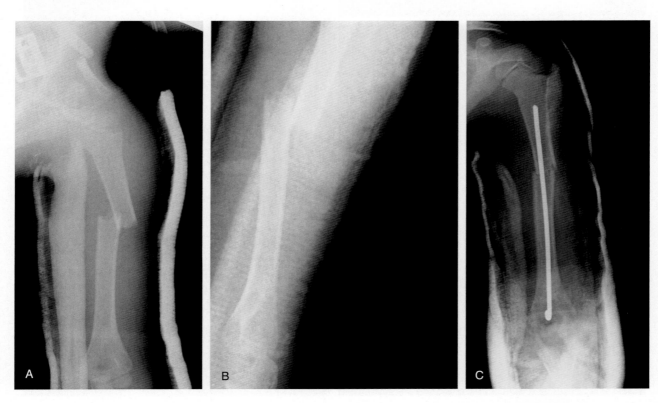

图10-26 (A,B)5岁男孩闭合性肱骨干骨折,合并同侧锁骨骨折、双侧股骨骨折、严重脑内损伤及肺挫伤的前后位及侧位片。(C,D)术中前后位及侧位片,肱骨干骨折Rush钉髓内固定及股骨骨折外固定。(待续)

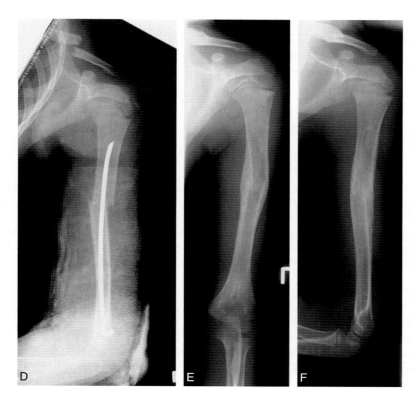

图 10-26（续）　(E,F)术后 6 个月取出内固定后的前后位及侧位片。患者完全恢复肩肘的主动和被动活动。

期肢体活动、便于护理及搬运患者。必须权衡利弊，内固定可以同时增加感染风险，需要二次手术取出[21]。在儿童单独的股骨干骨折中很少需要用到内固定，但是在合并血管损伤需要修复或骨折不愈合时有必要使用。骨折不愈合时，应行植骨及加压钢板固定，并在术后立即进行肩肘活动。

（任秀智　徐桂军　叶伟胜　译　马信龙　李世民）

参考文献

1. ACS Committee on Trauma. Advanced Trauma Life Support Manual. Chicago, American College of Surgeons, 1988.
2. Allman, F.L., Jr. Fractures and ligamentous injuries of the clavicle and its articulation. J Bone Joint Surg [Am] 49:774–784, 1967.
3. An, H.S.; Vonderbrink, J.P.; Ebraheim, N.A.; et al. Open scapulothoracic disassociation with intact neurovascular status in a child. J Orthop Trauma 2:36–38, 1988.
4. Asher, M.A. Dislocations of the upper extremity in children. Orthop Clin North Am 7:583–591, 1976.
5. Asted, B. A method for the treatment of humerus fractures in the newborn using the S. von Rosen splint. Acta Orthop Scand 40:234–236, 1969.
6. Aufranc, O.E.; Jones, W.N.; Bierbaum, B.E. Epiphysial fracture of the proximal humerus. JAMA 207:727–729, 1969.
7. Bankart, A.S. Recurrent or habitual dislocation of the shoulder-joint. Clin Orthop 291:3–6, 1993.
8. Barth, E.; Hagen, R. Surgical treatment of dislocations of the sternoclavicular joint. Acta Orthop Scand 54:746–747, 1983.
9. Baxter, M.P.; Wiley, J.J. Fractures of the proximal humeral epiphysis: Their influence on humeral growth. J Bone Joint Surg [Br] 68:570–573, 1986.
10. Beaty, J.H. Fractures of the proximal humerus and shaft in children. Instr Course Lect 41:369–372, 1992.
11. Beebe, A.; Bell, D.F. Management of severely displaced fractures of the proximal humerus in children. Tech Orthop 4:1–4, 1989.
12. Beringer, D.C.; Weiner, D.S.; Noble, J.S.; et al. Severely displaced proximal humeral epiphyseal fractures: A follow-up study. J Pediatr Orthop 18:31–37, 1998.
13. Bernard, T.N.; Brunet, M.E.; Haddad, R.J. Fractured coracoid process in acromioclavicular dislocations, report of our cases and review of the literature. Clin Orthop 175:227–232, 1983.
14. Bishop, J.Y.; Flatow, E.L. Pediatric shoulder trauma. Clin Orthop Relat Res 432:41–48, 2005.
15. Bloom, M.H.; Obata, W.G. Diagnosis of posterior dislocation of the shoulder with use of Velpeau axillary

and angle-up roentgenographic views. J Bone Joint Surg [Am] 49:943–949, 1967.

16. Blount, W.P. Fractures in children. In: Blount, W.P. Fractures in Children. Baltimore, Williams & Wilkins, 1954.

17. Butters, K.P. Fractures and dislocations of the scapula. In: Rockwood, C.A., Jr; Green, D.P.; Bucholz, R.W., eds. Fractures in Adults. New York, J.B. Lippincott, 1991, pp. 990–1019.

18. Calvet, J.; LeRoy, M.L.L. Luxations de l'epaule et lesions vasculaires. J Chir (Paris) 58:337–346, 1942.

19. Campbell, J.; Orth, M.C.; Almond, H.G.A. Fracture-separation of the proximal humeral epiphysis. J Bone Joint Surg [Am] 59:262–263, 1977.

20. Canale, S.T. Fractures of shaft and proximal end of humerus. In: Crenshaw, A.H., ed., Campbell's Operative Orthopaedics. Toronto, C.V. Mosby, 1987, pp. 1886–1887.

21. Canale, S.T.; Puhl, J.; Watson, F.M.; et al. Acute osteomyelitis following closed fractures. Report of three cases. J Bone Joint Surg [Am] 57:415–418, 1975.

22. Caviglia, H.; Garrido, C.P.; Palazzi, F.F; et al. Pediatric fractures of the humerus. Clin Orthop 432:49–56, 2005.

23. Clark, R.L.; Milgram, J.W.; Yawn, D.H. Fatal aortic perforation and cardiac tamponade due to a Kirschner wire migrating from the right sternoclavicular joint. South Med J 67:316–318, 1974.

24. Cohen, A.W.; Otto, S.R. Obstetric clavicular fractures. J Reprod Med 25:119–122, 1980.

25. Cohn, B.T.; Froimson, A.I. Salter 3 fracture dislocation of glenohumeral joint in a 10-year old. Orthop Rev 15:97–98, 1986.

26. Cole, B.J.; L' Insalata, J.; Irrgang, J.; et al. Comparison of arthroscopic and open anterior shoulder stabilization. A two- to six-year follow-up study. J Bone Joint Surg [Am] 82:1108–1114, 2000.

27. Conwell, H.E. Fractures of the surgical neck and epiphyseal separations of upper end of humerus. J Bone Joint Surg [Am] 8:508–516, 1926.

28. Cozen, L. Congenital dislocation of the shoulder and other anomalies. Arch Surg 35 956–966, 1937.

29. Cumming, W.A. Neonatal skeletal fractures. Birth trauma or child abuse? J Can Assoc Radiol 30:30–33, 1979.

30. Curtis, R.J.; Rockwood, C.A. Fractures and dislocations of the shoulder in children. In: Rockwood, C. A., Jr.; Matsen, F.A.I., eds. The Shoulder. Philadelphia, W.B. Saunders, 1990, pp. 991–1032.

31. Dameron, T.B.; Reibel, D.B. Fractures involving the proximal humeral epiphyseal plate. J Bone Joint Surg [Am] 51:289–297, 1969.

32. Dameron, T.B.; Rockwood, C.A., Jr. Fractures and dislocations of the shoulder. In: Rockwood, C.A., Jr., ed. Fractures in Children. Philadelphia, J.B. Lippincott, 1984, pp. 577–682.

33. Deitch, J.; Mehlman, C.T.; Foad, S.L.; et al. Traumatic anterior shoulder dislocation in adolescents. Am J Sports Med 31:758–763, 2003.

34. DePalma, A.F. Surgery of the Shoulder. Philadelphia, J.B. Lippincott, 1973.

35. Digby, K.H. Measurement of diaphyseal growth in proximal and distal directions. J Anat Physiol (Lond) 50:187–188, 1915.

36. Dobbs, M.B.; Luhmann, S.L.; Gordon, J.E.; et al. Severely displaced proximal humeral epiphyseal fractures. J Pediatr Orthop 23:208–215, 2003.

37. Ebraheim, N.A.; An, H.S.; Jackson, W.T.; et al. Scapulothoracic dissociation. J Bone Joint Surg [Am] 70:428–432, 1988.

38. Eidman, D.K.; Siff, S.J.; Tullos, H.S. Acromioclavicular lesions in children. Am J Sports Med 9:150–154, 1981.

39. Eskola, A. Sternoclavicular dislocation: A plea for open treatment. Acta Orthop Scand 57:227–228, 1986.

40. Farkas, R.; Levine, S. X-ray incidence of fractured clavicle in vertex presentation. Am J Obstet Gynecol 59:204–206, 1950.

41. Flynn, J.M. Irreducible fracture of the proximal humerus. In: Complications in Orthopaedics. AAOS:59–64, 2004.

42. Fowler, A.W. Migration of a wire from the sternoclavicular joint to the pericardial cavity. Injury 13:261–262, 1981.

43. Gardner, E. The prenatal development of the human shoulder joint. Surg Clin North Am 43:1465–1470, 1963.

44. Gardner, E. The embryology of the clavicle. Clin Orthop 58:9–16, 1968.

45. Gartsman, G.M.; Roddey, T.S.; Hammerman, S.M. Arthroscopic treatment of anterior–inferior glenohumeral instability. Two- to five-year follow-up. J Bone Joint Surg [Am] 82:991–1003, 2000.

46. Gilchrist, D.K. A stockinette-Velpeau for immobilization of the shoulder-girdle. J Bone Joint Surg [Am] 49:750–751, 1967.

47. Goldfarb, C.A.; Bassett, G.S.; Sullivan, S.; et al. Retrosternal displacement after physeal fracture of the medial clavicle in children. J Bone Joint Surg [Br] 83:1168–1172, 2001.

48. Golthamer, C.R. Duplication of the clavicle ("os subclaviculare"). Radiology 68:576–578, 1957.

49. Gray, D.J.; Gardner, E. The prenatal development of the human humerus. Am J Anat 124:431–446, 1969.

50. Gray, H. Anatomy of the Human Body. Philadelphia, Lea & Febiger, 1985.

51. Gregg-Smith, S.J.; White, S.H. Salter–Harris III fracture dislocation of the proximal humeral epiphysis. Injury 23:199–200, 1992

52. Green, N.E.; Wheelhouse, W. Anterior subglenoid dislocation of the shoulder in an infant following pneumococcal meningitis. Clin Orthop 135:125–127, 1978.

53. Greig, D.M. True congenital dislocation of the shoulder. Edin Med J 30:157–175, 1923.

54. Haliburton, R.; Barber, J.R.; Fraser, R.L. Pseudodislocation: An unusual birth injury. Can J Surg

10:455–462, 1967.

55. Hall, R.H.; Isaac, F.; Booth, C.R. Dislocations of the shoulder with special reference to accompanying small fractures. J Bone Joint Surg [Am] 41:489–494, 1959.

56. Hawkins, R.J.; Koppert, G.; Johnston, G. Recurrent posterior instability (subluxation) of the shoulder. J Bone Joint Surg Am 66:169–174, 1984.

57. Hedstrom, O. Growth stimulation of long bones after fracture or similar trauma. A clinical and experimental study. Acta Orthop Scand (Suppl) 122:1–134, 1969.

58. Heyse-Moore, G.H.; Stoker, D.J. Avulsion fractures of the scapula. Skeletal Radiol 9:27–32, 1982.

59. Hippocrates. The Genuine Work of Hippocrates. Baltimore, Williams & Wilkins, 1939.

60. Hobbs, D.W. Sternoclavicular joint: A new axial radiographic view. Radiology 90:801, 1968.

61. Hohl, J.C. Fractures of the humerus in children. Orthop Clin North Am 7:557–571, 1976.

62. Hollinshead, P.D. The back and limbs. In: Hollinshead, P.D., ed. Anatomy for Surgeons. Philadelphia, Harper & Row, pp. 259–340, 1982.

63. Hovelius, L. Anterior dislocation of the shoulder in teenagers and young adults. J Bone Joint Surg [Am] 69:393–399, 1987.

64. Howard, F.M.; Shafer, S.J. Injuries to the clavicle with neurovascular complications. J Bone Joint Surg [Am] 47:1335–1346, 1965.

65. Inman, V.T.; Saunders, J.B.d.M.; Abbott, L.C. Observations on the function of the shoulder joint. J Bone Joint Surg 26:1–30, 1944.

66. Janecki, C.J.; Shahcheragh, G.H. The forward elevation maneuver for reduction of anterior dislocations of the shoulder. Clin Orthop 164:177–180, 1982.

67. Jit, I.; Kulkarni, M. Times of appearance and fusion of epiphysis at the medial end of the clavicle. Indian J Med Res 64:773–782, 1976.

68. Kayser, R.; Mayfield, K.; Heyde, C.; et al. Ultrasonographic imaging of fractures of the clavicle in newborn infants. J Bone Joint Surg [Br] 85:115–116, 2003.

69. Keats, T.E. Atlas of Normal Roentgen Variants That May Simulate Disease. Chicago, Mosby-Year Book, 1996.

70. Key, J.A.; Conwell, H.E. The management of fractures, dislocations, and sprains. In: Key, J.A.; Conwell, H.E., eds. Fractures of the Clavicle. St. Louis, Mosby, 1946, pp. 495–512.

71. Koehler, A. Borderlands of Normal and Early Pathologic Findings in Skeletal Radiography. New York, Thieme, 1993.

72. Kreisinger, V. Sur le traitement des fratures de la clavicule. Rev Chir 65:396–407, 1927.

73. Kubiak, R.; Slongo, T. Operative treatment of clavicle fractures in children: A review of 21 years. J Pediatr Orthop 22:736–739, 2002.

74. Kuhns, L.R.; Sherman, M.P.; Poznanski, A.; et al. Humeral head and coracoid ossification in the newborn. Radiology 107:145–149, 1973.

75. Lacey, T.; Crawford, H.B. Reduction of anterior dislocations of the shoulder by means of the Milch abduction technique. J Bone Joint Surg [Am] 34:108–109, 1952.

76. Larsen, E.; Bjerg-Nielsen, A.; Christensen, P. Conservative or surgical treatment of acromioclavicular dislocation. J Bone Joint Surg [Am] 68:552–555, 1986.

77. Laskin, R.S.; Sedlin, E.D. Luxatio erecta in infancy. Clin Orthop 80:126–129, 1971.

78. Lemperg, R.; Liliequist, B. Dislocation of the proximal epiphysis of the humerus in newborns. Acta Paediatr Scand 59:377–380, 1970.

79. Lewonowski, K.; Bassett, G.S. Complete posterior sternoclavicular epiphyseal separation. Clin Orthop 281:84–88, 1992.

80. Liberson, F. Os acromiale: A contested anomaly. J Bone Joint Surg 19:683–689, 1937.

81. Liechti, R. Fractures of the clavicle and scapula. In: Weber, B.G.; Brenner, C.; Freuler, F., eds. Treatment of Fractures in Children and Adolescents. New York, Springer-Verlag, 1980, pp. 87–95.

82. Loder, R.T. Pediatric polytrauma: Orthopaedic care and hospital course. J Orthop Trauma 1:48–54, 1987.

83. Loder, R.T.; Bookout, C. Fracture patterns in battered children. J Pediatr Orthop 5:428–433, 1991.

84. Lucas, J.C.; Mehlman, C.T.; Laor, T. The location of the biceps tendon in completely displaced proximal humerus fractures in children. J Pediatr Orthop 24:249–253, 2004.

85. Lyons, F.A.; Rockwood C.A. Jr. Migration of pins used in operations on the shoulder. J Bone Joint Surg [Am]. 72:1262–1267, 1990.

86. Madsen, E.T. Fractures of the extremities in the newborn. Acta Obstet Gynecol Scand 34:41–74, 1955.

87. Magerl, F. Fractures of the proximal humerus. In: Weber, B.G.; Brenner, C.; Freuler, F., eds. Treatment of Fractures in Children and Adolescents. New York, Springer-Verlag, 1980, pp. 88–117.

88. Magnuson, P.B. Fractures. Philadelphia, J.B. Lippincott, 1933.

89. Mast, J.W.; Jakob, R.P.; Ganz, R. Planning and Reduction Technique in Fracture Surgery. New York, Springer-Verlag, 1988.

90. McClure, J.G.; Raney, R.B. Anomalies of the scapula. Clin Orthop 110:22–31, 1975.

91. McGahan, J.P.; Rab, G.T.; Dublin, A. Fractures of the scapula. J Trauma 20:880–883, 1980.

92. Mehmann, P. Fractures of the shaft of the humerus. In: Weber, B.G.; Brenner, C.; Freuler, F., eds. Treatment of Fractures in Children and Adolescents. New York, Springer-Verlag, 1980, pp. 118–129.

93. Milch, H. Treatment of dislocation of the shoulder. Surgery 3:732–740, 1938.

94. Miller, D.S.; Boswick, J.A., Jr. Lesions of the bra-

chial plexus associated with fractures of the clavicle. Clin Orthop 64:144–149, 1969.

95. Mirick, M.J.; Ruiz, E.; Clinton, J.E. External rotation method of shoulder dislocation reduction. J Am Coll Emerg Physicians 8:528–531, 1979.

96. Moseley, H.F. The clavicle: Its anatomy and function. Clin Orthop 58:17–27, 1968.

97. Nasso, S.V.A. La frattura della clavicola del neonate. Minerva Pediatr 6:593–597, 1954.

98. Neer, C.S.; Francis, K.C.; Marcov, R.C. Treatment of unicameral bone cyst. A follow-up study of 175 cases. J Bone Joint Surg [Am] 48:731–745, 1966.

99. Neer, C.S.; Horwitz, B.S. Fractures of the proximal humeral epiphyseal plate. Clin Orthop 41:24–31, 1965.

100. Neer, I.C.S. Involuntary inferior and multidirectional instability of the shoulder: Etiology, recognition, and treatment. Instr Course Lect 34:232–238, 1985.

101. Neer, I.C.S.; Foster, C.R. Inferior capsular shift for involuntary inferior and multidirectional instability of the shoulder. J Bone Joint Surg [Am] 62:897–908, 1980.

102. Nettrour, L.F.; Krufky, E.L.; Mueller, R.E.; et al. Locked scapula: Intrathoracic dislocation of the inferior angle. A case report. J Bone Joint Surg [Am] 54:413–416, 1972.

103. Neviaser, R.J. Injuries to the clavicle and acromioclavicular joint. Orthop Clin North Am 18:433–438, 1987.

104. O'Brien, S.J.; Warren, R.F.; Schwartz, E: Anterior shoulder instability. Orthop Clin North Am 18:395–408, 1987.

105. Ogden, J.A. Skeletal Injury in the Child. Philadelphia, W.B. Saunders, 1900.

106. Pasila, M.; Jaroma, H.; Kiviluoto, O.; et al. Early complications of primary shoulder dislocation. Acta Orthop Scand 49:260–263, 1978.

107. Penn, I. The vascular complications of fractures of the clavicle. J Trauma 4:819–831, 1964.

108. Pollack, R.G. Operative results of the inferior capsular shift. J Bone Joint Surg [Am] 82:919–928, 2000.

109. Pollen, A.G. Fractures and Dislocations in Children. Baltimore, Williams & Wilkins, 1973.

110. Powers, J.A. Acromioclavicular separations: Closed or open treatment? Clin Orthop 104:213–223, 1974.

111. Rang, M. Injuries of the shoulder and humeral shaft. In: Rang, M. Children's Fractures. Philadelphia, J.B. Lippincott, 1983, pp. 143–151.

112. Rockwood, C.A. Fractures of the outer clavicle in children and adults [abstract]. J Bone Joint Surg [Br] 64:642, 1982.

113. Rockwood, C.A. Subluxations and dislocations about the shoulder. In: Rockwood, C.A., Jr.; Green, D.P., eds. Fractures in Adults. Philadelphia, J.B. Lippincott, 1984, pp. 758–759.

114. Rockwood, C.A.; Szalay, E.A.; Curtis, R.J. X-ray evaluation of shoulder problems. In: Rockwood, C.A., Jr.; Matsen, F.A., III, eds. The Shoulder. Philadelphia, W.B. Saunders, 1990, pp. 178–207.

115. Rose, M.D.; Melton, I.; Morrey, M.D.; et al. Epidemiologic features of humeral fractures. Clin Orthop 168:24–30, 1982.

116. Rounds, R.C. Isolated fracture of the coracoid process. J Bone Joint Surg [Am] 31:662–663, 1949.

117. Rowe, C.R.; Pierce, D.S.; Clark, J.G. Anterior dislocations of the shoulder: Prognosis and treatment. Surg Clin North Am 43:1609–1614, 1973.

118. Rowe, C.R.; Pierce, D.S.; Clark, J.G. Voluntary dislocation in the shoulder. A preliminary report on a clinical, electromyographic, and psychiatric study of 26 patients. J Bone Joint Surg Am 55:455–460, 1973.

119. Rowe, C.R.; Zarins, B.; Ciullo, J.V. Recurrent anterior dislocation of the shoulder after surgical repair. J Bone Joint Surg [Am] 66:159–168, 1984.

120. Rubin, A., Birth injuries: Incidence, mechanisms, and end results. Obstet Gynecol 23:218–221, 1964.

121. Rubin, S.A.; Gray, R.L.; Green, W.R. The scapular "Y": A diagnostic aid in shoulder trauma. Radiology 110:725–726, 1974.

122. Russell, J.A.; Holmes, E.M., III; Keller, D.J.; et al. Reduction of acute anterior shoulder dislocations using the Milch technique: A study of ski injuries. J Trauma 21:802–804, 1981.

123. Salter, R.B. Fractures, dislocations and soft tissue injuries. In: Salter, R.B., ed. Textbook of Disorders & Injuries of the Musculoskeletal System. Baltimore, Williams & Wilkins, 1970, pp. 438–439.

124. Salter, R.B.; Harris, W.R. Injuries involving the epiphyseal plate. J Bone Joint Surg [Am] 45:587–622, 1963.

125. Samilson, R.L. Congenital and developmental anomalies of the shoulder girdle. Orthop Clin North Am 11:219–231, 1980.

126. Sanford, H.N. Moro reflex as a diagnostic aid in fracture of the clavicle in the newborn infant. Am J Dis Child 41:1304–1306, 1992.

127. Scaglietti, O. The obstetrical shoulder trauma. Surg Gynecol Obstet 66:868–877, 1938.

128. Schmalzried, T.P.; Grogan, T.J.; Neumeier, R.P.A.; et al. Metal removal in a pediatric population: Benign procedure or necessary evil? J Pediatr Orthop 11:72–76, 1991.

129. Shaw, B.A.; Murphy, K.M.; Shaw, A.; et al. Humerus shaft fractures in young children. Accident or abuse? J Pediatr Orthop 17:293–297, 1997.

130. Shaw, J.L.; Sakellarides, H. Radial-nerve paralysis associated with fractures of the humerus. A review of 45 cases. J Bone Joint Surg [Am] 49:899–902, 1967.

131. Sherk, H.H.; Probst, C. Fractures of the proximal humeral epiphysis. Orthop Clin North Am 6:401–413, 1975.

132. Smith, F.M. Fracture-separation of the proximal humeral epiphysis. Am J Surg 91:627–635, 1956.

133. Spjut, H.J.; Dorfman, H.D.; Fechner, R.E.; et al. Tumors of bone and cartilage. In: Atlas of Tumor Pathology, Fasc. 5. Washington, D.C., Armed Forces Institute of Pathology, 1971, pp. 347–390.

134. Stanley, D.; Trowbridge, E.A.; Norris, S.H. The mechanism of clavicular fracture. A clinical and biomechanical analysis. J Bone Joint Surg [Br] 70:461–464, 1988.

135. Stenopolous, N.K. Fracture/Separation of the Medial Clavicular Epiphysis: US Findings. Orthop Trauma Surg 123:367–369, 2003.

136. Stimson, L.A. An easy method of reducing dislocations of the shoulder and hip. Med Rec 57:356–357, 1900.

137. Szalay, E.A.; Rockwood, C.A., Jr. The Holstein-Lewis fracture revisited [abstract]. Orthop Trans 7:516, 1983.

138. Tachdjian, M.D. Fractures involving the proximal humeral physis (fracture–separation of upper epiphysis of humerus). In: Tachdjian, M.D., ed. Pediatric Orthopedics. Philadelphia, W.B. Saunders, 1972, pp. 1555–1560.

139. Taft, T.N.; Wilson, F.C.; Oglesby, J.W. Dislocation of the acromioclavicular joint: An end-result study. J Bone Joint Surg [Am] 69:1045–1051, 1987.

140. Taga, I.; Yoneda, M.; Ono, K. Epiphyseal separation of the coracoid process associated with acromioclavicular sprain. Clin Orthop 207:138–141, 1986.

141. Todd, T.W.; D'Errico, J., Jr. The clavicle epiphyses. Am J Anat 41:25–50, 1928.

142. Tse, D.H.W.; Slabaugh, P.B.; Carlson, P.A. Injury to the axillary artery by a closed fracture of the clavicle: A case report. J Bone Joint Surg [Am] 62:1372–1374, 1980.

143. Twigg, H.L.; Rosenbaum, R.C. Duplication of the clavicle. Skeletal Radiol 6:281, 1981.

144. TeSlaa, RL; Nollen, AJG. A Salter type 3 fracture of the proximal epiphysis of the humerus. Injury 1987; 18:429–431.

145. Vastamaki, M.; Solonen, K.A. Posterior dislocation and fracture–dislocation of the shoulder. Acta Orthop Scand 51:479–484, 1980.

146. Visser, J.D.; Rietberg, M. Interposition of the tendon of the long head of biceps in fracture separation of the proximal humeral epiphysis. Neth J Surg 32:12–15, 1980.

147. Wang, P.; Koval, K.J.; Lehman, W.; et al. Salter–Harris Type II fracture–dislocation of the proximal humerus. J Pediatr Orthop (B) 6:219–222, 1997.

148. Watson, F.M., Jr.; Whiteside, T.E., Jr. Acute hematogenous osteomyelitis complicating closed fractures. Clin Orthop 117:296–302, 1976.

149. Watson-Jones, R. Fractures and Joint Injuries. Baltimore, Williams & Wilkins, 1955.

150. Waters, P.M.; Bae, D.S.; Kadiyala, K. Short-term outcome after surgical treatment of traumatic posterior sternoclavicular fracture–dislocations in children and adolescents. J Pediatr Orthop 23:464–469, 2003.

151. White, A.D.N. Dislocated shoulder—a simple method of reduction. Med J Aust 2:726–727, 1976.

152. White, P.G.; Mah, J.Y.; Friedman, L. Magnetic resonance imaging in acute physeal injuries. Skeletal Radiol 23:627–631, 1994.

153. Wilber, M.C.; Evans, E.B. Fractures of the scapula. An analysis of forty cases and a review of the literature. J Bone Joint Surg [Am] 59:358–362, 1977.

154. Wilson, T.C. Duplication of the clavicle. Orthopedics 29:79–80, 2006.

155. Wong-Chung, J.; O'Brien, T. Salter–Harris type III fracture of the proximal humeral physis. Injury 19:453–454, 1988

156. Wong-Pack, W.K.; Bobechko, P.E.; Becker, E.J. Fractured coracoid with anterior shoulder dislocation. J Can Assoc Radiol 31:278–279, 1980.

157. Yang, J.; Al-Etani, H.; Letts, M. Diagnosis and treatment of posterior sternoclavicular joint dislocations in children. Am J Orthop 25:565–569, 1996.

158. Zieger, M.; Dorr, U.; Schulz, R.D. Sonography of slipped humeral epiphysis due to birth injury. Pediatr Radiol 17:425–427, 1987.

159. Zilberman, Z.; Rejovitzky, R. Fracture of the coracoid process of the scapula. Injury 13:203–206, 1982.

160. Zuelzer, W.A. Fixation of small but important bone fragments with a hook plate. J Bone Joint Surg [Am] 33:430–436, 1951.

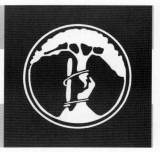

第 **11** 章

脊柱骨折

Gregory A. Mencio, M.D., Clinton J. Devin, M.D., P.A.

儿童脊柱损伤是很罕见的;仅占创伤中心就诊儿童的 1%~4%[31,113,165,167]。治疗脊柱损伤的小儿患者是一项很大的挑战。由于很难获得准确的病史和可靠的体检报告而导致临床评价受阻。孩子们由于害怕而通常很难描述疼痛而且也不能(精神状态改变、年幼)或者不情愿配合检查者进行疾病问题的沟通。困难在于对未成熟脊柱进行生理、解剖和生物力学检查的差异和正常发育过程中解剖学的进一步复杂化。从这个区域独特的解剖学和生物力学特征来看,多发性损伤的儿童更容易诱发颈椎损伤[151,158]。

第一节 发育解剖学

儿童脊柱损伤的评估需要了解发育解剖学,从而便于避免与正常的变异损伤混淆。前两节颈椎在发育中是独特的,而其他的颈椎、胸椎和腰椎会遵循相同的骨化和成熟方式。寰椎(C1)的形成源于 3 个最初的骨化中心:前弓和两个神经弓[7](图 11-1)。

最终发育为侧块的两个神经弓的原始骨化中心在出生的时候是显而易见的。只有 20% 儿童的神经弓会在出生的时候骨化,其余 80% 的婴儿神经弓的骨化发生在随后的 1 年内。因此,对于 1 岁以下的孩子,通过检测寰齿关节间隙来判定寰椎区不稳是一种不可靠的方式。神经弓的骨化发生在 3 岁以后,前弓的软骨闭合在 7 岁之前[100]。伤害可以通过闭合前的软骨结合发生,但有时不发生闭合。软骨结合的持久性可通过硬化,有皮质层的修复以及无软组织肿胀与创伤性损伤相鉴别。先天性的形成障碍可表现为缺少一节神经弓。

枢椎(C2)由 5 个初级骨化中心形成(图 11-2)。

齿状突是由 2 个平行的骨化中心在子宫中第 7 个月时融合而成的。骨端是发生在齿状突末梢的第二个骨化中心,3~6 岁开始形成,而到 12 岁融合(图 11-2B 的灰色区域)。其余的骨化中心发育为主体和两个神经弓。

主体是由齿状突在 6 岁之前融合而成,但是软骨的闭合可以延续到 11 岁。前面神经弓的融合发生在 6 岁之前,后面神经弓的融合发生在 3 岁之前,跟寰椎的时间一致。骨折可以发生在齿状突基点的关节闭合处,可通过软组织肿胀、软骨闭合不对称或齿突发育成角来识别[11]。

下颈椎(C3~C7)、胸椎和腰椎都是以相同的模式发育的。有 3 个初级骨化中心:2 个神经弓和一个主体(图 11-1C)。两个神经弓在 6 岁之前融合成前体,3 岁前融合成后体。次段骨化中心存在于横突末梢、棘突末梢以及椎体的上下面(图 11-1 的灰色区域)。这些骨化中心在成年早期会被误认为骨折[7,100]。随着孩子的成长,这个区域的椎体通过软骨内骨化由后向前高度生长,直到 7 岁形成特征性矩形。直到那时,下颈椎、胸椎和腰椎会呈现出前楔形,可能会与前受压骨折相混淆。这个"生理"楔形可以深陷在 C3 中,促成半脱位的形成[211]。

第二节 相关解剖学

关节和韧带的支持结构在寰椎和枢椎是特有的,正如它们各自的发育解剖学。枕骨向下通过关节连接寰椎。这种连接的主要运动方式是屈伸,并且 50% 的颈椎采取这种运动方式。寰枕的连接主要是水平方向,并且在成年人中其与枕骨髁的联系不大,或许可

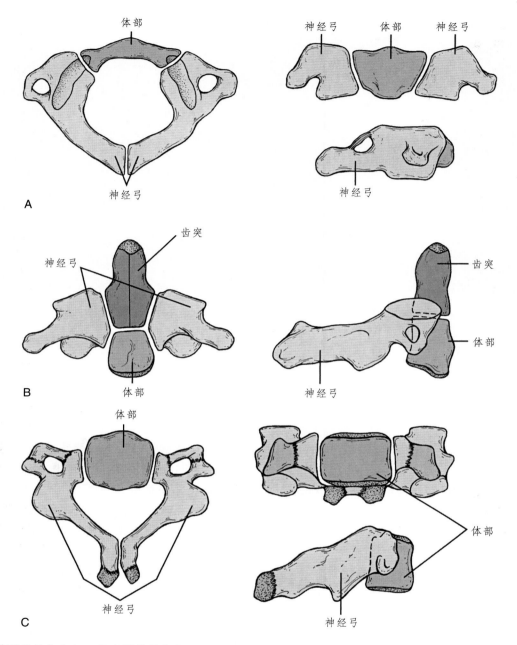

图 11-1　(A)寰椎的骨化中心。(B)枢椎的骨化中心。(C)其他颈椎体(C3-L5)的骨化中心。(Reproduced from Green NE,Swiontowski M,eds,Skeletal Trauma in Children,3rd ed.,Philadelphia,W.B. Saunders,2003 Figure 11-1,p. 345.)

以解释寰枕关节脱位的患儿相对危险性增加(2.5 倍)的原因[1,185]。齿状突从枢椎体向上,与寰椎前弓的后方相关节。齿状突是由从寰椎前弓的一边延续到另一边通到齿状突后端如横韧带保持在这个位置。这条韧带是主要的稳定结构,可防止寰椎前移位和寰椎关节脱位。第二个稳定结构是配对的翼状韧带,起源于齿状突的两侧,附着于枕骨髁,具有控制关节头部转动的功能。此处,顶端韧带起源于齿状突顶部,附着于枕骨

大孔。寰枢椎之间的关节面在水平方向更适合寰椎和头部的转动[148]。

下颈椎的椎骨关节有 5 个点:成对的小关节和钩椎关节,以及椎间盘。下颈椎的小关节是相对水平的,出生时平均倾角 30°,到成熟时增加到 60°~70°。胸椎和腰椎经另一成对小关节和椎间盘衔接。胸椎通过肋软骨连接在肋骨上。其他的支持结构包括棘间-棘上韧带、黄韧带、后纵韧带、前纵韧带。

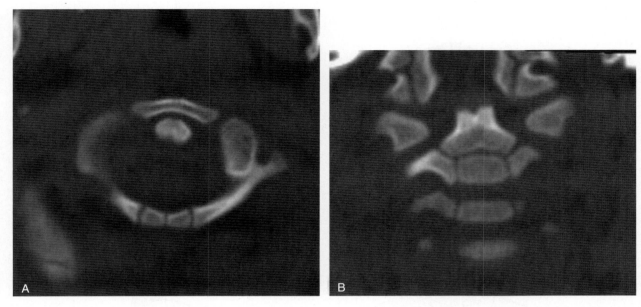

图 11-2　(A)一个 19 个月大患儿的轴位 CT 显示寰椎的骨化中心和多个软骨结合。(B)同一患者冠状位重建 CT 显示枢椎的骨化中心。

到 8~10 岁,脊柱通常会呈现出成人的特点,在此之前,儿童似乎更容易受到上颈椎(C3 以上)损伤[57,66,113,151,158]。在年轻群体中,导致上颈椎损伤发病率的上升有两个主要原因。头部比例太大造成上颈椎弯曲,从而使运动支点移到枢椎区(C2~C3),并且这个区域的脊椎活动性更强。这些年幼儿童的独特因素造成了上颈椎的活动性增强,包括椎间韧带和关节囊呈现的普遍松弛、颈部肌肉组织不发达、软骨板增厚、椎体不完全骨化(楔形椎体)和关节角度浅小,特别是在上段(枕骨和 C4 之间)(表 11-1)。结果是,在这个年龄组中,半脱位和脊髓损伤比骨折更常见[57,113]。

第三节　发病率

儿童脊柱损伤在总人口中的整体发病率为 7.41/100 000[141]。因为对于该损伤的判断失误,真正的发病率或许比报道的要高。过去的 8 年时间里,Aufdermaur 从 100 个孩子的尸体解剖中找到了 12 例存在脊柱骨折的证据[6]。7 例脊柱损伤发生在颈椎,4 例发生在胸椎,1 例发生在腰椎。重要的是,12 例患者中只有 1 例在尸体解剖前被诊断为脊椎骨折。尽管这种损伤很少,但应该对多发性损伤的儿童保持怀疑,特别是那些有头部损伤的儿童[31,57,113,165]。40%~50%患有颈椎损伤的儿童会有相关的头部创伤[57,81]。由于这一并发症,儿童脊柱损伤导致的死亡率比相应成年人的死亡率要高[57,81,156]。造成青少年儿童损伤最普遍的原因是机动车事故、行人车辆事故或者摔倒。在年龄稍大的儿童中,运动损伤、潜水事故、枪伤是最常见的原因[21,49,57,59,113,141,150,167]。

在一创伤中心的 1299 例脊柱损伤患者中,631 例是颈椎损伤,只有 18 例年龄低于 15 岁[99]。颈椎损伤更易发生在男性中,并且发病率随年龄增长而增高。刚出生的婴儿到 2 岁儿童的发病率很低,而且主要是由于出生护理不当所致。导致 3~5 岁儿童损伤的最常见原因是摔倒、汽车事故和虐待。在 6~15 岁的孩子中,运动伤害和车祸是最主要的原因。在这次被研究的 18 例患者中,7 例患有神经病症,6 例有重大头部损伤,5 例需要手术。

在 Dietrich 和其同事[49]的一项研究中,患颈椎损伤疾病儿童的平均年龄为 11 岁,年龄跨度为 2.7~18 岁[49]。54%由车祸造成,运动损伤占 18%,摔倒造成的

表 11-1　儿童上颈椎损伤危险因素(<8 岁)
1. 运动的支点在 C2~C3,而较大儿童是 C5~C6
2. 头部较大,颈部肌肉较弱
3. 韧带和关节囊松弛
4. 小关节面呈水平走向
5. 钩突发育不全
6. 软骨与骨比率增大,椎体前方呈楔形
7. 齿状突骨化不完全

颈椎损伤占 12%，并且 58% 伴发有头部损伤。作者认为，损伤要么是致命的，要么是没有任何影响的。Nitecki 和 Moir[150] 研究了 227 例 1~17 岁的患有颈椎骨折的儿童。总体来看，73% 的患者患有下颈椎损伤。在 8 岁以下的儿童中，87% 的损伤部位在 C3 或以上。在 C4 或 C4 以上受损的有 19 例死亡。McGrory 在 41 年的时间里回顾了在梅奥诊所治疗的 143 例 2~15 岁患有颈椎损伤的儿童。11 岁以下发生损伤的患儿很少见且通常都是由摔倒引起的。其中，上颈椎韧带损伤比较常见且死亡率较高[141]。年龄稍大的（11~15 岁）的颈椎损伤多是由于运动和日常活动所致，而且损伤多在下颈椎。

在婴儿和年幼儿童中，非意外的损伤（虐待）是导致颈椎受损的重要原因。棘突撕脱性骨折，椎弓峡部或椎弓根骨折（一般为 C2），或多个椎体压缩性骨折是最常见的骨折形式，并且认为造成这些骨折的原因是严重的震荡或打击[26,180,187,208]。这些损伤经常与虐待造成的一些典型的外表损伤一起出现，包括头骨、肋骨或长骨骨折，以及皮肤挫伤。

在新生儿中，产伤是造成颈椎损伤的最常见原因。每 60 000 个新生儿中就有 1 例脊柱或者脊髓损伤[217]，而且 10%~50% 死产婴儿的尸检所见并未判明脊髓损伤导致死亡的原因[25,206,211]。过度的躁狂和大幅度的运动被认为是造成颈椎损伤的主要机制，可能也与胎位不正（横向胎位）或者分娩错位有关[19,126]。分娩时若头部在前，则损伤多发生在上颈椎，而且都是由于旋转造成的[199]。臀部在前时，损伤多是由于牵拉所致并且损伤部位在下颈椎和胸椎[132,211]。新生儿脊髓损伤的诊断经常会被延误，因此对于肌张力低下或心肺功能不稳定的新生儿，或者健康状况低下、非进行性神经功能缺失以及无家族性神经系统障碍病史的稍大患儿必须谨慎[108,132,188,221]。可以用超声或磁共振成像进行诊断[69]。

第四节　诊断

一、初步评估及运送

小儿脊柱损伤的正确护理要从事故现场适当的猜测开始。在没有证实之前，应当假设孩子脊柱有多发性损伤，并且采取适当的预防和固定措施。应给患儿立刻带上合适的颈套并固定于脊椎钢板上。如果市售的成人颈套不适合，可放置沙袋或毛巾卷以防止头

部两侧活动。Herzenberg 和其同事最早注意到，用标准的成人脊椎钢板运送低龄儿童（小于 8 岁儿童），往往会因为这一年龄组儿童的头部与胸部相对比例过大而引起颈椎的过度屈曲。尤其要担心，脊柱的屈曲位可能会危及颈椎骨髓，特别是当损伤机制与车祸的常见的屈曲外力有关时。因此，为在运送过程中保持中立体位，他们建议使用枕骨部位有切口的小儿童脊柱钢板，或者在标准脊柱钢板上用毯子垫起患儿的躯干（图 11-3）。另一种选择是，用标准的脊柱钢板，并在患儿肩膀下放一个毛巾卷使头部轻微伸展[102]。

在随后的研究中，Curran 和其同事[36]前瞻性地评估了各种定位方法，以保证患儿在损伤后颈椎的对线。他们测量了 118 例创伤患儿仰卧位侧位 X 线片上的脊柱前后向对线，发现只有 60% 距中立对线之差在 5° 以内[36]。他们建议，需要较大辐度抬高年幼儿童的胸部才能避免固定后发生头部屈曲和颈椎后凸。Nypaver 和其同事证实了这个发现，在他们的研究中，为了达到中立位颈椎对线，4 岁以下的儿童应比 4 岁以上儿童多隆起 5 mm[153]。

尽管尚不明确运送过程中颈椎对线对愈后有何影响，但是遵循 Herzenberg 和其同事关于脊柱钢板固定的建议来避免颈部屈曲是明智的，并应时刻谨记需要抬高年龄较小的儿童才能达到脊椎的中立对线，也要认识到合适的颈套（儿童型）的重要性以及单靠体位摆放可能不足以保护年幼儿童的颈椎中立对线。

作为一项在运送过程中将儿童正确摆放于脊柱钢板上的实用原则，外耳道应对齐肩部或者稍微位于肩部后方。要采用合适的颈套。毛巾卷或沙袋应放置在头部两侧，并且把头部绑在钢板上以防止旋转。一旦患儿到达急救中心，应尽快对患儿进行评估并尽快松解背板以防止发生压伤或皮肤损伤。

二、颈椎检查

对认为有脊柱损伤儿童的临床评估往往因为无法获得准确的病史或者体格检查不可靠而受阻。儿童通常会因受到过度惊吓而无法详细描述疼痛，并且不能或者不愿意配合检查。据报道，由于多种原因导致的儿童无法正常自我表达造成的颈椎损伤被漏诊的可能性已增加了 23 倍，因此，对多发损伤儿童必须进行彻底的检查[118]。从以往看，一些损伤机制被认为是颈椎损伤易见的或隐匿性危险因素：从高于 4 英尺的地方摔落，行人或骑脚踏车者发生机动车车祸，肆意的飞车车祸。头部或脸部损伤、精神状态改

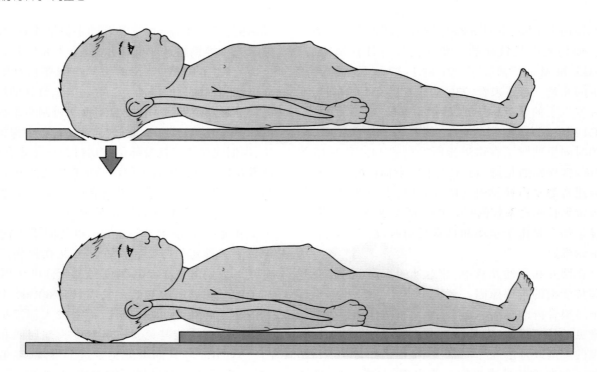

图 11-3　运送可疑颈椎损伤年幼儿童的两种脊柱板样式。上图的钢板有枕窝,下图的钢板在躯干处加有垫板以防止儿童头部引起脊柱屈曲,因为年幼儿童的头部不成比例地大于胸部。(Reproduced from Dormans, J.P. Evaluation of children with suspected cervical spine injury. Instr Course Lect 51:403, 2002.)

变或者知觉丧失也应认为是危险因素。在儿童中,颈痛、肌卫和斜颈是颈椎损伤最可靠的体征。特别是虚弱、感觉改变(麻木或者麻刺感)、肠道和膀胱功能障碍,以及较少见的头痛、癫痫、晕厥和呼吸窘迫,都是脊髓受伤的前趋体征(表 11-2)。如果有上述任何一项体征,颈椎制动应一直保持到完成影像学检查并确定脊椎没有损伤为止[49,57,81,134]。

　　整个脊柱,从枕骨到骶骨,都应进行触诊,要时刻

牢记,脊柱损伤可能是多层面的而且大约有 16% 的时间是触诊不到疼痛的[87]。颈套的移除必须小心,并需助手固定住患者头部,以免患者或检查者在检查中不经意间移动头部。颈椎损伤常伴有斜颈,因此注意头部的位置和对线有无不对称及其重要。检查前颈和后颈有无撕裂和伤口。从前方和后方触诊颈椎,检查是否有触痛或椎间增宽,重新装上颈套,把注意转向胸椎。

三、胸腰椎检查

　　对于昏迷有撕脱性损伤或者由于年龄小不能表述损伤的儿童,一定要考虑有胸腰椎受损的可能[192]。要检查胸腔和腹腔是否有创伤征象。腹部损伤,特别是小肠损伤,都与胸腰椎的屈曲扫描有关,安全带引起的挫伤或磨伤通常是其先兆[134]。在让患儿的头颈部与脊柱和躯干其余部位保持对线时,要哄逗患儿,使其放松。在这项操作中,应避免进行颈椎轴向牵引,特别是年幼儿童,否则会增加韧带和寰椎损伤的危险[134]。应沿着棘突触诊胸腰椎,检查有无触痛、椎间变宽或排列错乱的征象。体格检查中,仅发现有中轴或椎旁疼痛,就预示着有胸腰椎骨折,其敏感性为 87%,特异性为 75%[192]。对整个胸腰椎评价至关重要,这样就不会漏诊隐匿性

表 11-2　颈椎损伤的危险因素
损伤机制
行人或骑自行车者发生机动车车祸
肆意飞车车祸
从 4 英尺(122 cm)以上坠落
意识丧失
颈痛、活动受限、斜颈
神经检查异常
麻木、麻刺感
肢体无力
头或面部外伤

骨折，而且彻底的神经检测也是必要的，因为 20%~30% 的患者会有神经缺陷[31,192]。

四、神经检查

对于所有的疑似脊柱损伤，如果患者神志清醒愿意配合，均应仔细记录一份准确的神经检查基线报告。感觉检查包括轻触、疼痛和本体感觉功能评估。疼痛和温度感知是由经过前外侧脊柱的脊髓丘脑束介导的，可用一枚清洁的针来测试针刺感觉，用酒精棉球测试其温度感知。轻触和本体（位置）感觉是后脊柱的功能。轻触感可以用一张纸轻擦肢端来测试，本体感觉可以让患者确定手指或脚趾的方位变化来测试。

皮节感觉模式与脊柱神经根离开脊髓的具体解剖层面有关（图 11-4）。C1 和 C2 神经支配枕区，C3 和 C4 神经支配颈背部，C5 支配三角肌区，C6 支配前臂桡侧，C7 支配中指，C8 支配手的尺侧缘，T1 支配手臂内侧。胸部和腹部是由 T2~T12 神经根支配的，T4 负责乳头线的感觉，T10 是肚脐，T12 是腹股沟韧带。在下肢，感觉神经的分配反映了四肢在胚胎中的旋转成熟。

L1 和 L2 神经支配腹股沟韧带以下到大腿内侧，L3 支配大腿中段前方，L4 到膝盖区域和小腿内侧，L5 到小腿外侧和第一趾蹼，S1 在足底和外侧面。S3~S5 神经根支配会阴部。这个层面的功能保护，称作"骶部保护"，是很重要的，因为其表明一些脊髓束仍然是完整的，脊髓并不是完全损伤而且有利于更好的神经恢复预后。

运动功能可分为 0~5 级，0 级是完全瘫痪，1 级是轻微功能，2 级是关节全活动度重力受限，3 级是抗重力功能，4 级是抗轻度阻力功能，5 级是具有抗阻力正常肌体力强度。脊髓损伤的层面可通过关键肌群有无功能来评估。在上肢，C5 支配屈肘肌胸，C6 支配伸腕肌腱，C7 支配屈腕肌，C8 支配屈指肌，T1 支配伸指肌。在下肢中，L2 支配髋屈，L3 支配膝伸，L4 支配踝背屈，L5 支配踇趾伸展，S1 支配踝跖屈（表 11-3）。

深层腱反射分为缺失（0）、活动衰退（1）、正常（2）和过度反射（3）。在上肢中，二头肌腱反射是由 C5 神经根支配的，C6 支配肱桡肌，C7 支配三头肌。在下肢中，L4 支配髌腱反射，S1 支配跟腱反射（图 11-5）。

腹壁反射巴宾斯奇反射球海绵体反射也要进行

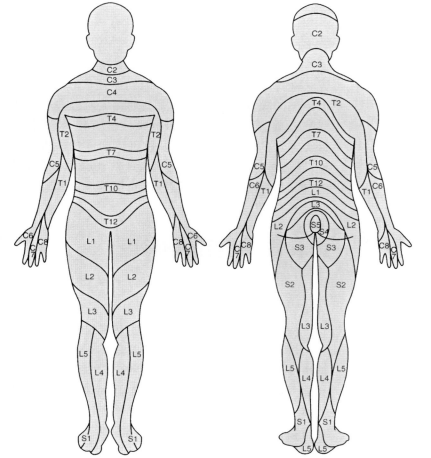

图 11-4　感觉皮区图示。(From Keenen, T. L.; Benson, D.R. Initial evaluation of the spine-injured patient. In: Browner, B.D.; Jupiter, J. B.; Levine, A.M.; et al., eds. Skeletal Trauma: Fractures, Dislocations, Ligamentous Injuries, vol. 1, Philadelphia, W.B. Saunders, 1992, p. 594.)

表 11-3　肌群与相应的神经根层面

上肢		下肢	
神经根层面	肌群	神经根层面	肌群
C5	肘屈肌	L2	髋屈肌
C6	腕伸肌	L3	膝伸肌
C7	肘伸肌	L4	踝背屈肌
C8	屈指长肌	L5	踇伸肌
T1	指展肌	S1	踝跖屈肌

评估。进行腹壁反射检测时可将腹部以肚脐为中心分成 4 个象限。当推摩每一个象限的皮肤时,肚脐就会沿推摩方向偏离。如果没有反应就表明是上方运动神经元病变,但是反射的非对称缺失或许表明是下方运动神经元病变。巴宾斯奇测试可通过轻擦外侧足底来进行,踇趾背伸提示有病理反应,提示为上方运动神经元病变。

　　球海绵体反射是确定脊髓损伤状况的重要检查。可通过直肠指检同时牵引留置弗雷导管(或者挤压阴茎或阴蒂)进行这项检查(图 11-6)。

　　肛门括约肌同时收缩,表明该反射存在,预示着脊髓休克将终止。脊髓休克是发生在脊髓损伤前 24 小时内的一种瞬间现象,并认为是由脊椎内神经结构肿胀所造成的。一旦脊髓休克消失,如恢复球海绵体反射所示,便可预见脊髓损伤状态的特征。对于脊髓圆锥周围的损伤(T12~L2),此反射不太可靠,因为介导此反射的传入神经纤维位于此损伤区内,会受到直接影响。因此,此类患者该反射的恢复时间比较长[225]。所有有明显脊柱损伤的患者都要通过排尿后直接插入导

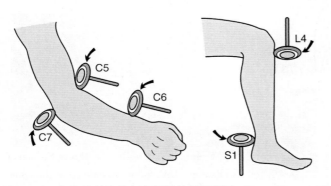

图 11-5　牵张反射及其各自起源神经根图示。(From Keenen, T. L.; Benson, D.R. Initial evaluation of the spine-injured patient. In: Browner, B.D.; Jupiter, J.B.; Levine, A.M.; et al., eds. Skeletal Trauma: Fractures, Dislocations, Ligamentous Injuries, vol. 1, Philadelphia, W.B. Saunders, 1992, p. 596.)

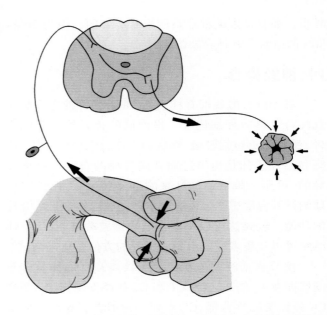

图 11-6　球海绵体反射提示脊髓休克消除,因此能确定神经损伤是完全性还是部分性。L1 周围的病变此反射不可能完全恢复。(From Keenen, T.L.; Benson, D.R. Initial evaluation of the spine-injured patient. In: Browner, B.D.; Jupiter, J.B.; Levine, A.M.; et al., eds. Skeletal Trauma: Fractures, Dislocations, Ligamentous Injuries, vol. 1, Philadelphia, W.B. Saunders, 1992, p. 588.)

管来检测膀胱功能。

　　如果由于患儿的年龄太小或者精神状态改变而无法进行准确的神经功能检测,初始评估时提示有脊髓损伤的表现为:肌无力,无其他相关肌肉参与的膈式呼吸,阴茎持续勃起,以及间歇性痉挛[202]。对评估有这类背景的患者时应进行从枕部到骶骨的检查和触诊,通过对疼痛刺激的收缩能力评估其运动和感觉功能,同时检测其深层腱反射、巴宾斯基反射和球海绵体反射。

第五节　脊柱放射检查

一、适应证

　　(美国)全国急救 X 线照明应用研究(NEXUS)是用于判断成年患者创伤后是否需要行颈椎 X 线成像的决策文件。临床上排除的判断标准是:没有颈部疼痛,没有神经症状,没有精神错乱,或者没有精神状态改变(创伤或中毒所致)。如果有以上任一症状,患者就被认定为颈椎损伤的高危人群,必须进行 X 线摄片评估。Viccellio 及其同事[216]进行了这一标准流程在

小儿科中应用的前瞻性研究,他们在进行 X 线摄片之前,对应用 NEXUS 文件评估过程的 3065 例患者进行了多种中心研究。对所有处于高危状态的患者都拍摄了前后位、侧位和开口咬合 X 线平片。这个文件将 30 例颈椎损伤正确地列入高危群体,而且影像检查证实每一例都存在损伤。更重要的是,在低危群体中发现一例颈椎损伤,因此其阴性预测值是 100%。这项研究的一个失误之处是,损伤患者中只有 4 例年龄在 9 岁以下,而且没有一例 2 岁以下的儿童。第二个担心的是,考虑到 X 线片在检测颈椎损伤中已确定的局限性,低危群体中可能有假阴性影像。笔者认为,在适当的年龄组中应用 NEXUS 判断标准有可能使儿科颈椎成像检查减少近 20%。他们也注意到,NEXUS 规则不应当用于年龄非常小的儿童,或者说如果不能获得准确的病史和检查结果,或者伴发损伤增加了颈椎损伤的可能性,也不可以应用该规则。

Laham 和其同事将那些因为年龄小(2 岁以下)而不能进行语言沟通的儿童、精神状态改变以及颈部疼痛的儿童列为颈椎损伤的高危人群。他们应用此标准回顾评估了单独头部损伤的 268 例儿童,133 例列入高危人群,135 例列入低危人群。他们在高危人群中发现 10 例骨折患儿,在低危人群中没有发现一例骨折[118]。对于胸腰椎的临床检查目前尚缺乏文献报道。但是,如果发现一个脊柱层面有骨折,由于有不连续伤害的高危性,其余的脊柱也应进行成像检查[97]。

如果损伤机制是高危的,那么须行颈椎成像检查,对那些年龄小或精神状态改变、无语言表达能力的儿童,中毒的儿童,有神经缺陷或短暂神经痛缺陷史的儿童,主诉颈部疼痛的儿童,显示有颈腰部安全带擦伤体征的儿童,以及受到其他疼痛性拉伤的儿童(见表 11-2)也应进行颈椎成像检查[124]。不明原因的心肺功能不稳定可能预示着上颈椎损伤,应进行适当的评估[150]。初始 X 线评估最低限度应包括侧位、前后位和口齿实位平表。在侧位平片上,必须能看到 C7~T1 的椎间盘区。斜位片有助于检测椎弓根和关节面的细节。CT 可以明确病理为可疑部位提供确切数据,并可清晰显示上颈椎(枕颈部位)和下颈椎(颈腰部位)这些部位在 X 线平片上难以完全显示。磁共振成像是评估脊髓和软组织结构(包括韧带、软骨和椎间盘)的首选。

二、平片技术,颈椎 X 线平片

因为从 19 世纪末就开始应用 X 线平片,因此它

是颈椎成像的最成熟方法。单张仰卧位颈椎侧位 X 线片可以显示全部的 7 节颈椎,包括枕颈结合部和颈胸结合部,据报道其儿科敏感性约为 80%[12]。Lally 及其同事发现,由于颈胸结合部难显示,因此在初始颈椎系列 X 线片上只有 57% 患儿的 7 节颈椎都能看见[119]。通过牵引或者采取所谓的游泳位(患者手臂伸展过头顶)来提高颈胸结合部的显影。补拍侧位和开口齿突位平片可提高 X 线平片的敏感度,使其接近 94%[8]。但是给年幼儿童拍开口齿实位 X 线片可能是一项具有特殊挑战性的工作。Buhs 和其同事对 16 岁以下颈椎损伤儿童病例进行了多学科回顾性研究。前后位和侧位 X 线平片证实 15 例 9 岁以下儿童中有 13 例确诊。开口齿突位平片在 15 例患者中没有提供任何附加信息。在 9~16 岁的 36 例患者中只有 1 例的开口齿实位平片有一定益处(确认了一例Ⅲ型齿状突骨折)。笔者认为,开口齿突位平片对 9 岁以下患儿无诊断益处。他们推荐使用 CT 来诊断从枕区到 C2 的上颈椎区[23]。

对儿童颈椎 X 线片的解释需要了解正常解剖学以及未成熟脊柱的正常解剖变异(有时类似于创伤)。在侧位平片上,椎体、椎弓板和棘突在脊柱前突轮廓内应对齐脊柱,关节应当对称重叠(图 11-7)。

为避免漏诊损伤,应从头侧到尾侧进行有条理的评估。由于上颈椎(寰椎)和头颈结合区(寰枕)这两个区域更容易受伤,而且相关的 X 线片表现又难以辩论,因此在评估时应特别注意。

1.X 线正常测量结果

用侧位平片评估头颈结合部对线的方法曾描述过多种方法。Wackenheim 线是沿枕骨斜坡的后面指向齿突划出的线并与齿突的上后面相交(图 11-8)。

这条线相对于齿突的向前或向后移动分别提示枕骨在寰椎上向前或向后移位。13 岁以下儿童齿突没有骨化的,会造成一种寰枕前脱位的假象。其 Power 比可通过从颅骨底划一条线到寰椎后弓,再从颅后点划另一条线到寰椎前弓来加以确定[174](图 11-9)。

Power 比大于 1.0 或小于 0.55 分别代表寰枕关节的前移位或后移位。但此比值对前移位更敏感[117]。Harris 及其同事描述的"十二规则"是评估断枕骨和 C1 之间不稳定的另一种方法[92]。在这项技术中,颅底点和齿突顶端之间的距离(颅底齿突间距 BDI)为 12 mm 或小于 12 mm,从 C2 椎体和齿突的后侧面移上方划的一条线应在距离颅底且 12 mm 的内突道(图 11-10)。

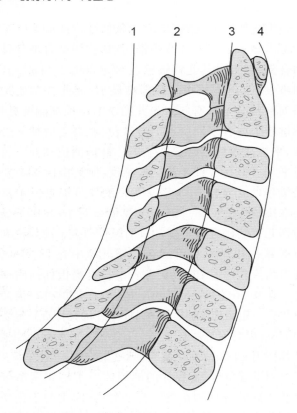

图 11-7 颈椎侧位 X 线片上显示的正常关系。1,棘突;2,脊板线;3,椎体后线;4,椎体前线。(Reproduced from Copley, L.A.; Dormans, J.P. Cervical spine disorders in infants and children. J Am Acad Orthop Surg 6:205, 1998.)

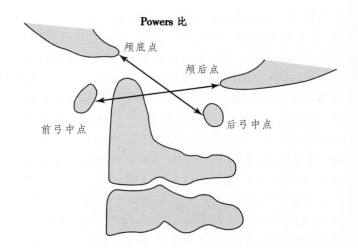

图 11-9 Powers 比由如下两条线决定:第一条线从颅底点(B)至寰椎后弓寰椎前弓线 (A)。将 BC 线的长度除以 OA 线的长度。此比值即为 Powers 比。该值大于 1 时提示寰枕前移位,小于 0.55 时提示后移位。(From Hosalkar, H.S.; Cain, E.; Horn, D.; et al. Traumatic atlanto-occipital dislocation in children. J Bone Joint Surg [Am] 87:2480–2488, 2005.)

由于 13 岁以下儿童的齿状突未完全骨化,其 BDI 不可靠,但其 BAI 要小于 12 mm[92]。测量寰枕结合部的垂直高度可以检测寰枕结合部的分离。Kaufman 及其同事认为,对于正常脊柱,此距离在任意一点均不应超过 5 mm[110](图 11-11)。

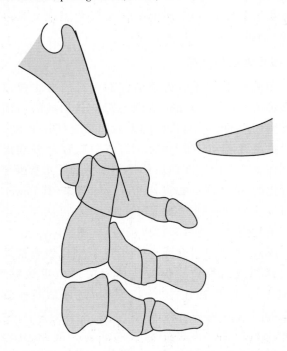

图 11-8 Wackenheim 线相切于枕骨斜坡并与齿状突上后面相交。相交点的前后方移位提示寰枕的同方向移位。在年幼儿童中,齿突不完全骨化会造成一种前方移位的错觉。

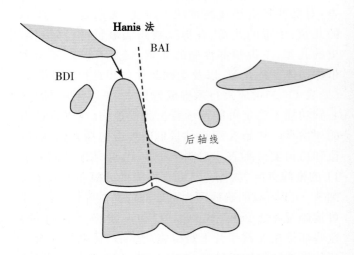

图 11-10 Harris 法。颅底点和齿状突顶端间的距离(BDI)应小于 12 mm, 从齿状突到在 C2 椎体后部上方沿齿状突划的一条线的距离(BAI)也应小于 12 mm。(From Hosalkar, H.S.; Cain, E.; Horn, D.; et al. Traumatic atlanto-occipital dislocation in children. J Bone Joint Surg [Am] 87:2480–2488, 2005.)

用 ADI 可以评估寰椎关节的完整性。要从 C1 环的后面到齿状突的前面。成人的正常 ADI 为小于 3 mm，而儿童的 ADI 可达 5 mm。如果 ADI 在侧屈位超过 5 mm，在侧伸位超过 4 mm，则横向寰椎韧带可能功能不全[128,186]。当 ADI 超过 10~12 mm，翼状韧带和尖韧带也可能功能不全，而且由于在 C1-C2 上下稳定，发生脊髓受压的危险性高[63,205]。寰椎不稳定导致的脊髓受压的风险可以通过直接测量脊髓提供的间距（SAC）来确定。Steel 的"1/3 规则"规定：在齿突水平，脊柱前后径的 1/3（从 C1 前环内侧延伸到该环内侧后方）被齿突占有，1/3 被脊髓占有，还有 1/3 被 SAC 占有。当 C1 环向前移位或者齿突向后移位时，SAC 便减少到不足 1/3，脊髓就有可能受压[209]。

Swischuk 线即后方颈椎线（或称脊板线）用以辅助上颈椎的病理性或角和移位诊断。这条线起自 C1 棘突的前方止下 C3 棘突的前方，此线应在距离 C2 棘突前方 1.5 mm 内通过，如果超过 1.5 mm，则提示有损伤[209]（图 11-12）。

2.正常发育解剖

未成熟脊柱的一些正常发育解剖变异可能会被误诊为创伤。因此在评估 X 线片时应了解这些正常变异（表 11-4）。永久性软骨结合（延迟闭合）和椎体不完全骨化（前方或楔形）[210]疑似骨折。椎前软组织宽度对区分轻微骨折和正常生理变异很有帮助。儿童的咽后隙（C2 区）宽度应小于 7 mm，气管后隙（C6 区）宽度应

小于 14 mm。简单说就是，咽后隙应当是颈椎体前后宽度的 1/2，气管后隙分别与颈椎体 C2 与 C6 的宽度一样。呼气时会误认为咽后软组织增大，类似哭闹儿童的情况，所以，为了确定是否确实异常，必须拍摄呼气相 X 线片[5]。

在多达 20% 的正常儿童中，侧位 X 线片上的寰椎前弓好像重叠在齿突上，特别是在颈部伸展时。这种表现是由于齿突顶部不完全骨化造成的[28,185]。在大约 5% 的儿童中，齿突前方或角是正常变异，可能被误诊为 Salter-Harris Ⅰ 型齿突骨折。未成熟颈椎 X 线片上的另一种常见表现是 C2 在 C3 上半脱位，以及较少见的 C3 在 C4 上半脱位。Cattell 和 Filtzer 在对 160 例没有颈椎损伤史的儿科患者的研究中首次发现了这种正常变异。8 岁以下儿童中，46% 有 C2 在 C3 上前移达 4 mm，14% 在 X 线片上出现 C3 在 C4 上的假性半脱位[28]。Shaw 等发现，在所有 16 岁以下儿童中，有 22% 有假性半脱位[195]。依据上述和其他一些研究，可以认为不超过 4 mm 的移位是正常变异而不是病理性不稳定[28,168,195,212]。

中颈椎的局灶性脊柱后凸是另一种容易被误解的正常变异。在 16 岁以下儿童中，有 14% 在静止侧位 X 线片上没有颈椎前凸，是一种正常表现[28,89,186]。通过评估后椎间距可以将这种正常变异与更严重的后韧带损伤相区分。棘突顶点间的间距不得大于给定层面上下椎间距的 1.5 倍。唯一的例外是 C1 和 C2 的椎间距可以稍大一些，因为从 C1 延伸到枕骨的后韧带相对于 C1 和 C2 之间的韧带异常强壮[13,149]。当侧位 X 线片显示两个颈椎之间的矢状面成角大于 11°或者一个颈椎在另一个颈椎上移位大于 3.5 mm 时，应考虑为轴下颈椎不稳定，不包括 C2-C3 和 C3-C4。

3.动态 X 线片

研究表明，屈伸位 X 线片几乎不会稍微增加在对疑似颈椎损伤进行初始评估中用静态显像模式获取的诊断信息。Ralston 及其同事进行了一项双盲回顾性研究，在研究中放射工作者对比了 129 例儿童的静态 X 线片和屈伸位 X 线片，他们发现，当静态侧位像提示有脊柱损伤时，屈伸位 X 线片可证实损伤存在。但是，如果静态像显示正常，屈伸位 X 线片就不能发现任何异常[178]。Dwek 及其同事回顾性评估了 247 例患儿，这些患儿的颈椎静态 X 线片显示一切正常时屈伸位 X 线片未显示有任何颈椎损伤。因此他们发现，最初静态 X 线片被认为有异常的 4 例患者中，动态成像有助于排除损伤[54]。Pollack 和其同事评估了 NEXUS

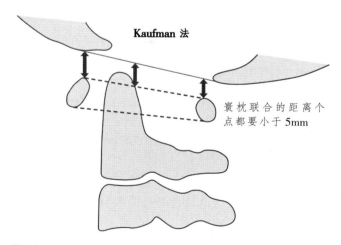

Kaufman 法

寰枕联合的距离个点要小于 5mm

图 11-11　Kaufman 法。包含枕突和寰椎外侧块关节面间距离在内的寰枕结合部宽度在任何点都不应该超过 5 mm。（From Hosalkar, H.S.; Cain, E.; Horn, D.; et al. Traumatic atlanto-occipital dislocation in children. J Bone Joint Surg [Am] 87:2480 - 2488,2005.）

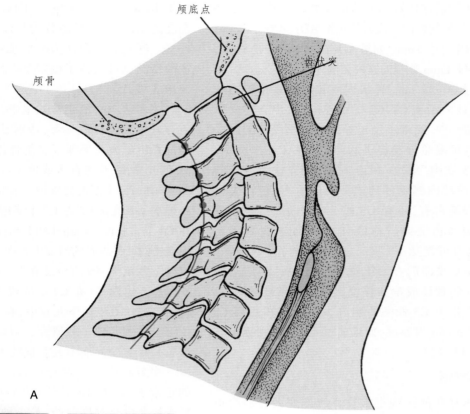

颅底点

颅骨

齿状突

A

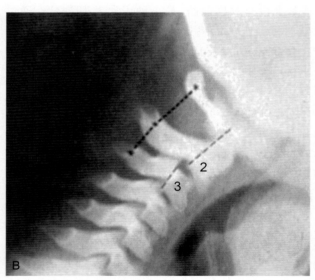

2

3

B

图 11-12 (A,B)Swischuk 描述了后颈椎线(即脊板线),此线起于 C1 棘突的前方止于 C3 棘突的前方。在屈伸位 X 线片上,此线应在距离 C2 棘突前方 1.5 mm 内通过,否则就应该怀疑有损伤。

研究中的一个亚群(86 例患者),这些患者经屈伸位 X 线片检查发现有两处稳定损伤,而最初的静态 X 线片却没有检查出来[172]。笔者认为,屈伸位 X 线片对急性颈椎损伤的评估帮助不大。MRI 对检测轻微韧带损伤更敏感。

尽管屈伸侧位 X 线片在急性期对诊断帮助不大,但是在疑似软组织损伤适当观察期或反架制动之后,动态成像有助于评估其不稳定性。在这种情况下,动态图像可以验证愈合情况和由此产生的稳定性或者发现不稳定,以及确认是否需行手术治疗。

三、胸腰椎 X 线片

大多数医院应用常规 X 线片来筛检胸腰椎病变。但是,由于无法得到胸椎上 2 节或 3 节的满意图像,该技术的有效性受限。在这种情况下,游泳位片有助于消除肩部的妨碍,从而观察脊柱的这一过渡区。在

表 11-4　正常 X 线片变异
1. 8 岁以下儿童屈曲位片上寰椎齿突间距 ≤ 5 mm
2. C2 的前弓与软骨齿状突重叠
3. 屈伸位片上 C2 在 C3 上以及较少见的 C3 在 C4 上的假性半脱位,伴有不超过 4 mm 的横移(应用 Swischuk 线来排除病理损伤)
4. 颈椎前突缺失(棘突间距离 ≤ 上下层面距离的 1.5 倍,伸位片上前突恢复)
5. 持续性软骨结合(评价周围软组织肿胀)
6. 咽后间隙可达 7 mm(哭闹儿童可能假性增大),气管后间距可达 14 mm
7. 7 岁前椎体前方呈楔形

初始创伤检查完成之后应尽快筛查 X 线片,这样有助于弄清楚胸腰椎有无轻伤,从而去除患者的脊柱固定板。应通过 X 线片评价骨折、脊柱的总体对位、脊柱关节对称性以及椎间距。用于评价颈椎描绘的线在胸腰段应有平滑的轮廓。尽管爆裂骨折最好应用 CT 检查,但常规 X 线片上也有细微表现,包括前后位片上显示的椎弓根间变宽和侧位片上椎体后上角的皮质小缺陷。

四、颈椎 CT

　　X 线片不合格是导致大量创伤患者损伤漏诊以及后期神经系统衰退的主要原因[40,76]。最初拍片欠佳不得不重复做 X 线检查,效果也不好,而且从患者保健角度花费较高。由于常规 X 线片的这些不足以及数字式断面成像技术的不断发展,包括数据采集速度、图像分辨率和格式转化能力,应用 CT 来评估儿童脊柱损伤已取得不断进展。在成人中,螺旋 CT 的应用已取代了常规 X 线摄片,已成为钝性创伤时筛查颈椎损伤的首选方法[85,152]。CT 在评估儿科颈椎损伤中的作用仍有待明确。Keenan 及其同事指出,颈椎的 CT 检查对于以下儿童群体非常有效:年龄大于 8 岁,发生车祸时未系安全带,Glasgow 昏迷评分大于 13 分以及经插管的儿童。他们发现,若在评估过程早期行 CT 检查,就不必拍摄多张模棱两可的 X 线片。Link 和同事复查了有严重头部创伤的 202 例患者,所有患者都拍了头部 CT 和 X 线片[128]。28 例有 C1 或 C2 区骨折,但是其中的 11 例骨折未经 X 线片检出。另外的 11 例枕骨骨折是通过 CT 检测出的。笔者认为,头部创伤患者的颅脑结合部的例行 CT 检查有助于发现 C1、C2 或枕骨踝的隐匿性骨折。Hartley 及同

事[94]提出了一种计算儿童颈椎间隙的算法,这种算法是以颈椎 5 方位系列 X 线片为依据的,包括从枕骨到 C2 的中轴脊柱前后位、侧位、口咬合须和斜位 X 线片,以及 CT 成像。使用 CT 的理论依据是:8 岁以下儿童上颈椎很容易损伤,而且这个部位的 X 线成像有一定技术性困难。在这项针对 112 例患者的研究中,6 例骨损伤中有 2 例(33%)只有用 CT 才能诊断。另一项前瞻性研究对比了应用螺旋 CT 和 X 线片检查在急诊室所花费的时间、对镇静的需求、相对价值单位和总费用以及射线暴露。拍常规 X 线片的患者中有 30% 需要补充拍片,但在需要镇静的总数或在急诊室时间花费上两者是一样的。不出所料,CT 组在花费和射线暴露方面会高一些。有文献估计,螺旋 CT 的辐射剂量是常规 X 线片的 4 倍[60,105]。毫无疑问,对于这个年龄段来说,电离辐射暴露引发甲状腺癌的危险性确实令人担心。真正的问题是,CT 的特异性和敏感性是否比常规 X 线片高得多,足以断定 CT 成像的高成本是值得的,而且能抵消增加儿童辐射暴露的危险性。Carlan 和其同事回顾性评估了 413 例儿科创伤患者(平均年龄 10.7 岁),这些患儿都做过常规 X 线检查以及颈椎冠状面和矢状面重建的 CT,他们确认,作为一种筛查方法,CT 的准确度(敏感性、特异性和阴性预测值)优于 X 线平片。他们还发现,X 线平片不能为 CT 检查提供附加的诊断信息[27]。

　　基于目前可得到的数据,常规 X 线检查或 CT 都可以有效用于颈椎损伤的筛查。CT 的优点是,能极好地显示颈椎的上部(枕颅部)和下部(颈胸部),而在 X 线片上却难以充分显示。对于 8 岁以下的儿童,软组织损伤或软骨损伤比骨折更常发生,因此 MRI 应是一种更适合的检查方法,但仅用作筛查[57]。由于这些原因,对多发性损伤的各年龄段儿童进行颈椎初始评估时,我们建议采用具有冠状面和矢状面重建功能的螺旋式 CT。如果 CT 显示正常,但仍怀疑有脊柱损伤,特别是 8 岁以下儿童,我们就应用 MRI 来评估是否可能有软组织损伤或软骨损伤。

五、胸腰椎 CT

　　越来越多的证据证明,在评估成人胸腰椎损伤时,CT 优于 X 线平片。对于多发伤患者,应用从创伤图表获取的用于评估胸腔和腹腔的从头部到骨盆的(螺旋扫描)CT 检查数据对于筛查胸椎、腰椎和骶椎(TLS)损伤非常敏感,因此在很多医院已不必进行常

规 X 线检查。5 项前瞻性研究表明,CT 的敏感性(93%~100%)高于 X 线平片(33%~74%),而且观察者间差异更好[78,95,182,196,223],这些信息完全可以用于儿科,但在儿童 TLS 检查中用冠状面和矢状面重建 CT 取代常规 X 线检查还要做进一步的研究。

六、磁共振成像

MRI 是评估脊髓和软组织结构(包括韧带、软骨和椎间盘)的首选检查。对于反应迟钝患者,该技术有助于排除颈椎损伤。低龄儿童通常需要进行镇静,因此进行这项检查的准备工作比较繁琐,除非患儿已经插管或者反应迟钝了。对于明确有神经缺陷的患者应进行 MRI。如果神经缺陷是暂时的,也要进行 MRI,这也许预示着潜在的韧带损伤需要进行制动[21]。在一项对 74 例 X 线平片提示有颈椎损伤儿童的研究中,MRI 证实了 66% 的 X 线片诊断结果,更改了其余 34% 的诊断结果[68]。Keiper 及同事获取了 52 例具有与颈椎损伤表现相一致的儿童患者的 MRI 检查结果,其 X 线平片和 CT 均显示为阴性[111]。其中有 16 例 MRI 有异常,而且后软组织损伤是最常见病理。更重要的是,其中有 4 例患者最终进行了外科固定手术,MRI 有助于辅助制订术前计划。MRI 特别有助于排除体格检查不确定或无法进行的感觉迟钝患者的颈椎软组织损伤。Frank 及其同事经过评估发现,MRI 可有效节省颈椎排查时间、儿科 ICU 住院时间和总住院时间,而且对所有效果评估项目都有统计学意义的降低[70]。

在胸腰椎端,MRI 可有效显示韧带、椎间盘、骨头和骨髓的损伤。Sledge 及同事发现,MRI 能确定 19 例胸腰椎骨折和神经缺陷儿童的骨折类型、脊柱稳定性以及相应治疗。他们还发现,MRI 上所看到的急性脊髓改变可预测神经恢复的潜在可能性[200]。

七、脊柱病变排查方案

1.颈椎

一旦儿童佩戴颈托或者进行了颈部制动之后,无论是在急救中心还是急诊室,都必须在停止制动之前,正式排查颈椎损伤。颈椎损伤的早期排查有多种好处,而且有助于避免发生已知的并发症,包括皮肤破溃、吞咽困难、肺部并发症和颅内压增高[41,114,205]。对于 8~10 岁以下儿童,颈椎损伤的排查尚无普遍认可的方案。Hartley 及其同事提出的方案是:如果儿童清醒、有反应且合作,如果没有颈椎损伤体征,以及如果损伤机制与颈椎创伤不一致,仅依据临床检查就可以排查颈椎损伤[94]。对于已止痛或因其他原因不能进行检查的儿童,以及所有提示颈椎损伤的病史或检查表现的儿童,应依据 5 个方位的一组颈椎 X 线片来排查,包括前后位、侧位、开口位和斜位 X 线片,另加枕骨至 C2 脊椎的中轴区 CT。应用 CT 的理论依据包括:8 岁以下儿童的上位颈椎损伤为主,而且这个部位用 X 线平片成像有一定技术难度。在该项研究中,112 例患儿中有 8 例诊断为颈椎损伤。6 例骨损伤儿童中有 2 例仅被 CT 扫描诊断出来。未漏诊一例颈椎损伤,并按时停止了颈椎制动。另外,正如 Carlan 及其同事所提议,也可以用矢状面和冠状面重建 CT 扫描替代 X 线平片检查来排查颈椎损伤[27]。

由于已认识到年幼儿童的脊柱损伤很可能累及软组织或软骨结构,Flynn 及其同事在他们的评估方案中,除了 X 线平片和 CT 以外,主张把 MRI 作为最终的确诊性检查。在这项囊括 74 例儿童的研究中,MRI 改变了 34% 的诊断结果,确诊了 15 例 X 线平片正常患者的颈椎损伤,并排除了 7 例 X 线平片疑似损伤和 2 例 CT 扫描疑似损伤。在 25 例迟钝或非合作的儿童中,MRI 显示 3 例儿童有明显颈椎损伤[68]。

有效的多学科检查方法可便于迅速排查颈椎损伤,可将未插管患儿的平均排查时间缩短到 8 小时以内,插管患儿的平均排查时间缩短到 20 小时以内[124]。快速排查脊柱损伤的能力,取决于排查方案对于治疗团队是否安全且易操作。Anderson 及其同事证实了这种排查方案的安全性和有效性,据报道,在脊柱损伤排查方案制订之后,非脊柱科医师正确排查脊柱损伤(未发现后期损伤)的数量增加了 60%[4]。

脊椎损伤排查方案应结合详尽的病史和体检,而且要审慎地采用放射学检查的成像方式(图 11-13)。如符合以下要求可进行临床排查:儿童年龄较大且能有效表述疼痛;儿童完全清醒且没有中毒表现;没有颈椎椎旁或中线触痛;既没有神经缺损表现,也没有一过性缺损病史;没有分离性损伤。如果没有异常,可排除脊柱损伤。不过,即使上述判断标准都不符合,或者刺激性活动引起疼痛,仍应继续进行脊柱预防并行成像检查。可以行至少包括前后位和侧位的 X 线平片检查,并对可以合作的儿童摄开口位 X 线片;否则就应进行由枕骨至 C2 的 CT 扫描。进行 CT 扫描来评估有无头部损伤的儿童,应将颈椎包括在检查范围内。如上所述,可以用矢状面和冠状面重建 CT 来代替 X 线平片检查,能更有效地评估颈椎损伤。成像检查必

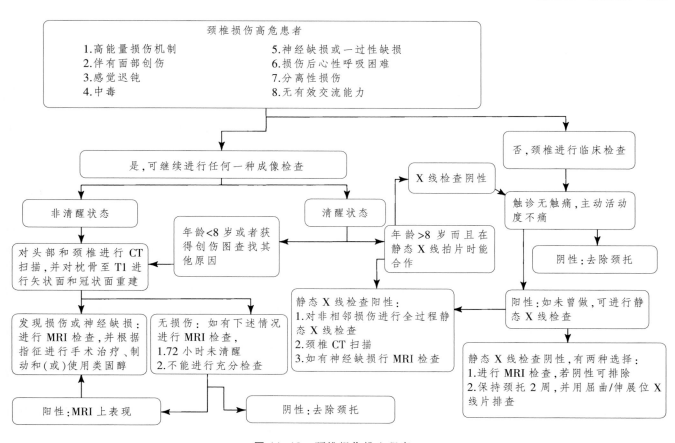

图 11-13　颈椎损伤排查程序。

须全面显示整个颈椎,从枕颈结合部到 T1 椎体。对于 X 线平片或 CT 检查没有损伤表现,但颈部持续疼痛或肌卫的儿童,应进行 MRI 检查来评估有无软组织损伤。如果无发现,可停止制动。儿童颈部疼痛但 X 线平片和 CT 扫描正常,也可以不行 MRI,而让儿童戴上颈托制动 10~14 天,提供一定时间让椎旁肌肉解除痉挛,然后再进行颈椎屈曲和伸展位 X 线拍片,以排除颈椎不稳定。在有神经缺损的情况下,或有一过性缺损病史,应进行全脊柱的 MRI 检查。如果怀疑是没有 X 线片异常表现的脊髓损伤(SCIWORA),则应继续使用颈托,继续预防保护脊柱,而且考虑到这种损伤后会有迟发性神经退化的危险,应让患者住院观察[122,159]。

对于不清醒或感觉迟钝的患者,可采用标准方案来排查颈椎损伤(见图 11-13)。这些患者通常要进行 CT 创伤图检查,作为最初检查的一部分来评价伴发损伤,在行 CT 创伤图时,可通过矢状面和冠状面重建使颈椎成像。当患者精神状态基本恢复正常时,可应用清醒患者的评价方案。如果患儿有明显头部损伤,

而且预计不清醒状态会延续较长时间,可采用 MRI 来尽快排查颈椎损伤,以免颈托制动伴发皮肤和其他问题。对这些患者,迅速应用 MRI 还能缩短入住 ICU 时间以及总的住院时间。因此,应尽早进行 MRI 检查可能是合理的选择[68,124]。如果 X 线平片或矢状面或冠状面重建 CT 以及 MRI 检查正常,便可安全排除颈椎损伤。

2.胸腰椎

对于多发性创伤儿童,紧急排查胸腰(TL)椎损伤也非常重要。患儿应一直保持仰卧位,直到完成相应的评价。从头到骨盆进行螺旋 CT 检查往往作为多发性损伤儿童最初评价的一部分,通过矢状面和冠状面重建对胸椎和腰椎进行影像重组,可用于对胸腰(TL)椎进行影像检查。否则就应对颈椎和腰椎进行常规 X 线检查。如果影像检查正常,而且儿童触诊无触痛并显示无神经缺损表现,便可排除胸腰椎损伤。如果在 X 线检查正常或 X 线平片上有可疑表现的情况下有持续性骨性压痛,则可通过对该部位的 CT 扫描进行确诊。如果常规 X 线平片和 CT 均正常但怀疑有韧带

损伤,或者如果有神经缺损或者有一过性神经缺损病史,则应在排除脊柱损伤之前进行 MRI 检查。

第六节　儿童脊髓损伤

一、发病率

在美国,小儿科人群中脊髓损伤的发病率是每一百万儿童中有 18.1 例损伤,每年约有 1300 例新病例[113]。在大多数儿科脊柱创伤的研究中,无脊髓损伤的脊柱骨折比有脊髓损伤的脊柱骨折稍多见[90,157]。在小于 12 岁的儿童中,两种性别的脊髓损伤发病率大致相同,但 12 岁以上男性患者数量明显增加。儿童脊髓损伤最常发生于汽车交通事故(38%)、跌倒或跳跃(16%)、枪击伤(13%)和潜水事故(9%)。其他与运动相关的损伤较为少见,约占总数的 1%[101]。

在低龄儿童(小于 10 岁)中,最常见的原因是行人汽车交通事故和跌倒;在年龄大于 10 岁的儿童中,最常见的原因是汽车交通事故相关乘车儿童、潜水和其他与运动相关的损伤(体操、坡道滑雪以及接触运动)[87,161]。儿童在脊髓损伤后的第一年内的死亡率是 5%~10%,而小于 11 岁的儿童在遭受脊髓损伤后第一年内的死亡率则会高出 5 倍[141,150]。

由于未成熟脊柱的解剖学和生物力学特点,8 岁以下儿童的脊髓损伤通常会累及上颈椎,但往往没有可辨认的骨性损伤,引起四肢瘫痪的概率增加一倍。大于 8 岁的儿童很可能有骨折,而且损伤模式更接近于成人的损伤模式[37]。总之,Rang 在其对 Toronto 儿童医院长达 15 年的儿童脊柱创伤的综述中发现,截瘫的概率是四肢瘫痪的 3 倍[179]。与成人相比,儿童脊椎多层面损伤更多,可发生于 25% 的颈椎骨折患儿,而且无 X 线片异常表现的脊髓损伤(SCIWORA)比成人常见得多[37,81,86,109]。另外,脊柱畸形几乎一定会发生,取决于损伤时的儿童年龄和瘫痪层面。

二、SCIWORA(无 X 线片异常的脊髓损伤)

这种综合征是 Pang 和 Wilberger 于 1982 年首先描述的,在应用 MRI 之前用于描述在传统 X 线平片、CT 扫描、脊髓 X 线造影和动态屈伸位 X 线片上无可辨认骨折的脊髓损伤[162]。它不包括由穿通性创伤、电休克、产科并发症或先天性异常伴发的损伤。实质上脊髓发生生理性破裂并没有可表现出的解剖病变。由出生到 17 岁的脊髓损伤患儿 SCIWORA 发生率约为 35%,

绝大多数发生在 8 岁以下的儿童[159]。儿童的脊柱骨比成人的弹性大,可承受比较大的变形而不会破裂。

MRI 显示有脊髓水肿或出血、软组织或韧带损伤以及骨突或间盘破裂可诊断为 SCIWORA,但约有 35% 的病例完全正常。全部脊髓损伤儿童中 20%~30% 的瘫痪是 SCIWORA 引起的。SCIWORA 的可能机制包括:颈椎过伸,引起黄韧带挤压脊髓,随后又屈曲,可引起纵向牵拉;无明显失灵的一过性半脱位;或者未发现的软骨终板破坏(Salter-Harris Ⅰ 型骨折)。不管具体的发病机制是什么,都是由于儿童脊柱组成成分弹性的可变性而发生脊髓损伤[116]。实验表明,儿童脊柱的骨软骨结构可拉长约 5.08cm 不破裂,而脊髓仅拉长 0.64cm 就会破裂[34,126]。脊柱有延展性是由于韧带和关节囊有弹性[62],椎间盘和纤维环的含水量高[99],水平向关节面和楔形椎体(可以移位)[28],钩状突发育不全(可以过度旋转),以及软骨性的椎体终板[6]。相反,脊髓却受限于水平发出的脊神经根、硬膜附着于枕骨大孔和臂丛[112]。当脊柱的肌肉骨骼结构变形超出脊髓的生理极限时,就会发生脊髓损伤[116]。脊髓损伤可以是完全性或不完全性的。SCIWORA 报道的部分脊髓综合征包括 Brown-Séquard 前方和中央脊髓综合征,以及混合型式脊髓损伤[159,161,162]。

伴随胸或腹部的高能创伤,也可在胸腰椎发生 SCIWORA。其损伤机制包括:严重或持久低血压伴发的脊柱"分水岭"区域的血管损伤,对座椅安全带固定患者的分离机制,以及碾压伤的过伸机制,这种损伤最常发生于儿童在俯卧位被汽车碾压,可使脊柱塌进胸腔内[159]。

SCIWORA 的预后与 MRI 表现(如果有的话)以及神经损伤的严重程度有关[159,161]。MRI 所见的改变是由水肿和出血引起的,可累及神经的内或外结构。水肿在 T1 MRI 上显示为等密度,在 T2 MRI 上显示为高密度。细胞外高铁血红蛋白是血红蛋白的一种副产物,可作为软组织或神经成分出血的标志物,在 T1 上显示为高密度,在 T2 上显示为低密度。神经外支撑组织的表现,往往可揭示损伤机制。前纵韧带损伤提示为过伸损伤机制,而后纵韧带和间盘突出,常常是由过屈损伤引起的。盖膜损伤可能是虐童("虐待婴儿"综合征)的征象。神经外组织的这些改变可在损伤后数小时内用 MRI 检查出来,此时血液很快被代谢成一种很容易在 MRI 上观察到的形式(高铁血红蛋白)。相反,提示脊髓出血的神经内改变,由于脊髓内血红蛋白代谢的延迟,要在数天后才能发现[67,84]。因此建议,排除压迫性损害(神经外)时(可能需要进行处理),要在出现时再进行 MRI 检查;然后,在损伤后 6~9 天再进行一次 MRI 检查,以提高发现神经内改变的概率,这可能是长期预后更重要的预示因素[159]。

Grabb 和 Pang 把 MRI 上可看到的神经内损伤分为5 种类型:脊髓完全破裂以及累及轴向 MRI 上 50%脊髓横截面积的脊髓出血,通常伴有严重的神经缺损,预后不容乐观;累及脊髓横截面积不足 50%的轻度脊髓出血,通常伴有中度到重度神经缺损,有可能部分恢复;脊髓水肿,没有出血征象,预期效果非常好;电生理检查发现高达 35%的脊髓损伤的患者经 MRI 检查并没有发现病变,而且这些脊髓损伤可完全恢复,预后极佳[84]。

SCIWORA 的有效处理需要仔细评价脊柱,以排除骨性和软骨性损伤或力学不稳定,而且要固定脊柱以防止再发性损伤[159,161]。颈椎或胸椎骨折或脱位的 X 线片表现有时细微难以辨认,因此最初读片会有高达 10%的误判[49]。通常用支架固定即可有效治疗 SCIWORA。支架治疗的依据是,引起脊髓损伤的能量也会给限制性结构(棘间韧带和小关节关节囊)施加应力,引发部分撕裂或严重扭伤以及隐性不稳定[159]。在 SCIWORA 患者中所见的两种类型损伤 (迟发性神经病变和复发性SCIWORA),强调了隐性不稳定这一理念。SCIWORA儿童可不表现出神经缺损,随后直到损伤后 4 天才发生症状(延迟性发病)[157]。复发性 SCIWORA 的特征是,在最初神经稳定或改善期之后,损伤后头两周内会发生神经退变[161]。SCIWORA 迟发性和再发性 SCIWORA 都被认为是由已损伤的脊髓的重复损伤引起的,已损伤的脊髓,即使轻微不稳定也容易受损。在一家医院坚持执行对颈椎严格制动治疗方案之后,这两种类型的脊髓损伤的发生率均明显减少[159]。

治疗 SCIWORA 的支架固定时间,仍是一个有争论问题。不过,最近 Launay 及其同事对文献的荟萃分析显示,如果于 8 周时停止支架治疗,复发性SCIWORA 的概率是 17%,而制动 12 周的患者中无一例发生复发性脊髓损伤[122]。根据这些信息我们建议SCIWORA 儿童应制动 12 周,然后再对损伤部位拍摄动态侧位屈伸 X 线平片,以确保停止治疗前没有不稳定。颈椎和上胸椎损伤应采用颈胸矫形术(CTO)进行治疗,下位胸椎和腰椎损伤应采用胸腰矫形术(TLSO)进行治疗。偶尔可行手术固定。

三、儿童脊髓损伤的特点

脊髓损伤在功能上可分为完全性和不完全性两类:完全性还指在消除了脊髓休克之后损伤层面以下的感觉和运动功能完全缺失;不完全性是指还有一些神经功能。只要肛周区(S4-S5 皮节)有感觉及肛门括约肌控制完好就表明骶骨未受损,进而提示脊髓长束连续,其神经功能改善的可能性为 50%[135]。脊髓综合征很少有经典描述的表现,但因为能确定神经损伤类型,有助于预测预后。在儿童中,中央索综合征不常见[190]。它的特点是上肢比下肢无力和感觉改变更明显。肠道和膀胱功能一般不受影响。恢复概率各不相同,年幼儿童普遍更好。Brown-Séquard 综合征的特点是,脊髓功能"一分为二",在损伤层面以下同侧的运动和本体感觉功能丧失,而对侧的痛觉和温度觉丧失。虽然在钝性创伤儿童中曾报道过这种综合征,但这种损伤大多是由穿通性创伤引起的[155]。在钝性创伤后的预后较好。脊髓前索综合征的特点是,运动肌力和痛觉或温度觉丧失,轻触和本体感觉仍存在。其预后恢复最差[88]。

Frankel 分类和美国脊柱损伤学会(ASIA)创伤性脊髓损伤分级,都是以运动和感觉功能的测试结果为依据。感觉和运动功能缺失为 A 级;感觉功能完好而运动功能缺失为 B 级;感觉功能完好,无有效主动运动功能为 C 级;感觉功能完好,主动运动微弱为 D 级;运动和感觉功能均正常为 E 级[220]。ASIA 创伤性脊髓损伤等级评分已被广泛接受,这种方法是依据 28 个脊神经皮节的感觉检查和双侧 10 个主要肌群的运动测试结果评分。每一个皮节的感觉评分定为 0(没有)、1(减弱)或 2(正常),每一个主要肌群的运动评分定为0 至 5。感觉层面确定为最尾侧层面,感觉完好(2/2),运动层面确定为最下方肌群,肌力最低为 3 级(能抗重力)。ASIA 创伤性脊髓损伤分级又将损伤分为完全性和不完全性(表 11-5)。

脊髓损伤的治疗要遵照继发性损伤链进行。原发

表 11-5　ASIA 创伤性脊髓损伤的损伤等级

A=完全性,骶节 S4~S5 无感觉或运动功能

B=不完全性,神经层面(含 S4~S5)以下有感觉功能而无运动功能

C=不完全性,神经层面以下有运动功能,但神经层面以下一半以上主要肌群肌力等级低于 3

D=不完全性,神经层面以下有运动功能,但神经层面及以下至少有一半主要肌群的肌力等级等于或大于 3

E=正常,感觉和运动功能均正常

性损伤通常由脊柱骨折或脱位时迅速压迫脊髓引起的,是不可逆的。继发性损伤链的特点是腹后过氧化、缺血和电解质紊乱。皮质类固醇是稳定剂,可减轻水肿并通过清除氧自由基来保护细胞膜。对大龄儿童(大于 13 岁)和成人的研究发现,损伤后 8 小时之内给予甲泼尼龙,可增加恢复的可能性[14-18]。在这些研究中,以团注给予甲泼尼龙,负荷剂量为 30mg/kg,15 分钟团注完,随后以 5.4mg/(kg·h)的剂量滴注,如果在损伤后 3 小时之内开始,连续滴注 23 小时,而如果在损伤后 3~8 小时开始,则连续滴注 48 小时。如果患者损伤后已超过 8 小时或者是由穿通性创伤引起的损伤,就不要给予类固醇药物[96]。采用这一治疗方案,于 6 周至 3 个月时可发现运动和感觉功能恢复。由于这项研究中最小的患者是 14 岁,因此对于较小儿童的作用尚不清楚。在我们医院,对于非穿通性创伤后 8 小时之内接诊的所有脊髓损伤儿童,全根据这一治疗方案进行治疗。

也有在急性脊髓损伤后给予 GM$_1$ 神经节苷脂可促进神经恢复的报道。在中枢神经系统细胞膜中发现的这种酸性复合糖脂,被证实有神经保护和神经功能恢复作用的潜能。用 GM$_1$ 神经节苷脂和甲泼尼龙进行的前瞻性随机安慰剂对照药物研究表明,给予两种药物的患者与仅给予甲泼尼龙的患者相比,恢复有所改善[73,74]。

脊髓损伤儿童的手术治疗适应证与成人相同:有不完全性或进行性神经缺损表现的脊髓受压、开放性脊髓损伤或明显不稳定的损伤类型。仅行椎板切除术没有益处。多项研究表明,它可能是有害的,因为它会增加脊柱不稳性以及所有层面成角畸形的可能性[146,179,198,226]。手术减压的目的是预防或停止缺血的有害影响,而缺血是继发性损伤链的重要组成部分。然而目前尚没有精心设计的前瞻性研究,对手术减压在神经恢复的作用和最佳时机的评价[61,164]。手术固定的目的是防止对脊髓造成进一步机械性损伤而加重已有的损伤,并使患者能早期活动以免发生肺部并发症、失用性骨质减少以及无知觉皮肤引起的并发症[135]。在 Jacobs 及其同事的一项研究中,比较了脊髓损伤患者的脊柱骨折行非手术治疗和手术治疗的效果,手术治疗的患者比非手术治疗的患者组早行走 4.6 周或早使用轮椅 5.2 周[107]。

远期功能结果取决于脊髓损伤的层面。C4 以上损伤的患者通常有膈肌麻痹,往往会依赖呼吸机进行呼吸。C3 以上损伤的患者会双肩耸起,只能活动颈部。他们只能通过吸气呼气、语音活动、皱眉或闭眼或头颈操作来指挥设备。C6 损伤的患者可以操控机动轮椅,如果他们存留肱三头肌功能还能推动手动轮椅。四肢瘫和截瘫的儿童,需要由多学科专家进行治疗,包括骨科、泌尿科、小儿科、心理学、社会服务、理疗和职业疗法、矫形学家以及教育家。

幸运的是,儿童在脊髓损伤后的有效神经恢复效果比成人好,而且年龄小的儿童比年龄大的儿童预后好。据报道,脊髓完全性损伤患儿至少部分得到恢复的可能性为 10%~25%[87,90,157,219]。Hadley 及其同事发现,89%不完全性脊髓损伤的患者会有改善,20%完全性脊髓损伤的患者有明显恢复[87]。Rang 的病例系列表明,完全性和不完全性脊髓损伤的患儿都有一定程度的恢复,除非损伤发生在胸部,因为胸部损伤病例的恢复希望不大[179]。在 Wang 及其同事最近报道的病例系列中,他们 64%的患者在脊髓损伤后至少有部分恢复,其中有 25%的完全性脊髓损伤患者最后能行走。初始损伤后一年内部发现有患者恢复,可能由于其未成熟神经系统重建神经通路和生成轴突的能力强[220]。研究表明,儿童比成人能更好地适应脊髓损伤。Anderson 及其同事访问了 161 例儿童时遭受脊髓损伤的成人,发现能独立生活的占 64%,约 50%生活满意[3]。

创伤后瘫痪性脊柱畸形是儿童脊髓损伤后特有的并发症[173]。脊柱创伤、瘫痪和生长发育的协同作用,总会以多种方式导致脊柱畸形。儿童的椎骨骨突是一种功能性生长板,可因脊柱损伤而受到直接损伤(内源性机制),或因随脊髓损伤的相关因素而受到间接损伤(外源性机制)。内源性因素,如不稳定性骨折、韧带完整性丧失和骨软骨(骨突)生长板损伤,可引发脊柱结构性功能不全,引起骨折部位急性进行性畸形。这种机制一般多见于青少年快速生长期后受伤的儿童[139,214]。外源性因素,如躯干肌无力、痉挛状态和挛缩,可使生长发育中的脊柱受到不对称的外力而导致进行性畸形。这种机制是引起创伤后脊柱畸形的典型原因。引起创伤后脊柱畸形的第三种机制是医源性因素,大多是由固定的脊柱层面不正确以及椎板切除术后未融合引起的。椎板切除术后发生脊柱后凸的危险约为 50%,颈椎和胸椎发生率更高[226]。

患者脊髓损伤时的年龄和瘫痪层面,可能是确定哪些儿童会发生瘫痪的最重要因素。Mayfield 及其同事回顾了 49 例小于 18 岁的脊髓损伤儿童[139]。青少年快速生长期之前发生损伤的所有 28 例患儿均出现脊柱畸形,而且 80%是进行性畸形。脊柱侧凸是最常见的畸形,见于 93%的患者,其次是脊柱后凸(57%)和脊柱前凸(18%)。61%的患者需行脊柱融合术。相反,青少年快速生长期之后损伤的患者组中,只有 38%出现明显的进行性畸形,而且只有 1/3 的患者需要进行脊柱固定。在 Betz 及其同事的其他两项研究中,98%距骨骼成熟 1 年以上发生脊髓损伤的患儿发生脊柱畸形,其中 67%最后进行了脊柱融合术。但是,如果发生脊髓损伤时距骨骼成熟不足一年,则仅有 20%的患儿会发生脊柱侧凸,5%需要行手术治疗[9,42]。在一项对 50 例患者的复查中,Lancourt 及其同事用病例资料证实,10 岁以前发生损伤的儿童 100%发生了脊柱侧凸,10~16 岁发生损伤的儿童的脊柱侧凸发生率为 19%,17 岁以后发生损伤的儿童的脊柱侧凸发生率为 12%[121]。

严重的脊柱畸形可引起骨盆倾斜和落座困难,常常需要用上肢支撑。褥疮、疼痛、难以入座和使用轮椅,是由瘫痪性脊柱侧凸引起的其他一些严重问题。研究表明,矫形治疗并不能成功改变这些瘫痪性脊柱弯曲的自然史,但在儿童期(11 岁以内)作为一种延迟手术的应对措施有一定用途,可以使脊柱充分生长发育[42,121,139]。当患儿大于 10 岁且弯曲很严重(>40°~50°)或脊柱僵硬时,手术固定和融合术最终可以解决这些问题。虽然这些儿童的并发症发生率高,但 90%以上患儿达到了牢固融合[139]。手术的目的是阻止弯曲进展和获得弯曲纠正,以平衡脊柱和骨盆使坐位皮肤压力均衡并恢复上肢的功能性使用。如果畸形是刚性的(屈曲位 X 线片上脊柱侧凸>50°),可能必行前方松解术。为了避免相邻节段后凸,应行长段融合术,如果有骨盆倾斜,应行骶盆固定术。

四、特殊的颈椎损伤

1.寰枕脱位

寰枕(AO)结合部损伤不多见,往往是致命性的。其损伤机制是突然减速,通常由乘客或行人机动车严重创伤引起。最近,这种损伤与安全气囊展开有关[79]。儿童头部被推到相对固定的躯干上,引起颅椎的突然分离。由于幼小儿童的枕骨髁较小,寰枕关节为水平走向,韧带松弛和头部相对较大,发生这种损伤的危险性非常高。在一项对严重创伤伴发的 26 例颈椎损伤患儿的研究中,9 例累及 AO 结合部,主要发生在幼小儿童[22]。解剖学研究明确显示,AO 结合部的临床稳定性主要取决于寰枕关节囊以及枢椎与颅骨之间连接韧带的完整性[170]。该连接基本上没有固有的骨软骨稳定性。齿突尖韧带和翼状韧带分别从齿突顶部走行至枕骨大孔的前缘和枕骨髁。后纵韧带作为盖膜从 C1 后弓向头侧延续至枕骨大孔前缘面。翼状韧带控制和限制其侧弯和旋转,而在枕骨大孔前缘面的盖膜则限制 AO 复合体的过伸和垂直移位[53,170]。如果这些软组织稳定结构破裂,则会发生寰枕脱位[221]。婴儿和儿童枕颈椎结合部另一个解剖学相关特点是,枕骨大孔更大而且比寰椎后弓更椭圆[80]。当颈部过伸时,C1 环会突进枕骨大孔,有可能损伤脑干、脊髓和椎动脉。

虽然传统上认为寰枕脱位是一种致命性损伤,但是最近的报道表明,患者可幸免于这种损伤[46,50,91,104,117,163,203]。不过,确认头颈部不受牵拉并进行适当制动是患者幸存的关键。创伤性 AO 失稳的临床表现包括颈部或枕部疼痛、颅神经麻痹、痉挛、瘫痪(通常为四肢瘫痪)和呼吸停止[170]。AO 脱位最常累及的是颅神经(CN)Ⅵ、Ⅸ、Ⅹ、Ⅺ、Ⅻ。双侧 CNⅨ损伤会引起颈动脉窦失神经支配,可导致严重高血压和循环不稳定。脊椎或脊柱前动脉损伤可引起以单侧颅神经麻痹和对侧运动与感觉神经缺损为特征的独特神经病学表现。头部闭合性损伤的儿童难以摆脱呼吸机,可能是由于有隐蔽性上颈椎损伤或被误诊为下脑干呼吸中枢损伤。

X 线拍片诊断可能有困难。枕骨髁在最初移位后自发性复位,可能会掩盖病理改变。此外,枕骨颈椎结合部成像困难,而且由于其解剖多变性,解读 X 线片常有困难。依据颈椎正侧位 X 线片来说明几个 X 线片参数,有助于该损伤的诊断。和颈椎的任何一种损伤一样,前方软组织肿胀可能很明显。枕骨过多的轴向移位可表现为齿突至颅底点距离异常(>12mm)(见图 11-10)或侧块关节面和枕骨髁之间间距加宽(>5mm)(见图 11-11)。沿枕骨斜坡朝椎管划的 Wackenheim 线会向前移位,因此该线可能与齿状突顶点相交,或通过齿状突顶点前方而不是其后方(见图 11-8)。动力比,即由颅底点至寰椎后弓(BC)的距离与颅后点至寰椎前弓(OA)的距离之比,可用于诊断前方 OA 不稳定(比值>1.0),但对诊断后方 OA 不稳定(比值<0.55)或侧方 OA 不稳定没有帮助(见图 11-9)。用矢状面和冠状面重建的 CT 和 X 线电影照相术进行动态分析有助于确定不稳定的类型[137,170]。MRI 有助于软组织和韧带损伤的诊断。

诊断之后,头和颈应用头托和头环(halo)制动,在制动过程中固定住躯干,以防止头部无意间移动。如有必要,可利用轻柔且方向正确的平衡或颅骨牵引来达到立即解剖复位。前移位可通过头部轻微伸展来复位,后移位可通过头部屈曲复位。在任何操作之后应马上拍摄 X 线片,评估头部对线后的位置,特别是要防止轴向移位[170]。

这些损伤通常需要手术固定作为最后治疗。研究表明,仅用环状替代式或 Minerva 管型石膏进行制动,来恢复 AO 结合部韧带的稳定性,乐观地看也达不到预期效果[75]。枕骨到 C1 的后位关节固定术的化分类可保留 C1-C2 间的活动[204]。把关节固定术延伸至 C2 可提供更好的固定,并为融合组织提供更大的表面积[170]。文献中曾描述过多种手术方法,从骨膜翻转瓣到高嵌体皮质松质骨支撑移植再加上钢丝固定到 Luque 钉固定[142]。

患者俯卧位进行枕骨与 C1 或 C2 融合术,头定位于手术台的头托上,最好用定位固定器将头颅附着在手术台上。应在术前准备和覆盖无菌单之前拍摄侧位 X 线片,确保枕骨与 C1 和 C2 的对线正确。将头部定位于中立位或稍微屈曲位有助于暴露枕骨和 C1 间

隔。用电灼进行暴露时需多加注意,切勿损伤中线上的寰枕膜或位于中线外侧约 1cm 的椎静脉和椎动脉。用小骨膜起子在 C1 环的下面进行解剖,将一根对折的 18 或 20 号钢丝从 C1 下穿过。将钢丝的散端穿过钢丝的折环,绕过 C1 环系紧。可将枕骨固定的颅侧钢丝穿过在中线任一侧的上项线下方所做的颅侧钻孔。重要的是,要在上项线下方停住,以避开横窦[55]。把钢丝穿过棘突基底上的钻孔然后环绕棘突尾侧,便可达到 C2 上固定。另一种方法是把钢丝放在 C2 椎板下(图 11-14)。然后用钢丝扭结器直接拧紧钢丝或者拧紧在置于枕骨至 C1 或 C2 中线任一侧骨上的自体移植结构上。

据文献报道,枕骨颈椎融合术可以将髂嵴和肋骨用作移植骨[33,52]。用肋骨的优点是其弯曲度与枕骨寰枢椎复合体的固有前凸更适配[33]。通常建议术后制动于环背心 6~10 周,随后用硬质颈托制动,总共制动 3 个月。

Rodgers 及其同事报道了他们用螺纹 K 氏针通过 C2 棘突基底进行枕骨颈椎融合术的经验[186]。如前所述,把钢丝穿过钻孔便可达到枕骨固定。把移植骨放

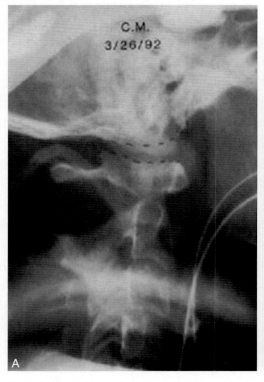
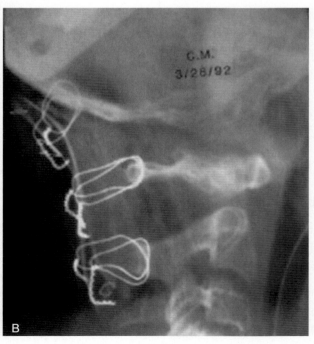

图 11-14 在一场单箱汽车交通事故中,一个 15 岁男孩因未系安全带而受伤。因为男孩呼吸停止,于事故现场给其做了插管,其后发现其四肢瘫。(A)X 线片显示寰枕分离,采用 Kaufman 方法证实枕骨 C1 关节增宽。(B)行仅用自体双皮质髂骨骨柱移植的关节固定术,并用颅侧钢丝固定枕骨以及 C1 与 C2 椎板下钢丝在 C1 和 C2 上固定,达到了有效固定。

在钢丝下面的沟槽里，然后把钢丝缠绕在 C2 棘突里的 K 氏针上并系紧。术后有 10 例患者应用环背心保护。平均随访 5.8 年时，23 例患儿中的 22 例达到了成功融合。

2.寰椎骨折（Jefferson 骨折）

C1 环骨折，也称为 Jefferson 骨折，是儿童中比较不常见的一种损伤。损伤机制是，轴向负荷从头部通过枕骨髁传到 C1 侧块[13]。C1 按照定义，环的断裂涉及面处损坏断裂，可通过骨和（或）软骨（软骨结合）而发生。C1 前后环都发生断裂最常见。儿童可发生单纯性"单环"骨折，损坏的第二个部位是通过软骨结合的 Salter-Harris 损伤[123]。脊髓损伤非常罕见，因为在此层面为脊髓提供的空间大，而且实际上环断裂会使此空间进一步扩大[136]。除非侧块移位大（>7mm）越出了 C2 椎体外缘，否则横韧带的稳定性通常会保持更好[141]。

X 线平片可显示出 C1 环骨折，但 CT 能更精确地确定骨折类型、侧块的移位程度和寰椎横韧带（TAL）的完整性（图 11-15）。

如果横韧带完好无损且和侧块移位很小，这种损伤通常可采用硬质头托、Minerva 管型或环背心制动进行简单治疗。如果侧块移位超过 7mm，就应采用牵引来复位骨折，然后以 Minerva 管型或环背心进行制动。应通过 CT 对愈合进行影像学验证，通过颈椎屈伸侧位 X 线片来验证 C1-C2 的稳定性（TAL 完整性）。遗留的不稳定是 C1-C2 后路融合术的适应证。

3.寰枢椎半脱位

C1 在 C2 上活动性过大，可由限制性韧带破裂、齿突骨折或韧带过度松弛引起。横韧带的急性破裂少见，因此引起寰枢椎半脱位要比齿突骨折少见得多[166]。寰椎横韧带是对抗齿状突向前移位的主要稳定结构。在儿童中，从齿突前方骨皮质到 C1 前环后方骨皮质的距离小于 5mm[129]。如果寰椎的前移位超出这个距离会使脊髓适用空间减小，并增大脊髓（SAC）损伤的可能性。颈椎创伤史和存在疼痛性斜颈提示诊断 C1-C2[12]。颈椎和屈伸位的 X 线平片或 CT 显示齿突前面和 C1 前环的后缘之间的移动大于 5mm，则可确认此诊断。CT 也可显示横韧带从 C1 环上撕脱。即使软组织愈合有些不可预料，也可对患儿试行保守治疗。半脱位可通过头部伸展来复位，然后用头环背心或 Minerva 管型制动 8~12 周。如果在制动之后，屈伸位 X 线片仍显示不稳定大于 5mm，则应进行 C1-C2 融合术。据报道，各种自体骨移植钢丝固定术的融合率为

60%~97%[20,47,72]。术后需应用头环背心制动 10~12 周。C1-C2 跨关节螺钉固定 Magerl 方法的优点是，术后不需要头环背心制动。在一个 67 例儿童的研究系列中使用这种方法报道的融合率高达 100%，其中两例患儿由于螺钉固定出问题，需术后头环背心保护。该方法伴发的最大危险是对椎动脉的损伤，报道的损伤率为 1%~10%。正常情况下椎动脉位于 C2 横向椎间孔正外侧稍偏前，但高达 35% 的患儿至少一侧沿异常路线走行，导致螺钉不能通过。术前进行矢状面、冠状面和三维重建 CT 检查，有助于确定血管解剖。了解血管解剖，可通过术中 X 线透视徒手安全地置放螺钉。另一种方法是应用影像引导置放螺钉。经关节螺钉固定方法的固定效果好和融合率高比椎动脉损伤风险更显著，这是一个尚未回答的问题。在 Gluf 和 Brockmeyer 的一个病例系列中，放置经关节螺钉的 67 例儿童中椎动脉损伤的风险是 1.6%，且没有一例出现神经缺损[83]。较大儿童的另一种可供选择的方法是，应用 C1 椎体和 C2 椎板或侧块螺钉固定，这可以防止发生椎动脉走行变异伴发的问题。

唐氏综合征儿童的 C1-C2 不稳定的发生率已引起广泛关注[39,175-177]。在一组 236 例唐氏综合征患儿中，发现有 17% 的病例 C2 上的半脱位大于 5mm，其中 85% 没有症状[175]。在同一作者随后对 404 例唐氏综合征儿童的研究中，发现不足 15% 的患儿存在大于 5mm 的 C1-C2 不稳定，其中 90% 没有症状[176]。在一项随访研究中，临床或 X 线检查未发现明显改变[177]。1988 年的一篇文献回顾，Davidson 发现 C1-C2 不稳定在没有先驱症状或易于觉察的身体表现的情况下，并不会轻易发生神经损伤或脱位[39]。美国儿科学会（AAP）不建议对没有主观主诉或神经病学症状的唐氏综合征儿童进行颈椎的常规 X 线片筛查。虽然仍有不同意见，但目前的常见做法是，对所有唐氏综合征儿童，在其进行会给头和颈带来受压危险的活动（手术或体育运动）之前，都要进行基线神经病学检查并拍摄颈椎屈伸位 X 线片[222]。美国儿科学会（AAP）建议限制所有 C1-C2 不稳定大于 5mm 的儿童参加有损伤头颈部危险的体育运动，即使他们无症状也须如此，奥林匹克的专门组织发表了关于特殊体育运动项目具体限制的公告[22,247]。对于 5~10mm 半脱位但没有症状表现的儿童，不需限制其参与不会造成过大危险的活动项目。半脱位和有神经病学症状的儿童以及半脱位大于 10mm 的任何儿童都应手术治疗（图 11-16）[176]。

4.寰枢椎旋转固定

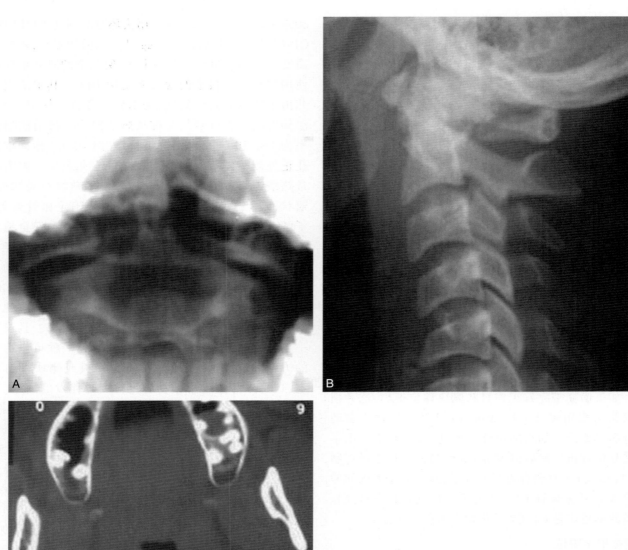

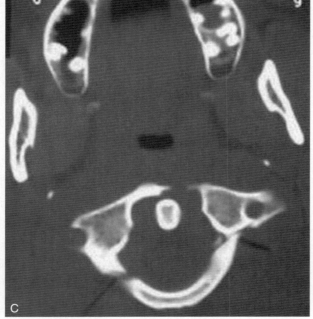

图 11-15　一例 14 岁女孩在全地形汽车事故中发生 Jefferson 骨折的 X 线片典型表现。(A)齿状突开口位 X 线片显示侧块增宽,C1 侧块突出于 C2 关节面之外。(B)侧位 X 线片显示 C1 后环骨折。(C)轴向 CT 显示 C1 环断裂。

寰枢椎旋转固定(AARF),也称为寰枢椎旋转半脱位(AARS),是儿童斜颈的常见病因,儿童斜颈大多是由创伤或感染(Grisels 综合征)引起的[64,169]。寰枢椎固定(AAF)的鲜明特点是,C1–C2 实际上已半脱位,引起疼痛、颈部活动丧失和头颈位置异常[64]。神经病学症状

罕见。可能会由于损伤机制性质微妙(轻微创伤和上呼吸道感染)和症状表现隐匿而延误诊断[64,169]。在 Fielding 报道的病例组中,诊断平均延误 11.6 个月[64]。颈伸展减少 50%,头的特征性位置是向一侧倾斜约 23°,向相对方向旋转 20°。与肌性斜颈相区别是,胸锁乳突肌向颏部转向的那一侧收缩,可能是反应性痉挛

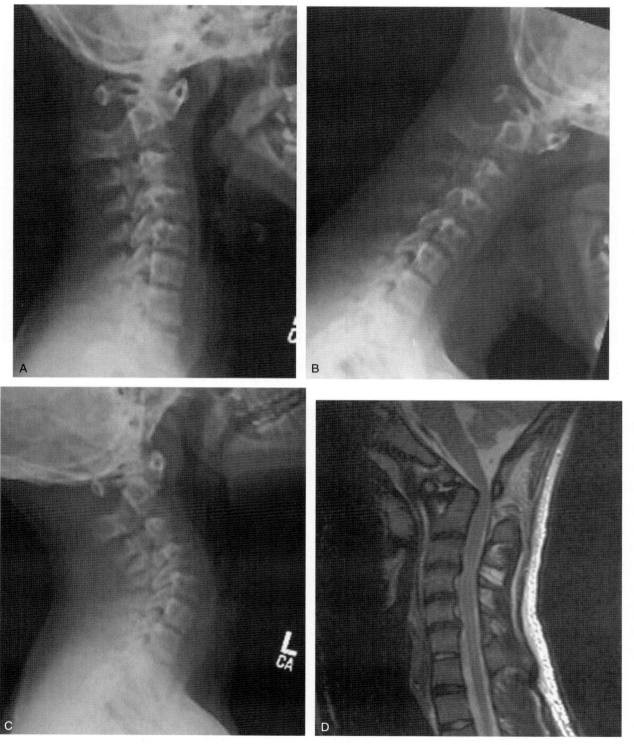

图 11-16 13 岁男孩,患唐氏综合征,偶然发现有 C1-C2 不稳定。(A-D)测量出的齿突前间距(ADI)为 11mm,在静态侧位和动态屈伸位 X 线片上可见脊髓的可用间隙减小到大约 9mm。(待续)

试图稳定或复位旋转半脱位。AARF 的另一个特点是,头部不能朝着与头部扭转方向相反方向转动[215]。

AARF 的诊断必须通过 X 线片检查确认。由于头

和颈椎的位置异常,所以前后位和侧位 X 线片很难解读[169]。但是,这些 X 线片有利于排除先天性畸形,可以解释这种表现的明显创伤或寰椎横韧带(TAL)功能不

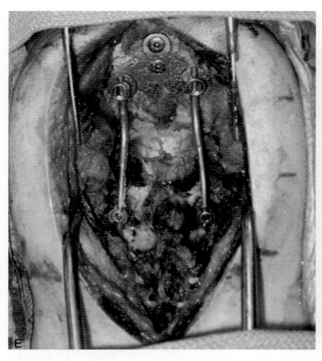
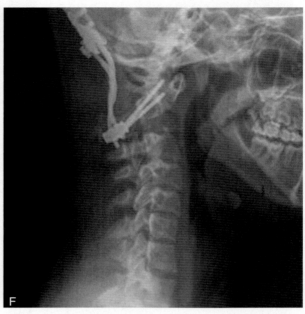

图 11-16(续)　(E)MRI 显示惯性脊髓损伤。(F)寰状严重不稳定(AAI),担心发生灾难性神经损伤,因此采用跨关节 C1-C2 螺钉固定和枕颈来固定,对 C1 自体进行了减压,并从枕骨到 C2 进行了原位融合。(E 见彩图)

全。由于头倾斜,所以拍侧位 X 线片必须把暗盒与头平行放置,而且 X 线束要与头("头的侧方")垂直。在侧位片上,由于寰椎倾斜,C1 后弓的两半不再重叠,而且由于两侧块之一向前旋转,所以椎管看似变窄。拍前后开口位片时,双肩要持平,头要尽可能处于中立位,这样便可显示 C1 侧块对于齿突的不对称。向前旋转的 C1 侧块以平较宽且更靠近齿突,而与此相比向后旋转的对侧块显得较小离齿突更远。另外,在侧块向后旋转的那一侧,两个侧块之间的连接间隙消失了。Fielding 和 Hawkins 依据常规 X 线片检查结果制订了一种分类方法。Ⅰ型是单侧关节面半脱位而寰椎没有任何前移位,意味着寰椎横韧带完好无损。这是

最常见的良性型。Ⅱ型的特点是,单侧关节面半脱位且有 3~5mm 前移位,意味着寰椎的 C1 横韧带(TAL)有一定缺损。在Ⅲ型,关节面前移大于 5mm,被认为是寰椎横韧带和辅助限制韧带都有缺损。Ⅳ型少见,其特点是因齿状突功能缺损引起寰椎后移位 [64](图 11-17)。矢状面和冠状面重建 CT 或三维重建 CT,有助于显示半脱位的类型。

除了韧带异常外,AARF 的另一个特点是 C1 和 C2 之间活动异常,可在依据 C1 和 C2 关节之间活动受限进行诊断的动态影像研究显示出来。X 线电影照相检查显示,在颈部转动时 C1 和 C2 后弓一起移动,并非独自移动。研究表明,头部位于中立位然后左右

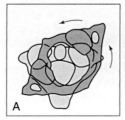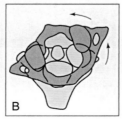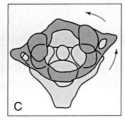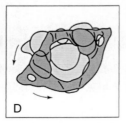

图 11-17　寰枢椎旋转移位(AARF)的 Fielding 和 Hawkins 分类法。(A)Ⅰ型,无前移位,齿突起枢轴作用。(B)Ⅱ型,前移位 3~5mm,一个外侧关节突起枢轴作用。(C)Ⅲ型,前移位大于 3~5mm。(D)Ⅳ型,后移位。(From Dormans, J.P. Evaluation of children with suspected cervical spine injury. Instr Course Lect 51:407, 2002.)

旋转时拍的动态 CT(层厚为 3mm),比静态 CT 的灵敏度高[115,127,183]。在该项研究中,沿前后位方向,通过 C1 和 C2 的中线划的两条线所对的角体,出现了 C1 和 C2 之间的轴向旋转关系。在肌性斜颈的患者中,测量出的这个角几乎减小到零,当头部旋转到对侧时 C1 线甚至可跨过 C2。在 AARF,尽管向对侧最大旋转试图做半脱位复位,但该角绝不会减小至零[160]。

AARF 的自然史是一种进行性疼痛性畸形过程,会影响视力和发音。影响后果最重要的是早诊断、早治疗。病情长期得不到治疗,在寰枢关节和周围软组织内就会发生继发性病变,其关键期为 3~4 周。在关键期之后,很可能出现不完全复位和闭合治疗后期复发性半脱位[169,207]。出现症状后一周内未就诊的病例可以采用简单的颈部制动和抗感染药物进行治疗。如果半脱位复位失败,应进行颈部牵引结合苯向二氮䓬类药物或手法复位[159,207]。手法复位时应非常小心,大多数人建议应在患者醒着并在连续神经监控下进行复位[169]。可用头部牵引带或颅骨牵引装置进行牵引,开始时为 3.5kg,此后每 3 天增加 0.5kg,一直到约 7kg 的上限[64,160,169]。复位成功后,用颈托或类似矫形器制动 6~12 周。有人认为,治疗时间越长,一旦半脱位复发后

其结果越不好。有人认为,复发是由于关节囊和固定韧带的长期松弛,再加上 C1-C2 关节重塑为下斜行方向(即旋转不稳)[35,145]。复发性半脱位应通过即刻颈椎牵引进行治疗,一直到获得复位,随后应用头环背心矫形器制动 3 个月[160]。第二次复发也应采用上文介绍过的方法进行 C1-C2 融合术。在进行融合术之前,应尽量进行复位。如果复位失败,则应进行 C1-C2 原位融合[169]。尽管由于枕骨-C1 代偿性旋转寰枢关节仍对线不齐,但是已经看到融合后确实发生了临床改善[160]。

5.齿状突骨折

齿状突骨折是儿童颈椎最常见的损伤之一。发生齿状突骨折儿童的平均年龄为 4 岁[109,154]。与成人齿状突骨折不同,成人的齿状突骨折发生于齿状突基底,而儿童的齿状突骨折实际是骨骺骨折(Salter-Harris I 型),发生在 C2 椎体内的稍低层面,并通过连接齿状突与枢椎椎体的软骨结合[154](图 11-18)。

齿状突骨折可发生在小型或大型创伤之后。齿突一般向前移位。前面的骨膜袖通常仍然完整,阻止了过分移位并使骨折稳定,因此神经损伤不常见[130]。识别儿童齿状突骨折是成功治疗的关键。如果没有自发

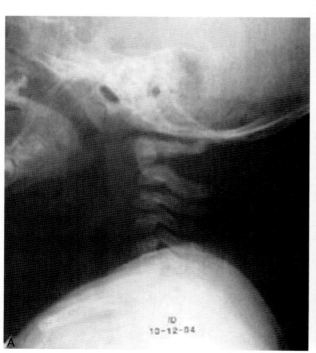
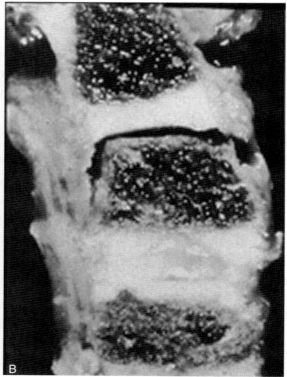

图 11-18 (A)3 岁患儿的颈椎侧位 X 线片显示出齿状突骨折的典型表现。可见骨折是经过齿状突和 C1 椎体之间的软骨结合发生的。(B)尸检标本显示软骨结合破裂(Salter-Harris I 型损伤)。

复位,侧位 X 线片往往可显示齿状突骨折,对于已自发复位的病例,MRI 评价软骨结合或动态(屈伸位)X线照片评价齿状突稳定性,会有诊断价值[109,197]。

齿状突骨折仅通过伸展头部通常即可复位。只要矫正了成角,并且至少达到 50% 对位即可,不一定要完全解剖复位。如果简单的体位不能达到满意对线,在 Minerva 石膏或头环背带制动之前进行头带或骨牵引一般会有效[133]。在 6~12 周预期可发生愈合[154,198]。停止制动时应拍摄侧位屈曲-伸展 X 线片来评价稳定性。齿状突骨折发生骨不连接非常少见。

较大儿童在齿突基底软骨结合闭合后(3~6 岁)发生的齿状突骨折,很可能发生在稍高的层面的齿突自身范围内。这种齿突骨折很像通常在成人中所见的 II 型骨折。此种骨折的绝大多数可通过复位和应用头环背带制动成功地进行非手术治疗。如果外固定不能保持在 C2 椎体项上齿状突的可接受对线,或者通过屈曲-伸展位 X 线片显示的持续不稳定证实闭合性治疗失败后,应采用后路 C1-C2 融合术。Wang 及其同事治疗了一例大于 3 岁横韧带完整的儿童的 II 型骨折,采用齿状突螺丝钉固定获得了成功[218]。儿童任何类型的齿状突骨折采用闭合性疗法治疗后发生骨不连并不多见。对于齿状突骨不连的少见病例,传统的治疗方法是行 C1-C2 后路关节固定术,同时进行棘突间钢丝固定、椎板间骨移植和头环背心制动。最近还报道了用 Magerl 方法进行 C1-C2 经关节螺钉固定[131,218]。

这些急性损伤必须与齿状骨相区别。齿状突这种异常的特点是,通过一个宽裂隙从枢椎上分离出一块发育不良的齿突顶部小骨块。关于齿状骨是发育性异常还是后天创伤性损伤尚有争议[29,65]。Fielding 曾报道了 3 例齿状突 X 线片正常的患者,在创伤后形成了齿状骨[65]。在唐氏综合征、Klippel-Feil 综合征和多骨骺发育不全患者中齿状骨的发生率有所增高[65]。目前尚不清楚是否这些先天性疾病患者易发生这种异常,还是由于生物力学改变而发生异常。Schuler 曾在病历中记录了一例小女孩发生的齿状骨,她在一次严重跌倒后出现了颈部疼痛。在 13 个月的时间内拍摄一系列 X线片。在原发损伤后 4 个月时,齿突被吸收,到 13 个月时,生出了齿状骨。作者认为,血管损伤为可能性最大的病因[193]。

齿状骨的特点是,发育不全的齿突与 C2 椎体分离,实质上是一块分离小骨。有齿状骨的儿童可以无症状,但可表现有脊髓病、眩晕或心源性呼吸停止,取决于不稳定程度[71]。颈椎侧位 X 线片显示,枢椎体上有一皮质完好的小骨。对于创伤病例,可以用矢状面和冠状面重建 CT 来鉴别是骨折还是小骨块。据报道,寰枢关节不稳占总病例的比例高达 83%,而且因为小骨实际上是使 C1 离开 C2 独立移动的游离浮标,所以向前屈曲和向后伸展都可能发生不稳定[65]。头部由完全伸展变为完全屈曲,颈椎的动态 MRI 可提供寰枢关节的实时影像,以及不稳定类型和脊髓动态受压的更精确图像[106]。X 线片证实脊髓受压的神经病学症状,是手术固定的明确适应证。即使没有症状,不稳定也是手术治疗的适应证,因为曾经有过报道,在有齿状骨时轻微创伤后即出现了严重的神经损伤[43,140,192]。可以用棘突间钢丝或经关节螺钉固定来进行 C1-C2 融合术。采用钢丝时一定要避免复位过度,因为钢丝太紧会将小骨向后拉入椎管内。如果寰枢融合不可能,可将枕骨延伸至 C1 融合[38]。

6.悬吊者骨折

C2 创伤性前移,也称为悬吊者骨折,是儿童的一种比较少见的损伤[166]。普遍认为过伸是其损伤机制。关节间部、椎弓根或者年幼儿童的椎弓根软骨结合均可发生 C2 后方结构断裂[171]。如果引起后方结构破裂的外力很猛烈,可发生 C2-C3 椎间盘的水平向撕裂而导致不稳定[13]。因为这种骨折实际上会增大脊髓的可用空间,所以神经损伤很少见。约 90% 的病例可在颈椎的侧位 X 线平片上显示[138]。X 线片在紧靠侧块关节面后方的 C2 后弓会出现一定透亮影。C2 软骨结合的长期存在是一种正常发育变异,类似于创伤性脊椎前移,必须根据临床指标与这种病理性病变相区别[201](图 11-19)。

对于这些损伤,应用硬质颈托、Minerva 管型或头环背心制动 10~12 周可预期愈合。通常没有必要复位。正常情况下不需要进行牵引,而且牵引可能使脊髓受到危险性牵张。只有头环背心或 Minerva 管型制动难以控制的不稳定骨折、不稳定性延迟愈合或确诊骨不连的骨折才是后路关节固定术的指征[109,171]。

五、下颈椎损伤

枢椎下方颈椎损伤,在大龄儿童和颈椎成熟并开始呈现成人特点的青少年中更常见[141]。在 Evans 和 Bethem 的一项对连续 24 例大龄儿童(平均年龄 13岁)颈椎损伤的研究中,71% 的损伤累及 C3~C7[59]。枢椎下颈椎的典型损伤包括单侧和双侧关节面半脱位

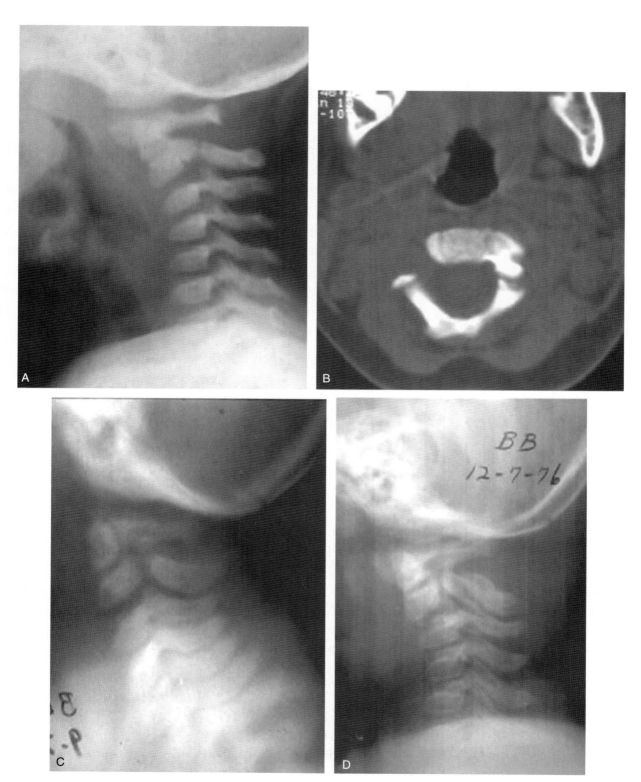

图 11-19　(A,B)8 岁儿童遭受汽车事故后出现颈部疼痛和斜颈。侧位 X 线片(A)和 CT(B)显示典型的悬吊者骨折伴 C2 双侧关节间部断裂。(D-E)3 岁儿童在汽车事故后出现颈部疼痛和斜颈。侧位 X 线片显示通过软骨结合损伤的悬吊者骨折(C),用 Minerva 管型制动 2 个月治疗成功(D),且长期效果极好(E)。(待续)

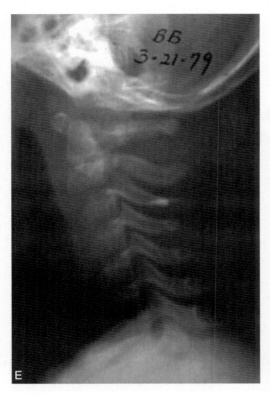

图 11-19（续）

或脱位以及各种类型的骨折和（或）韧带损伤伴不同程度的不稳定。

1.韧带损伤

韧带损伤在 8 岁以下儿童中更常见，但在较大儿童中也有发生，不过发生率较低。屈曲是典型的损伤机制。临床上，这些韧带损伤可出现后方疼痛以及棘突间可触及间隙。X 线片显示棘突间距增宽、颈椎前凸消失、椎板线不连续以及关节突关节和椎体半脱位。C2-C3 半脱位不超过 4mm，该平层下方半脱位不超过 3mm 属于正常[28,34,198]。MRI 常可显示韧带及其周围软组织内信号改变。对于这些损伤的治疗，开始给予制动，如果屈曲伸展位 X 线片显示持续不稳定，则进行手术治疗[93]。由于非手术治疗的韧带愈合性质不能预期而手术固定后的效果很好，所以有人主张对这些损伤直接进行手术固定[66,108,109]。

2.压缩性骨折

儿童压缩性骨折是枢椎下脊柱最常见的损伤。颈椎屈曲是典型的损伤机制。X 线片显示椎体前方呈楔形且高度减小。椎体骨化不全是一种正常变异，可类似于压缩性骨折伴发的楔形变，应与这种病理性病变相

区别[210]。根据定义，这些损伤只影响脊柱的前柱，而且是稳定的。它们仅需 3~6 周硬质托制动，很快即可愈合。如果椎体前方楔形变大于 50%，应怀疑后方韧带复合体破裂，应进行 MRI 检查[12]。这种更不稳定的损伤往往需要更长时间制动，并应考虑早期手术固定[108]。

3.爆裂性骨折

当脊柱轴向承受负荷时会发生爆裂性骨折。根据定义，这种损伤必定累及脊柱中柱。传统 X 线片往往不能充分显示椎体的损伤程度和移位到椎管内的骨量；因此如果怀疑有这种损伤，CT 是一种非常有用的检查。这种骨折的稳定性取决于后方韧带复合体的状态。如果怀疑后方韧带破裂或存在神经缺损，应进行 MRI 检查。如果椎管损伤轻微且神经功能完好，这种损伤可通过闭合复位和头环背心或硬质颈托制动治疗。如果有神经缺损或明显的椎管损伤，或者不能保持骨折对线，则应进行前路减压和关节固定术（图 11-20）。

4.椎骨生长板损伤

椎骨生长板损伤是儿童和青少年特有的损伤。常见机制是颈椎过伸，而且这种损伤一般累及下终板。有人认为钩突有保护上终板免于撕脱的作用[109]。在较大儿童中，这些损伤通常是骨突环骨折伴轻微不稳定或神经受损。通常可通过制动治疗，且很快会愈合。在较幼小儿童中，损伤可累及大部分软骨终板，并伴有严重的脊髓损伤。临床上很少遇到这种损伤，但尸检报告曾有广泛报道[6]。

5.单侧和双侧关节突关节面脱位

这种损伤可发生于幼小儿童，但更常见于较大儿童和青少年。它们与成人的损伤类似。双侧关节面脱位很不稳定，而且比单侧脱位伴发神经损伤的发生率高。一般在侧位 X 线片上可做出诊断，显示有下方关节面前移位，以及尾侧下一层面上头侧椎体不同程度的前移位（25%~50%）[34]。单侧关节面脱位绝大多数伴神经根缺损，而双侧关节面脱位可伴有脊髓损伤[34]。单侧和双侧关节面脱位均可手法或牵引复位。由于担心关节面复位时伴发的间盘突出是否会进入椎管而引起脊髓压迫，所以建议在患者清醒，能配合进行系列神经检查的情况下进行复位[213]。如果患者昏迷或有精神状态改变，在进行复位前应进行 MRI 检查。

通过适用 Gardner-Wells 钳或头环实施牵引来进行复位，初始牵引重量为 10 磅，随后逐渐增加重量，增量范围为 5~10 磅。每次改变重量后要拍侧位 X 线

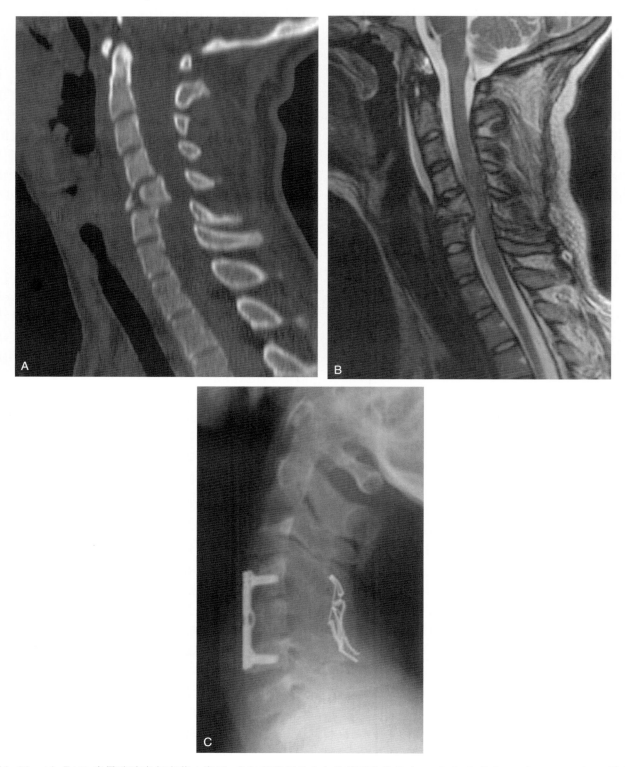

图 11-20　(A,B)13 岁男孩骑自行车落入湖里,自行车手柄从上空抛落到他的头上。(A,B)矢状位 CT 和 MRI 显示 C5 爆裂性骨折。(C)他接受了 C5 椎体部分切除术随后采用后路棘突间钢丝固定和关节固定术进行了融合。

片,并要严密监测神经状态。在双侧脱位时,通常最好先屈曲颈部,使关节面稍微分开,然后改变牵引方向为稍微伸展,使关节面复位。松解单侧关节面脱位时,先要屈曲和旋转使脱位关节面离开,然后再进行牵引,使其与上方关节面重新啮合。虽然适当的闭合复位和制动可不必进行手术,但是由于软组织愈合性质不能预期而且有长期不稳定的危险,因此强烈建议对这种损伤复位后要进行手术固定[34,108]。如果关节面脱位不能通过闭合方法进行复位,则需要切开复位和手术固定(图11-21)。这种损伤的传统手术治疗方法是双层面后方关节固定术以及棘突间钢丝固定。

颈椎融合可引起未受累层面的关节固定(蔓延性融合)和邻近节段的退变。蔓延性融合大多由于融合层面超出了要进行关节固定所需的层面所致。一般见于手术后头2年内,可导致颈椎活动性丧失[10,142]。儿童关节固定术的一个长期担心的问题是,相邻节段的退变,而且McGrory和Klassen发现,后路关节固定后平均随访17.5年时这种退变的发生率为29%[142]。为了避免这些潜在问题,主张进行固定而不融合[103]。

6.儿科头环

头环背心制动正在越来越多地用于颈椎损伤儿童。它的制动效果优于硬质颈托,而且比Minerva管型使用简单且更通用。它便于进行皮肤和伤口护理,同时避免了硬质托和管型通常伴发的皮肤问题(浸渍,溃疡)[41,51,114,147,204]。然而据报道,应用儿科头环的并发症发生率高达68%[51]。最常见的并发症是进针点感染,但针穿孔和脑脓肿也有报道[51,109]。儿童颅骨的厚度较小,而且小于6岁的儿童,其颅骨可能变薄更明显。Letts及其同事建议用颅骨CT测量颅盖厚度,有助于确定最佳进针位置,特别对于小于6岁的儿童[125]。

对于大于6岁的儿童,一般使用成人头环结构固定,插入4枚针(前外侧2枚,后外侧2枚),插入的标准扭矩为6~8英寸·磅(1英寸·磅=0.113牛·米)。前方两枚针位于眼眶外2/3,眉上1cm处。针插入位置偏内会伤及滑车上神经和眶上神经,而针插入位置偏外会伤及骨质很薄的颞部。耳部上方与乳突近似一致的位置是后方针的最佳位置。在幼小儿童,主张在低插入扭矩(2~4英寸·磅)下置入多枚针(不超过12枚)(图11-22)。

所有插入针应于24~48小时再紧一次。儿童头环制动的最常见并发症是进针与感染;因此,每天应进行针的精心护理[51]。标准的儿科头环适用于大多数儿童,但婴儿和学步期儿童可能需要用定制的头环。虽然标准的儿科头环背心是现成的,但定制头环或人体管型通常可提供最好的制动,特别是很幼小的儿童[147]。

六、胸腰椎骨折

胸椎、腰椎和骶椎骨折在儿童中比较少见[181]。这些损伤绝大多数是由汽车事故、行人交通事故或跌倒引起的。最常见的损伤是压缩性骨折和屈曲牵拉性损伤。骨骺终板骨折是较大儿童和青少年特有的损伤,其症状与间盘突出相似。在婴儿和年幼儿童中,非事故性创伤(虐童)可引起严重的脊柱创伤[48]。棘突撕脱性骨折、椎弓根部骨折或多椎体压缩性骨折,是剧烈摇动或连续击打引起的最常见损伤类型。这些损伤可伴有虐童的其他体征,包括颅骨、肋骨或长骨的骨折以及皮肤损伤。

胸椎或腰椎骨折患儿常有中线或椎骨旁肌肉系统触痛,而且仅有这种体征的灵敏性为87%,特异性为75%[191]。多为非邻近骨折,约25%的患儿有神经缺损[31,191]。应进行胸腹部的细致检查,以排除可能的内脏或肠系膜损伤,特别是当出现衣裙下摆或安全带引起的胸腹部挫伤时[134]。

描述儿童胸椎和腰椎骨折最常用分类方法是由Denis对成人骨折提出的分类法[44]。该分类法引入了脊柱的三柱(前、中、后)概念,特别强调要依据中柱骨折方式来分级骨折类型和神经缺损危险性。根据这种分类方法,骨折的四种主要类型是压缩性、爆裂性、屈曲牵拉性(Chance骨折)和骨折脱位性损伤。

1.压缩性骨折

胸腰椎压缩性骨折比较常见。这些损伤是由过屈和轴向压缩联合作用引起的。因为儿童的椎间盘比松质骨坚固,所以椎体是脊柱骨折的最常见结构。儿童常见多发压缩性骨折[181,192]。大多数骨折可见于侧位X线片,但显示可能不明显。椎体前后皮质间的高度差大于3mm,会使该椎体呈楔形表现,提示为真性骨折[49]。压缩程度很少会超过椎体的20%。用Cobb方法可以准确地确定后凸量,研究表明,这种方法是畸形量化重现性最好的方法[194]。依据尸体解剖研究的发现,当椎体高度减少50%以上时,就应考虑到可能是脊柱后柱受到损伤[184]。通过观察棘突间距是否增宽或者脊柱关节的平行关系是否丧失,可以评价后方韧带复合体的完整性。如果对损伤尚有疑问,行CT或MRI检查有助于确定后柱可能存在的骨或软组织破裂。

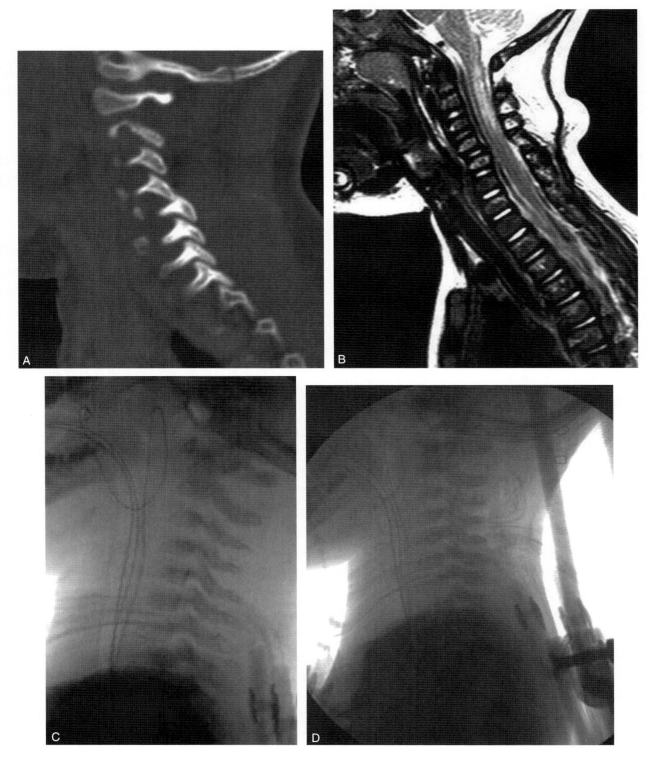

图 11-21 19 个月大的男孩被汽车撞伤,其右上肢不全性麻痹。(A)矢状面重建 CT 的创伤图显示,C4-C5 右单侧关节面脱位。(B)MRI 显示神经内信号明显改变。(C)尝试用头环牵引进行手法闭合复位未成功,如 X 线透视所示,C5 上的 C4 尚留有前移。(D)进行切开复位,用可吸收缝线和头环行棘突间固定达到稳定。

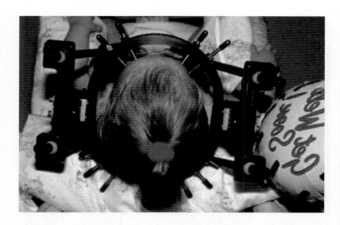

图 11-22　放置有头环的 2 岁半儿童。以较低的 2~4 英寸·磅插入扭矩共放置 10 枚针。

这些骨折绝大多数可采用休息、止痛药和支架固定进行保守治疗。应拍摄支架固定直立位 X 线平片，来确定闭合治疗的稳定性。如果后柱受累且不稳定，很少是手术固定的指征。非手术治疗时，矢状面椎骨高度恢复比冠状面更快。如果骨折引起的局灶性畸形大于10°，有人发现支架治疗比不用支架治疗能更有效地确定患儿骨骼成熟后的最终对线。如果该畸形小于 10°，最终结果无明显区别，不过从症状角度看，支架治疗仍然是一种有效的急救治疗方法[1]。

2.爆裂性骨折

这也是一种轴向压力和屈曲联合引起的儿童中少见的损伤。它们常见于青少年，一般发生于胸腰结合部或腰椎[120]。这种骨折的特点是，脊柱中柱破裂，并有不同量的骨被向后压入椎管和椎间孔里，不过椎管受损量与神经缺损或临床结果没有相关性[224]。常规 X线片上的一些微妙表现包括前后位片上的椎弓根间距增宽，以及侧位片上椎体后上角的微小皮质缺损。研究表明，在评价这些骨折和指导治疗时，CT 优于常规 X 线片[45]。

是否需要手术治疗取决于骨折的稳定性以及存在神经缺损。对于神经完好无损的儿童，用定制成型的胸腰骶椎矫形器（TLSO）制动 8~12 周的非手术治疗，是一种切实可行的选择。设置支具后的稳定性需要通过站立前后位和侧位 X 线片来确认。可以预期椎体会出现相当数量的骨性重建后，经过一段时间会导致椎管恢复；不过也有研究显示，大多数儿童在损伤后头一年会在骨折部位发生轻度进行性成角畸形[1,120]。有研究表明，这些骨折的手术固定可防止这种后凸畸形发生，还可缩短住院时间[120]。对于不全性神

经缺损的患儿，应通过前方或者后方（经椎弓根）入路进行减压和固定。对于所有力学不稳定的骨折和所有伴有完全性神经损伤的骨折，还应采用后方器械固定和融合术进行手术治疗。在大多数病例中，骨折的固定要在损伤部位上和下两个层面进行。对于神经完全性损伤的患者，应考虑采用更长段的器械固定，以防止发生瘫痪性畸形问题[32]。

3.骨折脱位

脊柱骨折脱位是不稳定性损伤，通常发生于胸腰结合部，而且往往伴有神经缺损。在儿童中，这些损伤少见，常需要手术固定和融合[1]。

4.屈曲－牵拉性损伤

屈曲－牵拉性（或安全带）损伤部位为戴安全腰带的儿童的上腰椎[56]。突然减速时，安全带在腹部向上滑，此时安全带起着支点的作用。当脊柱围绕此轴旋转时，会由于张力而受到损伤，首先引起后柱的破裂并以不同形式将损伤延伸到中柱和前柱。神经缺损不常见[82]。不过，约 2/3 患者有腹腔内损伤，包括内脏器官破裂和肠系膜撕裂，此时如果不及时诊断并进行相应治疗可能会危及生命[30,189]。侧位 X 线片可显示棘突间隙增宽，是对诊断该骨折最有帮助的检查。前后位X 线片上有时可见棘突间距增大。由于该组损伤的方向在横断面，所以分层 CT 可能会漏诊异常，如果不具有矢状面重建功能，即使用完全薄层 CT 也不可能发现。MRI 可能是其唯一的最好成像方式，因为它能准确确定后方韧带损伤的程度和确定椎间盘突出[200]。

已经报道的有五种损伤类型[77]。简单地说，这些损伤可分为主要通过软组织结构发生的损伤和主要通过骨性结构发生的损伤。A 型是后方结构的骨性质破裂并有向中柱不同程度的延伸。B 型是棘突的撕脱伴脊柱关节破裂或骨折并延伸到椎骨骨突。C 型是棘突间韧带破裂伴关节间部骨折并延伸到椎体。D 型是后方韧带破裂伴椎板骨折和椎骨骨突破裂。E 型伴发于爆裂性骨折。

安全腰带损伤大多伴有骨性损伤，无神经损伤且后凸小于 20°，可进行非手术治疗，用过伸位管型或支具制动 8~12 周。在使用管型或支具之后，用站立位 X线片确认其稳定性，并在结束治疗时用屈曲－伸展位X 线片确认其愈合情况。如果损伤类型主要累及软组织和后方韧带破裂，建议用后方（加压）器械固定和关节固定术进行手术治疗。低龄儿童采用棘突钢丝固定和管型制动往往就足够了，而大龄儿童更适合

用椎弓根钩或螺钉固定[82]。如果有椎间盘突出，在采用加压法复位骨折时为了减小神经损伤的风险，适合行切除术[98]（图 11-23）。

5.椎骨终板骨折

椎骨骨突滑脱，即椎骨终板骨折，通常发生于青少年，其特点是椎骨环状骨突创伤性破裂，椎间盘进入椎管里。该骨折最常发生于中腰椎之一的上终板。损伤机制包括举重提物、铲挖、体育运动和创伤。临床症状基本上与椎间盘突出相同，包括：腰腿痛，肌肉痉挛和脊神经根紧张体征；神经体征，如肌无力、感觉变化也可能出现反射消失。这种损伤可以是单纯软骨性伴有骨突和椎间盘突出，或者骨性伴有椎体皮质和松质骨缘的骨折。该损伤一般不能在 X 线平片上确诊。需要经 CT 或 MRI 做出诊断。研究发现，CT 和 CT 脊髓造影在评价病理学改变时最佳，而 MRI 的敏感性中等[58,144]。非手术治疗很少成功，因此首选治疗是切除骨和软骨碎片。该手术通常要比单纯椎间盘切除需要更广泛的暴露（双侧椎板切除）（图 11-24）。

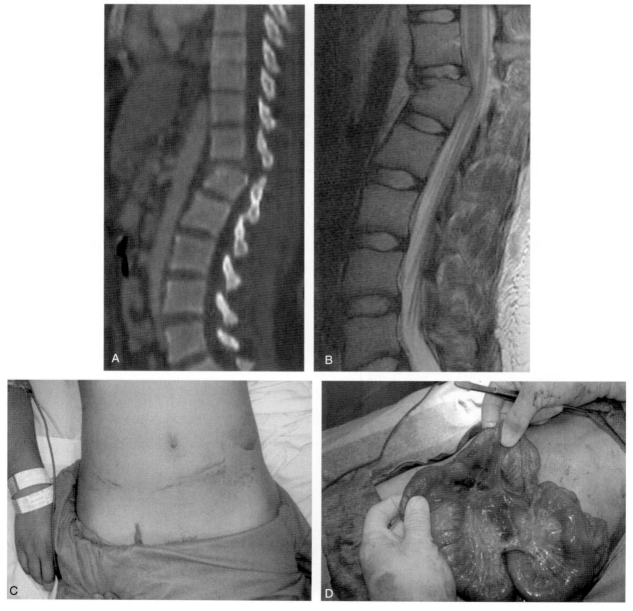

图 11-23　（A,B）一例在车祸中受伤的 16 岁男孩，系有安全带，T12~L1 发生屈曲-牵拉性损伤。（C）体检显示安全带引起腹部挫伤。（D）患者出现急腹症，剖腹探查发现有肠系膜撕裂。（C,D 见彩图）（待续）

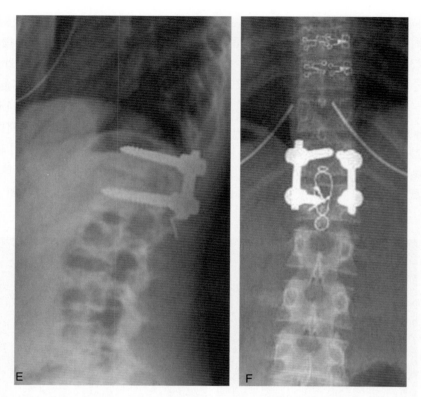

图 11-23(续) (E,F)治疗骨折时采用切开复位和融合术并对椎弓根行螺钉固定,对棘突间行钢丝固定。

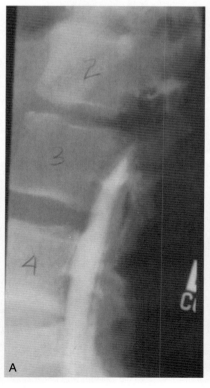

图 11-24 15 岁男孩,当他在橄榄球比赛中抱住一个大块头对手摔倒时感到腰痛。他随后出现右腿放射性痛和双下肢进行性无力、肌无力,随后 10 天一直行走困难。(A)CT-脊髓造影和 MRI 显示 L2-L3 处椎骨骨突骨折。(B)术中拍照显示软骨性终板后移进入椎管。

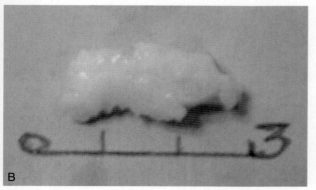

(李世民 译 马信龙 娄思权 校)

参考文献

1. Akbarnia, B.A. Pediatric spine fractures. Orthop Clin North Am 30:521–536, 1999.

2. American Academy of Pediatrics, Committee on Sports Medicine. Atlantoaxial instability in Down syndrome. Pediatrics 74:152–154, 1984.

3. Anderson, C.J.; Vogel, L.C.; Willis, K.M.; et al. Stability of transition to adulthood among individuals with pediatric-onset spinal cord injuries. J Spinal Cord Med 29:46–56, 2006.

4. Anderson, R.C.; Kan, P.; Hansen, K.W.; et al. Cervical spine clearance after trauma in children. Neurosurg Focus 20:E3, 2006.

5. Ardran, G.M.; Kemp, F. The mechanism of changes in from of the cervical airway in infancy. Med Radiogr Photogr 44:26–38, 1968.

6. Aufdermaur, M. Spinal injuries in juveniles: Necropsy findings in twelve cases. J Bone Joint Surg [Br] 56:513–519, 1974.

7. Bailey, D.K. The normal cervical spine in infants and children. Radiology 59:712–719, 1952.

8. Baker, C.; Kadish, H.; Schunk, J.E. Evaluation of pediatric cervical spine injury. Am J Emerg Med 17:230–234, 1999.

9. Betz, R.R.; Mulcahey, M.J. Spinal cord injury rehabilitation. The Pediatric Spine: Principles and Practice. New York, Raven Press, 1994.

10. Birney, T.J.; Hanley, E.N., Jr. Traumatic cervical spine injuries in childhood and adolescence. Spine 14:1277–1282, 1989.

11. Bohn, D.; A.D.; Becker, L.; Humphreys, R. Cervical spine injuries in children. J Trauma 30:463–469, 1990.

12. Bonadio, W.A. Cervical spine trauma in children. I. General concepts, normal anatomy, radiographic evaluation. Am J Emerg Med 11:158–165, 1993.

13. Bonadio, W.A. Cervical spine trauma in children: Part II. Mechanisms and manifestations of injury, therapeutic considerations. Am J Emerg Med 11:256–278, 1993.

14. Bracken, M.B. Treatment of acute spinal cord injury with methylprednisolone: Results of a multicenter randomized clinical trial. J Neurotrauma 8 (Suppl):47–50, 1991.

15. Bracken, M.B. Pharmacological treatment of acute spinal cord injury: Current status and future projects. J Emerg Med 11:43–48, 1993.

16. Bracken, M.B.; Collins, W.F.; Shepard, M.J. A randomized controlled trial of methylprednisolone or naloxone in the treatment of acute spinal cord injury: Results of the second national acute spinal cord injury study. N Engl J Med 322:1405–1411, 1993.

17. Bracken, M.B.; Holford, T.R.; Shepard, M.J. Administration of methylprednisolone for 24 or 48 hours or tiralazad mesylate for 48 hours in the treatment of acute spinal cord injury: Results of the third national acute spinal cord injury randomized controlled trial—National Acute Spinal Cord Injury Study. JAMA 277:1597–1604, 1997.

18. Bracken, M.B., S. M.; Holford, T.R.; Shepard, M.J. Methylprednisolone or tiralazad mesylate administration after acute spinal cord injury: 1-year follow-up: Results of the Third National Acute Spinal Cord Injury Randomized Controlled Trial. J Neurosurg 89:699–706, 1998.

19. Bresnam, J.; Adams, F. Neonatal spinal cord transection secondary to intrauterine neck hyperextension in breech presentation. Fetal Neonat Med 84:734, 1971.

20. Brooks, A.L.; Jenkins, E.B. Atlanto-axial arthrodesis by the wedge compression method. J Bone Joint Surg 60:279–284, 1978.

21. Brown, R.L.; Brunn, M.; Garcia, V.F. Cervical spine injuries in children: A review of 103 patients treated consecutively at a level 1 pediatric trauma center. J Pediatr Surg 36:1107–1114, 2001.

22. Bucholz, R.W.; Burkhead, W. The pathological anatomy of fatal atlanto-occipital dislocations. J Bone Joint Surg [Am] 61:248–250, 1979.

23. Buhs, C.; Cullen, M.; Klein, M.; et al. The pediatric trauma C-spine: Is the 'odontoid' view necessary. J Pediatr Surg 35:994–997, 2000.

24. Bulletin, S.O. Participation by individuals with Down Syndrome who suffer from atlantoaxial dislocation, 1983.

25. Burke, D.C. Spinal cord trauma in children. Paraplegia 8:1–4, 1970.

26. Caffey, J.T. The whiplash shaken infant syndrome. Pediatrics 54:396–403, 1974.

27. Carlan, D.; Mencio, G.A.; Green, N.E. 2006 The efficacy of helical CT versus conventional radiography of the cervical spine in pediatric trauma. Pediatric Orthopaedic Society of North America Annual Meeting, Albuquerque, New Mexico, 2008 (Abstract).

28. Cattell, H.S.; Filtzer, D. Pseudosubluxation and other normal variations in the cervical spine in children. J Bone Joint Surg [Am] 47:1295–1309, 1965.

29. Choit, R.L.; Jamieson, D.; Reilly, C.W. Os odontoideum: a significant radiographic finding. Pediatr Radiol 35:803–807, 2005.

30. Choit, R.L.; Tredwell, S.J.; Leblanc, J.G.; et al. Abdominal aortic injuries associated with chance fractures in pediatric patients. J Pediatr Surg 41:1184–1190, 2006.

31. Cirak, B.; Ziegfeld, S.; Knight, V.; et al. Spinal injuries in children. J Pediatr Surg 39:607–612, 2004.

32. Clark, P.; Letts, M. Trauma to the thoracic and lumbar spine in the adolescent. Canadian J Surg 44:337–345, 2001.

33. Cohen, M.W.; Drummond, D.; Flynn, J.M.; et al. A technique of occipitocervical arthrodesis in children using autologous rib grafts. Spine 26:825–829, 2001.

34. Copley, L.; Dormans, J. Pediatric cervical spine problems: developmental and congenital anomalies. J Am Acad Orthop Surg 6:204–214, 1998.

35. Crossman, J.E.; Thompson, D.; Hayward, R.D.; et al. Recurrent atlantoaxial rotatory fixation in children: A rare complication of a rare condition. J Neurosurg Spine 100(3 Suppl Spine):307–311, 2004.

36. Curran, C.; Dietrich, A.; Bowman, M.J.; et al. Pediatric cervical spine immobilization: Achieving neutral position? J Trauma 39:729–732, 1995.

37. d'Amato, C. Pediatric spinal trauma. Clin Orthop Relat Res 432:34–40, 2005.

38. Dai, L.; Yuan, W.; Ni, B.; et al. Os odontoideum: Etiology, diagnosis, and management. Surg Neurol 53:106–108, 2000.

39. Davidson, R.G. Atlantoaxial instability in individuals with Down syndrome: A fresh look at the evidence. Pediatrics 81:857–865, 1988.

40. Davis, J.W.; Phreaner, D.; Hoyt, D.B.; et al. The etiology of missed cervical spine injuries. J Trauma 34:342–346, 1993.

41. Davis, J.W.; Parks, S.; Detlefs, C.L.; et al. Clearing the cervical spine in obtunded patients: The use of dynamic fluoroscopy. J Trauma 39:435–438, 1995.

42. Dearolf, W.W., 3rd; Betz, R.; Vogel, L.C. Scoliosis in pediatric spinal cord injured patients. J Pediatr Orthop 10:214–218, 1990.

43. Dempster, A.G.; Heap, S. Fatal high cervical spinal cord injury in an automobile accident complication os odontoideum. Am J Forensic Med Path 11:252–256, 1990.

44. Denis, F. The tree column spine and its significance in the classification of acute thoracolumbar spinal injuries. Spine 9:817–831, 1983.

45. DeWald, R. Burst fractures of the thoracic and lumbar spine. Clin Orthop Relat Res 189:150–161, 1984.

46. DiBenedetto, T.; Lee, C. Traumatic atlanto-occipital instability: A case report with follow-up and a new diagnostic technique. Spine 15:595–597, 1990.

47. Dickman, C.A.; Sonntag, V.; Papadopoulos, S.M.; et al. The interspinous method of posterior atlantoaxial arthrodesis. J Neurosurg 74:190–198, 1991.

48. Dickson, R.A.; Leatherman, K. Spinal injuries in child abuse. J Trauma 18:811–812, 1978.

49. Dietrich, A.M.; Ginn-Pease, M.; Bartkowski, H.M. Pediatric cervical spine fractures: Predominantly subtle presentation. J Pediatr Surg 26:995–1000, 1991.

50. Donahue, D.; Muhlbauer, M.S.; Kaufman, R.A.; et al. Childhood survival of atlantooccipital dislocation: Underdiagnosis, recognition, treatment, and review of the literature. Pediatr Neurosurg 21:105–111, 1994.

51. Dormans, J.P.; Criscitiello, A.; Drummond, D.S.; et al. Complications in children managed with immobilization in a halo vest. J Bone Joint Surg [Am] 77:1370–1373, 1995.

52. Dormans, J.P.; Drummond, D.; Sutton, L.N.; et al. Occipitocervical arthrodesis in children. J Bone Joint Surg 77:1234–1240, 1995.

53. Dvorak, J.; Panjabi, M. Functional anatomy of the alar ligaments. Spine 12:183–189, 1987.

54. Dwek, J.R.; Chung, C. Radiography of cervical spine injury in children: Are flexion–extension radiographs useful for acute trauma? Am J Roentgenol 174:1617–1619, 2000.

55. Ebraheim, N.A.; Lu, J.; Biyani, A.; et al. An anatomic study of the thickness of the occipital bone. Implications for occipitocervical instrumentation. Spine 21:1725–1730, 1996.

56. Ebraheim, N.A.; Savolaine, E.; Southworth, S.R. Pediatric lumbar seat belt injuries. Orthopaedics 14:1010–1033, 1991.

57. Eleraky, M.; Theodore, N.; Adams, M.; et al. Pediatric cervical spine injuries Report of 102 cases and review of the literature. J Neurosurg Spine 92:12–17, 2000.

58. Epstein, N.; Epstein, J. Limbus lumbar vertrebral fractures in 27 adolescents and adults. Spine 16:962–966, 1991.

59. Evans, D.L.; Bethem, D. Cervical spine injuries in children. J Pediatr Orthop 9:563–568, 1989.

60. Fearon, T.; Vucich, J. Normalized pediatric organ-absorbed doses from CT examinations. Am J Roentgenol 148:171–174, 1987.

61. Fehlings, M.G.; Perrin, R. The timing of surgical intervention in the treatment of spinal cord injury: A systematic review of recent clinical evidence. Spine 31:S28–S35, 2006.

62. Fesmire, F.M.; Luten, R. The pediatric cervical spine: Developmental anatomy and clinical aspects. J Emerg Med 7:133–142, 1989.

63. Fielding, J.W.; Cochran. G.; Lawsing J.F., 3rd.; et al. Tears of the transverse ligament of the atlas A clinical and biomechanical study. J Bone Joint Surg [Am] 56:1683–1691, 1974.

64. Fielding, J.W.; Hawkins, R. Atlanto-axial rotatory fixation. J Bone Joint Surg [Am] 59:37–44, 1977.

65. Fielding, J.W.; Hensinger, R.; Hawkins, R.J. Os odontoideum. J Bone Joint Surg [Am] 62:376–383, 1980.

66. Finch, G.; Barnes, M. Major cervical spine injuries in children and adolescents. J Pediatr Orthop 186:811–814, 1998.

67. Flanders, A.E.; Schaefer, D.; Doan, H.T.; et al. Acute cervical spine trauma: Correlation of MR imaging findings with degree of neurologic deficit. Radiology 177:25–33, 1990.

68. Flynn, J.M.; Closkey, R.; Mahboubi, S.; et al. 2002 Role of magnetic resonance imaging in the assessment of pediatric cervical spine injuries. J Pediatr Orthop 22:573–577, 2002.

69. Fotter, R.; Sorantin, E.; Schneider, U.; et al. Ultrasound diagnosis of birth-related spinal cord trauma: Neonatal diagnosis and follow-up and correlation with MRI. Pediatr Radiol 24:241–244, 1994.

70. Frank, J.B.; Lim, C.; Flynn, J.M.; et al. The efficacy of magnetic resonance imaging in pediatric cervical spine clearance. Spine 27:1176–1179, 2002.

71. Galli, J.; Tartaglione, T.; Calo, L.; et al. Os odontoideum in a patient with cervical vertigo. Am J Otolaryngology 22:371–373, 2001.

72. Gallie, W.E. Fracture and dislocations of the cervical spine. Am J Surg 46:495–499, 1939.

73. Geisler, F.H.; Dorsey, F.; Coleman, W.P. Recovery of motor function after spinal cord injury—a randomized, placebo-controlled trial with GM-1 ganglioside. N Engl J Med 324:1829–1838, 1991.

74. Geisler, F.H.; Dorsey, F.; Coleman, W.P. Past and current clinical studies with GM-1 ganglioside in acute spinal cord injury recovery. Ann Emerg Med 22:1041–1047, 1993.

75. Georgopoulos, G.; Pizzutillo, P.; Lee, M. Occipito-atlantal instability in children. A report of five cases and review of the literature. J Bone Joint Surg [Am] 69:429–436, 1987.

76. Gerrelts, B.D.; Petersen, E.; Mabry, J.; et al. Delayed diagnosis of cervical spine injuries. J Trauma 31:1622–1626, 1991.

77. Gertzbein, S.; Court-Brown, C. Flexion–distraction injuries of the lumbar spine: Mechanisms of injury and classification. Clin Orthop Relat Res 227:52–60, 1988.

78. Gestring, M.L.; Gracias, V.; Feliciano, M.A.; et al. Evaluation of the lower spine after blunt trauma using abdominal computed tomographic scanning supplemented with lateral scanograms. J Trauma 53:9–14, 2002.

79. Giguère, J.F.; St-Vil, D.; Turmel, A.; et al. Airbags and children: a spectrum of C-spine injuries. J Pediatr Surg 33:811–816, 1998.

80. Gilles, F.; Bina, M.; Sotrel, A. Infantile atlantooccipital instability. Am J Dis Child 133:30–37, 1979.

81. Givens, T.G.; Polley, K.; Smith, G.F.; et al. Pediatric cervical spine injury: A three-year experience. J Trauma 41:2 310–314, 1996.

82. Glassman, S.D.; Johnson, J.; Holt, R.T. Seatbelt injuries in children. J Trauma 33:882–886, 1992.

83. Gluf, W.M.; Brockmeyer, D. Atlantoaxial transarticular screw fixation: A review of surgical indications, fusion rate, complications, and lessons learned in 67 pediatric patients. J Neurosurg Spine 2:164–169, 2005.

84. Grabb, P.A.; Pang, D. Magnetic resonance imaging in the evaluation of spinal cord injury without radiographic abnormality in children. Neurosurgery 35:406–414, 1994.

85. Grogan, E.L.; Morris, J.A., Jr.; Dittus, R.S.; et al. Cervical spine evaluation in urban trauma centers: Lowering institutional costs and complications through helical CT scan. J Am Coll Surg 200:160–165, 2005.

86. Hadden, W.; W. Gillepsie, Multiple level injuries of the cervical spine. Injury 16:628–633, 1985.

87. Hadley, M.N.; Zambramski, J.; Browner, C.M.; et al. Pediatric spinal trauma. J Neurosurg 68:18–24, 1988.

88. Hakimi, K.N.; Massaqli, T. Anterior spinal artery syndrome in two children with genetic thrombotic disorders. J Spinal Cord Med 28:69–73, 2005.

89. Hall, D.E.; Boydston, W. Pediatric neck injuries. Pediatric Rev 20:13–19, 1999.

90. Hamilton, M.G.; Myles, S. Pediatric spinal injury: Review of 174 hospital injuries. J Neurosurg 68:700–704, 1992.

91. Harmanli, O.; Koyfman, Y. Traumatic atlanto-occipital dislocation with survival. Surg Neurol 39:324–330, 1993.

92. Harris, J.H.; Carson, G.; Wagner, L.K.; et al. Radiologic diagnosis of traumatic occipitovertebral dissociation. Comparison of three methods. Am J Roentgenol 162:887–892, 1994.

93. Harris, M.B.; Waguespack, A.; Kranlage, S. "Clearing" cervical spine injuries in polytrauma patients: is it really safe to remove the collar? Orthopedics 20:903–907, 1997.

94. Hartley, W.; Mencio, G.A.; Clinical and radiographic algorithm for acute management of pediatric cervical spine trauma. Scoliosis Research Society, 32nd Annual Meeting, St. Louis, Missouri, 1997.

95. Hauser, C.J.; Visvikis, G.; Hinrichs, C.; et al. Prospective validation of computed tomographic screening of the thoracolumbar spine in trauma. J Trauma 55:228–235, 2003.

96. Heary, R.F.; Vaccaro, A.; Mesa, J.J.; et al. Steroids and gunshot wounds to the spine. Neurosurgery 41:576–583, 1997.

97. Heilman, C.B.; Reisenburger, R. Simultaneous non-contiguous cervical spine injuries in a pediatric patient. Neurosurgery 49:1017–1020, 2001.

98. Heller, J.G.; Garfin, S.; Abitbol, J.J. Disk herniations associated with compression instrumentation of lumbar flexion–distraction injuries. Clin Orthop Relat Res 284:91–98, 1992.

99. Henrys, P.; Lyne, E.; Lifton, C.; et al. Clinical review of cervical spine injuries in children. Clin Orthop Relat Res 129:172–176, 1977.

100. Herman, M.J.; Pizzutillo, P. Cervical spine disorders in children. Orthop Clin North Am 30:457–466, 1999.

101. Herndon, W.A. Injuries to the head and neck. American Academy of Orthopaedic Surgeons, Park Ridge, IL, 1990.

102. Herzenberg, J.E.; Hensinger, R.; Dedrick, D.K.; et al. Emergency transport and position of young children who have an injury of the cervical spine. The standard backboard may be hazardous. J Bone Joint Surg [Am] 71:15–22, 1989.

103. Hooley, E.; Chaput, C.; Rahm, M. Internal fixation without fusion of a flexion–distraction injury in the lower cervical spine of a three-year-old. The Spine Journal 6:50–54, 2006.

104. Hosalkar, H.S.; Cain, E.; Horn, D.; et al. Traumatic atlanto-occipital dislocation in children. J Bone Joint Surg 87:2480–2488, 2005.

105. Huda, W.; Bissessur, K. Effective dose equivalents, HE, in diagnostic radiology. Med Phys 17:998–1003, 1990.

106. Hughes, T.B., Jr.; Richman, J.; Rothfus, W.E. Diagnosis of os odontoideum using kinematic magnetic resonance imaging. Spine 24:715–718, 1999.

107. Jacobs, R.R.; Asher, M.; Snider, R.K. Thoracolumbar spinal injuries: A comparative study of recumbent and operative treatment in 100 patients. Spine 5:463–477, 1980.

108. Jones, E.; Haid, R. Injuries to the Pediatric Subaxial Cervical Spine. Philadelphia, W.B. Saunders, 1991.

109. Jones, E.; Hensinger, R.A. Injuries of the Cervical Spine. Philadelphia, Lippincott-Raven, 1966.

110. Kaufman, R.A.; Carroll, C.; Buncher, C.R. Atlantooccipital junction: standards for measurement in normal children. Am J Neuroradiol 8:995–999, 1987.

111. Keiper, M.D.; Zimmerman, R.; Bilaniuk, L.T. MRI in the assessment of the supportive soft tissues of the cervical spine in acute trauma in children. Neuroradiology 40:359–363, 1998.

112. Kewalramani, L.S.; Tori, J. Spinal cord trauma in children: Neurologic patterns, radiologic features, and pathomechanics of injury. Spine 5:11–18, 1980.

113. Kokoska, E.R.; Keller, M.; Rallo, M.C.; et al. Characteristics of pediatric cervical spine injuries. J Pediatr Surg 36:100–105, 2001.

114. Kolb, J.C.; Summers, R.; Galli, R.L. Cervical collar-induced changes in intracranial pressure. Am J Emerg Med 17:135–137, 1999.

115 Kowalski, H.M.; Cohen, W.; Cooper, P.; et al. Pitfalls in the CT diagnosis of atlantoaxial rotary subluxation. Am J Roentgenol 149:595–600, 1987.

116. Kriss, V.; Kriss, T. SCIWORA (spinal cord injury without radiographic abnormality) in infants and children. Clin Pediatr 35:119–124, 1996.

117. Labbe, J.L.; Leclair, O.; Dupare, B. Traumatic atlanto-occipital dislocation with survival in children. J Pediatr Orthop B 10:319–327, 2001.

118. Laham, J.L.; Cotcamp, D.; Gibbons, P.A.; et al. Isolated head injuries versus multiple trauma in pediatric patients: Do the same indications for cervical spine evaluation apply. Pediatr Neurosurg 21: 221–226, 1994.

119. Lally, K.P.; Senac, M.; Hardin, W.D.; et al. Utility of the cervical spine radiograph in pediatric trauma. Am J Surg 158:540–541, 1989.

120. Lalonde, F.; Letts, M.; Yang, J.P.; et al. An analysis of burst fractures of the spine in adolescents. Am J Orthop 30:115–120, 2001.

121. Lancourt, J.; Dickson, J.; Carter, R. Paralytic spinal deformity following traumatic spinal cord injury in children and adolescents. J Bone Joint Surg [Am] 63:47–53, 1981.

122. Launay, F.; Leet, A.; Sponseller, P.D. Pediatric spinal cord injury without radiographic abnormality. Clin Orthop Relat Res 433:166–170, 2005.

123. Lawson, J.A.; Ogden, J.; Bucholz, R.W.; et al. Physeal injuries of the cervical spine. J Pediatr Orthop 7:428–435, 1987.

124. Lee, S.L.; Sena, M.; Greenholz, S.K.; et al. A multidisciplinary approach to the development of a cervical spine clearance protocol: Process, rationale, and initial results. J Pediatr Surg 38:358–362, 2003.

125. Letts, M.; Kaylor, D.; Gouw, G. A biomechanical analysis of halo fixation in children. J Bone Joint Surg [Br] 70:277–279, 1988.

126. Leventhal, H.R. Birth injuries of the spinal cord. J Pediatr 56:47–453, 1960.

127. Li, V.; Pang, D.; Atlanto-axial rotatory fixation. In: Pang, D., ed. Disorders of the Pediatric Spine. New York, Raven Press, 1995.

128. Link, T.; Schuierer, G.; Hufendick, A.; et al. Substantial head trauma. Value of routine CT examination of the cervicocranium. Radiology 196:741–755, 1995.

129. Locke, G.R.; Gardner, J.; Van Epps, E.F. Atlas-dens interval (ADI) in children: A survey based on 200 normal cervical spines. Am J Roentgenol Radium Ther Nucl Med 97:135–140, 1966.

130. Loder, R., ed. The Cervical Spine Lovell and Winter's Pediatric Orthopaedics. Philadelphia, Lippincott-Raven, 1966.

131. Lowry, D., Pollack, I.F.; Clyde, B.; et al. Upper cervical spine fusion in the pediatric population. J Neurosurg 87:671–677, 1997.

132. MacKinnon, J.A.; Perlman, M.; Kirpalani, H.; et al. Spinal cord injury at birth: Diagnostic and prognostic data in twenty-two patients. J Pediatr 122: 431–437, 1993.

133. Mandabach, M.; Ruge, J.; Hahn, Y.S.; et al. Pediatric axis fractures: Early halo immobilization, management and outcome. Pediatr Neurosurg 19:225–232, 1993.

134. Mann, D.C.; Dodds, J. Spinal injuries in 57 patients 17 years or younger. Orthopaedics 16:159–164, 1993.

135. Marino, R.J.; Ditunno, J., Jr.; J., Donovan, W.H.; et al.. Neurologic recovery after traumatic spinal cord injury: Data from the Model Spinal Cord Injury Systems. Arch Phys Med Rehabil 80:1391–1396, 1999.

136. Marlin, A.E.; Williams, G.R.; Lee, J.F. Jefferson fractures in children. J Neurosurg 58:277–279, 1983.

137. Matava, M.J.; Whitesides, T.; Davis, P.C. Traumatic atlanto-occipital dislocation with survival. Serial computerized tomography as an aid to diagnosis and reduction: A report of three cases. Spine 18:1897–1903, 1993.

138. Maves, C.K.; Souza, A.; Prenger, E.C.; et al. Traumatic atlanto-occipital disruption in children. Pediatr Radiol 21:504–507, 1991.

139. Mayfield, J.K.; Erkkila, J.; Winter, R.B. Spine deformity subsequent to acquired childhood spinal cord injury. J Bone Joint Surg [Am] 63:1401–1411, 1981.

140. McGoldrick, J.M.; Marx, J. Traumatic central cord syndrome in a patient with os odontoideum. Ann Emerg Med 18:1358–1361, 1989.

141. McGrory, B.J.; Klassen, R.A.; Chao, E.Y.; et al. Acute fractures and dislocations of the cervical spine in children and adolescents. J Bone Joint Surg [Am] 75:988–995, 1993.

142. McGrory, B.J.; Klassen, R.A. Arthrodesis of the cervical spine for fractures and dislocations in children and adolescents. A long-term follow-up study. J Bone Joint Surg [Am] 76:1606–1616, 1994.

143. McGuire, R.A.; Neville, S.; Green, B.A.; et al. Spinal instability and the log-rolling maneuver. J Trauma 27:525–531, 1987.

144. Mendez, J.S.; Huete, I.; Tagle, P.M. Limbus lumbar and sacral vertebral fractures. Neurol Res 24:139–144, 2002.

145. Mihara, H.; Onari, K.; Hachiya, M.; et al. Follow-up study of conservative treatment for atlantoaxial rotatory displacement. J Spinal Disord 14:494–499, 2001.

146. Morgan, T.H.; Wharton, G.; Austin, G.N. The results of laminectomy in patients with incomplete spinal cord injuries. Paraplegia 9:14–23, 1971.

147. Mubarak, S.J.; Camp, J.; Vueltich, W.; et al. Halo application in the infant. J Pediatr Orthop 9:612–614, 1989.

148. Murphy, M.J.; Ogden, J.A.; Bucholz, R.W. Cervical spine injury in the child. Contemp Orthop 3:615–623, 1981.

149. Naidich, J.B.; Naidich, T.P.; Garfein, C.; et al. The widened interspinous distance: A useful sign of anterior cervical dislocation in the supine frontal projection. Radiology 123:113–116, 1977.

150. Niticki, S.; Moir, C. Predictive factors of the outcome of traumatic cervical spine fracture in children. J Pediatr Surg 29:1409–1411, 1994.

151. Nuckley, D.; Hersted, S.; Eck, M.; et al. Developmental biomechanics of the cervical spine: Tension and compression. J Biomech 38:2266–2275, 2005.

152. Nuñez, D.; Zuluaga, A.; Fuentes-Bernardo, D.; et al.. Cervical spine trauma: How much more do we learn by routinely using helical CT? Radiographics 16:1307–1318, 1996.

153. Nypaver, M.; Treloar, D. Neutral cervical spine positioning in children. Ann Emerg Med 23:208–211, 1994.

154. Odent, T.; Langlais, J.; Glorion, C.; et al. Fractures of the odontoid process: A report of 15 cases in children younger than 6 years. J Pediatr Orthop 19:51–54, 1999.

155. Oller, D.W.; Boone, S. Blunt cervical spine Brown-Séquard injury. A report of three cases. American Surgeon 57:361–365, 1991.

156. Orenstein, J.B.; Klein, B.L.; Gotschall, C.; et al. Age and outcome in pediatric cervical spine injury: 11-year experience. Pediatr Emerg Care 10:132–137, 1994.

157. Osenbach, R.K.; Menezes, A. Pediatric spinal cord and vertebral column injury. Neurosurgery 30:385–390, 1992.

158. Ouyang, J.; Zhu, Q.; Zhao, W.; et al. Biomechanical assessment of the pediatric cervical spine under bending and tensile loading. Spine 30:716–723, 2005.

159. Pang, D. Spinal cord injury without radiographic abnormality in children, 2 decades later. Neurosurg 55:1325–1342, 2004.

160. Pang, D.; Li, V. Atlantoaxial rotatory fixation: Part 3 of a prospective study of the clinical manifestation, diagnosis, management, and outcome of children with atlantoaxial rotatory fixation. Neurosurg 5:954–971, 2005.

161. Pang, D.; Pollack, I.F. Spinal cord injury without radiographic abnormality in children: The SCIWORA syndrome. J Trauma 29:654–664, 1989.

162. Pang, D.; Wilberger, J.E., Jr. Spinal cord injury without radiographic abnormalities in children. J Neurosurg 57:114–129, 1982.

163. Papadopoulos, S.M.; Dickman, C.A.; Sonntag, V.K.; et al. Traumatic atlantooccipital dislocation with survival. Neurosurg 28:574–579, 1991.

164. Papadopoulos, S.M.; Selden, N.R.; Quint, D.J.; et al. Immediate spinal cord decompression for cervical spinal cord injury: Feasibility and outcome. J Trauma 52:223–232, 2002.

165. Patel, J.; T.J.; Mollitt, D.; et al.. Pediatric cervical spine injuries: defining the disease. J Pediatr Neurosurg 36:373–376, 2001.

166. Pathria, M.N.; Petersilge, C. Spinal trauma. Rad Clin North Am 29:847–865, 1991.

167. Partrick, D.; Bensard, D.; Moore, E.; et al. Cervical spine trauma in the injured child: A tragic injury with potential for salvageable functional outcome. J Pediatr Surg 35:1571–1575, 2000.

168. Pennecot, G.F.; Gouraud, D.; Hardy, J.R. Roentgenographical study for the cervical spine in children. J Pediatr Orthop 4:339–345, 1984.

169. Phillips, W.A.; Hensinger, R. The management of rotatory atlanto-axial subluxation in children. J Bone Joint Surg [Am] 71:664–668, 1989.

170. Pizzutillo, P. Pediatric occipitoatlantal injuries. Semin Spine Surg 3:24–32, 1992.

171. Pizzutillo, P.D.; Rocha, E.F.; D'Astous, J.; et al. Bilateral fractures of the pedicle of the second cervical vertebrae in the young child. J Bone Joint Surg [Am] 68:892–896, 1986.

172. Pollack, C.V.; Hendey, G.W.; Martin, D.R.; et al. Use of flexion–extension radiographs of the cervical spine in blunt trauma. Ann Emer Med 38:8–11, 2001.

173. Pouliquen, J.C.; Kassis, B.; Glorion, C.; et al. Vertebral growth after thoracic or lumbar fracture of the spine in children. J Pediatr Orthop 17:115–120, 1997.

174. Powers, B.; Miller, M.; Kramer, R.S.; et al. Traumatic anterior atlanto-occipital dislocation. Neurosurgery 4:12–17, 1979.

175. Pueschel, S.M. Atlanto-axial subluxation in Down syndrome. Lancet 1:980, 1983.

176. Pueschel, S.M.; Herndon, J.H.; Gelch, M.M.; et al. Symptomatic atlantoaxial subluxation in persons with Down syndrome. J Pediatr Orthop 4.682–688, 1984.

177. Pueschel, S.M.; Scola, F.H. Atlantoaxial instability in individuals with Down syndrome. Epidemiologic, radiographic, and clinical studies. Pediatrics 4:555–560, 1987.

178. Ralston, M.E.; Chung, K.; Barnes, P.D.; et al. Role of flexion–extension radiographs in blunt pediatric cervical spine injury. Acad Emerg Med 8:237–245, 2001.

179. Rang, M.C. Children's Fractures. Philadelphia, J.B. Lippincott, 1983.

180. Ranjith, R.K.; Mullet, J.; Burke, T.E. Hangman's fracture caused by suspected child abuse. J Pediatr Orthop B 11:329–332, 2002.

181. Reddy, S.P.; Junewick, J.; Backsrom, J.W. Distribution of spinal fractures in children: Does age, mechanism of injury, or gender play a significant role? Pediatr Radiol 33:776–781, 2003.

182. Rhea, J.T.; Stewart, B.G.; Sheridan, R.L.; et al. Is the screening portable pelvis film clinically useful in multiple trauma patients who will be examined by abdominopelvic CT? Experience with 397 patients. Emer Radiol 9:266–271, 2002.

183. Rinaldi, I.; M.W.; Delaney, W.F. 1979 "Computerized tomographic demonstration of rotational atlantoaxial fixation." J Neurosurg 50:115–119, 1979.

184. Roaf, R. Vertebral growth and its mechanical control. J Bone Joint Surg [Br] 42B:40–59, 1960.

185. Roche, C.; Carty, H. Spinal trauma in children. Pediatr Radiol 31:677–700, 2001.

186. Rodgers, W.B.; Coran, D.; Emans, J.L.; et al. Occipitocervical fusions in children. Retrospective analysis and technical considerations. Clin Orthop 364:125–133, 1999.

187. Rooks, V.J.; Sisler, C.; Burton, B. Cervical spine injury in child abuse: Report of two cases. Pediatr Radiol 28:193–195, 1998.

188. Rossitch, E. Jr, Oakes, W. Perinatal spinal cord injury. Pediatr Neurosurg 18:149–152, 1992.

189. Rumball, K.; Jarvis, J. Seat-belt injuries of the spine in young children. J Bone Joint Surg [Br] 74:571–574, 1992.

190. Saleh, J.; Raycroft, J. Hyperflexion injury of the cervical spine and central cord syndrome in a child. Spine 17:234–237, 1992.

191. Santiago, R.; Guenther, E.; Carroll, K.; et al. The clinical presentation of pediatric thoracolumbar fractures. J Trauma 60:187–192, 2006.

192. Sasaki, H.; Itoh, T.; Takei, H.; et al. Os odontoideum with cerebellar infarction: A case report. Spine 25:1178–1181, 2000.

193. Schuler, T.C.; Kurz, L.; Thompson, D.E.; et al. Case report: Natural history of os odontoideum. J Pediatr Orthop 11:222–225, 1991.

194. Seel, E.H.; Verrill, C.; Mehta, R.L.; et al. Measurement of fracture kyphosis with the Oxford Cobbometer: Intra and interobserver reliabilities and comparison with other techniques. Spine 30:964–968, 2005.

195. Shaw, M.; Burnett, H.; Wilson, A.; et al. Pseudosubluxation of C2 on C3 in polytraumatized children: Prevalence and significance. Clin Radiol 54:377–380, 1999.

196. Sheridan, R.; Peralta, R.; Rhea, J.; et al. Reformatted visceral protocol helical computed tomographic scanning allows conventional radiographs of the thoracic and lumbar spine to be eliminated in the evaluation of blunt trauma patients. J Trauma 55:665–669, 2003.

197. Sherk, H.H.; Nicholson, J.; Chung, S.M. Fractures of the odontoid process in young children. J Bone Joint Surg 60:921–924, 1978.

198. Sherk, H.H.; Schut, L.; Lane, J. Fractures and dislocations of the cervical spine in children. Orthop Clin North Am 7:593–604, 1976.

199. Shulman, S.T.; Madden, J.; Esterly, J.R.; et al. Transection of spinal cord. A rare obstetrical complication of cephalic delivery. Arch Dis Child 46:291–294, 1971.

200. Sledge, J.B.; Allred, D.; Hyman, J. Use of magnetic resonance imaging in evaluating injuries to the pediatric thoracolumbar spine. J Pediatr Orthop 21:288–293, 2001.

201. Smith, T.; Skinner, S.; Shonnard, N. Persistent synchondrosis of the second cervical vertebra simulating a hangman's fracture in a child. J Bone Joint Surg [Am] 75:892–893, 1993.

202. Sneed, R.C.; Stover, S. Undiagnosed spinal cord injuries in brain-injured children. Am J Dis Child 142:965–967, 1988.

203. Sponseller, P. Atlanto-occipital arthrodesis for instability with neurologic preservation. Spine 22:344, 1997.

204. Stambolis, V.; Brady, S.; Klos, D.; et al. The effects of cervical bracing upon swallowing in young, normal, healthy volunteers. Dysphagia 18:39–45, 2003.

205. Steel, H.H. Anatomical and mechanical considerations of the atlanto-axial articulation. J Bone Joint Surg 50:1481–1482, 1968.

206. Stern, W.E.; Rand, R. Birth injuries to the spinal cord: Report of two cases and review of the literature. Am J Obstet Gynecol 78:498–512, 1959.

207. Subach, B.R.; McLaughlin, M.; Albright, A.L.; et al. Current management of pediatric atlantoaxial rotatory subluxation. Spine 23:2174–2179, 1998.

208. Swischuk, L.E. Spine and spinal cord trauma in the battered child syndrome. Radiology 92:733–738, 1969.

209. Swischuk, L.E. Anterior displacement of C2 in children. Radiology 122:759–763, 1977.

210. Swischuk, L.E.; Swischuck, P.N.; John, S.D. Wedging of C-3 in infants and children: Usually a normal finding and not a fracture. Radiology 188:523–526, 1993.

211. Tawbin, A. Central nervous system damage in human fetus and newborn infants. Am J Dis Child 119:529–541, 1970.

212. Townsend, E.H. Jr.; Rowe, M. Mobility of the upper cervical spine in health and disease. Pediatrics 10:567–573, 1952.

213. Vaccaro, A.R.; Madigan, L.; Schweitzer, M.E.; et al. Magnetic resonance imaging analysis of soft tissue disruption after flexion–distraction injuries of the subaxial cervical spine. Spine 26:1866–1872, 2001.

214. Vaccaro, A.R.; Silber, J.S. Post-traumatic spinal deformity. Spine 26:S111–S118, 2001.

215. Van Hoisbeek, E.M.; Mackay, N.N. Diagnosis of acute atlanto-axial rotatory fixation. J Bone Joint Surg [Br] 71B:90–91, 1989.

216. Viccellio, P.; Simon, H.; Pressman, B.D.; et al. A prospective multicenter study of cervical spine injury in children. Pediatrics 108:1–6, 2001.

217. Vogel, L.C. Unique management needs of pediatric spinal cord injury in patients: Etiology and pathophysiology. J Spinal Cord Med 20:10–13, 1997.

218. Wang, J.; Vokshoor, A.; Kim, S.; et al. Pediatric atlantoaxial instability: management with screw fixation. Pediatr Neurosurg 30:70–78, 1999.

219. Wang, M.Y.; Hoh, D.; Leary, S.P.; et al. High rates of neurological improvement following severe traumatic pediatric spinal cord injury. Spine 29:1493–1497, 2004.

220. Wells, J.D.; Nicosia, S. Scoring acute spinal cord injury: a study of the utility and limitations of five different grading systems. J Spinal Cord Med 18:33–41, 1995.

221. Werne, S. Studies in spontaneous atlas dislocation. Acta Orthop Scan 23:1–15, 1957.

222. Winell, J.; Burke, S. Sports participation of children with Downs syndrome. Orthop Clin North Am 34:439–443, 2003

223. Wintermark, M.; Mouhsine, E.; Theumann, N.; et al. Thoracolumbar spine fractures in patients who have sustained severe trauma: Depiction with multidetector row CT. Radiology 227:681–689, 2003.

224. Wood, K.; Buttermann, G.; Mehbod, A.; et al. Operative compared with nonoperative treatment of a thoracolumbar burst fracture without neurologic deficit. J Bone Joint Surg [Am] 85:773–781, 2003.

225. Yang, C.C.; Bradley, W. Somatic innervation of the human bulbocavernosus muscle. Clin Neurophysiol 110:412–418, 1999.

226. Yasuoka, F.; Peterson, H.; MacCarty, C. Incidence of spinal column deformity after multiple level laminectomy in children and adults. J Neurosurg 57:441–445, 1982.

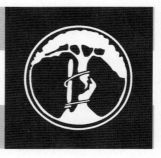

第 **12** 章

儿童骨盆与髋部骨折脱位

Marc F. Swiontkowski, M.D.

儿童骨盆与股骨近端骨折脱位不多见,多由高能量损伤所致。由于牵涉到诊断、治疗和预后,故将其分为骨盆骨折和脱位(包括髋臼骨折)、股骨近端骨折和髋关节脱位。

第一节 骨盆骨折和脱位

一、病理

1.相关解剖

除了大小,儿童的骨盆解剖与成人的区别不大。骨盆包括髂骨、坐骨、耻骨及其髋骨化中心,还有骶骨(图12-1A)。三个骨化中心在髋臼处汇聚,形成 Y 形软骨结构和半球形髋臼[57](图 12-1B)。儿童骨盆包括骨骺及骨化中心,这是与成人最大的不同之处。骨盆中的软骨组织及不易碎裂的骨质更易缓冲外力[20]。一旦出现骨折,可能只局限于软骨区域,从而导致诊断困难。无论是直接的创伤或间接损伤,骨折后畸形愈合可导致生长发育停顿。发育中的软骨富有弹性,在碰撞伤中可出现很大的位移,而表面不出现明显损伤。在说明这一点的文献中,令人惊奇地发现 66 例钝性创伤患儿中,X 线和尸检结果表明93%为骨盆后环双侧损伤。骨骼血管切割也很重要,而且直接创伤或间接创伤,都会使其紊乱[80,86]。主要易损区是股骨头。因为骨盆和髋臼的生物力学会随着发育成熟而改变,所以骨盆骨折的类型会随着患儿年龄的增大而改变[21,72]。

2.流行病学

儿童骨盆或髋臼骨折的发生率很难确切统计[21,28]。Watts 报道,在一家大型儿童医院中,每年有 10 例骨盆骨折患儿,其中 97%为稳定性骨折,而髋臼骨折很少见[83]。Quinby 发现,4 年间在波士顿市医院儿童外科中心因躯干钝性创伤收治的小于 14 岁以下的 255 例患儿中,20 例(7.8%)有骨盆骨折,女孩 6 例,男孩 14 例,年龄为 2.5~13 岁,平均 8 岁[58]。华盛顿州一级创伤中心一年内收治的 1438 例肌肉骨骼创伤患者中,18 岁以下儿童的骨盆或髋臼骨折有 5 例(0.35%)。在德国一家大型创伤中心,19 年间收治了 54 例骨盆骨折。他们发现这种损伤相对少见[63],合并有神经后遗症的头部创伤却较成人多见[62]。在 1991 年的一项研究中,某创伤中心收治的 2248 例儿童患者中,骨盆环骨折占2.4%[7]。以色列某创伤中心在 1999 年对 116 例 12 岁以下儿童骨盆骨折的资料回顾中发现,15 例(12.9%)为开放性损伤[53]。

髋臼骨折占儿童骨盆骨折的 0.8%~15%[11,19,31,34,35,70]。

3.损伤机制

儿童骨盆和髋臼骨折通常由高能量损伤引起[52]。在 Quinby 报道的 20 例患者中,19 例由汽车、卡车或火车碰撞所致,其中 8 例机动车碰撞后发生了碾压伤,1 例从屋顶摔伤[58]。在对马尼托巴大学 8 年收治的 16 岁以下患儿病例回顾中发现,骨盆骨折者为 84 例。其中在人行道上被汽车撞伤的占 58%,乘车途中发生交通事故的为 17%,7%与自行车碰撞和摔伤有关,8%由挤压伤所致[60]。一份 1995 年报道的 43 例资料显示,70%与机动车损伤有关,高处坠落伤占 30%[40]。高能量正面撞击产生了此种损伤,侧面撞击伤在近来同样有报道[38]。新生儿和幼儿很少发生此种损伤[85]。MMWR 最近一项报道发现,许多交通伤和挤压伤患儿普遍缺乏看护[14]。

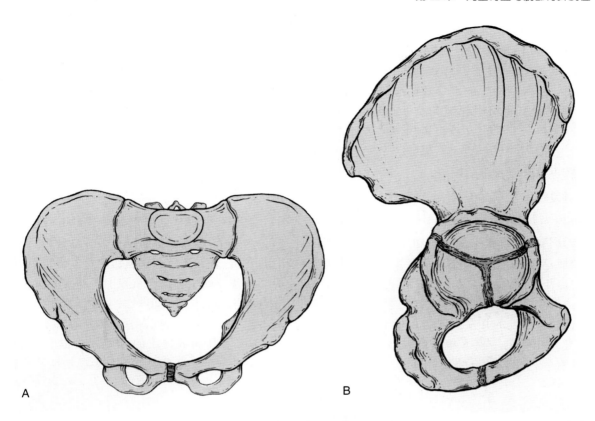

图 12-1　儿童骨盆骨性解剖。**(A)**入口视图显示两块髋骨，一块骶骨及耻骨联合。**(B)**侧位视图显示髂骨、坐骨及耻骨突交汇处的三角软骨。

4.损伤后果

由于儿童骨盆骨折常由高能量损伤引起，因此大多合并有内脏损伤[29]。Reed 大量的统计病例显示，19%合并有内脏损伤，大部分发生在骨盆内或骨盆边缘[60]。在 10 例内脏损伤患者中，7 例有下尿道损伤，7 例有腹内损伤。另外 3 例分别为严重的胸部损伤、颅内损伤和软组织损伤，再次表明与创伤碰撞的速率相关。Quinby 报道了 20 例儿童骨盆骨折的病例，9 例因脏器破裂需行剖腹手术，另外 5 例因内脏损伤合并严重出血，剖腹探查发现明显血管损伤，最后 3 例死亡[58]。俄罗斯一份 66 例儿童呼吸停止致死性原因尸检报告中，42%与骨盆骨折和严重出血有关[40]。在 43 例存活患者中有 24 例发现有 3 个以上脏器损伤，而且 62.8%患者诊断出有低血压。在呼吸停止的患儿中，创伤严重度指数评分和格拉斯哥昏迷评分均很高[54]。

骨盆骨折的主要后果是出血、休克，甚至死亡；膀胱或尿道损伤(尤其是男性患者)；神经损伤(尤其是骶髂关节脱位或骶骨骨折导致的腰骶丛损伤)；以及累

及会阴、直肠或阴道的开放性骨折后感染[29,52,53,62,71]。最近的文献显示，在儿童骨盆骨折患儿中伴发损伤发生率高达 78%[15]。骨盆骨折的严重程度与内脏损伤直接相关。在国立儿童医疗中心 1991 年统计的病例案例中，80%多部位骨盆骨折患儿合并有腹部损伤或生殖泌尿系统损伤，而髂骨或骨盆边缘骨折患儿则为33%，单发耻骨骨折仅为 6%[7]。在成人，严重骨盆骨折的死亡率为 5%~20%。报道的儿童骨盆骨折死亡率为1.4%~14%[11,15,29,53,62]。文献显示，在严重创伤的成人患者中，开放性骨盆骨折的死亡率为 8%~50%，死亡原因为急性出血、肺功能衰竭和迟发性败血症。一项国立儿童创伤中心登记处对一级创伤中心记录进行的对比研究显示，由于出血导致的死亡率在儿童和成人中分别为 5%和 17%[39]。在综合性大病例案例中，下尿道和神经损伤的发生率，成人为 12%~15%，儿童为17%[75]。但是严重下尿道损伤仅为 0.9%[74]。由于病例较少，关于儿童的可对比数据至今未见文献报道。

除了器官系统并发损伤外，骨盆骨折本身同样可导致严重的后遗症。Rodrigues[64]指出，Y 形软骨损伤

后,生长停止可导致浅小髋臼的发生(图 12-2)。Mc-Donald 报道[51]的 15 例患儿中,有 6 例发生了 Y 形髋臼软骨损伤,幸运的是,在长期随访的 4 例患者中,并没有出现 Rodrigues 所描述的会导致的股骨头半脱位的畸形[64]。髋臼骨折也可引起髋关节外侧脱位、异位骨化和关节僵硬[6,12,22,32,70]。文献报道的髋关节外骨盆骨折其他后遗症还包括迟延愈合、骶髂关节融合伴骨盆畸形、下肢不等长以及骨盆倾斜。

5.常见的并发症

内脏损伤和骨骼伤是骨盆骨折常见的两大类并发症。骨盆骨折可直接引起膀胱和尿道损伤、牵拉或撕脱性腰骶丛损伤,以及大小动静脉系统损伤及其所导致的出血[71,75]。高能量钝性创伤同样可导致肺部、心脏、胃肠道和中枢神经系统损伤(详见第 4 章)。文献报道,骨盆骨折伴发的并发症高达 67%[27]。在 1993 年对 79 名儿童患儿的一项 5 年的回顾性研究中发现,至少合并有一处相关骨折的儿童患者,发生头部和腹

部损伤而且需要输血的发生率更高[82]。在胸部损伤、需要额外手术和死亡率方面也高于伴发骨折组,但由于样本量较少,并没有达到明显统计学差异[82]。最常见的伴发骨折依次为股骨、颅骨、肋骨、胫骨、腓骨、锁骨颜面骨和肱骨[60]。在复苏和损伤阶段早期发现有骨盆损伤会提醒医生注意可能有这类伴发损伤。伴发损伤比骨盆骨折本身处理起来更棘手,而且对预后的影响程度往往也更大[63]。

6.分类

鉴于伴发损伤的严重程度,Quinby 建议将骨盆骨折分为三类:不需要剖腹探查的骨盆骨折、需要探查的骨盆骨折、合并严重血管损伤的骨盆骨折[58]。虽然这种分类方法反映了损伤严重程度、并发症发生率及死亡率逐级增加的趋势,但对医生做出治疗决策或预后判断并没有什么帮助。成人骨盆骨折有许多种分类方法。Trunkey 及其同事提出的分类方法曾应用于 84 例儿童骨盆骨折[81]。将骨盆骨折分为稳定性及不稳定性两

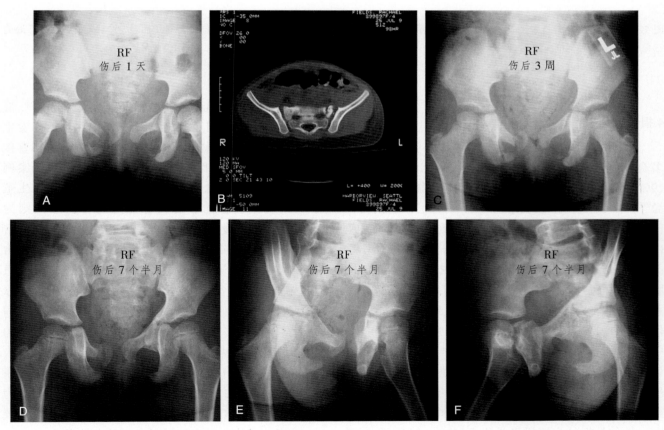

图 12-2 一名未系安全带的 4 岁女孩在交通事故时受伤。(A)伤后骨盆 X 线片显示双侧支骨折。(B)CT 确认侧位压缩伤伴左侧骶骨损伤。(C)两周后可见双侧支骨折有愈合征象。(D-F)然而 7 个半月时在前后位、髂骨位及闭孔斜位 X 线片上可见左侧三角软骨发育停止。

大类。稳定性骨折包括耻骨骨折、分离骨折和撕脱性骨折。不稳定性骨折包括耻骨分离、髋臼骨折和径向骨折(骨盆环两处骨折)。Watts 认为,应根据骨骼损伤的严重程度对儿童骨盆骨折进行分类,其分为三类[83]:①撕脱性骨折,例如骺分离(继发于肌肉的剧烈活动);②骨盆环骨折(继发于挤压伤),包括稳定性及非稳定性骨折;③髋臼骨折(伴有髋脱位)。

Torode 和 Zieg 在其 1985 年报道的 141 例骨盆骨折病例中,对 Watts 分类方法进行了改进,将其扩大为 4 种类型[79]:

Ⅰ型,撕脱性骨折;

Ⅱ型,髂骨翼骨折;

Ⅲ型,骨盆环单一骨折,包括耻骨联合分离但没有后方骶髂关节断裂;

Ⅳ型,产生游离骨碎块的任何骨折,包括双侧耻骨支骨折、骨盆环前侧骨折伴髋臼骨折、耻骨支骨折或耻骨联合分离同时合并有通过后方骨结构的骨折或骶髂关节破裂。

这几位作者还对该文献做了有用的解释说明,建议根据对增大严重程度的影响对并发症进行分类:Ⅰ型,无影响;Ⅱ型,偶尔改变生长发育及重塑;Ⅲ型,偶尔会迟延愈合;Ⅳ型,会导致不愈合、畸形愈合、Y 形软骨损伤、骶髂关节闭合和下肢不等长。

Tile 对最初的成人骨盆骨折 Pennal 分类方法进行了修改[76,77]。这种依据损伤机制的分类方法得到了最广泛的应用。所分的类型包括前后向受压型、侧向受压型和垂直剪力型。Burgess 及其同事近来在其对 210 例成人骨盆骨折的研究中对这种分类分别进行扩展,增加了复合机制型损伤[13]。在这项回顾性研究中前后向受压型及复合机制型的输血需求率及死亡率最高。同样,McIntyre 及其同事[52]以及 Bond 及其同事[7]的两项回顾性研究发现,双侧骨盆后环骨折型伴发的血液丢失程度及腹部内脏损伤最高。最近,Tile 分类法已纳入了 AO/ASIF 所采用的 A、B、C 代码系统(严重度递增),并被美国骨科创伤协会所采用[77](图 12-3,表 12-1)。这种分类法并不适用于预期有尿道损伤的多名患者[4]。当然,损伤类型是在不断改变的(有无数种组合),因此尚没有一种分类方法达到较高的可信度。

鉴于文献中预计会经常应用,所以本文引证了 Torode-Zieg 和 Pennal-Tile 分类系统[77,79]。对于髋臼骨折最常用的分类方法是 Letournel 和 Judet 分类法(图 12-4)[43]。

二、诊断

1.病史

由于儿童骨骼有柔韧性[20],所以儿童骨盆及髋臼骨折大多继发于儿童被汽车直接撞击或者在汽车因未系安全带而受伤交通事故中,而不是由跌倒或运动碰撞之类的轻微创伤所致。高能量创伤中心将指导急救医疗小组在事故现场以及转送到当地创伤中心过程中的应对性治疗。如果休克是患者的一种早期表现,通常要用救护飞机进行转送。剧烈损伤的同样病史则要求对患者进行全面的一级和二级检查,开通大口径静脉通路和其他急救措施(见第 4 章)。骨突轻度撕脱性损伤常发生于 12~15 岁儿童,通常是由运动创伤引起的[44,45,65]。

2.体格检查

创伤患者的评估流程在第 4 章已有论述;下面的论述针对的是可能有骨盆或髋臼骨折的患者。身体表面检查是第一步,先检查前面,然后让患者转动身体检查两侧,同时进行脊柱检查。挫伤、擦伤以及深达筋膜的皮下脂肪脱套伤(Morel-Lavale 征)必须进行详细的检查和记录。髋臼骨折患者通常在转子周围有大片淤斑,据此可定位导致骨折的外力方向。儿童患者中撕裂伤并不少见,特别是前方,而且常伴有血管损伤[58]。会阴部撕裂伤常由开放性骨折引起,是由坐骨骨折块引起的[62]。阴道撕裂伤并不少见[36],因此对移位性骨盆前环骨折的所有女性患者,都要进行骨盆指诊;进行这项检查时最好让患者处于镇静状态,或者对青春期前女孩使用麻醉剂[55]。同样,直肠指诊可明确有无提示直肠穿孔或括约肌损伤的大出血[52]。

上述检查完成后,接下来进行骨盆稳定性评估,最好让患者静置于脊柱矫正板上。评估前后稳定性时,临床医师要将手掌置于髂嵴前缘并向后直接施加压力(图 12-5A)。同样,将手掌置于髂前上棘的外侧面并向中线施加压力,可检查是否有旋转不稳定,例如开卷样骨折所致的不稳定(图 12-5B)。对于清醒患者要注意在前后位成中线施压时是否有疼痛。检查骨盆后环损伤时可以沿髂后嵴、骶髂关节和骶骨进行触诊看看是否有触痛。可以通过评估髂前上棘的相对高度以及下肢的相对长度来判断是否有垂直或旋转不稳定。

上述检查及触诊完成后,应对动脉血循环进行详细评估。应该仔细触诊股动脉、腘动脉、足背动脉和胫

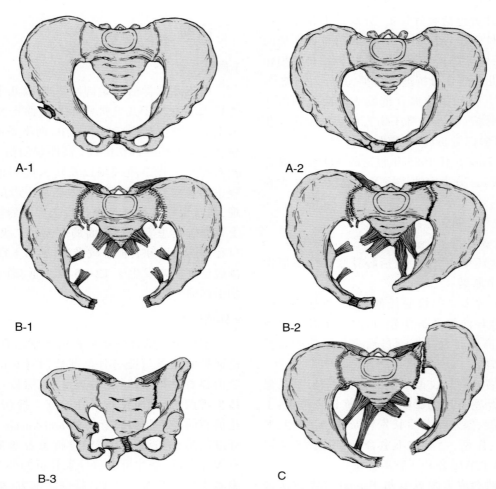

图 12-3 适用于儿童骨盆骨折的 Pennal-Tile 分类方法。(A-1)髂骨前下棘撕脱骨折(股四头肌直头)。(A-2)不伴有后环损伤的坐骨和耻骨的轻微移位骨伤。(B-1)前后向应力导致的开卷样损伤伴耻骨联合超过 3cm 分离。此外,还应有骶髂关节前方断裂。(B-2)侧方受压机制导致同侧骶骨前腋被挤压伤以及移位性坐骨和耻骨支骨折。(B-3)同样的外力(施于侧方,指向冠状面中线)导致的对侧骶髂关节断裂(伴同侧骶骨前方轻度嵌塞)及移位性坐骨和耻骨支骨折。(C)骶髂关节完全断裂以及半骨盆向后垂直和旋转移位伴耻骨联合破裂。

表 12-1　Tile 骨盆骨折分型	
类型	特征
A	稳定
	A$_1$—骨盆骨折未累及骨盆环
	A$_2$—骨盆环稳定性轻微移位很小的骨折
B	旋转不稳定,垂直稳定
	B$_1$—开卷样损伤
	B$_2$—侧方受压,同侧
	B$_3$—侧方受压,对侧(桶柄伤)
C	旋转和垂直不稳定
	C$_1$—单侧
	C$_2$—双侧
	C$_3$—伴髋白骨折

后动脉的搏动;如果搏动触诊不到,应进行多普勒超声检查,看看有无双相搏动流。通过触诊进行下肢体温检查。最后,如果患者意识清醒并能够配合,应进行双侧下肢主要肌群的大范围活动检查,以及轻触觉及针刺感检查。由于骶骨骨折常合并骶丛神经损伤,肛周感觉检查同样不应该遗漏。对于不配合的年幼儿童患者,以上检查通常难以顺利进行。直肠收缩反应已经在直肠指诊时进行了评估。

3.影像学评估

在儿童多发损伤的初期评估中,骨盆前后位 X 线片是很重要的。不要使用性腺保护板,因为它含遮蔽位骨盆前环[83]。如果早期 X 线片发现有骨盆前后环骨折,则应加拍两个方位的 X 线片:30°~45°角,朝向远

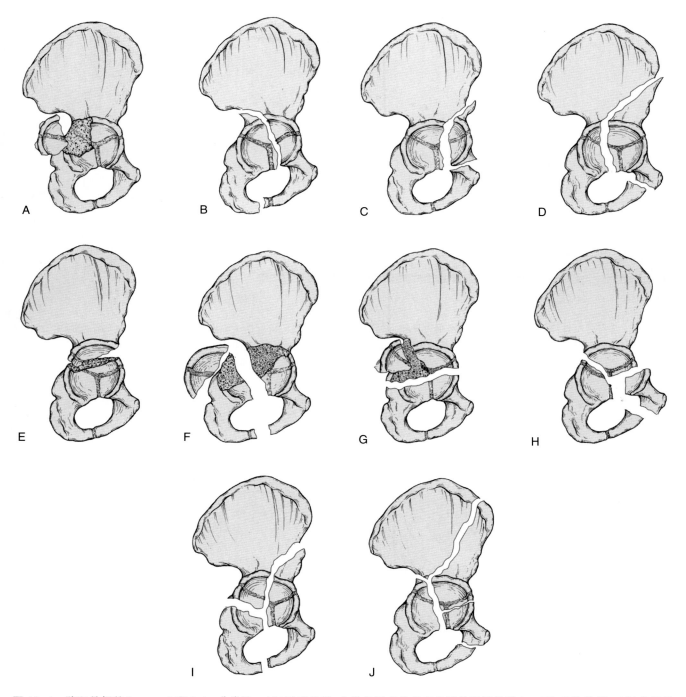

图 12-4 髋臼骨折的 Letournel 和 Judet 分类法。(A)后壁骨折,此类骨折多伴有完整侧骨折缘的嵌入。(B)后柱骨折。(C)前壁骨折,可见非典型性大块骨片。(D)前柱骨折,可见骨折线的最前方通过髋臼。(E)横行骨折,此部位被横断。骨折可从高位(上方横断)或低位(下方横断)穿过髋臼。(F)后柱和后壁联合骨折。(G)伴横行和后壁联合骨折。(H)T 形骨折。(I)前柱和后方联合半横行骨折。(J)双柱骨折,可见无髋臼片段仍附着于完整髂骨上。

端,入口位或下投照位,能更清楚地显示骨盆后环损伤;40°~45°角,(朝向患者头部)均线向、出口向、朝向边缘或上投照位,可清晰显示前环[73,76](图 12-6A 和 C)。以上两种 X 线片有助于显示半侧骨盆相对于另一

串的内旋或外旋。这三种 X 线片有助于确定大多数骨折的损伤机制以及治疗方法[87]。采用标准 X 线片常会漏诊骶骨骨折及骶髂关节损伤。如果由于临床检查结果,或者由于出血、休克或出口位或切线位 X 线片显

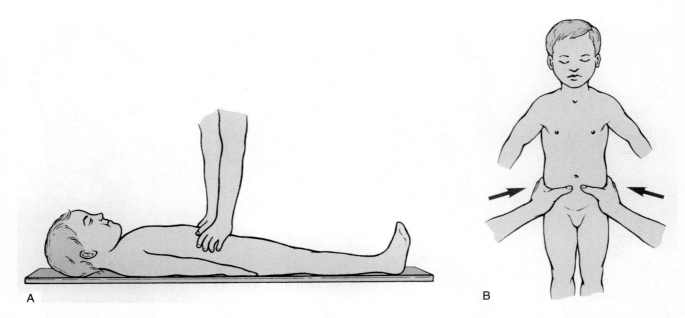

图 12-5 骨盆稳定性临床检查。(A)通过对前方髂嵴向后施力检查前后方向稳定性。当患者在急救室或仍在转运矫行板上时,早期进行该检查最有效。(B)通过对骨盆外侧朝向中线施力检查外旋不稳定性(例如发生在 B₁ 型开卷样骨折)。

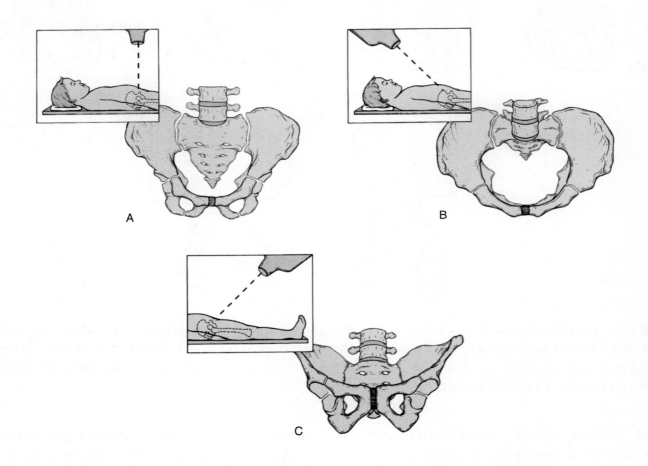

图 12-6 评估骨盆骨折的三种投照位。(A)骨盆标准前后位像。(B)40°向远端的入四位像最适合观察后侧环病理。(C)40°向头侧的切线位像,最合适观察前侧环病理。

示有异常而高度怀疑，则应对骨盆进行 CT 检查。CT 检查有助于诊断盆腔血肿，这也是患者初期治疗的重要项目。2.5~3mm 断层 CT 扫描通常是可以发现骨骺损伤[46]。采用软组织和骨窗技术进行 L5 到下位骨盆的连续结轴向平面 CT 扫描[41]。由于 CT 已作为腹部损伤的常规筛查项目，因此要由骨科医师仔细检查这些CT 图像[30]。虽然这些图像不是专为骨损伤投照的，但却有助于发现骨折或骶髂关节损伤。对于儿童, CT 检查的敏感度高于骨盆前后位 X 线片[30]。

由于髋骨复杂的解剖结构，髋臼骨折需要采用一种不同的影像评估方法。当骨盆前后位 X 线片显示髋臼受累时，应拍摄 Letournel 和 Judet 提出的 45°斜位 X 线片[43]（图 12-7）。髂骨斜位像可清楚显示后柱全貌以及髂骨环。闭孔斜位像可显示前柱全貌，并可清晰显示闭孔。利用这两个投照位片结合骨盆前后位 X 线片外科医生便可按照 Letournel 和 Judet 的分类方法对骨折进行分类（图 12-4 和图 12-7）[43]。CT 检查是常规 X 线检查重要的补充，但不能完全替代 X 线检查[46]。CT 特别有助于发现关节内游离骨碎块（常见于髋关节脱位患者）[2]。CT 还有助于发现嵌入髋臼缘（后壁）的骨折片以及隐蔽性骨盆后环骨折[46]。不进行 CT 检查容易漏诊骶骨骨折，这类损伤也可伴有腰骶部椎间盘突出[24]。三维CT 检查有助于评估过度移位的复合型髋臼骨折。如果三维 CT 的分辨率不是以显示移位小于 2 mm 的骨折，必须重新审核产生三维影像的 CT 层厚[41]。

髋关节造影或 MRI 检查有助于发现小于 8 岁的儿童的股骨近端骨折或脱位[62]。建议进行超声检查来评估先天性髋脱位的治疗效果，一些已将此方法用于年幼儿童的医疗中心的临床结果证明，它在评估幼小儿童的髋关节创伤中很少用。

4.特殊检查

当尿道口有出血或骨盆前环骨折移位明显而怀疑有下尿道损伤时，应该行逆行性尿道造影。由泌尿外科医生将气囊导尿管置入尿道后，将造影剂连续注入并行膀胱 X 线检查，可以确定有无膀胱破裂。如体格检查或腹部 CT 检查怀疑有肾脏或尿道损伤,应该行静脉注射肾盂造影图和肾脏 CT 扫描[1,46,61]。传统使用高倍镜视野下发现多于 20 个红细胞的标准来诊断生殖泌尿系统损伤，而临床使用证明其并不可靠，漏诊率高达 28%[1]。

对于会产生骶丛神经损伤的骶骨骨折和骶髂关节破裂,伤后 3~6 周行肌电图检查有助于确定神经损伤的范围和程度。MRI 检查可发现腰骶神经根通道有无致压物[71]。当患者出现休克表现，尤其是 X 线无明显骨盆骨折的患者，诊断性血管造影和栓塞技术能提供很大帮助，可以使用明胶海绵、血凝块或线圈完成栓塞[5,52,62]。当开放性伤口伴有髂总或股动静脉损伤时，以上办法并不可取，最好的办法为立即探查和修复[58]。

三、治疗

1.治疗的演变

在 10 年前，儿童骨盆骨折普遍采用保守治疗[11,62,63]。最近一项对 31 例患儿的回顾性研究显示，通过卧床休息而进行保守治疗的患者，其中 36%临床效果差，包括持续性疼痛、步态和姿势明显异常、髋关节功能受限[36,40,59,83]。髂骨或坐骨结节的稳定性的撕脱骨折，保守治疗效果最好。对于前后压缩型的开卷样损伤，以前常采用骨盆悬吊牵引和人字形石膏固定，如移位明显、合并严重出血或内脏损伤，常采用外固定支架或切开复位小钢板内固定治疗[19,40,48,59,61]。稳定的单一耻骨或坐骨支损伤和严重的骑跨骨折至今仍采用骨盆悬吊牵引和人字形石膏固定（图 12-8）。对于严重不稳定的骨盆骨折的治疗方法发生了很大改变。对于垂直剪切型骨盆骨折，以往文献中标准的治疗方法为股骨远端骨牵引术[83]。随着外固定架治疗的广泛使用，使用外固定架治疗儿童骨盆骨折越来越普通[40]（图 12-9）。由于使用悬吊牵引和人字形石膏固定而导致的相关并发症，比如骶髂关节融合、畸形愈合和下肢不等长已很少见[40]。闭合复位、经皮内固定治疗移位的骶髂关节、髂骨后环和骶骨骨折已被证明是最佳的方法[10,48,49,63,67,68]（图 12-10）。近来的文献同样支持这一观点[74]。

对于儿童髋臼骨折，以往同样常采用保守治疗。卧床休息和避免负重用于治疗轻微移位的骨折，对于移位明显的髋臼骨折，则采用 4~6 周的骨牵引治疗。近来文献报道，此种方法治疗儿童 Y 形软骨损伤和粉碎性骨折患者效果不佳，骨牵引并不能改善骨碎块的移位程度[6,12,32,34,35,70,83]。现有文献显示，影像学评估与治疗效果并不总是一致，这与临床随访时间短有直接关联[11]。对于儿童骨折患者最后的功能评定往往需要追踪到成年早期[34]。毫无疑问，成人骨盆骨折的治疗效果对儿童骨折治疗方法的选择有很大影响；现在认为，对髋关节负重区骨折块移位大于 2 mm 和不稳定的髋臼后壁骨折、脱位，一般建议行切开复位内固定手术治疗[43,48,76]（表 12-2）。

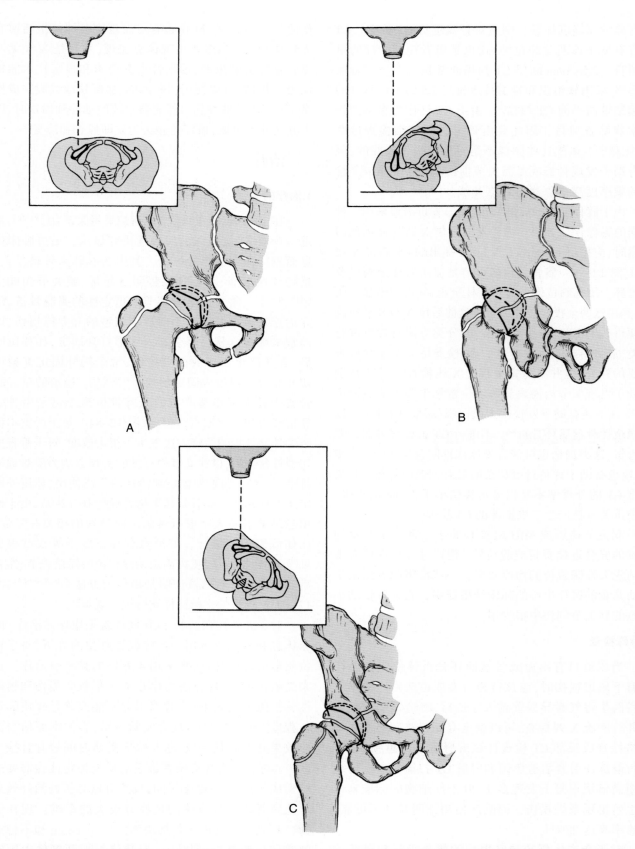

图 12-7 评估髋臼骨折的三种 X 线投照位。(A)前后位骨盆 X 线片可评估髂耻线、髂骨、前后壁及耻骨。(B)Judet 髂骨斜位 X 线片可最佳显示髂嵴、后壁和后柱及髂窝。(C)Judet 闭孔斜位 X 线片可最佳显示髂翼、前柱及前壁。

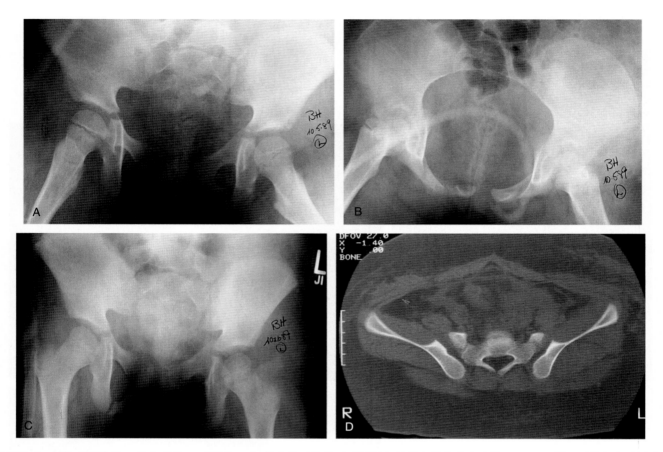

图 12-8 被汽车撞伤的 8 岁儿童的 B₂ 型损伤。(A)骨盆前后位像显示同侧坐骨及耻骨支中度移位。(B)入口像显示伤侧骶髂关节轻度增宽。(C)切线位像显示前环移位。(D)CT 扫描显示右侧骶髂关节轻度增宽。患者卧床休息,伤后一年骨折愈合,无残留疼痛或功能障碍。

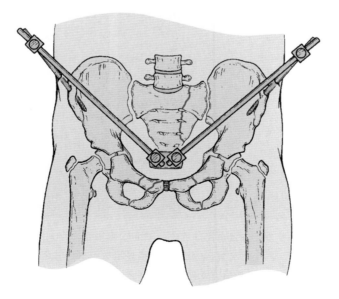

图 12-9 对骨盆出血导致的血流动力学不稳定的儿童采用简单的双针外固定。经小穿刺口置入 4 或 5 mm Schanz 针。两个单侧可调夹及一个管–管夹连接两根 250 mm 碳纤维棒。助手由外向内挤压骨盆,术者拧紧夹子。

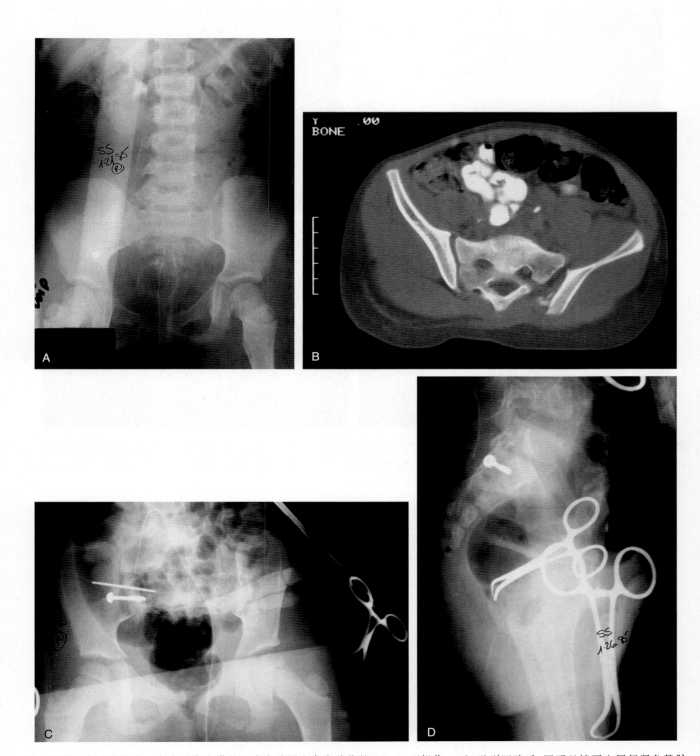

图 12-10 高速车祸中一名未系安全带的 7 岁女孩罹患高度移位的 Tile C₁ 型损伤。(A)送到医院后,因明显镜下血尿行紧急静脉造影,显示左侧骶髂关节头侧移位及同侧尺骨、坐骨支骨折。(B)CT 扫描显示后侧及头侧超过 1 cm 的移位。(C,D)术间前后位骨盆像及侧位骶骨像显示内固定物的位置,术后第 4 天经后方入路开放复位。(待续)

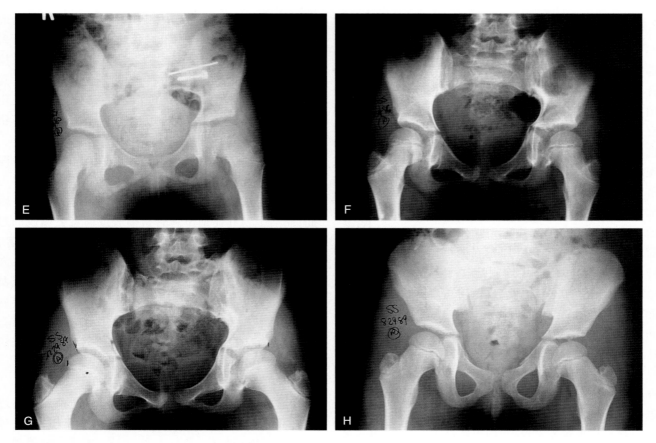

图 12-10(续)　(E)伤后 6 个月,保持复位,出现骨折愈合,1 个月后内固定物取出。(F)1 年后,患者无任何症状,拍摄影像评估骶髂关节融合的可能性。(G)两年后,确认髋臼三角软骨已提前成熟闭合,密切观察。(H)4 年后,患者依然无任何症状,骶髂关节及髋臼隆起保持开放。

表 12-2　骨盆和髋臼骨折的治疗		
骨折	**分类**	**治疗**
骨盆骨折		
A_1, A_2	骨盆环骨折未累及	保守治疗
	孤立性撕脱(髂前下棘、髂前上棘、坐骨、髂骨)	
	单一耻骨支骨折	
B_1	开卷样单一损伤	保守治疗
		除外:合并大出血、需要剖腹探查、移位>3 mm
		外固定或与切开复位内固定
B_2, B_3	侧方压迫型	保守治疗
	孤立性	除外:需要剖腹探查,切开复位内固定(如果前体受累)
	移位<5 mm	除外:移位>1 cm,先试行闭合复位;如失败,则切开复位内固定
C_1	垂直剪切型,有移位	切开复位内固定后方复合体,前侧不固定或固定 (外固定或内固定)(图 12-12)
髋臼骨折		
	移位 <2 mm	保守治疗
	移位 ≥2 mm	切开复位内固定

2.多发伤患者的特殊处理

积极的急诊处置对于骨盆骨折合并大出血和腹部损伤的患者尤为重要。这在儿童患者中并不多见[29]。骨折出血后常被局限于盆腔内。在患者转送途中使用充气的抗休克裤可有效控制出血[10]。由于尺寸不适宜,此种技术只能用于较大的青少年患儿。一旦使用抗休克裤,患者应尽快转送到复苏中心,避免下肢出现骨筋膜间室综合征、遗漏骨折和开放性损伤[2]。骨盆吊带近来被用于限制骨盆再移位,可通过尼龙褡链加紧并被置于股骨上。如果没有合适的大小,最简便的方法为使用布单并用巾钳加固。外固定支架操作简单,只需1~2枚钢针固定在两侧髂骨翼并使用连杆连接(图12-9)。对于后侧骨盆环骨折,前侧外固定架的固定效果并不佳。近来新发展的后侧抗休克钳夹能较好地控制后侧复合体移位,在儿童骶髂关节损伤和骶骨骨折合并严重出血患者中使用效果显著[26,37]。这种钳夹技术操作相对复杂,同样由于尺寸的限制,只适用于大龄儿童和青少年患儿。操作过程需在透视辅助下完成,最适宜的做法为与血管造影术同时进行。

对于开卷样骨盆骨折,如果移位大于3 cm并需要剖腹探查,可进行切开复位内固定。采用两孔3.5 mm动力加压钢板,每侧耻骨用一枚皮质骨螺钉固定即可(图12-11)。如果患者血流动力学不稳定,而且未进行剖腹探查,任何类型骨盆骨折均可行双下肢长腿人字石膏固定,并在股骨远端行钉固定[18]。其他各种情况的多发伤不包括骨盆骨折伴有大出血的病例,骨盆骨折的治疗最好推迟3~5天,等全面诊断评估完成之后再开始进行。髋臼骨折的处理方法与此类似,需短暂推迟(1~2天),以便充分做好术前准备。

3.治疗方法的选择

骨盆骨折的治疗方法有:①卧床休息、不负重;②骨牵引;③骨盆悬带;④人字形石膏固定;⑤外固定;⑥闭合复位;⑦切开复位内固定。髋臼骨折的治疗方法有:①卧床休息、不负重;②骨牵引;③切开复位内固定。

(1)骨盆骨折

1)卧床、不负重

适应证和禁忌证:所有撕脱性的骨盆环骨折和稳定的骨盆骨折都适用于卧床治疗。这些损伤包括髂前上棘(缝匠肌起端)和髂前下棘(股骨肌)骨折,髂骨骨折(腹外斜肌前端),腘绳肌收缩引起的坐骨结节骨折

(腘绳肌起端,常见的运动损伤),以及耻骨支单侧或双侧骨折[44,45,47]。骑跨骨折(耻骨四支骨折)可能是可采用这种方法治疗的最严重损伤,但必须先通过CT检查及骨盆入口、出口位X线片排除骨盆后环损伤。其他类型骨盆前后挤压伤,包括轻微移位开卷样损伤(<3 cm),也可采用这种方法治疗。B_1、B_2、C_1、C_2型不稳定性骨盆损伤禁忌用这种方法治疗。

治疗时机:所有其他损伤均已诊断和稳定之后即可开始进行治疗。

操作方法:有撕脱性损伤的肌肉应进行松解。因此,髂前上棘和髂前下棘骨折撕脱或髂骨突撕脱的患者以及腹直肌附着于邻近骨折处耻骨骨块上的患者,应置于半Fowler位同时将髋关节屈曲30°~45°[47]。鼓励患者进行下肢(踝关节和足部)功能锻炼。腘绳肌撕裂伤,患者应该卧床,髋关节要后伸且膝关节尽量屈曲。如果患者难以维持此种体位,可以采用人字石膏固定。儿童患者维持此体征2~4周后就可扶拐离床活动(图12-12)。

2)骨牵引

适应证和禁忌证:股骨远端置钉牵引适用于通过髂骨翼、骶髂关节或骶骨的垂直剪切型损伤,可通过牵引进行维持复位,并行X线随访观察[78]。此种损伤通常发生于8~10岁以下的儿童。禁忌证为:侧方挤压型损伤、A_2型开卷样损伤和稳定的撕脱性骨折[77]。另外,不能通过牵引得到复位的骨折,也不要用这种方法维持,否则会导致下肢不等长。

治疗时机:所有操作都进行诊断并开始相应治疗之后,应给予患儿镇静剂或麻醉剂。将骨骼牵引钉从股骨骺板近端插入,让患儿处于骨骼牵引下。建议进行透视监控以免意外损伤骨骺。复位的最佳时机是,伤后应尽快开始牵引,最好不超过24小时。

操作方法:在X线透视监测下将施氏针从骨骺近端2~3 cm处插入股骨远端[78]。采用Bohler牵引弓有助于防止牵引针随着患儿床上活动的增加而松动。与Kuntscher牵引弓不同,Bohler牵引弓允许在针卡环上转动,而不是被牢固固定在针上。对于8岁以下的患儿,对侧下肢要做皮肤牵引以防止过度外展。用托马斯夹板和皮尔森附着件的平衡骨骼牵引可以方便较大患儿的大小便。牵引重量根据患儿的年龄选择,骨折部位可能要4.5~9.1 kg(10~20磅),牵引时最好将床脚侧垫高[83]。如果经过5天内的牵引,即使增加重量也不能获得移位小于2 mm的骨折复位,应停止牵引治疗,考虑行切开复位和固定术。儿童年龄越大,越常见

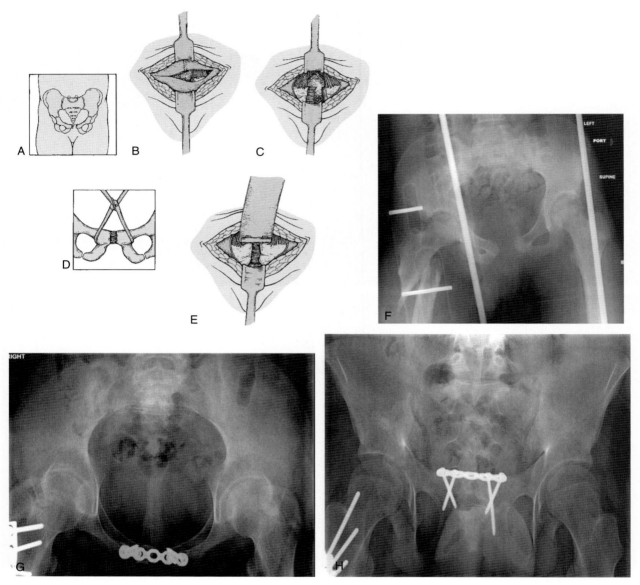

图 12-11　单块两孔钢板可用于闭合开卷样畸形。(A)如果要对患儿经腹中线切口行剖腹探查,通过暴露双侧耻骨上侧很容易放置钢板。否则推荐采用 Pfannenstiel 入路。(B)采用此路时,通常将可见腹直肌一侧从耻骨剥离。(C)采用骨膜剥离器可暴露对侧耻骨。(D)然后把复位钳置于耻骨两侧上方来闭合畸形。经皮将一枚 4 或 5 mm 直径的 Schanz 针经皮切口置入髂嵴以辅助复位。(E)通常推荐对 12 岁以下儿童采用 3.5 mm 皮质钉及 4 孔或 5 孔 3.5mm 重建钢板。(F)一名 12 岁患者罹患钝性伤,出现开卷样损伤及股骨转子下骨折。(G,H)骨盆环行切开复位内固定,股骨转子下骨折行钢板钉固定。

此种情况。10 岁以下患儿骨牵引应该维持 4 周,10~14 岁患儿则维持 6 周。12 岁以上青少年的移位性垂直剪切型骨折,强烈建议行切开复位术。先进行 4~6 周牵引再卧床休息几天, 在 X 线片确认连续的复位后,便可借助于助行器或拐杖进行部分负重锻炼。

3)骨盆悬带

适应证：这种传统的治疗方法只适合于没有休克或血流动力学不稳定的 B₁ 型开卷样骨盆闭合损

伤[77]。耻骨联合移位大于 3 cm(年幼儿童大于 2 cm)应进行复位,有些病例可通过骨盆悬带达到复位。有这种程度前移位的损伤都会有一侧或双侧骶髂关节破裂,因此要确保复位[76,77]。由于朝向中线的推压不能获得复位,所以骨盆悬带治疗禁忌用于 B₂ 和 C 型损伤[77]。

治疗时机：所有其他损伤都明确诊断和稳定之后应立即开始骨盆悬带治疗。早期复位可获得更高的成

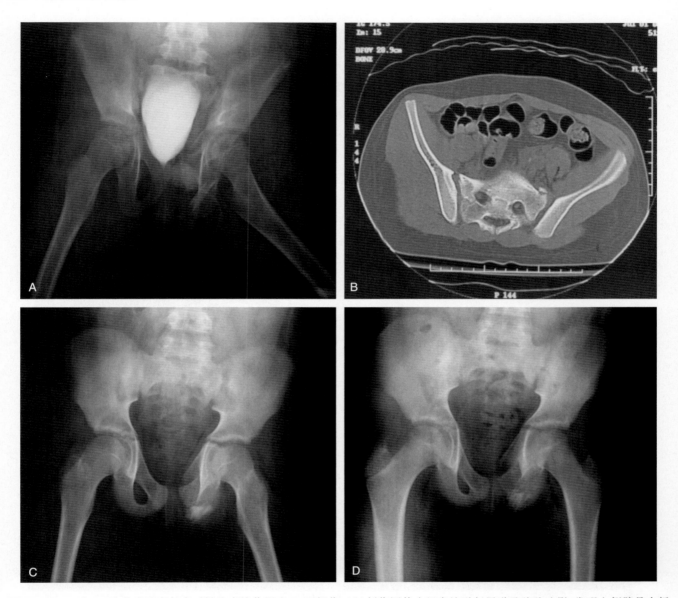

图 12-12　一名 11 岁儿童骑自行车时被汽车撞伤罹患 B₂ 型损伤。(A)创伤评估小组实施逆行尿道及膀胱造影,发现左侧髂骨内折及节段性坐骨骨折。(B)CT 确认骶骨左侧压缩。(C,D)分别为伤后 6 周和 20 周 X 线片,可见骨折已愈合,借助拐杖可有限负重。伤后 9 个月无功能后遗症。

功率,因为在血肿开始构成之前将骨盆向中线靠拢的阻力很小。

操作方法:患者仰卧位,将 15.24~22.86 cm(6~9 英寸)宽的帆布吊带放置于其身下。吊带两端接到牵引绳上和侧方滑轮上接,加上是强大的重量直到能将患者骨盆吊离床面,大多数患者吊离 12.7~25.4 cm(5~10 英寸)即可。让牵引绳跨过患者中线可获得更大的压缩力。应在开始治疗 24 小时内进行 X 线检查来确认复位。如果耻骨联合分离仍然大于 1 cm,应该考虑其他治疗方法。

4)人字形石膏固定

适应证:人字形石膏固定适用于血流动力学不稳定而且不能进行内固定或外固定的患者。使用双下肢长腿石膏裤可用于固定严重移位的骨盆骨折和骨盆后环损伤[18]。作为一种骨盆损伤的最终治疗方案,石膏固定可用于轻微移位的骨盆骨折或撕脱性损伤,以便让患者能在家里进行治疗。除了 B₁ 型开卷样损伤骨盆破裂能通过对侧位石膏裤固定靠重力作用获得复位,人字形石膏固定并不能复位有移位的骨盆骨折。如果移位量不能接受,应选择其他最终治疗方法。

治疗时机：在骨盆骨折治疗过程中的任何时刻，只要允许患者移动，都可以用人字形石膏固定。对于血流动力学不稳定的病例，应急诊应用石膏固定。如果目的是为了复位并保持复位开卷样损伤，只要患者总体状况允许，就应早期使用外侧位石膏固定。

操作方法：通常，患者取仰卧位，10 岁以下的患者要在人字形木板上进行石膏固定，大龄患儿在专用于石膏固定的骨折床上进行。如果患者临床表现有垂直移位或急性出血，可联合应用股骨远端 Steinmann 针牵引和石膏固定[18]。牵引针应在 X 线透视监测下植入，以免损伤骨骺。当进行外侧位石膏固定时，最好使用骨折床或者带有可拆除腓侧位的人字箱。在石膏固定完成之前，应进行侧卧位 X 线透视检查以确认骨折复位。假如不能确定复位且耻骨联合分离仍大于 1 cm，应该考虑行其他类型最终治疗方法。如果是在早期卧床或牵引治疗之后进行的石膏固定，石膏固定一般要总共维持 6~8 周。

5）外固定

适应证：外固定的适应证与人字形石膏固定类似。外固定器可用于开放性骨盆骨折[61]。封闭骨盆内容积有利于血流动力学不稳定患者的治疗。外固定只能对 B₁ 型开卷样损伤进行最终治疗。这种方法不能维持移位性骨盆后环损伤的复位[35,52,73]。

治疗时机：对于血流动力学不稳定或合并有开放性口伤的病例，外固定支架应该进行急诊安装。如果选定外固定架作为开卷样损伤的最终治疗，越早安装，越容易达到复位效果，并可以在骨盆内血肿形成之前将伤侧骨盆移离中线[78]。

术前计划：根据患者的身材大小，外科医师应选择适合于其宽度的外固定架固定针，并且以及适合于髂窝尺寸的连杆。一般选择 4 mm 和 5 mm 的 Schanz 针，2.5 mm 的 Schanz 针适用于婴幼儿患者。连杆直径有 4 mm 和 10 mm 两种规格，通常使用大尺寸的连杆，配合使用 4 mm 或 5 mm 的 Schanz 针。透 X 线的连杆有利于获得无遮挡的 X 线片。

麻醉和体位：全身麻醉是复苏和最终复位的首选方式。患者应取仰卧位以便于安装外固定架。

操作方法：通常应准备配有最低数量组件的模块化系统（图 12-11）。开放性伤口必须在外固定之前进行冲洗和清创（伤口保持开放）[50,53,66]。选择合适尺寸的 Schanz 针或该外固定系统的专用针[61]。对于 6~8 岁以上的患儿，标准的 4~5 mm 针不大。Keshishyan 及其同事认为，7 岁或 7 岁以下的患儿，可选择 4~4.5 mm

的针，插入深度为 50 mm；7~11 岁患儿，将 5 mm 的针插入 70 mm 深；更大的患儿，可采用 6 mm 的针，插入深度可达 110 mm。但是有学者认为，骨盆骨折的任何患者都不必使用 5 mm 以上的针[40]。低龄儿童，使用 2.5 mm 直径的针更适合。如果固定夹的柔韧性足以夹牢固定针，可使用带螺纹的小直径 Steinmann 针。在每侧髂骨各将一两枚针插入其 1 cm 的小切口内（图 12-11）。将针插入直径稍小预先钻好的孔里。针孔应刚好穿透髂骨环上方骨皮质，用手卡盘植入固定针，以防止穿透髂骨的内外板。X 线透视监测有利于将针准确定位在髂骨板之间。可将光滑的 K 氏钢丝放置在髂骨环内外骨皮质上来引导定位。可以松动连接杆，由助手将两组针推至中线，与此同时术者拧紧连接夹。复位质量要通过 X 线片确认。在连杆和腹部之间要留出足够的空间，方便让患者坐起来以及反复的腹部检查。

6）闭合复位

适应证：闭合手法复位不使用内固定的两种主要适应证为侧方压迫型损伤伴耻骨联合交锁及 Tile 分型中的斜行骨折[76]。前者的治疗目标为将移位的耻骨联合从后侧解锁置于完好无损侧。后者的治疗目标要使移位的游离耻骨片脱离开女性患者的阴道壁。由于垂直剪切型或前后压迫型损伤在复位后缺乏稳定性，所以这种情况不适合闭合复位。

治疗时机：为了获得满意的复位，治疗越早越好。

麻醉：对于上述两种骨折类型，应在患者仰卧位行全身麻醉。

操作方法：对于侧方压迫型损伤，复位时紧握住移位髂骨环的内侧面，将其向外侧牵拉同时将完整的髂骨环推开。如果患者体型不允许紧紧握住髂骨环，可以插入两枚适当尺寸（2.5 mm、4 mm 或者 5 mm）的 Schanz 针作为操作手柄。手法复位后将针移除或将其作为外固定架的一部分。这种损伤手法复位后一般都很稳定。患者应卧床 3~4 周，然后要鼓励其用伤侧进行着地负重锻炼。

对于女性斜行骨折，应该进行双手骨盆检查。如果沿阴道壁内能触及骨折块，则需要进行复位。用阴道内手指往上前方推起耻骨骨折块，用外边的手抓住耻骨慢慢向前挪动此骨折块。一旦复位成功，应该进行 X 线检查确认，并且通过侧方挤压骨盆试验其稳定性。如果骨折块不稳定，可将一枚 Steinmann 针通过小切口从正中骨折线穿过来维持复位。一旦 X 线随访发现有明显骨痂生成，便可将针移除。

7)内固定

适应证：骨盆骨折行切开复位内固定术的适应证为开放性骨折骨折块明显移位和广泛移位的 A_2、B_1、B_2、C_1 和 C_2 型骨折。闭合复位失败和外固定支架不能维持复位的病例是其相对适应证，因为用其他方法不能复位，尤其是损伤已超过 5 天的病例[53]。

治疗时机：伤后 48~72 小时内是移位性骨盆骨折闭合或切开复位的最佳时机。活动性出血停止后即可进行术前检查，如 CT 扫描，并做仔细审核。延迟 5 天以上进行手术复位会增加获得解剖复位的难度。

术前计划：根据骨盆后环的损伤位置选择手术入路。根据 X 线片和 CT 扫描结果确定植入好的最佳位置。小于 10 岁的患儿，3.5 mm 或 4.5 mm 空心螺钉或者 3.5 mm 皮质骨螺钉为最佳植入物。要备齐各种长度的螺钉(专门订购)儿科应用的螺钉长度可达 100 mm。术前应咨询富有经验的骨盆骨折外科医师。

麻醉和体位：全身麻醉适用于所有闭合或开放性骨盆复位。前环路入路患者取仰卧位，骶髂关节或骨盆后环损伤适用髂腹股沟入路中髂窝部分切口[31]。用于骶髂关节损伤和移位的骶骨骨折的后入路，患者采用仰卧位或俯卧位。无论选择哪种手术体位，均能采用可透 X 线手术床；用 C 形臂透视机在术中确认各组件的位置。

操作方法：对于前环损伤，可以采用 Pfannenstiel 切口显露耻骨联合和中间的耻骨支。如果需要更充分地显露外侧移位，可将切口向外侧延伸至髂腹股沟入路。对于后侧髂骨骨折和单一骶髂关节破裂，可将此入路向近端延伸到髂窝后侧面[31]。对于耻骨联合破裂，通常使用两孔 3.5 mm 动力加压钢板或六孔 2.7 mm 或 3.5 mm 重建钢板，配以 3.5 mm 空心螺钉固定(图 12-11)。最好用较长的重建钢板，以提供耻骨联合的稳定性。对于髂骨后侧骨折，如果皮质骨拉力螺钉强度不够，也可使用 2.7 mm 或 3.5 mm 重建钢板进行固定。儿童的骶髂关节破裂可在 X 线透视下患者取仰卧位使用 3.5 mm 或 4.5 mm 空心螺钉经皮固定[67,68]。由于骶骨常有解剖变异(会妨碍采用这项技术)，而且这项操作难度大，所以这项技术需要有一定经验，而且还需要有专业的阅片技能和临床操作技巧的外科医师进行。另外，也可采取切开复位方式使用 1~2 块两孔 3.5 mm 动力加压钢板进行固定，一枚螺钉固定在骶骨，另外一枚固定在髂骨翼。在选用后路手术入路治疗骶髂关节破裂时，螺钉应该通过髂骨翼进入第一骶骨[48,49]。如果能在术中获得满意的骨盆入口位和出口位像，而且在骶骨侧位片上能看到螺钉位于骶骨斜坡下缘，植入一枚螺钉相对容易。如果术中能达到充分的可视化，最好采用这个入路进行钢板固定。有文献报道，可使用 CT 引导来协助植入螺钉[23]。第二枚螺钉可以在骶骨后侧植入到对侧完整的髂骨翼中，并且配装垫圈和螺母以防止失去加压效果，不过很少使用第二枚螺钉。此螺钉不要过分加压以防止前侧骶髂关节张开，在处理经骶孔的骶骨骨折时为防止卡压骶神经根也不要区分加压。在治疗骶骨粉碎性骨折以及采用经皮固定术时，建议使用全螺纹螺钉，以免因骶骨孔加压而引起骶神经根损伤[67,68]。

(2)髋臼骨折

1)卧床/不负重

卧床休息或扶拐不负重行走只适用于治疗没有移位或移位小于 1 mm 的骨折。卧床休息治疗除了要避免推动受伤肢体以外没有别的要求。必须严密监视患者以防其下床活动。当允许患者扶拐下床活动时，同样也要严密监护，以防止骨折端负重和继发性移位。这种治疗方法只适用于能配合的大龄患儿。

2)骨牵引

骨牵引治疗只适用于复位后移位小于 1~2 mm 的髋臼骨折。但是由于儿童骨组织弹性较大，这种病例非常少见。在股骨远端插入牵引针应该在患儿麻醉后透视监测下进行，以避免损伤骨骺。5 天内进行骨盆前后位、闭孔斜位和髂骨斜位 X 线随访检查(性腺要挡板保护)，了解骨折复位情况。采用骨牵引可以复位的骨折包括双柱骨折及其相关变型。单独的侧柱损伤或后壁骨折通常用牵引不能复位。

3)切开复位内固定

所有在 CT 上显示移位大于 2 mm 的髋臼骨折都应该行切开复位内固定术。根据术前骨盆前后位、髂骨斜位、闭孔斜位 X 线片和 CT 扫描所显示的骨折类型以及移位的性质和方向像选择手术入路[43,46]。所有后壁损伤都可采用 Kocher-Langenbeck 入路进行复位。当后壁骨折合并后柱损伤时，这种入路同样适用。对于单独的后壁骨折，作者更愿意采用患者俯卧位下的 Kocher-Langenbeck 入路。Letournel 和 Judet 认为[43]，对于累及后柱的骨折，同样应该采用俯卧位下 Kocher-Langenbeck 入路。前柱损伤最好采用 Letournel 和 Judet 的髂腹股沟入路[43]。伴发损伤最好具体情况进行治疗。如果未累及后壁，作者通常首选髂腹股沟入路，因为其术后异位骨化发生率低，关节活动范围更好，能较早恢复功能。某些横行骨折和横行骨折伴后壁损伤可能需要行延长的髂股入路或者联合行髂腹入路和 Kocher-Langenbeck 切口，不过同时使用两种切口的失血量大且异位骨化发生率高，临床上并不常用[69]。儿童骨折所用的内固定器材通常为 3.5 mm（小骨折块）和 2.7 mm 系列。加长螺钉必须专门订购。作者通常更愿意用 3.5 mm 或 2.7 mm 重建钢板来固定后壁骨折，以便让髋关节能早期不受限活动（尤其是髋关节不受限屈曲）（图 12–18）。通常，未累及髋臼后壁的儿童更复杂联合骨折都可以只用拉力螺钉进行治疗。多种辅助治疗器械同样有用，比如 Schanz 钉和万向夹、股骨牵引器、专用的骨盆夹等。对儿童骨折进行手术复位时应该咨询对成人髋臼骨折的手术入路和固定方法富有经验的外科医师[48,76]。

（3）随访护理

1）制动

制动的时间长短和方式取决于骨折的类型和所选用的治疗方法，但治疗医师应该牢记以下一般规律：骨盆和髋臼骨折的临床愈合时间为 6~8 周，7 岁以下患儿的愈合时间大多减少 2 周，14 岁以上患儿要增加 2~4 周。如果早期采取卧床、牵引或骨盆悬带治疗，剩余的愈合时间应该对年幼患儿采用人字形石膏制动。

从第 4~5 周开始，应让肌力强化且协调能合作的患儿使用助行器或扶拐下床行走；不过这类活动只有那些一侧骨盆后环复合体完好无损的患儿才可能。受伤侧只能部分负重，完好侧可完全负重，需 3~4 周才能愈合。对于髂骨后翼严重损伤采用牵引复位治疗的患者，活动时应多加小心。因为这种治疗方式可导致明显的双下肢不等长[51]，因此只有当 X 线片确认骨折愈合且局部没有压痛时才允许患者离床活动。只要可疑，外科医生宁可保守一些，延长患儿的牵引制动时间。对骨盆前环损伤采用切开复位内固定的患者，在愈合所需的时间内可采取卧床休息、病床–轮椅活动或者采用人字形石膏制动，然后再进行完全负重活动。如果儿童和青少年已采用前侧或后侧髂骨重建钢板固定、前侧骶髂关节钢板固定或骶髂螺钉固定，无论是否对完好的髂骨后嵴使用附加的固定，都可以卧床休息或人字形石膏固定 6~8 周，然后使用助行器或拐杖练习行走，逐渐进行负重。

早期使用外固定的患者可在开始 7~10 天内改行内固定。如果骨折已超过 7~10 天，尤其是年龄较小的患儿，应考虑到畸形愈合的可能，手术复位需进行截骨或骨痂切除。如果最终要用外固定来治疗前环破裂，外

固定要保持 6~8 周直到愈合。一般在外固定 4 周后患者可安全地改行人字形石膏固定，但严禁离床活动，否则任何外旋力都会引起严重不适或晚期移位。

髋臼骨折的患者也需要 6~8 周的愈合时间，才能确保负重活动时不产生骨折移位。年幼患儿可在 5~6 周后开始活动；大于 12 岁的青少年部分负重要延长 3~4 周（总共 10~12 周）锻炼。移位轻微的骨折或行内固定的骨折，可从伤后 2~3 周开始借助助行器或拐杖进行伤肢的部分负重锻炼。牵引复位的骨折应维持固定 5~6 周。

2）活动练习

伤后 4~5 周，X 线显示骨盆骨折愈合的患者可借助助行器或拐杖进行活动（伤侧部分负重，无损侧完全负重）锻炼。对于骨盆后环明显移位的患者应多加小心，建议定期行 X 线检查。移位轻微或行内固定的髋臼骨折，可在伤后 2~3 周进行活动（伤肢部分负重）。

3）理疗

与扶拐步行器不同，理疗对儿童骨盆和髋臼骨折并不是必需的。游泳是很好的康复疗法，可在伤后 6~8 周开始进行。

4）致残

除并发症以外，儿童和青少年骨盆骨折患者通常在伤后 4~6 个月完全恢复功能。如果髋臼骨折获得解剖重建，恢复时间与骨盆骨折基本相同。对于骨盆后环骨折残留明显移位和髋臼关节不对称的患者，可能出现终生残疾[34,59,72]。

5）内固定取出

只有那些具有生长潜力的患儿才需要将内固定取出（图 12–10）。小于 10 岁的患者，要通过骶髂关节或耻骨联合的内固定物可在伤后 6~12 个月后取出。小于 8~10 岁的患者，要将植入在髂骨、坐骨或耻骨固定前环或髋臼的植入物取出，以防止被包埋在骨内，如果不及时取出在需要行后期重建手术时会增加取出的难度。

四、结果评定

1.功能和解剖学参数

骨盆骨折的一些重要解剖学参数是以 X 线评估为依据的。对于骨盆环损伤，治疗的主要目标为恢复前后环的解剖序列。骶髂关节不应出现融合，并要维持耻骨联合软骨间隙。对于髋臼骨折，应维持对称的关节间

隙，不出现股骨头缺血性坏死、髋臼和股骨头周围无骨赘形成、股骨头无外侧突出，Y形软骨无早闭。

骨盆骨折治疗结果的解剖学评估对功能效果的影响很小[8,17]。主要效果是为患者功能。儿童骨盆和髋臼骨折相关的功能评估指标包括疼痛、跛行、髋关节活动度、双下肢等长、日常活动、运动能力，以及对改变后运动能力的评估（见第7章）。部分患者可能遗留生殖泌尿系统、生育能力和性功能问题，但极为少见[17]。最近一项平均6.5年的中期随访观察结果显示，切开复位内固定可获得更好的治疗效果，而闭合复位很难达到小于1.1 cm的骨盆不对称[74]。

2.评分量表

Heeg及其同事建议，使用Harris评分量表进行髋臼骨折的功能评定[34]。在专用这类损伤的、可替代评定量表出现之前，这是至今为止最好的评量表。有人曾使用未公开发表的评分量表对儿童骨盆或髋臼骨折的结果进行了评估，而用已生效的功能结果评分报道了成人骨盆骨折的结果[4,17]。Young和Wright曾对儿童身体评分量表和功能结果评分进行了回顾[88]（见第7章）。

五、预期结果

骨盆骨折儿童的死亡率为2%~12%，这与骨盆骨折成人已公布的数据无明显差别。开放性骨盆骨折和合并有重要血管损伤患者的危险性最大[58]。撕脱性骨折和轻微骨盆前环损伤预计不会遗留残疾，不过偶尔可发生骨不连。在成熟期随访中，2/3的严重移位骨盆骨折患者没有遗留明显的功能残疾，其中有1/2患者的X线显示正常。1/3的患者遗留跛行和疼痛，并改变了日常生活活动[51]。生长停止畸形可能与Y形软骨损伤有关，但这种畸形比股骨近端骨骺损伤引起的生长停止少见得多[16,42]。

在Heeg等监测的23例髋臼骨折患者中，18例采用保守治疗[34]。21例患者功能效果优良，其中有10例X线显示优良。他们发现，在治疗粉碎性骨折或V型Y形软骨损伤中，手术治疗和非手术治疗的效果无明显差异[34,35]。有文献报道，手术治疗后广泛移位的横行骨折的长期效果极好[9]。随着手术治疗髋臼骨折临床经验的积累，儿童和青少年髋臼骨折患者的功能效果优良率，可达80%~90%。

六、并发症

骨盆严重损伤治疗的早期并发症包括膀胱破裂、尿道损伤、阴道或直肠撕裂、血管损伤、骶丛神经损伤、深静脉血栓形成、出血和死亡。更多的一般并发症和预防措施在第4章已有论述。其他伴发损伤是原发创伤所致，由于预防早期损伤缺少措施因此很难预防伴发损伤。

骨盆骨折的长期并发症包括迟延愈合、不愈合、畸形愈合、骶髂关节融合和双下肢不等长。通过充分的制动可预防迟延愈合和不愈合的发生。不愈合很少见[59]，畸形愈合较常见[25]。骶髂关节融合通常由引起骨折的严重创伤所致，但获得解剖复位可降低这种并发症的发生率。对于儿童患者，至少要达到骶髂关节的解剖复位才可接受。这些标准和充分的制动期可防止发生双下肢不等长。坚持这些标准，要求达到高百分率精确闭合复位。对骨盆后环内的移位进行经皮固定或切开复位。

有文献报道，股骨头缺血性坏死是儿童股骨大转子撕脱性骨折的并发症[56]。髋臼骨折的长期并发症包括Y形软骨早闭[12,22,33,63,64,86]、关节间隙狭窄和硬化、股骨头半脱位和缺血性坏死。髋臼内移位不得大于1~2 mm，以及仔细的手术暴露能最大程度减少以上并发症。由Y形软骨早闭引起的髋臼发育不良与其他类型的发育不良有很大不同[22]。只要掌握相应的技术，由此产生的明显后倾可通过髋臼截骨术（需要有高明手术技师）进行矫正。

治疗

能治疗的骨盆骨折长期并发症包括双下肢不等长、畸形愈合和不愈合。年幼儿童的，下肢不等长最好通过适当时机的对侧髂骨干固定术进行矫正。对于大龄儿童，在发现不等长明显影响功能之后，最好采用Winquist等研制的闭合股骨短缩术[84]。有症状的不愈合最好通过内固定和骨移位进行治疗。如果骨盆前环畸形愈合出现性功能障碍，尤其是女性，则需要进行截骨术和内固定术[76,77]。

髋臼骨折最严重的远期并发症，比如缺血性骨坏死、关节间隙丧失和退行性关节炎，只能通过彻底的外科手术治疗。对于这些并发症，明智的做法是通过减轻体重、使用手杖、改变生活方式和使用消炎药来延缓其发展。最后，大多数病例都需要在关节融合术和关节成形术之间做出选择。后者应尽可能延迟进行。Y形软骨早闭最好的治疗方法为骨桥切除和脂肪填充术，但由于手术入路和显露较困难，通常不建议行此种手术除非是经验丰富的骨盆外科医生。畸形生长和股骨头侧方突出在手术前需通过 CT、三维 CT 或 MRI 进行确诊和记录。在青少年早期行髋臼截骨术这类外侧包容手术是比较安全的治疗方法。

第二节　股骨近端骨折

一、病理学

1.相关解剖

股骨近端相关的解剖可分为骨骼和血管解剖。对于骨骼解剖，两个生长中心在股骨近端非常重要。13%的股骨长度由股骨近端骨骺发育形成。大转子骨骺对股骨近端生长和外形起着至关重要的作用。8 岁之前此骨骺受损可导致大转子变短和髋外翻畸形[98,107]。

在生长期儿童，股骨近端血管解剖对股骨近端骨折的预后起着非常重要的作用[86]。Trueta[159]和 Ogden[138]通过造影对未成年儿童进行股骨近端血管系统的研究。在 14~17 岁儿童髋闭合之前，干骺端和骨骺保持着独立的血液供应。但是 Ogden 发现，在股骨颈周围有微细血管桥接骨骺[138]。在 4 岁以前，这些微细血管可能对股骨头血供起着重要作用[99]。5~6 岁以前，股骨头前侧血运主要由外旋分支供应[138]。从儿童至成年期，股骨头血运主要由外骨骺动脉分支供应；外骨骺动脉是旋股动脉的终末支[159]。股骨头圆韧带动脉通常起源于闭孔动脉系统，但只占很少一部分股骨头血液供应[138]。儿童股骨近端由旋股内侧动脉占主导的特殊血供系统，Ogden 认为是后上动脉和后下动脉[138]，而 Trueta 则认为是外骨骺动脉[159]，使得股骨颈骨折或骨骺骨折时很容易发生股骨头坏死。

2.发病率

股骨近端骨折占儿童骨折和所有髋关节骨折的比率均小于 1%。大部分公开发表的数据来自矫形学会和专区医院，或者是单中心数十年的经验总结[92,99,112,121,161]。很少有 1000 例以上的文献报道，最大宗的病例报道是 755 例(1982 年)[137]。

3.受伤机制

除了病理性骨折(常见于单发性骨囊肿和骨纤维异样增生症)，股骨近端骨折通常是由高能量损伤引起的[132,134,142]。损伤原因包括高处(树上)坠落、伤及行人的交通事故、自行车或摩托车碰撞、机动车事故中的乘客(最多见于没有系安全带的儿童)，还有虐待

儿童，尤其是在 2 岁以下的儿童[96,114](见第 17 章)。

4.损伤后果

股骨近端骨折，尤其是股骨颈基底部骨折，大都预后不良。这个部位的骨折常导致下肢短缩、股骨头畸形和退行性关节炎[112]。这些并发症常由缺血性骨坏死和髋早闭引起[102,130,135,141]，在 8~16 岁的儿童患者中尤其多见[135,141,161]。幸运的是，这种损伤较为少见。据文献报道，经轴向的股骨近端骨折可以出现迟发型的髋滑脱[119]。

5.常见的并发伤

30%的患者合并有其他并发伤。由于常由高能量创伤引起，胸部、头部和腹部是最常见的非肌肉骨骼损伤。骨骼并发伤中最常见的是股骨、胫腓骨和骨盆骨折[129]。

6.分类

Whitman 首先报道了儿童股骨颈骨折[163]。Delbet 在 1907 年公布了标准的股骨近端骨折的分类方法[101]。直到 1929 年 Colonna 发表了 12 例采用此分类方法的病例，才得以广泛认可[97]。虽然曾推荐过其他分类方法[131]，但 Delbet 分类法仍然是至今使用最广泛、对治疗方法的决策和预后提供很大帮助的经典方法[96,101]，图 12-13 示出 Delbet 分类性。近来文献报道的一些骨折类型超出了此标准分类法的范围[108]。有文献报道了典型的 Salter-Harris Ⅱ型近端骨骺骨折，它可能与急性股骨头骨骺滑脱相关[157]。

二、诊断

1.病史

文献统计，这些骨折伴发的损伤病史 90%的病例都是由高能量创伤引起[81,82,90,100,103,105,111,117,123,128,133,135]。暴力的性质可很好地引导体格检查，尤其是多发伤患者(见第 4 章)。

2.体格检查

体格检查必须仔细全面包括所有的器官系统，详见第 4 章。必须检查骨盆前后侧的表面有无挫伤、擦伤和撕脱伤。伤肢通常有短缩和外旋畸形。腹股沟韧带、腘窝、足背和胫骨后肌所在的动脉搏动必须仔细评估，并与正常侧比较。最后，必须筛查活动力量、轻触觉和针刺感觉，但年幼儿童患者可能难以配合完成。通常以上这些检查都无异常。

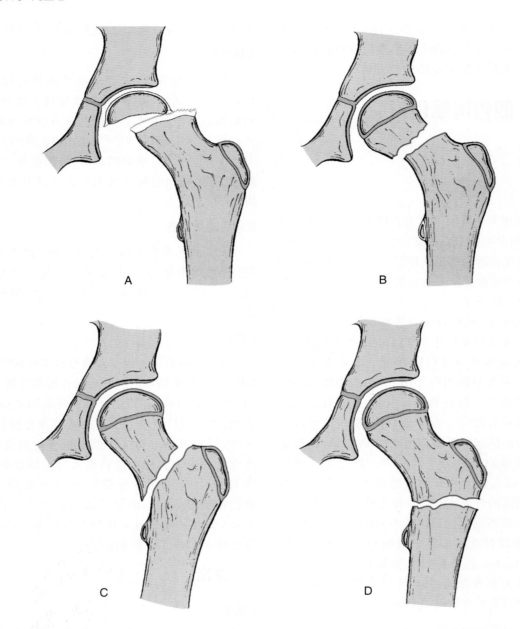

图 12-13　儿童股骨近端骨折 Delbet 分类。**(A)** Ⅰ型:经骨骺骨折。**(B)** Ⅱ型:经股骨颈骨折。**(C)** Ⅲ型:股骨颈–转子骨折。**(D)** Ⅳ型:转子间骨折。

3.影像学评估

对于无意识的多发伤患者,应该常规进行骨盆 X 线检查。有知觉的患者,如果主诉腹股沟或臀部疼痛,提示需要行骨盆前后位 X 线检查,这可确诊有无股骨近端骨折。在严重短缩的患者,牵引下 X 线检查有助于明确骨折的解剖形态。对侧正常肢体屈曲,行侧位 X 线检查有助于制订治疗计划。

4.特殊检查

在严重骨盆创伤的患者,如果伤肢脉搏触摸不到和多普勒检查未能确认有无损伤,应该进行血管造影检查。没有证据显示,术前的骨扫描和 MRI 检查对预示缺血性骨坏死和制订治疗计划可以提供很大的帮助[152]。在小于 18 个月的患者,关节造影对诊断Ⅰ型股骨近端骨骺损伤的作用较大[125]。

三、治疗

1.治疗演变

Carrell 对股骨近端骨折推荐的治疗方法进行了文献回顾(1941 年)[94]。治疗的要点是闭合复位后进行外展位人字形石膏外固定。Ratliff(1962 年)在对英国矫形协会收治的 71 例患者的回顾中发现，如果对Ⅱ型和Ⅲ型骨折患者采用保守治疗，骨不连的发生率较高[144]。中国香港的 Lam 回顾了 75 例患者(其中 57 例由其本人亲自治疗)，在Ⅰ~Ⅳ型的幼儿骨折患者中推荐试行闭合复位和人字形石膏外固定，年长的患儿行螺纹钢针固定[122]。如果闭合复位不满意，建议切开复位。Feigenbergr 等(1977 年)建议行闭合复位石膏外固定术，尽管只有 66% 临床治疗效果满意[104]。Sferopoulos 和 Papavasilou 近来报道，在儿童髋关节囊内骨折患者中，牵引治疗同样可出现外骨痂生成[148]。Canale 和 Bourland(1977 年)发表了坎贝尔研究所 61 例患者的治疗体会，大部分患者采用 Knowles 骨圆针固定治疗[92]，他们认为这种治疗方法对缺血性骨坏死的发生率不会产生影响。Heiser 和 Oppenheim(1980年)回顾了 40 例在洛杉矶儿童医院治疗的患者资料[112]，他们建议对移位的Ⅱ型和Ⅲ型骨折患者行螺钉内固定治疗，并尽可能采取闭合复位。结果是，有 23% 的患者出现髋早闭，17% 出现缺血性坏死，12.5% 出现髋内翻，7.5% 出现骨不连，35% 的患者治疗结果为一般和较差。Togrul 等最近报道了类似的治疗结果[158]，Pape 等对Ⅱ、Ⅲ和Ⅳ型骨折患者采用了急诊复位固定术，没有行关节囊切开，其治疗效果基本类似[140]。Hughes 和 Beaty(1994 年)采用现今流行的方法进行回顾，得到了同样的结果[115]。有文献报道，对Ⅱ型和Ⅲ型骨不连的患者采用转子下截骨结合内固定治疗其效果满意。

Swiontkowski 和 Winquist 报道了 10 例Ⅰ~Ⅲ型有接位骨折，行急诊关节囊切开螺钉或骨圆针固定术[155]。他们建议将关节囊切开排出血肿。对于成人股骨颈骨折，这些血肿可对股骨头血供产生不利影响，动物实验同样证明对完整的股骨颈血流有影响。类似的不利影响已被韩国的 Gerber、Flynn、Song 及其同事，美国的 Kujat 及其同事，以及欧洲创伤中心所证实[105,110,121,151]。虽然血肿在儿童创伤后股骨头缺血性坏死中所起的重要性至今未明了，但前路血肿清除至少不会产生不利影响，甚至可能是有益的[136,154]。这种治疗方法在移位轻微或无明显移位的骨折中作用更大[103,110,136]。

以下是现今推荐的治疗规程：

Ⅰ型骨折——急诊行前侧关节囊切开、复位骨圆针固定；术后人字形石膏固定；

Ⅱ型骨折(移位或无移位)——急诊行前路切开复位、关节囊切开、2~3 枚未累及骺板的螺钉固定；小于 10 岁儿童术后人字形石膏固定；

Ⅲ型骨折(移位或无移位)——急诊行前路切开复位、关节囊切开、2~3 枚未累及骺板的螺钉固定；小于 10 岁儿童术后人字形石膏固定；

Ⅳ型骨折——小于 6 岁患儿：闭合复位、骨圆针固定和人字石膏外固定。6~12 岁患儿：闭合复位骨圆针固定或骨牵引 3~4 周后行人字形石膏固定。12 岁以上患儿或行闭合、骨牵引复位失败：切开复位、髋关节螺钉或角钢板内固定[115]。

2.多发伤患者的特殊治疗

移位的Ⅰ、Ⅱ、Ⅲ型骨折需要急诊行矫形手术。考虑到血运的潜在风险和可逆性，这些患者必须急诊复位[105,117,126]。因此，只要危及生命的头部、胸部和腹部损伤被排除或得到有效控制，就应该进行急诊手术。关节囊内血肿可关闭股骨头内的静脉回流并导致缺血，所以应该进行急诊清除[151]。如前所述，在移位轻微的骨折中行血肿清除术是最关键的[103]。移位的股骨颈骨折可导致重要的外骺动脉复合体扭曲，但一般尚完整，并由此关闭股骨头内血供[127]。急诊复位术可恢复股骨头内血流，这在年轻的成人患者身上已得到临床上验证[117,126]。对于严重污染的股骨颈开放性骨折，术前应该彻底冲洗和清创。其他所有的肌肉骨骼疾患可留待二期处理。

3.个体化处理选择

治疗选择见表 12-3。

(1)Ⅰ型骨折——闭合复位人字形石膏固定

适应证：这种治疗方法的可能适应证为移位的Ⅰ型骨折。个人认为，这种治疗方法只是相对适应证，因为闭合复位很难获得解剖对位。稳定的固定有利于血运重建。

治疗时机：为了获得更好的复位效果，只要患者的情况允许，尽可能早实施。

麻醉和体位：全身麻醉可获得肌肉充分松弛。

操作方法：患者仰卧于手术台上。下肢屈曲和外旋，温和的牵引并进行 X 线确认。如果获得解剖复位，将患者转到石膏床上进行人字形石膏裤固定。必须获得解剖对位。如果进行两次尝试未能获得满意的复位

表 12-3 股骨近端骨折治疗选择

类型	可选方法	推荐方案
I	闭合复位、外展外旋位人字形石膏固定[86,96] 闭合复位骨圆针固定	切开复位骨圆针固定
II	外展外旋位骨牵引 闭合复位人字形石膏外固定 闭合复位钢针或螺钉固定	切开复位钢针或螺钉固定
III	外展外旋位骨牵引 闭合复位人字形石膏外固定 闭合复位螺钉固定	切开复位钢针或螺钉固定
IV	骨牵引 闭合复位人字形石膏外固定	闭合复位钢针固定或切开复位内固定

效果,应该考虑其他的治疗方法。

(2) I 型骨折——闭合复位骨圆针固定

适应证:移位的 I 型骨折。

治疗时机:为了获得更好的复位效果和减少可逆转的股骨头血运破坏,应尽早实施。

麻醉和体位:患者仰卧于可透 X 线的手术台上,全身麻醉。对于较大的患儿和青少年,应该准备骨科手术床。

手术方法:麻醉诱导后,温和的牵引并单一内旋进行闭合复位。C 形臂进行正位和侧位透视;如果有必要,可行再次复位。达到解剖复位后,通过股骨外侧小切口使用 2~3 枚合适大小的骨圆针经骺板固定。假如不能获得解剖复位,可经前侧关节囊切开复位。

(3) I 型骨折——切开复位骨圆针固定(作者推荐方法)

适应证:移位的 I 型骨折。

治疗时机:急诊手术。

麻醉和体位:详见以上描述。

手术方法:麻醉诱导后,先进行闭合复位。C 形臂进行正位和侧位透视,如果均达到解剖复位,通过 Watson-Jones 入路显露,并顺股骨颈方向直线切开关节囊,直视下确认复位情况(图 12-17)。使用 2~3 枚合适大小的骨圆针固定骨折。假如不能获得解剖复位,可将关节囊切开延伸到髋臼唇,并沿着转子间嵴横行切开关节囊。使用缝线悬吊牵开关节囊,直视下进行复位。将弯曲圆钝的器械插入股骨头后方的髋关节内,并抬高股骨头纠正后方成角。为了方便操作,可将骨钩环绕股骨内侧进行侧方牵引,解除嵌插的骨折端。一旦获得满意复位,使用同样的方式进行固定。这种方法有利于清除潜在的关节囊内血肿和精确的评估骨折的复位质量[157]。

(4) II 型骨折——外展外旋位骨牵引

适应证:这种治疗方法的可能适应证为单独移位的 II 型骨折。

治疗时机:为了获得更好的复位效果和减少进一步破坏股骨头血运,早期评估一旦完成,尽早实施。

麻醉:小于 12 岁患儿,只要神志清醒,无相对禁忌证,严格管理下行全身麻醉。

手术方法:股骨远端骨圆针应该在透视下操作,以避免损伤股骨远端骨骺。将儿童患肢置于外展、外旋和屈曲位牵引。通过 X 线检查确认复位情况;如果没有达到解剖复位,应该增加牵引重量并调整位置。假如颈干角仍然无法解剖复位,应该考虑其他的治疗方法。在年长的患儿,这种治疗方法尤其关键。由于增加了畸形愈合和骨不连的概率,并且关节囊内的潜在血肿没有清除,不建议行这种治疗方法。

(5) II 型骨折——闭合复位人字形石膏外固定

适应证:小于 6 岁并移位的儿童 II 型骨折。不适用于常染色体显性遗传的骨硬化症。

治疗时机:尽可能早地行闭合复位。

麻醉和体位:患者仰卧位,全身麻醉充分的肌肉松弛。

操作方法:患者仰卧于石膏床上。下肢屈曲、外展和外旋位牵引。如果术中 X 线检查颈干角获得解剖复位,在维持复位的体位下进行双下肢长腿人字形石膏裤固定。石膏固定后必须进行 X 线检查再次确认复位位置。如果未能获得满意的复位效果,应该考虑其他治疗方法。鉴于以上提及的原因,不推荐行这种治疗方法。

(6) II 型骨折——闭合复位内固定

适应证:大于 8 岁、移位的 II 型骨折,或闭合复位失败的患儿。

治疗时机：排除其他损伤或有效处理后尽早进行。

麻醉和体位：患者仰卧位于骨折床上，全身麻醉，准备 C 形臂 X 线机。

手术方法：麻醉诱导后，先进行闭合复位。如果能获得解剖复位，通过股骨外侧正中入路显露，使用合适长度的内植物并避免损伤股骨近端骨骺。优先选用 2.7 mm、3.5 mm 或 4.5 mm 直径的皮质骨螺钉[93]，也可选用 3.5 mm、4 mm 空心螺钉或 4.5 mm 松质骨螺钉。假如不能获得解剖复位，外科医生应该开始进行切开复位术。文献报道，闭合复位内固定并且使用髋关节吸引术可促进骨愈合并且避免缺血性骨坏死[95]。

(7) Ⅱ型骨折——切开复位内固定术(作者推荐方法)

适应证：儿童 Ⅱ 型骨折，无论是否移位，以缓解关节囊内填塞[103,110]。

治疗时机：与闭合复位相同。

麻醉和体位：与闭合复位相同。

手术方法：先进行闭合复位。如果获到解剖复位，延长外侧入路，从转子间嵴分开股外侧肌显露关节囊，顺股骨颈方向直线切开关节囊(图 12-14)。直视下确认复位情况，如同先前描述使用内固定固定骨折[95]。这种方法同样适用于无移位的骨折，以缓解关节囊内填塞。假如不能获得解剖复位，可将关节囊切开延伸到髋臼唇，沿着转子间嵴横行切开内外侧 1 cm 关节囊。

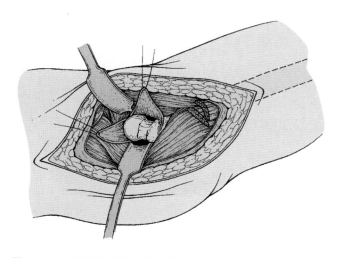

图 12-14　切开复位股骨颈骨折的 Watson-Jones 入路。切口线经阔筋膜张肌与臀中肌间隙从大转子上端沿股骨外侧线延伸至远端。将股外侧肌从转子间嵴提起，提起前方髋关节后 T 形切开关节囊，切口延伸至髋臼中心以暴露股骨头。关节囊切口缘放置缝线。沿髋臼前缘放置 Hohman 牵引器，随后便可充分显露股骨颈骨折。

使用缝线悬吊牵开关节囊，由助手将骨钩环绕股骨内侧或在股骨近端插入外固定骨圆针进行侧方牵引。用弯曲圆钝的器械将近端骨块复位。如果患者在骨折床上，可由未行无菌处理的助手调整下肢旋转位置，假如小腿未包裹布巾，可由无菌的助手进行操作。一旦获得满意复位，使用 2~3 枚内植物应用同样的方式进行固定。

(8) Ⅲ型骨折——骨牵引

适应证：4~12 岁儿童，单独移位的 Ⅲ 型骨折。禁忌证包括多发损伤(尤其是头部伤，很难耐受骨牵引)。

治疗时机：如同其他类型骨折一样有可能进一步破坏股骨头血运，只要患者能安全麻醉或镇静应尽早复位。

麻醉和体位：小于 12 岁患儿只要可能应行全身麻醉，患者在手术台上取仰卧位。

手术方法：股骨远端骨圆针应该在透视下操作，以避免损伤股骨远端骨骺。将患肢置于外展、外旋和屈曲位牵引，重量 2.3~4.5 kg(5~10 磅)。通过 X 线检查确认复位情况；如果没有达到解剖复位，应该增加牵引重量或者进行闭合复位操作。假如仍然无法解剖复位，应该考虑其他治疗方法。由于增加了感染和骨不连的概率，并且关节囊内的潜在血肿没有清除，不建议行这种治疗方法。

(9) Ⅲ型骨折——闭合复位人字形石膏外固定

适应证：小于 6 岁患儿的有移位 Ⅲ 型骨折。

治疗时机：如同以上描述。

麻醉和体位：患者仰卧石膏板或床上，全身麻醉。

操作方法：麻醉诱导后，下肢屈曲、外展和外旋位轻柔牵引。进行两个平面 X 线确认以获得解剖复位，在维持复位的体位下进行双下肢长腿人字形石膏裤固定。石膏固定后必须进行 X 线再次确认复位位置。假如复位无法接受，可再次进行操作，使用透视监控下调整下肢位置以获得满意复位。如果未能获得满意的复位效果，应该进行切开复位。鉴于以上治疗 Ⅲ 型骨折提及的原因，不推荐行这种治疗方法。

(10) Ⅲ型骨折——闭合复位螺钉固定术

适应证：儿童 Ⅲ 型骨折或闭合复位失败的患儿。

治疗时机：如同以上所述。

麻醉和体位：患者仰卧位于骨折床上，全身麻醉。

手术方法：基本手术过程与治疗 Ⅱ 型骨折相似。由于近端内侧有较大的骨碎块，邻近骨骺放置内植物是可以允许的。推荐使用相同的内植物[93]。

（11）Ⅲ型骨折——切复位螺钉固定术（作者推荐的方法）

适应证：儿童Ⅲ型骨折或闭合复位失败的患儿。推荐这种治疗方法以减轻关节囊内填塞。

治疗时机：如同以上所述。

麻醉和体位：患者仰卧位于骨折床上或将小腿包裹布巾在可透 X 线床上，全身麻醉。

手术方法：基本手术过程与治疗Ⅱ型骨折相似（图 12-15）。使用先前描述的同样内植物（对骨折端进行加压）。对于无移位的Ⅲ型骨折，同样推荐这种治疗方

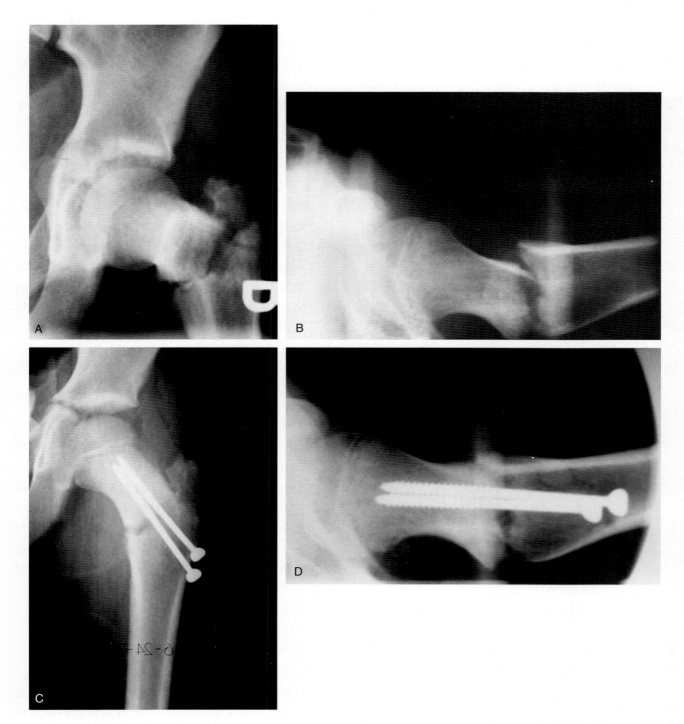

图 12-15　一名 6 岁儿童被汽车撞伤罹患移位性Ⅲ型骨折。患者紧急送至手术室，经 Watson-Jones 入路关节囊切开开放复位。（A，B）术前影像。（C，D）术后影像：患者采用 1 个半髋关节人字形石膏固定治疗 6 周。（待续）

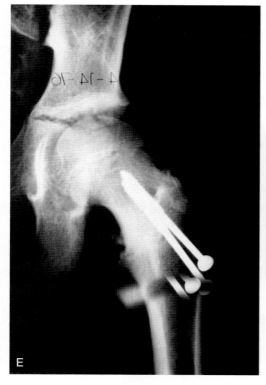
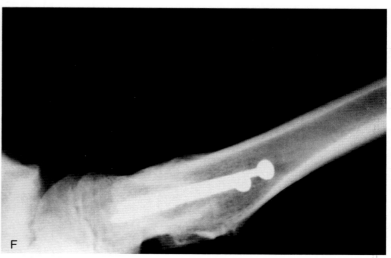

图 12-15(续)　(E,F)术后 8 个月时取出螺钉。患儿无任何症状,术后观察 3 年最终排除坏死。

法,因为关节囊内填塞对股骨头缺血性坏死起着重要作用[103]。

(12)Ⅳ型骨折——骨牵引

适应证:6~12 岁儿童,移位的Ⅳ型骨折。

治疗时机:因为骨折远离股骨颈,虽然不用考虑血运影响因素,24 小时内操作可获得更满意的复位。

麻醉和体位:全身麻醉,仰卧位于标准的手术台上。

手术方法:股骨远端骨圆针应该在透视下操作,以避免损伤股骨远端骨骺。将患肢置于外展、外旋和屈曲 60°~70°体位牵引,重量 4.5~6.8 kg(10~15)磅[如果患儿重 27.2~36.3 kg(60~80 磅)]。通过增加重量和牵引力控制颈干角的位置。与正常侧髋关节相比,角度相差应该在 3°~5°内。明显的内翻畸形(超过 3°)是不可接受的。假如没有达到理想的复位,应该考虑切开复位内固定。

(13)Ⅳ型骨折——闭合复位人字形石膏外固定

适应证:小于 6 岁儿童、移位的Ⅳ型骨折[110]。

治疗时机:如同以上描述。

麻醉和体位:患者仰卧石膏床上,全身麻醉。

操作方法:麻醉诱导后,下肢屈曲 70°、外旋位纵向牵引。在进行双下肢长腿人字形石膏裤固定前透视或 X 线片确认以获得解剖复位。如果颈干角度相差超过 3°~5°或不能维持复位位置,应该进行切开复位或闭合复位经皮骨圆针固定。鉴于以上治疗Ⅲ型骨折提及的原因,不推荐行这种治疗方法。早期(2~3 周内)应该经常进行 X 线检查以确认保持复位位置。

(14)Ⅳ型骨折——闭合复位经皮骨圆针固定

适应证:石膏外固定或骨牵引不能维持复位的患儿,多发创伤,6~12 岁不能复位的Ⅳ型骨折患儿[113]。

治疗时机:如同以上所述。

麻醉和体位:患者仰卧位于骨折床上,全身麻醉,准备 C 形臂 X 线机。

手术方法:先进行闭合复位,下肢屈曲 20°~30°、外旋位牵引。如果能获得满意复位(与正常侧颈干角相比,角度相差在 5°内,侧位片位置良好),使用 2~3 枚带螺纹的骨圆针固定或使用小到中等大小的空心螺钉经皮或通过股骨近端外侧小切口显露固定。如果患儿太小不能配合、太大或者对固定的稳定性不可靠,应该在术后增加完整或半侧人字石膏固定。

(15)Ⅳ型骨折——切复位内固定术(作者推荐的方法)

适应证:闭合复位失败的患儿,多发系统创伤,12岁以上移位的Ⅳ型骨折患儿。

治疗时机:如果在治疗过程中选择行切开复位,术前应行3~5天皮肤或骨牵引。一旦病情允许,最好在24~48小时内复位内固定。

麻醉和体位:患者仰卧位于骨折床或可透X线床上,全身麻醉,准备C形臂X线机。

手术方法:麻醉完成后,患儿在骨折床上先进行下肢轻度外旋位牵引。采用标准的外侧入路显露股骨近端。直视下将骨碎块复位并行X线透视监测。在6岁以下患儿,采用2~3枚带螺纹骨圆针或小到中等大小的空心螺钉固定(图12-16)。6~12岁患儿,推荐使用2~3枚拉力螺纹或空心的松质骨螺钉有限固定。对于在以上两个年龄段的患儿,内植物不应该通过骨骺,而术后增加完整或半侧人字形石膏固定。在12岁以上患儿,可使用滑动髋螺钉或合适大小的角钢板固定,小心保护近端骨骺。而术后可不采用石膏固定。

4.随访护理

(1)制动

制动的时间取决于患者的年龄和骨折的类型。对于采用石膏固定或骨牵引治疗的Ⅰ、Ⅱ、Ⅲ型骨折,需要8~10周的愈合时间;对6岁以下的患儿往往需要6~8周康复,而青少年患者需要12周。如果一开始就采用骨牵引治疗,最好2~4周改用人字石膏外固定。Ⅳ型骨折患儿需要相同的愈合时间。对于采用光滑或者带螺纹骨圆针固定治疗的Ⅰ~Ⅳ型骨折,术后增加

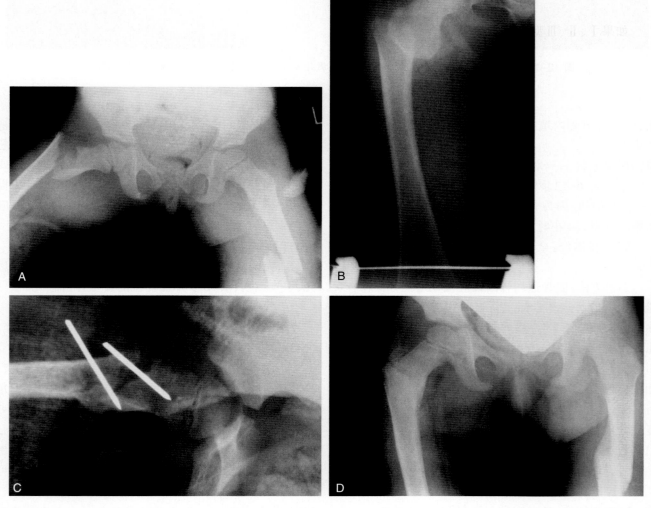

图12-16 一名5岁女孩未系安全带在高速交通事故中受伤。(A,B)最初尝试采用牵引治疗此Ⅳ型骨折。颈干角无法充分矫正。(C)经有限切开复位,Steinmann针固定,人字形石膏固定6周。(D)取针时的X线片。

完整或半侧人字形石膏固定 8~10 周。对于使用拉力螺钉内固定的 Ⅱ、Ⅲ 型骨折,如果怀疑患儿能否配合进行非负重锻炼治疗方案(1~12 岁患儿)额外的石膏固定通常是有益的。使用坚强内固定治疗的 Ⅳ 型青少年骨折,术后 10~14 天就可在拐杖辅助下进行伤肢部分负重锻炼。

(2)活动

从 6 岁到青少年的患者,在过渡期使用助行器或拐杖进行部分负重是非常有益的。最初可从 8~10 周开始,并持续 2~3 周。只要患者能忍受,对更小的患儿同样应该鼓励活动。游泳同样有益于在过渡期康复治疗。

(3)理疗

与扶拐步行器不同,正式的理疗在儿童骨折并不是必需的。对于 15 岁以上的青少年,步态训练和肌肉强化锻炼也许是有益的,可以在伤后 12 周开始进行。

(4)致残

如果 Ⅰ、Ⅱ、Ⅲ 型骨折如果能得到有效的治疗,并且股骨近端骨骺发育停止或缺血性骨坏死无继续发展,可能会出现 3~6 个月的功能残疾期。如果 Ⅳ 型骨折治疗后没有出现髋内翻,致残期基本相同。如果 10 岁以下患儿生长停止继续发展,将会导致明显的双下肢不等长、跛行和步态力学改变。任何年龄段患儿的缺血性骨坏死大部分最终都会导致双下肢不等长 (幼儿出现髋关节变形)、疼痛和生活方式的改变[122,129]。对于每一个患儿,残疾都是进行性发展和永久存在的[124]。

(5)内植物取出

如果使用骨圆针固定,针尾预留应足够长以方便取出,一般在伤后 4~6 个月取出。拉力螺钉和大型内植物在骨折后 6~12 个月去除(图 12-15 和图 12-16)。

四、结果评定

Ratliff 的功能评定和解剖学结果包括以下参数:疼痛、运动、活动和影像学所见,这是使用最为广泛的评定方法[144]。具体指南见表 12-4,推荐在将来继续使用。当前非常缺乏长期随访的功能评定结果数据。未来必须开展多中心研究并使用第 7 章描述的原则进行结果评定。

五、预期结果

Ⅰ 型骨折:80% 以上的患者出现缺血性骨坏死,愈合差。然而,结果并不总是一样的,文献报道,没有进行任何复位而单纯石膏外固定可获得满意的治疗效果[118]。急诊行切开复位可能对治疗结果产生积极的影响,但在移位的 Ⅰ 型骨折,至少有 50% 患者出现缺血性骨坏死[109,128,143,155]。一旦出现缺血性骨坏死,愈合功能往往较差;然而,在幼儿患者这可能是例外[140,160]。

Ⅱ 型骨折:移位的 Ⅱ 型骨折经闭合复位或骨圆针固定治疗后,50%~60% 出现缺血性骨坏死、15% 出现骨不连、50%~60% 出现骺早闭[92,122,139,143]。急诊行关节囊切开和内固定治疗对减少并发症的发生通常是有益的[105,110,121,151,154,155],但不会减少到零,因为最初移位的骨折才是血管损伤最重要的原因。无移位的骨折如果没有行关节囊切开或髋关节囊抽吸治疗,同样会出现缺血性骨坏死。

Ⅲ 型骨折:对于移位的 Ⅲ 型骨折,其 30%~40% 出现缺血性骨坏死;急诊行关节囊切开和内固定治疗对减少并发症的发生通常是有益的[105,110,121]。10% 的患者出现骨不连,如果使用合适的拉力螺钉固定可降到最低。如果没有获得解剖复位,20% 患者出现髋内翻[92]。

Ⅳ 型骨折:无论采用哪种治疗方法,如果没有获得解剖复位,髋内翻畸形都有可能发生。文献报道的发生率为 10%~30%,最常见于牵引或石膏固定治疗。然而,良好的骨牵引后进行石膏固定一样可获得正常的股骨近端解剖外形[108]。缺血性骨坏死和骺闭合通常不会发生在 Ⅳ 型骨折损伤。髋内翻畸形很少会自行纠正,但并非一定会出现很差的关节功能[102,106]。

如果没有出现缺血性骨坏死、骺早闭、骨不连和髋

表 12-4　Ratliff 髋关节治疗结果分级

	好	中等	差
疼痛	无或可忽略	偶尔	致残
运动	全范围或仅终末受限	>50%	<50%
活动	正常或避免比赛	正常或避免比赛	受限
X 线	正常或股骨颈部分变形	股骨颈严重变形和轻微缺血性坏死	严重缺血性坏死,退行性关节炎,关节融合

内翻畸形,治疗结果一般较好。由于此种创伤的本质,在Ⅰ和Ⅱ型骨折中一般40%~50%为结果优良,Ⅲ型骨折为60%~70%[105,145]。急诊行关节囊切开和解剖复位治疗通常可减少并发症的发生。一旦发生以上并发症,即使在2~4年内,其功能可接受或者为较为罕见的良好,髋关节状况仍然随着时间逐渐恶化[122,124,139]。

六、并发症

在伤后6~9个月的X线片上,可以轻易地发现以下并发症:缺血性骨坏死、骺早闭、骨不连和髋内翻畸形[89,91,153]。在青少年和年长的患儿,他们可引起更为严重的后遗症[90,100,141]。Ratliff发现可出现干骺端缺血性坏死,文献认为其对功能无明显影响[144,146]。Ⅲ型骨折固定后可出现较为罕见的Ⅰ型骨折[104]。经皮固定后可导致感染的发生[156]。

1.治疗

(1)缺血性坏死

至今没有任何治疗创伤后缺血性骨坏死的方法被公认为确实有效。在6岁以下患儿,由于尚具有生物塑形性,这种并发症的长期影响可能最小。一些作者推荐行髋臼和股骨截骨术增加股骨头包容,但对髋关节功能的改善程度至今尚不明确[145,146]。在一项长期的随访研究中发现,78%的患儿需要额外的外科手术改善髋关节功能[97]。最近的一项回归分析文献中显示,患者的年龄和骨折类型是唯一能预知股骨头缺血性坏死并具有统计学意义的因素。如果按Delbet进行骨折分类,缺血性骨坏死的发生率分别为:Ⅰ型为38%、Ⅱ型为28%、Ⅲ型为18%、Ⅳ型为5%。年长患儿缺血性坏死的发生率是幼儿的1.14倍[134]。

(2)骨骺早闭

这种并发症很少引起双下肢不等长超过1.5 cm[111]。如果下肢不等长大于1.5 cm,应该在透视监测下行正常侧股骨远端骨骺融合术。假如不出现缺血性骨坏死,骨骺早闭对关节功能影响较小[106]。内固定装置安装失误同样可引起这种并发症[158]。

(3)骨不连

文献报道,转子下截骨和骨折端早期内固定术可以减少这种并发症的风险[149]。如果合并髋内翻畸形,应行转子下外翻截骨并在截骨和骨不连接处行内固定固定。假如颈干角保持正常,应行加压内固定和植骨术。

(4)髋内翻

对于Ⅲ型和Ⅳ型骨折引起的髋内翻,如果早期能达到复位标准,往往可以避免出现[128](图12-17)。如果出现严重畸形导致下肢短缩(颈干角小于130°),转子下或经转子间的外翻截骨和内固定术通常是有效的。

第三节 髋关节脱位

一、病理

1.相关解剖结构

此章前面部分已介绍髋和髋臼及股骨近端的相关骨骼和血管解剖结构。

2.发病率

创伤髋关节脱位很少在儿童身上发生,只占所有儿童脱位的5%,甚至更少[170,183,185,186,201]。这种损伤与任何发病率高的年龄段无明显关系[170,175]。尽管髋关节后脱位比较多发,但对于儿童,前位脱位也有发生[168,171,179]。

男孩患病概率高达女孩的2倍[190]。双侧髋关节脱位极为少见,但治疗原则是一样的[195]。

3.患病机制

与此章介绍的其他损伤相比,髋关节脱位可能由相对轻的损伤引起。儿童年龄越小,引起髋关节脱位所需的力量越小[190]。宾夕法尼亚骨科协会的一份详细报告将患病机制分为四组[193]:①轻摔(如在滑面上摔倒或做"劈叉");②运动损伤(摔跤、足球、棒球);③从一定高度坠落;④被汽车撞伤或者乘客在事故中受到连续损伤。在25个病例报告中,有15个属于前两组(低能损伤),10个属于后两种(高能损伤)。预后显示,其与引起脱位的能量值有一定关系。髋关节不稳定与股骨颈区的良性骨软骨瘤碰撞髋臼后侧壁有关[184]。

4.后果

儿童和青少年髋关节脱位可能导致缺血性坏死或者退化性关节炎,而后发生疼痛、跛行,丧失工作和娱乐活动所必需的运动能力[173,181,193]。股骨近端生长停滞的儿童会发生各种程度的髋膨大,但不会影响患者功能[190]。

5.常见并发伤

轻伤或运动损伤所致脱位很少伴有合并伤。在

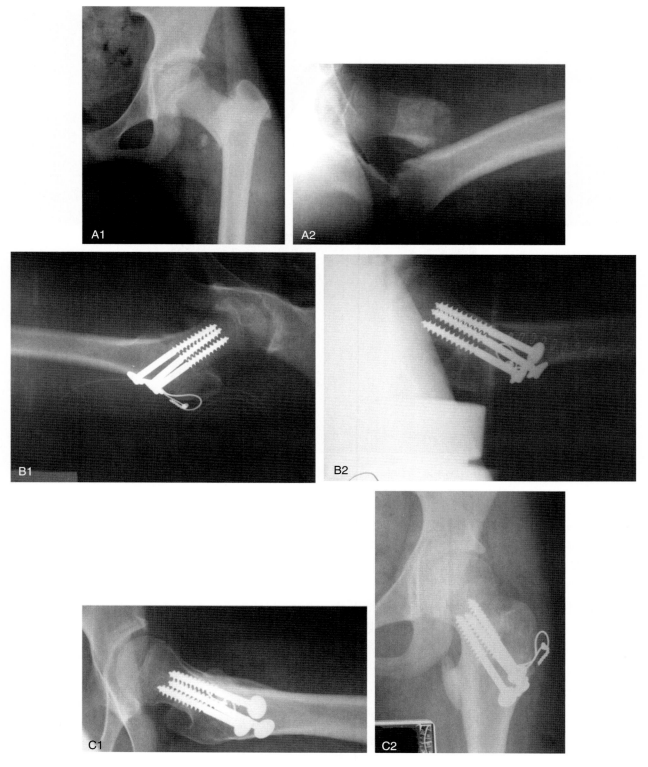

图 12–17 这个 10 岁小女孩由于未系安全带在汽车交通事故中受伤。(A)股骨近端正位和侧位 X 线片。(B)采用 Watson-Jones 切开内固定(以钢丝张力环延伸固定大转子)。(C)于 1 年后 X 线片显示骨折完全愈合。(待续)

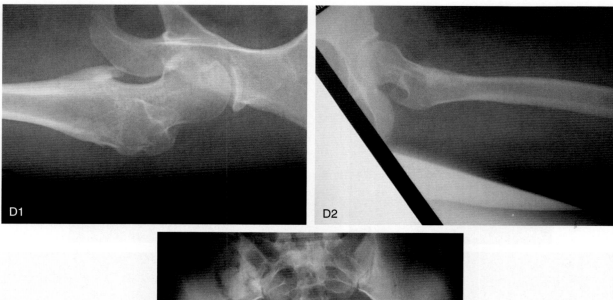

图 12-17(续)　(D)于术后 1 年取出内固定器,术后 12 年无骨坏死征象或股骨解剖异常。

Gartland 和 Benner 讨论的 67 例脱位伤中,9 例伴有髋臼、股骨头或大转子合并伤[177]。所有这些损伤都由高能创伤引起。同侧股骨骨折比较容易引起合并伤,并且经常引起髋关节脱位的误诊[166,193]。同多发伤患者一样,严重损伤的患者,需要对头部、胸部、腹部以及血管创伤进行仔细检查(见第 4 章)。头部严重损伤的儿童可先不诊断髋关节脱位[190]。资料显示,骨盆合并伤及上肢和下肢合并伤也有发生[3,182]。

6.分类

　　儿童髋关节脱位通常按照受伤年龄(0~5 岁、5~10 岁、10~15 岁)、受伤机制(见前文)以及脱位方向(前位和后位)分组。Hougaard 和 Thomsen[183]建议使用 Stewart-Milford[198]髋关节脱位分类来描述伴发的髋臼骨折。目前尚无标准的小儿髋关节脱位分类。

　　目前的分类为前位(闭孔肌、前下腹股沟、前上腹股沟)和后位。Stewart-Milford 分类如下:

　　Ⅰ级——无髋臼骨折或者只有一块小碎片;

　　Ⅱ级——后位边缘骨折,但复位后稳定;

　　Ⅲ级——后位边缘骨折,复位后髋关节不稳定;

　　Ⅳ级——脱位伴随股骨头和股骨颈骨折。

　　若存在髋臼骨折,应使用 Letournel 和 Judet[43]分类(图 12-14)。

二、诊断

1.病史

　　髋关节脱位的病史通常属于以下四种情况之一:轻摔(如在滑面上摔倒或做"劈叉")造成腹股沟和臀部疼痛;足球摔跤或棒球中的运动撞击;从高处高能坠落;被车撞倒或车内乘客损伤。2/3 的病例属于前两组低速损伤,并有最佳预后。

2.体格检查

　　高能创伤儿童应按照第 4 章描述的方式进行评估。90%的髋关节脱位属于后位,病情表现为患肢变短、弯曲、并拢,并且内旋。对于少见的前位脱位,患肢通常表现为外展、弯曲和外旋。检查皮肤内外侧的挫伤、擦伤和开放伤口。由于髋关节脱位常伴有股动脉损伤,应触诊股、腘、足背以及胫后的脉搏[168]。对机敏且配合的儿童,应评估其肢体的运动功能,并记录下每一块主肌群的运动功能是否完好(可感知痉挛)。最后,通过光照和针刺观察其反应,记录下其感觉功能状况,尤其是远端坐骨神经分布。在闭合复位后应反复进行系统检查。多数情况下,年纪小的儿童难以配合运动和感觉功能的检查。

3.影像学评估

正位骨盆检查是所有遭受高能创伤伴其他损伤的患者在早期检查中的一部分。髋关节脱位在 X 线片上表现明显。有上述身体异常的儿童需在骨盆部位成像。应仔细研究股骨头、股骨颈及髋臼骨折的 X 线片[182,187]。若存在髋臼骨折,应采用 45°斜位进行 Judet 成像(图12-7)。闭合复位后,通常需要在全麻下进行反复 AP 骨盆成像,以确定复位位置的居中及关节空隙的对称[194]。复位后进行 CT 检查以排除关节内游离体以及髋臼和股骨头骨折[3,194]。在某些情况下,如果闭合复位失败,有可能在切开放复位前进行 CT 成像,这样有助于筛查出需清除的游离体、软组织和干扰物,以及需要固定的髋臼骨折[3]。髋关节复位手术不应拖延手术多于 45~60 分钟,且应在受伤后 6 小时内完成[174]。

4. 特殊检查

一种锝元素数字化骨骼扫描仪可能有助于预测缺血性坏死[199]。尽管这项技术已证实对成人股骨颈骨折有效,却还没有应用于髋关节脱位患者(尤其儿童),且其预测价值尚未评估。未证实 MRI 可预测成人股骨颈骨折后发生的缺血性坏死[152],也尚不明确其在缺血性坏死的诊断及小儿髋关节脱位后血管再生生物过程观察中的作用[196]。对于 18 个月以下幼儿,髋关节造影术有助于区分髋关节脱位与 I 型近端股骨骨折。若伴坐骨神经损伤,肌电图有助于确定受伤最少 3 周后的损伤性质与严重度。若多普勒显示存在近端主要动脉损伤,需采用动脉造影术[189]。

三、治疗

1. 治疗演变

曾有大量文献发表过关于小儿髋关节脱位治疗的经验总结[171],目前建立了最新的治疗标准,那就是全麻状态下进行闭合复位,并且利用 X 线片确定复位位置是否居中。如果复位不成功,或者复位后髋关节不稳定或位置不居中,则采用切开复位。复位后的检查标准有新进展:复位后建议 CT 检查以排除游离体以及股骨头和髋臼骨折的存在[194]。复位技术也有一定发展,对于小儿髋关节损伤,一些皮肤牵引技术比以往的闭合复位更受推崇。对于后位脱位,最好使用手法复位,并牵引其腿至屈曲位置。复位时应小心仔细以确保非移位合并股骨颈骨折或者近端股骨头生长板不会因复位而移位[187]。

复位后的护理尚无统一标准。卧床、皮肤牵引、骨骼牵引和人字形石膏都值得推荐,但没有哪种方法有突出优势。后期出现的创伤脱位也应采用复位[169]。复发性脱位的并发症与所有复位后的护理方法无关。对于脱位伴髋臼移位骨折,且关节面移位超过 2 mm 的病例,多数研究中心推荐手术复位和固定(见骨盆骨折和脱位部分)。

目前对于小儿髋关节移位的治疗方法为全麻闭合复位,而后使用骨盆 X 线片(AP)及 CT 扫描来评估复位后的稳定性[194]。如果复位不成功、不稳定,或者存在游离体、软组织干扰物、近端股骨头骨折骨骺或移位髋臼骨折,则建议采用切开复位[182,194]。

2.多发伤患者的特殊考虑

髋关节脱位,同移位性股骨颈骨折相似,需要紧急手术。患者完成全部检查,且对所有致命性头部、胸部、腹部和血管损伤进行处理后,应立即进行髋关节复位。由于髋关节复位可快速完成,因而应在其他骨病前处理,尤其是已经被麻醉的儿童。如果超过 6 小时未处理脱位,创伤后缺血性坏死的概率会显著增多,因此应紧急处理[174]。

3.个性化治疗方案

(1)闭合复位

1)适应证:骨盆 X 线片(AP)显示的前位或后位脱位为闭合复位指征。复位过程无特别禁忌证,若伴移位股骨颈骨折,则闭合复位很有可能不成功。对于无移位股骨颈骨折患者,闭合复位应在透视下使用轻柔手法,以避免骨折移位或股骨头近端骨骺移位,还应考虑在复位前使用经皮穿针或螺钉固定(或 2 个)来固定无移位股骨颈骨折。

2)手术时机:如时间允许,应在 6 小时内完成复位,以减少缺血性坏死的概率[114,137]。

3）术前计划：对于合并髋臼骨折的脱位，如果闭合复位不成功而需要切开复位，术前 Judet 位投射相和 CT(若检查不会拖延过多时间)会有帮助。

4）麻醉和体位：应将患者全麻，并放松肌肉。患者体位为仰卧。如果患者年纪较大，或者体重较重，则需要一名助手在牵引手术中固定骨盆。

5）治疗技术：对于超过 5 岁或体重高于 22.7 kg(50 磅)的儿童，在手术中需要一名手术助手。助手使用手掌对髂骨前路施力以进行对抗牵引。医生将髋关节弯曲到 60°~90°，并在牵引时进行轻微内旋和外旋。体重大的青少年需要增加力量，具体的做法是：站在手术台上，患者膝盖弯曲，夹在医生双腿间，医生抓住肢体的远端至胭窝，保持膝盖弯曲，利用其小腿的四头肌和三头肌提供所需的牵引。体重越大的患者越需要麻醉师提供最大限度的肌肉放松。对于后位脱位，牵引时肢体应处于中间位置或轻微内转。与前位脱位复位手法不同，其位置更偏向侧面。

(2)切开复位

1）适应证：包括闭合复位失败，闭合复位后位置不居中[93,188,190]，脱位伴有合并移位股骨颈骨折以及移位髋臼骨折(见前面部分"骨盆骨折、脱位和近端股骨骨折")。

2）手术时机：切开复位应在受伤后 6 小时内进行，或者闭合复位失败后立即进行。

3）术前计划：见本节闭合复位的术前计划。

4）麻醉和体位：患者在手术台上侧卧，身子拱起，受伤髋关节朝上。进行全麻。

5）手术技术：髋关节采用后外侧 Kocher-Langen-beck 入路。必须仔细观察坐骨神经远端至近端，尤其是术前发现神经缺损的患者，这种情况应仔细检查神经，且多数情况下存在神经损伤。检查外旋肌，如不完整，则从股骨置入物中分出 0.5~1 cm。有时，闭合复位失败而进行切开探查术，发现梨状肌腱穿过髋臼移位并且阻碍了复位[93,188]。检查囊和盂唇，通常股骨头关节囊有孔或者盂唇内翻。一旦发现软组织阻塞，必须检查髋臼软骨是否存在游离体。近端股骨使用骨钩或外固定针有助于从侧面移动股骨头，头灯可以增加可视度。小型垂体咬骨钳是很好的抓夹钳。对于年龄大的青少年，5 mm 的 Schanz 钉可从远端插到大转子，连接针的万用卡盘可提供侧方牵引。后柱骨折或后壁骨折可进行复位并使用 K 线内固定(末端弯曲 90°防止移动)。年龄小的儿童可使用小型拉力钉，年龄稍大儿童可使用 2.7 mm 或 2.5 mm 拉力

钉和 2.7 mm 或 2.5 mm 重建板，或 1/3 管形板作为支撑(图 12-18)。

4.随访护理

(1)制动

小于 6 岁的儿童使用一对半人字形石膏固定 4~6周。年龄大些且配合的儿童可以卧床 3 周，而后使用拐杖活动 3~4 周。此期间髋关节弯曲不能超过 60°，尤其是伴有后壁骨折的患者。

(2)康复活动

经过 4~8 周石膏固定或者使用拐杖，患者可逐渐适量负重活动。石膏一般适合 10 岁以下儿童。尚无资料显示长期非负重会影响缺血性坏死发生的概率或者严重性[177]。

(3)物理治疗

与走路或拐杖行走的习惯及防止髋关节弯曲的措施不同，物理治疗可能不会影响最终功能结果。

(4)预期功能恢复时间

对于坐骨神经损伤、缺血性坏死并发症或异位骨化症引起功能障碍，10 岁以下儿童可以在损伤 3 周后恢复全部功能。成年人，尤其是开展切开复位及合并髋臼骨折后侧入路内固定患者，功能恢复到最佳状态可能需要术后 6 个月的时间。

(5)植入物除去术手术时机

尽管并不绝对，但一般儿童体内的植入物应在术后 6~12 个月内移除。成年人的植入物、夹板和螺钉可以安全留在原位，除非是在关节内或者考虑后期重建术。

四、结果评估

1. 功能和解剖学参数

功能状态评估包括疼痛、疲劳度、步态、无力和运动方面的评估[183]。X 线片分析包括髋关节关节间隙、股骨头缺血性变化和骨赘或硬化方面的直接评估[182]。建议如下评估等级：

优秀——充分活动；无疼痛、无力或疲劳感觉；X线片正常；

良好——髋关节无明显疼痛(除了长时间工作或负重活动后)，少于 25%的运动功能缺失，X 线片显示轻度骨关节炎变化，正常关节间隙，无缺血性坏死；

一般——轻微到中度疼痛，中度跛足，中度骨赘及中度关节间隙狭窄；

较差——疼痛，跛足，中度到极度活动度受限，内

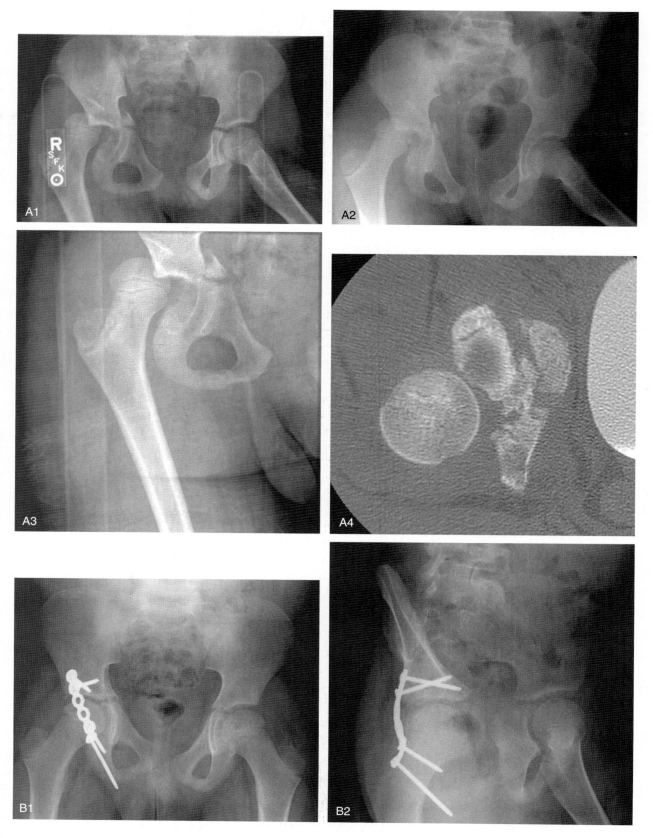

图 12-18 (A)一名 7 岁 9 个月的男童步行中被汽车撞伤,罹患髋臼横行骨折及后壁骨折伴移位。(B)经平片及 CT 评估,患者俯卧位经 Koke 和 Langenbach 入路开放复位内固定。(待续)

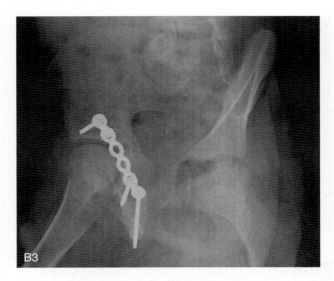

图 12-18(续) 显示术后 3 个月影像。

收畸形,严重骨关节炎,缺血性坏死,关节间隙狭窄或髋臼硬化。

凡有可能,应使用有效的功能结果等级(见第 7 章)。

五、预期结果

文献中很少报告随访超过 5 年的患者。在 Gartland 和 Benner 的研究[177]中,248 名儿童中的 50 名接受了骨骼生长的长期观察。其中 34 名为骨骼正常儿童,16 名为非正常。16 名中的 13 名儿童不仅髋关节骨折,而且延误复位时间超过 24 小时。大量文献显示,此种情况下缺血性坏死的概率为 8%~10%。此并发症更易见于年龄较大儿童,且复位延误时间越长,损伤越严重,并发症概率越大[176,177]。Hougaard 和 Thomsen 对此 13 名儿童中的 12 名随访 5~26 年,由于在 6 小时内完成复位,因此髋关节功能恢复正常[183]。另外一名儿童 37 小时后复位,因此患有关节炎。

六、并发症

并发症包括坐骨神经损伤、缺血性坏死、骨关节炎和复发性脱位。

1.治疗

(1)坐骨神经损伤

Pearson 和 Mann 认为,此并发症的患病概率为 24%[191]。所有此种病例都存在感觉功能或运动功能缺损,或者二者皆存在。多数患者功能都有所恢复,1/5 可以恢复正常。目前对于此并发症尚无有效的治疗方法。如果功能在损伤 3~6 个月后仍无改善,可能会造成神经组织损伤。

(2)缺血性坏死

缺血性坏死是最常见的并发症[173,181],通常在损伤 3~6 周会表现明显。患者必须在损伤后第一年的每季度检查,如无症状,则接下来每 4~5 年检查。早期的负重不会影响此并发症的患病概率。年轻患者比年长患者更易恢复[176,177]。尚无有效治疗方法,但应考虑髋臼和股骨截骨术。有资料指出小儿缺血性坏死是大转子分离骨折引起的并发症[56]。

(3)骨关节炎

此并发症与延误复位时间有关[166],在损伤后 5~20 年才会有患病表现。一项回顾性研究调查了一些青少年和成年人,发现体力劳动者更易患骨关节炎;因此,髋关节脱位患者最好进行职业咨询以选择合适的职业[200]。创伤造成的关节炎应随时对症治疗:减重、调节活动方式、助步器和消炎药。手术治疗尽量拖后,可选择关节固定术、股骨或髋臼周围骨盆截骨术(或同时)和关节成形术。

(4)复发性脱位

资料显示,已有 12 名儿童患此并发症,这些儿童通常小于 8 岁[166],且多为后位[164,165,167,172,178,180,197]。复发性前位脱位也有发生[172]。严重创伤或固定不当不会明显增加此并发症概率。尽管切开探查术修复后囊效果很好(随访至少 2 年)[178,197],但保守治疗也同样有效[167,180]。建议首次复发并复位后进行 CT 检查。如果复位位置对称,且无游离体,应使用 6 周人字形石膏,固定时髋关节外展 20°~30°,弯曲 45°。移除人字形石膏后,使用 6~12 周外展支具以限制髋关节弯曲,后者也可作为首选治疗方法。患者再次复发后应进行后囊剥除术。

(孙静 徐桂军 李世民 叶伟胜 译 任秀智 马信龙 校)

参考文献

骨盆骨折和脱位(包括髋臼骨折)

1. Abou-Jaoude, W.A.; Sugarman, J.M.; Fallat, M.E.; et al. Indicators of genitourinary tract injury or anomaly in cases of pediatric blunt trauma. J Pediatr Surg 31:86–90, 1996.

2. Apprahamian, C.; Gessert, G.; Bandyk, D.F.; et al. MAST associated compartment syndrome (MACS): A review. J Trauma 29:549–555, 1989.

3. Barrett, I.R.; Goldberg, J.A. Avulsion fracture of the

ligamentum teres in a child. J Bone Joint Surg [Am] 71:438–439, 1989.

4. Batislam, E.; Ates, Y.; Germiyangolu, C.; et al. Role of Tile classification in predicting urethral injuries in pediatric pelvic fractures. J Trauma 42:285–287, 1997.

5. Ben-Menachem, Y.; Caldwell, D.M.; Young, J.W.R.; et al. Hemorrhage associated with pelvic fractures: Causes, diagnosis and emergent management. Am J Radiol 157:1005–1014, 1991.

6. Blair, W.; Hanson, C. Traumatic closure of the triradiate cartilage: Report of a case. J Bone Joint Surg [Am] 61:144–145, 1979.

7. Bond, S.I.; Gotschall, C.S.; Eichelberger, M.R. Predictors of abdominal injury in children with pelvic fracture. J Trauma 31:1169–1173, 1991.

8. Brenneman, F.D.; Katyal, D.; Boulanger, B.R.; et al. Long-term outcomes in open pelvic fractures. J Trauma 42:773–777, 1997.

9. Brooks, E.; Rosman, M. Central fracture–dislocation of the hip in a child. J Trauma 28:1590–1592, 1988.

10. Brunette, D.D.; Fifield, G.; Ruiz, E. Use of pneumatic antishock trousers in the management of pediatric pelvic hemorrhage. Pediatr Emerg Care 3:86–90, 1987.

11. Bryan, W.J.; Tullos, H.S. Pediatric pelvic fractures: Review of 52 patients. J Trauma 19:799–805, 1979.

12. Bucholz, R.W.; Ezaki, M.; Ogden, J.A. Injury to the acetabular triradiate physeal cartilage. J Bone Joint Surg [Am] 64:600–609, 1982.

13. Burgess, A.R.; Eastridge, B.J.; Young, J.W.R.; et al. Pelvic ring disruptions: Effective classification system and treatment protocols. J Trauma 30:848–856, 1990.

14. Centers for Disease Control and Prevention (CDC). Injuries and deaths among children left unattended in or around motor vehicles—United States, July 2000–June 2001. MMWR 51:70–72, 2002.

15. Chia, J.P.Y.; Holland, A.J.A.; Little, D.; et al. Pelvic fractures and associated injuries in children. J Trauma 56:83–88, 2004.

16. Compere, E.L.; Garrison, M.; Fahey, J.J. Deformities of the femur resulting from arrestment of growth of the capital and greater trochanteric epiphyses. J Bone Joint Surg 22:909–915, 1940.

17. Copeland, C.E.; Bosse, M.J.; McCarthy, M.L.; et al. Effect of trauma and pelvic fracture on female genitourinary, sexual and reproductive function. J Orthop Trauma 11:73–81, 1997.

18. Cotler, H.B.; LaMont, J.G.; Hansen, S.T. Immediate spica casting for pelvic fractures. J Orthop Trauma 2:222–228, 1988.

19. Craig, C.L. Hip injuries in children and adolescents. Orthop Clin North Am 11:799–805, 1979.

20. Currey, J.D.; Butler, G. The mechanical properties of bone tissue in children. J Bone Joint Surg [Am] 57:810–814, 1975.

21. Demetriades, D.; Karaiskakis, M.; Velmahos, G.C.; et al. Pelvic fractures in pediatric and adult trauma patients: are they different injuries? J Trauma 54:1146–1151, 2003.

22. Dora, C.; Zurbach, J.; Hersche, O.; et al. Pathomorphologic characteristics of post-traumatic acetabular dysplasia. J Orthop Trauma 14:483–489, 2000.

23. Ebraheim, N.A.; Coombs, R.; Jackson, W.T.; et al. Percutaneous computed tomography-guided stabilization of posterior pelvic fractures. Clin Orthop 307:222–228, 1994.

24. Ehrensperger, J. Fractures of the sacrum and disc herniation: Rare lesions in the pediatric surgical patient? Eur J Pediatr Surg 2:173–176, 1992.

25. Ganz, R.; Gerber, C. Fehlverheilte kindliche Frakturen im Becken und Huftbereich. Orthopade 20:346–352, 1991.

26. Ganz, R.; Krushell, R.J.; Jakob, R.P.; et al. The antishock pelvic clamp. Clin Orthop 267:71–78, 1991.

27. Garvin, K.L.; McCarthy, R.E.; Barnes, C.L.; et al. Pediatric pelvic ring fractures. J Pediatric Orthop 10:577–582, 1990.

28. Godfrey, J.D. Trauma in children. J Bone Joint Surg [Am] 46:422–447, 1964.

29. Grisoni, N.; Connor, S.; Marsh, E.; et al. Pelvic fractures in a pediatric level I trauma center. J Orthop Trauma 16:458–463, 2002.

30. Guillamondegui, O.D.; Mahboubi, S.; Stafford, P.W.; et al. The utility of the pelvic radiograph in the assessment of pediatric pelvic fractures. J Trauma 55:236–240, 2003.

31. Habacker, T.A.; Heinrich, S.D.; Dehne, R. Fracture of the superior pelvic quadrant in a child. J Pediatr Orthop 15:69–72, 1995.

32. Hallel, T.; Salvati, E.A. Premature closure of the triradiate cartilage: A case report and animal experiment. Clin Orthop 124:278–281, 1977.

33. Harrison, T.J. The influence of the femoral head on pelvic growth and acetabular form in the rat. J Anat 95:12–26, 1961.

34. Heeg, M.; Klasen, H.J.; Visser, J.D. Acetabular fractures in children and adolescents. J Bone Joint Surg [Br] 71:418–421, 1989.

35. Heeg, M.; Viser, J.D.; Oostvogel, H.J.M. Injuries of the acetabular triradiate cartilage and sacroiliac joint. J Bone Joint Surg [Br] 70:34–37, 1988.

36. Heinrich, S.D.; Sharps, C.H.; Cardea, J.A.; et al. Open pelvic fracture with vaginal laceration and diaphragmatic rupture in a child. J Orthop Trauma 2:257–261, 1988.

37. Holt, G.E.; Mencio, G.A. Pelvic C-clamp in a pediatric patient. J Orthop Trauma 17:525–535, 2003.

38. Howard, A.; Rothman, L.; McKeag, A.M.; et al. Children in side impact motor vehicle crashes: Seating positions and injury mechanisms. J Trauma 56:1276–1285, 2004.

39. Ismail, N.; Bellemare, J.F.; Mollitt, D.L.; et al. Death from pelvic fracture: Children are different. J Pediatr Surg 31:82–85, 1996.

40. Keshishyan, R.A.; Rozinov, V.M.; Malakhov, O.A.; et al. Pelvic polyfractures in children-radiographic diag-

nosis and treatment. Clin Orthop 320:28–33, 1995.

41. Kricun, M.E. Fractures of the pelvis. Orthop Clin North Am 21:573–589, 1990.

42. Laurent, L.E. Growth disturbances of the proximal end of the femur in the light of animal experiments. Acta Orthop Scand 28:255–261, 1959.

43. Letournel, E.; Judet, R. Fractures of the Acetabulum. Berlin, Springer-Verlag, 1981.

44. Mader, T.J. Avulsion of the rectus femoris tendon: An unusual type of pelvic fracture. Pediatr Emerg Care 6:198–199, 1990.

45. Mader, T.J. Avulsion of the rectus femoris tendon: An unusual type of pelvic fracture [letter]. Pediatr Emerg Care 7:126, 1991.

46. Magid, D.; Fishman, E.K.; Ney, D.R.; et al. Acetabular and pelvic fractures in the pediatric patient: Value of two and three dimensional imaging. J Pediatr Orthop 12:621–625, 1992.

47. Martin, J.A.; Pipkin, G. Treatment of avulsion of the ischial tuberosity. Clin Orthop 10:108–118, 1957.

48. Matta, J.M. Fractures of the acetabulum: Accuracy of reduction and clinical results in patients managed operatively within three weeks after injury. J Bone Joint Surg [Am] 78:1632–45, 1996.

49. Matta, J.M.; Saucedo, T. Internal fixation of pelvic ring fractures. Clin Orthop 242:83–97, 1989.

50. Maull, K.I.; Sachatello, C.R.; Earnst, C.B. The deep perineal laceration—an injury frequently associated with open pelvic fractures: A need for aggressive surgical management. J Trauma 17:685–696, 1977.

51. McDonald, G.A. Pelvic disruptions in children. Clin Orthop 151:130–134, 1980.

52. McIntyre, R.C.; Bensard, D.D.; Moore, E.E.; et al. Pelvic fracture geometry predicts risk of life threatening hemorrhage in children. J Trauma 35:423–429, 1993.

53. Mosheiff, R.; Suchar, A.; Porat, S.; et al. The "crushed open pelvis" in children. Injury 30(Suppl): B14–B18, 1999.

54. Musemeche, C.A.; Fischer, R.P.; Cotler, H.B.; et al. Selective management of pediatric pelvic fractures: A conservative approach. J Pediatric Surg 22:538–540, 1987.

55. Niemi, T.A.; Norton, L.W. Vaginal injuries in patients with pelvic fractures. J Trauma 25:547–551, 1985.

56. O'Rourke, M.R.; Weinstein, S.L. Osteonecrosis following isolated avulsion fracture of the greater trochanter in children. A report of two cases. J Bone Joint Surg [Am] 85:2000–2005, 2003.

57. Ponsetti, I.V. Growth and development of the acetabulum in the normal child. J Bone Joint Surg [Am] 60:575–585, 1978.

58. Quinby, W.C., Jr. Fractures of the pelvis and associated injuries in children. J Pediatr Surg 1:353–364, 1966.

59. Rangger, C.; Gabl, M.; Dolati, B.; et al. Kindliche Beckenfracturen. Unfallchirurg 97:649–651, 1994.

60. Reed, M.H. Pelvic fractures in children. J Can Assoc Radiol 27:255–261, 1976.

61. Reff, R.B. The use of external fixation devices in the management of severe lower-extremity trauma and pelvic injuries in children. Clin Orthop 188:21–33, 1984.

62. Reichard, S.A.; Helikson, M.A.; Shorter, N.; et al. Pelvic fractures in children: Review of 120 patients with a new look at general management. J Pediatr Surg 15:727–734, 1980.

63. Rieger, H.; Brugg, E. Fractures of the pelvis in children. Clin Orthop 336:226–239, 1997.

64. Rodrigues, K.F. Injury of the acetabular epiphysis. Injury 4:258–260, 1973.

65. Rogge, E.A.; Romano, R.L. Avulsion of the ischial apophysis. J Bone Joint Surg [Am] 38:442, 1956.

66. Rothenberger, D.A.; Velasco, R.; Strate, R. Open pelvic fractures: A lethal injury. J Trauma 18:184–187, 1978.

67. Routt, M.L.; Kregor, P.J.; Simonian, P.T.; et al. Early results of percutaneous iliosacral screws with the patient in the supine position. J Orthop Trauma 9:207–214, 1995.

68. Routt, M.L.; Meier, M.C.; Kregor, P.K.; et al. Percutaneous iliosacral screws with the patient supine technique. Operat Tech Orthop 3:35–45, 1993.

69. Routt, M.L., Jr.; Swiontkowski, M.F. The treatment of complex acetabular fractures using combined simultaneous anterior and posterior surgical approaches. J Bone Joint Surg [Am] 72:897–904, 1990.

70. Scuderi, J.G.; Bronson, M.J. Triradiate cartilage injury: Report of two cases and review of the literature. Clin Orthop 217:179–189, 1987.

71. Shaw, B.A.; Holman, M. Traumatic lumbosacral nerve root avulsions in a pediatric patient. Orthopaedics 26:89–90, 2003.

72. Silber, J.S.; Flynn, J.M. Changing patterns of pediatric pelvic fractures with skeletal maturation: Implications for classification and management. J Pediatr Orthop 22:22–26, 2002.

73. Slatis, P.; Huittinen, V.M. Double vertical fractures of the pelvis: A report on 163 patients. Acta Chir Scand 138:799–807, 1972.

74. Smith, W.; Shurnas, P.; Morgan, S.; et al. Clinical outcomes of unstable pelvic fractures in skeletally immature patients. J Bone Joint Surg [Am] 87:2423–2431, 2005.

75. Tarman, G.J.; Kaplan, G.W.; Lerman, S.L.; et al. Lower genitourinary injury and pelvic fracture in pediatric patients. Urology 59:123–126, 2002.

76. Tile, M. In: Tile, M.; Helfet, D.L.; Kellam, J.F.; eds. Fractures of the Pelvis and Acetabulum, 3rd ed., Philadelphia, Lippincott Williams & Wilkins, pp. 830, 2003.

77. Tile, M. Pelvic ring fractures: Should they be fixed? J Bone Joint Surg [Br] 70:1–12, 1988.

78. Tolo, V.T. Orthopaedic treatment of fractures of the long bones and pelvis in children who have multiple injuries. J Bone Joint Surg [Am] 82:272–280, 2000.

79. Torode, I.; Zieg, D. Pelvic fractures in children. J Pediatr Orthop 5:76–84, 1985.

80. Trueta, J. The normal vascular anatomy of the femoral head during growth. J Bone Joint Surg [Br] 39:358–393, 1957.

81. Trunkey, D.D.; Chapman, M.W.; Lim, R.C.; et al. Management of pelvic fractures in blunt trauma injury. J Trauma 14:912–923, 1974.

82. Vazquez, D.W.; Garcia, V.F. Pediatric pelvic fractures combined with an additional skeletal injury as an indicator of significant injury. Surg Gynecol Obstet 177:468–472, 1993.

83. Watts, H.G. Fractures of the pelvis in children. Orthop Clin North Am 7:615–624, 1976.

84. Winquist, R.A.; Hansen, S.T.; Pearson, R.C. Closed intramedullary shortening of the femur. Clin Orthop 136:54–61, 1978.

85. Wojtowycz, M.; Starshak, R.J.; Sty, J.R. Neonatal proximal femoral epiphysiolysis. Radiology 136:647–648, 1980.

86. Wolcott, W.E. The evolution of the circulation in the developing femoral head and neck. Surg Gynecol Obstet 77:61–68, 1943.

87. Young, J.W.R.; Burgess, A.R.; Brumback, R.J.; et al. Lateral compression fractures of the pelvis: The importance of plain radiographs in the diagnosis and surgical management. Skeletal Radiol 15:103–109, 1986.

88. Young, N.L.; Wright, L.G. Measuring pediatric physical fractures. J Pediatr Orthop 15:244–253, 1995.

股骨近端骨折

89. Allende, G.; Lezama, L.G. Fractures of the neck of the femur in children. A clinical study. J Bone Joint Surg 33:387–395, 1951.

90. Bagatur, A.E.; Zorer, G. Complications associated with surgically treated hip fractures in children. J Pediat Orthop Br 11:219–228, 2004.

91. Canale, S.T. Fractures of the hip in children and adolescents. Orthop Clin North Am 21:341–352, 1990.

92. Canale, S.T.; Bourland, W.I. Fracture of the neck and intertrochanteric region of the femur in children. J Bone Joint Surg [Am] 59:431–443, 1977.

93. Canale, S.T.; Manugian, A.H. Irreducible traumatic dislocations of the hip. J Bone Joint Surg [Am] 61:7–14, 1979.

94. Carrell, B.; Carrell, W.B. Fractures in the neck of the femur in children with particular reference to aseptic necrosis. J Bone Joint Surg 23:225–239, 1941.

95. Cheng, J.C.M.; Tang, N. Decompression and stable internal fixation of femoral neck fractures in children can affect the outcome. J Pediatr Orthop 19:338–343, 1999.

96. Chong, K.C.; Chaca, P.B.; Lee, B.T. Fractures of the neck of the femur in childhood and adolescence. Injury 7:111–119, 1975.

97. Colonna, P.C. Fracture of the neck of the femur in children. Am J Surg 6:793–797, 1929.

98. Compere, E.L.; Garrison, M.; Fahey, J.J. Deformities of the femur resulting from arrestment of growth of the capital and greater trochanteric epiphyses. J Bone Joint Surg 22:909–915, 1940.

99. Craig, C.L. Hip injuries in children and adolescents. Orthop Clin North Am 11:743–754, 1980.

100. Davison, B.L.; Weinstein, S.L. Hip fractures in children: A long-term follow-up study. J Pediatr Orthop 12:353–358, 1992.

101. Delbet, M.P. Fractures du col de femur. Bull Mem Soc Chir 35:387–389, 1907.

102. DeLuca, F.N.; Keck, C. Traumatic coxa vara. A case report of spontaneous correction in a child. Clin Orthop 116:125–128, 1976.

103. Durbin, F.C. Avascular necrosis complicating undisplaced fractures of the neck of femur in children. J Bone Joint Surg [Br] 41:758–762, 1959.

104. Feigenberg, Z.; Pauker, M.; Levy, M.; et al. Fractures of the femoral neck in childhood: results of conservative treatment. J Trauma 17:937–942, 1977.

105. Flynn, J.M.; Wong, K.L.; Yeh, G.L.; et al. Displaced fractures of the hip in children. Management by early operation and immobilization in a hip spica cast. J Bone Joint Surg [Br] 84:108–112, 2002.

106. Forlin, E.; Guille, J.T.; Kumar, S.J.; et al. Complications associated with fracture of the neck of the femur in children. J Pediatr Orthop 12:503–509, 1992.

107. Gage, J.R.; Cary, J.M. The effect of trochanteric epiphyseodesis on growth of the proximal end of the femur following necrosis of the capitol femoral epiphysis. J Bone Joint Surg [Am] 62:785–794, 1980.

108. Gamble, J.G.; Lettice, J.; Smith, J.T.; et al. Transverse cervicopertrochanteric hip fracture. J Pediatr Orthop 11:779–782, 1991.

109. Gaudinez, R.F.; Heinrich, S.D. Transphyseal fracture of the capital femoral epiphysis. Orthopedics 12:599–602, 1989.

110. Gerber, C.; Lehmann, A.; Ganz, R. Femoral neck fractures in children: A multicenter follow-up study. Z Orthop 123:767, 1985.

111. Hamilton, C.M. Fractures of the neck of the femur in children. JAMA 178:799–801, 1961.

112. Heiser, J.M.; Oppenheim W.L. Fractures of the hip in children: A review of forty cases. Clin Orthop Relat Res 149:177–184, 1980.

113. Hoekstra, J.J.; Lichtendahl, D. Pertrochanteric fractures in children and adolescents. J Pediatr Orthop 3:587–591, 1983.

114. Honton, J.L. Les fractures transcervicales recentes du femur. Rev Chir Orthop 72:3–51, 1986.

115. Hughes, L.O.; Beaty, J.H. Fractures of the head and neck of the femur in children. J Bone Joint Surg [Am] 76:283–292, 1994.

116. Ingram, A.J.; Bachynski, B. Fractures of the hip in children. Treatment and results. J Bone Joint Surg 35:867–887, 1953.

117. Jain, R.; Koo, M.; Kreder, H.J.; et al. Comparison of early and delayed fixation of subcapital hip fractures in patients sixty years of age or less. J Bone Joint Surg [Am] 84:1605–1612, 2002.

118. Jerre, R.; Karlsson, J. Outcome after transphyseal hip fractures. 4 children followed 34–48 years. Acta Orthop Scand 68:235–238, 1997.

119. Joseph, B.; Mulpari, K. Delayed separation of the capital femoral epiphysis after an ipsilateral transcervical fracture of the femoral neck. J Orthop Trauma 14:446–448, 2000.

120. Kay, S.P.; Hall, J.E. Fracture of the femoral neck in children and its complications. Clin Orthop 80:53–59, 1971.

121. Kujat, R.; G-Suren, E.; Rogge, D.; et al. Die Schenkelhalsfraktur im Wachstumsalter-Behandulungsprinzipien, Ergebnisse, Prognose. Chirurg 55:43–48, 1984.

122. Lam, S.F. Fractures of the neck in the femur in children. J Bone Joint Surg [Am] 53:1165–1179, 1971.

123. Lam, S.F. Fractures of the neck of the femur in children. Orthop Clin North Am 7:625–632, 1976.

124. Leung, P.C.; Lam, S.F. Long-term follow-up of children with femoral neck fractures. J Bone Joint Surg [Br] 68:537–540, 1986.

125. Lindseth, R.E.; Rosene, H.A., Jr. Traumatic separation of the upper femoral epiphysis in a newborn infant. J Bone Joint Surg [Am] 53:1641–1644, 1971.

126. Manninger, J.; Kazar, G.; Fekete, G.; et al. Significance of urgent (within 6 h) internal fixation in the management of fractures of the neck of the femur. Injury 20:101–105, 1989.

127. Manninger, J.; Kazar, G.; Nagy, E.; et al. Phlebography for fracture of the femoral neck in adolescence. Injury 5:244–254, 1973.

128. Marsh, H.O. Intertrochanteric and femoral-neck fractures in children. J Bone Joint Surg [Am] 49:1024, 1967.

129. McDougall, A. Fractures of the neck of femur in childhood. J Bone Joint Surg [Br] 43:16–28, 1961.

130. Milgram, J.W.; Lyne, E.D. Epiphysiolysis of the proximal femur in very young children. Clin Orthop 110:146–153, 1975.

131. Miller, W.E. Fractures of the hip in children from birth to adolescence. Clin Orthop 92:155–188, 1973.

132. Mitchell, J.I. Fracture of the neck of the femur in children. JAMA 107:1603–1606, 1936.

133. Moon E.S.; Mehlman, C.T. Risk factors for avascular necrosis after femoral neck fractures in children: 25 Cincinnati cases and meta-analysis of 360 cases. J Orthop Trauma 20:323–329, 2006.

134. Morrissy, R. Hip fractures in children. Clin Orthop 152:202–210, 1980.

135. Morsy, H.A. Complications of fractures in children. A long-term follow-up study. Injury 32:45–51, 2001.

136. Ng, G.P.; Cole, W.G. Effect of early hip decompression on the frequency of avascular necrosis in children with fractures of the neck of the femur. Injury 27:419–421, 1996.

137. Niethard, F.U. Pathophysiologie und Prognose von Schenkelhalsfrakturen im Kindesalter. Unfallheilkunde 158:221–279, 1982.

138. Ogden, J.A. Changing patterns of proximal femoral vascularity. J Bone Joint Surg [Am] 56:941–950, 1974.

139. Ovesen, O.; Arreskov, J.; Bellstrom, T. Hip fractures in children: A long-term follow-up of 17 cases. Orthopedics 12:361–367, 1989.

140. Pape, H.C.; Kretteck, C.; Friedrich, A.; et al. Long-term outcome in children with fractures of the proximal femur after high-energy trauma. J Trauma 46:58–84, 1999.

141. Pforringer, W.; Rosemeyer, H. Fractures of the hip in children and adolescents. Acta Orthop Scand 51:91–108, 1980.

142. Quinlan, W.R.; Brady, P.G.; Regan, B.F. Fractures of the neck of the femur in childhood. Injury 11:242–247, 1980.

143. Raju, K.K.; Tepler, M.; Dharapak, C.; et al. Transepiphyseal fracture of the hips in children. Orthop Rev 13:33–45, 1984.

144. Ratliff, A.H.C. Fractures of the neck of the femur in children. J Bone Joint Surg [Br] 44:528–542, 1962.

145. Ratliff, A.H.C. Traumatic separation of the upper femoral epiphysis in young children. J Bone Joint Surg [Br] 50:757–770, 1968.

146. Ratliff, A.H.C. Fractures of the neck of the femur in children. Orthop Clin North Am 5:903–921, 1974.

147. Russell, R.H. A clinical lecture on fracture of the neck of the femur in childhood. Lancet 2:125–126, 1898.

148. Sferopoulos, N.K.; Papavasiliou, V.A. 'Natural' healing of hip fractures in childhood. Injury 25:493–496, 1994.

149. Sharma, J.C.; Biyani, A.; Kalla, R.; et al. Management of childhood femoral neck fractures. Injury 23:453–457, 1992.

150. Song, K.S.; Kim, H.K. Femoral neck fracture in a child with autosomal-dominant osteopetrosis: Failure of spica cast treatment and successful outcome by internal fixation. J Orthop Trauma 19:494–497, 2005.

151. Song, K.S.; Kim, Y.S.; Sohn, S.W.; et al. Arthrotomy and open reduction of the displaced fracture of the femoral neck in children. J Pediatr Orthop B 10:205–210, 2001.

152. Speer, K.P.; Spritzer, C.E.; Harrelson, J.M.; et al. Magnetic resonance imaging of the femoral head after acute intracapsular fracture of the femoral neck. J Bone Joint Surg [Am] 72:98–103, 1990.

153. Swiontkowski, M.F. Complications of hip fractures in children. Compl Orthop 4:58–64, 1989.

154. Swiontkowski, M.F.; Tepic, S.; Perren, S.M.; et al. Laser Doppler flowmetry for bone blood flow measurement correlation with microsphere estimates and evaluation of intracapsular pressure on femoral head blood flow. J Orthop Res 4:362–371, 1986.

155. Swiontkowski, M.F.; Winquist, R.A. Displaced hip fractures in children and adolescents. J Trauma 26:384–388, 1986.

156. Taylor, K.F.; McHale, K.A. Percutaneous pin fixation of a femoral neck fracture complicated by deep infection in a 12-year old boy. Am J Orthop 31:408–412, 2002.

157. Thompson, G.H.; Bachner, E.J.; Ballock, R.T. Salter–Harris II fractures of the capital femoral epiphysis. J Orthop Trauma 14:510–513, 2000.

158. Togrul, E.; Bayram, H.; Gulsen, M.; et al. Fractures of the femoral neck in children: Long-term follow-up in 62 hip fractures. Injury 36:123–130, 2005.

159. Trueta, J. The normal vascular anatomy of the femoral head during growth. J Bone Joint Surg [Br] 39:358–393, 1957.

160. Tsirikos, A.I.; Shah, S.A.; Riddle, E.; et al. Transphyseal fracture–dislocation of the femoral neck: A case report and review of the literature. J Orthop Trauma 17:648–653, 2003.

161. Weber, U.; Rettig, H.; Brudet, J. Die Schenkelhalsfraktur im Kindesalter-Teil II: Nachuntersuchungsergebnisse. Unfallchirurg 88:512–517, 1985.

162. Weiner, D.S.; O'Dell, H.W. Fractures of the hip in children. J Trauma 9:62–76, 1969.

163. Whitman, R. Observations on fracture of the neck of the femur in children with special reference to treatment and differential diagnosis from separation of the epiphysis. Med Rec 43:227–230, 1893.

164. Wilson, J.C. Fractures of the neck of the femur in childhood. J Bone Joint Surg 22:531–546, 1940.

髋错位

165. Aufranc, O.E.; Jones, W.N.; Harris, H.H. Recurrent dislocation of the hip in the child. JAMA 190:291–294, 1964.

166. Barquet, A. Traumatic hip dislocation in childhood. A report of 26 cases and a review of the literature. Acta Orthop Scand 50:549–553, 1979.

167. Barquet, A. Recurrent traumatic dislocation of the hip in childhood. J Trauma 20:1003–1006, 1980.

168. Bonnemaison, M.F.E.; Henderson, E.D. Traumatic anterior dislocation of the hip with acute common femoral occlusion in a child. J Bone Joint Surg [Am] 50:753–755, 1968.

169. Bunnell, W.P.; Webster, D.A. Late reduction of bilateral traumatic hip dislocations in a child. Clin Orthop 147:160–163, 1980.

170. Byram, G.; Wickstrom, J. Traumatic dislocation of the hip in children. South Med J 60:805–810, 1967.

171. Choyce, C.C. Traumatic dislocation of the hip in childhood and relation of trauma to pseudocoxalgia: Analysis of 59 cases published up to Jan., 1924. Br J Surg 12:52–59, 1924.

172. Dall, D.; McNab, I.; Gross, A. Recurrent anterior dislocation of the hip. J Bone Joint Surg [Am] 52:574–576, 1970.

173. Elmslie, R.C. Traumatic dislocation of the hip in a child aged seven with subsequent development of coxa plana. Proc R Soc Med 25:1100–1102, 1932.

174. Epstein, H.C. Traumatic dislocations of the hip. Clin Orthop 92:116–142, 1973.

175. Freeman, G.E. Traumatic dislocation of the hip in children. J Bone Joint Surg [Am] 43:401–406, 1961.

176. Funk, F.J. Traumatic dislocation of the hip in children: Factors influencing prognosis and treatment. J Bone Joint Surg [Am] 44:1135–1145, 1962.

177. Gartland, J.J.; Benner, J.H. Traumatic dislocations in the lower extremity in children. Orthop Clin North Am 7:687–700, 1976.

178. Gaul, R.W. Recurrent traumatic dislocations of the hip in children. Clin Orthop 90:107–109, 1973.

179. Glass, A.; Powell, H.D.W. Traumatic dislocation of the hip in children: An analysis of 47 patients. J Bone Joint Surg [Br] 43:29–37, 1961.

180. Graham, B.; Lapp, R.A. Recurrent post-traumatic dislocation of the hip: A report of two cases and review of the literature. Clin Orthop 256:115–119, 1990.

181. Haliburton, R.A.; Brockenshire, F.A.; Barber, J.R. Avascular necrosis of the femoral capital epiphysis after traumatic dislocation of the hip in children. J Bone Joint Surg [Br] 43:43–46, 1961.

182. Hoiness, P.; Roise, O. Successful open reduction of a 5-month-old hip dislocation associated with a femoral head fracture. J Orthop Trauma 17:131–134, 2003.

183. Hougaard, K.; Thomsen, P.B. Traumatic hip dislocation in children: Follow-up of 13 cases. Orthopedics 12:375–378, 1989.

184. Jones, B.G.; Kinninmonth, A.W.G. Low energy hip dislocation in the young. J Trauma 58:638–639, 2005.

185. MacFarlane, I.J.A. Survey of traumatic dislocation of the hip in children. J Bone Joint Surg [Br] 58:267, 1976.

186. Mason, M.L. Traumatic dislocation of the hip in childhood: Report of a case. J Bone Joint Surg [Br] 36:630–632, 1954.

187. Mohammad, S.; Port, A.; Montgomery, R.E. Transepiphyseal fracture of the femoral neck on the dislocation of the femoral head and fracture of the posterior column of the acetabulum in a child. J Bone Joint Surg [Br] 84:113–115, 2002.

188. Nelson, M.C.; Lauerman, W.C.; Brower, A.C.; et al. Avulsion of the acetabular labrum with intraarticular displacement. Orthopedics 13:889–891, 1990.

189. Nerubay, J. Traumatic anterior dislocation of hip joint with vascular damage. Clin Orthop 116:129–132, 1976.

190. Offierski, C.M. Traumatic dislocation of the hip in children. J Bone Joint Surg [Br] 63:194–197, 1981.

191. Pearson, D.E.; Mann, R.J. Traumatic hip dislocation in children. Clin Orthop 92:189–194, 1973.

192. Pennsylvania Orthopaedic Society. Traumatic dislocation of the hip joint in children. J Bone Joint Surg [Am] 42:705–710, 1960.

193. Piggot, J. Traumatic dislocation of the hip in childhood. J Bone Joint Surg [Br] 43:38–42, 1961.

194. Price, C.T.; Pyevich, M.T.; Knapp, D.R.; et al. Traumatic hip dislocation with spontaneous incomplete reduction: a diagnostic trap. J Orthop Trauma 16:730–740, 2002.

195. Sahin, V.; Karakas, E.S.; Turk, C.Y. Bilateral traumatic hip dislocation in a child: A case report and review of the literature. J Trauma 46:500–504, 1999.

196. Seiler, J.G. 3rd; Kregor, P.J.; Conrad, E.U. 3rd; et al. Post-traumatic osteonecrosis in a swine model. Correlation of blood cell flux, MRI and histology. Acta Orthop Scand 67:249–254, 1996.

197. Simmons, R.L.; Elder, J.D. Recurrent post-traumatic dislocation of the hip in children. South Med J 65:1463–1466, 1972.

198. Stewart, M.J.; Milford, L.W. Fracture dislocation of the hip. J Bone Joint Surg [Am] 36:315–342, 1954.

199. Strömqvist, B. Femoral head vitality after intracapsular hip fracture. 490 cases studied by intravital tetracycline labeling and Tc-MDP radionuclide imaging. Acta Orthop Scand Suppl 200:1–71, 1983.

200. Upadhyay, S.S.; Moulton, A.; Srikrishnamurthy, K. An analysis of the late effects of traumatic posterior dislocations of the hip without fractures. J Bone Joint Surg [Br] 65:150–152, 1983.

201. Wilson, D.W. Traumatic dislocation of the hip in children: A report of four cases. J Trauma 6:739–743, 1966.

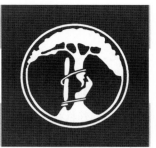

第 **13** 章

股骨干骨折

Jeffrey Shilt, M.D.

儿童股骨干骨折的治疗随着社会变化发展及个体卫生保健的变化而变化。在过去，临床医师往往满足于提供合适的治疗以期远期拥有良好的功能。而现在，患者及其家长期望最合适的治疗以减少治疗时间。现在越来越多的骨折采用了手术治疗[70]。当前的治疗期望包括尽量微创，尽可能快地恢复到受伤前的功能状态，尽量不需要家长的照料以及完美的远期结果。

第一节　解剖及发育

股骨作为人体最长、最大、最强壮的骨头，其特征是拥有管状的骨干、半球形的头及远端的两个髁。股骨大转子在治疗中是重要的定位标志。在矢状位，股骨大转子的尖位于前 1/3 与中 1/3 交界处。其在侧位 X 线片上位于股骨头之后。其位置随股骨头颈前倾角度变化而变化[62]。股骨占了人体总长度的 26%。股骨近端和远端生长板分别占了股骨生长的 29% 和 71%（图 13-1）[5]。

股骨起源于 4 周胚胎的中胚层。卵子受精后 8 周从胚胎转化为胎儿，此时骨干初级骨化中心由软骨原基转化为骨。在 16 周，整个股骨干全部骨化[6,49]。

出生时，偶尔出现二次骨化中心。股骨近端软骨骨化可分为三个不同的时期：①6 个月时股骨头开始骨化；②3~4 岁大转子骨化中心出现；③7~9 岁小转子骨化中心出现[15,23,29,59]。股骨大转子骨骺对股骨近端的发育很重要，这在治疗股骨干骨折时要引起重视。有间接证据表明，大转子骨化中心对股骨颈角度生成的作用在 8 岁后停止[25]。

股骨远端骨化中心在出生后即出现。利用现在的

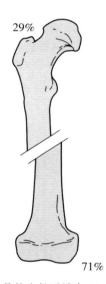

图 13-1　股骨的生长近端占 29%，远端占 71%。

技术记录出现的实际日期存在一些争议[63]。

股骨干血供由髓内和骨膜下血供组成。每人有 1~2 条从股深动脉发出的营养动脉供应股骨干。其分别自近、远 1/3 交界处从后内侧进入股骨干。营养血管供应髓内血运，并供应 2/3 的皮质。两条骨膜血管供应剩余皮质，分别起自于股动脉和股深动脉[3]。这种双重血供是非常重要的，因为在扩髓时股骨干骨折治疗破坏了髓内血供。但幸运的是，仍保留了完整的骨膜及其血供，从而保证了充足的血供促进骨折愈合。

尽管与股骨干解剖无关，但了解股骨头血供对股骨干骨折的治疗是非常重要的。供应股骨头的血管起自于旋股内侧动脉升支，股骨颈外侧升动脉尤为重要[16]。这个分支穿过梨状窝进入股骨头（图 13-2）。

股骨的发育与众不同，从儿童到成人许多特征在不

断变化。例如,股骨干与股骨头和颈的方向在儿童期间不断变化。颈干角和前倾角随着生长在不断变小,从开始的150°和40°到最后变为130°和10°。股骨干近端存在一向前的弧形,并且在一生中都保持这个形态。当选择坚强髓内钉方法治疗股骨干骨折时,这个弧度必须考虑。

第二节　统计数据和受伤原因

　　由于参与有组织的体育活动及户外运动增加,如同近年来儿童受伤发生率增加,股骨干骨折的发生率

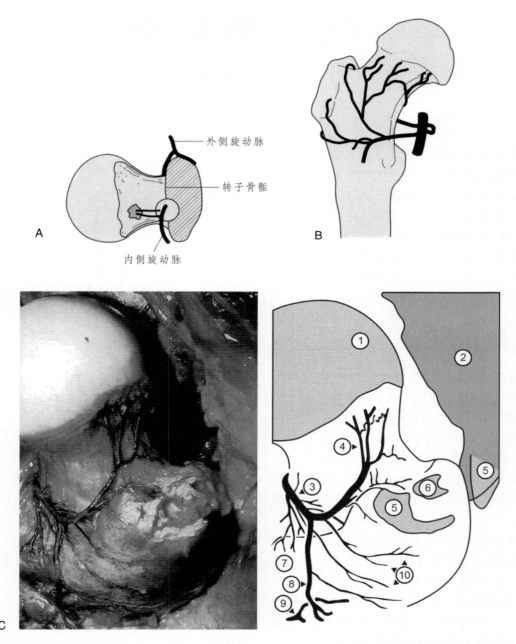

图 13-2　(A,B)在髓内钉固定时,若入钉口位于梨状肌窝则容易损伤股骨头血运。因为来自旋股内侧动脉的升支经此位置进入股骨头。(Redrawn from Thometz, J.; Lamdan, R. Osteonecrosis of the femoral head after intramedullary nailing of a fracture of the femoral shaft in an adolescent. A case report. J Bone Joint Surg 77:1423–1426, 1995.) (C)左图显示终末动脉穿入骨骺(右髋,后上位置观)终末滑膜下分支位于股骨颈的后上方,距离骨软骨交界处 2~4 mm 处进入骨。右图显示:①股骨头;②臀中肌;③旋股内侧动脉深支;④旋股内侧动脉滑膜下终末支;⑤臀中肌腱及其抵止点;⑥梨状肌腱抵止点;⑦小转子血运丰富;⑧转子支;⑨第一穿动脉分支;⑩转子支。(C 见彩图)

也在升高。在 1997 年美国组织的调查中,股骨干骨折是儿童骨科伤后住院的最常见原因,大约占 21.7%。而且这些损伤花费巨大,在同一研究中注意到入院治疗的股骨干骨折的住院时间和医院花费远高于其他部位的肢体损伤[27]。尽管大多数往往是单一损伤,但是也有可能合并其他损伤[42,69]。

股骨干骨折的发病率男孩是女孩的两倍。股骨干骨折的原因随着年龄而变化,但在所有年龄组中社会经济条件差的儿童的发病率更高[11,13]。

股骨干骨折的发病率呈双峰分布,第一个峰值位于 2~3 岁,第二个峰值位于 17~18 岁[9,13]。

儿童单纯股骨干骨折的发病率要高于成人。相对而言,儿童股骨干骨折死亡率极低,通常 1/600,或者 0.18%。尽管死亡率超过其他肢体损伤,但只是脊柱和骨盆损伤死亡率的 1/2[27]。股骨干骨折死亡病例往往合并多发损伤。

除了车祸致伤外,股骨干骨折往往也可由非意外性损伤、病理原因和应激综合征引起。非意外性损伤引起的股骨干骨折往往发生于股骨远端或者通常合并股骨远端骨折[69]。高达 30% 的 4 岁以下儿童的股骨干骨折由虐待引起,不能独立行走的婴儿的股骨干骨折多为非意外性损伤所致,提示儿童虐待的表现包括皮肤擦伤、烧伤、不同愈合阶段的多发骨折和延迟就诊。

股骨是儿童病理骨折的常发部位。这些骨折发生于有内在问题的骨质,如代谢性骨病和肿瘤,其骨质异常脆弱,缺乏正常的生物力学性能。外在因素如去除内固定或辐射也可导致骨折。

尽管 1/3 的病理骨折发生于髋关节和股骨远端,但是由于骨纤维结构不良和骨肉瘤,股骨干也是骨折常发生的部位[61]。

若过度的反复的应力作用于骨,超过其塑形适应能力,则常常发生应力或者疲劳骨折。尽管通用的描述必须适用于成人与儿童,但在儿童就诊时常不能确认相应的突发事件或者活动量突然的增加。疼痛和跛行是做出诊断的要素。对于小儿骨科医生来说,这种不明确的描述经常造成诊断的不明。在这种情况下,磁共振成像(MRI)检查逐渐成为了一种首选诊断方法[49]。

第三节 诊断

一、病史和发病机制

了解病史是非常重要的,因为治疗方案的抉择取决于病史过程,尤其是损伤的暴力。车祸所致的暴力性骨折与病理性骨折或疲劳骨折有所不同,前者可能伴发软组织损伤。大量软组织损伤或骨膜剥离会影响手术方案选择,一般这种损伤不会采取闭合复位治疗。

对于病史可疑者,临床医生会考虑非创伤性骨折的病因。当然这会使医生和家长都感到不安。孩子的身体健康是非常重要的,需要细心和耐心地与家长保持一种合作关系。了解病理性骨折的人口分布和不同疾病的发病过程有助于缩小诊断范围。将可能的损伤原因制成表格有助于诊断,从楼梯上摔下是常见的原因,同时也是最常用来掩饰虐待的借口[64]。

同等重要的是,了解病史有助于发现其他部位损伤及其损伤类型。例如,在行人与机动车辆事故中,可能引起胸腹损伤、头部损伤及股骨干骨折的 Waddell 三联征[69]。而这种三联征并不如以前想象的那样常见,而伴发同侧上肢及骨盆损伤更为常见,所以必须密切评估这些部位[10]。

二、体格检查

体格检查首先是获得患儿的信任,使家长放心。在建立一种友好和谐的关系后,开始对患肢进行检查。仔细检查每一个畸形或肿胀处,测量并记录软组织缺损量。触诊无创伤部位,以便观察继发性损伤。检查患者的感觉平面,了解患者的继发性脊柱损伤或周围神经断裂,记录周围脉搏情况。双侧肢体应同时进行检查,对任何可疑处都要进行仔细地评估。

对伴有同侧浮膝损伤的患者,必须更加仔细地检查患肢的血运情况。严重血管损伤的体征非常明显,如搏动性出血、进行性血肿、可触及震颤、可听诊血管杂音或患肢无脉搏。更加精细的血管损伤的线索是双侧脉搏不对称、两点辨别觉减弱、非搏动性血肿[51]。然而,在一些高风险损伤中,仅仅体格检查不能排除其他损伤。在急诊室,把动脉血压指数作为一种筛选测试。当血压指数低于 0.9 时,则需要做其他的影像学检查[51]。

最后轻柔完成对大腿损伤部位的检查。在可能进行手术治疗的患者,体格检查可能要求牵引、复位及伤口探查。如果有可能,这些操作将来会在手术场所进行。但是也有例外,如那些通过手法复位、小夹板固定后畸形和疼痛缓解的患者。如果必须进行这些操作,那么就有必要进行血管神经的再次检查,以防操作过程中损伤重要的解剖结构。

在评估股骨干骨折的初期,就应该检查身体其他部位的伴发损伤。在单纯股骨干骨折中,血流动力学很少发生变化，并不需要输血。如果一个患者表现出低血压、低血容量或贫血等，则需要进一步检查其他出血的原因。与单纯股骨干骨折相比，伴有其他部位创伤者的血红蛋白浓度及血细胞容积水平都会显著下降[53]。如果股骨干骨折患儿出现血红蛋白浓度及血细胞比容明显下降，那么一般暗示有其他部位的创伤[78]。

在高能量损伤时，按照 ATLS（高级创伤生命支持）方案进行检查。最初的检查应该是 ABC，对于开放损伤者，在控制肢体出血时同时检查肢体损伤。在开始检查时就应该去除衣物。一旦患者安顿下来，立即进行下一轮体格检查。通过寻找伤口或畸形处，触诊肿胀、捻发音、脉搏和所有邻近关节的活动度（关节损伤和活动受限），来进一步检查患肢。在这期间如果患者比较稳定，而又怀疑有骨折，此时就需要进一步做影像学检查。

在成人股骨干骨折中，同侧的膝关节内骨折是最常见的伴发损伤，大约占70%[20]。儿科的发病率至今没有统计，但是若患儿接近成熟，就需要关注有无伴发关节内骨折。同时，交叉韧带、内外侧韧带、半月板及骨软骨损伤也经常出现。在急救现场，关节内骨折很难诊断。术中固定股骨后再检查韧带的完整性比较容易，或者术后应用其他系列检查。

三、影像学检查

一般只需要高质量的前后位和侧位片（包括膝关节和髋关节）来进行儿童股骨干骨折的诊断和治疗。建立一种股骨尺寸的测量方法有助于决定髓腔的直径大小和股骨长度。PACS 系统的出现使不透射线的直尺趋于淘汰。

许多学者认为，牵拉平片有助于评估骨折的稳定性和预测治疗效果。Thompson 描述的"望远镜"试验，如果一开始时下肢短缩 30 mm 或更长，那么肢体很可能最后短缩 25 mm 的机会增加 20 倍。望远镜试验用温和的沿骨折部位的轴向压缩力。X 射线垂直于骨折端拍片，记录骨折部位的最大折叠范围[76]。有趣的是，在这项研究中，静止时平片中重叠的程度对预测最终结果并没有多大意义。

推测过度的肢体短缩是由相关的软组织损伤造成的，但是在评估即刻应用于髋人字形石膏裤治疗结果的研究中，高能量骨折几乎均被排除在外。病史、体格检查常常与影像学检查一样，同样能预测肢体过度短缩的可能性。对于怀疑过度短缩者，可能需要采用更加侵袭性的治疗手段。

非意外受伤的患者必须进行全身骨骼检查，主要包括四肢（包括手和足）的正位、胸腰椎的正侧位（包括肋骨）、颅骨的前后位和侧位。一张平片中包括全身骨骼（即 baby-gram）是不可取的，因为可能漏诊某些细微骨折[54]。

CT 有助于发现骺板和关节骨折，但是在单纯股骨干骨折中并不需要常规应用。同样的，骨扫描有助于发现应力性或可疑的病理性骨折，但对于诊断单纯骨干骨折帮助不大。但是，对于多发损伤并伴有头部损伤的患者，为了避免漏诊，有文献报道将骨扫描作为一种辅助诊断手段应用[37]。

除了做出应力性骨折或病理性骨折的主要诊断，MRI 还被应用于观察关节内病理变化[17]。同侧骨骺、韧带损伤、半月板和骨软骨损伤比较常见[19,20]。对于骨干骨折已经愈合仍伴有持续性膝关节疼痛的患者，应该怀疑有骨软骨损伤或骨挫伤。

首先应该对血管的危害程度进行快速的检查。动脉造影是检查可疑或已经确定供血不足的金标准。但是在并不确定是否行手术治疗时，进入手术室前行多普勒超声诊断十分有益。体格检查怀疑有血管损伤时结合超声检查常可以确定血管损伤，单纯体格检查不能提供充分的血管损伤的诊断。

摄适当的 X 线片来决定可接受的治疗方法。但是放射线暴露合并的终生风险与患者接触射线时的年龄成反比。所有的保护措施，包括性腺挡板，应该利用起来以减少暴露在放射线下的危险。儿科创伤患者所接受的放射线 97.5% 来自于 CT，应该谨慎地应用此检查[46]。

第四节　分类

分类系统提供了对受伤信息的描述，是选择最佳治疗方法的依据，同时可以用以预测疾病的预后，便于比较不同治疗方法的结果[11]。Maurice E Müller 相信这基本的原理，认为"只有当考虑到骨质损害的严重性并作为选择治疗的基础以及可以评估结果时，分类才是有用的"。他随后发展了广泛应用于描述成人骨折的 AO 分类。

这些分类方法都没有用来描述儿童股骨干骨折。现在，儿童的骨折治疗缺乏一种被广泛采纳的可用以指导治疗、评估预后以及一致性强的分类方法。目前儿童股骨干骨折分类依据如下：

(1)原因；

(2)软组织完整性；

（3）解剖；

（4）骨折类型。

股骨干骨折的病因决定了其命名法的应用：病理骨折涉及由肿瘤、代谢紊乱或其他造成骨质生物力学异常而引起的骨折。过度应用造成应力性骨折。故意伤害造成了非意外性骨折，并考虑虐待儿童的可能。

股骨周围软组织的情况在股骨干骨折治疗中有着重要的作用。骨质与皮肤伤口相通考虑是开放性骨折，皮肤完整则为闭合性骨折。枪击伤需要特别注意，尤其猎枪损伤时，应考虑到弹壳内火药间的碎片。

然而，皮肤完整的损伤也可能出现软组织受损的情况，就像开放性骨折一样，即使是闭合性骨折外科医生也必须仔细检查有无软组织损伤的可能。软组织情况和肥厚的骨膜对于儿童股骨干骨折的稳定性有重要作用，其与患儿的年龄成反比。过度的软组织损害和骨膜剥离造成了不可接受的骨折不稳定，并排除了一些治疗选择[77]。特殊情况包括自行车轮辐损伤和肢体碾压伤。

股骨干骨折的局部解剖位置对于治疗有着重要的意义。股骨干骨折可分为转子下、骨干和髁上骨折。由于在骨折治疗中，转子下骨折有其特殊性，这种区分是非常重要的[9,41]。若在这个部位的骨折对线不良，其代偿的能力有限，且肌肉力量使骨折近端处在屈曲、外展、外旋位畸形。这种对线不良导致了骨折维持复位的困难。在历史上，曾经使用过特殊的成人骨折测量方法细分亚型，但是并不非常有效，因为儿童股骨长度和患者身材大小差异很大。Pombo 和 Shilt[66]曾经描述过，转子下骨折占股骨总长度的 10% 以内。在早期的文章中包括了一些相冲突的定义，比如股骨近1/3 骨折、小转子下 2~3 cm 内的骨折、股骨近 1/4 骨折。然而，同年龄的儿童股骨长度有着显著的不同。最新的定义是动态的而且根据年龄考虑到股骨长度的变化。以前因为股骨远端骨折定义存在相似的问题而导致了后续治疗的困难[71]。Butcher 把股骨髁上骨折定义为骨折线距离膝关节中点小于或等于股骨髁距离的骨折。这种骨折往往由于腓肠肌的原因导致骨折远端的过伸。尽管不常见，屈曲畸形可导致髌骨滑动障碍[13]。把这些治疗困难的骨折与可以简单治疗的股骨干骨折区分开来是非常重要的。

最后，骨折类型提供了对其固有稳定性的更深层次的理解。通常对骨折类型的描述包括横行、短斜行、长斜行、蝶形和粉碎性。最后三种被认为有短缩的高危险性，被标记为"长度不稳定"[71]。最后三种骨折被明确的定义如下。

（1）长斜行：斜行部分为骨折线水平股骨直径的两倍。

（2）粉碎性或多块骨折：不止一处连续的骨折，其有两种类型：①蝶形或楔形，两处主要骨折断端保持接触。②复杂性，两处主要骨折断端无接触。

由于治疗方法需要修改以确保在特殊骨折类型中的稳定性，故而区分这种不同是非常重要的。

第五节　治疗决策

前面已经提到，患者和家属正在获得更多的信息，他们越来越希望获得最佳的治疗以减少对生活的干扰。这种想法是可以理解的，但是需要考虑医生所掌握的可选择的方法、他（她）的技术能力以及潜在的并发症。在很多治疗中心，儿童股骨干骨折的治疗趋势已经从普遍的非手术治疗向手术治疗转变。循证医学文献回顾表明，有适当的证据说明手术治疗可减少畸形愈合以及总体不良事件的发生率[67]。大量文献报道，手术治疗相对于单纯牵引来说，可减少75% 的住院时间及超过 60% 的住院费用；相对于牵引后石膏裤来说，可减少总共 30% 的费用[26,82]。历史上，手术治疗更多应用于多发损伤。以前应用于多发损伤的方法现在应用于单一损伤，被证明是有利的。相对于多发损伤来说，单一损伤患者的治疗也不再那么保守。

某些伴发损伤需要引起足够的重视，尤其血管损伤患者，其病因必须加以考虑。历史上，在合并直接血管损伤时，动脉直接端-端或非端-端吻合术、自体大隐静脉翻转移植、血管结扎都是可选择的治疗方法。在钝性损伤中，血管内支架技术已经被多次报道，可以作为一种可选择的治疗方法[6]。

一、推荐的治疗方法

历史上，股骨干骨折的治疗方法是基于年龄的。尽管年龄是一个很重要的指导，由于患者体型及骨龄的不同，年龄不是选择治疗方法唯一精确的治疗指南。对于同一年龄段体型极大或极小的患者来说，单纯利用年龄不能处理其所面临的问题。因此，骨折的生物力学及选择的治疗方法所提供的稳定性之间的不匹配导致发生了许多治疗失败的情况（图 13-3）。

相反，利用股骨干的直径作为治疗方法选择的最初指导，可以解决区分不同治疗方法的成功率问题；

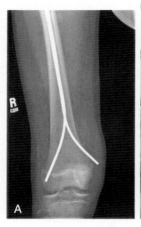
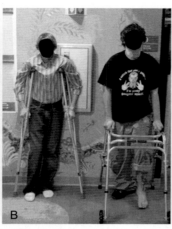
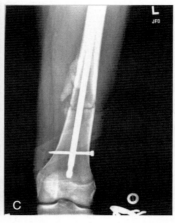

图 13-3 （A）左侧患儿的髓腔较窄，因而成功应用弹性钉治疗。（B）这两位男性青少年患者在 1 小时内先后来到急诊室，年龄都为 14 岁。大个子患儿（体重 80 kg）的骺板基本闭合，他采用了坚强髓内钉治疗。（C）选择治疗时不能单纯考虑年龄因素。（Austin Jarvis and Tony Hull.）

对不同骨折类型提供满足其生物力学需求的最低稳定性。利用髓腔内径的不同，可将骨折治疗分为三类：

（1）0~5 mm；

（2）5~10 mm；

（3）>10 mm。

利用可接受的骨折稳定性来确定合适的骨折治疗（表 13-1）。

由于新生儿骨折大部分可在 Pavlik 吊带或单纯夹板固定下快速愈合，故不适用这种治疗路径。新生儿骨折可在 2~3 周快速愈合并良好塑形。这种方法在各种优点中仅次于石膏裤，这已经达成了广泛的共识[3,65]。

首先描述于 1873 年的改良的 Bryant 牵引，是可替代 Pavlik 吊带的治疗。这种方法可造成血管及皮肤损伤，应用的时候应予以重视[31,58]。

髓腔直径小于 5 mm 的股骨干骨折可应用即刻石膏裤固定。然而，由于在标准的治疗方案中，此种类型不能用髓内钉固定，故不稳定骨折要求钢板或外固定支架固定。骨折伴有过度的短缩或成角即被认为是不稳定的。过多的软组织损伤剥离或者骨折本身都可导致这两种情况。它们都提示高能量损伤。骨折断端重叠 2 cm 是骨膜断裂的间接指征。长斜行骨折或严重的粉碎性骨折会导致骨折不稳定。横行和短斜行骨折往往被认为是稳定的骨折类型。望远镜实验（在影像学检查一节中描述）可用于检查骨折的稳定性。对于不稳定骨折，本人更倾向于使用外固定支架（图 13-4）。在那些小年龄儿童中，骨折由于不稳定骨折端产生的大量骨痂形成而会快速愈合。在这种方法中，可以维持骨干正常的长度。

髓腔直径 5~10 mm 的稳定骨折可用弹性髓内钉治疗。对于大年龄儿童来说，当髓腔直径足够接受弹性钉时，因为石膏裤固定的弊端而倾向于做出应用髓内钉的决定。这种方法简单、经济、安全，除非因患儿过大不能满足其生物力学要求[39]。当患者的体重超过 49 kg（108 磅）时，需要应用坚强的髓内固定[52,57]。本组中不稳定的骨折可应用钢板、多平面外固定支架或者改良的弹性钉固定。年龄>9 岁、髓腔直径>8.5 mm 的骨折可用坚强髓内钉固定。术后需要良好的护理，对于股骨近段骺板未闭的患儿要与患者家属详细讨论相关并发症。

最后，髓腔直径>10 mm 的股骨干骨折应该用坚强的固定。最近几十年，坚强髓内钉治疗成人股骨干骨折被认为是安全的。这种被广泛接受的治疗方法相对于

	新生儿	髓腔直径		
		<5 mm	5~10 mm	>10 mm
稳定	Pavlik 吊带	即刻石膏裤固定	弹性钉	坚强髓内钉 钢板
不稳定	Pavlik 吊带	钢板	弹性钉	交锁髓内钉
	Bryant 牵引	外固定支架	钢板，交锁髓内钉	钢板

表 13-1 股骨干骨折的适宜治疗方法

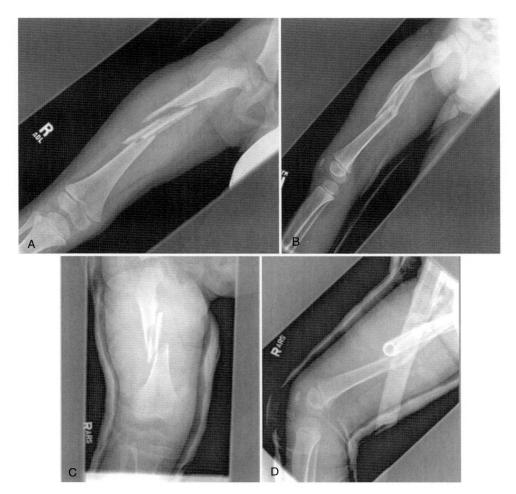

图 13-4　(A,B)初始前后位和侧位 X 线片测量,髓腔内径 5 mm。(C,D)即刻石膏裤固定。(待续)

历史上别的治疗方法来说拥有明显的优势。因为这个原因，其在被接受的 50 年来一直是主要的治疗方法。这种方法被证实在儿童中也是成功的。值得注意的是，对于儿童患者来说有发生股骨头无菌性坏死的可能。这种并发症往往发生于股骨近段骺板未闭且供应股骨头血管损伤的患者。许多外科医生认为，从股骨转子侧面顺行进入可避免这种并发症。使用这种方法之前应该充分了解这种技术[44]。因为骨折的生物力学、体重较大、患儿要求早期活动，所以在此组患者中很少应用石膏固定、牵引或弹性钉作为最终治疗手段。钢板治疗貌似可取，事实上带来更大的创伤。肌下钢板相对于传统的切开复位钢板固定来说可避免较大的剥离[45,48,71]。骨骼发育成熟的青少年患者的治疗同成人。

对于治疗，这些是基本的要求，但是还需要考虑骨折的个体情况及患者的特征。特殊的情况下往往要求特殊的骨折治疗方法。

第六节　治疗方法选择

对于各种方法的应用指征、技术方法及并发症将逐一描述。

一、皮肤牵引

这种方法的基本指征是比较受限的，且患儿重量在 12 kg 以上应避免使用。要求皮肤完整性良好且没有受到软组织损伤。良好的 Thomas 架可提供充分的治疗且远期结果同早期石膏裤固定相似[4]。另外，新生儿骨折可应用改良 Bryant 牵引，因为只需要小的牵引重量且治疗时间短。但本组患者中更推荐应用Pavlik 吊带治疗。

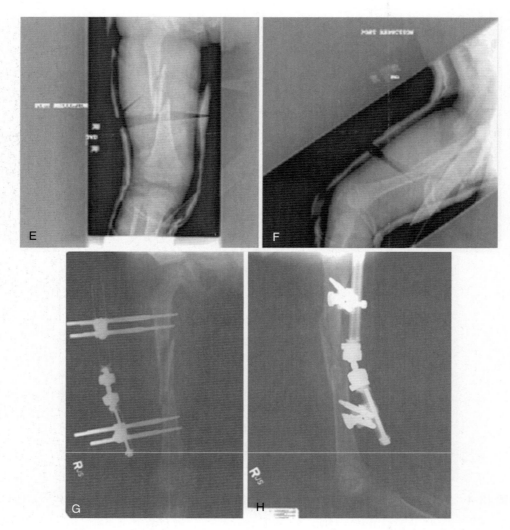

图 13-4(续) (E,F)随访中拍片发现复位丢失,类似于复位前。尝试楔形劈开石膏矫形,但失败。(G,H)采用外固定支架改善排列。

技术

用肥皂和清水清洗下肢并晾干。测量合适长度的胶布并将其粘在同一水平面的两侧。放置 7.5 cm 的方形的木板在胶布条中间。纵向牵引使下肢离开床面。将胶布贴于下肢的内侧和外侧,使木板距离足底 15 cm。在内外踝处用棉垫垫好。胶布外面用弹性绷带缠好。为使牵引力平衡,同时牵引双侧下肢。膝关节保持伸直,髋关节屈曲 90°。牵引重量要求降低之后,对于小年龄儿童来说,因为牵引重量小,可以利用输液架替代牵引滑轮。所需重量要能将臀部提离床面 1 cm。经常巡视患者以评估胶布材料有无过敏、水泡形成、压疮形成、间隔综合征或腓总神经损伤。如果怀疑有上述情况发生,应适当调节牵引(图 13-5)[84]。

二、Pavlik 挽具

Pavlik 挽具使得婴儿股骨干骨折的治疗变得简单,其佩戴方便、容易调整、减少住院费用及时间、便于会阴部护理,以上优点使该方法具有吸引力[74]。虽然很少有研究评估其长期效果,但是短期效果与石膏裤是相同的[65]。

技术

应用 Pavlik 吊带不需要麻醉,在佩戴及随后的调整中简单地口服止痛药物就足够了。当助手安装肩带、胸带及正常肢体脚蹬时,术者牵引患肢。保持患肢屈髋 80°、外展 45°,将患肢绑在脚蹬上。在患肢侧面放置毛毯或毛巾使患者感觉舒适。对患者每周进行一次门诊随访直到骨折愈合。对于婴儿,这个过程常常需要 3~4

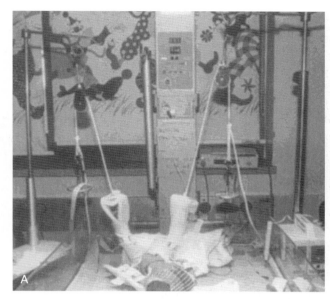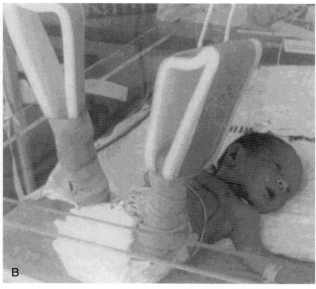

图 13-5 (A，B)虽然 Bryant 牵引是一种有效的方法，但目前更推荐使用 Pavlik 挽具。后者护理容易、并发症低、效果良好。(From Givon, U.; Sherr-Lurie, N.; Schindler, A.; et al. Treatment of femoral fractures in neonates. Isr Med Assoc J 9:28, 2007.)

周，这期间的每次复查需要摄标准正侧位 X 线片。

三、石膏裤固定

在石膏裤固定过程中有严格的技术要求。虽然在大多数教学医院通常由低年资住院医生完成石膏固定，但是要恰当地使用并不容易。固定过程中充分地镇定，维持复位，恰当的石膏固定和塑形是很重要的[14]。文献中提到多种不同的石膏裤固定方法。这些方法在不同部位的固定顺序、髋关节及膝关节位置、是否固定足和对侧肢体、石膏材质以及石膏衬垫等方面存在不同[22,40,60]。在石膏固定过程中，吊床牵引技术利用常规的方法牵引患儿。牵引系统简单安全，而且仅需要准备已有的可用材料[24]。在不同的治疗中心都使用 Gore-Tex 衬垫维持皮肤完整性，其好处是减少了皮肤的破损[80]。闭合复位石膏裤固定利用了患儿中的发育塑形潜力。任何成角畸形在小于 5 岁的患儿中可良好塑形，在 5~10 岁的患儿中稍差，而在大于 10 岁的患儿中则没什么塑形潜力。然而，旋转畸形不能塑形。另外，低龄儿童往往有 1~1.5 cm 的过度生长，这必须在应用石膏裤时加以考虑。

技术

作者更倾向于在手术室中应用石膏床操作。首先，先打一长腿石膏。保持膝关节屈曲 45°~60°，髋关节屈曲 45°位置，将石膏衬垫卷缠至肢体。石膏固定时

足保持中立位或足不打石膏。各个骨突出部位放置海绵以减少皮肤损害。在各个步骤中都注意保持患儿体位，以免衬垫或石膏起褶。最后利用玻璃纤维或者传统石膏绷带进行石膏裤固定。将其放在室温水中浸泡，并将其松松地缠上以防止过高的皮肤压力[19]。在固定石膏裤过程中，建议助手利用手掌的平整部位来托住肢体，从而防止石膏不平整造成的皮肤高压在后期形成压疮。

最后，要将长腿石膏与躯干部相连。在此过程中维持髋关节的位置是很重要的。如果需要，在固定石膏前，可以先横跨髋关节放置加强带以提供坚强支撑（图 13-6）。

修整石膏也是非常重要的。后方应该留有足够的空间，以方便行骶管阻滞。骶管阻滞于尖端向下的等边三角形区域内进行，底边为髂后上棘连线，沿骶骨上缘走行，远端为骶骨裂孔。这常在臀间皱褶之上。会阴区留足够的空间以方便更换尿布。石膏固定后应该马上换上尿布，否则麻醉后清醒过程中常会尿湿石膏。

石膏裤可以用连杆加强固定。这有助于防止石膏断裂，同时便于搬运患儿[38]。

虽然多数人认为这是一种保守的治疗方法，但仍会存在并发症。为腹部留足够的空间是很重要的。这可通过在腹壁和石膏衬垫间放置毛巾卷来完成，或者可以在石膏上开窗来减压[47]。在放衬垫和塑形时需要

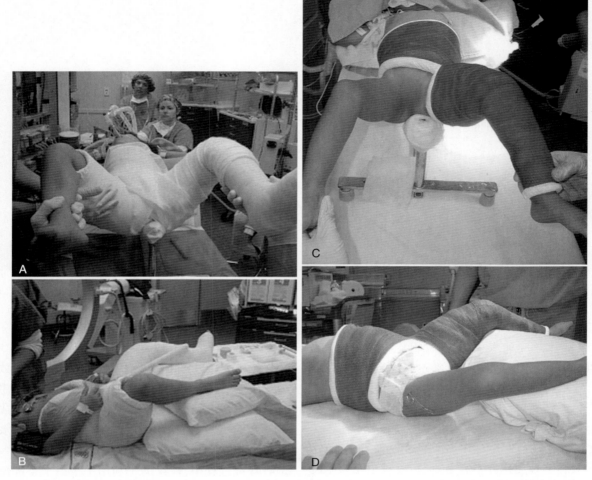

图 13-6 (A,B)传统的坐位石膏裤固定,分三部分,先固定膝下部分,髋关节和膝关节分别屈曲 90°。(C,D)目前更为常用 Epps 描述的超膝固定方法,先固定大腿和小腿,髋关节和膝关节屈曲 40°~45°,足位于石膏外。可以同时固定对侧大腿。(Courtesy of Steven Frick, M.D.)(见彩图)

十分小心。90/90 石膏裤固定曾发生过间隔综合征和 Volkmann 挛缩等灾难性的并发症[60]。楔形劈开石膏需要十分小心。尤其要防范腓总神经损伤[79]。

一般而言,石膏固定的时间是患儿年龄加 2 周,但最多不超过 12 周。每 2~3 周到门诊复查,观察有无皮肤问题,生长空间是否足够。后者在小年龄患儿中应引起重视。在快速发育期,患儿可快速生长以至于超过石膏大小。

四、骨牵引

骨牵引通常只适用于大年龄患儿的单纯股骨干骨折,而且往往是在进行石膏裤、外固定/内固定等最终治疗前的暂时性措施。骨牵引技术多种多样。股骨远端或胫骨近端是最常用的进针点。其选择依据以下四点:

(1)膝关节韧带情况和皮肤软组织情况;

(2)股骨干骨折水平;

(3)同侧肢体损伤;

(4)患儿年龄。

由于胫骨近端骺板有可能损伤,不建议 10 岁以下儿童使用胫骨近端进针点[9]。当膝关节有损伤或其稳定性不能确定时,可使用股骨远端进针点。同样,当同侧胫骨骨折时应避免使用胫骨近端进针点。股骨干骨折应用股骨远端骨牵引更易控制(图 13-7)。

技术

在 X 线透视下行无菌操作,将针穿入。麻醉方法可选择局麻、区域阻滞或者全麻。对于小年龄或不合

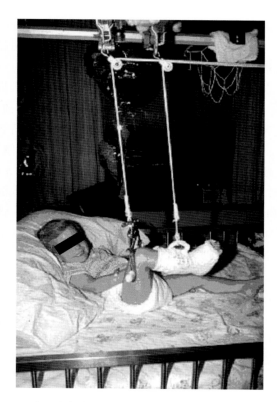

图 13-7 为避免损伤胫骨近端骺板,此患儿采用股骨远端骨牵引。一旦骨折端骨痂成熟,患儿便很舒适了。

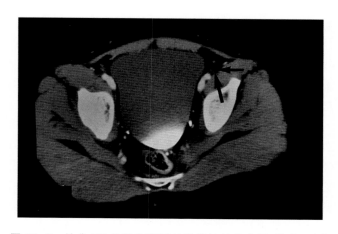

图 13-8 骨盆 CT 的轴位断层显示股神经的位置(箭头)及其邻近结构。造影剂标示了髂内血管。股神经位于这些血管的外侧,以及髂腰肌的前内侧,被脂肪包绕。

作的患者,可选择充分镇静后局部麻醉。充分的局麻应包括出点的骨膜和皮肤。患者的安静状态和充分的局麻可保证针的穿入和准确性。股神经阻滞可提供区域阻滞,便于穿针。在腹股沟区,股神经位于股动脉外侧。股神经的深度取决于皮下脂肪的厚度。对于清醒的患者,触及动脉搏动,在其外侧用一长细的针麻醉皮肤和深层组织。边进针边回吸以确保位置准确。穿过腹壁筋膜时有突破感。在筋膜下注入麻醉剂实行局部浸润麻醉(图 13-8)。然后,在针插入前,股骨远端或胫骨近端出针点的骨膜和皮肤也进行局麻浸润麻醉。

在进针前,仔细计划针的粗细、进针部位和方向。为了达到理想的牵引方向和避免损伤骺板,针的位置很重要。针的大小取决于所使用的牵引弓。拉张后的细针要比对于放在中性弓中的粗针更好。针可以是光滑的或带螺纹的。长时间的牵引应用光滑的针容易松动。

进针前应仔细考虑局部解剖结构。胫骨近端有特殊的突起,错误的进针点可造成其损伤。避免进针点高于骺板,为了防止进针时损伤骺板,应用手摇钻缓慢地进针。快速进针时产生的热量可造成牵引针道热损伤及邻近骺板的损伤,应该避免以防止死骨及骨桥形成。

合理地计划进针方向可矫正成角畸形。小心地控制进入方向以防止骨圆针弯曲,尤其在使用细针时。针弯曲后有可能自危险区域穿出。因为这个原因,股骨远端从内侧进针自外侧出针。内侧进针避免腘动脉损伤,而胫骨近端正好相反。腓总神经处于危险中,故从外侧进针从内侧出针。

在穿针时利用 X 线透视以确定骺板安全边缘并可以及时调整错误方向。或者在胫骨结节远端前侧放置一枚螺钉以协助定位[36]。双平面摄片以确定针的位置。对牵引皮肤的针位点进行常规清洁和消毒包扎以预防感染。

开始的牵引重量应该足够大,以使臀部在安装牵引装置时能自床垫轻微抬起。拍侧位片以检测骨折短缩情况。因为股骨向前弯曲,以及很难获得真正的正位片,故采用正位 X 线片测量肢体长度是不准确的。在治疗开始的 10~14 天内每 3~4 天摄片一次,根据这些 X 线摄片结果来调整牵引重量。一旦骨痂生成,摄片频率可降低。避免过度牵引以防止疼痛及神经血管损伤。

五、外固定支架

历史上,外固定支架系统被狂热地应用于儿童股骨干骨折。随着弹性钉成功治疗儿童股骨干骨折的到来,这种热情便消退了。另外,一项前瞻性随机对照研究表明弹性钉有较好的效果[8]。不考虑这些局限性,外固定支架可应用于开放性骨折、骨折合并神经或血管损伤、骨折合并中枢神经系统损伤、多发伤和不能应用传统的牵引或石膏固定的患者[68]。虽然有证据表明动态的外固定支架要优于静态外固定支架,但是大多数作者报道各种外固定支架都有良好的结果[8]。

支架需要合理放置。相对于多平面构型而言,侧方支架对股四头肌群影响小。外侧半钉固定可很好地控制骨折,同时允许髋关节和膝关节的活动。但是术中需要充分松解髂胫束以允许膝关节活动(图13–9)。

许多外固定支架系统可多元调整,操作简单,且部件不多。另外一个优点就是外固定支架可使原来复位不满意的骨折经过调整获得好的复位。外固定支架固定时应尽可能获得满意复位。利用连续的双平面摄片评估骨折的变化,特别是在不安静的患者,若需再次复位,应尽早进行。调整后将螺栓拧紧以防止支架松动。每天两次消炎药清洁半钉,以避免针道局部问题。

技术

患者通常取仰卧位以处理头、胸、腹部创伤,或对骨折部位开放伤口进行清创。清创时须锐性剪除皮缘,去除所有碎片,清除无血运的挫伤或污染的脂肪或肌肉。通过创伤性伤口或手术延长切口检查骨折断端并清理断端。然后,以大量生理盐水冲洗液行脉冲灌洗。再次检查伤口情况,去除不能存活骨(无明显软组织相连者),然后再次冲洗。

在X线透视下进行安全、合理的置钉以及骨折的整复。如果存在广泛的创伤伤口,在充分麻醉下,通常可在X线透视下行手法牵引复位。根据伤时的骨折X线片,第一枚外侧钉应置于离骨折部最远处("尾侧"远钉),且应置于较长的骨折块内。标准成人可选用5 mm钉,对于低龄儿童可选用4 mm钉。通过一个1 cm切口,利用套筒系统钻入钉,套筒系统可在钉钻入骨时通过生理盐水冷却,然后选择连接杆。由于碳纤维棒可透X线,因而成为首选。对于长度不稳定的骨折类型宜选用两根棒,每根棒上置4个钉夹。

连接钉夹与较长骨折段内的"尾侧最远"钉,然后手法牵引复位。利用系列套筒在近折段内植入第一枚头侧最远钉。复位满意后,两钉的钉夹与连接棒间拧紧。连接棒与股骨干在侧位应位于一条线上,同时考

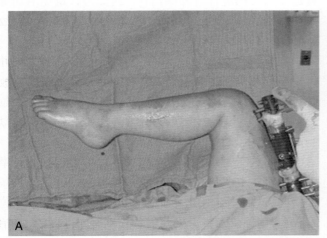
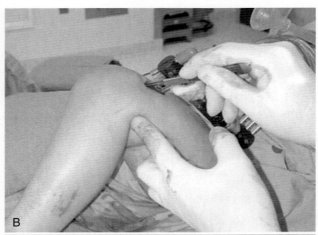
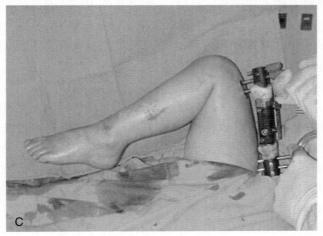

图13–9　(A)安装外固定支架后,必须检查膝关节活动。(B)若髂胫束妨碍了膝关节活动,则松解髂胫束。(C)松解后,活动改善。(见彩图)

虑到大腿可能会发生两指宽的肿胀,连接棒与皮肤应有至少 5~10 mm 间隔。在棒位于股骨干纯外侧后,在置入离骨折端最近钉("近"钉)时可利用棒作为参照。这种位置很关键,因为当两根棒被连起时,若半钉有角度,则可能不能与钉夹相连。如果发生这种情况,可利用连于一中间短杆的棒-棒钉夹解决该问题。此构型同样允许支架安装后骨折复位的调整。

在置入钉、组装支架后,切开钉附近的覆盖软组织以允许髋、膝关节无障碍的活动。通常位于股骨髁上处的最远钉易影响髂胫束,导致膝关节活动受限,从而妨碍早期康复练习。术者应通过被动活动以确认自髋到膝皮肤及深层组织已获得充分松解。术后第一天行钉眼处皮肤护理。利用无菌盐水沾湿头部带棉球的敷料进行消毒,以清除皮肤局部的血清及血液结痂,每日 2~3 次。指导父母及患儿进行皮肤护理,最初可共同练习。患儿熟练后可在父母指导下独自进行皮肤护理。

在有资质的理疗师指导下进行术后负重及功能锻炼。利用拐杖或助行器进行保护下的"下肢重量"辅助行走,患者在步态站立相时患肢可以置于地上。这可促进平衡与自信而不引起疼痛。进行患肢髋、膝、踝关节的主动及辅助主动练习。术后 6 周内仅限于肌肉的等长收缩练习。6 周后,根据对患肢的临床检查及 X 线片上骨痂形成情况指导进一步的负重与活动。当骨折处无压痛且在正侧位 X 线片可见四处骨皮质有大量骨痂形成时可拆除外固定装置(图 13-10)。

残余骨折处压痛及影像学愈合征象很少提示骨折愈合缓慢。此种情况下,维持外固定装置并进行父母及理疗师指导下的进一步负重。双臂外固定支架应通过去除外周杆以使装置"动力化"。有些外固定架有动力化装置而允许微动及加压,可加以利用。动力化不会引起疼痛,可通过增大股骨干骨折的负荷以刺激

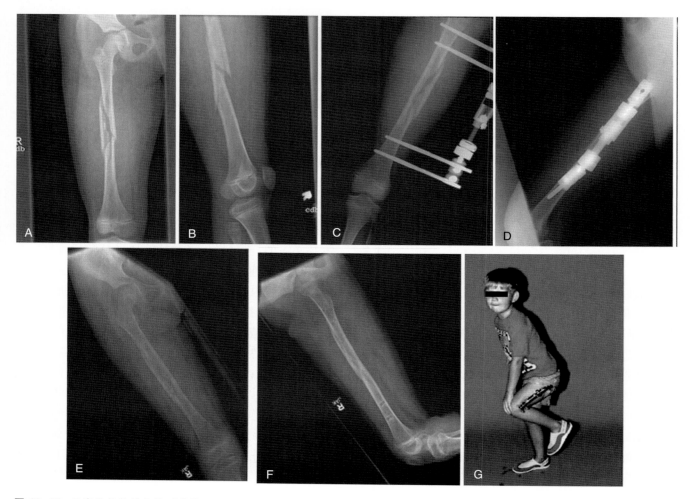

图 13-10　7 岁患儿从马上摔下致伤。(A,B)牵引下正位和侧位 X 线片。(C,D)术后正侧位 X 线片。(E,F)术后 3 个月。(G)患儿外固定支架固定。

骨折进一步愈合。

每 4 周安排一次临床及影像学随访以确认骨痂继续形成。钉眼处可能会出现表浅炎症,应行局部伤口处理。预防性口服头孢菌素有助于降低钉道感染。有时短期静脉应用抗生素及钉眼处清创可防止深部感染导致的过早取钉。如果失败,可移去该处钉而对支架增加另外的钉固定。

对于多数儿童及其父母而言,拔钉是痛苦的且会使他们紧张。拔钉时,先拆除支架,然后人工和(或)影像学检查骨折稳定性,最后拔钉。如果骨折稳定,可拔除所有钉,钉眼处以刮匙进行清创。拆除支架后不应手法活动僵硬的膝关节,因为存在医源性再折的风险。保护下逐渐增加负重,3~6 周内过渡到完全负重。此阶段应该避免扭转和其他杠杆动作。过早的非保护下负重增加了再骨折或钉孔处骨折的风险。

六、弹性髓内钉

治疗大部分儿童股骨干骨折,弹性髓内钉是一种非常好的方式。因其降低了畸形愈合率、再骨折率及其他并发症的发生率,弹性髓内钉优于外固定支架[67]。弹性钉安全且技术简单,无明显严重并发症。这种技术的应用在过去 20 年中改变了股骨干骨折的治疗,在工业化的国家中降低了牵引和石膏的使用率。

下面的公式用来计算使用这种技术所应选择的合适弹性钉的尺寸。测量正侧位 X 线片上最小的髓腔直径减去 1 mm 再除以 2。这种算法可成功选出合适尺寸的弹性钉(图 13-11)。早先的研究用最小直径的 40% 来确定弹性钉的尺寸。这种方法非常接近所描述的方法,但是临床应用时需要复杂计算。

技术

最好使用透 X 线手术台进行手术。利用术前 X 线片,测量出髓腔的最小直径来确定弹性髓内钉的型号。在所有病例中均逆行应用 2 枚相同直径的弹性髓内钉。患者仰卧于手术台上,自弹性钉进针点水平取大腿远端侧方切口,向远端延伸 2 cm 以确保弹性钉进入并使所需切口最小。沿切口分离皮下组织,显露股骨远端干骺端。利用下面方法之一在股骨远端骺板近端 1.5 cm 处开一小洞:①利用电钻开一小洞,使其朝向近端以利于弹性钉进入;②或者利用开孔锥手工开一小洞。后者无需电钻,避免了对股骨远端骺板附近的热损伤。

弹性钉远端轻度弯曲利于弹性钉进入髓腔,方便

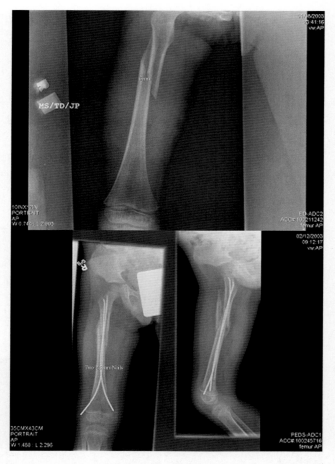

图 13-11　测量髓腔最窄处,以选择髓内钉直径。本病例髓腔内径为 6 mm,减去 1 mm,再除以 2,结果即为所需髓内钉直径。本病例用了 2 枚 2.5 mm 直径的弹性钉。

骨折复位。有些医生建议 C 形弯曲每枚弹性钉,其弯曲最高点位于骨折线水平,能增加骨折的稳定性。这不是必需的,而且增加了弹性钉通过髓腔的难度。合适大小的弹性钉放入所开的通道内并在 X 线透视下调整在髓腔内的位置。外侧的弹性钉通过骨折端进入近端髓腔,根据术中骨折稳定性可将弹性钉进入股骨大转子骨骺或抵止于其远端。这与早先描述的弹性钉技术中弹性钉需位于股骨大转子骨骺远端有所不同[66]。随后取内侧切口,置入相同直径的弹性钉。两边使用同样尺寸的弹性钉是非常重要的。如果不这样,粗细不等的弹性钉所提供的力量不均衡将导致骨折端的成角畸形。内侧的弹性钉要求进入股骨颈,直接指向股骨头并距离股骨头骺板 1 cm。在弹性钉到达距离理想位置差 1 cm 时,在皮肤外用克丝钳剪断。最后一段锤入,进针点外保留 1 cm 钉尾以减少皮肤激惹(图 13-12)。术后直接利用 X 线透视来确定骨折稳定

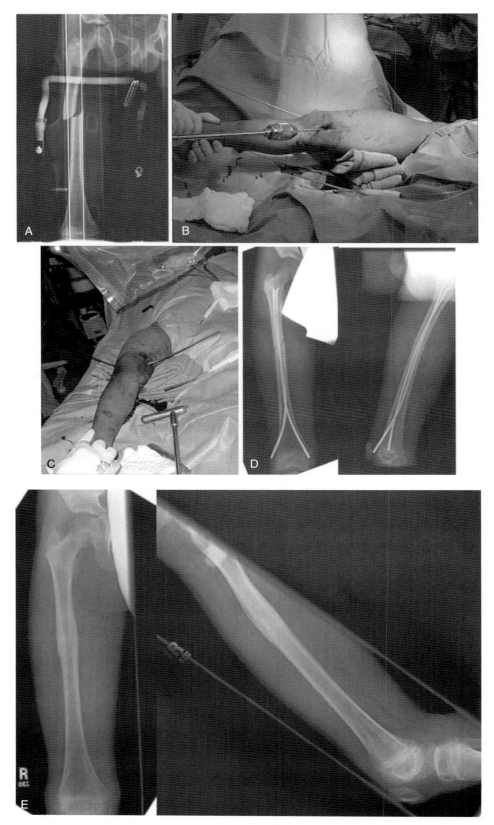

图 13-12　(A)患儿在与其兄弟打斗时股骨干骨折。测量其髓腔内径为 9 mm。(B)在骨性入钉点以远做小切口,以便于置钉。(C)置入 2 枚 4 mm 直径髓内钉,在最后锤击前剪短钉尾。(D)术后前后位(左)和侧位(右)X 线片。若骨折线靠近近端,可将外侧钉进入大转子骨骺,内侧钉进入股骨颈。(E)取钉后 6 个月正位(左)和侧位(右)X 线片显示骨折愈合情况。(B,C 见彩图)

性。有时需要额外进行外固定,但在弹性钉进入大转子和股骨颈固定后,很少采用。

若伴发的损伤并不妨碍活动,患者可在术后第一天行步态训练和物理治疗。在 X 线片显示骨折临床愈合前(一般 4~6 周),患儿只是以足尖负重,除非采用额外的石膏固定。对于骨折不稳定的病例,此期间不能负重。4~6 周之后,患者在能耐受的情况下行循序渐进的负重练习。在临床和影像学证实愈合、一段时间完全负重且患者及其家庭方便的情况下行内固定取出。这通常在伤后 6~12 个月。弹性钉取出的必要性现在还存在争论。

七、坚强髓内钉固定

应用坚强髓内钉治疗股骨干骨折在小儿骨科医生中存在很大争议。尽管存在争论,这种技术在过去的 10 年中正在获得越来越广泛的应用。安全应用本技术应避免损失股骨头血供,这也是所有的因素中最重要的。成人可采用大转子内缘沿髓腔中轴进针以获得解剖复位。在成人,髓内钉髓腔填充对于骨折复位和骨折治疗是很重要的。但在未成熟的骨骼中并不要求髓腔填充。

技术

将患者放置于骨折床上。术前需要拍真正的正位片,拍片时需要内旋下肢。正位片上股骨大转子侧方顶点作为髓内固定的进针点。根据不同的内固定物选择侧位进针点。直钉子利用侧方前后等距的点进入,对于向前弧形的钉子,其进针点更靠背侧[30]。目前髓内钉一般专为侧方进针点以及适应解剖前弓设计(图 13-13)。

导针经皮进入并由锤子打入以防止导针过多进入梨状肌窝。然后,X 线片确认导针位置可接受,并用电钻将其旋至小转子水平。随后使用扩孔钻开孔,以便置入导丝和髓内钉。在扩髓前先复位近端或转子下骨折以避免打入髓内钉后骨折对位不良,这很重要[62]。扩髓仅仅是为了便于髓内钉通过。在大多数情况下,对于 8.5 mm 的髓内钉需要多扩出 1~1.5 mm 即可。由于钛钉强度大,它们通常依靠锁定螺钉来提供额外的稳定性,在儿童和青少年中骨折可更快地愈合,故而没有必要像以前用 Kuntscher 钉那样填充髓腔(图 13-14)。

在引导下经皮螺钉锁定髓内钉近端。骨折远端用手加压或在牵引床上放松牵引。远端螺钉用手打入。可以加用第二个远端锁定螺钉。此加用的螺钉可增加

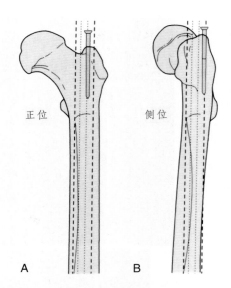

图 13-13 (A)正位片上所有钉子的理想进钉点。(B)侧位片上,解剖前弓的钉子的进钉点偏后。目前的钉子专为外侧进钉点和解剖前弓设计。(Trigen nail, Smith Nephew Richards.)

骨折抗旋转的稳定性,这在不稳定骨折和远端骨折尤为重要[35]。

术中需要反复透视以确保锁定钉通过髓内钉的孔牢靠固定。

术后,如不伴发其他的合并损伤,患者自术后第二天要进行步态训练和物理治疗。除了其他一些使骨折不能稳定固定的原因,应鼓励循序渐进地离床下地行走直至完全负重。患者每 3 周复查一次,直到影像和临床证明骨折愈合。内固定是否取出存在争议,必须在考虑到患者个体情况下与家属讨论决定。当骨折愈合后——通常需要 12 个月,骨骼发育成熟或接近成熟的患者并非常规取出内固定。

八、钢板固定

钢板固定治疗股骨干骨折,骨科文献曾很少推荐这种方法,但现在其正在被应用且应用越来越广泛。

加压钢板的并发症包括高的感染率、术中过度的剥离、需要再次手术取出钢板[21,83]。Ziv 和 Rang 报道 4 例患者 5 处股骨干骨折应用钢板固定,但是有 60% 的感染发生率。他们认为,这些多发损伤的患者对感染的抵抗力下降,更易发生医源性败血症[83]。

然而,最近的研究表明,加压钢板是安全的且并发症较少[45,48,72]。这些报道应用的是微创的肌下钢板。这代表了一种趋势,需要进一步随机试验来对比本方法与坚强髓内固定。

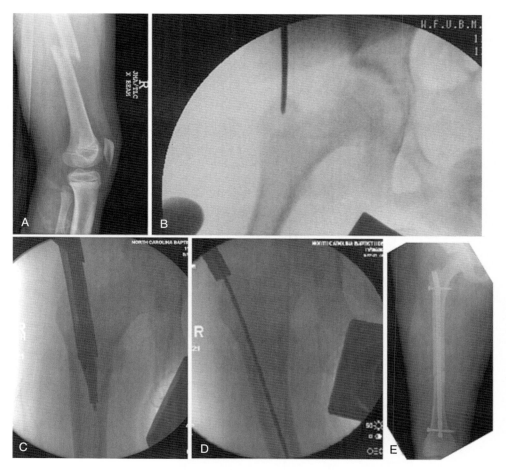

图 13-14　11 岁男孩爬树时摔伤，股骨骨折。**(A)** 下肢内旋前后位片显示导针在外侧大转子处的进钉点。**(B,C)** 沿导针扩髓至小转子水平，以方便置钉。**(D)** 骨折复位后沿髓腔置入导棒。**(E)** 沿导棒置入空心髓内钉，远近两端锁定以提供旋转稳定性。

技术

(1)标准钢板

患者仰卧位，同侧肋胁下垫软枕。通过阔筋膜做一侧方直切口。将股四头肌中的股外侧肌向前牵开，注意分离并结扎股穿动静脉。骨折断端骨膜的剥离程度与受伤暴力有关。术中一般无需再额外剥离骨折近端和远端的骨膜。

骨折复位并固定，如拉力螺钉不能通过钢板，则使用单独的拉力螺钉。内置物根据股骨大小来选择，可应用 3.5 mm 或 4.5 mm 动态加压钢板系统。根据骨折的粉碎程度和移位方向，可选择 8 孔或 8 孔以上钢板。对于稍小点的股骨，应用 3.5 mm 系统。对于横行骨折的患者，钢板可轻度预弯。股骨牵引有助于获得钢板固定所需的长度。

(2)微创的肌下钢板

患者仰卧于可透视的骨折床上，远端牵引靴固定。利用牵引进行复位，对抗其旋转及成角畸形。在 X 线透视引导下，医生选择长度合适的钢板，并预弯钢板使其适应股骨近干骺端和远干骺端的角度。在大腿远端沿干骺端水平做一约 3 cm 纵向切口，锐性分离髂胫束。钝性分离出股外侧肌和骨膜之间的间隙，在 X 线透视下将钢板插入肌下间隙中。在骨折两端分别至少用一枚克氏针将钢板临时固定。需要的话可以增加克氏针以维持骨折复位。首先连续使用 X 线透视证实骨折复位并在侧位片可以看到"完美圆环"以便徒手经皮打入螺钉。努力确保骨折每端至少有 6 层骨皮质固定（图 13-15）。利用 AO 标准技术来获得骨折端的加压。用可吸收丝线标记螺钉以便必要时更换螺钉。

患者钢板固定后的康复过程与外固定支架及髓内钉固定相似。术后在保护下负重 6 周。根据临床和影像学愈合情况进行循序渐进的负重和功能锻炼。

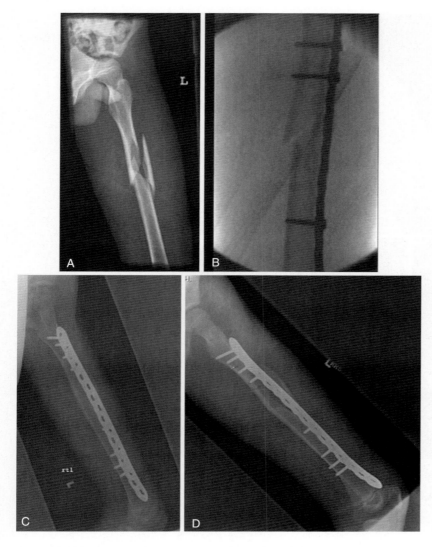

图 13-15 (A)10 岁患儿,车祸伤,股骨骨折伴大的蝶形骨块。(B)初始复位以及钢板复位。(C,D)术后斜位和侧位片显示骨折两端各 8 层皮质固定。

植入物取出的原则与坚强髓内钉固定相似。对于骨骼未成熟的患者,大约在术后一年影像学显示骨折已经愈合后取出钢板。取出内固定后,最初 3 周建议患者扶拐部分负重。术后 8 周内避免剧烈活动以预防螺钉孔处骨折,在骨骼长入前此处为应力剪切部位。

第七节 并发症和不可预料的结果

任何医疗操作都怕发生并发症。尽管努力、明智、仔细的手术操作,不可预料的后果仍有发生。不幸的是,过去的保守治疗没有降低发生并发症的危险。事实上,非手术治疗儿童股骨干骨折导致的巨额治疗失误索赔仍常有发生[1]。

不同并发症的危险与应用于骨折治疗的技术相关联。表 13-2 说明了文献中所阐述的关联。在随后的部分中我们将讨论不同治疗技术所造成的特有并发症。

随着内固定的应用和高能量损伤的增加,不愈合需受到特别关注。儿童骨折不愈合比较少见。虽然发生率比较低,但是其发生是很严重的,且股骨干骨折是发生不愈合的最常见部位[7]。增加不愈合发生风险的因素包括应用内固定、年龄超过 6 岁、感染、开放性骨折和高能量损伤(图 13-16)。

旋转受限和成角畸形也需要注意。从直观上,对于高发病率的闭合治疗方法来说,侵入性的治疗应该可以降低畸形愈合发病率。文献报道也支持这一观点,但需要提醒的是,所有的治疗方法都有发生畸形愈合的风险[2,43,45,48,57,66,67,72]。幸运的是,手术固定所导致的畸形愈合发生率低、程度不重,多不会导致严重的临床后果和功能障碍。

	LLD	皮肤坏死	内固定突起	感染	畸形愈合	旋转畸形	不愈合	神经损伤
					表 13-2 不同治疗方法的并发症风险			
皮肤牵引	+	+			++	++		
骨牵引	+	+		+	++	++		+
石膏裤	+	+			++	++		+
外固定支架			+++	+	+	+	+	+
弹性钉			+		+	+	+	
坚强髓内钉	+		+	+		+	+	
钢板	+			+	+	+	+	

LLD,双下肢不等长;+,轻度风险;++,中度风险;+++,高度风险。

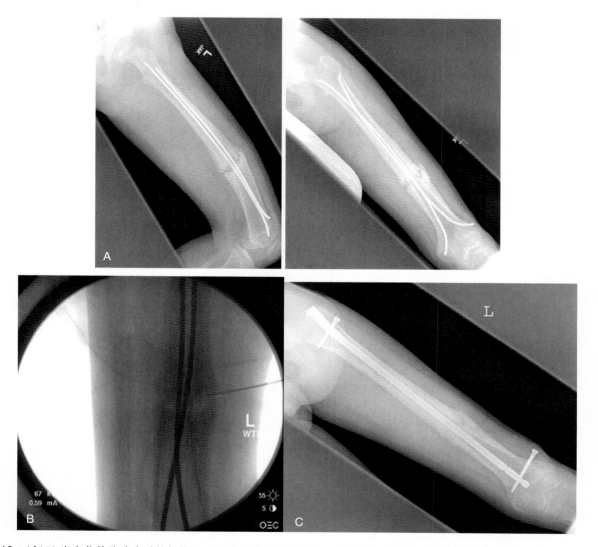

图 13-16　(A)10 岁患儿外院治疗后的侧位(左)和前后位(右)X 线片。她在行走时被机动车撞伤,采用了弹性钉治疗。伤后 8 个月,她轻度跛行、轻微肢体不等长。(B)不愈合部位穿刺培养阴性,取出弹性钉,矫正畸形。(C,D)坚强髓内钉固定。(待续)

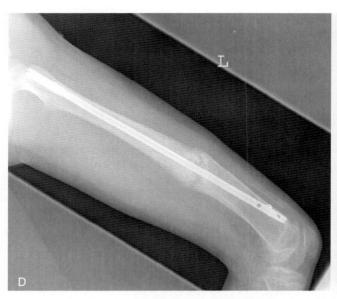
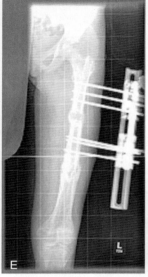
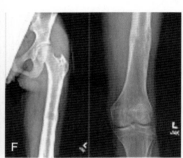

图 13-16(续)　(E)骨折最终获得愈合,取出髓内钉。肢体延长术获得成功。(F)近端牵拉成骨部位已经愈合,远端不愈合部位亦然。

双下肢不等长

　　股骨干骨折后,在骨折愈合期间,由于大量血液供应股骨生长板,从而导致股骨过度生长,这是被广泛注意的一个现象[18,34,75,76]。股骨往往过度生长 1 cm,很少超过 2 cm。这种过度生长主要发生在骨折最初的 2 年里。过度生长在所有的治疗方法中都被报道过,可发生在石膏裤固定断端重叠者,也可发生在切开复位解剖对位者。在石膏裤治疗股骨干骨折中,推荐骨折断端重叠 1 cm(图 13-17 和图 13-18)。

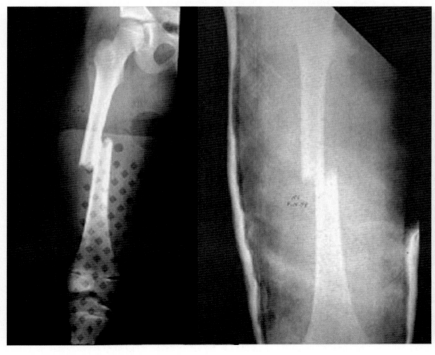
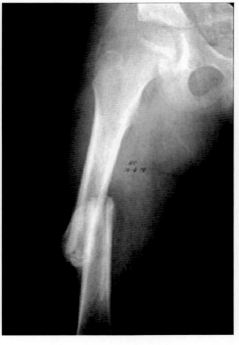

图 13-17　在年幼儿童采用石膏裤固定治疗时常发生 1~1.5 cm 的过度生长。在石膏裤固定时需要考虑到这点。

第八节　治疗方法的特有并发症

一、皮肤牵引

所报道的皮肤牵引的并发症包括远端肿胀、血管阻断、腓总神经麻痹和皮肤坏死。为了避免这些并发症，应避免缠绕接触皮肤的牵引带过度紧张。若胶带滑动，尽可能试行骨牵引。体重大于 12 kg 的患者应避免用皮牵引。应用这种方法，皮肤必须完整且不能合并软组织损伤。

二、石膏裤

大多数常见的并发症都是与皮肤相关的。尽管不严重，但是会阴部的损伤对儿童来说是很痛苦的（图 13-19）。

采用石膏裤固定治疗会产生蹲伏步态。这种异常步态往往术后持续 2 年[81]。相对地，外固定支架所治疗的患者步态异常往往发生在治疗期间，而且当外固定拆除后会很快消失。2 年以后，步态异常消失。

更严重的并发症包括 Volkmann 挛缩和间隔综合征。这种情况曾被报道见于屈髋屈膝 90°石膏裤固定后，固定过程中首先行短腿石膏固定，然后利用短腿石膏牵引[60]。应该避免固定过程中首先行短腿石膏固定以防止这种灾难性的并发症（图 13-20）。

神经麻痹也曾经被报道。这些经常见于石膏裤楔形劈开矫形时，这种操作需要严密监测。一旦发现神经损伤，应立即拆除石膏裤[79]。

三、骨牵引

应该避免股骨远端和胫骨结节骺板损伤。理论上，打入牵引针应在 X 线引导下进行。若无透视设备，了解局部解剖的知识非常重要。股骨远端牵引进针点应位于髌骨上缘两横指以上。

胫骨结节骨骺损伤可造成比较严重的畸形。为了防止这种情况，对 10 岁以下的患者不应用胫骨近端骨牵引。

对于可进行胫骨近端骨牵引的患者，可发生腓总神经损伤。外侧进针内侧出针可降低这种并发症的可能性。应用这个方法可消除穿针时针的潜在弯曲所导致的出针点方向不准，胫骨近端腓总神经位于出针点附近，容易受损。同样，股骨远端内侧进针可避免针弯

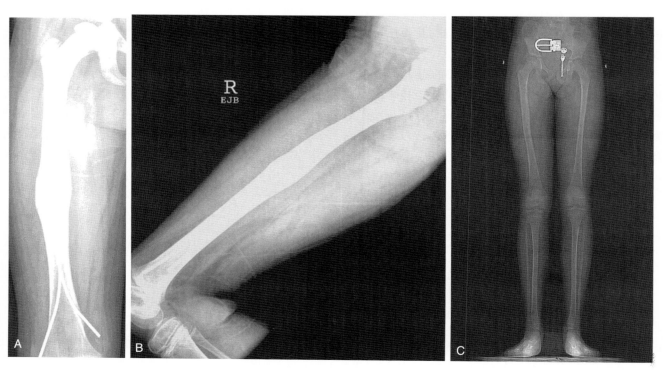

图 13-18　(A,B)前后位和侧位。X 线片显示 8 岁患儿弹性钉固定后解剖复位。(C)弹性钉取出后 1 年，存在 1.2 cm 双下肢不等长，右侧骨盆高于左侧。

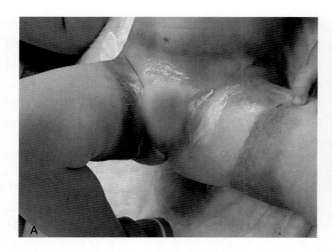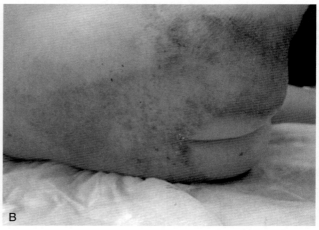

图 13-19　石膏固定后表皮刺激。注意臀上固定方式,因为固定过紧,卫生护理空间不够。(见彩图)

曲后腘动脉损伤。

四、外固定支架

　　原骨折部位的再次骨折及拆除外固定后针眼部位骨折是外固定支架技术的潜在并发症。一项荟萃分析揭示了再骨折与开放性骨折、双侧骨折、长时间固定有关。此外,可能有关但尚未证实的因素包括骨折类型、动力化状态、外固定类型、针尺寸及数量[13]。通常认为, 横行和短斜行的骨折容易造成再骨折(Mendelow,未发表的数据)。这种骨折参与修复骨折的区域要明显少于长斜行骨折。因此,其骨痂形成更少,再次骨折风险高。

　　以前基本全部应用外固定支架的患者都会有针道处感染,这与固定针松动密切相关。羟基磷灰石螺钉增加了骨-钉界面的稳定性,降低了螺钉并发症的发生率[56]。对外固定支架针道的处理包括力学调整以及预防性应用抗生素,几乎所有的治疗中心均采用这

两种方法预防严重感染和慢性感染的发生。 作者推荐每天口服头孢氨苄并用无菌盐水棉签清理针道。消除皮肤与螺钉的粘连很重要。严重感染常规处理无效时,可给予经脉输入抗菌药,并去除感染的螺钉。

五、弹性髓内钉

　　弹性髓内钉可能的并发症主要是达不到理想的效果和伴发的潜在损伤。弹性髓内钉很少有特殊的并发症。像别的股骨干骨折一样,畸形愈合、不愈合和下肢不等长需给予评估(图 13-18)。

六、坚强髓内钉

　　坚强髓内钉固定治疗股骨干骨折并发股骨头无菌性坏死是比较严重的医源性并发症。这种并发症与经梨状窝的插入技术有关(图 13-21)。尽管有大量的关于股骨头坏死的文献,但是只有一篇不利用梨状窝作为其进针点[50]。只有这个特殊股骨头坏死的病例采

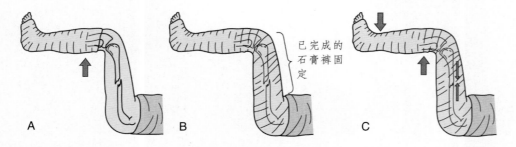

图 13-20　90/90 石膏裤固定后并发症的发生机制。(A)患儿于石膏床上先行膝下石膏固定。 (B)其后利用膝下石膏牵引骨折端。完成石膏裤的其余部分,将下肢与躯干一起固定。(C)患儿全麻苏醒后,因为肌肉收缩股骨短缩,大腿和小腿会向石膏裤内回缩,从而导致石膏裤的拐角部位发生压迫。(Redrawn from Mubarak, S.J.; Frick, S.; Sink, E.; et al. Volkmann contracture and compartment syndromes after femur fractures in children treated with 90/90 spica casts. J Pediatr Orthop 26:567, 2006.)

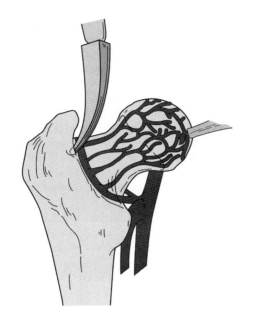

图 13-21　传统地将梨状肌窝作为入钉点会损伤供应股骨头的血管，对骨骼未成熟患儿应用坚强髓内钉时应避免经此入钉。(Redrawn from Astich, D.J.; Wilber, J.H.; Scoles, P.V. Avascular necrosis of the capital femoral epiphysis after intramedullary nailing for a fracture of the femoral shaft. A case report. J Bone Joint Surg [Am] 77(7):1092－1094, 1995.)

用了外侧经转子入路，表明无意中破坏股骨头血供是可能的坏死原因[38]。应用此技术必须术前向患者家属认真交代此技术的风险。

经转子顺行髓内钉固定后，股骨近段的变化包括髋外翻和股骨颈变细。因为 8 岁后股骨大转子骨骺对颈干角的影响消除，故 8 岁后不再出现这种情况[25]。8 岁以后应用本技术可消除对股骨近段形态上的改变[33]。

坚强髓内钉和弹性钉内固定都会由于过度生长或骺板早闭而导致双下肢不等长。髓内钉固定后患侧的过度生长多无临床意义,多数病例下肢等长[28,32,50,55]。

（任秀智　译　李世民　马信龙　校）

参考文献

1. AAOS. Managing Orthopaedic Malpractice Risk, 2nd ed. Rosemont, IL, AAOS Committee on Professional Liability, 1999.

2. Agus, H.; Kalenderer, O.; Eryanilmaz, G.; et al. Biological internal fixation of comminuted femur shaft fractures by bridge plating in children. J Pediatr Orthop 23:184–189, 2003.

3. Al-Motabagani, M.A.H. The arterial architecture of the human femoral diaphysis. J Anat Soc India 1:27–31. 2002.

4. Ali, M.; Raza, A. Union and complications after Thomas splint and early hip spica for femoral shaft fractures in children. J Coll Physicians Surg Pak 15:799–801, 2005.

5. Anderson, M.; Green, W.T.; Messner, M.B. The classic. Growth and predictions of growth in the lower extremities by Margaret Anderson, M.S., William T. Green, M.D. and Marie Blail Messner, A.B. from the Journal of Bone and Joint Surgery, 45A:1, 1963. Clin Orthop Relat Res 7–21, 1978.

6. Angiletta, D.; Impedovo, G.; Pestrichella, F.; et al. Blunt femoropopliteal trauma in a child: Is stenting a good option? J Vasc Surg 44:201–204, 2006.

7. Arslan, H.; Subasy, M.; Kesemenli, C.; et al. Occurrence and treatment of nonunion in long bone fractures in children. Arch Orthop Trauma Surg 122:494–498, 2002.

8. Bar-On, E.; Sagiv, S.; Porat, S. External fixation or flexible intramedullary nailing for femoral shaft fractures in children. A prospective, randomised study. J Bone Joint Surg [Br] 79:975–978, 1997.

9. Blount, W.P. Fractures in Children. 129–170. 1954. Baltimore, MD, Lippincott, Williams & Wilkins.

10. Brainard, B.J.; Slauterbeck, J.; Benjamin, J.B. Fracture patterns and mechanisms in pedestrian motor-vehicle trauma: the ipsilateral dyad. J Orthop Trauma 6:279–282, 1992.

11. Burstein, A.H. Fracture classification systems: Do they work and are they useful? J Bone Joint Surg [Am] 75:1743–1744, 1993.

12. Butcher, C.C.; Hoffman, E.B. Supracondylar fractures of the femur in children: Closed reduction and percutaneous pinning of displaced fractures. J Pediatr Orthop 25:145–148, 2005.

13. Carmichael, K.D.; Bynum, J.; Goucher, N. Rates of refracture associated with external fixation in pediatric femur fractures. Am J Orthop 34:439–444, 2005.

14. Cassinelli, E.H.; Young, B.; Vogt, M.; et al. Spica cast application in the emergency room for select pediatric femur fractures. J Orthop Trauma 19:709–716, 2005.

15. Chiarasini, D.; Barbet, J.P.; Copin, H.; et al. Scanning electron microscopy of femoral ossification in the human foetus. Bull Assoc Anat. (Nancy). 76:13–21, 1992.

16. Chung, S.M. The arterial supply of the developing proximal end of the human femur. J Bone Joint Surg [Am] 58:961–970, 1976.

17. Close, B.J.; Strouse, P.J. MR of physeal fractures of the adolescent knee. Pediatr Radiol 30:756–762, 2000.

18. Corry, I.S.; Nicol, R.O. Limb length after fracture of the femoral shaft in children. J Pediatr Orthop 15:217–219, 1995.

19. Davids, J.R.; Frick, S.L.; Skewes, E. Skin surface pressure beneath an above-the-knee cast: Plaster casts compared with fiberglass casts. J Bone Joint Surg [Am] 79:565–569, 1997.

20. Dickson, K.F.; Galland, M.W.; Barrack, R.L.; et al. Magnetic resonance imaging of the knee after ipsilateral femur fracture. J Orthop Trauma 16:567–571, 2002.

21. Eikenbary, C.; Lecona, J.F. Fracture of the femur in children. J Bone Joint Surg [Am] 14:801–804, 1932.

22. Epps, H.R.; Molenaar, E.; O'Connor, D.P. Immediate single-leg spica cast for pediatric femoral diaphysis fractures. J Pediatr Orthop 26:491–496, 2006.

23. Felts, W.J. The prenatal development of the human femur. Am J Anat 94:1–44, 1954.

24. Fraser, K.E. The hammock suspension technique for hip spica cast application in children. J Pediatr Orthop 15:27–29, 1995.

25. Gage, J.R.; Cary, J.M. The effects of trochanteric epiphyseodesis on growth of the proximal end of the femur following necrosis of the capital femoral epiphysis. J Bone Joint Surg [Am] 62:785–794, 1980.

26. Gaid, M.; Jeer, P. Cost analysis of managing paediatric femoral shaft fractures: Flexible intramedullary nailing versus non-operative management. Acta Orthop Belg 72:170–175, 2006.

27. Galano, G.J.; Vitale, M.A.; Kessler, M.W.; et al. The most frequent traumatic orthopaedic injuries from a national pediatric inpatient population. J Pediatr Orthop 25:39–44, 2005.

28. Galpin, R.D.; Willis, R.B.; Sabano, N. Intramedullary nailing of pediatric femoral fractures. J Pediatr Orthop 14:184–189, 1994.

29. Gardner, E.; Gray, D.J. The prenatal development of the human femur. Am J Anat 129:121–140, 1970.

30. Gausepohl, T.; Pennig, D.; Koebke, J.; et al. Antegrade femoral nailing: An anatomical determination of the correct entry point. Injury 33:701–705, 2002.

31. Givon, U.; Sherr-Lurie, N.; Schindler, A.; et al. Treatment of femoral fractures in neonates. Isr Med Assoc J 9:28–29, 2007.

32. Gonzalez-Herranz, P.; Burgos-Flores, J.; Rapariz, J.M.; et al. Intramedullary nailing of the femur in children. Effects on its proximal end. J Bone Joint Surg [Br] 77:262–266, 1995.

33. Gordon, J.E.; Swenning, T.A.; Burd, T.A.; et al. Proximal femoral radiographic changes after lateral transtrochanteric intramedullary nail placement in children. J Bone Joint Surg [Am] 85:1295–1301, 2003.

34. Griffin, P.P.; Green, W.T. Fractures of the shaft of the femur in children: Treatment and results. Orthop Clin North Am 3:213–224, 1972.

35. Hajek, P.D.; Bicknell, H.R., Jr.; Bronson, W.E.; et al. The use of one compared with two distal screws in the treatment of femoral shaft fractures with interlocking intramedullary nailing. A clinical and biomechanical analysis. J Bone Joint Surg [Am] 75:519–525, 1993.

36. Hedlund, R.; Lindgren, U. The incidence of femoral shaft fractures in children and adolescents. J Pediatr Orthop 6:47–50, 1986.

37. Heinrich, S.D.; Gallagher, D.; Harris, M.; et al. Undiagnosed fractures in severely injured children and young adults. Identification with technetium imaging. J Bone Joint Surg [Am] 76:561–572, 1994.

38. Hosalkar, H.S.; Jones, S.; Chowdhury, M.; et al. Connecting bar for hip spica reinforcement: Does it help? J Pediatr Orthop B 12:100–102, 2003.

39. Hunter, J.B. Femoral shaft fractures in children. Injury 36 Suppl 1:A86–A93, 2005.

40. Illgen, R.; Rodgers, W.B.; Hresko, M.T.; et al. Femur fractures in children: treatment with early sitting spica casting. J Pediatr Orthop 18:481–487, 1998.

41. Ireland, D.C.; Fisher, R.L. Subtrochanteric fractures of the femur in children. Clin Orthop Relat Res Jul–Aug (110):157–166, 1975.

42. Jawadi, A.H.; Letts, M. Injuries associated with fracture of the femur secondary to motor vehicle accidents in children. Am J Orthop 32:459–462, 2003.

43. Johnson, E.E. Angular malalignment after intramedullary nailing of the femoral shaft. J Orthop Trauma 15:533–534, 2001.

44. Kanellopoulos, A.D.; Yiannakopoulos, C.K.; Soucacos, P.N. Closed, locked intramedullary nailing of pediatric femoral shaft fractures through the tip of the greater trochanter. J Trauma 60:217–222, 2006.

45. Kanlic, E.M.; Anglen, J.O.; Smith, D.G.; et al. Advantages of submuscular bridge plating for complex pediatric femur fractures. Clin Orthop Relat Res 426:244–251, 2004.

46. Kim, P.K.; Zhu, X.; Houseknecht, E.; et al. Effective radiation dose from radiologic studies in pediatric trauma patients. World J Surg 29:1557–1562, 2005.

47. Kiter, E.; Demirkan, F.; Kilic, B.A.; et al. A new technique for creating an abdominal window in a hip spica cast. J Orthop Trauma 17:442–443, 2003.

48. Kuremsky, M.A.; Frick, S.L. Advances in the surgical management of pediatric femoral shaft fractures. Curr Opin Pediatr 19:51–57, 2007.

49. Lee, M.C.; Eberson, C.P. Growth and development of the child's hip. Orthop Clin North Am 37:119–132, 2006.

50. Letts, M.; Jarvis, J.; Lawton, L.; et al. Complications of rigid intramedullary rodding of femoral shaft fractures in children. J Trauma 52:504–516, 2002.

51. Levy, B.A.; Zlowodzki, M.P.; Graves, M.; et al. Screening for extremity arterial injury with the arterial pressure index. Am J Emerg Med 23:689–695, 2005.

52. Li, Y.; Stabile, K.; Shilt, J. Biomechanical analysis of titanium elastic nail fixation in a pediatric femur fracture model. J Pediatr Orthop. Accepted for Publication.

53. Lynch, J.M.; Gardner, M.J.; Gains, B. Hemodynamic significance of pediatric femur fractures. J Pediatr Surg 31:1358–1361, 1996.

54. Merten, D.F.; Carpenter, B.L. Radiologic imaging of inflicted injury in the child abuse syndrome. Pediatr Clin North Am 37:815–837, 1990.

55. Momberger, N.; Stevens, P.; Smith, J.; et al. Intramedullary nailing of femoral fractures in adolescents. J Pediatr Orthop 20:482–484, 2000.

56. Moroni, A.; Vannini, F.; Mosca, M.; et al. State of the art review: Techniques to avoid pin loosening and infection in external fixation. J Orthop Trauma 16:189–195, 2002.

57. Moroz, L.A.; Launay, F.; Kocher, M.S.; et al. Titanium elastic nailing of fractures of the femur in children. Predictors of complications and poor outcome. J Bone Joint Surg [Br] 88:1361–1366, 2006.

58. Morris, S.; Cassidy, N.; Stephens, M.; et al. Birth-associated femoral fractures: incidence and outcome. J Pediatr Orthop 22:27–30, 2002.

59. Moss, M.L.; Noback, C.R.; Robertson, G.G. Critical developmental horizons in human fetal long bones; correlated quantitative and histological criteria. Am J Anat 97:155–175, 1955.

60. Mubarak, S.J.; Frick, S.; Sink, E.; et al. Volkmann contracture and compartment syndromes after femur fractures in children treated with 90/90 spica casts. J Pediatr Orthop 26:567–572, 2006.

61. Ortiz, E.J.; Isler, M.H.; Navia, J.E.; et al. Pathologic fractures in children. Clin Orthop Relat Res 432:116–126, 2005.

62. Ostrum, R.F.; Marcantonio, A.; Marburger, R. A critical analysis of the eccentric starting point for trochanteric intramedullary femoral nailing. J Orthop Trauma 19:681–686, 2005.

63. Panattoni, G.L.; D'Amelio, P.; Di Stefano, M.; et al. Ossification centers of human femur. Calcif Tissue Int 66:255–258, 2000.

64. Pierce, M.C.; Bertocci, G.E.; Janosky, J.E.; et al. Femur fractures resulting from stair falls among children: An injury plausibility model. Pediatrics 115:1712–1722, 2005.

65. Podeszwa, D.A.,; Mooney, J.F.; III, Cramer, K.E.; et al. Comparison of Pavlik harness application and immediate spica casting for femur fractures in infants. J Pediatr Orthop 24:460–462, 2004.

66. Pombo, M.W.; Shilt, J.S. The definition and treatment of pediatric subtrochanteric femur fractures with titanium elastic nails. J Pediatr Orthop 26:364–370, 2006.

67. Poolman, R.W.; Kocher, M.S.; Bhandari, M. Pediatric femoral fractures: A systematic review of 2422 cases. J Orthop Trauma 20:648–654, 2006.

68. Quintin, J.; Evrard, H.; Gouat, P.; et al. External fixation in child traumatology. Orthopedics 7:463–467, 1984.

69. Rewers, A.; Hedegaard, H.; Lezotte, D.; et al. Childhood femur fractures, associated injuries, and sociodemographic risk factors: A population-based study. Pediatrics 115:e543–e552, 2005.

70. Sanders, J.O.; Browne, R.H.; Mooney, J.F.; et al. Treatment of femoral fractures in children by pediatric orthopedists: results of a 1998 survey. J Pediatr Orthop 21:436–441, 2001.

71. Sink, E.L.; Gralla, J.; Repine, M. Complications of pediatric femur fractures treated with titanium elastic nails: A comparison of fracture types. J Pediatr Orthop 25:577–580, 2005.

72. Sink, E.L.; Hedequist, D.; Morgan, S.J.; et al. Results and technique of unstable pediatric femoral fractures treated with submuscular bridge plating. J Pediatr Orthop 26:177–181, 2006.

73. Smith, N.C.; Parker, D.; McNicol, D. Supracondylar fractures of the femur in children. J Pediatr Orthop 21:600–603, 2001.

74. Stannard, J.P.; Christensen, K.P.; Wilkins, K.E. Femur fractures in infants: A new therapeutic approach. J Pediatr Orthop 15:461–466, 1995.

75. Stephens, M.M.; Hsu, L.C.; Leong, J.C. Leg length discrepancy after femoral shaft fractures in children. Review after skeletal maturity. J Bone Joint Surg [Br] 71:615–618, 1989.

76. Sulaiman, A.R.; Joehaimy, J.; Iskandar, M.A.; et al. Femoral overgrowth following plate fixation of the fractured femur in children. Singapore Med J 47:684–687, 2006.

77. Thompson, J.D.; Buehler, K.C.; Sponseller, P.D.; et al. Shortening in femoral shaft fractures in children treated with spica cast. Clin Orthop Relat Res 338:74–78, 1997.

78. Unal, V.S.; Gulcek, M.; Unveren, Z.; et al. Blood loss evaluation in children under the age of 11 with femoral shaft fractures patients with isolated versus multiple injuries. J Trauma 60:224–226, 2006.

79. Weiss, A.P.; Schenck, R.C., Jr.; Sponseller, P.D.; et al. Peroneal nerve palsy after early cast application for femoral fractures in children. J Pediatr Orthop 12:25–28, 1992.

80. Wolff, C.R.; James, P. The prevention of skin excoriation under children's hip spica casts using the Gore-Tex pantaloon. J Pediatr Orthop 15:386–388, 1995.

81. Wong, J.; Boyd, R.; Keenan, N.W.; et al. Gait patterns after fracture of the femoral shaft in children, managed by external fixation or early hip spica cast. J Pediatr Orthop 24:463–471, 2004.

82. Wright, J.G.; Wang, E.E.; Owen, J.L.; et al. Treatments for paediatric femoral fractures: A randomised trial. Lancet. 365:1153–1158, 2005.

83. Ziv, I.; Rang, M. Treatment of femoral fracture in the child with head injury. J Bone Joint Surg [Br] 65:276–278, 1983.

84. http://www.steinergraphics.com/surgical/006_17.1.html

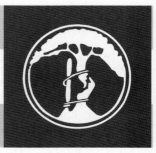

第 14 章

膝部骨折和脱位

Lewis E. Zionts, M.D.

在儿童中,外力冲击膝盖造成的骨折类型与成人的不同。在这个年龄段中,长骨体生长部、骨突、关节面上正在生长的软骨是导致骨折的主要特征。与正在生长的儿童的其他解剖学区域一样,膝盖周围的软骨结构非常脆弱,因此相对于附着在上面的韧带和肌腱,软骨更容易受到损伤。在膝盖成熟期,特别是青春发育期,成人型的软骨和韧带损伤就会更常见。

第一节 股骨干远端干骺端和骨骺骨折

一、解剖学

1.骨和软组织解剖学

在足月的婴儿中,通常会出现股骨远端的次级骨化中心。

随着不断地生长,骨化中心迅速地扩展并填充到两个髁区。股骨远端是体内最大也是生长最快的部位。股骨70%的生长和整条腿40%的生长都是由它完成的,在成熟之前一年大约可以长1 cm[4,117]。诸生长板的闭合,女孩一般是在14~16岁,男孩是16~18岁[14]。任何局部或完全中断了股骨远端生长的损伤都会导致股骨成角畸形或者肢体变短。受伤患者越年轻,有以上后遗症的危险性越大。

远端骨骺包括股骨下端的整个关节面,而且是部分腓肠肌的起点[103]。内侧和外侧副韧带都起源于股骨远端骨骺。当膝盖受到内翻力或者外翻力时,这些韧带往往会完好无损,因为力都被转移到股骨远端骨骺,常会导致长骨体生长部骨折。

股骨远端骨骺的构型是独特的,Roberts对此进行了很好地描述[122]。干骺端远端表面有4个平缓的突起,每一个占横切面的1/4。这些突起嵌入到骨骺近端表面上的4个浅窝中。尽管这种波状轮廓可以抵抗扭力和剪切面力,但当有骨裂时,这些骨骺部位也会成为干骺端摩擦的易损区。这些因素有助于解释为什么在股骨远端骨骺损伤后生长障碍如此常见。

2.神经血管解剖学

重要的神经血管结构部位于股骨远端附近。腘动脉从紧邻股骨远端干骺端的内收肌裂孔出来进入腘窝。在腘窝内,腘动脉发出5条膝动脉:膝上和膝下动脉各一对和一条膝中央动脉。尽管这些动脉与胫前返动脉相汇合,但是如果腘动脉闭塞或者断裂,这5条动脉由于太细而不足以维持腿下部的存活[49]。腘动脉进入腘窝之后,只有很薄的一层脂肪将其与股骨干骺端分隔开。由于腘动脉上方被内收肌裂孔限制在股骨上,下方又被比目鱼肌上的行程弓限制在胫骨上,所以股骨远端骨骺过伸型骨折的干髓端骨很容易损伤该动脉。

胫后神经在膝盖后部靠近腘动脉。腓总神经与坐骨神经在腘窝上方分开,然后沿着腘窝外侧缘下行至股二头肌内侧缘。然后胫后神经在股二头肌和腓肠肌外侧头之间从腘窝出来,在腓骨头正后方成为皮下神经,绕腓骨颈向下走行至腓骨长肌。由于该神经的走行位置,腓总神经易于受到股骨远端骨骺移位骨折的损伤,特别是过伸或内翻应力引起的损伤。

二、股骨远端干骺端骨折

1.损伤机制

Smith及其同事报道,股骨髁上骨折占儿童股骨骨折的 12%[136]。但是如果只考虑其他方面健康儿童的移位性骨折，这个比率接近 3%[26]。股骨远端干骺端骨折经常是因为大腿正面或侧面受到直接打击或者从高处摔下引起的。在 4 岁以下的儿童中，特别是不满 1 岁的儿童，应考虑为虐待儿童造成的。对儿童的损伤缺少合理的解释，不合理的推迟就诊或者还有其他损伤，应高度怀疑虐待儿童[13]。远端干骺端部位的角隅骨折或桶柄骨折，还可能是虐待儿童造成的[13]。股骨远端干骺端的可塑性弓形骨折曾被描述为酷似膝关节先天性半脱位[167]。在年龄大一些的儿童中可能发生无移位骨折或应力性骨折。这些患者有局部疼痛和压痛，X 线片显示有新生骨膜骨。对于这些患者应当考虑有病理性骨折的可能[36]。还有报道提到，股骨远端干骺端骨折还与某些肌肉骨骼病变有关，包括成骨不全、脊髓性肌萎缩和血友病[136]。

2.诊断

股骨远端干骺端骨折患者常表现为大腿远端部位和膝盖处有局部软组织肿胀、触痛和畸形。确定是否为开放性骨折应检查皮肤状况。尽管动脉损伤比胫骨近端生长部骨折少见，也必须进行仔细的神经血管检查。足底脉搏的有无和强度以及腓总神经和胫后神经的功能都要进行检查记录。应用多普勒超声有助于评价伤肢的循环。在股骨远端骨折中，腓神经比胫后神经更容易受到损伤。腓神经可能因为对膝盖后外侧的直接打击(例如汽车保险杠撞击)或者是由于骨折成像和移位时对该神经的牵张损伤所致。重要的是要在骨折后头几天对下肢进行不间断的评估，以便及时发现正在发生的间隔综合征。如果有间隔综合征的临床体征和症状，即使脉搏正常也应测量间隔内压力。

股骨远端的前后位和侧位 X 线片可显示骨折。与所有的长骨骨折一样，应拍摄整个骨的 X 线片，包括损伤部位上下各关节。因此，在初始评估患者时，就应拍摄整个股骨(包括髋部和膝部)的 X 线片。

3.治疗

在对股骨远端干骺端的移位性骨折获得和维持正确对线时，作用于远端骨折块上的肌力会给操作造成困难。远端骨折块通常向后移位，经常会由于腓肠肌两端的牵拉而出现过度屈曲。如果骨折线邻近大收肌的远端附着点，远端骨折块也会成角为内翻位。这种损伤的治疗方法包括：先牵引再进行髋人字形石膏固定，应用管型支具，外固定，经皮针固定再进行长腿管型石膏固定，切开复位内固定，以及肌下桥接钢板固定。

(1)牵引和石膏固定

在这项技术中，要对下肢进行牵引以获得骨折的正确复位，直至形成足够的骨痂，以便能在人字形石膏内可靠地维持对线。对低龄儿童，皮肤牵引可用于小腿下部，但是对于 3 岁以上的儿童最好采用骨骼穿钉牵引。

可通过胫骨近端或股骨远端实施骨骼牵引。骨骼牵引钉可用 K 氏针或 Steinmann 针，在局部或全身麻醉下无菌植入。如果选择胫骨近端入针点，要将牵引针从外侧向内侧插入，以便尽量减少对腓神经的损伤。并且要小心避开胫骨近端生长部和胫骨结节骨突(图 14-1)。如果选择股骨远端入针点，针要从内侧向外侧插入，以便尽量减少对收肌管处股动脉的损伤。

由于存在特殊的肌肉拉力，只用一根钢钉牵引可能难以维持充分对线(图 14-2)。通常需要用双钢针牵引。胫骨近端针可进行纵向牵引，但必须将第二根针

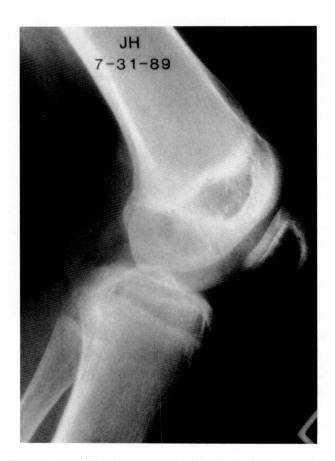

图 14-1　17 岁男孩的股骨骨折用骨牵引进行治疗后的侧位 X 线片。平滑的牵引针置于胫骨近端。尽管牵引针没有穿过胫骨结节，但还是发生了骨突发育停滞。所产生的远端位胫骨结节造成低位髌骨。(Courtesy of Dr. Neil E. Green.)

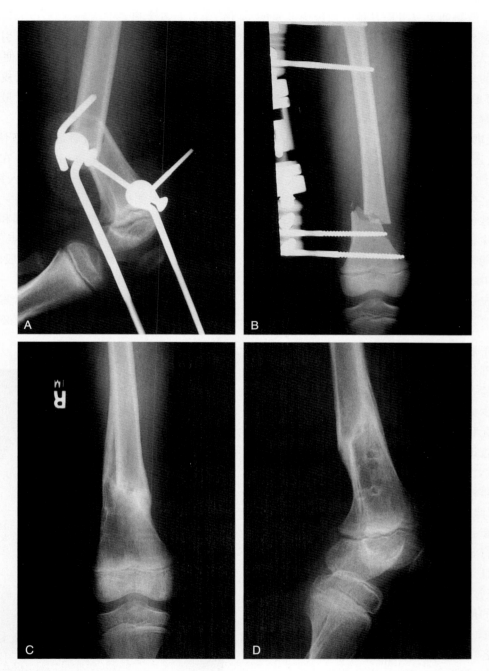

图 14-2 一名 8 岁男孩股骨远端骨折的 X 线片。(A)股骨远端和膝关节的侧位 X 线片显示股骨远端骨折和股骨髁上部位的骨牵引针。患儿采用 90/90 牵引,可见难以控制的骨折后成角。(B)鉴于牵引难以控制,在手术室进行了骨折复位。(C)膝关节和股骨远端前后位 X 线片显示,伤后 4.5 个月时骨折愈合。(D)侧位 X 线片显示股骨远端对位良好。(Courtesy of Dr. Neil E. Green.)

插入在股骨远端骨折块内来提供向前的拉力,才能在侧位 X 线片上达到满意的定位[51]。同样,如果股骨远端骨折块足够长,也可将两根钢针插入到股骨骨折块长骨体生长部近端。Staheli[137]描述了一种双钢针牵引技术,一根针插入干骺端,一根针插入骨骺。将两根针连接到进行牵引的外固定装置上。

尽管两根钢针牵引技术可提供满意的矢状面控制,但需要将髋关节和膝关节保持 90/90 屈曲牵引,这就使医生难以准确确定是否存在外翻或内翻对位。如果选择这种治疗方法,开始时可对患儿进行 90/90 牵引。一旦早期骨痂形成了,而且矢状面对线满意,便可逐渐伸直膝关节,并拍摄侧位 X 线片来确认矢状面对线没有变化。如果膝关节对于较大的伸展位,而且骨痂相对比较软,则可用髋人字形管型石膏来矫正内翻或外翻对位不良。

制动的持续时间随患者的年龄不同而不同,低龄儿童只需要几周的时间,大龄儿童则需要 6~8 周。石膏拆除后,开始进行康复训练来增强股四头肌和腘绳肌肌腱只要能耐受就可以全部负重,但是要用拐杖保护,直到膝盖活动度和大腿力量足以让患者不借助器械就能行走为止。股四头肌恢复正常肌力而且膝关节达到满活动度之后,就可以让患者恢复正常活动。

股骨远端干骺端骨折采用牵引和石膏固定进行治疗的主要并发症是内翻型对线不良和胫骨近端长骨体生长部的提前闭合,这会导致胫骨近端的反屈畸形(图 14-1)。仔细的牵引和石膏固定可预防内翻型对线不良。当使用股骨近端牵引钉时,钉子定位准确可避免胫骨结节区的生长部损伤,不过有些报道曾提到,胫骨结节早熟性生长停滞可伴发于股骨骨折,即使没有使用胫骨钉[18]。矢状面对位不良,伴骨折处顶点后方成角畸形,会导致膝关节明显的过伸畸形并会限制膝关节屈曲。低龄儿童的这种畸形大多会随年龄重塑。

(2)支具治疗

可以在初期牵引之后应用支具,适用于骨折没有过度后方成角畸形的年龄较大儿童和青少年。

支具治疗可提供早期下床活动的机会,并可避免石膏制动引起的膝关节僵直和肌肉萎缩[55,91]。

采用 Gross 及其同事[55]所描述的技术方法,在手术室全麻状态下在患者股骨远端植入一根大的(0.28~0.36 cm)Steinmann 针。钢针要用管型垫完全覆盖,在骨折部位通过仔细塑型配制管型石膏以防止内翻成角。如果 X 线片显示达到了满意复位,可从膝部后面除去石膏的椭圆部分。从前面将石膏横向切开,此时不要触动髌骨上横梁部分。在内侧和外侧放置铰链之后,将前侧石膏型横向断开,让膝关节能屈曲。将挂钩的专用弯曲段附着在胫骨上以便于牵引。手术后,让患者进行站立和步态理疗训练。几天之后要拍摄牵引位和站立位 X 线片,以评估对位状况和有无短缩。如果有必要,要对管型进行楔形处理。每周要拍一次 X 线片来监测肢体长度和对线。4 周之后更换支具,并在门诊拆除钢针。在 X 线片和临床都证实已经愈合,就可以停止使用支具。

股骨骨折一般很少采用支具治疗。尽管在治疗近端和近端 1/3 股骨干骨折方面其他一些方法优于支具,但一些作者曾建议股骨远端骨折最好还是用支具治疗[91]。

(3)外固定

外固定可有效复位和稳定股骨远端干骺端骨折(图 14-2)。外固定最适用于发生多发伤、开放性骨折或浮膝的儿童。

对于多发伤伴有多处骨折、腹部损伤或头部损伤的病例,用外固定来固定骨折就可以转还患儿去进行诊断检查或手术操作。对于持续昏迷的孩子,外固定可以在随后发生痉挛时维持骨折稳定。Tolo[147]发现,昏迷 48 小时以上儿童 90% 以上有很好的神经恢复。因此,在治疗所有头部损伤儿童的骨折时,都必须认定他们将会完全恢复神经系统功能。

在开放性损伤中,特别是有皮肤缺损时,用外固定稳定骨折便于进行伤口护理。对于胫骨和股骨远端干骺端都发生骨折的儿童,股骨远端的外固定有利于胫骨骨折处理。

用外固定来治疗股骨远端骨折已越来越普遍,因为这有利于减少长期住院的费用。而且患者父母发现,这种治疗方式有利于照顾孩子,特别是年龄大一些的儿童,外固定治疗比髋人字形管型石膏好得多。

如果用外固定治疗股骨远端干骺端骨折,外科医生要牢记几个技术要点[147]。要在影像增强的监控下,将钢针从外侧插入。远端钢针的位置最好距生长部至少 1 cm,最好是 2 cm,以避免插入时潜在受损伤以及针道感染引起的损伤。外固定钢针应当平行放置,同时让助手将骨折端保持在复位好的位置。钢针应插入未受损的骨里并且尽可能从完好无损的皮肤穿过。对于横行骨折,要尽量做到端对端复位;对于斜行骨折,10 岁以下的儿童应考虑重叠量约 5 mm 的枪刺样对合,以便尽量减小肢体过度生长的影响。最好使用可以对内翻和外翻以及旋转进行一些调整的外固定架。安装好外固定架之后要进行细调,并且要在患儿从全身麻醉下清醒之前摄 X 线片确认已充分复位。

在医院里应教会患儿及其父母进行钢针护理,并在家里日常生活中继续进行钢钉护理。如果患儿顺从,可以早期开始借助拐杖进行部分承重。当 X 线片显示有骨痂形成时,就可以增加负重。当骨痂形成几周后,如果固定架需要调整,应在骨折后 4~6 周进行。

一旦达到早期骨折稳定,医生就可以移除外固定架,换成长腿石膏管型直到骨折完全愈合,或者在整个治疗过程都采用外固定架。一旦骨折愈合,根据患者年龄通常在受伤后的 6~12 周,就可以在门诊拆除固定装置。对于大多数年龄较大儿童以及所有青少年，为减少支具移除后再次骨折的危险性，最好应用外固定架满12周。

使用外固定架可能发生的并发症有针道感染、畸形愈合以及针道或原骨折处的再骨折。仔细钢针护理可以避免针道感染。对于浅表感染，短期口服抗生素即可解决。如果皮肤过度拉紧就要做皮肤切口。如果有渗出或者在X线片显示钢针周围有糜烂，就要换钢针或拆除整个外固定装置，并适当应用抗生素。

因为膝关节伸展时评估股骨和胫骨对线很容易，所以只需初始放置外固定架多加小心内翻或外翻畸形愈合并不常见。但是由于放置外固定架时远端骨折块往往会轻度外旋，在放置时要仔细评估旋转对线状况。

外固定治疗骨折时发生股骨再骨折比其他方法常见。如果固定装置过早拆除，原发骨折部位可能会发生再骨折。钢针植入点也容易发生再骨折，特别是用5 mm钢针的低龄儿童。

股骨远端长骨体生长部损伤也是股骨远端外固定时容易出现的问题。当钢针植入时至少距离生长部近端1 cm就可避免这种损伤。植入时一定要用影像增强器监控，以免钢针穿过生长部。

(4)闭合复位经皮穿针固定

可采用闭合复位经皮穿针固定辅之以长腿石膏来治疗某些选定患者的股骨远端干骺端骨折。这项技术尤其适用于干骺端骨折在远端的低龄儿童（图14-3）。对患儿进行全身麻醉，将骨折复位，并在影像增强器监控下按交叉方式插入光滑钢针。最好让钢针穿过远端干骺端，但条件是要有足够长的干骺端。如果长度不够，钢针要穿过股骨远端骨骺，如股骨远端生长部骨折一节所述。为了避免移位要将钢针弯曲，但仍要穿过皮肤，以便容易取出。装长腿石膏时膝关节制动于屈曲20°~30°。钢针通常在术后4周拆除以避免感染。6~8周后伤口开始愈合时便可拆除石膏。

有文献报道，这种方法的潜在并发症是对股骨内侧血管的损伤[136]。Butcher和Hoffman[26]建议，外侧钢针应从股骨远端后髁穿向前面，以避免损伤内收肌附近的股骨血管。尽管平滑针穿过生长板会带来潜在的生长障碍，但使用比较细的平滑针可减少这种并发症[26]。

(5)切开复位内固定

切开复位内固定适用于其他方法无法复位的股骨远端干骺端骨折或骨折时发生动脉损伤的病例。其他方法无法获得充分复位的主要原因是骨折块之间

嵌塞有肌肉。如果需要修复动脉损伤，内固定可防止骨折端过度活动从而保护恢复过程。

手术入路取决于手术的适应证。如果嵌塞的肌肉妨碍复位，采用外侧入路可将股四头肌向前翻起，以便进入股骨远端。如果需要动脉修复，应在后内侧做切口，以便查看股动脉和腘动脉，如果要进行静脉移植还可查看隐静脉。

坚强内固定常用于成人，对儿童患者通常不使用，因为术后支具固定通常一直要用到骨折完全愈合。一旦骨折得到复位，十字钢针可提供暂时的可靠固定。将钢针弯曲以避免其移动，而且为了方便后期拆除，钢钉要在皮下切断。手术后要用长腿石膏固定。

对于正在生长的儿童，通常不适合采用加压钢板来固定股骨远端干骺端骨折，除非是多发伤患者。在这种情况下，加压钢板固定是一种有效的方法，而且不会引起股骨过度生长[73]。加压钢板一般在术后6~8个月拆除，随后进行4~6周的管型制动以防止通过螺钉孔发生骨折。

(6)肌下桥接钢板固定

近来有文献报道，肌下桥接钢板固定可对儿童的远端干骺端骨折提供充分的手术固定[87,133]。这项技术对治疗粉碎性和不稳定性骨折特别有效（图14-4）。固定操作要在影像增强器监控下进行。预整形钢板从一个远端小切口进入向近端推入股外侧肌下方，靠在股骨上。用经皮植入在骨折区远端和近端的螺钉将钢板固定在股骨上便可使骨折复位。远端骨折应使用锁定钢板，因为这种骨折放钉子的空间很少[133]。

术后不进行制动，鼓励患者在可容忍范围内立即开始活动膝关节。在早期骨痂形成之前应保持脚尖着地负重。钢板可在伤后6~8个月后拆除。由于该方法切除的软组织很少，因此其骨折愈合和功能恢复比传统的切开复位和钢板固定更快。

(7)作者推荐的治疗方法

作者首选的治疗方法根据患者年龄和骨折线与长骨体生长部的邻近程度有所不同。对于8岁以下的大多数患儿，如果是稳定性骨折，作者首选闭合复位经皮穿针固定辅之以长腿石膏制动。如果钢针尚在皮外，4周后通过石膏窗口将其拆除。石膏制动还要继续应用2~4周直到骨折完全愈合。对于那些不稳定性和粉碎性骨折患者，首选肌下桥接钢板固定。对于年龄大一点的患者，外固定或肌下桥接钢板固定都比较适用。这两种方法都能让儿童早日回到学校，一旦患儿可以独立进行日常生活活动，父母就可返回工作岗位。

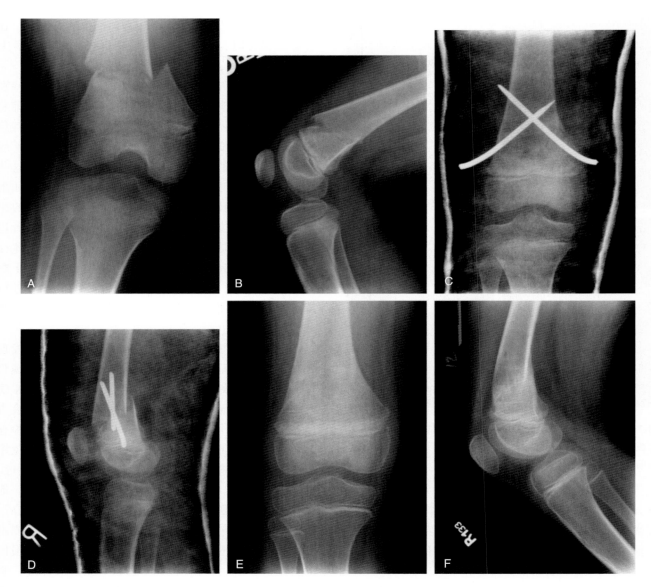

图 14-3　一名 6 岁女孩被一辆慢速行驶汽车碰伤右侧膝关节。(A,B)股骨远端正位和侧位 X 线片显示股骨髁上完全骨折伴远端骨折块向内侧移位。(C,D)由于此损伤邻近生长部,对骨折进行了复位和经皮穿针固定。(E,F)愈合后左膝前后位和侧位 X 线片显示骨折对线板良好。

三、股骨远端骨骺骨折

1.损伤机制

　　股骨远端骨骺骨折占所有骨骺损伤的 1.4%~5.5%[84,113,115],仅占儿童发生所有骨折的 1%[84]。这些骨折大多与汽车撞伤行人或体育运动有关[40,80,121,142]。Riseborough 及其同事[121]观察到,少年组(2~11 岁)骨折多是由严重创伤引起的,比如被车撞伤,而青少年组的骨折都是由非重度损伤引起的,大多与体育运动有关。

　　因为生长板对创伤的抵抗力不如韧带强,所以施于未成熟膝关节的内翻或外翻应力容易引起骨骺骨折而不是副韧带损伤。如果发生膝关节过伸,骨骺会向前移位[53]。这种损伤机制类似于引起成人膝关节脱位的机制。对这种损伤的及时辨识很重要,因为它可能伴有潜神经血管损伤。骨骺后移位比较少见,是由于对屈曲位膝关节前面的撞击引起的。股骨远端骨骺分离也会因产伤引起,常伴发于臀位分娩[121]。

2.分类

　　股骨远端骨骺骨折最常用的分类系统是 Salter 和 Harris 分类法[129]。Ⅰ 型骨折的特征是经过骨骺完全分

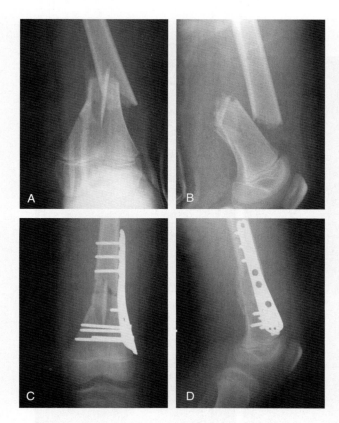

图 14-4 (A,B)股骨远端前后位和侧位 X 线片显示 9 岁女孩的股骨远端干骺端粉碎性骨折。(C,D)行肌下桥接钢板固定后的前后位和侧位 X 线片显示骨折对位良好。

离,不累及邻近的干骺端或骨骺。Ⅱ型骨折最常见,骨折线横穿生长部,然后从干骺端一角斜行穿出。通常向干骺端骨折块一侧移位。干骺端骨折块的骨膜通常是完整的,这有助于维持骨折的复位。在干骺端骨折块的对侧常会发现有妨碍复位的嵌插的软组织。Ⅲ型骨折的骨折线穿过生长部从骨骺再进入关节内。Ⅳ型损伤是一种纵向关节内骨折,骨折线横穿干骺端、生长部、骨骺。Ⅴ型骨折是骺软骨挤压损伤。这些中见到的损伤通常是在回顾时发现的。

3.诊断

详细叙述事故过程尤为重要。它对确定股骨远端骨折造成损伤的外力方向特别重要。

股骨远端骨骺骨折的患者会有膝关节渗液、局部软组织肿胀和骨骺处触痛。移位骨折有明显的畸形,而且常会感到有轻柔或低沉的捻发音。没有捻发音提示有软组织或骨膜嵌塞于骨折端。最常见的是,移位造成外翻或内翻畸形。在这种病例中,干骺端骨折块会向内侧或外侧突出并可触摸到。在前移位或过伸损

伤中,髌骨会明显突出,常会看到前面皮肤有凹陷。在骨骺后移位时,远端的干骺端骨折块突起在髌骨上方。

对这些损伤必须进行仔细的神经血管检查,特别是过伸损伤。应对足底脉搏的有无和力度以及腓总神经和胫后神经的功能进行检查和记录。如果有急性局部缺血的临床表现——肢端苍白、冰冷、青紫或毛细管再填充滞后,应尽快进行骨折复位。如果这些表现在复位后仍存在,则应立即进行血管探查。如果没有明显的四肢局部缺血,则要对脉搏不正常的患者或在骨折复位之后恢复脉搏跳动和灌注的患者进行仔细的监测是否有局部缺血和间隔综合征的体征而且要做动脉造影检查[5,70,148]。正如在股骨远端干骺端骨折中所述,在骨折后的头几天必须对下肢进行持续检查,以便及早检查出间隔综合征或内膜撕裂造成的血栓。

拍前后位和侧位 X 线片。斜位 X 线片有助于发现轻微移位的骨折(图 14-5)。如果这些影像没有发现骨折而临床检查发现膝关节不稳定,则要用应力位 X 线片来鉴别是骨骺骨折还是韧带损伤。做完这项检查后,适当的止痛可缓和肌肉痉挛并可防止骨骺在检查过程中再受到损伤。检查过程中要小心一些,以免用力过度而使无移位骨骺损伤变成移位性分离。最近,Stanitski[140]对应力位 X 线片是否有用提出了质疑。他指出,自从对侧副韧带损伤不再进行手术修补之后,通常没有必要早期区分是无移位骨骺骨折还是侧副韧带撕裂。他还指出,应力位 X 线片可能会对已损伤的骨骺造成进一步损伤。他建议,对伤侧肢体进行制动并在 10~14 天时拍随访 X 线片就可确认有正在愈合的骨骺骨折。

有时,磁共振成像和 CT 有助于确定无移位骨折的骨折线[27,98,166]。这些检查在评估 Salter-Harris Ⅲ 型和Ⅳ型损伤中是特别有用。

4.治疗

治疗的目的是获得并保持解剖复位和避免骨骺进一步损伤。治疗方式取决于骨折类型和移位程度。

(1)Salter-Harris Ⅰ 型和 Ⅱ 型骨折

对于 Salter-Harris Ⅰ 型和Ⅱ型损伤,无移位骨折可以用长腿石膏或髋人字形管型石膏制动 4~6 周。制动时间长短因患者年龄不同而异。如果儿童为矮胖型或者其父母不可靠,最好用髋人字形管型石膏制动[40,121]。对这些患者应密切随访,以便及早发现任何移位。

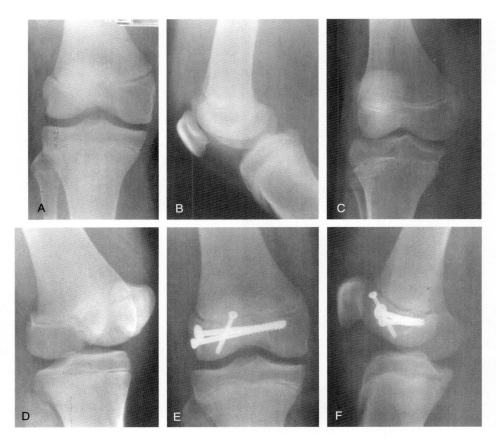

图 14-5　(A,B) 前后位和侧位 X 线片显示 15 岁男孩的膝部损伤。X 线片未发现明显的骨折。(C)斜位X 线片显示 Salter-Harris Ⅲ 型股骨远端骨骺骨折。(D-F)对骨折进行了切开复位内固定。X 线片显示骨折达到准确对位。

移位骨折要在全麻状态下进行复位。复位过程中要进行纵向牵引以免进一步损伤骨骺。内固定可减后续移位,能保证使用长腿石膏的安全性,并可避免膝关节过度屈曲或伸展从而维持复位[39,48,121,146]。

当骨折在影像增强器监控下复原之后,对于Ⅰ型和Ⅱ型干骺端块较小的骨折,按交叉方式插入光滑的经骨骺钢针(图 14-6)。为了加强稳定性,钢针要跨过骨骺穿入到干骺端皮后层。将钢针弯曲防止其移位。钢针弯曲后从皮下切断或经皮穿出。在前后位和侧位 X 线片上显示骨骺端骨折块比较大的Ⅱ型骨折,最好用空心螺钉跨过骨折的干骺端部位进行固定(图 14-7)。

固定之后,在荧光透视下通过全活动度活动膝关节来确认复位的稳定性。装上长腿石膏管型,将膝关节制动于屈曲 20°~30°。如果固定针留在皮外,最好 4 周后将针取下,以降低感染的风险。6 周后已充分愈合,可停止石膏制动,开始进行膝部的康复训练。

切开复位适于治疗闭合方法不能复位的骨折或者骨折时发生动脉损伤的病例(图 14-8)。如果骨骺向外侧移位,内侧入路可查看有无复位障碍,并可避免损伤完整的外侧骨膜。如果骨骺向内侧移位,就用外

侧入路。如果要探查动脉则要用后侧入路。一旦骨折复位就要按如上所述进行固定。

(2)Salter-Harris Ⅲ型和Ⅳ型骨折

无移位的稳定骨折可以只进行石膏制动。这些骨折每周都要复查一次,以便及时处理任何移位。也可用皮穿针或空心螺钉来固定这类骨折,以减少后期移位的危险。

切开复位内固定适用于所有的Ⅲ型和Ⅳ型有移位骨折,以便恢复关节面的对合和骨骺的对位。因为Ⅲ型和Ⅳ型骨折是关节内骨折,需要更广泛的入路才能看清关节面、骨骺干骺端。Ⅲ型骨折采用前内侧或前外侧切开术进入,取决于骨折竖直部分穿过骨骺的位置。膝关节打开之后要进行彻底地清洗,去除关节积血和骨折面的血块。一旦达到准确复位,就要在影像增强器监控下横跨骨折处植入网状骨螺钉来固定骨折。对于低龄儿童,要避免螺钉穿入骨骺。最好不要让螺钉的螺纹部分进入骨折端以便更好地压缩 (图14-5 和图 14-9)。

对于Ⅳ型骨折,入路位于干骺端附着于长骨体生长部那一侧。将关节和股骨干骺端都暴露出来。一旦骨折被准确复位,可用一枚或两枚网状骨接骨螺钉穿

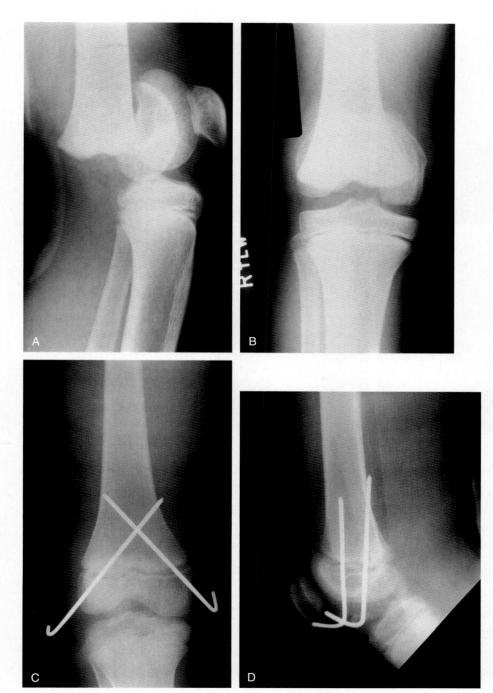

图 14-6 13 岁男孩的股骨远端骨骺 I 型骨折。其膝部过伸损伤但无神经血管损伤。(A)膝部侧位 X 线片显示股骨远端骨骺为完全脱位 I 型损伤,伴股骨髁向前移位。(B)同一膝部的正位 X 线片显示髁部移位。(C)闭合复位经皮穿针固定后的正位 X 线片显示骨折解剖复位。可见钢针为光滑针并跨过骨骺。(D)膝部侧位 X 线片显示骨折解剖复位。(Courtesy of Dr. Vernon T. Tolo.)

过干骺端进行固定。只有当仅固定干骺端骨折块不足以保证骨折的稳定时才需要用骨骺螺钉。术后用长腿石膏制动。6 周后可拆除石膏,并开始进行膝关节的康复训练。因为是关节内骨折,因此在影像未证实骨折完全愈合之前应避免负重。

(3)作者推荐的治疗方法

Salter-Harris I 型和 II 型无移位损伤用长腿石膏制动,矮胖的孩子或其父母不可靠,最好用髋人字形

管型石膏固定。损伤 5~7 天后拍 X 线片复查,以便及时发现和处理后期移位。如果对诊断有疑问,2 周后要拍 X 线片确认骨折是否愈合。如果有骨折,应根据儿童年龄再继续制动 4~6 周。

作者倾向于所有移位骨折都要在全麻下进行复位和固定。用光滑的经生长部钢针固定 I 型和 II 型干骺端骨折块较小的骨折。作者通常把钢针留在皮外并且拧弯以防止其移位。干骺端骨折块比较大的 II 型骨折,

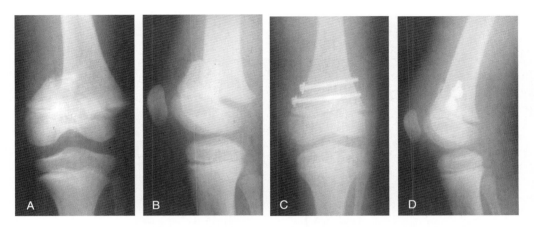

图 14-7　(A,B)9 岁男孩的膝关节过伸损伤但无神经血管损伤。正位和侧位 X 线片显示股骨远端 Ⅱ 型有移位骨折,有一块大干骺端骨折块。(C,D)闭合复位并经皮穿入 AO 空心钉于骨骺端部位进行固定之后的正位和侧位 X 线片。

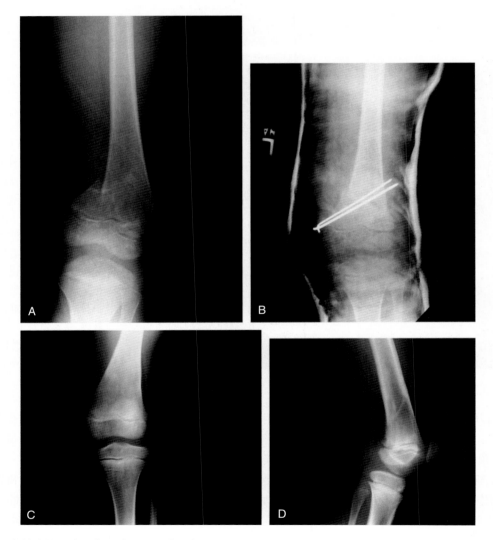

图 14-8　(A)10 岁男孩的左膝正位 X 线片显示其左侧股骨远端发生 Salter Ⅱ 型移位骨折。(B)试行闭合复位但没有成功,之后行有限切开复位并经皮穿针固定,X 线片显示骨折对位良好。骨折 3 周后拔出固定针,6 周后拆除石膏管型。(C,D)骨折 18 个月后左膝关节的正位和侧位 X 线片表现。(Courtesy of Dr. Vernon T. Tolo.)

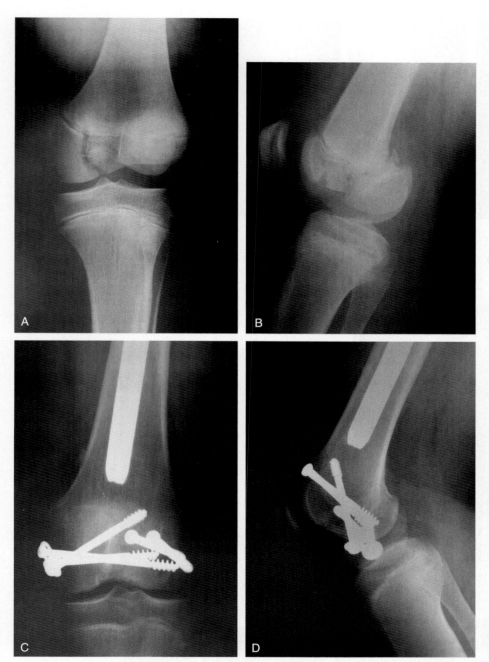

图 14-9　一名 13 岁男孩遭受右侧股骨干中段闭合性骨折和股骨远端骨骺Ⅳ型粉碎性骨折。(A)膝关节正位片显示粉碎性骨折已将股骨远端骨骺两侧分裂开。(B)侧位片显示股骨远端生长部粉碎性骨折。(C)术后正位片显示股骨远端恢复解剖结构。骨折复位并用多枚螺钉固定。(D)侧位片显示保持了股骨髁的正常结构。损伤时骨折处严重粉碎，由于骨骺已破碎，将螺钉跨生长板植入。不久后对对侧股骨远端骨骺也进行了处理。(Courtesy of Dr. Neil E. Green.)

最好用空心螺钉从干骺端一侧插入进行固定。可以用垫圈来加固螺钉。固定完成后，用长腿石膏或髋人字形石膏制动。如果预期出现明显肿胀，例如伴发于过伸损伤之后，在敷上棉质和石膏管型材料之前先在皮肤垫一层 1.27 cm 的泡沫塑料(图 14-10)。泡沫塑料垫有助于适应肿胀，并且可在需要时便于将石膏改为单片或双层垫。术后 5~7 天拍随访 X 线片来确认复位。如果用平滑针，钢针通常在 4 周后通过石膏上的窗口拆除。此时可以开始负重练习。管型石膏通常在伤后 6 周拆除并开始进行膝关节的康复训练。当受伤膝关节的力量和活动度与正常膝关节相同时，就可以进行体育活动了。

尽管无移位的 Salter-Harris Ⅲ型和Ⅳ型骨折可以只进行石膏制动，但作者治疗这类骨骺喜欢用皮下植入网状骨接骨钉辅之以长腿石膏制动来预防后期移位。对所有移位骨折都进行切开复位内固定。因为都是关节内骨折，所以在影像证实完全愈合之前不可以完全负重。

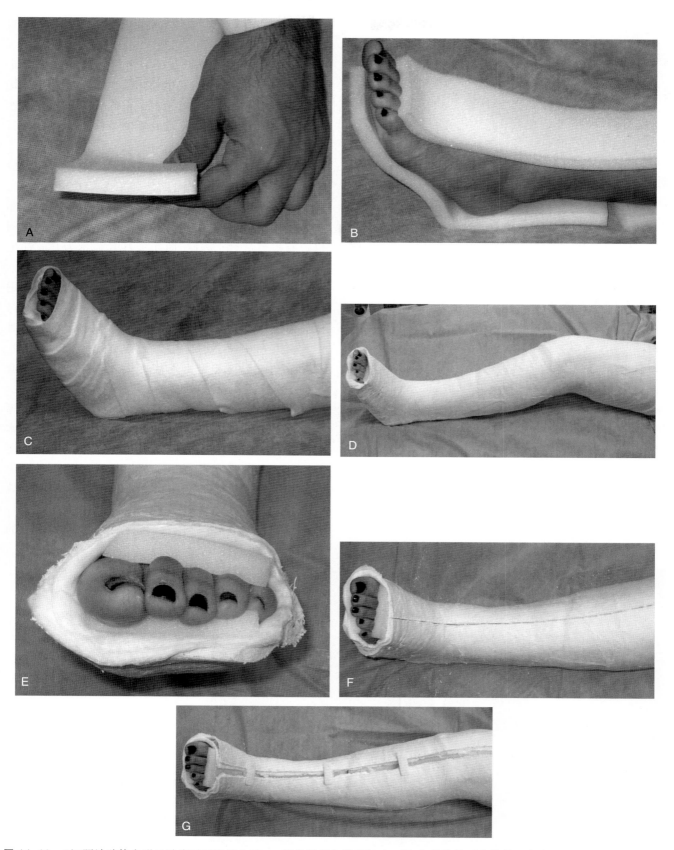

图 14-10 （A）预计肢体会明显肿胀时可选用 1.27 cm 厚的海绵垫管型制动。（B）海绵垫管型直接敷于皮肤表面。（C-E）棉垫和塑料垫包在海绵外。（F,G）如有必要可选用单片或双片石膏管型,不必再用环形石膏管型。（见彩图）

5.并发症

(1)神经血管损伤

股骨远端生长部骨折后的间隔综合征发生率估计为1%。Eid和Hafez[40]最近报道,在151例股骨远端生长部骨折病例中,有2例发生了Volkmann缺血性肌挛缩。尽管所报道的该并发症发病率较低,但是其后果较严重。对于有间隔综合征症状和体征的患儿,进行早期发现和及时干预极为重要的,这一点怎么强调也不过分。在同一个临床病例系列中,发现有7.3%的患儿发生腓神经麻痹。因为所有病例都是在3个月内处理完的,所以作者并不觉得进行常规手术探查是必要的。但是对于神经缺陷持续3个月以上的患者,进行肌电图检测是必要的。

(2)韧带和半月板损伤

很多作者都提到股骨远端生长部骨折和韧带损伤会同时发生[17,22,24,40]。最常见的是,在对生长部损伤进行治疗时未正确评估韧带损伤。在这种情况下,骨折愈合后常会发现膝关节松弛。前侧松弛报道的最多,随后是外侧和内侧松弛。这些报道强调,骨折愈合后必须继续对患儿进行随访和评估。

(3)生长障碍

尽管股骨远端生长部骨折的预后通常较好,但是按照Salter-Harris分类出现短缩和成角畸形比预期的要多见[24,40,80,121,142]。股骨远端生长部骨折的预后比预测的差可归因于引起该部位生长部分离所需的外力更

大,特别是低龄儿童,他们的骨膜和软骨膜鞘较厚,能提供更好的稳定性[121]。

初始移位大于骨干直径一半的骨折以及年幼儿童的骨折[40,121]更容易引起生长障碍。Riseborough及其同事[121]观察了2~11岁患儿由严重创伤引起的股骨远端干骺端骨折,发现它比青少年的类似骨折更容易引起生长障碍。

损伤后最好每6个月做一次详细的临床评估,检查下肢的对线和腿长。对两条腿拍X线片进行比较。局部生长受抑制或生长减缓可发生在股骨远端生长部损伤之后[121],在这种骨折之后生长被激活的个别病例也曾有报道过[146]。因此,即使X线片显示为开放性生长部也要密切关注这些患者的骨骼成熟情况。

在骨骼成熟时双腿不等长,若小于2 cm就不用治疗。如果成熟时预计的不等长为2~5 cm,就要对对侧肢体进行适时的骺骨干固定术。如果预计的成熟时不等长大于5 cm,就要考虑对伤侧腿行延长术。

成角畸形可能是由连接不正或局部生长障碍造成的。由连接不正造成的明显成角畸形可通过截骨治疗,或者适当时行半骺骨干固定术。对于局部生长障碍引起的进展性成角畸形可采用骨桥切除术、截骨术或保留部分生长部的骺骨干固定术治疗。对于至少还有2年生长期的患儿当生长部损伤低于50%可考虑骨桥切除术[68,14,122](图14-11)。如果该骨桥在外围,效果最好。

手术切口可在外侧或内侧进行取决于要切除的

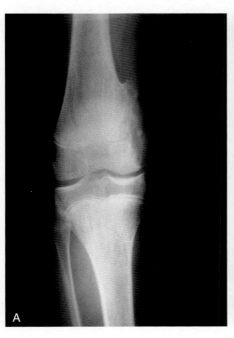
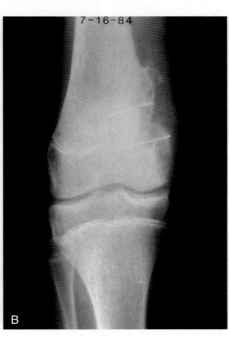

图14-11　14岁男孩膝部在4年前遭受割草机损伤。(A)正位片显示股骨远端内翻畸形,伴股骨远端生长部内侧外周生长停滞。(B)切除生长部骨桥后,内翻畸形得到纠正,恢复继续生长。(Courtesy of Dr. Neil E. Green.)

骨桥位置。术前应根据 X 线断层片上出现的条形影位置来确定切除区域。用高速钻来切除骨桥直到在缺损周围看到生长板软骨。缺损处可用自体脂肪（取子臀部）或甲基丙烯酸甲酯（Cranioplast）填充，以防止再次形成骨桥。在干骺端和骨骺上放上小的金属标记，以便在 X 线片上能评估生长部的生长恢复情况。如果在骨桥切除时股骨远端的外翻或内翻畸形大于 20°，也要做远端股骨截骨术来重新对位膝关节[114]。

如果骨桥太大难以切除或者患者骨骼几近成熟，则需要行截骨术，并对残留的生长部行骺骨干固定术。

第二节　骨软骨骨折

一、损伤机制

膝部骨软骨骨折大多是由对膝关节屈曲位的直接撞击或髌骨急性脱位的剪切力引起的[2,56,89,123]。这种骨折发生时脱位的髌骨会沿切线方向在股骨外髁上向后移动[101]。在脱位或复位期都会发生骨软骨骨折。Rorabeck 和 Bobechko[123]估计，在儿童中发生的所有急性髌骨脱位中，骨软骨骨折的发生率约为 5%。Nietosvaara 及同事[101]发现，在 72 例髌骨急性脱位的患者中，有 28 例（39%）伴有骨软骨骨折，或是关节囊撕脱，或是关节内游离体。Stanitski 和 Paletta 报道[141]，在 48 例大龄儿童和青少年的急性髌骨脱位中，关节镜证实有 34 例（71%）存在关节损伤。

这些损伤大多发生于青少年。Rosenberg 认为，由于青少年几乎没有的钙化软骨，沿膝关节面的切向外力会传递到软骨下部位，从而产生水平面内而且几乎在骨内的骨折[124]。作用于成人膝关节上的同样外力常会导致在关节软骨的钙化区和非钙化区之间的"标志点"处软骨撕裂[60,124]。在最近的一项组织病理学研究中 Flachsmann 及其同事[41]得出的结论是，青少年由于在成熟过程中骨软骨接合处的重要附着区出现结构性改变，因此特别容易引起骨软骨骨折。他们认为，在未成熟组织中，可塑性软骨指状端可以穿入软骨下骨提供坚固的附着。在成熟组织中，软骨通过一层完全钙化的软骨层固定在软骨下骨上。钙化层不规则的下表面称作黏合线，可提供大的接触面，保证了软骨与软骨下骨的牢固附着。在青少年，随着组织的成熟，软骨下骨的指状突在将此软骨层发育完全之前被钙化基质替代。这就导致青少年骨软骨区易骨折。

二、分类

Rorabeck 和 Bobechko[123]描述了儿童急性髌骨脱位后造成的三种类型骨软骨骨折：髌骨下内侧骨折、股骨外侧髁骨折和以上两型的组合（图 14-12）。累及股骨内侧髁的骨折较少见，通常是由直接撞击膝部引起的。

三、诊断

大多数骨软骨骨折的患者都有膝关节屈曲位扭伤的病史。通常会听到或感觉到有突然很痛的"折断声"。患儿会表现出后退或者感觉到膝盖从关节里出来了。关节迅速积血，负重的时候会觉得很痛。

骨软骨骨折的儿童会有疼痛性关节肿胀的表现。他们会保持膝关节在 10°~15° 的屈曲位，任何试图屈曲或伸展膝关节都会有障碍。关节面受伤部位会有触痛敏感。患儿也会有髌骨中间触痛敏感和正位恐惧症。其他关节是否存在活动过度也要查明，因为没有广泛关节松弛的青少年在急性髌骨脱位后关节损伤的发生率高 2.5 倍[139]。

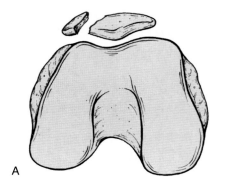
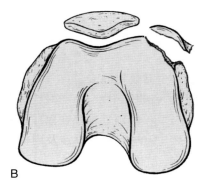

图 14-12　股骨外侧髁骨软骨骨折（B）和髌骨内侧极骨软骨骨折（A）的图示，二者皆继发于髌骨脱位。X 线片可显示正常，但关节积血抽出液中可能含有脂肪滴。怀疑存在软骨或骨软骨骨折时需进行关节镜检查。

膝关节 X 线检查应包括前后位和侧位平片以及髓腔和髌骨轴位像(图 14-13)。在 X 线平片上难以检测出骨软骨骨折,特别是当骨折块的骨化区很小的时候[139,141,151]。Matelic 及其同事发现[85],在 14 例患者中有 5 例(36%)的术前 X 线检查没有发现骨软骨骨折,而是在随后的关节镜检查中才发现的。Stanitski 和 Paletta[141]报道,在 28 例关节镜检测到骨软骨游离体的病例中有 20 例在四视野 X 线片并没有检查出。

如果 X 线片没有检查出骨折,特别是病史提示有急性髌骨脱位时,应在无菌环境下穿刺抽吸膝关节,以确认是否有关节积血。如果抽出的血中有脂肪球,则说明在膝关节某处存在骨软骨骨折[124]。

尽管 X 线片[47]、CT 或磁共振成像[96,157]有助于发现较大的软骨碎片,但关节镜对诊断膝部的骨软骨或软骨骨折通常是必要的[47,101,139,141,145,150,151]。

四、治疗

很多权威人士都建议对膝部急性骨软骨骨折要尽早进行手术治疗[2,14,66,89,123,145]。骨折碎片是切除还是再附着取决于其大小和碎片的来源。但是作者并不同意要不要再附着取决于骨折碎片的大小。一般来说,如果碎片较小且源于非承重骨表面,则可以切除。源于承重骨表面的大碎片则应当放回原位。

如果要再附着骨软骨骨折,文献报道有多种固定技术。再附着可以采用关节切开术或者关节镜下进行。接骨针[56,65]、Smillie 钉[56]、埋头 AO 微型钉[56,145]、Herbert 螺钉[77,118,161]、逆行插入的带螺纹的小 Steinmann 针[14]、纤维蛋白封闭剂或其他黏合剂[44,57,145]以及聚合物(左旋交酯)棒[86]均有应用且效果类似(图 14-14)。有文献报道,在用可降解关节内固定治疗的某些患者中,发现有严重的异物型无菌滑膜炎[10]。

术后用药取决于手术时达到的稳定程度。如果骨折得到充分稳定,就可以装上术后支具并开始关节活动度和四头肌肌力锻炼。在 X 线片显示骨折完全愈合之前,不可以完全负重。

如果急性髌骨脱位需要切除或者再置骨软骨骨折碎片,一些作者建议进行附加手术,重新对位膝关节的伸肌装置以防止再脱位,特别是当存在髌股排列错乱的因素时[2,56,89,123,145,150]。这些手术一般涉及内侧支持带和内侧髌股韧带的修复(图 14-13)。

五、并发症

在切除与承重面无关的小的骨折碎片之后,预期效果良好。从承重骨表面切除较大的骨折碎片后,其效果很难确定。这些缺损处会填满纤维软骨,长期之后不足以避免出现退行性改变。甚至在再附着之后,也不能保证令人满意的长期结果。手术治疗的并发症包括黏合剂导致的强直、四头肌萎缩、螺钉或钢针伸入到关节内以及膝关节运动功能丧失。

第三节　髌骨骨折

一、解剖学

髌骨是人体最大的籽骨。它位于四头肌肌腱内,可使四头肌成为更有效的膝关节伸肌。

髌骨在 3~5 岁开始骨化。骨化一般从多个点开始,最后融合在一起。随着髌骨骨化中心的扩展,边缘会变得不规则,并可能与次级骨化中心连在一起[102]。位于上外侧的次级骨化中心的不完全融合会导致双髌骨,从而容易混淆为骨折(图 14-15)。如果出现双髌骨,通常在 12 岁之前显现,而且有可能持续到成年[104]。髌骨骨化通常在青春期后期完成。

二、损伤机制

在儿童中很少出现髌骨主体的横行骨折或粉碎性骨折,因为他们的髌骨大部分是软骨而且比成人的移动性大。这种损伤大多发生在青春期骨化即将完成的阶段[81]。跟成人一样,儿童的髌骨骨折也是由直接或间接外力导致的[83]。髌骨下极撕裂性骨折,即所谓的套袖状骨折,是由四头肌对屈曲膝关节施加的强大收缩力引起的间接损伤。

髌骨骨折也可由反复的应力所致。Hensal 及其同事[58]报道了一例间接损伤造成的双侧髌骨骨折的 17 岁儿童。手术时,骨折边缘的硬化表明有潜在的应激反应区。Iwaya 和 Takatori[63]描述了 3 个 10~12 岁儿童的髌骨外侧纵行骨折。作者将其归因于重复性活动。Ogden 及其同事认为,疼痛性双髌骨是由长期应力性骨折所致[104]。

三、分类

儿童髌骨骨折一般根据其部位、骨折类型和移位程度分类。儿童特有的一种骨折就是所谓的套袖状骨折,骨折经过软骨发生在髌骨下极(图 14-16)。这种骨折在 8~12 岁的儿童中比较常见。发生这种骨折时,一个大的软骨套沿着远极的一小块骨头从髌骨主体撕

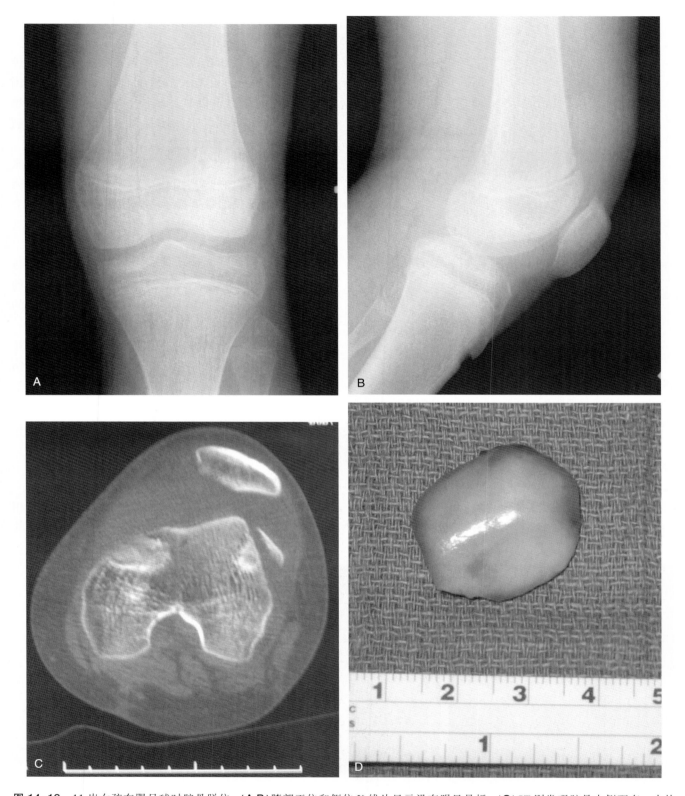

图 14-13　11 岁女孩在踢足球时髌骨脱位。(A,B)膝部正位和侧位 X 线片显示没有明显骨折。(C)CT 则发现髌骨内侧面有一大块骨软骨骨折。(D)手术中的骨折碎块。(待续)

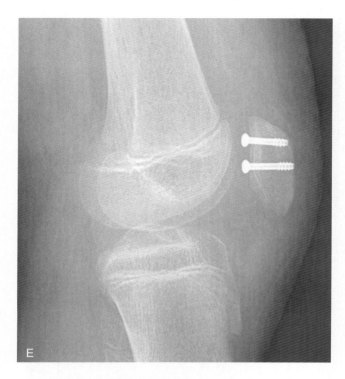

图 14-13(续) (E)骨块用两枚空心钉固定,螺钉头现在关节面下方。外侧支持带松解,内侧支持带重叠缝合,为髌骨重建理想的滑道。

脱。Grogan 及其同事[54]观察到,撕脱骨折会累及髌骨周围的任何区域。他们描述了四种损伤类型:上部、下部、内侧(常伴发于急性髌骨脱位)和外侧(他们将其归因于股外侧肌反复牵拉导致的长期应力)。

四、诊断

髌骨主体骨折的患者通常会有触痛和软组织肿胀。膝关节处通常会有关节积血。膝关节主动伸展困难,尤其是抗阻力伸展时。髌骨下端有一可触及的小缺口预示着套袖状骨折。髌骨高位提示伸肌结构破裂。

对于边缘骨折,髌骨疾患部位的局部触痛和肿胀是唯一的表现。在这些损伤中,直腿抬高是有可能的。内侧缘撕脱性骨折提示有急性髌骨脱位,可能会自发复位[54]。伴有脱位,也会有其他症状,比如内侧支持带触痛和正位恐惧症。

需拍摄前后位和侧位 X 线片来评估髌骨主体骨折。横行骨折在侧位片上显示最好。膝关节屈曲30°的侧位 X 线片能很好地界定软组织的稳定性和移位的真实程度[14,54]。

遭受急性损伤的患者在靠近下极处有小块骨粒点可能预示着套袖状骨折。怀疑有套袖状骨折时,伤处侧和未受伤侧膝关节屈曲30°的侧位 X 线片有助于确认伤侧髌骨高位。当临床表现和 X 线片表现无法明确诊断时,MRI 有助于发现套袖状骨折[11,130]。纵向边缘骨折最好用髌骨轴位片检测。

五、治疗

儿童髌骨横行骨折的治疗原则基本上与成人相同[81,120]。对于无移位骨折,特别是膝关节能主动伸展的

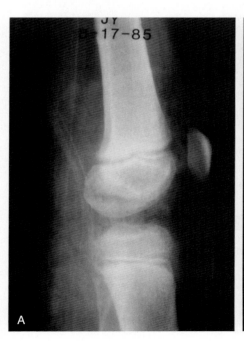

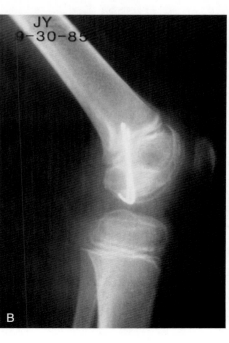

图 14-14 (A)7 岁患儿的膝部内侧髁因开放性损伤引起的骨软骨骨折的侧位 X 线片。可见骨折经过骨骺的下部。(B)对骨折进行了切开复位针固定后的膝关节侧位 X 线片。骨折愈合后将平滑针取出。(Courtesy of Dr. Neil E. Green.)

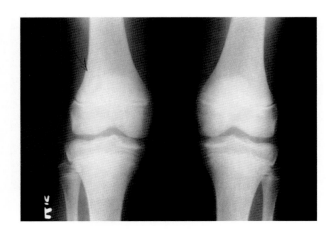

图 14-15　双膝正位 X 线片显示一侧为双髌骨。双髌骨多为双侧发生。如果在其外上方有压痛，应诊断为骨折。偶尔需要行手术治疗。（Courtesy of Dr. Vernon T. Tolo.）

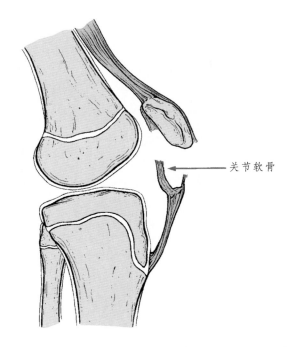

关节软骨

图 14-16　髌骨套袖状骨折。髌骨远极的小骨折片已撕脱，但却有较大一部分关节面。

话，建议在膝关节全伸位用管型石膏治疗进行封闭式治疗。

　　对于分离 3 mm 以上或者关节面呈台阶状的横行骨折，必须采取手术治疗[14,120]。将沿纵向植入的两枚克氏针用钢丝捆扎便可用预塑形的张力带固定法达到很好的固定[19,156]（图 14-17）。最近有文献报道，用可吸

收缝线代替传统的不锈钢钢丝[144]。用可吸收缝线可使后期的植入物拆除更加方便，也减少了所需的软组织

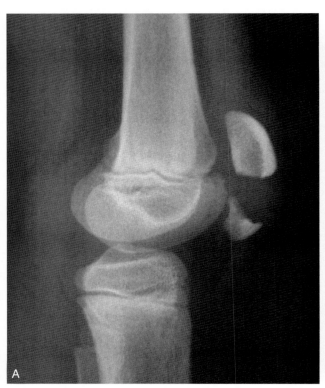

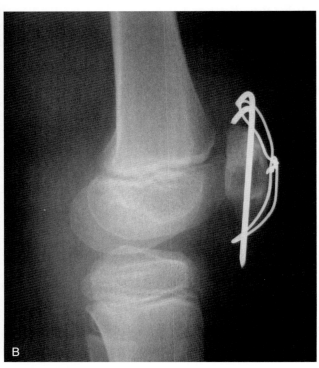

图 14-17　14 岁男孩遭受髌骨移位性骨折。(A)膝关节侧位 X 线片显示髌骨移位性横行骨折。(B)膝关节术后侧位 X 线片显示骨折复位并愈合。用两枚平滑针和钢丝对骨折进行了张力带固定。（待续）

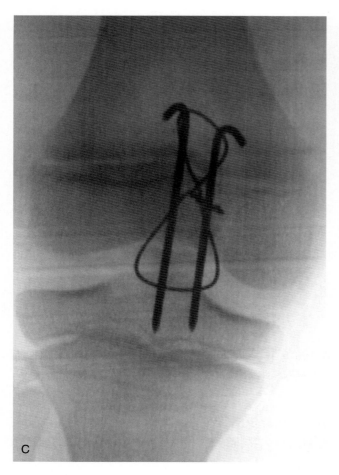

图 14-17(续) **(C)** 正位 X 线片显示 "8" 字形张力带固定。(Courtesy of Dr. Neil E. Green.)

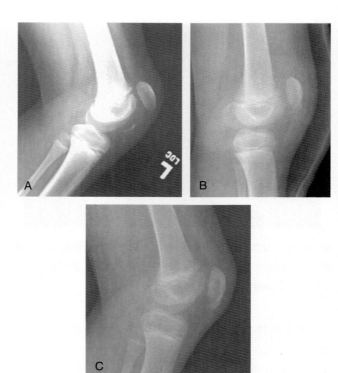

图 14-18 9 岁女孩遭受髌骨袖套状骨折。**(A)** 侧位 X 线片显示髌骨下极移位性骨折。此例套袖状骨折累及的骨量大,所以可在 X 线片上看到。**(B)** 术后即刻的膝关节侧位 X 线片。骨折进行了切开复位,并用缝线穿过肌腱和髌骨进行了固定。**(C)** 术后 5 个月时的侧位片显示骨折愈合。膝关节可进行全活动度活动,而且可以主动活动。(Courtesy of Dr. Neil E. Green.)

切除量。其他固定方法包括环状面钢丝圈固定、整骨折块间螺钉固定、空心螺钉联合张力带固定[16,28]。支持带应在骨固定时修复。同样,套袖状骨折必须精确复位并缝合固定(图 14-18),或者如果骨折碎片足够大就用预塑形的张力带固定[23,61,163](图 14-19)。远极粉碎性骨折最好行髌骨部分切除术[19]。如果粉碎范围大,应考虑行全髌骨切除术。

对于那些经过一段时间制动和康复训练无反应的小型边缘骨折或者疼痛性双髌骨,最好切除骨折碎片[50,63,104]。但是,对于可能累及关节面重要部位的大骨折碎片应考虑行螺钉和钢针固定[104]。

六、并发症

髌骨骨折的结果通常较好。移位大或粉碎严重的骨折其结果不佳[81]。移位性骨折如果未准确复位则会发生并发症,包括髌骨高位、伸肌滞后和四头肌萎缩[14,23]。

第四节 胫骨棘骨折

一、解剖学

前胫骨棘,又称前髁间隆起,是前交叉韧带的远端附着点。在胫骨近端完全骨化之前,前髁间隆起的表面主要由软骨构成[93]。当前交叉韧带受到过度拉伸应力时,未完全骨化的胫骨棘的抗拉伸能力不如韧带组织,因此张力过大时会导致前髁间隆起下方的松质骨出现骨折。

二、损伤机制

前髁间隆起骨折大多因过度拉伸或膝关节外旋和外翻所致。通常可致成人前交叉韧带撕裂的创伤性外力,将导致儿童胫骨棘骨折。

胫骨棘骨折多见于 8~14 岁儿童。这种损伤总会

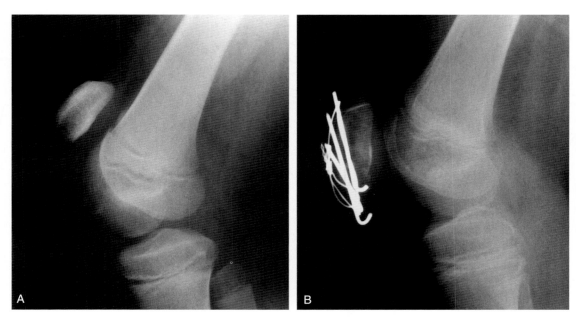

图 14-19　髌骨袖套状骨折。(A)膝关节侧位片显示髌骨高位,表明髌骨损伤系四头肌收缩机制所致。髌骨下缘上显示的缺损表明髌骨下极已被撕脱。骨折后的髌骨下极重叠在股骨髁上,在原始平片上看不到。(B)术后侧位片显示,骨折后粉碎的髌骨下级用张力带和 3 枚平滑克氏针进行了内固定。图中可见髌骨又回到了其正常位置。(Courtesy of Dr. Neil E. Green.)

累及前棘。后胫骨棘骨折在儿童中罕见[126],多见于骨骼发育成熟的个体[99](图 14-20)。

胫骨棘骨折最常发生于从自行车上跌落。有些作者甚至说从自行车上跌落后出现膝盖疼痛与肿胀的儿童。必须首先想到胫骨棘骨折,直到确诊为其他损伤[93,122]。这种骨折也可发生于参加体育活动或机动车

辆事故受累及的儿童。

三、分类

Meyers 和 McKeever[93,94]将胫骨棘骨折分为三大类(图 14-21)。Ⅰ 型骨折,骨折块移位极小伴有前缘轻微升高。Ⅱ 型骨折,粉碎的骨折片后侧咬合,前方从其骨

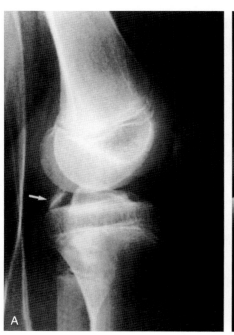
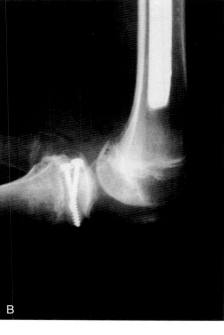

图 14-20　(A)15 岁男孩的膝关节侧位 X 线片,该患者股骨中段骨折伴同侧膝关节后交叉韧带撕裂。箭头所示为胫骨后棘撕脱。(B)膝关节术后侧位片,对股骨骨折行闭合复位髓内钉固定,对胫骨后棘骨折经后入路行切开复位内固定。(Courtesy of Dr. Vernon T. Tolo.)

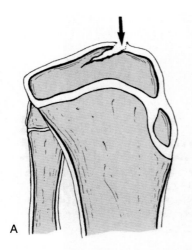 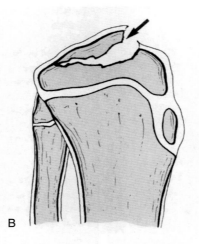 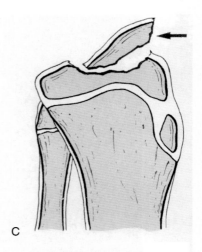

图 14-21 胫骨前棘骨折的 Meyers 和 McKeever 分型。(A) I 型为无移位骨折。(B) II 型骨折表现为胫骨前棘前部抬高但骨折后部复位。(C) III 型骨折表现为完全移位。

床上抬高。III 型骨折,粉碎的骨折片完全移位并可能旋转。此后,Zaricznyj 定义第四种胫骨棘骨折,即骨折碎片完全粉碎[164]。

四、诊断

胫骨棘骨折患者常见表现为疼痛、关节积血导致的渗出以及不愿意负重。由腘绳肌腱膝关节常处于轻度屈曲位。

前后位和侧位 X 线片可诊断胫骨棘骨折。最好在侧位片上评估骨折的移位程度。在侧位片上要仔细检查胫骨棘基底部骨缘是否不连续。当常规 X 线片显示仅在髁间切迹有一小骨片时,为进一步评估损伤需行 MRI。

五、治疗

需要根据骨折类型采用不同的治疗方法。I 型和 II 型骨折的移位极小,可采用保守治疗。如果有较多的关节积血,应在无菌状态下抽出积血并对患肢行长腿石膏制动。为保持胫骨棘骨折的复位,目前对膝关节制动的最佳位置,尚未达成共识。Bakalim 和 Wilppula[7]报道了 10 例采用闭合复位和过伸位制动进行治疗的患者,发现在 8 例充分随访的患者中有 7 例预后较好。Beaty 和 Kumar[14]建议将膝关节制动在 10°~15°屈曲位。与此类似,Meyers 和 McKeever[94]推荐膝关节保持 20°屈曲位。Fyfe 和 Jackson[43]注意到前交叉韧带一直张紧在伸展位,因此建议将膝关节制动在 30°~40°屈曲位,以便放松该韧带。石膏制动后需拍 X 线片来确认胫骨棘骨折的复位,并于 1~2 周内复查以确保

没有发生移位。石膏制动通常在 6 周内拆除。

手术复位可借助关节镜进行[82,92]或通过前内侧或前外侧有限关节切开术进行[69,158],适用于无法复位的 II 型骨折和所有的 III 型骨折。移位骨折往往由于半月板或韧带的嵌塞,而不能准确复位。Kocher 及其同事[72]注意到,26% 的 II 型骨折和 65% 的 III 型骨折嵌塞有内侧半月板前角、半月板间韧带或外侧半月板前角。

当通过关节切开术获得复位后,可通过将可吸收缝线穿过骨折块的软骨处连到胫骨骺的前唇或半月板的前部未固定骨折块(图 14-22)。也可用光滑的克氏针来固定骨折块[164]。借助关节镜复位后,骨折块可以用可吸收缝线[75,87]或网状骨螺钉固定[15,37,71](图 14-23)。对于青少年患者的小骨折块,可通过将不可吸收缝线穿过前交叉韧带与穿过胫骨前部钻孔的缝线头端结束进行固定[14]。

作者推荐的治疗方法

治疗 I 型骨折和大多数 II 型骨折作者首选闭合复位和石膏制动。如果存在严重的关节腔积血,需在无菌条件下抽吸膝关节积血。用标准型或微型影像增强器,来测定维持骨折复位期间膝关节的屈曲角度。如果骨折复位保持在膝伸展至屈曲 10°位,则应在此体位实施长腿石膏制动。有时更多会采用伸展位。作者倾向于将足部包在石膏管型内以减小会使骨折移位的旋转应力。1 周后拍随访 X 线片以确认仍保持复位。石膏管型可于 6~8 周移除,具体时间取决于儿童的年龄以及愈合的影像证据。

经前内侧关节切开术进行复位适用于不可复位的

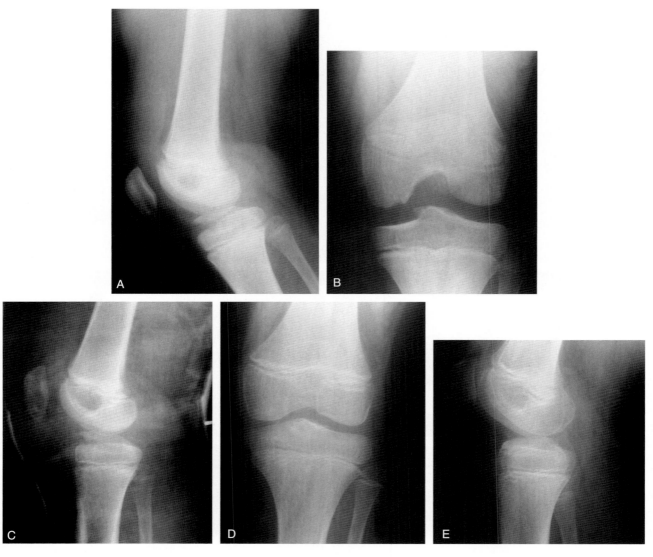

图 14-22　(A,B)9 岁男孩膝部的正位和侧位 X 线片显示 Ⅱ 型胫骨棘骨折。(C)尝试行闭合复位(伸直膝部)后的侧位 X 线片显示与初始 X 线片没有变化,这表明半月板妨碍了骨折复位。(D,E)术后 2 个月拍的左膝正位和侧位 X 线片显示对骨折进行切开复位及缝合固定后骨折复位良好且已愈合。(Courtesy of Dr. Vernon T. Tolo.)

Ⅱ 型骨折和所有 Ⅲ 型骨折。用可吸收缝线穿过骨折块的软骨处和胫前骨骺即可保证复位。术后,用长腿石膏管型将膝关节制动于 10°~20° 屈曲位。术后 1 周拍 X 线片复查以确认维持复位。6~8 周后拆除石膏管型。

　　大多数患者可通过膝关节活动度和股四头肌肌力锻炼的物理治疗康复。当伤侧膝关节的肌力和活动度与未损伤一侧大致相同时,便可恢复体育活动。

六、并发症

1.骨折不愈合和畸形愈合

　　胫骨棘骨折的结果预期较好,至少在短期内。正确治疗后的骨折极少出现不愈合,但 Ⅲ 型损伤发生畸形愈合曾有报道。这些患者可能有临床不稳定和膝关节伸展受阻的表现。对于有症状的患者,活动胫骨棘、切除多余骨、将胫骨骨折块再附着于复位部位可用来治疗畸形愈合[43,79]。

2.膝松弛后遗症

　　一些作者曾报道,胫骨棘骨折后,甚至在解剖位置愈合后会出现前十字形松弛和膝关节全伸功能缺损[6,12,71,135,158,159]。这种松弛可归因于发生在骨折块撕脱之前发生的前交叉韧带的间质撕裂[6,52,64,135,159]。在关节镜复位胫骨棘骨折期间,Kocher 及其同事观察到,即使

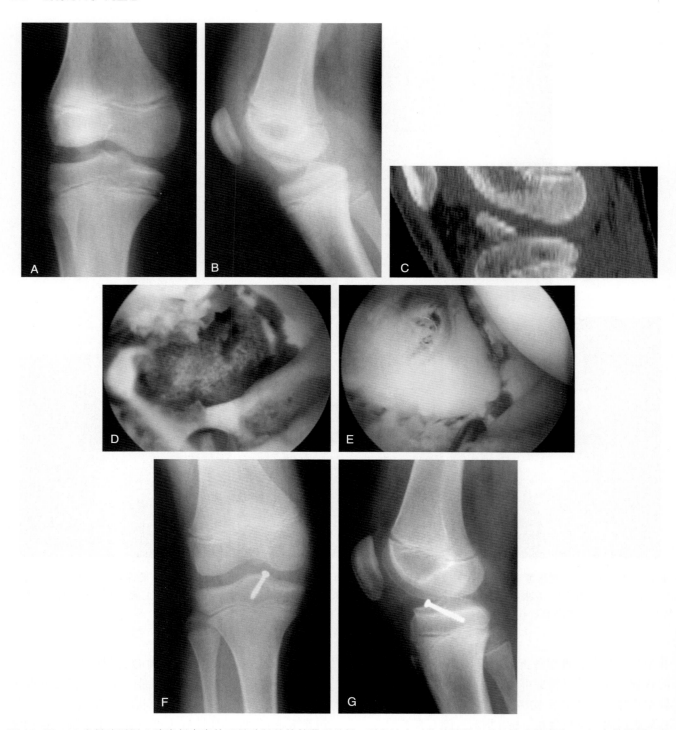

图 14-23 10 岁男孩因泥土路摩托车事故而导致胫骨前棘Ⅲ型骨折。到急诊室时他的膝部有大片渗出且疼痛。(A)患儿膝部正位片。可见胫骨棘移位骨折,使其离开了正常位置。(B)在膝部侧位 X 线片上可见胫骨前棘完全移位骨折是向上移位。(C)矢状位重建 CT 扫描更清晰地显示骨折块移离其正常位置。(D)骨折关节镜下表现。图像中部为骨折床,半月板前角在图像的下部。上方可见骨折块,其与骨折床外上侧重叠。(E)对骨折进行了复位和螺钉内固定。可见骨折块已解剖复位于骨折床。螺钉埋头于骨折块内。可见小拉钩拉起半月板前角。(F)正位 X 线片显示骨折块已回到其正常位置,并被单枚空心钉固定。螺钉埋于骨骺内。(G)在侧位 X 线片上可见骨折已解剖复位并用空心螺钉内固定,空心螺钉指向后方,与其与骺面充分接触仍保持在骨骺内,不会有损伤生长部的风险。(Courtesy of Dr. Neil E. Green.)

大体上完整,前交叉韧带也常会在其腱鞘内出现出血。

后期松弛度随损伤的严重程度而异。与Ⅰ型骨折相比,Ⅱ型和Ⅲ型骨折后的松弛比较严重[12,159]。尽管出现松弛,但只有少部分患者主诉疼痛或不稳定性。

有关这种损伤的长期结果研究很少有报道。Janarv 及其同事[64]检测了 61 位平均年龄为 16 岁的胫骨前棘骨折患儿。虽然在最后一次随访中大多数患儿的临床结果较好,但他们并没有发现任何证据表明损伤导致的前膝关节松弛会随着时间而减轻。因为已有一些报道证明前膝关节松弛是持久性的,所以这种损伤的长期预后仍然不确定,因此也应告知患者家属。

3.强直

在胫骨棘骨折手术治疗或保守治疗之后偶尔会出现伤肢强直,这是一种难以治疗的疾病。理疗包括互动和辅助下主动活动度锻炼以及使用脱落式管型会有一定效果。如果存在持续性僵直,应考虑在全麻下对粘连行关节镜松解术和推拿治疗。过度推拿曾导致胫骨远端和胫骨近段骨折,应加以避免[132]。

第五节　胫骨结节骨折

一、解剖学

1.骨和软组织解剖学

胫骨近端长骨体生长部不仅有助于胫骨纵向生长,而且也有助于胫骨结节的发育。Ogden 指出[102],在12~15 孕周时,胫骨结节或胫骨粗隆最初是作为胫骨长骨体生长部的前侧延伸部发育的。在分娩时,该结节大约位于胫骨近端骨骺水平位附近;出生后向远端转移。

胫骨近端骨骺骨化中心出现在出生后第 1 个月和第 3 个月之间。胫骨结节的骨化中心在 7~9 岁时开始在其远端部位形成,随后逐渐向胫骨近端延伸。青春期时,这两个骨化中心被一个小软骨桥分隔开,隔开后软骨桥自动消失。女孩在 13~15 岁,男孩在 15~19 岁时,胫骨结节的长骨体生长部闭合[102]。

Ogden[102]发现,胫骨结节下面的长骨体生长部最初是由不计其数的纤维软骨而不是由通常在生长区出现的长骨体生长部的柱状软骨组成的。他认为,这种非常罕见的细胞结构使结节能更好地抵御股四头肌通过髌骨腱施加在它上面的正常张应力。随着结节逐步骨化,结节下面的生长板由纤维软骨变为生长部柱

状软骨。因为柱状软骨的抗拉伸强度低于纤维软骨,这些变化使结节难以抵御强的张应力,从而使其容易发生骨折。

2.脉管解剖学

胫前返动脉是具有潜在临床意义的胫骨结节的主要供血动脉。Wall 通过解剖证实,胫前返动脉的许多束状分支都是沿着胫骨结节的外侧缘终止的[153]。当在尸体上切开这些血管时,他发现,这些血管往往会在筋膜下向远端外侧回缩,进入前间隔的肌肉内。作者认为,这些血管向前间隔内的继续出血可导致间隔综合征。Pape 及其同事[108]报道了 2 例青春期男孩在胫骨结节撕脱骨折后发生了间隔综合征。他们认为,胫前返动脉分支的出血是间隔综合征的易感因素。

二、损伤机制

胫骨结节骨折最常见于 12~17 岁的男孩。体育活动,特别是篮球和竞技类跳跃项目,最容易发生这种损伤[8,30,31,76,97,106,160]。

损伤机制可能是股四头肌剧烈收缩时的膝关节主动伸展(比如发生在跳跃),或者是对抗股四头肌收缩的膝关节急性被动屈曲(比如发生在阻塞对方足球运动员时)[8,20,76,160]。

几位作者提出,Osgood-Schlatter 病可能使该患者容易发生胫骨结节的急性破裂[20,76,106,160]。Osgood-Schlatter 病是引起 10~14 岁好动儿童膝部疼痛的常见原因。临床上,这些患者的胫骨结节正上方有压痛感。虽然这种病是自限性的,在胫骨结节长骨体生长部闭合之后会消退,但受累儿童可能会受到这样或那样的活动限制,以便能在早期消退症状。Rosenberg 及其同事[125]依据影像研究得出的结论是,这种病是由于髌腱在其结节附着部位的炎症所致,而与骨受累无关。根据 Ogden 及其同事[106]的研究,Osgood-Schlatter 病似乎只累及结节骨化中心的前端部位,而不累及长骨体生长部。他们推测,这种病可能通过使柱状软骨的骨高于纤维软骨而改变了结节的长骨体生长部,从而使患者容易发生整个结节的急性撕脱。

三、分类

Watson-Jones[154]把胫骨结节骨折划分成三种类型。第一种类型,结节远端部位的小骨折块被撕脱。第二种类型,结节的整个次级骨化中心向上移动,成角顶端位于胫骨近端长骨体生长部水平面。第三种类型,骨折线

穿过胫骨近端长骨体生长部延伸到膝关节。

Ogden 及其同事[106]对以上分类进行了修正,强调了骨折的关节内延伸和结节的粉碎(图 14-24)。Ⅰ型,只累及结节的最远端部位。亚型 A,骨折穿过结节的骨化中心但移位很小。亚型 B,骨折块与骺端分离。Ⅱ型骨折时结节整个骨化中心发生分离。骨折发生于胫骨干骨化中心和结节骨化中心之间的连接部位。亚型 B,结节骨化中心被粉碎,远端骨折块可能向近端移位。Ⅲ型骨折延伸到了关节面。亚型 B,骨折块被粉碎。

四、诊断

胫骨结节骨折患者会出现局部软组织肿胀以及骨折部位正上方压痛。无移位的Ⅰ型骨折患者,通常能对抗重力伸展膝关节,而且通常没有膝部积液。Ⅱ型和Ⅲ型骨折时无法主动伸膝。这些患者大部分有膝关节积血。

精确的结节侧位 X 线片对于评估这类骨折是必不可少的。由于结节在胫骨中线的正外侧,因此胫骨轻微内旋是最好的拍片姿势。胫骨近端斜位 X 线片能清楚地看到骨折向膝关节内的延伸程度[106]。高位髌骨伴发的远端骨突前方的小碎块骨,可能提示存在移位性Ⅰ型骨折(图 14-25)。Davidson 和 Letts[35]最近报道了具有这些影像学表现的 3 例患者,均伴有软骨下骨小骨折块且胫骨近端骨膜大范围撕裂。其他作者也报道了类似的病例[42,88]。

五、治疗

无移位Ⅰ型骨折可通过 4~6 周的制动成功愈合,可采用管型石膏制动或者在膝关节完全伸展位用长腿石膏制动。1B 型,以及几乎所有的Ⅱ型和Ⅲ型骨折

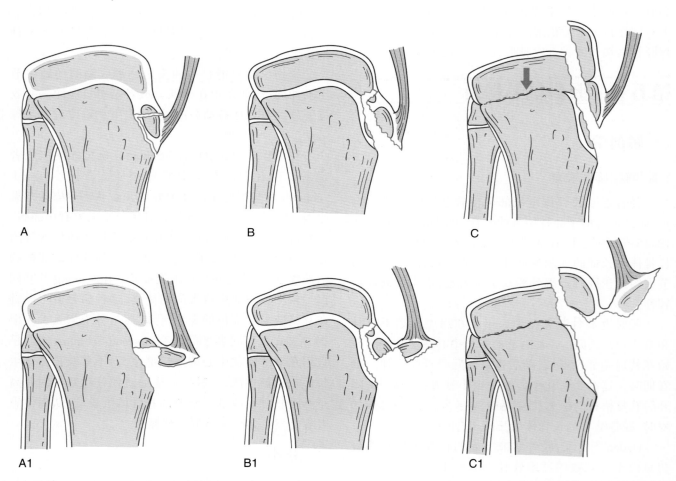

图 14-24 胫骨结节撕脱性骨折。(A)Ⅰ型骨折。骨折线穿过次级骨化中心。A 亚型位移很小。B 亚型骨折块向近端和前方跷起。(B)Ⅱ型骨折。骨折穿过了胫骨近端骨化中心和结节骨化中心的结合处。A 亚型,骨折块没有粉碎。B 亚型,骨折块被粉碎,可能向更近端移位。(C)Ⅲ型骨折是真正的 Salter-Harris Ⅲ型损伤,骨折发生在关节内。A 亚型,结节和胫骨近端骨骺前部成为一体。B 亚型,骨折块被粉碎,破碎部位在胫骨近端骨化中心和结节的接合处。

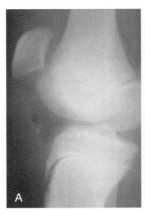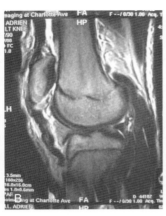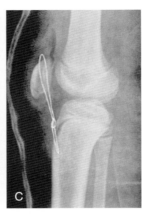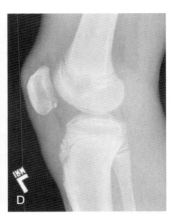

图 14-25 13 岁男孩的侧位 X 线片，他在跳高时髌腱从髌骨和胫骨结节上撕脱。(A)侧位片显示胫骨结节正上方可见高位髌骨和小的骨折块。(B)磁共振成像显示髌腱从胫骨结节和髌骨下极撕脱。在髌腱两端对其进行修复。(C)术后侧位片显示髌腱恢复其原来位置。一根金属丝绕行髌骨上极穿入胫骨上的钻孔，以加强肌腱修复。(D)9 个月后的随访 X 线片显示髌骨保持在正常位置。临床检查表明患者的膝关节正常，恢复了跳高运动。(Courtesy of Dr. Neil E. Green.)

都需要手术治疗[106]。通过由前至后植入骨针或一两枚网状骨螺钉来达到骨性固定。

手术入路在髌腱前方，与髌腱的内侧或外侧平行。为了便于准确复位，应清除血肿和任何嵌塞的软组织，如骨膜瓣。对于所有三种类型骨折都要检查有无半月板撕裂或外周分离[160]。

膝关节位于全伸位时，将一枚 Steinmann 针穿过骨折块进入干骺端对骨折进行复位和临时固定。在影像增强器监控下穿过胫骨近端干骺端由前至后置入一枚网状骨螺钉（图 14-26）。Wiss 及其同事[160]建议采用 4.0 mm 网状骨螺钉，而不用更大的植内钉，如 6.5 mm 螺钉，以便减少在突起螺钉头上发生滑囊炎的发病率。加垫圈有助于防止螺钉头下沉至骨皮质表面下方。如果用单枚螺钉无法达到坚强固定，则可以再加一枚螺钉。还要对髌韧带和撕裂的骨膜进行修复。如果粉碎严

重，则应采用张力缝合以确保修复。

手术复位后，用管型石膏或长腿石膏将膝关节制动于全伸位持续 4~6 周，随后对股四头肌进行渐进性康复训练。在股四头肌恢复正常肌力和膝关节恢复全活动度之后，才允许恢复常规活动。Mirbey 及其同事[97]在伤后平均 3 个月才允许他们的患者恢复体育活动。在Ⅱ型和Ⅲ型骨折后，Ogden 及其同事[106]发现，患者在拆除管型后 16~18 周后才恢复到伤前的活动水平。

作者推荐的治疗方法

无位移Ⅰ型骨折可在膝关节全伸位用管型石膏制动 4~6 周，随后进行股四头肌的渐进性康复训练。移位的Ⅰ型骨折，以及几乎所有的Ⅱ型和Ⅲ型骨折都通过中线纵向切口进行切开复位内固定。大多数Ⅱ型和所有Ⅲ型骨折都要探查膝关节，以消除可能存在的任何小的粉碎性骨碎片，并发现任何半月板撕裂或外

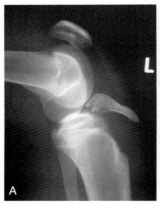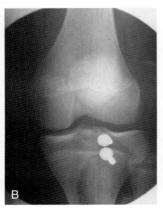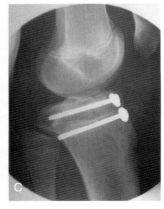

图 14-26 (A)14 岁男孩发生胫骨结节移位性骨折的膝部侧位 X 线片。(B,C)在切开复位并用两枚螺钉固定骨折后，同一个男孩的膝部前后位和侧位 X 线片。可见已恢复准确对位。

周脱离。

用多枚 4.5mm 螺钉复位和固定骨折。如果患者的骨骼接近成熟（这种损伤的大多数患者都是），螺钉可穿过长骨体生长部。对于年幼一些的患者，螺钉应平行于生长板的近端和远端植入。为了防止螺钉头下沉至皮质表面下方有时需要加垫圈。要将常与结节一起反折的大片骨膜修复至原有位置。预防性松解前间室筋膜。术后，在膝关节伸展位用管型石膏或长腿石膏进行制动。在敷上棉花和管型石膏材料之前，作者先将一层 1.27 cm 厚的泡沫垫直接垫在皮肤上。泡沫垫有利于伤肢肿胀并在临床需要时便于将石膏管型改为单片或双片式。患者要住院 24~48 小时，以便适时监测神经血管状态。管型通常在手术后 6 周拆除。管型拆除后，大部分患者通过物理治疗可逐渐恢复膝关节活动度和股四头肌肌力。膝关节活动度几乎完全恢复，且股四头肌肌力恢复后，患者便可恢复体育活动。

六、并发症

1.生长紊乱

胫骨结节骨折的预后非常好。并发症并不常见。理论上的膝反屈并发症尚未见报道，因为大多数患者发生这种骨折时长骨体生长部已接近正常闭合。

2.间隔综合征

可能由胫前返动脉附近分支撕裂引起的间隔综合征，在胫骨结节骨折后曾有报道[108,160]。应对闭合复位的患者进行仔细监护。对手术治疗的患者，建议进行预防性前间室筋膜切开术。

3.固定件突起

突起螺钉头部位出现滑囊炎，必须将植入物去除。避免使用大螺钉可降低此类问题的发生风险[160]。

第六节 胫骨近端干骺端和骨骺骨折

一、解剖学

1.骨和软组织解剖学

胫骨近端的骨骺骨化中心通常在出生后第 1~3 个月时出现[103]。胫骨近端长骨体生长部占胫骨长度的 55%，占整个腿长的 25%，到成熟之前每年生长约 6 mm[4,117]。这个生长板通常在女孩 13~15 岁、男孩 15~

18 岁时闭合。Blanks 及其同事[18]发现，生长板的闭合是从后向前进行的。使胫骨近端发生部分或完全生长中断的任何损伤均会导致成角畸形或肢体缩短。儿童发生这种损伤时年龄越小，这类后遗症的可能性就会越大。

尽管膝盖部位的创伤在儿童中相当常见，但是胫骨近端骨骺骨折很少见，在所有生长部损伤中所占的比例不到 2%[84,113,115]。几种解剖结构似乎能保护胫骨近端长骨体生长部免受损伤[32,46]。在外侧，腓骨的上端支撑着生长部。在前面，干骺端上面的胫骨结节远端突出可起到稳定作用。在后内侧，半膜肌的附着横跨在生长部两端。

几位作者认为，由于副韧带直接附着于骨骺内受到限制，所以可防止胫骨近端生长骨体生长部受到创伤应力的损伤[3,25,46,122,131]。他们指出，外侧副韧带附着于腓骨头上而没有附着在胫骨上，而内侧副韧带只有一小部分附着在骨骺上，大部分韧带在远端附着于干骺端。相反，Ogden[103]指出，侧副韧带和关节囊在内侧和外侧均密集附着于骨骺软骨膜内。他认为，给胫骨近端长骨体生长部提供的保护很可能是由于解剖因素而非侧副韧带的附着。

2.血管解剖学

在所有的生长部骨折中，胫骨近端生长部骨折最有可能损伤血管[25,131,162]。局部血管解剖学最能说明这种高危伴发伤的原因。

当腘动脉在远端走行于足弓下方时，它分成三个分支：胫前动脉、腓动脉和胫后动脉。这个三分支血管向远端走行，腓动脉通常终止于小腿下部，而胫前动脉（足背动脉）和胫后动脉提供脚部的血液循环。在三分支水平的足下方，胫前动脉穿过骨间膜，当它进入小腿前间室时，会使动脉相对受约束并固定在这个位置。因为这个三分支就发生在胫骨近端生长部远端，干骺端近端的任何后移位都会伸长或撕裂腘动脉（图 14-27）。大多数报道的伴有血管损伤的胫骨近端骨折病例都是过伸性损伤。

二、胫骨近端生长部骨折

1.损伤机制

大多数胫骨近端生长部骨折都是由膝关节固定时受到过伸或外展暴力作用所致。大多数损伤发生在青少年正进行体育运动时，或者是由机动车祸造成的[25,131]。一种累及胫骨近端生长部罕见的撕脱伤就可能发生在涉

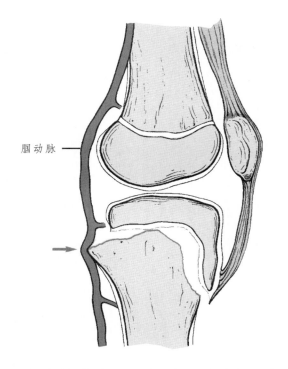

腘动脉

图 14-27 膝盖侧位图显示胫骨近端生长部移位性骨折,表明动脉损伤的危险是由于腘动脉太靠近胫骨近端。

及跳跃的体育运动中[8,18,127]。在这种屈曲型损伤中,骨折先使胫骨结节撕脱,然后又扩展到累及整个胫骨近端生长部,最后累及一部分胫骨后干骺端(图 14-28)。Blanks 及其同事[18]认为,这种骨折多发生在年龄较大的青少年,因为到这个年龄,长骨体生长部的后部已开始闭合。大多发生在年龄稍小的儿童身上的割草机事故,可能会导致胫骨远端长骨体生长部的严重开放性骨折[25]。

患儿有时会在下肢非生长部骨折时发生胫骨近端生长部前侧部分的发育停滞[62,101,109]。Pappas 及其同事[109]认为,由于人们关注的是较明显的损伤,而没有注意这些患者的胫骨前端生长部损伤。对于下肢发生骨折似乎没有累及生长部的患者要进行仔细评估和监测,查看有无生长部损伤。

2.分类

对胫骨近端骨骺骨折最常用的分类方法是 Salter-Harris 分类法[129],其早期用于股骨远端损伤的分类。根据移位方向对这些骨折进行分类有助于预测相关并发症以及指导治疗(图 14-29)。过伸损伤的血管损伤风险很高。在最常见的外翻损伤中,常伴有一

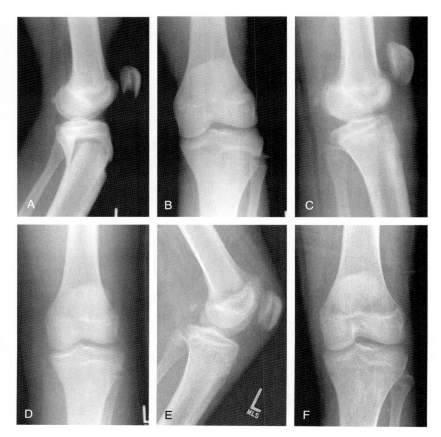

图 14-28 15 岁男孩在打篮球时损伤膝盖。(A,B)膝部前后位(AP)和侧位 X 线片显示胫骨近端 Salter-Harris II 型屈曲性骨折。(C,D)采用牵引使骨折复位,随后让膝关节伸展。用长腿石膏进行制动。(E,F)愈合后膝部的前后位 X 线片显示骨折保持良好对位。

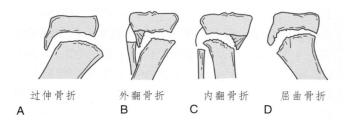

| 过伸骨折 | 外翻骨折 | 内翻骨折 | 屈曲骨折 |
| A | B | C | D |

图 14-29　根据移位方向进行胫骨近端生长部骨折的分类,有助于预测相关并发症以及指导治疗。(A)过伸骨折的血管并发症风险高。(B)外翻骨折可通过复位并用膝关节伸展位和内翻位铸模的长腿石膏制动进行治疗。(C)内翻骨折可通过复位并用膝关节伸展位和外翻位铸模的长腿石膏制动进行治疗。(D)屈曲骨折在膝关节伸展位趋于稳定,通常可用膝关节伸展位石膏制动进行治疗。

个干骺端外侧骨折块以及腓骨近端骨折。内翻损伤比较少见。屈曲损伤可见于青春期的后期。了解这些骨折的方位和移位有助于复位和稳定这种骨折。几位作者曾报道过胫骨近端的三面骨折[33,59,66,110]。同通常发生在胫骨远端生长部的三角骨折一样,这些罕见的损伤很可能是由于胫骨近端生长部闭合时不对称造成的。

3.诊断

应当通过对事故的详细描述来确定引起损伤的外力方向。胫骨近端生长部骨折的患者表现有软组织肿胀和生长部正上方压痛。通常会有关节积血。移位损伤有明显畸形。

因为胫骨近端生长部移位骨折可能在评估患者之前已部分或完全复位,所以对每一位这种损伤的患者都必须检查有无动脉损伤[25](图 14-30)。必须进行仔细的神经血管检查,并详细记录足背动脉和胫后动脉的脉搏以及胫腓后侧神经的功能。多普勒超声有助于评估远端脉搏。如果有囊性局部缺血的临床表现——肢体苍白、发冷、发绀或毛细血管回注滞后,需要尽快进行移位的复位。如果复位之后仍有这些表现,需立即进行血管探查。如果没有肢体明显局部缺血,骨折复位后脉搏异常的患者或恢复脉搏和灌注的患者都要适时地进行监测并用动脉造影进行确认[5,70,148](图 14-31)。应记录下脚趾过伸时有无疼痛,作为确定可能发生胫前间室综合征的衡量基线。正如对远端股骨干骺端和生长部骨折的描述,在此种骨折后头几天也必须对该下肢进行评估,以便及时发现正在发生的间室综合征或伴有血栓形成的内膜撕裂。

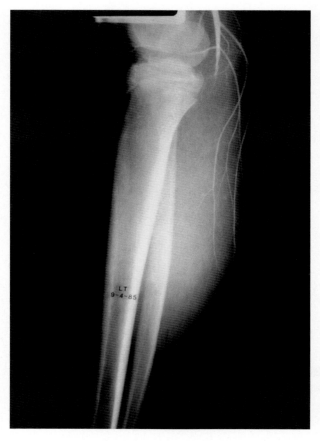

图 14-30　13 岁儿童的胫骨近端和膝部的动脉造影片。他因为胫骨近端生长部Ⅰ型移位骨折(已自发复位)导致完全腘动脉损伤。(Courtesy of Dr. Neil E. Green.)

胫骨和膝部近端的前后位和侧位 X 线片通常可发现骨折。如果患者的长骨体生长部有压痛并且存在膝关节不稳定而平片显示正常,可考虑拍应力性 X 线片[131]。在拍应力性 X 线片时,应当避免伸展过度。在这种临床状态下,也可对膝关节进行制动,10 天后拍随访 X 线片以确认骨折愈合[140]。

有时可借助 CT 来制定Ⅲ型或Ⅳ型骨折的治疗计划。MRI 有助于发现隐优性生长板损伤患者的骨折(图 14-32)。

4.治疗

治疗的目的是实现并保持解剖复位,且避免对生长板造成进一步伤害。治疗方式取决于骨折类型和移位程度。

(1)Salter-Harris Ⅰ型和Ⅱ型骨折

对于 Salter-Harris Ⅰ型和Ⅱ型骨折,无移位骨折要用长腿石膏制动 4~6 周,依患者年龄而异。

移位骨折应在全身麻醉下细心地进行复位,尽量

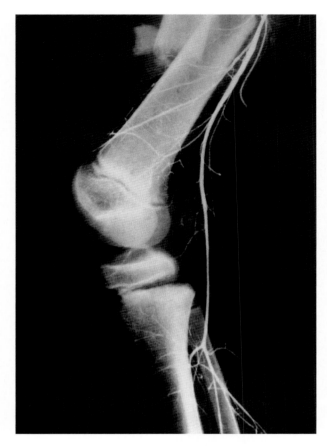

图 14-31　男孩的股骨远端和胫骨近端侧位 X 线片显示其闭合性股骨骨折和有移位的 I 型胫骨近端骨折。动脉造影显示腘动脉变窄且痉挛，但是动脉内膜无损伤。(Courtesy of Dr. Neil E. Green.)

减小对生长板的进一步损伤。骨折复位最好在影像增强器的监控下进行。对于过伸损伤，牵引加屈曲常会达到复位。这种骨折倾向于不稳定。将膝部制动于明显屈曲位，复位往往最稳定，但此体位可能会增加血管受损的危险性，故应避免。经骨骺平滑针固定有助于稳定复位[122,162]和避免将膝关节制动于极度屈曲位。采用内固定允许将膝关节屈曲 20°~30° 制动于长腿石膏管型内，这个位置循环的损伤风险小，而且后期移位的可能性也小。可将石膏管型分成两半，以适应肿胀。如果有明显肿胀，也可以先用长腿夹板，直到水肿减退后再安全地使用石膏管型。腿轻微抬高卧床休息 24~48 小时，并适时地仔细监测患儿的神经血管状态。

Salter-Harris I 型和 II 型外翻骨折可通过牵引并施以轻柔内翻应力进行复位。如果认为骨折是稳定的，可以用膝关节伸展和内翻位铸模的长腿石膏进行制动。如果骨折不稳定，可以用平滑针经骨骺交叉固定来稳定复位。对于外侧骨折块较大的 II 型骨折，可以用针或螺钉横跨骨折的干骺端部位来固定。在骨折复位和稳定之后，可以用膝关节伸展位长腿石膏制动。I 型和 II 型内翻骨折的治疗方式与此相似，所不同的是，在闭合复位后，要用外翻铸型的长腿石膏制动。II 型屈曲骨骺损伤要用牵引复位，随后让膝关节伸展。这些骨折倾向于在膝盖伸展位稳定。通过长腿石膏制动伤肢并让膝关节位于伸展位，通常便可保持复位[18,127]。

如果经过一次最多两次尝试后未达到令人满意的闭合复位，则需要进行切开复位。II 型骨折比 I 型骨折更常应用切开复位。这些骨折闭合复位失败的最常见原因是骨折端嵌塞有软组织[32]。如果需要动脉修补，切开复位内固定首选后侧入路。骨折的稳定可防止骨折端过度活动，因此可保护血管修复。

不进行血管探查的患者，可通过前侧入路(胫骨结节外侧)对 I 型骨折进行切开复位。II 型骨折，可在干骺端骨折块上面做切口。清除血肿及任何嵌塞的软组织，以便于解剖复位。用光滑的 Steinmann 针固定骨折。术后护理与闭合复位治疗的骨折类似。

(2)Salter-Harris III 型和 IV 型骨折

无移位的 Salter-Harris III 型和 IV 型骨折可使用长腿石膏制动 6~8 周。需要每周对这些患者进行仔细的随访检查，以便及时处理任何移位。这些骨折也可以用经皮螺钉进行固定。

移位骨折要采用切开复位内固定进行治疗，以恢复关节面的一致性，并使生长部对位。复位后可用沿水平方向插入的平滑针或螺钉固定骨折，避免穿过生长部。III 型骨折可能伴有内侧副韧带的撕裂[17,46,116,131]。但目前尚没有充分的文献表明，在治疗骨折的同时进行韧带的早期手术修补优于单纯的制动。

术后护理与先前所述的 I 型和 II 型移位骨折的护理类似。因为这些是关节内骨折，所以 III 型或 IV 型损伤后，在影像检查确认骨折完全愈合之前不要开始负重训练。

(3)作者推荐的治疗方法

无移位的 Salter-Harris I 型和 II 型骨折，可用长腿石膏制动 4~6 周。5~7 天后拍随访 X 线片，以便早期发现和处理任何移位。如果对诊断有任何疑问，两周后拍 X 线片以确认骨折正在愈合。

在仔细评估神经血管状态之后，应在全身麻醉下对有移位的 I 型和 II 型过伸、外翻或内翻骨折进行轻柔复位。如果复位很稳定，可以使用长腿石膏制动。过

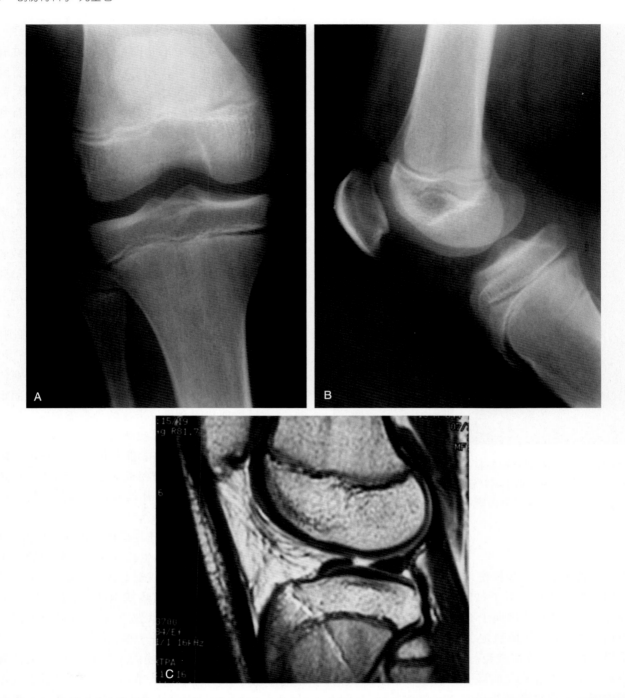

图 14-32　13 岁男孩的右膝受伤。(A,B)前后位和侧位 X 线片未发现骨折。(C)磁共振成像显示胫骨近端 Salter-Harris Ⅳ型无移位骨折。

伸骨折要将膝关节制动于 20°~30° 屈曲位；外翻骨折要用内翻模块把膝关节制动于几乎完全伸展位；内翻骨折要用外翻模块把膝关节制动于几乎完全伸展位。如果复位不稳定,应使用平滑的经骨骺交叉针固定骨折。有足够大小干骺端骨折块的 Ⅱ 型骨折要使用一两枚空心螺钉穿过骨折干骺端部分来固定。固定之后,

用长腿石膏将膝关节制动于 20°~30° 屈曲位。不管是否使用内固定,作者建议,在应用上文所述的棉布和石膏材料之前要把 1.27 cm 厚的泡沫垫直接垫在皮肤上(图 14-10)。患者要住院 24~48 小时,监测其神经血管状态。5~7 天后进行随访,拍 X 线片以发现骨折有无移位。如果平滑针是经皮留置,应试图在 4 周时通

过石膏上的窗口进行移除。石膏通常在 6 周时拆除，并开始膝部康复训练。

通常在清醒镇静或全身麻醉下即可使 II 型屈曲骨折获得适当的闭合复位。这种损伤通常在膝关节伸展时是稳定的，因此要用长腿石膏将其制动此位置。此外，用泡沫垫有助于适应肿胀。在评价屈曲骨折的复位时，一定要记住，近端胫骨关节面相对于胫骨干长轴的方向要轻微向下成角。作者发现，这有助于用复位后侧位 X 线片和未受伤的膝部进行比较。让患者住院一整夜以便适时监测其神经血管状态。5~7 天后拍随访 X 线片，以发现有无复位失败。石膏通常在损伤后 6 周移除。

作者首选经皮插入空心螺钉来固定无移位和最轻微移位的 III 型和 IV 型 Salter-Harris 骨折。移位骨折用切开复位内固定进行治疗。复位后，螺钉要沿水平方向插入生长板近端和远端，以避免进一步损伤生长部。术后，用长腿石膏制动 6~8 周。因为这些骨折是关节内骨折，在允许全负重之前，必须对愈合进行 X 线拍片证实。

5.并发症

(1)神经血管损伤

胫骨近端长骨体生长部骨折后的动脉损伤和间室综合征发生率难以精确确定，因为这些损伤比较罕见。Burkhart 及其同事[25]报道，在 28 例胫骨近端生长部骨折的儿童患者中两例有动脉损伤。Shelton 及其同事[131]报道的 34 例有这种骨折的患者中，有两例发生动脉损伤，还有一例发生间室综合征。Wozasek 及其同事[162]报道的 30 例胫骨近端生长部骨折儿童中有 4 例发生血管并发症。尽管报道的发生这些并发症的儿童很少，但是他们中的大多数需要进行截肢术。因此，对早期识别和及时干预表现有动脉供血不足体征和症状的儿童的重要性怎么强调也不过分。这些骨折伴发的腓神经损伤也有报道。

(2)生长紊乱

胫骨近端骨骺骨折的预后通常较好。这些骨折后伴发的短缩和成角畸形股骨远端生长部骨折后少见，因为胫骨近端生长部损伤易发生在年龄稍大的儿童和少年，而且胫骨近端生长部对肢体总部生长的贡献比股骨远端生长部小。发生胫骨近端生长部骨折时儿童的年龄越小，其短缩和成角畸形的发生率越高。

胫骨近端生长部开放性损伤的预后要差得多。这些骨折通常是由割草机事故造成的[25]。成角畸形，无论是单独发生还是伴有肢体短缩，在这些骨折后都很常见。

建议在胫骨近端生长部损伤后的 6 个月间期内进行仔细的临床评估，评估下肢的对位和腿长。应拍摄双下肢的前后位和侧位 X 线片进行比较[45]。

成角畸形可能是由于畸形愈合或局部生长紊乱造成的。由畸形愈合引起的明显成角畸形可通过截骨术或半骺骨干固定术(如果适用)进行治疗。局部生长紊乱引起的进展性成角畸形的治疗方法包括骨桥切除术、截骨术以及生长部剩余部分的骺骨干固定术。可能认为，对于累及生长部不足 50% 的损伤可考虑行骨桥切除术[68,114]。因为胫骨近端骺在成熟之前平均每年大约生长 6 mm，所以在考虑骨桥切除术之前，儿童至少还应有 3 年的生长期。

如果骨桥太大而不能切除或是儿童已接近生长完成时，可以考虑联合行生长部剩余部分的骺骨干固定术和截骨术。对于同时有成角畸形和明显短缩的儿童，可以联合行延长术和成角矫正[107,112]。

三、胫骨近端干骺端骨折

胫骨近端干骺端骨折在儿童中少见。这种骨折中值得特别描述的有两种:一种是轻微移位的外翻青枝骨折，另一种是由高能创伤导致的移位大的损伤。

1.外翻青枝骨折

这个部位最常见的骨折类型是轻微移位的横行青枝骨折，常会累及胫骨干骺端的 2/3，不过在某些病例中，骨折线会持续跨过整个干骺端。腓骨近端的伴发骨折不常见。即使骨折相对无移位，内侧也常见骨折间隙。这些损伤常发生在 10 岁以下儿童，通常是低能创伤所致，如运动摔倒或自行车事故[105]。伴发的神经血管问题不常见。尽管其外表无突，但是在骨折愈合期间以及骨折愈合之后，这些骨折经常会发生渐进性外翻成角(图 14-33)。

一个有胫骨近端干骺端青枝骨折的患者会表现有局部疼痛、肿胀以及骨折部位压痛。胫骨近端(包括膝盖)的前后位和侧位 X 线片可发现这种骨折。

治疗目标是使骨折部位的内侧干骺端间隙闭合。最好在患者全身麻醉下通过影像增强器监控来完成复位。让膝部伸直，在骨折部位施以内翻应力。如果已达到骨折复位，可用长腿石膏管型将膝关节制动于几乎完全伸展位，并在骨折部位施以内翻塑型。如果骨折间隙不能通过闭合方法复位，则可能在骨折端嵌塞

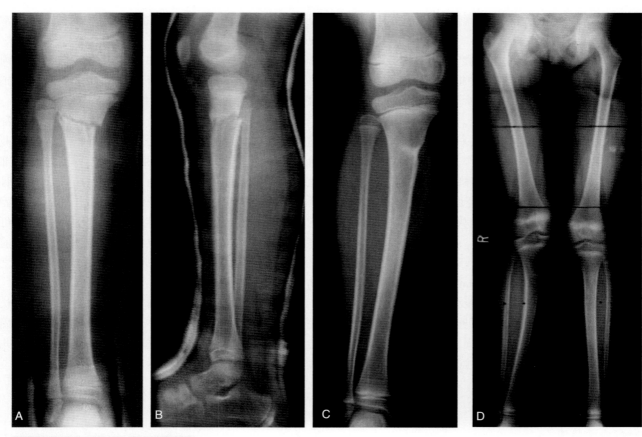

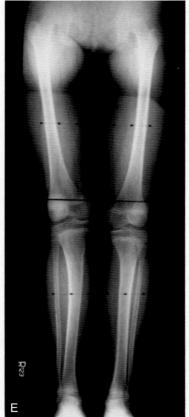

图 14-33 5 岁女孩的胫骨近侧干骺端骨折。(A)骨折闭合复位并用长腿石膏制动后的前后位(AP)X 线片,显示骨折对位良好。(B)侧位 X 线片显示矢状面很好地复位。(C)骨折 1 年后的前后位 X 线片显示,已发生外翻畸形。(D)损伤后 2 年半的前后位 X 线片显示畸形依旧明显。(E)损伤后 3 年 2 个月的前后位 X 线片显示下肢总体对位已好转。

有鹅足或骨膜[155]。在这种罕见的病例中，可能需要通过骨折部位的内侧小切口来清除障碍物才能复位。手术复位之后，不必行内固定。这些骨折的愈合通常要4~6 周。

与胫骨近端干骺端青枝骨折相关的最常见问题是渐进性外翻成角。外翻成角在损伤后的头 12 个月发展最快，此后以较慢的速度持续长达 18~24 个月[105,168]。对其父母必须强调的是，尽管进行了充分且适当的骨折治疗，但随后仍有可能发生畸形。

尽管畸形的确切原因尚未得知，但胫骨近端生长部的相对过度生长（可能由骨折介导的充血所致）可能起关键作用[103,165]。胫骨近端干骺端骨折后，近端胫骨生长板处的放射性核素活性增强伴内侧相应成比例的吸收增强曾有报道[165]。Ogden 及其同事[105]在对创伤后胫骨外翻的儿童病例研究中发现，受伤胫骨的近端和远端的纵向生长均有广泛增加，而且每个患者的近端内侧有偏心性过度生长。

尽管在父母看来胫骨近端干骺端骨折所导致的外翻畸形很难看，但外科医生也不要急于进行矫正性外翻关节切开术。有几位作者曾报道，该畸形会随时间而自发改善[9,90,134,149,168]。此外，在矫正性胫骨截骨术后复发畸形和间隔综合征也曾有报道[9,34]。

McCarthy 及其同事[90]比较了创伤后胫骨外翻儿童进行手术治疗和非手术治疗的结果。他们发现，在受伤时、最大畸形时或最后一次随访时，两组患儿在下肢对位方面没有显著区别。Tuten 及其同事[149]观察 7 位胫骨近端干骺端骨折后平均 15 年发生后天性外翻畸形的患者，发现所有患者的成角均有自发改善，并导致大多数患者临床上肢体对位良好。他们的结论是，对有这种畸形的患者应进行监测直至骨骼成熟，对那些有排列不齐症状的患者应进行手术干预。最近，Stevens 和 Pease[143]建议，应在早期采用双孔钢板进行半骺骨干固定术，以矫正低龄儿童的创伤后胫骨外翻畸形。他们报道了 12 例经历 18 次胫骨近端内侧生长部的半骺骨干固定术的患者。这些患者中有 6 例由于植入物偏移或植入物取出后复发畸形而需要进行二次手术。在这些患者中未发生永久性生长停止，但是其仍然是这种手术的潜在并发症。

作者推荐的治疗方法

作者治疗外翻青枝骨折大多是使用闭合复位和长腿石膏制动。在膝关节伸展位进行石膏制动，并在骨折部位进行内翻塑型以闭合骨折部位的内侧间隙。当存在较大间隙时，偶尔要通过一个骨折端上的内侧小切口消除复位障碍物，然后再用石膏制动。在最开始的临床观察中，作者告诉患者父母，尽管对骨折进行了适当且充分的治疗，但是随后仍有可能发生膝关节外翻畸形。石膏通常在骨折后 4~6 周去除。每 4 个月拍一次双下肢站立位 X 线片，以评估下肢的对位。当确认没有发生渐进性畸形时，就不需要进行随访了。如果发生了外翻畸形，作者建议随访患者几年，以监测成角的自发改善。因为成角畸形会随着生长而自发改善，所以作者不提倡早期进行手术干预，如暂时性骺骨干固定术或截骨术。如果未达到充分的临床矫正，或是症状仍在发展，在患者临近青春期，可以进行半骺骨干固定术。

2.胫骨近端干骺端的移位骨折

胫骨近端骨骺端的另一种骨折是由高能创伤引起的。这种移位骨折常会损伤胫前动脉，从而导致腿下部的间隔综合征。腓骨通常会骨折并随胫骨近端移位，而且可能伴有腓神经的损伤。因为这种骨折易引起神经血管问题，故 Rang 称该损伤为"危害动脉的骨折"[119]。

如果能达到充分的闭合复位，并且没有间隔综合征的征兆，则可以用长腿石膏将膝部制动于轻微屈曲位。在使用棉花和石膏材料之前，如上文所述可在皮肤上先垫一层 1.27 cm 的泡沫垫（图 14-10）。复位后，将伤腿轻微抬高，并此后 24~48 小时对患者进行严密监测，看是否出现间隔综合征。如果需要行筋膜切开术来治疗间隔综合征，则应采用外固定或内固定来稳定骨折部位。桥接膝关节的外固定架便于进行筋膜切开术的伤口护理，而无需切开骨折端[147]。如果不过分担心会残留关节僵硬，固定架可在几周后移除。另一种方案是，应用随夹板提供的平滑 Steinmann 针进行临时内固定来稳定骨折，直至伤口愈合后再进行长腿石膏制动。

第七节　腓骨近端干骺端和骨骺的骨折

大多数腓骨近端骨折伴发于胫骨近端生长部或干骺端骨折。尽管这些骨折不需要解剖复位，但是每当在 X 线片发现有这种损伤时，就必须对腓神经功能进行仔细评估。

腓骨近段的生长部骨折属于很罕见的生长部损伤[1,21]。这种骨折一般发生于青春期，所以生长紊乱通常不是问题。如果没有膝部韧带不稳定,用长腿石膏或管型石膏制动 3~4 周就行。预期可恢复正常功能,并可体育活动。

第八节　膝部的开放性骨折

需要全面评估膝关节附近的开放性骨折,以确定骨折时膝关节是否受到损伤。有时,检查者可通过伤口查看膝关节,而且很容易诊断。X 线片上显示膝关节内有空气,可作为伤口与关节相通的推断证据。如果诊断不是很明确,可进行盐水负荷试验[152]。在无菌条件下,将 30~50 mL 生理盐水或其他生理溶液经完好皮肤注入膝盖。如果伤口与膝关节相通,注入的液体就会通过伤口渗出。

一旦确认穿入膝关节,可在伤口上敷以无菌敷料,如果需要应给以破伤风预防,并开始静脉内注射广谱抗生素。通过正式的关节切开术进行彻底的伤口清创和关节冲洗[111]。如果可能,应闭合膝关节并留置抽吸引流管。同样,对开放性骨折行冲洗和清创。作者建议开放性骨折伤口最初应部分闭合,留一部分开放待二次闭合。和其他开放性骨折一样,术后应持续应用抗生素 3~5 天。

如果开放性骨折是由穿透性创伤所致,如子弹穿透伤,则骨折处理比较困难。如果子弹是低速飞弹,只引起少量邻近软组织损伤,则股骨或胫骨干的开放性骨折通常不需要正式的冲洗和清创。但是如果子弹卡在膝关节内或穿过膝关节,则建议行关节切开术以清除骨和软骨碎片,并取出子弹。即使子弹没有造成影响膝关节活动的问题,但留在膝关节内的子弹会导致血清铅水平升高[78]。

对膝部的枪击创伤,应考虑到血管损伤,尤其是当子弹路径是很靠近腘血管时。如果子弹轨迹在膝盖后部,临床上血管破裂又很明显,则需要进行动脉造影或血管探查。一旦处理好伤口和软组织损伤,则要对骨折进行外固定,以便于更换敷料;然而必须对此部位的每一个开放性骨折进行个性化处理。

第九节　髌骨脱位

一、解剖学

髌骨是位于股四头肌肌腱内的籽骨。它使股四头肌成为膝关节更有效的伸肌。当髌骨随着膝关节的屈曲和伸展而活动时,它稳定于股骨末端的滑车槽内。急性髌骨脱位几乎总是沿外侧方向发生。髌骨侧移的主要软组织是内侧髌股韧带和内侧髌半月板韧带[38]。在一项用尸体膝关节的生物力学研究中,Desio 及其同事[38]发现,内侧髌股韧带在抵抗膝关节屈曲 20°位的髌骨侧移中起 60%的作用;内侧髌半月板韧带和外侧支持带分别起 13%和 10%的作用。Sallay 及其同事[128]发现,16 例急性髌骨脱位患者在手术治疗后,有 15 例出现股骨的内侧髌股韧带撕裂。

股四头肌机构的对位可能通过四头肌角,即 Q 角来评估,Q 角定义为从髂前上棘延伸到髌骨中心的直线与从髌骨中心延伸到胫骨粗隆的直线相交所形成的角(图 14-34)。Q 角越大,在股四头肌收缩时髌骨向外侧移位的趋势越大。

二、损伤机制

髌骨的急性脱位大多发生在 13~20 岁的患者[26]。根据大多数报道,这种损伤更常见于女性[74,123]。损伤的通常机制是,在股骨内旋而双脚站立不动时施加于屈曲位膝盖上的扭转力所致。该损伤偶尔也会由于对髌骨内侧缘的直接打击所致。大多髌骨脱位与摔倒或参加各种体育运动有关。

三、分类

几乎所有的髌骨脱位都是向外侧(图 14-35)。可发生关节内髌骨脱位,但是很少见。可跟随早期脱位而发生复发性脱位。Cash 和 Hughston[29]发现,在 11~14 岁时发生髌骨脱位的患者中,复发性脱位的发生率为 60%。在 15~18 岁时发生髌骨脱位的患者中,复发性脱位的发生率降至 33%。这些作者还发现,复发性脱位在通过对未受损膝盖的评估证实为有易脱位因素的患者中发生率较高。易脱位体征包括髌骨被动外侧移动度过强、股内侧斜肌的远侧 1/3 发育异常以及高位或侧位髌骨。

四、诊断

在急诊科对患者进行评估之前,髌骨急性脱位往往已自发复位。所以对所有膝盖急性疼痛和肿胀的儿童或青少年都要考虑到此症的诊断[95]。

急性髌骨脱位的患者可能有屈曲位膝盖扭伤病史。可听到或感觉到疼痛性"弹响"。也可能被描述为有"被扔出"或是膝盖"离开关节"的感觉。在髌骨自发复位时,患者可能会诉说有第二声"弹响"。

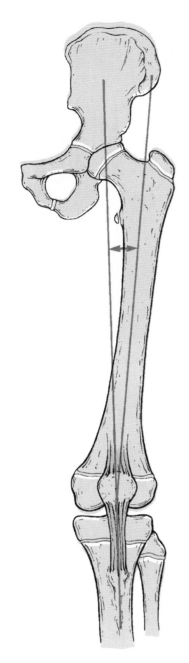

图 14-34 Q角。股四头肌机构是有正常的外翻对位。这个角可通过从髂前上棘到髌骨中心画一条线来测量。这个角还有一条线沿髌骨纵轴画的一条直线和从髌骨中心到胫骨结节中心画的一条直线相交的形成的角叫 Q 角。

体格检查中,患儿在髌骨周围区域通常会有弥散性压痛。试图向外侧移动髌骨时会引起疼痛和恐惧。当膝部有明显渗液时,可触及髌骨内侧支持带的缺损。如果股内侧斜肌被撕裂,有时可在其髌骨的附着部位触及一处缺损。

当存在关节积血时,应考虑骨软骨骨折的可能性。如果病史或临床发现提示髌骨脱位,则应在无菌条件下抽吸膝关节,以减轻关节积血。血样吸出物中有脂肪小球就是膝盖某处骨软骨骨折的推断证据[124]。这种骨折通常源于髌骨内侧关节面或外侧股骨踝,在上一小节已描述过(见骨软骨骨折)。

确定是否有骨软骨骨折,应拍摄膝盖的正位和侧位 X 线片以及隧道和髌骨突中轮廓位片。X 线片往往不能检测这些损伤,尤其当骨折块的骨化部位很小时[139,141,151]。在一些 X 线片显示正常但怀疑有骨软骨骨折的病例中,MRI 或 CT 能检测出骨软骨骨折。但是一些作者建议,对于儿童和青少年膝盖急性关节积血的大多数病例,应进行诊断性关节镜检查[47,101,137,141,145,151]。

五、治疗

因为大多数髌骨脱位会自发复位,所以很少需要在急诊部进行复位。如果髌骨没有复位,可通过推拿进行手动复原。在适当镇静下屈髋放松股四头肌,通过缓慢伸展膝关节,同时向内侧轻推髌骨即可复位。

尽管儿童急性髌骨脱位很少用手术治疗[29,74],但是修复完全撕裂的股内侧斜肌附着点则需要行手术。如果发生了骨软骨骨折,移除骨折碎片时则需要进行关节镜检查。如果骨折大并累及承重表面,那则需要进行切开复位内固定。如果固定骨软骨骨折需要进行切开复位,也应进行内侧支持带和内侧髌股韧带的修复,以降低复发脱位的危险性(图 14-13)。

一旦排除骨软骨骨折的存在,建议用管型石膏制动 3~4 周。石膏拆除后,应给患者装上固定髌骨的支架,并开始物理治疗以加强股四头肌,点增强股内侧肌。

六、并发症

急性髌骨脱位的后果通常较好。Cash 和 Hughston[29]发现,未受损膝盖没有易发生半脱位或脱位易感征象的患者,非手术治疗后的满意率为 75%。而那些未受损膝盖伸肌机构有先天性异常的患者,非手术治疗后的满意率只有 52%。

髌骨的复发性半脱位或脱位常见于在少年早期发生第一次脱位的患者[29,74]。复发性脱位的易发因素包括髌骨被动外侧面移动度过强、股内侧斜肌的发育不良或萎缩、高位或侧位髌骨、Q 角增大以及 X 线片证实髌骨或股骨外侧棘发育不良。

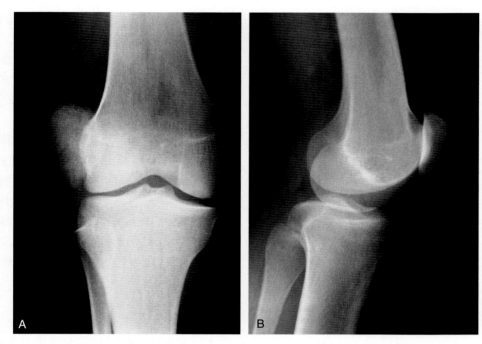

图 14-35 (A)青春期女孩髌骨脱位后的膝盖前后位 X 线片。可见其髌骨向外侧移位。(B)侧位 X 线片显示髌骨位于股骨远端髁上,这表明有髌骨脱位。(Courtesy of Dr. Neil E. Green.)

可用来检测髌骨半脱位的影像学检查包括 X 线片、CT 和超声检查。侧位 X 线片可显示是否存在髌骨高位,也称之为高位髌骨。切线位片,也称为切线位片,是在膝盖屈曲 30°时拍的,可显示髌骨的外侧移位或倾斜。Stanciu 及其同事[138]发现,膝盖屈曲 15°时拍的 CT 在检测髌骨半脱位方面比标准 X 线片更灵敏。有人曾使用超声检查来评估髌骨轨迹,并检测近端或外侧移位的髌骨[100]。

有些患者尽管进行了积极的物理治疗来增强股四头肌,但是仍持续复发髌骨半脱位,应考虑行外科矫正。外科矫正的主要依据是松解外侧支持带同时叠盖内侧支持带(图 14-36A)。如果股内侧斜肌发育不良,则在松解外侧支持带时会有改善。

对于 Q 角显著增大的患者,要进行远端重新对位手术。对于开放性生长部儿童,禁行胫骨结节转移术,否则会引起生长紊乱,导致膝反屈。Roux-Goldthwait 术式包括髌腱外侧半的内侧转移 (图 14-36B 和 C)。在这种手术中,将分开的髌腱的外侧半向内侧移位到髌腱内侧半的下面,并缝合至骨膜。

半腱肌的转移可用于骨骼未成熟的患者 (图 14-36D)。这种术式适用于近端重新对位之后持续不稳定的患者,也可以联合行近端重新对位,用于严重韧带松弛的儿童,如 Down 综合征。在这种术式中,要将半腱肌腱从肌肉上分离,将其远端附着于未受损的胫骨上。然后将肌腱通过髌骨上的钻孔从下内侧移到上外侧缘,再缝合到其本身。

手术后,这些患者要用管型石膏,将膝部制动于伸展位 4~6 周。之后,开始康复训练以增强股四头肌。

第十节　膝关节脱位

一、损伤机制

膝关节完全脱位在儿童中很罕见。这种损伤更常见于年龄大的青少年以及成年人,因为膝盖脱位需要的能量很可能引起远端股骨或近端胫骨生长骨骺板骨折。膝关节完全脱位经常与猛烈事故相关,如机动车事故或从相当高的地方摔落[49]。

二、诊断

膝关节完全脱位的患者,通常会有明显的畸形。每一位有这种损伤的患者都必须考虑动脉损伤的问题。Green 和 Allen[49]发现,腘动脉损伤存在于 32%的膝关节急性脱位的患者中。他们还认为,如果在损伤后 6~8 小时内没有修复,血管损伤会导致截肢。

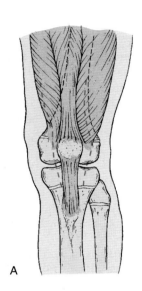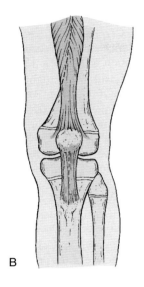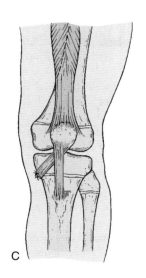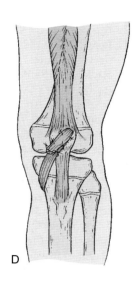

A B C D

图 14-36 治疗髌骨半脱位或脱位的手术方式。(A)外侧支持带松解。在股外侧肌中放松外侧支持带,股内侧肌加内侧支持带已被叠盖。(B)Roux-Goldthwait 重构。进行外侧支持带松解,再加上内侧支持带叠盖和内侧斜肌的前移。此外,髌韧带外侧半与内侧半分开,并从骨膜外与胫骨结节分离开。(C)外侧半被向内侧转移到髌韧带内侧半下面,并缝合到胫骨近端骨膜上。(D)半肌腱固定术。在肌肉肌腱结合部松解半腱肌,并向远端牵拉半腱肌。将它穿过髌骨上的钻孔,然后缝回到自身。

必须进行仔细的神经血管检查,记录足背和胫骨后脉搏以及胫后和腓神经的功能。如果有局部缺血的临床征象,则要尽快复位膝脱位,并重新评估伤肢的血管状况。如果局部缺血征象在复位后仍存在,必须马上进行血管探查。如果患者伤肢没有明显局部缺血,足脉搏异常或膝复位后恢复脉搏的患者,则需要进行动脉造影[5,70,148]。在脱位后前几天,对伤侧下肢必须继续进行评价,这样才能及早发现发展中的间隔综合征或伴有血栓形成的内膜撕裂。

膝的前后位和侧位 X 线片可确认脱位的方向。要仔细检查 X 线片以判断股骨远端生长部、胫骨近端生长部以及骨粗隆有无隐性骨折。应力位 X 线片有助于区分生长部损伤和侧副韧带损伤。

三、治疗

目前尚无有关儿童膝关节脱位的研究条例,能以其为依据来推荐治疗方法。年长青少年的骨骼接近成熟,能像报道针对成年人膝脱位所描述的那样通过韧带修复或重建进行治疗。儿科膝脱位的最初处理中最重要的是早期发现腘动脉损伤。

(张春虹 李世民 译 任秀智 叶伟胜 校)

参考文献

1. Abrams, J.; Bennett, E.; Kumar, S.J.; et al. Salter-Harris type III fracture of the proximal fibula: A case report. Am J Sports Med, 14:514–516, 1986.

2. Ahstrom, J.P. Osteochondral fracture in the knee joint associated with hypermobility and dislocation of the patella: Report of eighteen cases. J Bone Joint Surg [Am] 47:1491–1502, 1965.

3. Aitken, A.P. Fractures of the proximal tibial epiphyseal cartilage. Clin Orthop 41:92–97, 1965.

4. Anderson, M.; Green, W.T.; Messner, M.B. Growth and predictions of growth in the lower extremities. J Bone Joint Surg [Am] 45:1–14, 1963.

5. Applebaum, R.; Yellin, A.E.; Weaver, F.A.; et al. Role of routine arteriography in blunt lower-extremity trauma. Am J Surg 160:221–224, 1990.

6. Bachelin, P.; Bugmann, P. Active subluxation in extension; radiological control in intercondylar eminence fractures in childhood. Z Kinderchir 43:180–182, 1988.

7. Bakalim, G.; Wilppula, E. Closed treatment of fracture of the tibial spines. Injury 5:210–212, 1974.

8. Balmant, P.; Vichard, P.; Pem, R. The treatment of avulsion fractures of the tibial tuberosity in adolescent athletes. Sports Med 9:311–316, 1990.

9. Balthazar, D.A., Pappas, A.M. Acquired valgus deformity of the tibia in children. J Pediatr Orthop 4:538–541, 1984.

10. Barfod, G.; Svendsen, R.N. Synovitis of the knee after

intraarticular fracture fixation with Biofix. Report of two cases. Acta Orthop Scand 63:680–681, 1992.

11. Bates, D.G.; Hresko, M.T.; Jaramillo, D. Patellar sleeve fracture: Demonstration with MR imaging. Radiology 193:825–827, 1994.

12. Baxter, M.P.; Wiley, J.J. Fractures of the tibial spine in children: An evaluation of knee stability. J Bone Joint Surg [Br] 70:228–230, 1988.

13. Beals, R.K.; Tufts, E. Fractured femur in infancy: The role of child abuse. J Pediatr Orthop 3:583–586, 1983.

14. Beaty, J.H.; Kumar, A. Fractures about the knee in children. J Bone Joint Surg [Am] 76:1870–1880, 1994.

15. Berg, E.E. Pediatric tibial eminence fractures: arthroscopic cannulated screw fixation. Arthroscopy, 11: 328–331, 1995.

16. Berg, E.E.: Open reduction internal fixation of displaced transverse patella fractures with figure-eight wiring through parallel cannulated compression screws. J Orthop Trauma 11:573–576, 1997.

17. Bertin, K.C.; Goble, E.M. Ligament injuries associated with physeal fractures about the knee. Clin Orthop 177:188–195, 1983.

18. Blanks, R.H.; Lester, D.K.; Shaw, B.A. Flexion-type Salter II fracture of the proximal tibia. Proposed mechanism of injury and two case studies. Clin Orthop 301:256–259, 1994.

19. Bostman, O.; Kiviluoto, O.; Santavirta, S.; et al. Fractures of the patella treated by operation. Arch Orthop Trauma Surg 102:78–81, 1983.

20. Bowers, K.D. Patellar tendon avulsion as a complication of Osgood–Schlatter's disease. Am J Sports Med 9:356–359, 1981.

21. Brenkel, I.J.; Prosser, A.J.; Pearse, M. Salter type 2 fracture separation of the proximal epiphysis of the fibula. Injury 18:421–422, 1987.

22. Brone, L.A.; Wroble, R.R. Salter–Harris type III fracture of the medial femoral condyle associated with an anterior cruciate ligament tear: Report of three cases and review of the literature. Am J Sports Med 26:581–586, 1998.

23. Bruijn, J.D.; Sanders, R.J.; Jansen, B.R. Ossification in the patella tendon and patella alta following sports injuries in children. Arch Orthop Trauma Surg 112:157–158, 1993.

24. Buess-Watson, E.; Exner, G.U.; Illi, O.E. Fractures about the knee: Growth disturbances and problems of stability at long-term follow-up. Eur J Pediatr Surg 4:218–224, 1994.

25. Burkhart, S.S.; Peterson, H.A. Fractures of the proximal tibial epiphysis. J Bone Joint Surg [Am] 61: 996–1002, 1979.

26. Butcher, C.; Hoffman, E. Supracondylar fractures of the femur in children. Closed reduction and percutaneous pinning of displaced fractures. J Pediatr Orthop 25:145–148, 2005.

27. Carey, J.; Spence, L.; Blickman, H.; et al. MRI of pediatric growth plate injury: Correlation with plain film radiographs and clinical outcome. Skeletal Radiol 27:250–255, 1998.

28. Carpenter, J.E.; Kasman, R.A.; Patel, N.; et al. Biomechanical evaluation of current patella fracture fixation techniques. J Orthop Trauma 11:351–356, 1997.

29. Cash, J.D.; Hughston, J.C. Treatment of acute patellar dislocation. Am J Sports Med 16:244–249, 1988.

30. Chow, S.P.; Lam, J.J.; Leong, J.C. Fracture of the tibial tubercle in the adolescent. J Bone Joint Surg [Br] 72:231–234, 1990.

31. Christie, M.J.; Dvonch, V.M. Tibial tuberosity avulsion fracture in adolescents. J Pediatr Orthop 1:391–394, 1981.

32. Ciszewski, W.A.; Buschmann, W.R.; Rudolph, C.N. Irreducible fracture of the proximal tibial physis in an adolescent. Orthop Rev 18:891–893, 1989.

33. Conroy, J.; Cohen, R.M.; Matthews, S.S. Triplane fracture of the proximal tibia. Injury 31:546–548, 2000.

34. Dal Monte, A.; Manes, E.; Cammrota, V. Posttraumatic genu valgum in children. Ital J Orthop Traumatol 9:5–11, 1983.

35. Davidson, D.; Letts, M. Partial sleeve fracture of the tibia in children: An unusual fracture pattern. J Pediatr Orthop 22:36–40, 2002.

36. Davies, A.M.; Carter, S.R.; Grimer, R.J.; et al. Fatigue fractures of the femoral diaphysis in the skeletally immature simulating malignancy. Br J Radiol 62:893–896, 1989.

37. Davies, B.M.; McLaren, M.I. Type III tibial spine avulsions treated with arthroscopic Acutrak screw reattachment. Clin Orthop 388:205–208, 2001.

38. Desio, S.M.; Burks, R.T.; Bachus, K.N. Soft tissue restraints to lateral patellar translation in the human knee. Am J Sports Med 26:59–65, 1998.

39. Edmunds, I.; Nade, S. Injuries of the distal femoral growth plate and epiphysis: Should open reduction be performed? Aust N Z J Surg 63:195–199, 1993.

40. Eid, A.M.; Hafez, M.A. Traumatic injuries of the distal femoral physis. Retrospective study of 151 cases. Injury 33:251–255, 2002.

41. Flachsmann, R.; Broom, N.D.; Hardy, A.E.; et al. Why is the adolescent joint particulary susceptible to osteochondral shear fracture? Clin Orthop Relat Res 381:212–221, 2000.

42. Frankl, U.; Wasilewski, S.A.; Healy, W.L. Avulsion fracture of the tibial tubercle with avulsion of the patellar ligament. Report of two cases. J Bone Joint Surg [Am] 72:1411–1413, 1990.

43. Fyfe, I.S.; Jackson, J.P. Tibial intercondylar fractures in children: A review of the classification and the treatment of malunion. Injury 13:165–169, 1981.

44. Gaudernak, T.; Zifko, B.; Skorpik, G. Osteochondral fractures of the knee and the ankle joint: Clinical experiences using fibrin sealant. Acta Orthop Belg 52:465–478, 1986.

45. Gautier, E.; Ziran, B.H.; Egger, B.; et al. Growth disturbances after injuries of the proximal tibial epiphysis. Arch Orthop Trauma Surg 118:37–41, 1998.

46. Gill, J.G.; Chakrabarti, H.P.; Becker, S.J. Fractures of

the proximal tibial epiphysis. Injury 14:324–331, 1984.

47. Gilley, J.S.; Gelman, M.I.; Edson, D.M.; et al. Chondral fractures of the knee: Arthrographic, arthroscopic and clinical manifestations. Radiology 138:51–54, 1981.

48. Graham, J.M.; Gross, R.H. Distal femoral physeal problem fractures. Clin Orthop Relat Res 255:51–53, 1990.

49. Green, N.E.; Allen, B.L. Vascular injuries associated with dislocation of the knee. J Bone Joint Surg [Am] 59:236–239, 1977.

50. Green, W.T. Painful bipartite patellae: A report of three cases. Clin Orthop Relat Res 110:197–200, 1975.

51. Griffin, P.P. Fractures of the femoral diaphysis in children. Orthop Clin North Am 7:633–638, 1976.

52. Groenkvist, H.; Hirsch, G.; Johansson, L. Fracture of the anterior tibial spine in children. J Pediatr Orthop 4:465–468, 1984.

53. Grogan, D.P.; Bobechko, W.P. Pathogenesis of a fracture of the distal femoral epiphysis. J Bone Joint Surg [Am] 66:621–622, 1984.

54. Grogan, D.P.; Carey, T.P.; Leffers, D.; et al. Avulsion fractures of the patella. J Pediatr Orthop 10:721–730, 1990.

55. Gross, R.H.; Davidson, R.S.; Sullivan, J.A.; et al. Cast brace management of femoral shaft fracture in children and adults. J Pediatr Orthop 3:572–582, 1983.

56. Hammerle, C.P.; Jacob, R.P. Chondral and osteochondral fractures after luxation of the patella and their treatment. Arch Orthop Trauma Surg 97:207–211, 1980.

57. Harper, M.C.; Ralston, M. Isobutyl 2-cyanoacrylate as an osseous adhesive in the repair of osteochondral fractures. J Biomed Mater Res 17:167–177, 1983.

58. Hensal, F.; Nelson, T.; Pavlov, H.; et al. Bilateral patellar fractures from indirect trauma: A case report. Clin Orthop 178:207–209, 1983.

59. Hermus, J.P.S.; Driessen, M.J.M.; Mulder, H.; et al. The triplane variant of the tibial apophyseal fracture: A case report and a review of the literature. J Pediatr Orthop B 12:406–408, 2003.

60. Hopkinson, W.J.; Mitchell, W.A.; Curl, W.W. Chondral fractures of the knee: Cause for confusion. Am J Sports Med 13:309–312, 1985.

61. Houghton, G.R.; Ackroyd, C.E. Sleeve fractures of the patella in children: A report of three cases. J Bone Joint Surg [Br] 61:165–168, 1979.

62. Hresko, M.T.; Kasser, J.R. Physeal arrest about the knee associated with non-physeal fractures in the lower extremity. J Bone Joint Surg [Am] 71:698–703, 1989.

63. Iwaya, T.; Takatori, Y. Lateral longitudinal stress fracture of the patella: Report of three cases. J Pediatr Orthop 5:73–75, 1985.

64. Janarv, P.M.; Westblad, P.; Johansson, C.; et al. Long-term follow-up of anterior tibial spine fractures in children. J Pediatr Orthop 15:63–68, 1995.

65. Johnson, E.W.; McLeod, T.L. Osteochondral fragments of the distal end of the femur fixed with bone pegs. J Bone Joint Surg [Am] 59:677–678, 1977.

66. Kanellopoulos, A.D.; Yiannakopoulos, C.K.; Badras, L.S. Triplane fracture of the proximal tibia. Am J Orthop 17:452–454, 2003.

67. Kanlic, E.M.; Anglen, J.O.; Smith, D.G.; et al. Advantages of submuscular bridge plating for complex pediatric femur fractures. Clin Orthop 426:244–251, 2004.

68. Kasser, J.R. Physeal bar resections after growth arrest about the knee. Clin Orthop 255:68–74, 1990.

69. Kendall, N.S.; Hsu, S.Y.; Chan, K.M. Fracture of the tibial spine in adults and children. A review of 31 cases. J Bone Joint Surg [Br] 74:848–852, 1992.

70. Kendall, R.W.; Taylor, D.C.; Salvian, A.J.; et al. The role of arteriography in assessing vascular injuries associated with dislocations of the knee. J Trauma 35:875–878, 1993.

71. Kocher, M.S.; Foreman, E.S.; Micheli, L.J. Laxity and functional outcome after arthroscopic reduction and internal fixation of displaced tibial spine fractures in children. Arthoscopy 19:1085–1090, 2003.

72. Kocher, M.S.; Micheli, L.J.; Gerbino, P.; et al. Tibial eminence fractures in children: Prevalence of meniscal entrapment. Am J Sports Med 31:404–407, 2003.

73. Kregor, P.J.; Song, K.M.; Routt, M.L.; et al. Plate fixation of femoral shaft fractures in multiply injured children. J Bone Joint Surg [Am] 75:1774–1780, 1993.

74. Larsen, E.; Lauridsen, F. Conservative treatment of patellar dislocations: Influence of evident factors on the tendency to redislocation and the therapeutic result. Clin Orthop 171:131–136, 1982.

75. Lehman, R.A.J.; Murphy, K.P.; Machen, M.S.; et al. Modified arthroscopic suture fixation of a displaced tibial eminence fracture. Arthoscopy 19:1–7, 2003.

76. Levi, J.H.; Coleman, C.R. Fracture of the tibial tubercle. Am J Sports Med 4:254–263, 1976.

77. Lewis, P.L.; and Foster, B.K. Herbert screw fixation of osteochondral fractures about the knee. Aust N Z J Surg 60:511–513, 1990.

78. Linden, M.A.; Manton, W.I.; Stewart, R.M.; et al. Lead poisoning from retained bullets: Pathogenesis, diagnosis, management. Ann Surg 195:305–313, 1982.

79. Lipscomb, A.B.; Anderson, A.F. Open reduction of a malunited tibial spine fracture in a 12-year-old male. Am J Sports Med 13:419–422, 1985.

80. Lombardo, S.J.; Harvey, J.P. Fractures of the distal femoral epiphysis. J Bone Joint Surg [Am] 59:742–751, 1977.

81. Maguire, J.K.; Canale, S.T. Fractures of the patella in children and adolescents. J Pediatr Orthop 13:567–571, 1993.

82. Mah, J.Y.; Adili, A.; Otsuka, N.Y.; et al. Follow-up study for arthroscopic reduction and fixation of type III tibial-eminence fractures. J Pediatr Orthop 18:475–477, 1998.

83. Makhdoomi, K.R.; Doyle, J.; Maloney, M. Transverse fracture of the patella in children. Arch Orthop

Trauma Surg 112:302–303, 1993.

84. Mann, D.C.; Rajmaira, S. Distribution of physeal and nonphyseal fractures in 2650 long-bone fractures in children aged 0–16 years. J Pediatr Orthop 10:713–716, 1990.

85. Matelic, T.M.; Aronsson, D.D.; Boyd, D.W.; et al. Acute hemarthrosis of the knee in children. Am J Sports Med 23:668–671, 1995.

86. Matsusue, Y.; Nakamura, T.; Suzuki, S.; et al. Biodegradable pin fixation of osteochondral fragments of the knee. Clin Orthop 322:166–173, 1996.

87. Matthews, D.E.; Geissler, W.B. Arthroscopic suture fixation of displaced tibial eminence fractures. Arthoscopy 10:418–423, 1994.

88. Mayba, I.I. Avulsion fracture of the tibial tubercle apophysis with avulsion of the patellar ligament. J Pediatr Orthop 2:303–305, 1982.

89. Mayer, G.; Seidlein, H. Chondral and osteochondral fractures of the knee joint—Treatment and results. Arch Orthop Trauma Surg 107:154–157, 1988.

90. McCarthy, J.J.; Kim, D.H.; Eilert, R.E. Posttraumatic genu valgum: Operative versus nonoperative treatment. J Pediatr Orthop 18:518–521, 1998.

91. McCollough, N.C.; Vinsant, J.E.; Sarmiento, A. Functional fracture-bracing of long-bone fractures of the lower extremity in children. J Bone Joint Surg [Am] 60:314–319, 1978.

92. Medler, R.G.; Jasson, K.A. Arthroscopic treatment of fractures of the tibial spine. Arthoscopy 10:292–295, 1994.

93. Meyers, M.H.; McKeever, F.M. Fracture of the intercondylar eminence of the tibia. J Bone Joint Surg [Am] 41:209–222, 1959.

94. Meyers, M.H.; McKeever, F.M. Fracture of the intercondylar eminence of the tibia. J Bone Joint Surg [Am] 52:1677–1684, 1970.

95. Micheli, L.J.; Foster, T.E. Acute knee injuries in the immature athlete. In A.A.O.S. Instructional Course Lectures, pp. 473–481. Edited by Heckman, J.D., 473–481, American Academy of Orthopaedic Surgeons, 1993.

96. Mink, J.H.; Deutsch, A.L. Occult cartilage and bone injuries of the knee: Detection, classification, and assessment with MR imaging. Radiology 170:823–829, 1989.

97. Mirbey, J.; Besancenot, J.; Chambers, R.T.; et al. Avulsion fractures of the tibial tuberosity in the adolescent athlete: Risk factors, mechanism of injury, and treatment. Am J Sports Med 16:336–340, 1988.

98. Naranja, R.J.; Gregg, R.; Dormans, J.P.; et al. Pediatric fracture without radiographic abnormality: Description and significance. Clin Orthop 342:141–146, 1997.

99. Nichols, J.N.; Tehranzadeh, J. A review of tibial spine fractures in bicycle injury. Am J Sports Med 15:172–174, 1987.

100. Nietosvaara, A.Y.; Aalto, K.A. Ultrasonographic evaluation of patellar tracking in children. Clin Orthop 297:62–64, 1993.

101. Nietosvaara, Y.; Aalto, K.; Kallio, P.E. Acute patellar dislocation in children: Incidence and associated osteochondral fractures. J Pediatr Orthop 14:513–515, 1994.

102. Ogden, J.A. Radiology of postnatal skeletal development. X. Patella and tibial tuberosity. Skeletal Radiol 11:246–257, 1984.

103. Ogden, J.A. Skeletal Injury in the Child. New York, Springer-Verlag, 1990.

104. Ogden, J.A.; McCarthy, S.M.; Jokl, P. The painful bipartite patella. J Pediatr Orthop 2:263–269, 1982.

105. Ogden, J.A.; Ogden, D.A.; Pugh, L.; et al. Tibia valga after proximal metaphyseal fractures in childhood: A normal biologic response. J Pediatr Orthop 15:489–494, 1995.

106. Ogden, J.A.; Tross, R.B.; Murphy, M.J. Fractures of the tibial tuberosity in adolescents. J Bone Joint Surg [Am] 62:205–215, 1980.

107. Olerud, C.; Danckwardt-Lilliestrom, G.; Olerud, S. Genu recurvatum caused by partial growth arrest of the proximal tibial physis: Simultaneous correction and lengthening with physeal distraction. Arch Orthop Trauma Surg 106:64–68, 1986.

108. Pape, J.M.; Goulet, J.A.; Hensinger, R.N. Compartment syndrome complicating tibial tubercle avulsion. Clin Orthop 295:201–204, 1993.

109. Pappas, A.M.; Anas, P.; Toczylowski, H.M. Asymmetrical arrest of the proximal tibial physis and genu recurvatum deformity. J Bone Joint Surg [Am] 66:575–581, 1884.

110. Patari, S.K.; Lee, F.Y.; Behrens, F.F. Coronal split fracture of the proximal tibia epiphysis through a partially closed physis: A new fracture pattern. J Pediatr Orthop 21:451–455, 2001.

111. Patzakis, M.J.; Dorr, L.D.; Ivler, D.; et al. The early management of open joint injuries. J Bone Joint Surg [Am] 57:1065–1071, 1975.

112. Pennig, D.; Baranowski, D. Genu recurvatum due to partial growth arrest of the proximal tibial physis: Correction by callus distraction. Arch Orthop Trauma Surg 108:119–121, 1989.

113. Peterson, C.A.; Peterson, H.A. Analysis of the incidence of injuries to the epiphyseal growth plate. J Trauma 12:275–281, 1972.

114. Peterson, H.A. Partial growth plate arrest and its treatment. J Pediatr Orthop 4:246–258, 1984.

115. Peterson, H.A.; Madhok, R.; Benson, J.T.; et al. Physeal fractures: Part 1. Epidemiology in Olmsted County, Minnesota, 1979–1988. J Pediatr Orthop 14:423–430, 1994.

116. Poulsen, T.D.; Skak, S.V.; Toftgarrd Jensen, T. Epiphyseal fractures of the proximal tibia. Injury 20:111–113, 1989.

117. Pritchett, J.W. Longitudinal growth and growth - plate activity in the lower extremity. Clin Orthop 275:274–279, 1992.

118. Rae, P.S.; Khasawneh, Z.M. Herbert screw fixation

of osteochondral fractures of the patella. Injury 19:116–119, 1988.

119. Rang, M.Tibia. In Rang, M.; Wenger, D.R.; Pring, M.E., eds. Rang's Children's Fractures, Philadelphia, J. B. Lippincott Company, 1983, pp. 297–307.

120. Ray, J.M.; Hendrix, J. Incidence, mechanism of injury and treatment of fractures of the patella in children. J Trauma 32:464–467, 1992.

121. Riseborough, E.J.; Barrett, I.R.; Shapiro, F. Growth disturbances following distal femoral physeal fracture–separations. J Bone Joint Surg [Am] 65: 885–893, 1983.

122. Roberts, J.M. Operative treatment of fractures about the knee. Orthop Clin North Am 21:365–379, 1990.

123. Rorabeck, C.H.; Bobechko, W.P. Acute dislocation of the patella with osteochondral fracture: A review of eighteen cases. J Bone Joint Surg [Br] 58:237–240, 1976.

124. Rosenberg, N.J. Osteochondral fractures of the lateral femoral condyle. J Bone Joint Surg [Am] 46:1013–1026, 1964.

125. Rosenberg, Z.S.; Kawerblum, M.; Cheung, Y.Y. Osgood–Schlatter lesion: Fracture or tendinitis? Scintigraphic, CT, and MR imaging features. Radiology 185:853–858, 1992.

126. Ross, A.C.; Chesterman, P.J. Isolated avulsion of the tibial attachment of the posterior cruciate ligament in childhood. J Bone Joint Surg [Br] 68:747, 1986.

127. Ryu, R.K.N.; Debenham, J.O. An unusual avulsion fracture of the proximal tibial epiphysis. Case report and proposed addition to the Watson–Jones classification. Clin Orthop 194:181–184, 1985.

128. Sallay, P.I.; Poggi, J.; Speer, K.P.; et al. Acute dislocation of the patella. A correlative pathoanatomic study. Am J Sports Med 24:52–60, 1996.

129. Salter, R.B.; Harris, R. Injuries involving the epiphyseal plate. J Bone Joint Surg [Am] 45:587–622, 1963.

130. Shands, P.A.; McQueen, D.A. Demonstration of avulsion fracture of the inferior pole of the patella by magnetic resonance imaging: A case report. J Bone Joint Surg [Am] 77:1721–1723, 1995.

131. Shelton, W.R.; Canale, S.T. Fractures of the tibia through the proximal tibial epiphyseal cartilage. J Bone Joint Surg [Am] 61:167–173, 1979.

132. Simonian, P.T.; Staheli, L.T. Periarticular fractures after manipulation for knee contractures in children. J Pediatr Orthop 15:288–291, 1995.

133. Sink, E.L.; Hedequist, D.; Morgan, S.J.; et al. Results and technique of unstable pediatric femoral fractures treated with submuscular bridge plating. J Pediatr Orthop 26:177–181, 2006.

134. Skak, S.V. Valgus deformity following proximal tibial metaphyseal fracture in children. Acta Orthop Scand 53:141–147, 1982.

135. Smith, J.B. Knee instability after fractures of the intercondylar eminence of the tibia. J Pediatr Orthop 4:462–464, 1984.

136. Smith, N.C.; Parker, D.; McNicol, D. Supracondylar fractures of the femur in children. J Pediatr Orthop 21:600–603, 2001.

137. Staheli, L.T. Fractures of the shaft of the femur. In: Rockwood, C.A.; Wilkins, K.E.; King, R.E., eds., Fractures in Children, Philadelphia, J. B. Lippincott Company, 1991, pp. 1121–1163.

138. Stanciu, C.; Labelle, H.B.; Morin, B.; et al. The value of computed tomography for the diagnosis of recurrent patellar subluxation in adolescents. Can J Surg 37:319–323, 1994.

139. Stanitski, C.L. Articular hypermobility and chondral injury in patients with acute patella dislocation. Am J Sports Med 23:146–150, 1995.

140. Stanitski, C.L. Stress view radiographs of the skeletally immature knee. A different view. J Pediatr Orthop 24:342, 2004.

141. Stanitski, C.L.; Paletta, G.A. Articular cartilage injury with acute patellar dislocation in adolescents: Arthroscopic and radiographic correlation. Am J Sports Med 26:52–55, 1998.

142. Stephens, D.C.; Louis, E.; Louis, D.S. Traumatic separation of the distal femoral epiphyseal plate. J Bone Joint Surg [Am] 56:1383–1390, 1974.

143. Stevens, P.M.; Pease, F. Hemiepiphyseiodesis for posttraumatic tibial valgus. J Pediatr Orthop 26: 385–392, 2006.

144. Sturdee, S.W.; Templeton, P.A.; Oxborrow, N.J. Internal fixation of a patella fracture using an absorbable suture. J Orthop Trauma 16:272–273, 2002.

145. Ten Thue, J.H.; Frima, A.J. Patellar dislocation and osteochondral fractures. Neth J Surg 35:150–154, 1986.

146. Thomson, J.D.; Stricker, S.J.; Williams, M.M. Fractures of the distal femoral epiphyseal plate. J Pediatr Orthop 15:474–478, 1995.

147. Tolo, V.T. External fixation in multiply injured children. Orthop Clin North Am 21:393–400, 1990.

148. Treiman, G.S.; Yellin, A.E.; Weaver, F.A.; et al. Examination of the patient with a knee dislocation: The case for selective arteriography. Arch Surg 127:1056–1063, 1992.

149. Tuten, H.R.; Keeler, K.A.; Gabos, P.G.; et al. Posttraumatic tibia valga in children: A long-term follow-up note. J Bone Joint Surg [Am] 81:799–810, 1999.

150. Ure, B.M.; Tiling, T.; Roddecker, K. Arthroscopy of the knee in children and adolescents. Eur J Pediatr Surg 2:102–105, 1992.

151. Vaheasarja, V.; Kinnuen, P.; Serlo, W. Arthroscopy of the acute traumatic knee in children. Acta Orthop Scand 64:580–582, 1993.

152. Voit, G.A.; Irvine, G.; Beals, R.K. Saline load test for penetration of periarticular lacerations. J Bone Joint Surg [Br] 75:732–733, 1996.

153. Wall, J.J. Compartment syndrome as a complication of the Hauser procedure. J Bone Joint Surg [Am]

61:185–191, 1979.

154. Watson–Jones, R. Injuries of the knee. In: Watson–Jones, R., ed. Fractures and Joint Injuries, Baltimore, Williams & Wilkins, 1956, pp. 751–800.

155. Weber, B.G. Fibrous interpostion causing valgus deformity after fracture of the upper tibial metaphysis in children. J Bone Joint Surg [Br] 59:290–292, 1977.

156. Weber, M.J.; Janecki, C.J.; McLeod, P.; et al. Efficacy of various forms of fixation of transverse fractures of the patella. J Bone Joint Surg [Am] 62:215–220, 1980.

157. Wessel, L.M.; Scholz, S.; Rusch, M.; et al. Hemarthrosis after trauma to the pediatric knee joint: what is the value of magnetic resonance imaging in the diagnostic algorithm? J Pediatr Orthop 21:338–342, 2001.

158. Wiley, J.J.; Baxter, M.P. Tibial spine fractures in children. Clin Orthop 255:54–60, 1990.

159. Willis, R.B.; Blokker, C.; Stoll, T.M.; et al. Long-term follow-up of anterior tibial eminence fractures. J Pediatr Orthop 13:361–364, 1993.

160. Wiss, D.A.; Schilz, J.L.; Zionts, L. Type III fractures of the tibial tubercle in adolescents. J Orthop Trauma 5:475–479, 1991.

161. Wombwell, J.H.; Nunley, J.A. Compressive fixation of osteochondritis dissecans fragments with Herbert screws. J Orthop Trauma 1:74–77, 1987.

162. Wozasek, G.E.; Moser, K.D.; Haller, H.; et al. Trauma involving the proximal tibial epiphysis. Arch Orthop Trauma Surg 110:301–306, 1991.

163. Wu, C.D.; Huang, S.C.; Liu, T.K. Sleeve fractures of the patella in children. A report of five cases. Am J Sports Med 19:525–528, 1991.

164. Zaricznyj, B. Avulsion fracture of the tibial eminence: treatment by open reduction and pinning. J Bone Joint Surg [Am] 59:1111–1114, 1977.

165. Zionts, L.; Harcke, H.T.; Brooks, K.M.; et al. Post-traumatic tibia valga: A case demonstrating asymmetric activity at the proximal growth plate on technetium bone scan. J Pediatr Orthop 7:458–462, 1987.

166. Zionts, L.E. Fractures around the knee in children. J Am Acad Orthop Surg 10:345–355, 2002.

167. Zionts, L.E.; Leffers, D.; Oberto, M.R.; et al. Plastic bowing of the femur in a neonate. J Pediatr Orthop 4:749–751, 1984.

168. Zionts, L.E.; MacEwen, G.D. Spontaneous improvement of post-traumatic tibia valga. J Bone Joint Surg [Am] 68:680–687, 1986.

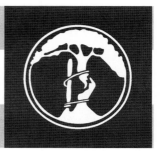

第 **15** 章

胫骨和腓骨骨折

George H. Thompson, M.D., Jochen Son-Hing, M.D., F.R.C.S.C

胫骨和腓骨的非骨骺骨折是儿童和青少年最常见的下肢损伤[15,29,46,57,75,87]。其作为导致儿童创伤住院手术治疗的原因仅次于股骨骨折[29]。大多数经非手术治疗的长期效果肯定会满意且并发症极少。然而，某些胫骨骨折比较特殊，必须仔细评估和治疗，避免并发症。

第一节　病理学

一、相关解剖

胫骨和腓骨骨干由近端干骺端、中部骨干和远端干骺端构成。胫骨血供来自：①一条营养动脉，它是胫后动脉的一个分支，进入胫骨远端 1/3 和中段 1/3 的结合处，负责骨内膜或骨髓的血液供应；②骨膜血管，从周围组织分出；③骨骺血管。皮质内侧 2/3 由骨内膜血管供血，外侧 1/3 由骨膜血管供血。在近端，骨骺和骨膜血管是来自腘动脉的膝下内侧动脉和膝下外侧动脉的分支。侧支循环在近端很丰富，尤其是在内侧部分[70]。营养动脉远端的胫骨骨折使远端骨折块丧失了骨髓血液供应，因此在这种病例中，胫骨远端必须依靠其骨膜和干骺端血液供应来愈合[70]。因为缺乏肌肉附着，其供血量有限，愈合起来比较慢。因损伤或外科干预导致的骨膜和软组织在远端骨折块上的剥离将进一步减缓愈合过程。

腓骨血液供给来自腓动脉，它发出一支营养动脉在靠近骨干中点部位进入骨干。该动脉的其余分支为多段骨肌肉骨膜血管供血，这些小血管环绕腓骨为腓骨和相邻的肌肉供血。

从外科手术的角度看，必须记住腘动脉下行于股骨内侧髁和股骨外侧髁后方之间。它穿过腓肠肌内侧头和外侧头之间，在分支为胫前动脉和胫后动脉之前沿腘肌的外侧缘走行。胫前动脉从前方穿过胫后肌的两个肌头之间通过胫骨和腓骨近端干骺端的喇叭以上进入骨间膜的前间室[70]。这个部位的移位骨折会损伤胫前动脉[28]。幸运的是，这种损伤很少发生。骨间膜内的孔狭长，它为胫前动脉提供了一些保护，使其能向近端和远端移动。胫骨近端部位的内翻或外翻矫形截骨术也会损伤胫前动脉。胫骨结节下方该部位的骨膜下剥离有助于保护此血管。

二、骨折类型

胫骨和腓骨骨干的骨折类型包括压缩骨折、不完全骨折(青枝骨折)和完全骨折。可塑性畸形也可发生，但主要累及腓骨。完全骨折又可按照骨折方向分为旋转、斜行、横行骨折及粉碎骨折[87]。大约 37% 的胫骨骨折为粉碎性。胫骨和腓骨骨折可为开放性或闭合性骨折，视皮肤和软组织的完整性而定。

三、发生率

胫腓骨骨干骨折是下肢最常见的长骨骨折[29,46,75,87]，在所有儿科骨折中约占 15%[15]。男孩比女孩多见。Parrini 及其同事[75]报道了 1027 例 1~11 岁儿童的长骨骨折，包括 326 例胫骨骨折(32%)：157 例单纯胫骨骨折，169 例胫骨和腓骨双骨折。Cheng 与 Shen[15]研究了 3350 名儿童的 3413 例肢体骨折，发现胫骨干骨折是最常见的下肢骨折，在全部儿童年龄段中发生率为 9%~12%。

1981 年 Karrholm 及其同事[46]在瑞典进行了一项流行病学研究，结果显示，在婴儿期至 18 岁期间，每

10 000 名男孩每年发生 190 例胫骨骨折，每 10 000 名女孩每年发生有 110 例胫骨骨折。男孩的骨折发病高峰期为 3~4 岁和 15~16 岁。第一个高峰主要是螺旋或斜行骨折，第二个高峰主要是横行骨折。女孩的发生率在 11~12 岁之前相对平稳，随着年龄增长发生率有减少的倾向。

四、损伤机制

胫骨和腓骨骨折可由直接和间接暴力所致。直接创伤常导致横行骨折或多处骨折，而间接暴力通常是旋转力，常产生斜行或螺旋骨折。

在 Karrholm 及其同事[46]1982 年的一项研究中，累及儿童的为机动车事故。儿童为乘客、骑自行车者或行人，是最常见的胫骨骨折机制。机动车事故中发生骨折的儿童年龄是 8~14 岁。需注意的是，女孩在冬季体育运动中的受伤概率几乎与机动车事故中相同。跌落是年幼儿童最常见的损伤机制。在 Shannak[87]1988 年对 142 例胫骨干骨折的研究中，机动车事故占 63%，跌落伤占 18%，直接暴力占 15%，运动仅占 4%。

五、损伤后果

尽管胫骨和腓骨骨折在儿童常见，但大多数患儿的后果轻微。这些骨折容易愈合且并发症极少。患儿通常都能迅速恢复正常活动，包括体育运动，功能障碍轻微。然而有一小部分患者，特别是那些开放性骨折或严重软组织损伤者，有可能发生残疾。

六、合并损伤

儿童的胫骨和腓骨骨折合并其他损伤并不少见，尤其是高能创伤（如机动车事故）幸存者。在 Karrholm 及其合作者[46]的研究中，480 例胫骨和腓骨骨折儿童中，有 27 例（6%）合并有其他损伤，最常见的是头部损伤、股骨骨折和上肢损伤。身体的其他部位（面部及颈、胸、腹部）也可能受到损伤，取决于创伤的严重性。胫骨开放性骨折儿童合并损伤的发生率最高[13,18,37,41,49,104]（见本章下文）。

七、分类

胫骨和腓骨的非生长部骨折的分类见表 15-1。Dias 对此分类法进行了修改[22]，这种分类将胫骨和腓骨骨干分为三大解剖区域：近端干骺端、骨干、远端干骺端。又将骨和腓骨干骨折按照其位置（近端 1/3、中端 1/3 和远端 1/3），并结合骨折的骨骼进行了细分。这

表 15-1　胫腓骨骨折分类
胫骨近端干骺端骨折
胫腓骨干骨折
单纯胫骨干骨折
单纯腓骨干骨折
胫骨远端干骺端骨折

Adapted from Dias，L.S. Fractures of the tibia and fibula. In: Rockwood，C.A.，Jr.；Wilkens，K.E.；King，R.E.，eds. Fractures in Children. Philadelphia，J.B. Lippincott，1984，pp. 983-1041.

种分类有助于确定治疗方法以及预测可能的远期效果及可能的并发症。

第二节　诊断

一、病史

胫骨或腓骨骨折的典型症状是疼痛，但疼痛的严重程度随损伤的程度、损伤机制及患儿年龄而异。通常难以获取病史，因为损伤者看不到而儿童又不能说清楚症状和损伤机制。对于这种病例，还必须考虑到虐童或儿童受伤（见第 17 章）。幼儿不能走路或许是唯一的体征或症状。如果患儿能说话必须尽可能查明损伤机制。

二、体格检查

因为疼痛是儿童胫腓骨干骨折的主要症状，所以要让患儿指明最疼痛的部位。触诊此部位会使患儿重现或加重不适。畸形在年幼患儿中不常见，因为胫骨骨折大多无移位。伤肢下部肿胀或水肿也随损伤机制、软组织损伤程度及是否有移位而异。骨折处的软组织肿胀通常最明显。应激反应检查可不稳定或捻发音，但会加重疼痛。怀疑有骨折时通常没有必要行应激反应检查。怀疑有胫骨骨折的伤侧肢体，最好先用夹板固定再行 X 线检查，通常用长腿后方石膏夹板。这样可以减轻疼痛，防止对软组织的额外损伤，而且拍片能更准确地定位伤肢。

胫腓骨闭合骨折伴发的神经损伤很罕见（见神经损伤一节）。但在处理所有骨折时最重要的是检查足和足趾背屈和跖屈功能以及感觉，尤其是触觉。如果有神经损伤，最可能的是直接损伤位于腓骨近端干骺端的腓神经。

伴发于闭合型胫骨骨折的动脉损伤也很少见（见

血管损伤一节）。最初的体格检查中必须检查并记录足背动脉和胫后动脉的搏动。动脉损伤大多伴发于胫骨近端干骺端的移位骨折或开放型骨折。毛细血管循环、足趾感觉、被动伸展时疼痛以及与损伤不相称的疼痛部必须仔细监测，因为儿童胫骨骨折后可能发生筋膜室综合征（见"筋膜室综合征"一节）。

伤肢下部的软组织也必须进行评估。评估骨折处皮肤的完整性是很重要的。伴发于自行车辐条损伤的骨折可能最终导致全皮层皮肤缺损，需进行二期皮肤移植。骨折处有皮肤穿透伤，提示骨折为开放性且已受到污染（见"开放性胫腓骨骨折"一节）。

三、影像学评估

当怀疑胫肌或腓骨干骨折时必须拍 X 线片。在对伤肢进行夹板固定后，拍前后位和侧位 X 线片。X 线片必须包括膝关节和踝关节，以排除伴发的骨骺骨折。有伴发损伤时应拍摄对侧肢体的对照 X 线片，但这种情况少见。不完全骨折，例如隆凸骨折，往往难以发现。胫骨干螺旋骨折而腓骨完好往往只能在一个视位上看出来。因此一定要拍摄全系列正交位 X 线片。如果初始 X 线片显示正常但怀疑有骨折，则需要拍摄斜位片。

四、特殊诊断检查

胫骨和腓骨的特殊影像诊断检查包括锝骨扫描、计算机断层扫描（CT）和磁共振成像（MRI）。

锝骨扫描有助于发现，隐匿性骨折，特别是患儿。Park 及其同事[74]发现骨骼扫描可以用于区分股骨或胫骨隐匿性骨折与婴儿早期的急性骨髓炎。当有隐匿性骨折时，早期（出现症状后 1~4 天）影像可显示受损骨全长的摄取轻微增加。骨折类型不同但其摄取分布相似。在早期急性骨髓炎的感染部位可看到局部摄取。锝骨扫描也可用于学步期儿童骨折和应力骨折。

胫骨 CT 可用于评价单侧复合骨折后的扭转对位。它也可以用于评估胫骨的病理性骨折，以确定病变的有无、大小和损伤内轮廓。MRI 可用来准确检测早期应力性骨折。这项检查尽管昂贵，但避免了骨扫描和 CT 带来的高剂量辐射。

第三节　治疗

一、胫骨近端干骺端骨折

胫骨近端干骺端骨折不常见，通常发生于 3~6 岁

儿童（范围为 1~12 岁）[12,20,40,70,71,85,89,91]。其男女发生率之比约为 3:1，与儿童胫骨骨折相近。这类骨折通常是在膝关节伸展位外侧受到直接损伤所致。这种骨折大多数无移位或有轻微移位，而且实际上有创伤后外翻畸形。青枝骨折和完全骨折常伴有外翻畸形[79,89]。这种畸形常见于扭转骨折后。在青枝骨折中，内侧（张力侧）皮质骨折，外侧（压力侧）皮质仍保持完整无损或只是轻微铰接。如果外侧皮质铰接，则会出现外翻畸形。然而，移位并不常见，而且对合保持正常。腓骨通常完好无损，但偶尔会发生骨折或塑性变形。X 线检查很难确定成角大小，除非在双下肢对称定位，用长暗盒拍摄 X 线片并测量真正的测角或角度数。斜位片和偶然的透视有助于明确骨折和成角。

许多文献报道了胫骨近端骨折后发生的创伤后膝外翻[5,16,20,40,44,59,70,79,85,89,96,98,101,106,107]。有趣的是，类似的外翻畸形可发生在累及胫骨近端干骺端的其他情况，如急性和慢性骨髓炎、移植骨采集、骨软骨瘤切除以及截骨术。

胫骨近端干骺端骨折后的外翻畸形发生率差异很大，为 0%~62%[79,85,89]。理论上认为，胫骨近端生长部外侧损伤、不完全复位[85]、提早受重、肥大性骨痂形成、肌肉动态活动、软组织（骨膜、鹅足、内侧副韧带）嵌插[16,98,101]、完整腓骨分离以及非对称性生长发育刺激均可导致外翻畸形。然而也有关于胫腓骨近端完全骨折后发生外翻畸形的报道[5,79]。

目前，许多学者认为外翻畸形是由于胫骨近端不对称生长造成的[3,5,38,44,59,70,71,96,106]。Houghton 与 Rooker[38]在用未成熟兔做的实验研究中发现，骨膜内侧半环周分裂导致外翻性生长过度。他们认为，如果在胫骨内侧干骺端骨折时内侧骨膜被撕碎，会发生不对称性生长过度，因而产生外翻畸形。还发现会随着生长自发矫正[59,71,96,107]。

1990 年，Aronson 及其同事[3]在对幼兔的实验研究中发现，不对称生长的确会导致创伤后外翻畸形。22只 8 周龄兔子被平均分为两组：一组胫骨近端干骺端的内侧骨膜被切除并进行了干骺端的侧半的部分截骨术；另一组的手术与其相同，但都是对外侧做的。在部分截骨术的上下插入平行的克氏针。第一组发生了外翻畸形（平均 12°），第二组发生了内翻畸形（平均 10°）。每一只兔的克氏针均保持平行，因此表明畸形发生在长骨体生长部。尽管有不对称生长，但光学显微镜显示生长部是正常的。因此将这种畸形归因于生长部不对称生长，这一点是组织学不能论证的。Ogden

曾报道[70]，正常循环的膝盖膝内侧血液供应比膝外侧更广泛，尤其是胫骨近端部位，这可能是导致短暂性偏心生长的原因。Zionts 及其同事[106]的定量闪烁法研究支持偏心生长这种观点，他们的研究表明，损伤侧的内侧摄取大于外侧，而且与未损伤一侧相比总体摄取增多。1995 年，Ogden 及其同事[71]对平均年龄为 3.7 岁（范围 2~7 岁）的 17 名患儿的 19 例胫骨近端干骺端骨折（其中有 2 位儿童是双侧骨折）的损伤和未损伤胫骨的内侧和外侧干骺端-骨骺-干骺端距离进行了仔细测量。损伤胫骨的内侧和外侧之差为 7.4mm，表明是内侧偏心生长。值得注意的是，损伤和未损伤外侧部分有 3.3mm 的差距，这表明伤侧受到综合性生长刺激。得出这些观测结果时未考虑腓骨是否完整。

这些研究结果表明，外翻畸形通常不是骨折初始复位的并发症，而是继发于胫骨近端骨骺内外侧之间的差异性生长。

1.治疗的演变

现在认同，外翻畸形稳定而且会随生长发育逐渐改善。外翻畸形通常发生于伤后 5 个月，在 18~24 个月时达到最大，且稳定下来，随后随着纵向生长和生长部近端和远端的重新对位而改善[59,71,96,107]。遗憾的是，目前无数据表明预期能有多大改善。Ippolito 与 Pentimalli[40]预测发现，不大于 15°的畸形通常会完全改善。更严重的畸形不会完全改善。

Zionts 与 MacEwen[107]随访，创伤后胫骨外翻的 7 例患儿，平均随访了 39 个月。其年龄为 11 个月~6 岁。他们发现，在伤后第 1 年外翻畸形进展最快，然后以较慢的速度一直持续 17 个月才停止；过度生长一直伴随外翻畸形。平均生长过度为 1cm（范围为 0.2~1.7cm）。7 例患儿中有 6 例随着后续生长而出现临床矫正。这些作者建议对急性骨折及随后外翻畸形进行保守治疗。如果外翻畸形在青春期早期未能达到令人满意的矫正，可以行胫骨截骨术。他们还建议，用 Visser 与 Veldhuizen[98]所描述的机械胫腓角而不要用 Drennan 的干骺端骨干角来测量下肢的对线。后者测量的仅仅是胫骨近端的对线量。这个角度仅在伤后初期有用，而不适用于随访期，因为可观的畸形矫正是远端重新对线的结果[71,89,98,107]。胫骨远端生长部本身具有垂直于压力方向重新定位能力，从而导致偏心生长并使胫骨在影像上呈 S 形外观。

Karaharju 及其同事[45]在对狗进行的实验研究中发现，在截骨术后和残留外翻畸形的情况下，胫骨生长部改变了生长方向。在 Ogden 及其同事[71]的研究中，未发现胫骨前端外翻得到真正矫正，但远端有偏心生长，导致踝关节向其正常的与地面和膝关节平行排列的方向重新对位。

1998 年，McCarthy 及其同事[59]在他们对 15 例创伤后膝外翻患儿的研究中得出了类似的观察结果。10 例行保守治疗，5 例行手术治疗。经过大约 4 年的随访，他们发现两组在代偿性生长部骨体和胫腓角以及最大外翻畸形方面没有本质上区异。他们建议进行非手术治疗和观测，尤其是受伤时 4 岁及以下儿童。

1999 年，Tuten 及其同事[96]重新评估了 Zionts 与 MacEwen[107]报道的 7 例儿童，并进行了平均 15.3 年的随访（随访时间为 10.4~19.9 年）。每名患者的干骺端-骨干角和机械胫股角均有自发性改善。然而认为，大部分的矫正均发生在胫骨近端。每名患者的伤肢机械轴均保持在膝关节中心的外侧，平均偏差为 15mm（范围为 3~24mm）。受累胫骨稍长一些。受累膝关节评分：5 例为优，2 例为良。1 例患者因继发于对线不良的膝部疼痛而需要行胫骨截骨术。作者认为，创伤后胫骨外翻应在整个生长期进行观察，对线不良患者应进行手术干预。

2.现代治疗方案

大多数胫骨近端干骺端骨折可以通过行闭合复位术进行非手术治疗。治疗包括：矫正青枝骨折的任何外翻成角畸形，用长腿石膏将膝关节制动于伸展位 4~6 周或一直制动到骨折愈合。如果可能，最好轻微矫正过度[70]。移位的骨折需进行复位并矫正残余的外翻成角畸形。然而不一定要达到正常对位。目前，这些骨折的手术治疗的适应证很有限。不能在全身麻醉下矫正明显的外翻畸形，而不是无法减小骨折间隙，可能是手术治疗的主要指征。后者通常预示有软组织嵌塞，但这种并发症不会导致后续的过度生长。

骨折满意复位和石膏制动后，在损伤后的前 3 周必须每周至少进行一次影像学检查来评估骨折的对位。对对位的任何丧失都要进行矫正。在此期间患肢应避免负重，以便尽量减小压力以及骨折端发生外翻成角的可能性。

3.多发伤的特殊注意事项

遭受多发伤的儿童可能有一处未被发现的胫骨近端干骺端骨折，特别是有同侧股骨干骨折时。Bohn 与 Durbin[10]报道了 3 例胫骨近端干骺端骨折和同侧股骨骨折的男孩，均出现膝外翻和下肢过度生长 1.8~2.2cm。一例 20°畸形在 5 年内消除。重要的是，在二次调查期间要对双腿下部进行仔细的检查以便发现隐匿性损伤,并对可疑病例拍 X 线片。存在胫骨近端干骺端骨折可能需要针对其他肌肉骨骼损伤改变治疗计划。如果伴有股骨干骨折,可能需要进行内固定或外固定,使胫骨近端干骺端骨折达到并保持充分的闭合复位。

4.治疗选择

(1)非手术治疗

绝大多数成角或有移位的胫骨近端干骺端骨折都可以行闭合复位和长腿石膏制动。这种治疗一定要在全身麻醉下进行,以确保充分的放松和缓解疼痛。在某些情况下,必须折断青枝骨折中完好无损的外侧皮质才能达到正确的对位。一旦达到满意的对位,下肢必须在膝关节伸展位用长腿石膏制动。应拍摄长暗盒双侧下肢的正位 X 线片,检查外翻畸形的矫正情况以及与对侧下肢的对称性对线。轻度矫正过度(尽可能达 5°),可以抵制任何外翻生长过度。还要拍摄骨折胫骨的侧位 X 线片。

满意的闭合复位之后,前 3 周每周都要重拍 X 线片来评估对线的保持情况。这些 X 线片包括双下肢无负重长暗盒正位 X 线片和患肢的侧位 X 线片。一些微妙的对位变化可能不容易发现,除非双下肢都拍在一张 X 线片。任何对线缺失都要通过石膏骨型楔入技术或重复闭合复位进行矫正。重复闭合复位可能需要行全身麻醉,取决于儿童的年龄、需要的矫正量和愈合程度。制动要一直持续到影像学证实骨折愈合为止。

(2)手术治疗

很少需要行手术。通常认为闭合复位能达到最佳对线。只有当残留有明显外翻畸形时,不管内侧骨折间隙(嵌塞有软组织)是否闭合,才考虑切开复位。手术时在清除干净任何嵌塞的软组织之后,通常就可以进行骨折的解剖复位和骨膜的修复。通常不必进行内固定,用长腿石膏将膝关节制动于伸展位即可保持骨折对位。然后按手术治疗中所述对患儿进行监护。

开放性胫骨近端干骺端骨折罕见,但也会发生在多发伤儿童,其治疗方法与其他开放性胫骨干骨折相同(见"胫骨和腓骨开放性骨折"一节)。为了稳定,可能需要用外固定架,尤其是有节段性骨缺失、不稳定或者其他严重骨折或体区有损伤的儿童。这种骨折可能需要用骨骺钉才能获得足够的稳定性。

不管哪种治疗最后一步就是告知其家属,即使骨折获得了令人满意的解剖学对位,这种骨折仍有可能发生外翻畸形或胫骨的过度生长。这种咨询可使家属做好发生此并发症的思想准备。需要强调的是,长期随访是必要的。

(3)外翻畸形的治疗

对胫骨近端干骺端骨折后外翻畸形的治疗尚有争议。有人建议保守治疗加矫正,但没有证据证实该方法的有效性[22,40]。起初认为手术矫正是必要的。据 Salter 和 Best 报道[85],13 例胫骨外翻畸形患者,有 10 例需要行胫骨截骨进行矫正。Balthazar 和 Pappas 指出[5],即使行截骨术,外翻畸形仍会复发。这种复发可归因于不对称性生长过度现象,与导致初始外翻畸形的原因相同。行截骨术的 6 例患者出现外翻畸形复发,但均为轻度。DalMonte 和同事[20]报道了类似的结果,他们观察发现,16 例患者中在胫骨近端截管术后有 7 例复发外翻畸形(44%)。5 岁以下儿童的复发率(60%),以及 5~10 岁儿童的复发率(36%)均无明显差异,但儿童年龄越小复发的畸形越大。这些作者的结论是:截骨术实质上是一种二次骨折,因此具有与骨折相同的病理因素。矫形截骨术后的复发外翻畸形也曾被其他学者观察到[44,79]。

Zionts 和 MacEwen[107]以及 Tuten 和同事[96]建议,要对大多数外翻畸形进行长期观察,直至青春期前。如果自发性改善未能提供足够的临床修正或者如果对线不良引起疼痛,则需要行胫骨近端内翻短缩截骨术和腓骨干截骨术。Zionts 和 MacEwen 还建议把内侧骺骨干固定术作为同时矫正成角畸形和任何残留下肢不等长的另一个方法。内侧骺骨干固定术也曾被 Robert 等推荐[79]。虽然胫骨生长过度通常并不过量,但是,如果进行手术它对同时矫正外翻和生长过度都很重要。

5.随访护理及康复

一旦骨折完全愈合后,便可去掉长腿石膏。此后便开始允许患儿完全负重,并鼓励其进行膝关节活动度锻炼。若拆除石膏后 2 周内未能达到满意的膝部活动,则需要进行监护下的物理治疗,但这种治疗法通常不需要。术后第 1 年应每隔 3 个月进行一次 X 线片随访,包括双下肢站立位长暗盒正位 X 线片,以评估对线。如果胫骨发生明显的生长过度,则需要拍正交位 X 线片或扫描片。发生骨折后必须对所有的患儿至少监测 2 年。如果发生外翻畸形或双下肢明显不等长,更长期随访是必要的。

6.结果

胫骨近端干骺端骨折的儿童大约有 50% 会发生

临床明显的外翻畸形和(或)胫骨过度生长。Zionts 和 MacEwen[107]指出,过度生长所致的最大畸形出现于损伤后大约 18 个月。此后开始改善,通常在损伤 4 年后达到最大改善。轻微的残留畸形会随着后续生长和生长部的对位继续得到矫正。持续到 12 岁以后的明显畸形可能需要手术矫正。

7.作者推荐的治疗方法

在急性骨折的初始治疗中,可以在全身麻醉下通过非手术闭合复位术矫正任何成角外翻畸形,甚至进行轻微过度矫正。必须告知患儿父母有可能出现外翻畸形及胫骨过度生长。为了评估闭合复位后的对位情况,必须拍摄全方位 X 线片。要用双下肢对称定位的长暗盒正位片来评估下肢的对位。用这种方法可以直接测量出胫骨的真正对位情况并与对侧对比。如果通过闭合内侧骨折间隙或者折断外侧皮质骨不能矫正外翻畸形,则应进行切开复位。未能闭合内侧骨折端通常表明有骨膜、鹅足和(或)内侧到韧带的软组织嵌塞。达到满意复位后,用长腿石膏将膝关节制动于伸展位。只有让膝关节位于伸展位才能对胫骨对位进行放射学评估。在伤后的前 3 周每周要对患儿进行一次放射学评估。石膏内对线位置的任何改变都表明需要对石膏进行控形处理或者需要重新闭合复位。

在伤后 2~3 年内通常不考虑外翻畸形的治疗,具体时间取决于患者的年龄和外翻程度。作者不相信使用矫形器或夜间夹板能矫正或改变异常生长。要告知患儿家属,任何外翻畸形在伤后 3~4 年都会有大约 50%的矫正(图 15-1)。只有在这段时间之后才能决定是否需要做进一步处理。如果最大外翻畸形大于 20°,残留畸形太严重而难以接受,可能需要行截骨术。外翻畸形一般无明显临床体征,直到其比正常侧面大 5%~10%才明显。

如果要行矫正截骨术,通常包括闭合楔形的胫骨近端前对股骨干做斜行截骨术。重要的是,要对前间室行筋膜切开术以降低发生间室综合征的风险。因为有复发的趋势,所以手术应对畸形进行矫正。可以用"U"形钉或斯氏针进行内固定。也可以考虑加压钢板,但拆除时需要行更广泛暴露的二次手术。作者建议在截骨术后进行固定以维持对位,作者倾向于用经皮植入斯氏针或简单的外固定系统,将单枚螺纹斯氏针置于截骨部位的上方和下方,再用一个外固定夹具将其固定。这种简单的技巧可保持对位并防止旋转和成角畸形。然后将腿用长腿石膏制动于膝关节伸展位。要对患儿进行严密的放射学监测,以评估对位和愈合情况。一旦截骨部位已愈合(通常是 6 周),则应取出斯

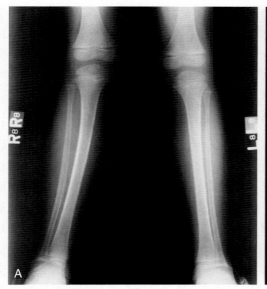
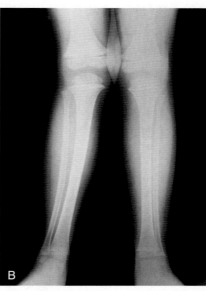
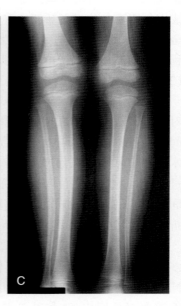

图 15-1 (A)5 岁男孩的站立位下肢前后位 X 线片,该儿童 15 个月前发生右侧胫骨近端干骺端无移位骨折。骨折正常愈合。拆除石膏固定后不久出现外翻畸形。参照力学轴,右侧膝关节外翻 22°,左侧膝关节外翻 5°。(B)1 年后重拍的 X 线片显示右侧膝关节外翻角改善为 18°。还发生了胫骨过度生长。与左侧相比,右侧胫骨远端生长部与生长部生长停止线之间的宽度增大。(C)伤后 40 个月重拍的 X 线片显示右侧胫骨对线进一步改善。尽管胫骨较长,但膝关节外翻角仅 12°。胫骨远端发生明显的重新对位排列。此时右踝关节面平行于地面并垂直于承重轴。

氏针,通常在门诊进行。

　　用"U"形钉临时固定胫骨近端骨骺的内侧面也是一个吸引人的治疗选择,因为它可以随着生长进行矫正,而且不会造成与矫形截骨术同样大小的刺激,而这种刺激会导致复发。作者尚无用此手术治疗这种疾病的经验。

　　令人满意的愈合后,可允许患儿完全负重,并鼓励其进行膝关节活动度锻炼。如果 2 周后膝关节未达到满意的活动度,应开始进行监护下的物理治疗。应对患儿至少进行 2 年监测,以便及时发现复发的外翻畸形和(或)胫骨过度生长。每隔 3~6 个月要重拍一次站立位 X 线片,每年进行一次骨扫描。

二、胫腓骨骨干骨折

　　胫腓骨骨干双骨折比单纯胫骨骨折更常见[75;87]。1988 年,Shannak[87]对 117 例胫骨干骨折儿童进行的回顾性研究发现,85 例(73%)患儿伴有腓骨骨折。骨折时的平均年龄为 8 岁(范围是 1~15 岁)。男孩是女孩的 3 倍。胫骨干中段或下 1/3 骨折有 104 例(90%)。斜行(35%)及粉碎性(32%)骨折最常见。开放性骨折仅 4 例(3%)。Parrini 及其同事[75]也发现,在 1~11 岁患儿中胫腓骨双骨折比单纯胫骨骨折常见,1997 年 Yang 和 Letts 也有类似报道[103]。使胫腓骨双骨折比单纯胫骨骨折需要更大的暴力。通常由直接损伤所致,而不是由患者产生的旋转所致。这种损伤机制导致斜行、横行及粉碎性骨折的发生率增高。

1.治疗的演变

　　胫腓骨干骨折的主要问题是短缩、成角畸形和旋转不良。外翻畸形常见是因为小腿长屈肌的牵拉作用。然而,这些问题通常不严重,几乎所有骨折都可采用非手术或闭合治疗方法来处理。Shannak 研究[87]发现,117 例儿科胫骨干骨折发生于 3~10 岁,平均随访 3.9 年,因此认为保守治疗几乎可以肯定能得到满意的结果,而认为手术治疗通常是不需要的。短缩不超过 5mm 可通过生长加速得到补偿,轻度内翻成角可自发加以矫正。不幸的是,外翻对线不良和旋转畸形会持续存在,必须矫正。然而在某些情况下,最好进行手术治疗并进行行内固定或外固定。这些选择适应证见表 15-2。

2.现代治疗方案

　　几乎所有的儿童闭合性胫腓骨干骨折均可用非手术治疗。对无移位骨折,要用长腿石膏将膝关节制动于 20°~60° 屈曲位[87]。根据骨折类型,要让患儿保持

表 15-2　儿科胫腓骨骨折的内固定或外固定适应证
开放性骨折
Ⅲ 型骨折及部分 Ⅱ 型骨折
节段性骨缺损
不稳定闭合骨折
节段性骨折
神经血管损伤
多发伤
严重躯体损伤
头部伤伴痉挛或好斗
同侧股骨骨折
多发骨折
软组织异常
烧伤
皮肤缺损
间室综合征(筋膜切开术)

Modified from Thompson, G.H.; Wilber, J.H.; Marcus, R.E. Internal fixation of fractures in children and adolescents. A comparative analysis. Clin Orthop Relat Res 188:10–20, 1984.

非负重 3~4 周或者直到 X 线证实骨折早期愈合才负重。然后用长腿石膏将膝关节制动于伸展位,直到骨折完全愈合后方可完全负重。对于远端 1/3 处骨折,应采用髌韧带承重式(PTB)或短腿石膏固定。

　　有移位的闭合性骨折需进行闭合复位,要特别注意保持胫骨长度并矫正成角和旋转对位。在此过程中可联合进行推拿按摩,并用长腿石膏将膝关节制动于 20°~60° 屈曲位。如果是斜行或粉碎性胫骨骨折,往往难以维持胫骨长度,应考虑手术治疗。应用长腿石膏后要密切监测患者,一般是每周一次,监测 2~3 周,以评估是否保持对位。成角的微小改变可通过使石膏成楔形加以矫正。骨折在临床和影像学方面都稳定后,通常在伤后 4~6 周可采用长腿承重石膏(膝关节处于伸展位)或者 PTB 或短腿石膏(取决于骨折类型和部位)再制动 2~3 周,直至骨折完全愈合。

　　多发伤儿童的(斜行或粉碎性)应行更具侵入性的手术治疗,尤其是外固定或新型的可屈曲髓内固定杆。

3.多发伤的特殊注意事项

　　多发伤和合并有其他部位长骨骨折或严重损伤的儿童应通过手术保持骨折稳定(表 15-2)。手术固定通过改善其稳定性和可动性来提高其综合护理效果。这会使患儿更容易接受护理,而且也便于用担架运送

患儿去进行其他诊断检查,如 CT、MRI。儿科胫骨和腓骨骨折最常用的手术固定方法是外固定。各种半钉悬臂系统和细针穿通固定环部骨用于儿童胫骨骨折的外固定[1,33,95]。前者通常是首选方法,因为其应用简便迅速,并可降低神经血管的损伤风险;此外,该系统也不妨碍对任何相关伤口的手术暴露。Taylor 三维固定架也可视为另一种外固定方法[2]。钢丝、钢针和螺钉偶尔用作手术附件。加压钢板和螺钉通常不推荐使用,因为使用时需广泛剥离,会增加感染风险,取出时还需要行二次手术。可屈曲髓内钉可避免损伤胫骨远端和近端骨骺,正成为一种广泛采用的新方法[17,32,84]。

4.治疗选择

儿童胫腓骨骨干的闭合性骨折通常无并发症,而且比成人的同类骨折愈合快。现用的治疗方法有非手术治疗和手术治疗。

(1)非手术治疗

大多数胫腓骨骨干闭合性骨折可通过闭合复位和长腿石膏制动进行治疗[87]。有移位骨折通常要在全麻下行复位,而无移位骨折通常可在镇静下行石膏固定。第一件石膏通常将膝关节制动于屈曲 20°~60°,以阻止患者负重。一旦达到令人满意的对线之后,此后 3 周每周要进行一次 X 线评估。微小的对线改变可以通过石膏楔形调整进行矫正。对线的明显丧失可能需要在全身麻醉下重新闭合复位。1~4 周后,根据骨折的类型和 X 线愈合程度,采用负重型长腿石膏将膝关节制动于伸展位[87]。这件石膏要一直用到骨折完全愈合。胫骨和腓骨下 1/3 部位骨折的患者,可以用 PTB 石膏或者用短腿石膏。年龄大的青少年也可以考虑用 Sarmiento 和 Latta 描述[86]功能支具。Sarmiento 治疗的患者大约在受伤 2 周后应用功能支具并开始用长腿石膏制动。据他们报道,术后极少发生短缩、成角、旋转不良以及延迟愈合或不愈合。

胫骨和腓骨同时骨折后的主要问题是短缩[87]。因为长屈肌往往会使骨折产生外翻畸形而不是内部畸形,所以也会发生成角畸形。也可能发生反屈,尤其是在最初复位和石膏制动时有明显软组织肿胀的患者。需采用开闭技术对石膏进行楔形调整来矫正成角[87]。通常,最好等待 1~2 周待软组织肿胀消退并使骨折有所稳定后再做上述处理[87]。如果最初发现有明显肿胀,最好在 4~7 天之后待肿胀消退后再应用后侧支具,然后再进行最终的方法复位,这样可以避免发生骨筋膜室综合征的风险,并使石膏管型更合适且更服帖。

对于胫腓骨干的不稳定骨折,特别是有移位、粉碎性和明显短缩的骨折,有人建议采用其他闭合复位方法。屈膝位和足部轻度跖屈位的长腿石膏可能有效。3 周后更换石膏,让足部处于中立位。Shannak 建议[87]经跟骨用斯氏针进行骨骼牵引。10~14 天后,通常会发生充分愈合,此时便可应用膝关节伸展位长腿石膏。这些方法今天已很少使用。大多数作者更喜欢采用手术稳定再加某种类型的外固定或内固定。

(2)手术治疗

非手术治疗可接受的对线参数包括:不超过 5°的内翻或外翻成角,小于 5°的矢状面成角,以及不超过 1cm 的短缩[57]。8 岁及小于 8 岁的患儿的整个骨体移位是可以接受的,较大儿童和青少年可以接受最多 50%的移位。手术治疗儿科骨折的原则与骨骼成熟的成人有很大不同。当儿科骨折适宜行手术治疗时,应考虑 Spiegal 和 Mast 提出[90]的总体治疗原则。这些原则适用于多发伤患儿,也适用于特殊的胫骨骨折。适用于胫骨干骨折的原则包括:①应能达到满意的、甚至解剖对线,要特别注意旋转及成角定向;②如果采用内固定件,应采用容易去除的;③治疗目标通常是达到刚性固定来维持骨折对位而不是立即制动小腿下部,因此可采用辅助石膏管型;④应用外固定时,一旦软组织伤口愈合或者骨折稳定不会再移位时应立即拆除。石膏制动一直要持续到完全愈合后。应通过对软组织损伤程度、骨折部位和其他伴发损伤程度的分析来指导对儿科骨折行手术治疗的选择。

1)外固定

骨骼外固定曾是治疗儿科胫腓骨骨折的常用外科方法,尤其是那些严重粉碎以及不稳定或伴有下层软组织严重损伤的骨折[1,13,18,30,33,34,49,65,68,70,95](表 15-2)。治疗方法包括:将骨折上下端的固定针包含在石膏管型内(图 15-2)或应用市售的半钉和环形固定架。外固定一直保持到骨折稳定并有足够的骨痂形成为止。此后便可去除外固定换上伸膝位长腿石膏。据 Tolo 报道[95],应用外固定架会延长愈合时间而且伴发针道浅表感染的发生率高(50%),再骨折的发生率也高。13 例胫骨骨折在伤后 5~10 个月有 3 例(23%)发生再骨折。再骨折是由应力屏蔽、过早去除外固定架还是局部创伤所致相对缺血造成的,尚不明确。所有这三种再骨折均可用长腿石膏制动治愈。2007 年,Mayers 及其同事[65]报道了对连续 31 例高能量胫骨骨折进行的研究结果,外固定的并发症发生率值得注意。这些并发症包括畸形愈合、伤口感染、延迟愈合、骨髓炎和下

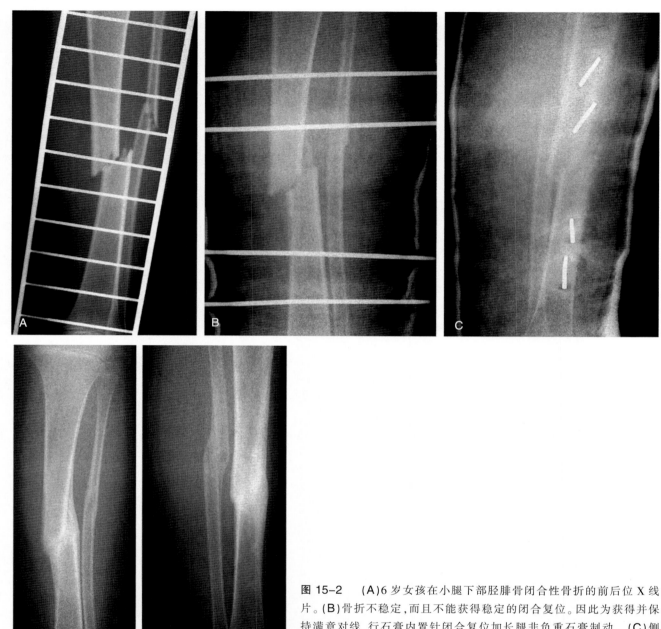

图 15-2　(A)6 岁女孩在小腿下部胫腓骨闭合性骨折的前后位 X 线片。(B)骨折不稳定,而且不能获得稳定的闭合复位。因此为获得并保持满意对线,行石膏内置针闭合复位加长腿非负重石膏制动。(C)侧位像显示对线满意。(D)伤后 4 个月回到美国后的前后位像。骨折良好愈合,对线满意。(E)侧位像。

肢不等长。没有发生再骨折。

儿科胫骨干骨折外固定的优点包括：刚性制动,可直接观察小腿下部和任何伴发伤口,便于伤口敷裹和护理,可让患者活动以便进行其他诊断检查并对其他身体部位损伤进行治疗,而且在局麻下可用于严重损伤患者。最近的研究表明,Taylor 三维固定架是一种更新的外固定方法,特别是大龄儿童和青少年的不稳定骨折[2]。

2)内固定

闭合或切开复位加内固定治疗儿科胫腓骨骨干骨折通常较少采用,但其应用率在不断增加。手术技术包括：用克氏针、半针和皮质骨拉力螺钉的有限内固定,加压钢板和螺钉固定(图 15-3),以及柔性髓内钉固定。

加压钢板和螺钉固定需要行广泛解剖及骨膜剥离,可能会增加感染或者延迟愈合或不愈合的风险,

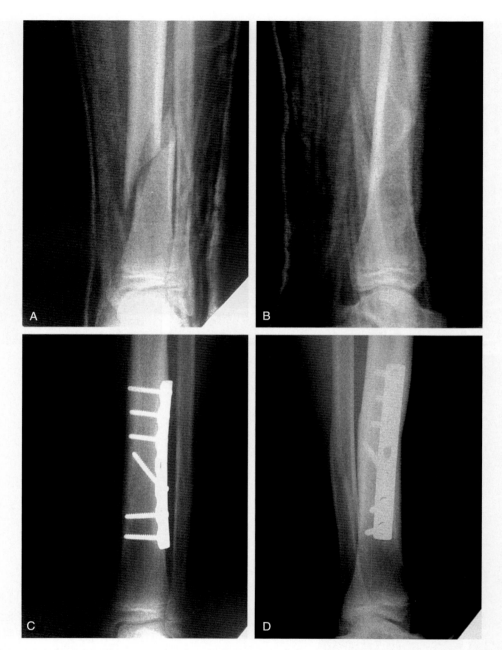

图 15-3　(A)13 岁男孩左小腿下部胫腓骨远端不稳定性斜行骨折的前后位 X 线片。(B)侧位像更清晰地显示腓骨骨折。(C)腓骨骨折切开复位内固定 18 个月后的前后位像。骨折愈合良好。(D)侧位像。

因为骨的血液供应会进一步中断。然而对于闭合的粉碎性骨折，如果非手术治疗不能达到满意的对线，这是一种可行的方法。有人曾介绍了经皮置入钢板的新方法，而且这种改进将会降低这些并发症的发生率。对于骨骼发育接近成熟的年长青少年，可以考虑扩髓髓内钉固定[17]。

　　柔性髓内钉固定在儿科骨折中的应用越来越普遍，包括胫骨干骨折。1985 年，来自法国的 Ligier 及其同事[55]报道了采用 2 枚柔性髓内钉治疗 19 例儿童胫骨骨折的结果。这种治疗在骨折部位可产生弹性稳定性，因而它消除了剪切力并使压缩力施加在骨折部位两端，从而促进了外部桥接骨痂的形成。一根钉插入内侧，另一根钉经胫骨近端外侧干骺端于生长部近端和胫骨结节骨突后方，然后后方进入骨折端，终止于胫骨远端生长部的近端。他们报道称，术后不必用石膏制动，3 个月内所有骨折均愈合。髓内固定的适应证主要是非手术治疗失败的不稳定骨折。1988 年，比利时的 Verstreken 及其同事[97]也将这种柔性稳定髓内钉固定技术用于儿童。他们建议用于胫骨骨折伴对侧下肢损伤的 6 岁及以上儿童，尤其是那些多发伤患儿。2001 年，Qidwai 报道[77]了 84 例胫骨骨折，包括 30 例采用髓内克氏针（直径 2.5~3.5mm）固定的开放性骨折。骨折时的平均年龄是 10.2 岁（范围 4~15 岁），54 例伴有腓骨骨折。这些骨折的平均愈合时间为 9.5 周（范围 8~14 周），术后移除植入物的平均时间为 5.6 个月。平均随访时间为 18 个月（范围 13~16 个月）。未发现一例延迟愈合、骨不连或下肢不等长大于 1.0cm。54 例闭合性骨折未发生术后感染。但 30 例开放性骨折中报道有 5 例发生术后感染（4 例为浅表性，1 例为深层）。他们认为，他们的技术很简单，而且产生了良好的临床、影像学及功能效果。在 O'Brien 及其同事[69]进行的另一项研究中，他们对 16 例行柔性髓内钉固定的不稳定胫骨骨折（其中 3 例为开放性）进行随访，愈合均良好。在一项对连续 31 例胫骨骨折的比较研究中，其中 16 例行柔性髓内钉固定，15 例行外固定，Kubiak 及其同事[55]发现前者的功能效果更好。其中包括髓内钉固定组的 8 例开放性骨折和外固定器组的 5 例开放性骨折。Gicquel 及其同事[30]指出在胫骨和腓骨双骨折时，内侧钉弯曲不足可导致外翻畸形。其他作者最近报道，用柔性髓内钉固定的并发症发生率低且得到满意的结果[8,17,32,84]。其他选择还包括经皮克氏针固定[15]。

5.随访和康复

大多数胫腓骨骨折患儿不需要进行物理治疗即可康复。通常在预期的时间内即可恢复膝关节和踝关节的全项活动，恢复伤前的全部活动，而且比他们的父母和骨科医生预想的要快得多。移除石膏后 2~3 周内未能恢复膝关节和踝关节全项活动是需要进行的物理治疗的常见指征。一旦恢复活动，肌肉力量会恢复正常，而且影像学显示坚固愈合，通常在石膏移除后 4~6 周即可进行正常活动，包括体育运动。此后，对这些患儿每 3~6 个月监测一次，大约监测 2 年，以评价其功能、腿的长度以及残留问题（如轻度成角）的缓解状况。

6.结果

无并发症胫腓骨闭性合骨折的非手术治疗效果都令人满意。骨折愈合快（与年龄有关），而且轻微的下肢不等长和成角畸形会随着以后的生长发育自行矫正[87]。

胫腓骨干骨折儿童约有 25% 在初始愈合后会有轻微的胫骨不等长和成角改变[87]。幸运的是，明显的旋转问题并不常见。因为胫骨和腓骨继发于骨折刺激的过度增长量较小，因此重要的是在愈合期间要保持足够的长度。12 岁以上男孩和 10 岁以上女孩的胫骨骨折，必须尽力达到胫骨全长。这些骨折闭合复位后的可接受短缩量，3~10 岁女孩和 3~12 岁男孩均为 5~10mm[78,87]。年长儿童和青少年则要求对线，尽可能达到解剖对线。年幼儿童胫骨和股骨都会有过度生长，而年长儿童和青少年则会有急性生长发育停滞。骨折的类型和残留成角似乎并不影响过度生长量。这种生长刺激过程通常要在损伤后两年才结束。Reynolds 证实[78]伤后 3 个月内生长速率达到最大值，比正常值大 38%，此后生长速率降低，但明显升高仍会维持两年，大约在损伤后 40 个月胫骨恢复正常。

矫正同时存在的任何成角或旋转畸形也很重要。成角畸形会随生长改善，但旋转性对线不正不会改善[87]。年幼儿童 15° 以内的内翻畸形会进行自发矫正[87]。但外翻和后成角会持续不变，成为旋转畸形，尤其是向内或内侧旋转。无并发症的骨折，预期功能可恢复正常。

7.作者推荐的治疗方法

因为闭合性胫骨和腓骨骨折一般愈合快，而且长期预后令人满意，作者推荐对大多数病例应采用闭合复位和长腿石膏制动。只有一小部分闭合性骨折需要手术治疗并进行外固定或内固定。

大多数无移位骨折应采用屈膝 20°~60° 的长腿石膏制动。避免负重 2~3 周，然后用长腿将膝关节制动于伸展位，允许脚尖触地负重。一旦可见到骨痂形成，根据骨折部位和影像学愈合程度将其换成 PTB 或短腿石膏。

有移位的胫骨和腓骨骨折要在全身麻醉下进行复位。有移位时通常会发生周围软组织的广泛损伤。这些患儿发生筋膜室综合征的风险会增加，因此需要住院，以便在复位并根据软组织肿胀程度决定行后夹板或长腿石膏制动后进行观察。如果最初使用夹板，4~7 天后要进行长腿石膏制动，以利于软组织肿胀消退；通常要在全身麻醉下进行手术。制动之后，在前 3 周要每周对患者进行一次影像学评估。如果对线不佳，应考虑对石膏进行楔形调整或者重新进行闭合复位。在大多数情况下，移位轻微可通过石膏楔形调整进行处理。

对于闭合复位后对线不可接受的不稳定骨折，可能需要进行外固定。作者喜欢用半针外固定系统。其使用方便,但必须小心避免损伤胫骨远端和近端生长部。透视下操作可以保证这些设备安全可靠设置。它们可以控制长度、成角和旋转。最初几周这些设备通常要辅之以后夹板,以膝关节和踝关节舒适的制动。根据患儿年龄和可信赖程度,在伤后 2~4 周可以允许部分负重。横行骨折愈合后的骨痂范围小,可能需要更长时间尚置固定架,以防止复发畸形。一旦影像学证实骨痂形成而且任何伴发损伤均已愈合,便可拆除外固定装置并更换成 PTB 或长腿石膏直到骨折完全愈合。

作者对柔性髓内钉的应用经验有限,但相信这是一种可接受的治疗方法。插入时必须小心谨慎,以免损伤胫骨近端生长部和胫骨结节。但是将钉埋在皮肤下面就不必对钉进行护理,而且能进入下面的软组织。

三、单纯胫骨干骨折

胫骨体骨折而腓骨完好在儿童中常见[75,87,93,103]。这种骨折可以是不完全型张力压缩骨折(青枝骨折)或完全骨折。Shannak 等[87]和 Parrini 及其同事[75]发现,累及胫骨和腓骨的骨折最为常见。据 Shannak[87]报道,在 117 例胫骨骨折儿童中仅有 32 例(27%)为单纯胫骨干骨折。

据 Teitz 及其同事[93]报道,跌落是最常见的损伤机制,其次是滑雪和机动车交通事故。大多数骨折是螺旋形,累及骨干的中间或远端 1/3。1997 年,由 Yang 和 Letts[103]的一项研究发现,受伤时患者的平均年龄为 8.1 岁(范围 0.3~17 岁);77 例(81%)是由间接创伤所致,69 例(73%)发生在胫骨远端 1/3。由此可见,高能严重事故所致累及胫骨和腓骨的骨折更为常见,如机动车事故,而单纯胫骨干骨折通常是由不太严重的创伤所致,如跌落或体育事故。

单纯胫骨骨折主要由扭转力引起,大多数位于胫骨远端 1/3 或胫骨中远端 1/3 结合部[103]。最常见的扭转机制是身体向外侧转动而双足处于地面上的一个固定位置。骨折线从胫骨的前内侧表面远端开始,向近端进展到后外侧。完整的腓骨和骨膜防止了重大移位或短缩。然而可能会发生成角,特别是内翻成角。当腓骨完整时,短缩的趋势会转变为骨折处扭转畸形,并产生内翻畸形。这种异常主要是由骨折部位两端的长屈肌产生旋转力的作用所致。Yang 和 Letts[103]发现,继发性内翻成角最容易引发斜行和螺旋形骨折。横行骨折不会产生成角。

Teitz 及其同事[93]通过对腓骨完整的胫骨骨折进行的生物力学研究证实了上述临床观察结果。他们发现当腓骨保持完整无缺时,会发生胫腓骨长度不等,进而引起胫腓骨的应变模式改变。这些应变模式会导致胫骨延迟愈合、不愈合或畸形愈合。他们发现,这些并发症的发生率在儿童和青少年中较低,这是由于他们的腓骨和软组织的依从性较好。

单纯的胫骨干骨折首选非手术治疗,只用长腿石膏制动即可[75,87,93,103](图 15-4)。可能需要进行闭合复位,尤其是内翻畸形超过 15°合并有腓骨塑形变形时。在最初的 2~3 周,屈膝 30°~90°并将足部置于适度跖屈位可抵消一些来自趾长屈肌的变形力。此后前 3 周每周要对患儿进行一次影像学检查,因为有可能继发内翻成角,特别是那些斜行与螺旋形骨折患儿。如果成角大于 15°,可能需要重新进行闭合复位。骨折稳定之后,使用长腿负重石膏将膝关节制动于伸展位。石膏制动通常要一直持续到骨折完全愈合。远端骨折可以用 PTB 石膏、骨折支架或短腿石膏制动。单独胫骨干骨折儿童的手术适应证是有限的。即使是多发伤儿童,这些骨折也可以用简单的长腿石膏制动进行治疗。严重的软组织损伤,如伴发于开放性骨折或烧伤,或者伴有明显残留成角的骨干骨折,最好进行切开复位内固定或外固定。Qidwai[77]最近报道了用直径 2.5~3.5mm 克氏针行髓内固定治疗的 30 例单纯胫骨干骨折。骨折愈合快,而且闭合骨折未发生术后感染。其作者也报道了成功应用柔性髓内钉的病例[8,17,32,50,84]。

四、特殊的胫骨干骨折

1.学步期儿童

9 个月至 6 岁的儿童,足部扭伤可导致胫骨干远端斜行骨折,而无腓骨骨折[24,25,36,60,72,94]。1964 年,Dunbar 等[25]第一次使用学步期儿童骨折这一术语。这种骨折常由无关紧要的或是看起来无害的事件造成,如行走或奔跑时摔倒,踩在球上或玩具上,或从适当高度上摔下。常发生在年幼儿童,故称之为学步期儿童骨折[25,94]。

体检和 X 线片表现通常不明显。这些儿童通常是因为不能负重、跛行或强行使患肢支撑站立时疼痛而就诊。通常,患儿没有任何软组织肿胀、瘀斑或畸形。局部压痛是最常见的体检表现。触诊骨折部位时会发现局部温暖[94]。创伤发生时没有目击者[72]。

胫腓骨全长的正位和侧位 X 线片可以发现胫骨远端 1/3 螺旋骨折。但是,X 线片也可能是正常表现[25,36,94]。

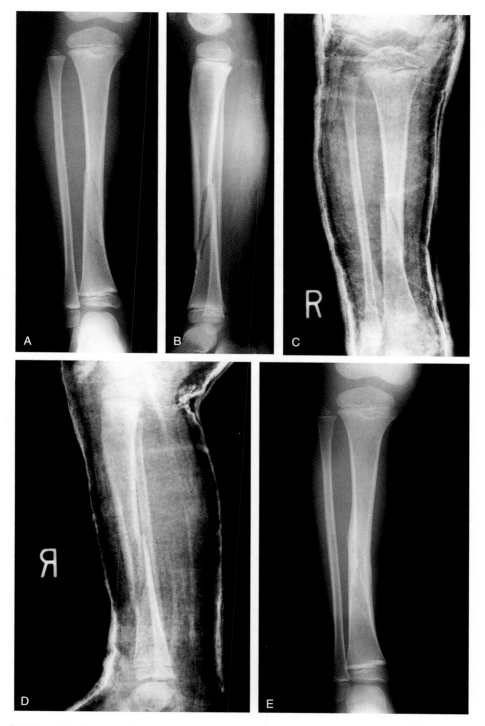

图 15-4　(A)4 岁男孩经过船舱出口时跌倒,右小腿下部正位 X 线片。可见胫骨远端 1/3 单纯螺旋形骨折。腓骨完好。(B)侧位 X 线片显示螺旋形骨折轻微移位。(C)在长腿石膏管型制动期间发生 5°成角。骨折部位短缩很小。(D)侧位 X 线片显示对线较最初的 X 线片没有改变。(E)伤后 3 个月骨折愈合良好。尽管有轻微内翻成角,但踝关节面与地面平行且与承重轴垂直。

特征性发现是,一条微弱的斜行骨折线穿越胫骨远端骨干到内侧终止。当常规 X 线片正常但怀疑有骨折时,斜位片有助于诊断[25]。骨折线可能只在一张片子上

可见。如果怀疑有骨折但片子上没有见到骨折线,仍适当制动治疗。锝骨扫描可发现有摄取增多,从而证实有骨折。然而,这种扫描很少应用,除非患儿发热并

担心是骨髓炎。伤后 7~10 天重复拍 X 线片,通常可显示骨膜下新骨形成,从而证实骨折。据 Halsey 等最近报道[36],39 例疑有学步期儿童骨折的儿童,初始 X 线片为阴性,随访片证实 16 例(41%)有学步期儿童骨折。他们认为,有确切体检表现和 X 线片为阴性的儿童,即可初步诊断为学步期儿童骨折,应进行治疗。Lewis 与 Logan[54]对疑似学步期儿童骨折的 3 例患儿进行了超声检查,发现胫骨皮质表面有一低反射层和骨膜升高。此后经放射学骨膜反应证实了这一诊断。

学步期儿童骨折的治疗是,长腿石膏制动 2~4 周(具体时间取决于患儿年龄)(图 15-5)。如果在损伤 2 周或更长时间后才发现骨折,只要有足够的骨痂形成而且患儿在应力检查时没有压痛,可以不必进行制动。

Tenenbien 及其同事[94]鉴别了典型学步期儿童骨折与儿童受虐待或儿童受虐综合征的影像学特征表现。后者的骨折通常累及骨干中段且很少为斜行。重要的是要区分这两种伤情。在 Oudjhane 及合作者[72]的一项回顾中通过 X 线检查评价了年龄小于 5 岁儿童的连续 500 例急性跛行,不包括儿童受虐病例,胫骨或腓骨隐匿性骨折是最常见的原因(56 例)。这些骨折主要发生在远端干骺端,偶尔在近端干骺端,只有很少发生在骨干。Mellick 和 Reesor[60]报道了类似的结果。

2.儿童受虐综合征

在儿童受虐综合征中骨折是仅次于软组织损伤的最常见表现。25%~50%的受虐儿童会发生骨折[47]。在发表病例系列中,肱骨、股骨和胫骨是最常见的长骨骨折,先后顺序略有不同。在一些系列中,干骺端"桶柄式"或边角骨折是最常见的类型,但在最近的出版物中,横行骨折更为常见。1986 年,Kleiman 等[48]在一项组织学和影像学综合研究中证实,边角骨折不是干骺端在骨膜或韧带附着点撕脱,而是一种通过干骺端最不成熟部位的骺下骨折。根据伤害的大小、干骺端受累程度以及 X 线投照位,病灶可能显示为桶柄骨折、边角骨折或干骺端射线可透。因此,这些骨折是完全型,而不是撕脱型。

King 及其同事[47]对 1971~1981 年间洛杉矶儿童医院接诊的被认为是儿童受虐综合征的 750 例受害者进行的回顾研究发现,189 例儿童(25%)共有 429 例骨折。年龄中位数为 7 个月,范围为 1 个月~13 岁。大部分为 2 岁或更小。在这个系列中,最常见的是肱骨、胫骨和股骨骨折。不过,每例患者最常见的骨折部

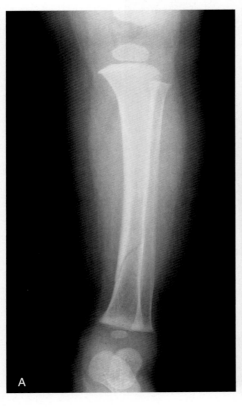
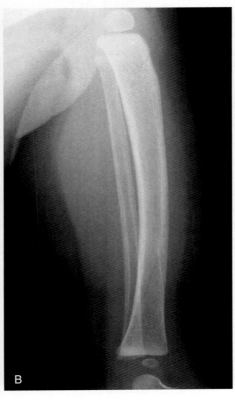

图 15-5　(A)9 个月女童的学步期儿童骨折。她在初次独自行走时摔倒。可见一处模糊的斜行骨折,骨折线通过胫骨远端骨干终止于远端内侧。用长腿石膏制动 2 周后骨折愈合。(B)侧位处勉强可见骨折线,但无移位。

位是肱骨、股骨、胫骨。在所有的长骨骨折中,48%是横行,26%是螺旋形,16%为撕脱伤,10%是斜行,只有1.5%是粉碎性骨折。对骨折组合进行分析后发现,撕脱或干骺端边角骨折是累及胫骨近端 1/3 的最常见第四种类型。28%的患者有骨折史。这些患儿中最终死亡10 例(5%)。

儿童受虐综合征的诊断要有高度怀疑指数。通常情况下,这种损伤不会被觉察到而且父母的描述也含糊不清。体格检查可发现不同愈合阶段的软组织损伤、生长迟滞以及不受宠和恐惧造成的情绪异常。另一个潜在的难题是区分非意外损伤和成骨不全。通常,后者的诊断并不困难,因为有家族史而且会有出生时骨折、蓝巩膜、牙齿发育不全以及其他特征表现。但是,这些因素可能并不总是存在。通过比较这两种疾病的骨折形态,Dent 和 Paterson[21]发现,成骨不全症的骨折发生高峰为 2~4 岁;下肢骨折,尤其是股骨和胫骨干远端部分,比上肢骨折更常见,而且骨折碎块的严重移位更为常见。干骺端螺旋形和横行骨折较常见,而青枝骨折和隆突骨折却没有。然而,即使明确诊断为成骨不全,也必须考虑非意外损伤的可能性,因为这两种情况显然可以同时存在。此外,成骨不全和骨折的大部分儿童没有伴发的挫伤或软组织损伤。如果有软组织损伤,必须考虑儿童受虐的可能性。

另外还必须仔细鉴别受虐儿童骨折与学步期儿童骨折。Mellick 和 Reesor[60]确认出另一种发生在 2~6岁儿童的意外螺旋胫骨骨折。它类似于学步期儿童骨折而且发生的年龄范围也相同,但它需要更大能量,X线表现也更明显。这种骨折开始于更靠近胫骨的中间1/3,不是胫骨远端 1/3。腓骨不受累。这种骨折通常是伴有扭转或旋转成分的跌落所致。大多数受虐儿童的胫骨骨折是在骨干处的横行骨折而不是远端螺旋形骨折。另外,伴发有腓骨骨干骨折则提示儿童受虐待,因为断裂这两块骨所需的能量要远远大于使年龄较大儿童产生学步期儿童骨折或单纯螺旋形骨折的能量。对疑似病例必须进行骨骼检测,对先前愈合的骨折以及继发于钝性创伤的骨膜下新骨形成证据进行评估。如果不能马上确认真正的意外事故起因,要让患儿入住医院,由儿童受虐团队进行评价。

受虐儿童胫骨骨折的治疗与单独胫骨骨折以及胫骨和腓骨骨干联合骨折的治疗类似。闭合复位加简单的石膏制动通常对这些年幼儿童就足够了。最重要的是确诊并进行适当干预,以防止进一步损伤和可能的死亡。

3.自行车辐条伤

下肢的自行车辐条伤,尤其是内踝,在儿童中比较常见。这种损伤可能是由于让儿童坐在自行车后垫上,其小腿下部不慎夹在车轮辐条和后支架之间造成的。这种损伤也可能是自行车事故所致。这种损伤可使足踝部软组织受到严重挤压或撕扯。它也可能导致骨折[71](图 15-6)。Karrholm 及其同事[46]报道,462 例儿童胫腓骨骨干骨折有 39 例 (8%) 是由辐条引起的。Izant 及其同事[42]回顾研究了 60 例自行车辐条伤,发现大多数儿童是 2~8 岁,平均 5 岁。几乎每一起事件都发生在原本只供 1 名儿童乘坐的自行车坐了 2 名儿童。

伤肢的初始表现不可信。皮肤似乎只有擦损,但在 2~3 天后可能发生全层厚皮肤缺失。这种损伤与上肢的脱水机损伤非常相似。Izant 及其同事[42]识别出这种损伤害 3 个方面:①组织被辐条的刀样作用而撕裂;②被车轮与车架之间的冲击压轧;③这两种作用力共同作用产生的剪切损伤。撕裂伤通常累及内踝或跟腱区。简单缝合可能导致伤口裂开,这可能延长二期愈合时间。进行皮肤移植必须等到完全界定出坏死区并广泛清创之后才能做出决定。皮肤坏死最常见的部位是踝部,这里的皮肤和皮下组织较薄。辐条损伤的所有儿童都要住院进行观察。治疗骨折后的治疗建议(如有必要)包括敷裹后用加垫夹板固定、轻度抬高以及进行伤口检查。坏死明显后应进行清创,然后进行早期分层皮肤移植。只有在仔细清创之后才能进行初始破裂口的闭合,在撕裂累及足跟部时要特别注意厚皮瓣的去脂处理。

4.应力骨折

儿科应力骨折不常见,常会导致误诊,尤其是年幼儿童[67]。儿童应力骨折的模式不同于成年人。胫骨和腓骨是儿童发生应力骨折最常累及的骨骼,男孩比女孩更常见。应力骨折较常见于青少年,而且与成人相似。年幼儿童的应力骨折其表现类似于骨髓炎或恶性病变。

患儿通常有轻度疼痛和渐进性跛行。虽然探查不出某种特殊损伤的病史,但年龄大一些的儿童会参与一些尚不习惯或适应的强体力活动,如体育运动。在一项对儿科应力骨折的回顾性研究中,Walker 及其同事[100]发现,胫骨近端 1/3 是最常见部位,通常发生在10 岁以后。疼痛通常在休息后减轻,而在剧烈活动后加剧。最常见的查体阳性表现是触诊或扣诊骨折部位

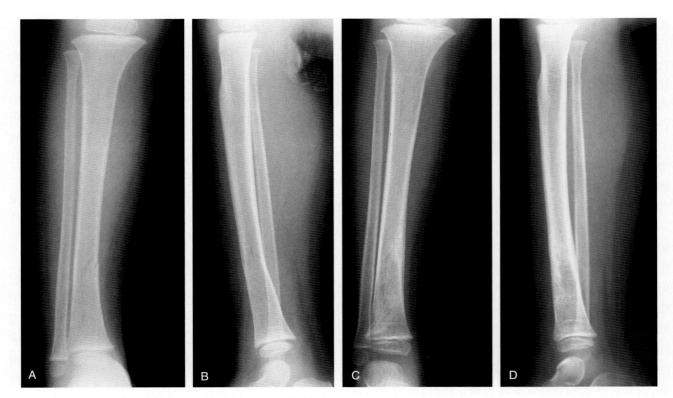

图 15-6 　(A)3 岁女孩右小腿下部的前后位 X 线片显示右侧胫骨远端斜行骨折,腓骨完好无损。该女孩坐在自行车后方无保护后座上不慎将腿夹进后轮辐条和后支架之间而造成该损伤。皮肤和皮下组织受挫伤和擦伤,但无皮肤裂口。(B)侧位片显示骨折轻微前方成角。(C)伤后 2 个月后骨折愈合良好。(D)侧位片显示无对线改变。

有局部触痛。通常没有软组织肿胀、红斑或瘀斑。

胫骨和腓骨应力骨折的影像诊断往往很困难,甚至没有影像学改变,尤其是年幼儿童[26]。儿科胫骨应力骨折最常累及胫骨近端 1/3 的后内侧或后外侧,这种骨折不会发生在前方。Engh 和同事认为[26],典型的影像学改变发生在三个阶段。最初,在胫骨后壁的皮质处可见一小处透射线区。这种异常伴有干骺端和骨内膜的骨密度增加以及细雾状骨膜反应。这些表现通常在出现症状后 2~3 周出现,但在儿童这一阶段往往未觉察。X 线检查未发现线性骨折,随访 X 线片显示有逐渐增多的骨膜和骨内膜新骨形成。第二阶段有时伴有一处后方皮质明确的不完全性缺陷。如果未发生完全骨折,第三阶段会累及骨膜和骨内膜新骨形成的成熟和局部吸收。如果骨折线变得明显,通常是无移位骨折,随后会出现特征性 X 线表现。

对疑难病例,锝骨扫描有助于诊断。骨扫描是早期诊断应力骨折的高敏感技术,早在 X 线病变表现出现之前即可在骨扫描上有所表现。胫骨应力骨折的典型骨扫描表现包括在后内侧出现一处锐缘椭圆形或棱形放射密度升高区。偶尔会使受累部位的骨宽度增大。累及胫骨内侧皮质较为常见。目前,MRI 也有助于识别应力骨折,同时可避免应用电离辐射。病变表现包括在骨内出现信号强度非常低的带状影,一直延续至骨表质,以及近皮质或骨膜表现为高信号强度。

腓骨也可能发生应力骨折。这种病变也可见于参与强体力活动的儿童,不过腓骨发生应力骨折的儿童年龄要比其他骨发生应力骨折的年龄小。

临床检查通常显示外踝近端有一触痛区。受累及部位通常对触诊敏感,并可出现轻度软组织肿胀。X线平片可进行诊断,但对疑难病例可进行锝骨扫描或MRI。

胫骨或腓骨应力骨折通常采用保守治疗。对大多数病例,限制身体活动可缓解不适,有利于骨折愈合。有时对有明显不适的儿童,可根据所累及的骨头,用长腿或短腿石膏制动 2~4 周。腓骨远端的应力骨折也可采用可拆除的充气牵引镫夹板进行治疗。

5.同侧胫骨和股骨骨折

儿童的同侧胫骨和股骨干骨折属于严重损伤,通常是交通车祸所致,如机动车碰撞事故[10,51,105]。因此,这些骨折通常是开放性的并伴有其他部位的损伤。这些骨折会造成所谓的浮膝。

1991 年，Bohn 与 Durbin[10]报道了 42 例儿童和骨骼未成熟青少年的连续 44 例同侧股骨和胫骨骨折。对 30 例患者(32 个肢体)进行了平均 5.1 年(范围为 1~14 年)的随访，并对 19 例患者进行了亲身检查和 X 线检查。24 例男孩和 6 例女孩的平均年龄为 10.5 岁(范围为 3.6~16.6 岁)。其中 27 例患儿的骨折与汽车事故有关，包括 17 例汽车行人交通事故。30 例患儿中有 12 例发生一处或两处开放性骨折，有 17 例患儿至少有一处额外骨折，并有 15 例患儿其他部例也有损伤，尤其是颅损伤。18 例患儿的双骨折采用闭合方法治疗。对口位患儿的 1 处骨折进行了手术固定，对 10 例患儿的两处骨折行手术固定。对 8 例患儿的股骨骨折行手术固定(闭合髓内针、开放髓内针或加压钢板和螺钉)，包括 3 例开放骨折中的 1 例。对 23 例患儿(24 个肢体)的胫骨骨折采用闭合复位石膏制动治疗。对 5 例开放性骨折采用外固定治疗，对 4 例不稳定骨折采用石膏内植钉治疗。对 1 例骨折进行了切开复位内固定。

Bohn 与 Durbin[10]发现，患儿年龄是与临床病程相关的最重要变量。年龄小于 10 岁的 15 例患儿，达到无支撑负重的平均时间为 13 周，股骨和胫骨的组合生长过度平均为 1.8cm。3 例患儿早期出现并发症。10 岁以上的 15 例患儿中，8 例有早期并发症，达到无支撑负重的平均时间为 20 周，且股骨和胫骨的生长有变化。年龄较小患儿对其双骨折采用闭合技术进行了成功治疗，而年龄较大的患儿，对其股骨骨折采用复位和手术固定进行了更成功的治疗。大龄患儿组的并发症发生率最高，包括 4 例未发现的同侧膝关节韧带损伤。这些损伤包括 4 例前十字韧带撕裂和 2 例内侧副韧带损伤。建议在初始评估时仔细检查膝盖。由作者亲自评估的 19 例患者中，只有 7 例功能正常。其余患者的效果受损，其中包括下肢不等长、成角畸形或膝关节不稳定。

2000 年，Yue 等[105]研究了 29 例患儿(30 个肢体)的同侧股骨和胫骨骨折的治疗效果，第一组采用非手术治疗，第二组对其中一处或两处骨折进行了手术刚性固定。平均随访了 8.6 年(范围为 1.1~18.6 年)。非手术治疗组中包括对 16 例患者(16 个肢体)的股骨骨折行骨牵引治疗，对其胫骨骨折行闭合复位和夹板或石膏制动，并最终使用髋部人字形石膏。13 例患儿(14 个肢体)的手术治疗组，对一处或两处骨折行切开复

位内固定(图 15-7)。Bohn 与 Durbin[10]采用相同的标准对这些患者进行评估，以便进行对比研究。尽管改进后损伤评分和骨骼损伤评分较高，但手术治疗的儿童和青少年住院时间明显减少，分别为 20.1 天和 34.9 天；达到无支撑负重的时间缩短，分别为 16.8 周与 22.3 周；术后及并发症少。股骨的手术稳定对缩短住院时间以及达到独立负重时间有显著影响。此外还按照受伤时的年龄对患者进行了分析：分为 9 岁或 9 岁以下以及 10 岁及以上两组。非手术治疗的年幼儿童与坚强固定手术治疗的年幼儿童相比，其下肢不等长、成角畸形愈合以及需要二次手术的发生率均有所提高。根据这项研究结果，笔者建议至少要对出现浮膝的患儿(即使是年幼儿童)的股骨，最好对其两处骨折进行手术固定。

6.患有神经肌肉疾病儿童的胫骨骨折

患有神经肌肉疾病的儿童，如伴有脊髓膨出、因脊髓损伤或肿瘤引起的截瘫、头部外伤、脊髓性肌萎缩、肌营养不良、脑性麻痹和先天性多关节弯曲，尤其是那些不能走动的儿童，都是发生骨折以及胫骨和腓骨骨骺移位的高危人群[11,58]。这些骨折必须按照潜在疾病的诊断及功能障碍的程度进行治疗。虽然综合护理方案，包括侵入性骨科治疗和适当时机矫正手术，可以通过增加直接负重骨防止骨折，但最大功能可能增大患者骨折的风险。

有神经肌肉疾病儿童的骨骼的主要病理生理变化是骨质疏松。继发于负重和关节正常活动缺少的力学性能异常可导致骨质疏松和固有脆性，使其在轻微创伤后易发生骨折。现已证实，骨质疏松的骨比正常骨的强度和刚度都低。丧失神经肌肉活性的发育中骨骼已减少了截面积、皮质厚度和骨围，使其从质和量上都成为劣质骨。适当的肌肉活性对于骨的正常生长和发育都至关重要。虽然骨量减少可能由运动功能丧失所致，但是当出现感觉丧失时，会增加对骨的影响。在这种情况下，可能发生骨骺分离，如胫骨近端和远端骨骺或腓骨远端骨骺。这可能发生于轻微或没有损伤中，而且在临床及 X 线表现上类似于骨髓炎。

儿童的神经肌肉疾病会以各种方式扰乱骨骼的生长发育正常模式，从而导致骨皮质变薄和骨量降低。肌肉和负重力缺失可产生异常的骨和关节形状。肌肉不平衡和无力造成的伴发性软组织挛缩，也会通过给干骺端邻近区域(特别是膝盖附近)施加过大应力而易于发生骨折。

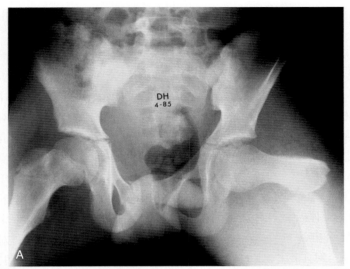

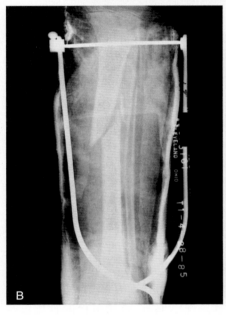

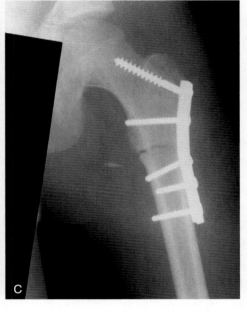

图 15-7　(A) 11 岁男孩被汽车撞伤后的骨盆前后位 X 线片。可见左侧股骨转子下有闭合性移位骨折。右侧耻骨上支和下支发生轻微移位骨折。该男孩的同侧胫骨和腓骨骨干也发生了闭合性移位骨折。对其转子下骨折采用骨牵引进行了初期治疗，带螺纹斯氏牵引钉置入胫骨近端。(B) 对胫骨骨折进行了复位，并采用长腿石膏制动，将胫骨近端牵引钉包含在石膏内。(C) 随后对左侧转子下股骨骨折进行了切开复位和加压钢板螺钉内固定。(待续)

神经肌肉疾病儿童胫骨和腓骨骨折临床特点常会改变。发生骨折可能无创伤史或者只是受轻微损伤。即使是轻柔的理疗和被动训练也可能无意间引起骨折。Boytim 及其同事[11]认为，有胸部和上腰部神经病学表现和软组织挛缩的骨髓发育不良婴儿容易在理疗期间发生骨折。常见的体征包括发热、红斑和肿胀。如果感觉正常，显然存在疼痛。不过，在感觉缺失的情况下，如发生于脊髓膨出和脊髓损伤时，也可能会出现发烧。红细胞沉降率也可能升高，但血清钙、磷和碱性磷酸酶值通常正常。

尽管有潜在的神经肌肉疾病，治疗目标依然是实现满意的肢体对线并让患者恢复伤前的功能水平。主要原则是为患者提供最低限度的制动，使伤肢处于适

于愈合的满意位置。舒适的体位取决于个体的活动能力。必须达到功能对线（包括旋转），使患者站立、行走、使用矫形器具或坐在轮椅上不会受到影响。对于没有行走能力者的移位骨折，对线欠佳是可以接受的。具体的治疗方法因患儿个体情况、基础疾病诊断和功能水平而定。

伴有神经肌肉疾病儿童的胫骨和腓骨骨折的特点是愈合快且没有严重移位。因此，非手术治疗方法通常较理想。对于不能行走的患儿，厚重的棉花卷敷裹或加垫夹板对于保持骨折胫骨满意对线是完全必要的。也可以使用石膏或热塑性夹板。一旦急性肿胀消退之后，便可以用患者的矫形器具来支持骨折。如果患儿能站立，伤后应尽快让其站立。如果骨折的移

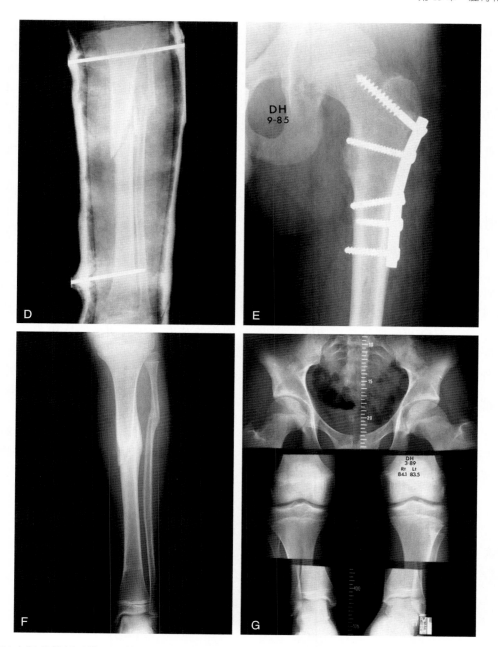

图 15-7(续) (D)在胫骨骨折远端置入第二根斯氏螺纹钉后,对左侧胫骨和腓骨骨折进行了闭合复位和长腿石膏制动。达到并保持了令人满意的对线。在伤后 2 个月拍摄的 X 线片。(E)伤后 5 个月拍的 X 线片显示转子下骨折愈合良好。(F)胫骨和腓骨骨折的愈合令人满意。(G)伤后 47 个月的扫描显示左下肢仅短缩 6mm。患者的骨骼已基本成熟,而且无症状。

位、成角或旋转太严重,可能需要行短腿或长腿石膏制动。

　　Matejczyk 和 Rang[58]回顾多伦多儿童医院有神经肌肉疾病儿童的骨折分布。他们发现,大多数骨折发生在膝关节部位。股骨(其次是胫骨)的骨折最常发生,尤其是股骨远端和胫骨近端干骺端。脊髓发育不良的儿童,骨折往往多发于无功能肌肉部位。跌倒和

拆除术后髋人字形石膏之后或者因其他原因制动之后,最容易发生骨折。在脑性麻痹儿童中,只有长期收住医院的严重患者发生四肢骨折的风险增加。这可能是与现存的严重弥漫性骨质疏松症有关。如果由于痉挛而不能行手术治疗,则需要行内固定。

7.病理性骨折

　　经由现存骨肿瘤(良性或恶性肿瘤)发生的骨折

是病理性病变的首要标示(见第 3 章)。这种骨折通常需要重新对线并用长腿后侧夹板暂时制动,同时进行病理性病变的全面评价。近端干骺端的病理性骨折可能导致获得性外翻畸形。Jordan 和同事[44]报道了一名 4 岁男孩经由胫骨近端的一处单独大型骨囊肿发生骨折后两年间产生 14°外翻畸形。在此后 7 年畸形自发纠正到 4°。胫骨近端干骺端的病理性骨折也能导致获得性外翻畸形。最终治疗方法取决于诊断结果和病变的自然演变。

五、单纯腓骨干骨折

单纯腓骨干骨折少见,通常是由于小腿外侧直接受到撞击所致。这种骨折可以是压缩骨折、青枝骨折、完全骨折或弹性变形骨折。这类骨折只要进行简单的制动即可愈合(图 15-8)。腓骨近端骨折若损伤腓神经可伴发腓神经麻痹。愈合和后期生长中的并发症少见,但必须排除合并有胫骨远端生长部损伤,因为在踝关节旋前—外翻外旋损伤中可见腓骨骨折[58]。

六、胫骨远端干骺端骨折

胫骨远端干骺端骨折不常见。Domzaski 和同事[23]发现在 1068 例系列胫骨骨折中,胫骨远端干骺端骨折只有 26 例。跌落是其最常见原因。这类骨折主要是横行和斜行骨折。大多数有移位。外翻成角伴有反屈,而内翻成角伴有前屈。这种骨折往往发生于年幼儿童。受伤时的平均年龄是 6 岁(范围为 2~14 岁)。无移位骨折可行长腿石膏制动,直到初步愈合才可换成短腿石膏。有移位骨折在清醒镇静或全身麻醉下进行闭合复位,然后行长腿石膏制动。只有一例骨折需行经皮克氏针固定。所有骨折均在 6 周内愈合。无血管并发症或筋膜室综合征。残留有轻微的成角畸形但不明显。

胫骨远端干骺端骨折通常愈合快且没有明显畸形(图 15-9)。这种骨折不会伴有近端干骺端骨折中发生的不对称过度生长和进行性成角畸形这类问题。

七、开放性胫腓骨骨折

儿童开放性胫腓骨骨折是一种严重损伤,且并发症发生率高[6,9,13,14,18,19,37,41,43,49,52,77,80,104]。这些都是高能量创伤的结果。与机动车事故相关的占开放性骨折的80%以上,大部分发生在 2 岁以上儿童。甚至在青少年中,体育活动在开放性骨折中所占比例还不到 5%。虽然有些开放性胫腓骨骨折可能累及胫骨近端或远端干骺端,但大多数发生于骨干。

儿童胫骨和腓骨骨干开放性骨折的发生率为 2%~14%[41,87,104]。据估计,1%的胫骨开放性骨折发生于 2 岁以前,15%~20%发生于 2~6 岁,发生于 6~10 岁和 10~

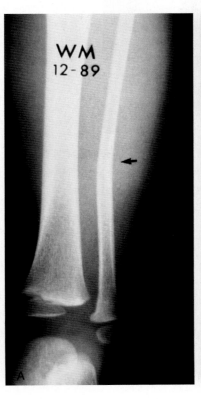
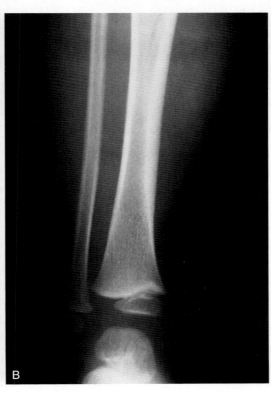

图 15-8 (A)2 岁儿童发现有跛行后的左小腿下部前后位 X 线片。未获得外伤史。腓骨远端 1/3 可塑性畸形导致轻微外翻畸形(箭头所示)。(B)右侧小腿下部的对比 X 线片。腓骨正常。

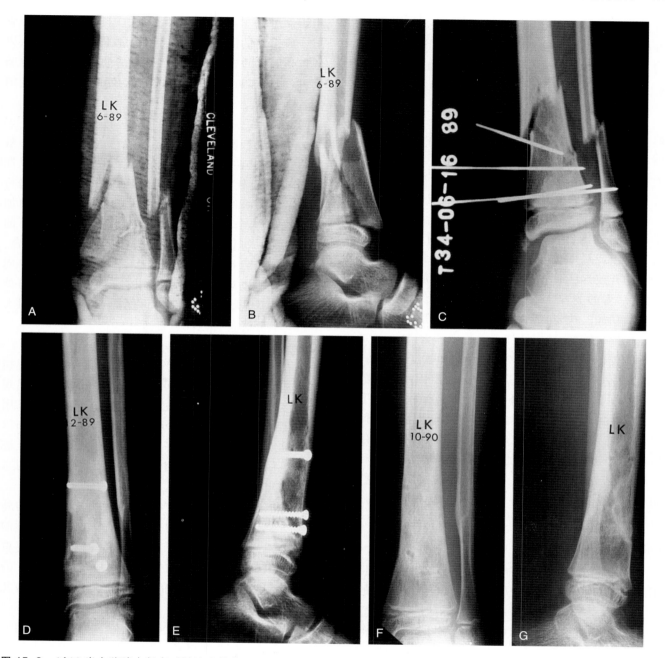

图 15-9 (A)9 岁女孩骑自行车时被汽车撞伤,此为伤后左小腿下部的前后位 X 线片。可见累及左胫骨远侧干骺端的严重粉碎骨折。此时还有 Sharlter-Harris Ⅱ型胫骨远端骨骺骨折。(B)侧位片显示 Sharlter-Harris Ⅱ型骨骺骨折的干骺端前内侧部分有移位。(C)因骨折不稳定,而且闭合复位不能获得满意对线,故实施有限内固定。采用多枚克氏针再加皮质螺钉固定获得了初步对线。(D)术后 9 个月,骨折愈合,但胫骨远端生长部仍开放。(E)侧位片显示生长部没有发生早熟闭合。(F)术后 14 个月取出螺钉。胫骨远端生长部开放,并出现了正常生长发育。(G)术后 14 个月的侧位片。

14 岁的各约占 40%。学龄前儿童开放性骨折少见,与他们体重轻且有大量皮下脂肪保护有关。此外,少年儿童很少处于高速创伤危险中。对于这个年龄段儿童来说,高速创伤会危及其生命而不是肢体。

　　因为大多数开放性胫骨和腓骨骨折是由严重创伤所致,因此身体其他部位损伤的发生率高。这些损伤包括其他骨折、闭合性头部损伤以及腹部和胸部钝性创伤[6,13,14,18,19,37,41,43,49,80,87,104](见第 4 章)。最近研究表明,儿童开放性胫骨骨折伴发损伤发生率为 15%～74%[13,18,37,41,43,49,80,104]。在闭合性骨折中,胫骨和腓骨双骨折约占 33%,而在开放性骨折中双骨折约占 85%[41]。开放性骨折中粉碎也更为常见。粉碎在开放性骨折中约占 33%,而在闭合性骨折中只占 5%~10%。

1.评估和损伤分类

最近的研究表明,这种骨折在处理上和成年人开放性骨折类似。并发症的类型和发生率类似,但儿童的长期效果更好[9,80]。胫骨开放性骨折的 Gustilo 分类系统是依据成人损伤制定的,也可用于儿童开放性胫骨和腓骨骨折的分类并可指导后续的治疗。

尽管院前复苏术在进步而且创立了游离皮瓣与微血管重建术,但很多严重开放性骨折的肢体,包括血管受损或局部截肢的肢体,是无法补救的。一些最严重的开放性胫骨骨折,最好行膝下截肢而不是肢体重建,后者的美容效果并不好而且只能保留一些微不足道的功能。决定保肢或截肢时,严重度指数可提供一定指导。例如,缺损肢体严重程度评分(MESS)是一种下肢创伤的测评置表,依据骨骼和软组织损伤、肢体缺血、休克和患儿年龄进行评分。然而对此评分的可重复性受到质疑。另外,用这种评分评估儿童下肢损伤的有用程度目前不确定。下肢功能恢复的最低要求包括:①有一个完整或可恢复的血液供应;②存活肌肉要有充分的肌轴以提供稳定的软组织覆盖和优于膝下截肢的肢体功能。如果截肢手术不可避免,早期干预可提高患者生存率,减少疼痛和功能障碍,并可缩短住院时间。

2.治疗

儿童胫骨开放性骨折的治疗目标与成人相同:①防止伤口化脓;②保证软组织愈合;③实现骨的愈合;④恢复最佳功能[92]。实现这些目标的措施包括急救复活和全面的初步评价,重点是延续生命动能,治疗危及肢体存活的损伤,然后处理伤及软组织的肢体骨折。其他重要的措施包括:适当的抗生素治疗,广泛且可能重复的伤口清创,骨折的稳定,有助于伤口闭合的措施,早期自体松质骨移植,以及积极的康复训练(图 15-10)。这些措施在第 19 章进行详细讨论。

初始复苏和仔细评估患者的整体情况之后,确定出所有损伤治疗优先顺序和治疗计划,并参与仍在急诊室患者的关键性医疗服务。在那里,患者要接受破伤风预防药和适当的抗生素。

在手术室进行更广泛的伤口评价、初步清创以及主要骨折块的稳定。骨折稳定可以减轻疼痛,防止额外损伤周围软组织,降低细菌播散,并且便于进行软组织和骨的早期修复。对于软组织损伤更广泛的骨折,所采用的固定方法一定要让肢体能自如活动,以便评估肢体的成活力并进行重复清创。还必须充分坚固,以便对邻近关节进行早期活动度锻炼以及可能的部分负重。

(1)夹板和石膏

石膏夹板和石膏加固原棉敷料 (Robert Jones 敷料)可用于某些稳定的 I 型和 II 型开放性骨折的早期处理[87]。一旦软组织肿胀消退和伤口闭合之后,需进行更有效的骨折固定。大多数患儿膝关节屈曲 10°时加垫长腿石膏制动即可实现这样的稳定[41,80]。8 岁以下的年幼儿童,可以一直行长腿石膏制动直到骨折愈合,通常在损伤后 6~10 周。年纪大一点的儿童,在 4~5 周长腿石膏制动后要换成短腿石膏,此时影像学上可见早期骨痂形成。短腿石膏要再保持 1~2 个月,此时大多数开放胫骨骨折已经愈合。

(2)外固定

石膏和夹板不能防止不稳定骨折的短缩。这类损伤,包括大多数 II 型或 III 型开放性骨折,需要长期观察、多次清创以及二期皮瓣或骨移植手术最好采用外固定[7,43,65,80]。恰当应用后,外固定支架便于对伤口进行重复清创。固定架应具有足够的刚性,以防止进一步损伤软组织,维持肢体长度,并允许渐进性动态负重[1,6,7,41,43]。

对于大龄儿童和青少年,最好用为成人设计的外固定支架。然而对于年幼儿童,用于成人手腕骨折的外固定架或者用小针与成人夹和连杆的组合固定更合适(图 15-11)。固定针的直径不应超过胫骨直径的 1/4;因此 2.5~4mm 直径的针最适合 12 岁以下的儿童。

为了使固定架具有足够的刚性,很多医生采用一种优化方法:针分节得宽,用两根纵向杆,以及双平面单侧或双平面双侧的设计。然而,运动员或肥胖的青少年例外,简单的单平面固定架通常即可达到足够的刚性来进行早期负重。用带有张紧钢丝的环形固定架可治疗广泛粉碎的胫骨骨折和延伸至接近生长板骨折。这些装置通常比单侧的用途更广,因此也可用于矫正双下肢不等长、对线不良和软组织挛缩。然而环形固定架和 Taylor 空间框架往往会妨碍伤口护理。

为了提供理想的稳定并尽可能减少并发症,使用外固定架时有三条基本原则:①不能损伤重要解剖结构;②要便于接近伤口进行清创和二期手术;③固定架必须适应患者的力学要求[7]。有时可将针插入骨骺。

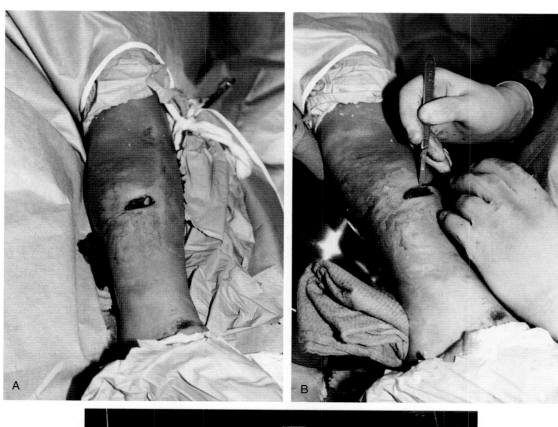

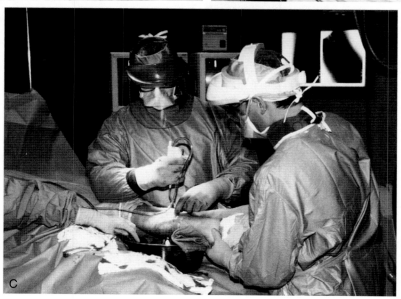

图 15-10　(A)11 岁女孩被车撞伤导致ⅢB 型开放性胫骨和腓骨骨干骨折,此为术间临床照片。(B)对皮肤边缘、皮下组织和肌肉进行清创,然后直接观察骨折并检查骨端。(C)用 7~10L 生理盐水脉冲灌洗。(待续)

当把针插入关节附近时必须非常小心,因为波状外观的生长部会形成一个 1~2cm 宽的不安全区[1],生长部被针损伤会引起生长发育紊乱。骨骺置针也需要注意,以防止发生骨髓炎和细菌性关节炎。使用安全的技术并利用影像增强器,可安全放置骨骺钉面,且能

有效治疗骨折,特别是那些伴有骨骺端粉碎的骨折。

(3)内固定

尽管用螺钉、钢板和髓内钉已彻底改变了成人开放性骨折的治疗,但是对儿童这种骨折的治疗却影响很小。只有螺钉在固定单纯干骺端骨折中有所应用,

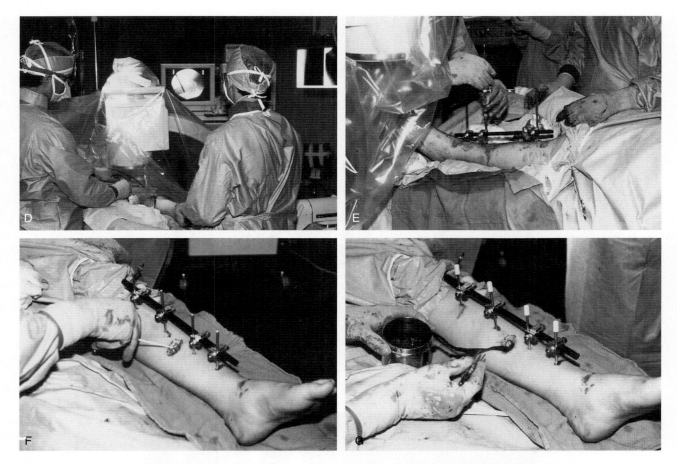

图 15-10(续)　(D)透视下安置外固定架。透视下便于正确置针及对线,避免发生生长部损伤并有利于最终复位。(E)精细调整半环外固定架。(F)在清创、灌洗及应用外固定架后术中取组织做培养。(G)敷裹伤口。对此病例用聚维-碘浸润纱布,随后加上消毒敷料及后方长腿石膏托板。

但是缺乏维持胫骨干骨折轴向和弯曲稳定性。对于成年人和儿童,钢板固定胫骨骨折都伴随有较高的感染率。只要胫骨近端生长板是开放的,就禁用标准的髓内钉。柔性髓内杆已经替代了外固定[77,80]。2001 年,Qidwai 报道[77]了 30 例胫骨开放骨折的髓内固定,其中9 例为Ⅰ型,10 例为Ⅱ型,11 例为Ⅲ型(8 例ⅢA 型和3 例ⅢB 型)。18 例患者接受了初期伤口闭合,而 12 例做了延迟伤口闭合。5 例患者(17%)发生术后感染;4例浅表感染,一例深部感染。后者发生于接受延迟伤口闭合的ⅢB 型骨折。所有感染均通过清创和静脉注射抗生素得到成功治疗。所有骨折均快速愈合且功能结果良好。2005 年,Kubiak 及其同事[50]对柔性髓内钉和外固定进行了对比研究(其中包括有开放性骨折),建议髓内钉固定用于没有骨质丢失且粉碎轻微的胫骨开放骨折。其并发症发生率低,而且功能效果有所提高。由于杆端埋在皮肤下,因此便于接近开放伤口,

而且不妨碍更换敷料和其他操作。

3.随访和康复

一旦软组织愈合且骨折也逐渐愈合,应加快进行康复。通常,在膝关节和踝关节的活动度锻炼之后应进行肌肉力量和步态训练。重要的是,要对儿童患者进行长期随访,以评估其功能、对线和双下肢等长的最终结果。

4.结果

随着骨折外固定在成人中的广泛应用,已开始应用于儿童,尤其是开放性胫骨骨折。但对其初期效果存在争议,因为其感染发生率高以及去除固定件后的再骨折率高[1,10,95]。

1989~1995 年对儿童开放性胫骨骨折进行了大量的比较标准化的研究[13,18,37,49,104]。这些研究采用 Gustilo分类法并遵循相关的治疗建议。这些研究描述了儿童

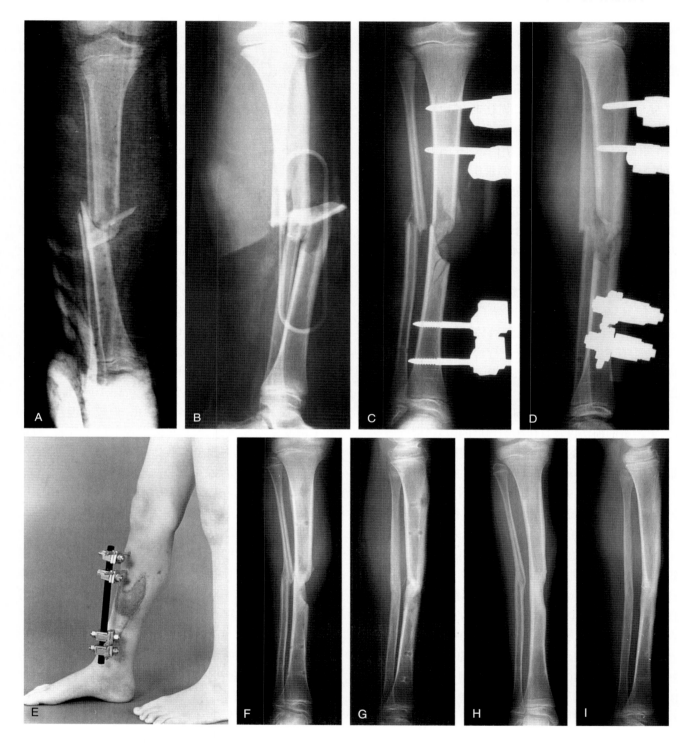

图 15-11　(A)6 岁女孩右小腿下部前后位 X 线片。该女孩因汽车撞伤导致胫腓骨骨干粉碎移位性ⅢB 型开放性骨折。(B)侧位片显示旋转不良及一块大的横向胫骨骨折块。(C)清创、去除无血管胫骨骨折片、灌洗、外固定架固定以及比目鱼肌旋转覆盖及分层皮肤移植 1 个月后的 X 线片。胫骨有较大残留缺损。胫骨外侧皮质复位后维持了肢体长度。(D)侧位片显示对线良好。(E)伤后 2 个月的临床照片。伤口愈合良好，患者可撑拐部分负重。此时对胫骨缺损进行了松质骨植骨。(F)伤后 3 个月、松质骨植骨 1 个月及外固定去除后的前后位 X 线片。胫骨缺损愈合满意。对患者又进行了 2 个月的短腿承重玻璃纤维石膏制动。(G)侧位片显示对线满意。(H)伤后 6 个月，胫骨缺损重建良好。此时，患者开始无保护承重。(I)侧位片显示愈合及对线良好。

胫骨开放性骨折的真实谱系。Ⅰ型骨折通常会发生无并发症愈合，而Ⅱ型和Ⅲ型骨折的延迟愈合、感染、不愈合和其他并发症会逐步增多（图15-12）。

1995年，Kreder和Ammstrong[49]回顾了55例儿童的56例胫骨开放性骨折。损伤时平均年龄是10岁（范围为3~17岁），大多数损伤发生在男孩，而且与机动车事故有关。其中14例为Ⅰ型，16例为Ⅱ型，26例为Ⅲ型损伤（12例ⅢA型、8例ⅢB型和6例ⅢC型）。大部分患者有身体其他部位损伤。4例患者死于伤后48小时。4例患者的5个伤肢（7%）需要进行截肢，其中包括6例ⅢC型损伤的4例。8位患者的8个肢体发生感染（4例浅表感染、4例深层感染），发病率为14%。23例骨折采用外固定。14例患儿出现了延迟愈合[10]或不愈合[44]。10例延迟愈合患儿需要长期制动，随后愈合。4例不愈合患者都进行了植骨与内固定，随后达到愈合。在随访中，有2例肢体的下肢不等长需进行治疗，有3例畸形愈合需进行治疗。导致这些并发症的重要因素为年龄偏大、损伤严重、血管神经损伤以及患者进入手术室延迟。

从1995年以后大多数研究关注的是具体的固定方法、更严重的损伤以及直接影响预后的因素[6,9,14,18,19,43,52]。

1996年，Buckley及其同事[14]回顾了20例患儿的Ⅲ型开放性胫骨骨折。其中有7例ⅢA，10例ⅢB型和3例ⅢC型骨折。90%的患者需要进行反复清创，大多数最初都是用外固定架稳定的。为了覆盖伤口，25%要进行分层皮肤移植，15%需行局部肌肉移植，30%进行了游离肌肉瓣移植。3例节段性骨质丢失患者在软组织损伤愈合之后进行了自体骨移植。3例患者因一条或两条胫动脉受到损伤进行了插拆静脉移植而使其伤肢幸存下来。其中一例患者发生深层感染和延迟愈合，并伴有3.5cm肢体短缩。3例（30%）ⅢB型骨折患者发生骨髓炎。所有Ⅲ型胫骨骨折的平均愈合时间为29周（范围为8~104周），其中ⅢA型骨折为16周，ⅢB型为35周，ⅢC型为36周。单纯骨折16周时愈合，粉碎性骨折33周时愈合。没有骨质缺损的骨折愈合时间为24周，节段性骨缺损骨折的平均愈合时间为59周。无感染骨折的平均愈合时间是29周，而伴发骨髓炎骨折则需33周。只有2例患者的小腿不等长超过1cm。所有骨髓炎患者均得到成功治疗，无一例截肢。作者的结论是，只要主动积极地进行伤口护理和骨折治疗，胫骨严重开放性骨折患儿的肢体抢救会有一个好的预后。

1996年，Cullen及其同事[19]也报道了采用2个或2个以上经皮植入大的带螺纹斯氏钉固定治疗的40例开放性骨折患儿，均获得满意的结果。虽然钉的留置时间长，但在早期骨痂形成后均在手术室将钉取出，并进行了长腿石膏制动。此时的时间平均为伤后7周（范围为2~15周）。据他们报道，使用这种技术的并发症发生率较低。

1996年，Blaiser和Barnes[9]也预期回顾了连续33例胫骨开放性骨折，并且特别关注了年龄和各种治疗参数之间的关系。他们把患者分为两组，A组为12岁以下患儿，B组为12岁及以上患儿。两组患者的损伤机制、软组织损伤严重程度以及固定方法都类似。作者发现，A组患儿的并发症明显较少，骨髓炎的发生率较低，需要骨移植的较少，而且痊愈快。这些结果证实了Cramer及其同事[18]的观测结果：Ⅰ型骨折的平均愈合时间为3个月，Ⅱ型为4.6个月，ⅢA型为6.8个月，ⅢB型为17.8个月，ⅢC型仅需要11.6个月。

Barlet和同事[6]在1997年报道，23例Ⅱ型和Ⅲ型骨折患者有19例采用外固定架进行治疗。骨折的平均愈合时间为11.5周，Ⅱ型骨折为13.1周，Ⅲ型骨折为13.8周。7例患者发生针道渗出，但没有慢性感染。有1例发生筋膜室综合征，6例出现下肢不等长，包括3例生长过度。无一例患者肢体不等长超过1cm。未发生骨不连、畸形愈合或再骨折。

2007年，Myers及其同事[65]报道了31例高能胫骨骨折连续病例，其中有9例为开放性。有3例Ⅰ型，9例Ⅱ型、7例Ⅲ型。他们报道的继发于损伤和外固定系统的并发症发生率值得注意。这些并发症包括畸形愈合、延迟愈合、不愈合、伤口感染、骨髓炎、针道感染以及下肢不等长。开放性骨折以及年龄较大儿童和青少年的并发症增多。

现代研究小结

在最近发表的回顾文章中，5%~15%的胫骨和腓骨骨折为开放性骨折。这些骨折的绝大多数是由机动车碰撞行人或自行车者以及从高处坠落引起的。这些损伤中约30%为Ⅰ型，40%为Ⅱ型，30%为Ⅲ型。软组织损伤的严重程度直接与伴发损伤的数量和严重度有关，Ⅰ型开放性骨折的伴发伤发生率约为25%，Ⅱ型约为50%，Ⅲ型为80%。大约3%的患者会发生筋膜间室综合征。截肢率难以估计，因为一期截肢通常不报道。许多胫骨开放性骨折，特别是那些不太严重的，都要行一期伤口闭合和长腿石膏制动，而重复清创及外固定已经成为大多数严重损伤公认的标准治疗程序。预期的并发症发生率，30%为感染，40%的延迟愈

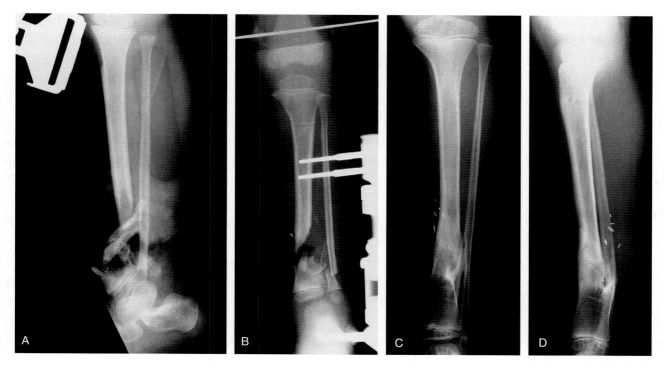

图 15-12　(A)3 岁男孩被汽车撞伤,胫骨和腓骨远端发生开放性、粉碎性ⅢC型骨折。图为其左小腿下部的前后位 X 线片。同侧股骨干闭合性骨折使左足血运受到损害。动脉造影显示胫前动脉和腓前动脉均闭塞。胫后动脉的回流未受损。(B)经广泛清创、冲洗、骨外固定、血管修复、用旋转皮瓣覆盖伤口以及松质骨植骨 1 个月后的 X 线片。对股骨干骨折采用股骨远端骨牵引进行了治疗。(C)损伤后 28 个月的 X 线片。患儿发生延迟愈合,另有两处需植骨。患儿最终接受了游离微血管肌肉移植和分层皮肤移植,使骨折部位获得了血管化软组织覆盖。骨折最终获得了愈合。患儿的下肢等长且功能正常。(D)侧位片进一步确认虽然有轻度后成角但对线令人满意。

合,5%为骨不连,6%畸形愈合,约 2%为超过 1cm 的下肢不等长。据最近的研究,12 岁以下儿童的恢复显著优于 12 岁以上儿童[19,80]。与大龄儿童和青少年相比,他们的并发症少,愈合时间也短。这种差异可能与造成大龄儿童创伤的能量高有关。这些研究表明,即使是ⅢB 型和ⅢC 型骨折,专家护理的总体效果仍比膝下截肢效果好[14,19,43,77]。

5.作者推荐的治疗方法

　　破伤风预防、亲本抗生素,以及伤口彻底清创依然是胫骨开放性骨折的最佳治疗要点。伤口清创应该在伤后 24 小时内进行。Skaggs 及其同事[88]对 554 例儿童开放性骨折的多中心研究表明,在伤后 6 小时内进行清创和在伤后 7~24 小时进行清创,感染度无显著差异。早期应用抗生素是预防急性感染的先决条件。有证据表明,对于轻型损伤,一期松散的伤口闭合是容许的[19,37],但是对于大多数Ⅲ型病变,通常要求进行反复清创。伴有轻微软组织损伤的稳定骨折采用长腿石膏固定制动即可成功治疗。然而,大多数多发伤

儿童、二级和三级灼伤或其他皮肤病的儿童、不稳定骨折儿童以及高等级开放性伤口儿童,最好采用外固定治疗[14]。大多数骨干骨折最好采用简单的单侧外固定架,但是对高度粉碎的骨折、一些靠近生长板的干骺端骨折、骨质丢失、最终可能需要骨移植的骨折,环状固定架更有效。作者通常不采用钢板和螺钉,因为其并发症发生率高[14],但是对年龄稍大儿童的不稳定骨折可以考虑使用可屈髓内钉。

八、延迟愈合

　　儿童闭合性胫骨骨折延迟愈合(6 个月或以上)并不常见。令人满意的是愈合时间取决于患儿年龄及骨折类型。

　　通常,年幼儿童愈合的速度比年纪大一点的儿童快[56]。此外,粉碎性移位骨折比骨膜完整的单纯无移位骨折愈合时间要长。延迟愈合通常表明骨折处血供不足。这个问题可能是由于损伤了营养动脉和(或)肌肉或骨膜所致。因此需要有血管重建和愈合的时间。此

外,允许骨折部位活动的不恰当外固定可能会引起延迟愈合,甚至不愈合。

闭合性胫骨骨折后的延迟愈合常通过取髂骨的身体骨移植进行治疗,并进行适当的制动直到骨愈合。内固定或外固定是有益的,特别是不稳定或对线不齐的患儿。

开放性骨折延迟愈合多见[56]。报道发生率为5%~36%[13,14,18,19,37,41,49,77,80,104]。正如上文所述,这主要是由血供损伤造成的。

九、不愈合

儿童闭合性胫骨骨折不愈合很少见。Lewallen和Peterson[53]对30例长骨骨折(其中包括15例胫骨骨折)不愈合的研究发现,不愈合通常发生在年龄大的儿童和青少年、高能损伤以及开放性骨折(13例),特别是有软组织缺损和感染的病例。近期发表论文明确证实开放性骨折与不愈合相关,但Buckley和同事[14]在其Ⅲ型骨折系列中报道了2例骨不连(20%)。涉及胫骨开放性骨折的其他研究显示不愈合发生率低,通常为10%或更低[19,49]。

取自髂骨的自体骨移植以及适当的骨折稳定是治疗儿童胫骨不愈合的基本要素。骨折处血供不足的患儿,采用微血管技术行二期肌肉或肌皮瓣覆盖以及松质骨移植有益于实现骨折愈合。可采用外固定、柔性髓内钉或钢板和螺钉进行制动。采用环形固定架(Ilizarov)和骨痂牵引已成功治愈了伴有骨缺损的胫骨不愈合[56]。作者倾向外固定,因为它不需要行二期手术去除全面固定件,而且初期骨移骨时的软组织损伤也不严重。柔性髓内钉可以考虑用于骨折不愈合[18]。

十、成角畸形

闭合或开放性胫骨骨折后的成角畸形主要由于愈合前对线不当所致,偶尔因一过性不对称过度生长所致。后者常见于胫骨近端干骺端骨折,上文已做过论述。

儿童长骨(包括胫骨)骨折后的成角畸形会随着此后的骨骼发育而自发矫正[13,27,80,87]。重塑一般有以下特点:①儿童年龄越小矫正能力越强;②骨折越靠近生长部重塑能力越强;③成角畸形越小矫正得越充分;④与邻近关节活动平面相同平面的残留成角的矫正能力较强。残余成角畸形的矫正是骨骺近端和远端不对称生长以及骨折部位按照沃尔夫定律重塑共同作用的结果。然而总体矫正量不可预见,每根长骨各不相同。

Shannak[87]鉴定出与胫骨成角畸形愈合自发矫正相关的几个因素。这些因素包括内翻前成角、螺旋骨折和损伤时年龄较小(有更多骨骼发育潜力)。他报道的117例儿童有43例(37%)残留内翻或外翻成角。25例儿童为轻度,成角1°~10°;18例患儿为中度,成角大于10°但小于22°。平均随访3.9年(范围为1~10年),91例儿童没有残余成角畸形,20例为1°~10°,只有6例超过10°。因此,大于10°成角的1/3儿童有残留畸形,通常为内翻和(或)外翻成角。即使在骨干水平重塑不完善,骨骺的重新对线(近端和远端)也可补偿一些残留畸形。这种补偿内翻畸形多于外翻畸形,后侧畸形多于前侧畸形。

成角畸形的治疗主要是预防。重要的是要对胫骨骨折进行影像监测,并在骨折愈合之前矫正额平面和矢状平面的残余成角。在年龄小的儿童(小于8岁)小于10°的成角畸形可以接受,因为随着年龄增长成角畸形大多可以改善。大于10°的成角畸形要在骨折愈合前进行矫正,特别是年龄大的儿童和青少年,否则需要在后期行矫正手术(截骨术或者半骺骨干固定术)。12岁以后,重塑将小于25%[87]。

十一、旋转不良

让患儿在旋转不良位置愈合的胫骨骨折不能在随后的骨骼发育中自发矫正或重塑。远端骨折块外旋可导致外八字步态,并使膝关节内侧应力增加和足踝内旋。远端骨折块内旋可导致内八字步态。它也可导致膝关节内旋和足旋后。

幸运的是,对功能有明显影响的旋转畸形发生率低。在Shannak的系列研究中[87],117例患儿中有3例(3%)发生旋转畸形:2例为内旋,1例为外旋。这些畸形在随访3.9年后仍持续存在。3例患儿都是在12岁或以上受的伤。Bohn和Durbin[10]报道对30例患儿(32个肢体)的同侧股骨和胫骨骨折平均随访5.1年后无一例旋转对线不良。Yue及其同事[105]报道16例同侧股骨和胫骨骨折患儿经非手术治疗后有1例旋转不良,经手术治疗的13例患儿(14个肢体)无一例旋转不良。

重要的是,在非手术或手术复位胫骨骨折时一定要达到精确的旋转对位。应避免任何程度的旋转不良。如果不能通过匹配近端和远端骨折块的皮质密度来进行足够的影像学评估,CT,包括对侧完整胫骨的视图,可能会有帮助。如果让骨折在过度旋转对位不良中愈合,则必须行手术矫正。

十二、胫骨近端生长闭合

在胫骨非生长部骨折中胫骨近端生长部非对称闭合伴随后的膝反屈是一种少见的并发症[39]。这种并发症也曾见于股骨干骨折、Osgood-Schlatter 病、胫骨结节撕脱骨折、胫骨结节转移、先天性（发育性）髋脱位的长期制动、石膏或支具对胫骨结节的过度施压、骨牵引和微创之后。

发生在股骨和胫骨干骨折后的膝关节周围骨骼过早停止生长已有报道[39,66,73]。继发于胫骨近端生长部前方闭合的膝反屈畸形也曾有报道，尽管克氏针置于胫骨结节[39,73]。发生这种并发症危险性高的儿童受伤时平均年龄为 10~12 岁。临床上可见畸形，通常在 1~3 年后才能发现。

胫骨近端生长部前端闭合的原因尚不清楚。Hresko 和 Kasser[39] 推测有两种可能的机制：①对胫骨皮下结节的直接钝性创伤导致前侧生长停止和反屈；②膝关节过伸对胫骨近端生长部前方部分造成的施压损伤。这两种机制都可能会损伤胫骨结节的软骨膜环或结节边缘的骨膜，从而在愈合期间导致骨桥的形成。最初的损伤在影像学上看不出来。

膝反屈畸形最好通过行胫骨近端开放性楔形截骨术和三角髂嵴骨移植进行治疗。对胫骨近端的残留生长部必须行骺骨干固定术，以防止复发。重要的是，截骨术可以恢复胫骨近端关节面的正常后斜面。操作时要格外小心，不要过度向前方牵拉皮肤，否则会引起伤口分裂和皮肤坏死。也可以在截骨术后进行肢体延长（骨痂延长术）。应进行前筋膜室的筋膜切开术和闭合式抽吸引流，以便把筋膜室综合征的风险降到最小。对于胫骨明显短缩的儿童，为了在骨骼成熟时达到下肢等长，要对其对侧肢体股骨远端骨骺和（或）胫骨近端骨骺进行骺骨干固定术。

对于成角畸形小于 20°的低龄儿童，切除骨桥并移植脂肪或其他惰性物质可恢复生长并使其自发矫正[76]。畸形大于 20°时，建议行矫正切骨术和骨桥切除术。

最近，Navascues 及其同事[66]报道了 7 例胫骨干骨折后股骨远端和（或）胫骨近端生长部中央部位早闭的患儿。患儿在受伤时年龄均为 12~15 岁，随后发生下肢轻度不等长（8~30mm）。无一例患儿发生成角畸形。早闭的确切原因尚不清楚，但怀疑有血供损伤。

十三、下肢不等长

与儿童的其他长骨骨折一样，骨膜剥离、骨痂形成以及受累骨的血供增加都会刺激邻近生长部，导致一过性生长。然而同样程度的股骨干骨折就不会发生这种情况，开放性胫骨骨折的患儿除外。3~10 岁女孩和 3~12 岁男孩预计可有大约 5mm 的胫骨过度生长。年纪大一点的儿童和青少年早期，实际上有可能出现骨折引起的生长迟缓。1~3mm 的额外生长过度可以发生在同侧股骨。过度生长通常不受骨折类型或残余畸形的影响，而且会持续伤后 1~2 年。然而 Shannak[87]发现，粉碎性骨折、远端和近端骨折以及明显短缩的骨折的过度生长最大。类似的结果在 1985 年的《意大利文献》上也曾有报道[75]。

开放性骨折，尤其是那些经外固定治疗的开放性骨折，其过度生长的倾向通常比预想的要严重得多[1,10,13,19,95]。Tolo[95]报道的 13 例开放性胫骨骨折中有 3 例过度生长为 1~1.4cm。他认为 2~12 岁儿童骨折块的轻微重叠是可以接受的，能补偿这种预计的过度生长。Cullen 和同事[19]报道的通过经皮斯氏针固定治疗的 40 例患儿中有 5 例（13%）出现了 1cm 或 1cm 以上的过度生长。这些患儿都是 3 级损伤，而且受伤时均为 12 岁及以下。

在骨折经对合或解制复位后的年幼儿童中，过度生长以及由此引起的下肢不等长似乎也是一个问题[13,14,19]。对开放性和闭合性骨折进行切开复位和髓内钉固定可引起过度生长，但前提是近端生长部未受损伤。Qidwai[77]报道的 84 例胫骨骨折（包括 30 例经髓内固定治疗的开放性骨折）中无一例过度生长达 1cm 或 1cm 以上。

现已证明，正常儿童的下肢通常会有平均 5mm（范围为 5~12mm）的不等长。因此，获得相等的下肢长度要靠运气，尤其是当骨折肢体正好是原来较长的那一侧。

因此重要的是，治疗儿童胫骨干骨折一定要精确恢复下肢长度。幸运的是，大多数短缩病例临床上并不明显。不等长小于或等于 2cm 的成人通常不会产生跛行或引起其他问题。如果发生过度生长或短缩，必须通过定期影像测量（扫描照相）和骨龄测定对患儿进行监测，以便评价其不等长的性能并决定是否需要行骺骨干固定术使其在骨骼成熟后达到比较相等的下肢长度。

十四、血管损伤

儿童闭合性胫骨干骨折伴发的血管损伤极其少见[10,28]。当出现继发于胫骨骨折的血管损伤时，通常都是高能损伤和开放性骨折所致,如机动车交通事故[10,13,37,66,104]。男孩比女孩多见。最新研究表明,1%~18%的开放性胫骨骨折伴有血管损伤(ⅢC 型)[13,14,18,37,41,49,104]。这种损伤常导致截肢。

闭合性胫骨骨折伴发的血管损伤最常见于有移位的近端干骺端或骨干骨折[10,28,66]。胫骨近端干骺端骨折会损伤胫前动脉,因为胫前动脉由后至前通过其骨间膜。胫骨近端骨干骨折也会损伤腘动脉或其与胫后动脉、胫前动脉和腓动脉的三叉分支[10]。累及腘动脉和胫后动脉的损伤比累及胫前动脉和腓动脉的损伤预后差[99]。胫骨干骨折伴发的单胫后动脉损伤是非常罕见的。

及时识别、评估和血管重建对于一期肢体抢救以及避免后期并发症至关重要。动脉损伤的主要体征被称之为"5P"征:无脉、疼痛、苍白、感觉异常、麻痹[66]。然而,多普勒流速计有可触及的脉冲并不能排除动脉损伤。如果怀疑有此类伤病,应拍摄动脉造影。筋膜室综合征有许多与动脉损伤相同的特征,并可能发生在血管修复之后(见"骨筋膜室综合征"一节)。建议在血管修复的同时行筋膜切开术[10]。如果不做筋膜切开术,必须连续测量筋膜室内压力。

胫骨骨折后的另一个潜在的血管并发症是创伤性动脉痉挛。弥漫性血管痉挛而没有具体的动脉损伤可能会发生,并造成坏疽。儿童似乎比成年人更容易出现这种病变。Russo[83]报道了 1 例 9 岁男孩,曾遭受ⅢC 型开放性腓骨、胫骨和跟骨骨折,出现创伤性动脉痉挛,并导致腿下部和足部坏疽,需行膝下截肢。动脉造影显示只有弥漫性动脉痉挛。血管舒张剂并未解痉挛。如 Russo 所述,这种罕见疾病的治疗选择包括:动脉内注射血管舒张剂,如罂粟碱、硝普钠、利舍平、妥拉唑啉和前列腺素。手术措施可包括外灌注遇热的乳化林格溶液、应用局麻药或 32%罂粟碱以及外膜剥离。如果这些措施失败,用动脉导管或机械扩张器扩张动脉会有一定效果。

对于伴有动脉损伤的儿童骨折的治疗尚有争议。一般来说,在修复动脉之前先要对骨折进行外固定或内固定。然而,Friedman 和 Jupiter[28]证实保守治疗可取得满意的结果。对每个病例必须进行个性化处理,并应尽快恢复腿下部的血供。有些骨折类型可能妨碍血管的一期修复,所以修复前需进行骨折复位和固定。如果担心肢体存活,应首先进行动脉修补或腔内分流。当肢体存活毋庸置疑时,应首先稳定骨折,以便正常解剖修复骨骼和软组织。

十五、神经损伤

儿童胫骨骨折伴发的神经损伤少见,即使开放性骨折也如此。神经损伤最常累及的是在腓骨近端外侧走行的腓神经。直接冲击比骨折块更容易损伤此神经。重要的是,当此部位发生骨折时必须详细检查由腓神经支配的各肌肉的功能。Bohn 和 Durbin[10]报道了 2 例同侧股骨和胫骨骨折患儿的短暂性腓神经局部麻痹。一例发生在骨骼牵引期间,另一例发生在损伤时或骨折复位后用髋部人字石膏固定时。在针对儿童的胫骨开放性骨折研究中,发生率各不相同。一些研究报道没有神经损伤[18,37,104],而其他研究报道有 2%~14%的发生率[13,14,19,49]。腓神经和胫后神经是最常受伤的神经。

十六、骨筋膜室综合征

筋膜室综合征是因出血和组织液渗入小腿 4 个筋膜室中一个或多个所导致,也可以发生在儿童[4,35,62,102]。但是其发生率较低。组织压力升高导致施加于一个或多个筋膜室内血管上的单位面积压力的升高。这个压力会使局部静脉压力升高,从而使局部动静脉压力梯度减小,并降低了局部血流和氧合作用,结果会使局部组织功能(肌肉和神经)和存活力受损。对筋膜室压力升高的耐受程度因局部动脉压力、压力的持续时间以及局部组织的代谢需求而异。及时确诊及手术减压对保护筋膜室内各组织的存活和功能至关重要。延误诊断及治疗初发或确诊的筋膜室综合征会导致小腿下部外围肌肉不可逆性局部缺血,甚至导致截肢[62,82]。1979 年,Mubarak 和 Carroll[62]对 55 例筋膜室综合征患儿(包括 11 例远端筋膜室综合征患儿)进行了回顾研究,其中 5 例伴有胫骨干骨折。除了 1 例以外,所有患儿均延误诊断 3 天多。结果,1 例患儿截肢,10 例残留有功能缺陷(5 例重度,4 例中度,1 例轻度)。

尽管筋膜室综合征大多发生于闭合性骨折,但是大多伴有筋膜室破裂的开放性骨折也不能排除这种可能性[4,13,18,19,35,37,41]。它常见于 Ⅰ 型或 Ⅱ 型损伤,而这类损伤中筋膜室破裂很有限[6,13,18,37]。这些研究中的发生率为 2%~18%。然而其他学者报道,在他们的开放性胫骨骨折研究中无一例筋膜室综合征[14,49,104]。

筋膜室综合征的临床表现具有主观性,因此其检测很大程度上取决于患者的配合。儿童由于疼痛、害怕和焦虑,这种配合很难实现。典型的"5P"征(无脉、疼痛、苍白、感觉异常和麻痹)大多会出现,但要求医生在评估时要持有高度怀疑指数。用各种方法测量筋膜室内压力可以更客观地评价和监测盘膜室压力(见第4章)。急性筋膜室综合征的首要且最重要的症状是患者的疼痛和预计的骨折引起的疼痛不相称。Bae及其同事[4]在对儿童急性筋膜室综合征的一项研究中发现,对止痛药物需求的增多是发生筋膜室综合征的敏感指标。其他潜在的体征还包括烦躁、易激惹和焦虑增加。

最早的临床表现是筋膜室内压力升高所引起的筋膜室肿胀和紧张。疼痛伴受累及筋膜室内肌肉的被动性过度紧张是一种常见表现,但具有主观性[61,81]。不幸的是,近端神经损伤引起的感觉缺失儿童没有牵拉痛表现,甚至在筋膜室压力升高时也如此。

筋膜室综合征最可靠的体征表现是感觉缺损[61]。腿下半部的大多数筋膜室都有远端感官分布的神经由此经过。远端感官分布的轻触、针刺感或两点辨别感觉的减退是重要的体征表现。然而却难以区分是近端神经损伤还是筋膜室综合征引起的感觉异常,尤其是儿童。

除了有主动脉损伤以外,筋膜室综合征儿童的外周脉搏和毛细血管充盈通常未受损[61]。因此,即使可触及的远端脉搏和良好的毛细血管充盈并不能确保不存在筋膜室综合征。

胫骨干骨折后最复杂的问题是区分筋膜室综合征、动脉闭塞和近端神经损伤(神经失用症)[61,63]。这些病变常常同时存在,而且它们的临床表现也有重叠。Mubarak和Hargens[63]研发了一种操作程序,有助于鉴别这些病变和选择适当的治疗。动脉损伤通常没有外周脉搏但筋膜室内压力不升高。神经失用症儿童在给定筋膜室内肌肉被动紧张时没有疼痛,筋膜室压力不升高,而且外周脉搏正常。这些特性具有普遍性,因此对每个患儿必须仔细评估其有无这些病变的可能性。

Mubarak和同事[64]将那些难以诱发和解释筋膜室综合征体征表现的患者以及那些测量出筋膜室内压力非常有用的患者分为3组:①反应迟钝的患者;②不合作或不可靠的患者,通常见于低龄儿童;③因其他原因引起外周神经缺损的患者(如腓神经麻痹)。

已开发出多种方法来测量筋膜室压力,包括针刺法、持续灌注法、Wick导管法和裂隙导管法。最后一种方法提供了一种连续监测筋膜室内压力的精确方法[61]。诊断筋膜室综合征的压力阈值上述方法各不相同。骨科医生必须熟悉每种方法的优势、劣势及压力阈值。然而,常用的压力阈值包括30mmHg的舒张压[4]。

重要的是,要在骨折平角处进行压力测量重要,因为骨折处近端和远端的距离增大,此压力会降低。测量方法不对会严重低估筋膜室最大压力。

前筋膜室综合征大多发生于胫骨干骨折之后,其特征是,被动屈曲足趾时前筋膜室牵扯着疼痛以及拇长伸肌和随后的趾长伸肌轻度无力。出现最后一个体征表明第一趾间隙感觉减退[82]。尽管前筋膜室综合征最为常见,但其他筋膜室也会同时或单独受累。深层后侧筋膜室综合征可出现于儿童,其特征是疼痛、足底感觉过敏、屈趾无力、被动伸趾、疼痛以及小腿远端内侧处胫骨和小腿三头肌之间的筋膜紧张。Bohn和Durbin[10]报道了未诊断出的深层后侧筋膜室综合征的后遗症。这些患者均由于深层后侧筋膜室肌肉纤维挛缩而出现了爪形足,踝关节和距骨下活动受限。

多个筋膜室受累较常见,因此建议在初期评估时要对所有4个筋膜室进行压力测量,而且如果需要行筋膜切开术要对所有筋膜室同时进行减压[4,6,82]。

对于主诊石膏管型下方异常疼痛但没有筋膜室综合征明显体征的患儿应怀疑患有初发性筋膜室综合征。治疗初发性筋膜室综合征的第一步是将石膏管型切成两半并撕开下面的填塞物。Rorabeck[81]称,把胫骨干骨折患者的长腿石膏管型切开两半并剪开下面的填塞物可使筋膜室压力降低达50%。不建议将初发性筋膜室综合征的患肢抬高。实验和临床都表明,抬高患肢会降低平均动脉层,从而会减少该筋膜室的血供[62]。此外,抬高患肢还会降低动静脉压差,因而减少了肌肉的氧灌注而增加了患肢发生筋膜室综合征的易感性。患有初发性筋膜室综合征的肢体应定位在与心胚同一水平面,以促进动脉流入。

确诊的筋膜室综合征患者,除了有该综合征的临床症状和体征以外,还有筋膜室内压力升高。Rorabeck[81]提出了确诊筋膜室综合征患者行手术减压的适应证。这些适应证包括:①急性骨筋膜室综合征临床体征并伴有可证实的运动或感觉缺失;②用裂隙或Wick导管法测量的筋膜室压力升高到35mmHg以上,用针刺法在40mmHg以上,有意识或无意识患者均如此;③肢体失去动脉血供超过4小时。确诊患者腿下部所有4个筋膜室最常用的减压方法包括部分腓骨切除术、腓骨外周筋膜切开及双切口筋膜切开术。

部分腓骨切除术是成年人传统的减压方法。特别适用于深层后侧筋膜室综合征。但是对儿童通常禁忌应用,因为有残余腓骨假关节的危险性,会导致非对称生长引起的腓骨短缩和踝部外翻畸形以及胫骨外旋[31]。在对 10 岁以下儿童行腓骨切除术时这种风险特别高。Friedman 和 Jupiter[28]对骨折伴有血管损伤的患儿进行了胫骨切除术（保持骨膜完整）或者多切口筋膜切开术。前者可以使腓骨重塑。骨移植是治疗腓骨部分切除术后假关节形成的可选方法。腓骨外周筋膜切开术的优点是，可通过外侧一个切口进入所有的 4 个筋膜室。只要伤肢的解剖未变形，即可采用此方法。Mubrak 和同事[64]采用的是双切口方法，Rorubeck 曾对其做过深入研究[81]。此方法简单易行且没有其他结构损伤（内侧隐静脉除外）。用此方法便可进入所有4个筋膜室。皮肤切口应该足够大，因为皮肤覆盖会升高筋膜室压力。

筋膜切开术后儿童骨折的治疗尚有争议。Mubarak 和 Carroll[62]建议，对伴有筋膜室综合征的儿童胫骨骨折行内固定或外固定，以便于护理筋膜切开术伤口。进行固定的主要原因是，筋膜切开术可以使闭合骨折变为开放性骨折，而且大多数病例要一直保持开放，后期再行二期缝合。对于儿童，这种固定不一定是必要的。决定骨折的固定方式必须依据伴发损伤情况和骨折的稳定性。如果要达到坚强固定，通常使用外固定。但对于某些病例，可对年幼患儿进行保守治疗，先用长腿夹板固定，再用长腿石膏制动。

（任秀智 徐桂军 李世民 叶伟胜 译 马信龙 校）

参考文献

1. Alonso, J.E.; Horowitz, M. Use of the AO/ASIF external fixator in children. J Pediatr Orthop 7:594–600, 1987.
2. Al-Sayyad, M.J. Taylor spatial frame in the treatment of pediatric and adolescent tibial shaft fractures. J Pediatr Orthop 26:164–170, 2006.
3. Aronson, D.D.; Stewart, M.C.; Crissman, J.D. Experimental tibial fractures in rabbits simulating proximal tibial metaphyseal fractures in children. Clin Orthop 255:61–67, 1990.
4. Bae, D.S.; Kadiyala, R.K.; Waters, P.M. Acute compartment syndrome in children: Contemporary diagnosis, treatment, and outcome. J Pediatr Orthop 21:680–688, 2001.
5. Balthazar, D.A.; Pappas, A.M. Acquired valgus deformity of the tibia in children. J Pediatr Orthop 4:538–541, 1984.
6. Bartlett, C.S., III; Weiner, L.S.; Yang, E.C. Treatment of type II and type III open tibia fractures in children. J Orthop Trauma 11:357–362, 1997.
7. Behrens, F.; Searls, K. External fixation of the tibia. Basic concepts and prospective evaluation. J Bone Joint Surg [Br] 68:246–254, 1986.
8. Berger, P.; DeGraaf, J.S.; Leemans, R. The use of elastic intramedullary nailing in the stabilization of paediatric fractures. Injury 36:1217–1220, 2005.
9. Blaiser, R.D.; Barnes, C.L. Age as a prognostic factor in open tibial fractures in children. Clin Orthop 331:261–264, 1996.
10. Bohn, W.W.; Durbin, R.A. Ipsilateral fractures of the femur and tibia in children and adolescents. J Bone Joint Surg [Am] 73:429–439, 1991.
11. Boytim, M.J.; Davidson, R.S.; Charney, E.; et al. Neonatal fractures in myelomeningocele patients. J Pediatr Orthop 11:28–30, 1991.
12. Brammer, T.J.; Rooker, G.D. Remodeling of valgus deformity secondary to proximal metaphyseal fracture of the tibia. Injury 29:558–560, 1998.
13. Buckley, S.L.; Smith, G.; Sponseller, P.D.; et al. Open fractures of the tibia in children. J Bone Joint Surg [Am] 72:1462–1469, 1990.
14. Buckley, S.L.; Smith, G.R.; Sponseller, P.D.; et al. Severe (type III) open fractures of the tibia in children. J Pediatr Orthop 16:627–634, 1996.
15. Cheng, J.C.Y.; Shen, W.Y. Limb fracture pattern in different pediatric age groups: A study of 3,350 children. J Orthop Trauma 7:15–22, 1993.
16. Coates, R. Knock-knee deformity following upper tibial "greenstick" fractures. J Bone Joint Surg [Br] 59:516, 1977.
17. Court-Brown, C.M.; Byrnes, T.; McLaughlin, G. Intramedullary nailing of tibial diaphyseal fractures in adolescents with open physes. Injury 34:781–785, 2003.
18. Cramer, K.A.; Limbird, T.J.; Green, N.E. Open fractures of the diaphysis of the lower extremity in children. Treatment, results, and complications. J Bone Joint Surg [Am] 74:218–232, 1992.
19. Cullen, M.C.; Roy, D.R.; Crawford, A.H.; et al. Open fracture of the tibia in children. J Bone Joint Surg [Am] 78:1039–1046, 1996.
20. DalMonte, A.; Manes, E.; Cammarota, V. Posttraumatic genu valgum in children. Ital J Orthop Traumatol 11:5–11, 1985.
21. Dent, J.A.; Paterson, C.R. Fractures in early childhood: Osteogenesis imperfecta or child abuse? J Pediatr Orthop 10:542–544, 1990.
22. Dias, L.S. Fractures of the tibia and fibula. In: Rockwood, C.A., Jr.; Wilkens, K.E.; King, R.E., eds. Fractures in Children. Philadelphia, J.B. Lippincott, 1984, pp.983–1041.
23. Domzalski, M.E.; Lipton, G.E.; Lee, D.; et al. Fractures of the distal tibial metaphysis in children: Patterns of injury and results of treatment. J Pediatr Orthop 26:171–176, 2006.
24. Donnelly, F. Toddler's fracture of the fibula. Am J Roentgenol 175:922, 2000.

25. Dunbar, J.S.; Owen, H.F.; Nogrady, M.D.; et al. Obscure tibial fracture of infants—The toddler's fracture. J Can Assoc Radiol 25:136–144, 1964.

26. Engh, C.A.; Robinson, R.A.; Milgram, J. Stress fractures in children. J Trauma 10:532–541, 1970.

27. Friberg, S. Remodeling after fractures healed with residual angulation. In: Houghton, G.R.; Thompson, G.H., eds. Problematic Musculoskeletal Injuries in Children. London, Butterworths, 1983, pp. 77–100.

28. Friedman, R.J.; Jupiter, J.B. Vascular injuries and closed extremity fractures in children. Clin Orthop 188:112–119, 1984.

29. Galano, G.J.; Vitale, M.A.; Kessler, M.W.; et al. The most frequent traumatic orthopaedic injuries from a national pediatric inpatient population. J Pediatr Orthop 25:39–44, 2005.

30. Gicquel, P.; Giacomelli, M.C.; Basic, B.; et al. Problems of operative and non-operative treatment and healing in tibial fractures. Injury 36 Suppl. 1:A44–50, 2005.

31. Gonzalez-Herranz, P.; del Rio, A.; Burgos, J.; et al. Valgus deformity after fibular resection in children. J Pediatr Orthop 24:55–59, 2003.

32. Goodwin, R.C.; Gaynor, T.; Mahar, A.; et al. Intramedullary flexible nail fixation of unstable pediatric tibial diaphyseal fractures. J Pediatr Orthop 25:570–576, 2005.

33. Gregory, R.J.H.; Cubison, T.C.S.; Pinder, I.M.; et al. External fixation of lower limb fractures of children. J Trauma 33:691–693, 1992.

34. Grimard, G., Naudie, D., Laberge, L.C.; et al. Open fractures of the tibia in children. Clin Orthop 332:62–70, 1996.

35. Grottkau, B.E.; Epps, H.R.; DiScala, C. Compartment syndrome in children and adolescents. J Pediatr Surg 40:678–682, 2005.

36. Halsey, M.F.; Finzel, K.C.; Carrion, W.V.; et al. Toddler's fracture: Presumptive diagnosis and treatment. J Pediatr Orthop 21:152–156, 2001.

37. Hope, P.G.; Cole, W.G. Open fractures of the tibia in children. J Bone Joint Surg [Br] 74:546–553, 1992.

38. Houghton, G.R.; Rooker, G.D. The role of the periosteum in the growth of long bones: An experimental study in the rabbit. J Bone Joint Surg [Br] 61:218–220, 1979.

39. Hresko, M.T.; Kasser, J.R. Physeal arrest about the knee associated with non-physeal fractures in the lower extremity. J Bone Joint Surg [Am] 71:698–703, 1989.

40. Ippolito, E.; Pentimalli, S. Post-traumatic valgus deformity of the knee in proximal tibial metaphyseal fractures in children. Ital J Orthop Traumatol 10:103–108, 1984.

41. Irwin, A.; Gibson, P.; Ashcroft, P. Open fractures of the tibia in children. Injury 26:21–24, 1995.

42. Izant, R.J.; Rothman, B.F.; Frankel, V. Bicycle spoke injuries of the foot and ankle in children: An underestimated "minor" injury. J Pediatr Surg 4:654–656, 1969.

43. Jones, B.G.; Duncan, R.D. Open tibial fractures in children under 13 years of age—10 years experience. Injury 34:776–780, 2003.

44. Jordan, S.E.; Alonso, J.E.; Cook, F.F. The etiology of valgus angulation after metaphyseal fractures of the tibia in children. J Pediatr Orthop 7:450–457, 1987.

45. Karaharju, E.O.; Ryoppy, S.A.; Makinen, R.J. Remodeling by asymmetrical epiphyseal growth. J Bone Joint Surg [Br] 58:122–126, 1976.

46. Karrholm, J.; Hansson, L.I.; Svensonn, K. Incidence of tibio-fibular shaft and ankle fractures in children. J Pediatr Orthop 2:386–396, 1982.

47. King, J.; Diefendorf, D.; Apthorp, J.; et al. Analysis of 429 fractures in 189 battered children. J Pediatr Orthop 8:585–589, 1988.

48. Kleinman, P.K.; Marks, S.C.; Blackbourne, B. The metaphyseal lesion in abused infants: A radiologic-histopathologic study. AJR Am J Roentgenol 146:895–905, 1986.

49. Kreder, H.J.; Armstrong, P. A review of open tibia fractures in children. J Pediatr Orthop 15:482–488, 1995.

50. Kubiak, E.N.; Egol, K.A.; Scher, D.; et al. Operative treatment of tibial fractures in children: Are elastic stable intramedullary nails an improvement over external fixation? J Bone Joint Surg [Am] 87:1761–1768, 2005.

51. Letts, M.; Vincent, N.; Gouw, G. The "floating knee" in children. J Bone Joint Surg [Br] 68:442–446, 1986.

52. Levy, A.S.; Wetzler, M.; Lewars, M.; et al. The orthopaedic and social outcome of open tibia fractures in childhood. Orthopaedics 20:593–598, 1997.

53. Lewallen, R.P.; Peterson, H.A. Nonunion of long bone fractures in children: A review of 30 cases. J Pediatr Orthop 5:135–142, 1985.

54. Lewis, D.; Logan, P. Sonographic diagnosis of toddler's fracture in the emergency department. J Clin Ultrasound 34:190–194, 2006.

55. Ligier, J.N.; Metaizeau, J.P.; Prevot, J.; et al. Elastic stable intramedullary pinning of long bone shaft fractures in children. Z Kinderchir 40:209–212, 1985.

56. Liow, R.Y.L.; Montogomery, R.J. Treatment of established and anticipated nonunion of the tibia in childhood. J Pediat Orthop 22:754–760, 2002.

57. Mashru, R.P.; Herman, M.J.; Pizzutillo, P.D. Tibial shaft fractures in children and adolescents. J Am Acad Orthop Surg 13:345–352, 2005.

58. Matejczyk, M.B.; Rang, M. Fractures in children with neuromuscular disorders. In: Houghton, G.R.; Thompson, G.H., eds. Problematic Musculoskeletal Injuries in Children. London, Butterworths, 1983, pp. 178–192.

59. McCarthy, J.J.; Kim, D.H.; Eilert, R.E. Posttraumatic genu valgum: Operative versus nonoperative treatment. J Pediatr Orthop 18:518–521, 1998.

60. Mellick, L.B.; Reesor, K. Spiral tibial fractures of children: A commonly accidental spiral long bone frac-

ture. Am J Emerg Med 8:234–237, 1990.

61. Mubarak, S.J. A practical approach to compartmental syndromes. Part II. Diagnosis. Instr Course Lect 32:92–102, 1983.

62. Mubarak, S.J.; Carroll, N.C. Volkmann's contracture in children. Aetiology and prevention. J Bone Joint Surg [Br] 61:285–293, 1979.

63. Mubarak, S.J.; Hargens, A.R. Diagnosis and management of compartmental syndromes. In: American Academy of Orthopaedic Surgeons: Symposium on Trauma to the Leg and Its Sequelae. St. Louis, C.V. Mosby, 1981.

64. Mubarak, S.J.; Owens, C.A.; Hargens, A.R.; et al. Acute compartment syndromes: Diagnosis and treatment with the aid of the Wick catheter. J Bone Joint Surg [Am] 60:1091–1095, 1978.

65. Myers, S.H.; Spiegel, D.; Flynn, J.M. External fixation of high-energy tibia fractures. J Pediatr Orthop 27:537–539, 2007.

66. Navascues, J.A.; Gonzalez-Lopez, J.L.; Lopez-Valverde, S.; et al. Premature physeal closure after tibial diaphyseal fractures in adolescents. J Pediatr Orthop 20:193–196, 2000.

67. Niemeyer, P.; Weinberg, A.; Schmitt, H.; et al. Stress fractures in the juvenile skeletal system. Int. J Sports Med 27:242–249, 2006.

68. Norman, D.; Peskin, B.; Ehrenraich, A.; et al. The use of external fixators in the immobilization of pediatric fractures. Ach Orthop Trauma Surg 122:379–382, 2002.

69. O'Brien, T.; Weisman, D.S.; Ronchetti, P.; et al. Flexible titanium nailing for the treatment of the unstable pediatric tibial fracture. J Pediatr Orthop 24:601–609, 2004.

70. Ogden, J.A. Tibia and fibula. In: Ogden, J.A., ed. Skeletal Injury in the Child, 2nd ed. Philadelphia, W.B. Saunders, 1991, pp. 587–591.

71. Ogden, J.A.; Ogden, D.A.; Pugh, L.; et al. Tibia valga after proximal metaphyseal fractures in childhood: A normal biologic process. J Pediatr Orthop 15:489–494, 1995.

72. Oudjhane, K.; Newman, B.; Oh, K.S.; et al. Occult fractures in preschool children. J Trauma 28:858–860, 1988.

73. Pappas, A.M.; Anas, P.; Toczylowski, H.M., Jr. Asymmetrical arrest of the proximal tibial physis and genu recurvatum deformity. J Bone Joint Surg [Am] 66:575–581, 1984.

74. Park, H.-M.; Kernek, C.B.; Robb, J.A. Early scintigraphic findings of occult femoral and tibia fractures in infants. Clin Nucl Med 13:271–275, 1988.

75. Parrini, L.; Paleari, M.; Biggi, F. Growth disturbances following fractures of the femur and tibia in children. Ital J Orthop Traumatol 11:139–145, 1985.

76. Peterson, H.A. Partial growth plate arrests and its treatment. J Pediatr Orthop 4:246–258, 1984.

77. Qidwai, S.A. Intramedullary Kirschner wiring for tibia fractures in children. J Pediatr Orthop 21:294–297, 2001.

78. Reynolds, D.A. Growth changes in fractured long-bones. A study of 126 children. J Bone Joint Surg [Br] 63:83–88, 1981.

79. Robert, M.; Khouri, N.; Carlioz, H.; et al. Fractures of the proximal tibial metaphysis in children: Review of a series of 25 cases. J Pediatr Orthop 7:444–449, 1987.

80. Robertson, P.; Karol, L.A.; Rab, G.T. Open fractures of the tibia and femur in children. J Pediatr Orthop 16:621–626, 1996.

81. Rorabeck, C.H. The treatment of compartment syndromes of the leg. J Bone Joint Surg [Br] 66:93–97, 1984.

82. Rorabeck, C.H.; MacNab, I. Anterior tibial compartment syndrome complicating fractures of the shaft of the tibia. J Bone Joint Surg [Am] 58:549–550, 1976.

83. Russo, V.J. Traumatic arterial spasm resulting in gangrene. J Pediatr Orthop 5:486–488, 1985.

84. Salem, K.H.; Lindemann, I.; Keppler, P. Flexible intramedullary nailing in pediatric lower limb fractures. J Pediatr Orthop 26:505–509, 2006.

85. Salter, R.B.; Best, T. The pathogenesis and prevention of valgus deformity following fractures of the proximal metaphyseal region of the tibia in children. J Bone Joint Surg [Am] 55:1324, 1973.

86. Sarmiento, A.; Latta, L.L. 450 closed fractures of the distal third of the tibia treated with a functional brace. Clin Orthop Relat Res 428:261–271, 2004.

87. Shannak, A.O. Tibial fractures in children: Follow-up study. J Pediatr Orthop 8:306–310, 1988.

88. Skaggs, D.L.; Friend, L.; Alman, B.; et al. The effect of surgical delay on acute infection following 554 open fractures in children. J Bone Joint Surg [Am] 87:8–12, 2005.

89. Skak, S.V.; Toftgard, T.; Torben, D.P. Fractures of the proximal metaphysis of the tibia in children. Injury 18:149–156, 1987.

90. Spiegal, P.G.; Mast, J.W. Internal and external fixation of fractures in children. Orthop Clin North Am 11:405–421, 1980.

91. Stevens, P.M.; Pease, F. Hemiepiphysiodesis for post-traumatic tibial valgus. J Pediatr Orthop 26:385–392, 2006.

92. Stewart, D.G.; Kay, R.M.; Skaggs, D.L. Open fractures in children. Principles of evaluation and management. J Bone Joint Surg [Am] 87:2784–2798, 2005.

93. Teitz, C.C.; Carter, D.R.; Frankel, V.H. The problems associated with tibial fractures with intact fibulae. J Bone Joint Surg [Am] 62:770–776, 1980.

94. Tenenbien, M.; Reed, M.H.; Black, G.B. The toddler's fracture revisited. Am J Emerg Med 8:208–211, 1990.

95. Tolo, V.T. External skeletal fixation in children's fractures. J Pediatr Orthop 3:435–442, 1983.

96. Tuten, H.R.; Keeler, K.A.; Gabos, P.G.; et al. Post-traumatic tibia valga in children: A long-term follow-up note. J Bone Joint Surg [Am] 81:799–810, 1999.

97. Verstreken, L.; Delronge, G.; Lamoureux, J. Ortho-paedic treatment of paediatric multiple trauma patients. Int Surg 73:177–179, 1988.

98. Visser, J.D.; Veldhuizen, A.G. Valgus deformity after fracture of the proximal tibial metaphysis in childhood. Acta Orthop Scand 53:663–667, 1982.

99. Waikakul, S.; Sakkarnkosol, S.; Vanadurongwan, V. Vascular injuries in compound fractures of the leg with initially adequate circulation. J Bone Joint Surg [Br] 80:254–258, 1998.

100. Walker, R.N.; Green, N.E.; Spindler, K.P. Stress fractures in skeletally mature patients. J Pediatr Orthop 16:578–584, 1996.

101. Weber, B.G. Fibrous interposition causing valgus deformity after fracture of the upper tibial metaphysis in children. J Bone Joint Surg [Br] 59:290–292, 1977.

102. Willis, R.H.; Rorabeck, C.H. Treatment of compartment syndromes in children. Orthop Clin North Am 21:401–412, 1990.

103. Yang, J-P; Letts, R.M. Isolated fractures of the tibia with intact fibula in children: A review of 95 patients. J Pediatr Orthop 17:347–351, 1997.

104. Yasko, A.; Wilber, J.H. Open tibial fractures in children. Orthop Trans 13:547–548, 1989.

105. Yue, J.J.; Churchill, R.S.; Cooperman, D.R.; et al. The floating knee in the pediatric patient. Nonoperative versus operative stabilization. Clin Orthop 376:124–136, 2000.

106. Zionts, L.; Harcke, T.H.; Brooks, K.M.; et al. Posttraumatic tibia valga: A case demonstrating asymmetric activity of the proximal growth plate on technetium bone scan. J Pediatr Orthop 7:458–462, 1987.

107. Zionts, L.E.; MacEwen, G.D. Spontaneous improvement of posttraumatic tibia valga. J Bone Joint Surg [Am] 68:680–687, 1986.

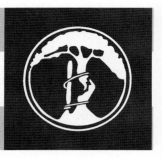

第 16 章

足和踝关节的骨折与脱位

Alvin H. Crawford, M.D., F.R.C.S., Mohammed J. Al-Sayyad, M.D., F.R.C.S.C., Charles T. Mehlman, D.O., M.P.H.

　　对儿童而言,足和踝关节的损伤甚至骨折是非常严重的。在入院治疗的儿童中,足和足趾骨折位于儿科矫形损伤中的前 10 位[57]。踝关节长骨体生长部的损伤,在生长板类骨折中发生率居第 2 位[102]。损伤后经过治疗,疼痛和畸形消失,患儿可以自由地玩耍和进行户外活动,以此来满足他们的好奇心。但如果损伤后,治疗康复不彻底,还存在畸形,则患儿就会出现跛行,这样家长会认为没有保护好孩子畸形的部位而使自己苦恼。孩子也会因此而受到同龄人的戏弄和嘲笑,因关节疼痛而影响孩子的一些愿望,包括不能在草坪中自由走动欣赏里面的花花草草,更不能像老虎伍兹一样成为伟大的运动员。作者及其同事和引用的文献是想通过这本书来引导读者针对儿童足和足踝损伤能采取正确安全的解决方法。

第一节　踝关节

一、解剖学

　　踝关节是典型的接合型关节,或者称为具有缓冲作用的连接型关节,由胫骨、腓骨和距骨三部分构成。踝关节本质上只能在一个平面上活动,从跖侧向背侧屈曲。外踝关节可以小范围的转动是为了适应距骨球形端宽度的变化。距骨球形端前部比后部宽,因此踝关节的跖屈幅度比背屈幅度大。解剖学方面的影响和关节活动幅度的受限,导致腓骨远端骨骺特别脆弱,

尤其在受到挤压和扭伤时(图 16-1)。

　　踝关节相关的韧带与骨骺相连(图 16-2),三角韧带是从远端内踝的顶部至生长板;由表面纤维和内在纤维两部分组成。表面纤维与舟骨(胫舟纤维)、距骨(后胫跗骨)和载距突(胫骨)相连。距骨的内侧表面有深层纤维插入。踝关节外侧由 3 条独立的韧带支撑。它们的张力和空间定位取决于踝关节的位置:跖屈、中立位和背屈。这些韧带是从腓骨末端至长骨体生长部。距腓前韧带从外踝的前内侧行至距骨前端。距腓后韧带呈水平延伸,从外踝后面的凹槽至距骨的后端。跟腓韧带向下后方延伸,从外踝顶部至跟骨外侧的结节处,此结构与腓骨肌腱及其腱鞘密切相关。随着骨骼的发育,生长板比韧带更容易退化。胫腓韧带联合由 4 条韧带组成:胫腓下方的前后韧带,骨间韧带和前横向韧带,此外还有骨间膜。胫腓前韧带向下延伸,位于胫骨前缘和腓骨之间,其腓骨起点也在生长板远端。儿童的胫腓韧带联合很少发生损伤,因为该韧带比生长板坚固,因此需更加关注生长板。青春期生长板会闭合, 会发生胫腓骨韧带联合破裂。1995 年,Xenos 及其同事发现,在评估胫腓韧带联合破裂程度时, 外侧应力位 X 线片比踝关节应力位 X 线片更有相关性[184]。以前,整形外科医师曾通过踝关节外旋应力位片评估这种损伤,以判定是否发生脱离。在外旋应力下的正侧位片上对尸体的研究发现,当松解开胫腓韧带联合时,可以更精确地观测腓骨的后移位。此外,同一观察者的数据和不同观察者的数据都表现侧

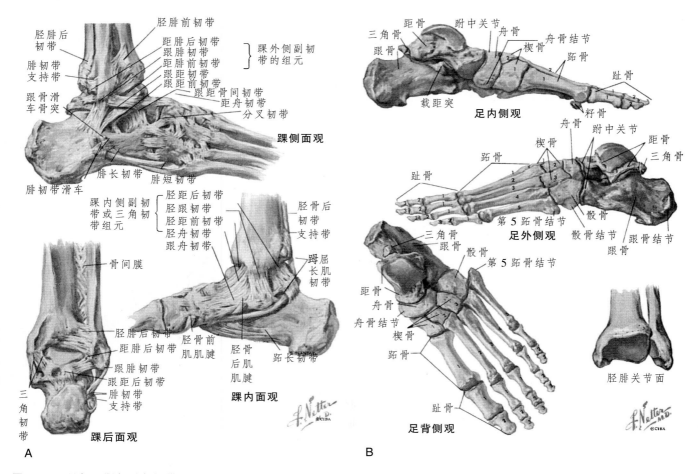

图 16-1　足部和踝部骨与韧带的正面与侧面观。(From Netter, F. Surgical Anatomy of the Foot and Ankle Ciba-Geigy Corp. Clin Symp 17:1, 1965.)

应力位 X 线片更为可靠。可能是由于踝关节应力位难以明确诊断，因此这种损伤的发生率高于此前的报道[183]。

　　大约在胫骨生长完全停止之前 18 个月时，胫骨远端长骨体生长部开始闭合。首先是中部闭合，然后是内侧，最后是外侧[110]。胫骨远端骺停止纵向生长的时间，女孩大约在 12 岁，男孩大约在 13 岁[88]。融合过程不是均匀发生且对称发生的（图 16-3）。融合首先发生在位于中心的胫骨隆起处，在前后位片上，位于距骨内侧缘的上方有一小的隆起。随着融合的进展，生长板的内侧首先闭合，然后向后方进展，最后是生长板的前外侧闭合。融合的平均时间为 18 个月。骺板的融合部分不再脆弱，也不再容易发生骨折，而是成了相对坚固的区域[88]。这种不规则的融合以及由此形成的相对脆弱和相对坚固区域，造成了这种异常的过渡性骨折类型，即青少年 Tillaux 骨折和三面骨折。

　　骨骼未成熟个体中常有踝的副骨存在。副骨通常发生在 7~10 岁，在骨骼成熟时最终与踝骨的二次骨化中心相融合[125]。外侧小骨称之为腓下骨。大部分骨化变异都是在拍 X 线片评估足或踝关节损伤时被偶然发现的。这些副骨可能会被混用于内踝或外踝的套筒状骨折撕脱。如果患者有症状但不确定是否有损伤，锝骨扫描阳性可支持损伤诊断[97]。

二、发生率和损伤机制

　　损伤通常因间接暴力迫使固定的足发生内翻、外翻、跖屈、外旋或背屈所致。骨折也可由直接暴力导致，通常的损伤病史包括机动车交通事故、高处跌落或参与对抗性运动。足和腿下部损伤更多见于男孩，受伤时的年龄在 10~15 岁[39,85,128,159]。在所有长骨生长部类损伤中，踝关节损伤占 10%~25%[109]。而在踝关节损伤中，约 4% 发生在远端胫骨和腓骨骨骺以及长骨体生长部。胫骨远端骨折常累及关节面和生长板。如果一直未

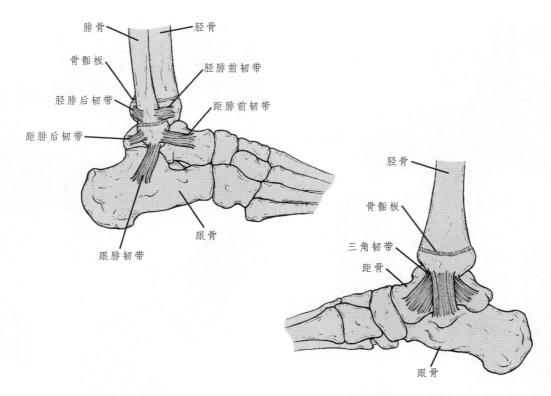

图 16-2   足部的解剖图解。踝关节内侧观和外侧观显示出韧带的解剖。注意观察韧带与骨骺的关系。(From MacNealy, G.A.; Rogers, L.F.; Hernandez, R.; et al. Injuries of the distal tibial epiphysis: Systematic radiographic evaluation. AJR Am J Roentgenol 138: 683, 1982. Copyright 1982, American Roentgen Ray Society.)

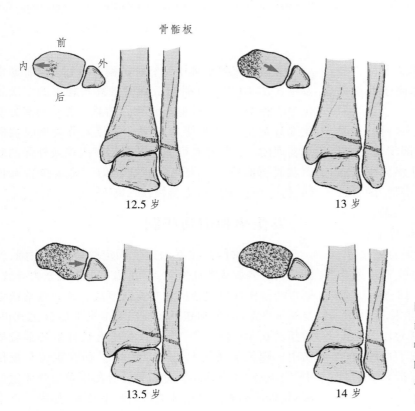

图 16-3   胫骨远端骨骺的正常融合平均年龄。(From MacNealy, G.A.; Rogers, L.F.; Hernandez, R.; et al. Injuries of the distal tibial epiphysis: Systematic radiographic evaluation. AJR Am J Roentgenol 138:683, 1982. Copyright 1982, American Roentgen Ray Society.)

复位，这些损伤容易导致关节和发育畸形，进而引发关节炎。儿童胫骨无端骨骺骨折是第二位最常见的骨骺骨折，仅次于桡骨远端骨折[128]。相对于成年人，儿童的骨骼更能耐受弹性和可塑性变形[140]。由于韧带比生长部更坚韧，所以一般不会发生韧带损伤。内收性损伤最为常见（15%），也是最容易引发并发症。骺板分离模式通常是，当受到间接创伤时固定的足和小腿受到撕裂性或旋转性外力，随后将剪切力和滑动力传递到骺板上由此造成的。这些外力通过三角韧带的拉伸传递到胫骨中部。在外侧，外力是由胫腓前后韧带、距腓前后韧带和跟腓韧带传递的[81]。在内收性损伤中，生长部的压缩趋势更明显。伴随内收损伤，距骨的内侧移行通常会受到内踝的限制，因而会使内踝骨折。旋前性损伤与内翻和外旋有关，40%的病例是由外展作用力引起的[79]。小腿和足部损伤中有25%是外旋转损伤。

三、损伤的结果

　　足和踝关节损伤的预后情况与很多因素有关。患者骨骼的成熟度决定着是骨、韧带还是生长板损伤。骨龄不同，作用于足和小腿上相同的机械扭转、扭转力或者相关创伤会引起不同的损伤。儿童易发骨骺损伤，而骨骺损伤比骨干或干骺端损伤会引发更多的并发症。损伤越严重（例如复合损伤、严重污染的损伤、伴或不伴软组织破碎的粉碎性损伤），继发性失活的可能性越大，而且随后会伴发延迟愈合、不愈合、假关节或骨髓炎。复位是否充分直接影响愈合率；骨性接触面越大，愈合所要的时间越短。综合考虑上述因素

来看，解剖复位对于骨骺骨折是至关重要的，因为解剖对位可降低生长停止引起的成角畸形和短缩的发生率，以及继发于持续性关节不协调（台阶式）和不稳定而发生的退行性关节炎的发生率。累及儿童胫骨远端的骨折的预后取决于患者的骨骼成熟度、损伤的严重程度、骨折的类型、骨折的粉碎和移位程度以及复位是否充分[159]。

四、影像学评估

　　近年来，关注于诱发骨性触痛的临床预测规则已导致对儿科踝关节 X 线平片的精细作用，X 线片减少了 25% 却没有漏诊一例骨折[24]。尽管报道了一些条款上的变更[26]，但现在的多项研究表明，医生和护士在非卧床护理中都能有效地利用这些判定规则（也称之为踝关节规则）[26]。现在已将标准的 3 个观察位（前后位、侧位和踝关节位）X 线片重新确定为初期诊断的首选观察位[24]。在对相关损伤的随访中，应更有选择性地应用 X 线片[174]。

　　损伤部位的前后位和侧位 X 线片通常是必不可少的。如果有肿胀但没有发现损伤，则需要拍踝关节 X 线片。应仔细评估软组织损伤[144]。在非移位性骨折后，正常时包绕骨的脂肪层会增厚。此外，在非移位关节骨折后，关节渗出液可导致脂肪热征或滑液炎征阳性，尤其是距骨颈上方或后方踝关节的前侧面，并伴有跟腱脂肪条纹移位（图 16-4）。当 X 线片显示移位超过 2mm 时，建议对关节骨折进行 CT 成像检查。CT 可以显著提高螺丝钉植入骨折部位的精准度。矛盾的是，欧洲的一项对外科医生调查显示，在处理三平面

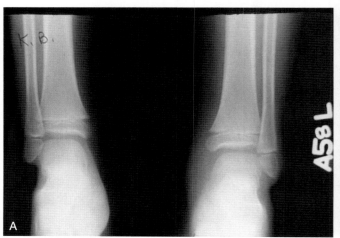
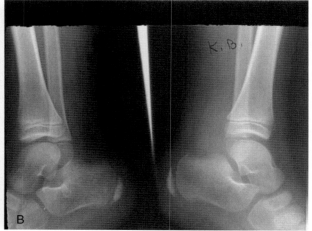

图 16-4　对存在脂肪条纹（软组织阴影）的足部进行影像学评估。**（A）**右图为正常。左图可见内踝附近和下方的软组织密度增高。**（B）**左侧踝关节外侧位 X 线片（右图）显示踝关节后侧软组织增多。软组织密度受跟腱阴影正前方脂肪条纹的限制。

骨折中常规应用 CT 的只有 38%[75]。这充分表明，在做出手术决策中骨科 X 线平片的解读有很高的可信度。一项成人尸体研究表明，Tillaux 骨折运用这种 X 线平片进行决策，75% 可达到 1mm 以内的准确率，而 CT 达到这一目标的只有 50%。还必须记住，与 X 线平片相比 CT 会使儿童受到更多的辐射——通常会高出几个数量级[56]。在早期发育停止之后，最好用 MRI 来确定生长板的位置。尽管在手术室内为了骨折复位做好配备，C 形臂影像增强器，但我们建议在复位之后和唤醒患者之前一定要拍 X 线平片。这是一项病例报告副本。发现解剖复位和固定失败的最差时机是患者已入住康复室或者已下地行走时才拍摄 X 线片进行检查。治疗后，如果患者关节僵硬或者不能达到充分活动度，则要进行对比 CT 扫描或 MRI，以排除关节内有软骨（无症状）碎块。

当对监测儿童踝关节周围骨折时，观察 Park-Harris 生长停滞线至关重要。在损伤修复阶段，这条线反映出生长部软骨的短暂性钙化，因此在监测损伤后生长中具有标志性作用。如果生长发育正常，这条线与长骨体生长部平行（图 16-5）。在内踝 Salter-Harris Ⅲ 型和 Ⅳ 型损伤中要特别注意这种现象（图 16-6）。

五、分类（历史数据）

1898 年，Poland 依据对截肢样本的解剖学研究发

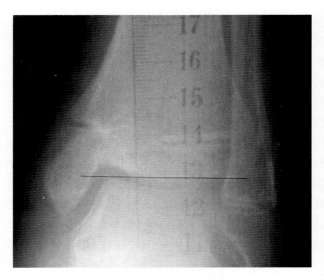

图 16-6　左侧踝关节生长板的扫描图，拍摄于内踝 Salter-Harris Ⅳ 型骨折 1 年后。生长部的踝关节内侧边角正上方消失，可见一些骨小梁将骨骺与干骺端相连。可见 Park-Harris 生长停止线位于骨性深的外侧，而且成角，提示内侧生长停止。

现，生长部骨骺的完全分离比干骺端骨折伴发的骨骺分离更少见[135]。1992 年，Ashhurst 和 Bromer 提出一种累及踝关节下肢骨骺骨折发生机制的分类方法[4]。

1932 年，Bishop 按照造成骨折的外力方向在 Ashhurst-Bromer 分类法的基础又对踝关节生长部损伤进行了区分：外旋、外展、内收、轴向压缩和直接损伤[9]。又

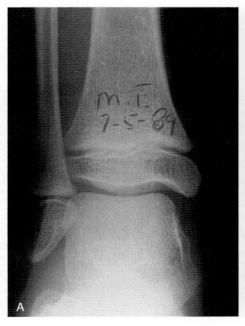
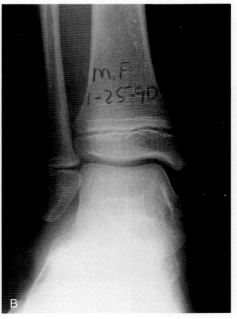

图 16-5　踝关节扭伤后出现的 Park-Harris 线。(A)受伤时拍的 X 线片显示踝关节下方软组织肿胀。(B)6 个月后的 X 线片可见在胫骨和腓骨生长部正上方有一条水平线，即为 Park-Harris 生长停止线。这条线通常为水平的，正常情况下应与生长部平行。

将每种机制细分为 1 度、2 度和 3 度外旋、外翻和内收。这种分类容易混淆且不精确,因此现在已很少应用。

1936 年,Aitken 依据骨折线和生长部不同部位的关系将生长部软骨骨折分为三种不同类型[11]。

1950 年,Lauge-Hansen 通过一系列实验研究和临床观察,提出了一种成年人踝关节骨折的新分类方法[90]。根据这项研究踝关节损伤中有三个重要因素:轴向负荷、发生外伤时足的位置,以及异常作用力的方向。

1955 年,Carothers 和 Crenshaw 给 Bishop 分类法增加了跖屈机制[22]。这种分类方法描述了五种损伤机制:跖屈、外旋、外展、内收以及直接损伤/轴向压缩。所描述的 6 例中无一例腓骨骨折伴有整个胫骨骨骺后移位。

1963 年,Salter 和 Harris 将生长部损伤分为五种类型[146]。Ogden 将生长部损伤分为七个类型及不同亚型[124]。尽管 Ogden 分类包括了更广泛的解剖部位,但没有得到广泛应用;而 Salter-Harris 分类方法却被广泛接受和应用。

1978 年,Dias 和 Tachdjian 提出了一种儿童骨折部分类系统,采纳了 Lauge-Hansen 的观点[39]。为了正确地分类骨折必须拍 X 线片;正位、侧位和斜位 X 线片,还可能要有断层扫描。按照他们的分类(表 16-1),类型名称的第一部分描述的是外伤发生时足的位置,第二部分是施加在踝关节上的异常外力:旋后-内翻、旋前-外翻/外旋、旋后-跖屈或旋前-外旋(图 16-7)。

Spiegel 等对 237 例胫骨和(或)腓骨远端骨折中的 184 例在损伤后进行了平均 28 个月的监测(图 16-8)[159]。他所用 Salter-Harris 分类法,按照下肢缩短、骨骺成角畸形或关节不协调的危险程度划分为三组。低危险程度组包括 89 例患者,6.7% 的患者有并发症;这一组包括所有的 Ⅰ 型和 Ⅱ 型腓骨骨折、所有的 Ⅰ 型胫骨骨折、移位小于 2mm 的 Ⅲ 型和 Ⅳ 型胫骨骨折,以及骨骺撕裂性损伤。高危险程度组包括 28 例患者,32% 的患者有并发症;这一组包括移位 2mm 或以上的 Ⅲ 型和 Ⅳ 型胫骨骨折、青少年 Tillaux 骨折、三平面骨折,以及粉碎性胫骨骨骺骨折(Ⅴ 型)。不可预知组包括 66 例患者,16.7% 的患者有并发症,只包括 Ⅱ 型胫骨骨折。并发症的发生率及其类型与骨折类型(Carothers 和 Crenshaw 分类法)、移位或粉碎程度以及复位是否充分有关[159]。

De Sanctis 等对 158 例胫骨和(或)腓骨腓骨远端

骨折中的 113 例在损伤后进行了平均 6 年的监测。他们用 Salter-Harris 分类法以及 Carothers 和 Crenshaw 损伤机制分类法报道的研究结果是,很可能导致生长部永久性损伤的骨折是那些由创伤性内收-旋后机制引起的骨折,这种损伤机制可导致 Salter-Harris Ⅲ 型、Ⅳ 型和 Ⅴ 型胫骨远端的骨折。他们还发现,压缩和内收的联合作用可造成 Salter-Harris Ⅴ 型损伤伴 Ⅲ 型和 Ⅳ 型骨折。然而,Ⅴ 型损伤常会在后期确诊。12 例患者中有 11 例效果不佳,6 例是由内收-旋后损伤所致,5 例发生于压缩性损伤后[37]。

儿童的踝关节骨折虽然很复杂,但大致可分为撕裂性骨折和骨骺骨折[173]。撕裂性骨折充分复位后预期愈合良好,但骨骺骨折会产生后期并发症。Vahvanen 和 Alto 提出,儿童踝关节骨折的分类应依据影像学表现(主要是骨骺损伤方面)以及危险性程度分组(即 Ⅰ 组为低危险撕裂骨折和骨骺分离;Ⅱ 组为高危险骺板骨折)。作者完全赞同这种简单化分类概念。儿童的大部分撕脱骨折愈合很好,很少出现并发症;累及骺板的骨折往往会由于软骨内骨化顺序受损而导致生长停止,或者由于骨折块之间间隙或错位超过 3mm 而引起关节炎[173]。

本章用 Salter-Harris 分类法来描述生长板损伤。通过对影像学资料的仔细研究确定生长部损伤的 Salter-Harris 类型以及骺骨干骺端骨折块相对于局限性肿胀和触痛点的移位方向。引证了很多已发表的研究报道来强调损伤机制的重要性。不幸的是,儿童在就诊过程中一般不能准确描述受伤时足和下肢的具体位置(图 16-9)。

六、手术治疗的适应证

手术治疗的主要适应证包括开放性骨折、不能获得或维持充分的闭合复位、关节移位性骨折、生长部移位性骨折以及广泛软组织损伤。

七、手术治疗方法

要尽量让骨折达到解剖复位并达到生长部和关节面的正常对位。如果闭合手法可达到解剖复位,一定要考虑用经皮斯氏针、K 钢丝或套管螺钉来固定骨折。间接复位作为闭合手法的辅助技术,在处理儿童踝关节骨折时非常有效。如果是新鲜骨折或者在骨折块间还没有形成血凝块之前用这种方法更有效。作者曾采用间接复位来处理内踝和 Tillaux 骨折,具体方法是将斯氏针穿过远端骨折块作为杠杆或操纵杆来解

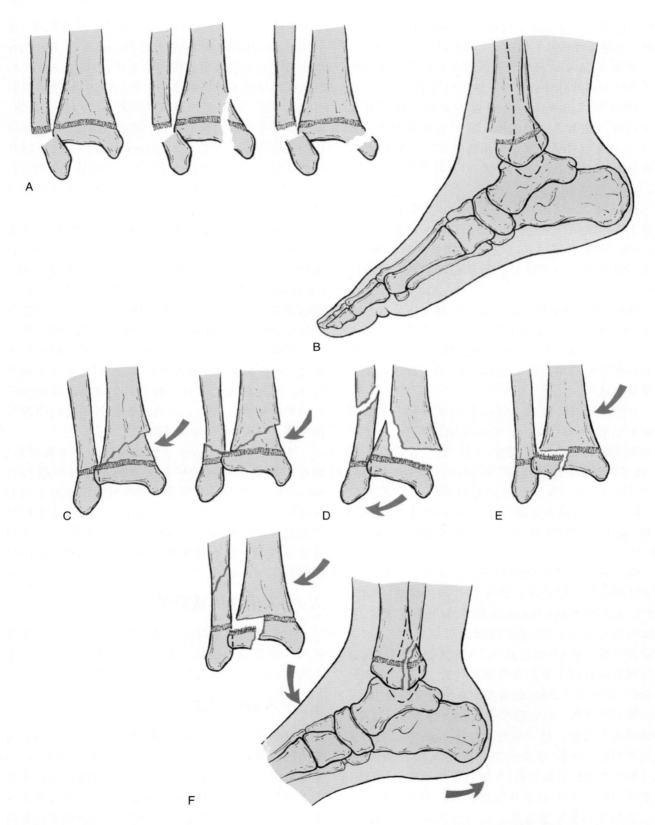

图 16-7 （A）旋后-内翻。（B）旋后-跖屈。（C）旋后-外旋。（D）旋前-外翻。（E）胫骨远端骨骺 Salter-Harris Ⅲ 型骨折。（F）三平面骨折。（From Dias，L.S.;Tachdjian，M.O. Physeal injuries of the ankle in children.Clin Drthop Relat Res 136:230,1978.）（见彩图）

类型	度	足的位置	损伤外力	骨折类型	注释
旋后–内翻	1	旋后位	内翻	通常为 Salter-Harris Ⅰ 或 Ⅱ 型腓骨远端生长部骨折–分离 偶尔有外侧副韧带断裂或外踝尖部骨折	移位轻微，而且平均向内移位
	2	旋后位	内翻	通常为 Salter-Harris Ⅲ 或 Ⅳ 型，胫骨骨骺内侧部骨折 偶尔有 Salter-Harris Ⅰ 或 Ⅱ 型骨折伴整个胫骨骨骺内侧移位	注意：不对称生长停止，引起踝内翻
旋后–跖屈	1	旋后位	跖屈	通常为 Salter-Harris Ⅱ 型胫骨骨骺骨折 偶尔有 Salter-Harris Ⅰ 型胫骨生长部骨折 不伴有腓骨骨折 有干骺端骨折块和向后移位 侧位片上骨折线清晰	预后良好 注意：用力手法复位不要损伤生长板后移位会重塑
旋后–外旋	1	旋后位	外旋	Salter-Harris Ⅱ 型胫骨远端骨骺骨折伴外侧起于胫骨远端生长板胫骨远端长螺旋骨折	分布特点是，骨折线方向从外侧开始向内侧和近端走行
	2	旋后位	外旋	1 度骨折伴腓骨远端骨干螺旋骨折	
旋前–外翻/外旋	1	旋前位	外翻–外旋	Salter-Harris Ⅱ 型胫骨远端骨骺骨折 骨骺端骨折块在外侧或后外侧 外侧或后外侧移位 腓骨骨折短缩，斜行，距外踝尖部 4~7cm	
混杂型 青少年 Tillaux 骨折	–	中立位？	外旋	胫骨远端骨骺外侧部 Salter-Harris Ⅲ 型骨折 不应有干骺端骨折块 前后移位	胫骨远端生长部内侧闭合
三平面，三骨块	–	？	外旋	三平面骨折：冠状面、矢状面和横断面 Salter-Harris Ⅱ 和 Ⅲ 型联合骨折 骨折产生三个骨块	胫骨远端生长部内侧开放
三平面，两骨块	–	？	外旋	三平面骨折：冠状面、矢状面和横断面 Salter-Harris Ⅱ 和 Ⅲ 型联合骨折	胫骨远端生长部内侧通常已闭合
胫骨远端粉碎骨折	–	？	撞击伤 直接暴力	累及胫骨远端骨骺的粉碎性骨折 常损伤生长部 满水平面的腓骨骨折	诊断欠佳

表 16–1　儿童踝关节生长部损伤的分类 (依据 Lauge-Hansen 修订)

From Tachdjian, M.O. Pediatric Orthopedics, 2nd ed. Philadelphia, W.B. Saunders, 1990.

剖对位骨折块;然后直接施加手法压迫,斯氏针便持续穿过骨折部位。一旦达到解剖复位和对线,可以用巴黎硬石膏夹管型或者给斯氏针植入套管螺钉来维持稳定。近 15 年来,资深作者(A.H.C.)都尽可能采用这种间接复位技术,而不进行切开复位[148]。

如果必须进行切开复位,一定要充分暴露生长部和(或)关节面。要尽量将切口设在骨折间隙区上,以便减少软组织的剥离量。常会看到要将骨折水平面的骨膜提起,基本上不需要额外的剥离。通过冲洗伤口、清除血凝块和刮除骨碎屑,通常即可使骨折重新达到解剖对位。如果干骺端远端骨折块妨碍骨折解剖复位,例如 Salter-Harris Ⅳ 型骨折中所见,则可能要去除干骺端骨折块,使骨骺达到解剖对位而不能损伤生长线。有时骨膜瓣也会妨碍解剖复位。一旦获得解剖对位,就要将骨与骨骺钉在一起;如果不必去除干骺端骨折块,还要将干骺端钉在一起。作者强烈反对在发育期儿童中斜行穿过生长部植钉。除非有证据表明生长板中部已闭合，否则不能在骨折部位两

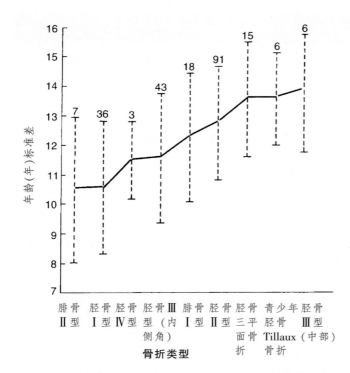

图 16-8 不同年龄的骨折类型（年龄与骨折类型的关系）。（From Spiegel,P.G.;et al. Epiphyseal fractures of the distal ends of the tibia and fibula. A retrospective study of two hundred and thirty-seven cases in children. J Bone Joint Surg [Am] 60:1046-1050,1978.）

端斜行植钉,斜行植钉类似于治疗成人内踝骨折中所用的方法。

踝关节周围骨骺损伤很常见,可能仅次于桡骨远端的骨骺损伤。分类方法有助于确定损伤类型、提出治疗方案以及暗示预后。在治疗大多数移位损伤时,强烈建议进行全身麻醉,因为这样可使儿童完全放松从而达到充分复位。如果闭合复位已获得解剖对位正,作者建议先进行斯氏针经皮固定和石膏管型制动或套管螺钉固定,然后进行夹板固定和衬垫敷裹。因为有投影变形,影像增强器 X 线片的清晰度不如 X 线平片。因此对所有已经复位的有移位生长部和关节骨折都要在石膏制动和离开手术之前,强烈建议拍摄三个体位的 X 线片作为病例报告单。

八、Salter-Harris 胫骨远端骨折

1. Ⅰ型骨折

Ⅰ型损伤很少见,通常见于那些神经受损的儿童或遭受虐待的儿童。因为没有查出明确的骨折,大多数Ⅰ型损伤在首次影像学检查时被诊断为踝关节扭伤或劳损。

● 体格检查:因为患者的踝关节周围有疼痛和肿

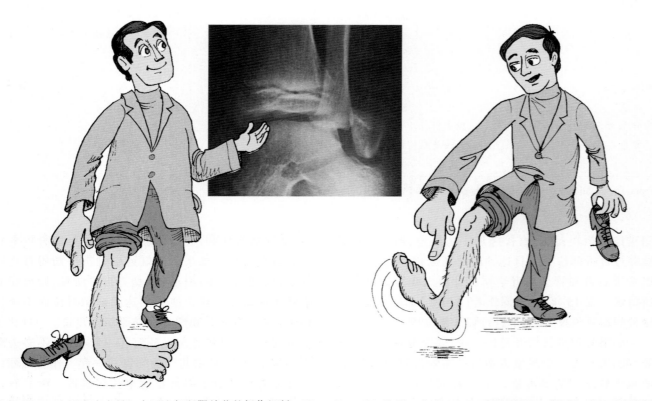

图 16-9 一名医生在向另一名医生解释踝关节的损伤机制。（From Rang,M. Children's Fractures. Philadelphia,J.B. Lippincott,1974.）

胀,几乎看不到有畸形。虽然活动度受疼痛的限制,但踝关节通常可以达到充分活动度。

强壮好动的儿童(通常是英式足球运动员)常会主诉踝关节疼痛,临床认定疼痛部位在生长线正上方。尽管此前未提到过,但应考虑到过度使用性疾病——生长部病变。X 线片可显示的生长部高度轻度增大,其表现与"少年棒球俱乐部成员骨"患儿的肱骨近端的 X 线片类似。

• X 线片检查:X 线片可显示胫骨骨骺在干骺端有些移位或者显示胫骨生长部轻微增宽(图 16-10)。这种损伤不必进行特异性检查,因为通常可以直接做出诊断。

• 治疗:通常,对儿童扭伤开始先用弹性绷带处理,但 2~3 天后复查时仍会主诉疼痛和肿胀继续存在。此后 X 线片会发现生长板增宽和干骺端边缘骨密度增加。对患儿要用膝以下行走石膏管型处理 4 周。疼痛会减轻,生长板会恢复至正常厚度,但偶尔会发生明显并发症[12]。腓骨也可能受到累及。作者建议随访

6 个月以便排除胫骨远端的生长停滞。

曾报道过 3 例继发于创伤的胫骨下部骨骺旋转移位病例。这种损伤属于 Salter-Harris I 型胫骨远端骨折。在这种罕见的胫骨远端生长板损伤中,胫骨远端骨骺经历了真正的旋转移位伴腓骨后移位,但没有腓骨骨折[13,99,122]。在这些病例中,腓骨的可塑性均很好,足以经受扭转而不断裂。达到复位时会听到一声咔嗒声,这可能是腓骨回到腓骨切迹的干骺端部分并保持与移位的胫骨骨骺的正常关系和附着时发出的声音。在这些损伤中未发现生长板的永久性损坏。

2. II 型骨折

II 型损伤最常见,通常是由固定的旋后和外旋力造成的。腓骨通常会由此发生骨折。踝部肿胀疼痛,且有明显畸形。应检查并记录循环和运动感觉神经功能,并拍摄 X 线片。

• 影像学评估:在胫骨远端内侧通常可见干骺端光峰或 Thurstan-Holland 征,然而干骺端骨折块可能撕开外侧面(图 16-11)。胫骨损伤或不损伤都有可能。

• 治疗:在充分放松的状态下闭合复位很容易进行,大多数情况下使用静脉注射镇痛药和肌肉松弛药可使机体充分放松。远端骨折块可能会发生旋转,但这种旋转移位用 X 线片无法评估。斜位片能鉴别远端骨折块的移位。与肩关节和髋关节不同,踝关节是一

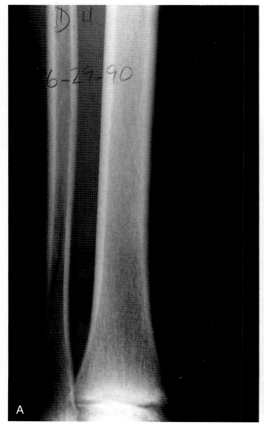
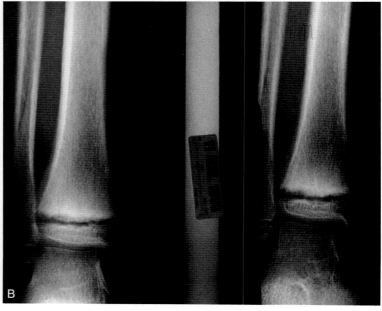

图 16-10 Salter-Harris I 型胫腓骨远端骨折。(A)原始 X 线片仅显示有软组织损伤,无骨折征象。(B) 2 个月后的随访 X 线片显示生长部增宽,以及骨间隙内有骨性沉积或早期骨痂。踝关节没有症状。

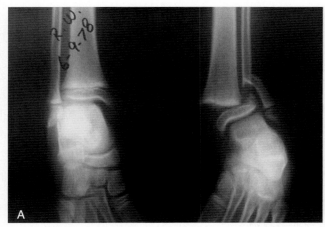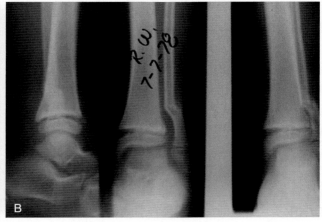

图16-11　胫骨远端 Salter-Harris Ⅱ 型骨折伴腓骨干骨折。(A)这种 Salter-Harris Ⅱ 型骨折是一种外展性损伤。侧位片显示胫骨远端的 Thurston-Holl 骨折块征。(B)复位后,损伤完全愈合。

个单功能链关节。踝关节活动平面的对位不良在青春期会自发矫正。最重要的是,无论是旋转或者是内翻或外翻对位不良均不能自发矫正。复位采用闭合手法即可完成,然而对有些病例必须进行切开复位。据报道,胫后肌腱的介入会妨碍胫骨远端 Salter-Harris Ⅱ 型骨折的复位[119]。最好采用膝关节屈曲 30 °的长腿进行制动。2 周后更换石膏管型,改用膝下行走型石膏管型。因为活动平面的对位不良可自发矫正,复位欠佳要比有损伤生长部风险的延迟或重复操作好得多。

3.Ⅲ型骨折

内踝的 Salter-Harris Ⅲ 型和Ⅳ型损伤较罕见[44]。这些损伤通常是因为踝关节受旋后–内翻外力所致[44]。腓骨远端骨骺分离后,踝关节受到的距骨内翻–内收作用力会产生这二者中一种类型的骨折。儿童会主诉踝关节内侧面疼痛和肿胀。腓骨可能受累及并会疼痛。这种损伤常发生于 10 岁以下的儿童或者生长板开始闭合之前的儿童。

- X线评估:内踝Ⅲ型损伤不常见,但 X 线片显示骨折累及骨骺两端内外侧距离不足 1/3 的部位。骨折线垂直延伸到长骨体生长部并从长骨体生长部内侧穿出(图 16-12)。

- 治疗:通过静脉注射镇痛药和肌肉弛缓剂即可进行闭合复位[85]。骨折块间隙小于 2mm 的复位失败与生长停滞和成角畸形有关[88]。要求达到解剖复位,然后用膝关节屈曲 30°~40°的膝上石膏管型制动。如果软骨下表面移位超过 3mm,作者建议在全身麻醉下进行

复位。全身麻醉下达到的肌肉松弛度较大能更好地进行解剖复位。精确确定这类骨折的移位程度至关重要,因为明显的间隙会导致生长停滞。随着骨折的愈合,长骨体生长部上下的骨化过程会跨越生长板,在干骺端和骨骺的骨痂之间会形成骨桥。骨桥的宽度以及强度取决于残留骨折块间隙的大小。薄而弱的骨桥不会对生长产生不良影响,让骨折破裂却需要很大的力[44]。

如果复位后移位大于 2mm,则应在全身麻醉下进行切开复位。可以用内侧 Köcher,J,即所谓的"曲棍球球棍"切口。因为有血肿骨折部位较明显。将骨折块向外旋转至三角韧带上,并清除骨折块间的碎屑。解剖复位要在影像增强下进行。在骨折部位两端放一根导丝,再插入一枚加套管螺钉。由于复位术后有潜在的不稳定性,最好进行内固定。作者建议用 4.0mm 加套管的骨折块间螺钉或经皮带螺纹斯氏针。

加套管后骨折块间螺钉能灵活插入,而且好控制,如果闭合复位后的间隙小于 2mm,也可以经皮插入。最好放上垫圈。使用骨折块间植钉的问题是,当要取下螺钉时,它上面可能已长满了骨组织。我们认为将螺钉留在体内是可以接受。经皮植钉创伤小,并避免了手术暴露潜在的血管损伤和感染,而且复位相当稳定。经皮植入斯氏针的另一个好处是 3~4 周后在更换石膏管型的同时即可将其取出。

4.Ⅳ型骨折

当患者处于全身麻醉并用影像增强监控下在手术室对Ⅳ型骨折进行了切开复位。采用了前面所说的

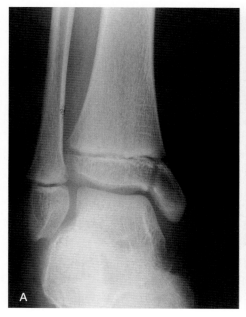
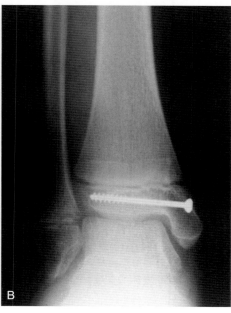

图 16-12　采用经皮植入骨折块间螺钉治疗的 Salter-Harris Ⅲ 型骨折。(A)内翻损伤时,骨折发生在距骨顶上内侧的正上方。骨骺骨折线终止于长骨体生长部。(B)此损伤采用闭合复位和经皮植入骨折块间螺钉进行治疗。可见水平 Park-Harris 线,表明术后生长正常。螺钉不得斜行穿过开放的生长板。

内侧切口和复位技术。可以尝试从骨骺到骨骺或从干骺端到干骺端插入穿通植入物。必须尽量避免使螺钉从骨骺跨过长骨体生长部植入干骺端,除非长骨体生长部生长已闭合。跨过长骨体生长部斜行植钉,如像治疗成人骨折那样,可能会发生长骨体生长部生长停止。在Ⅳ型骨折解剖复位后(图 16-13),要从骨骺到骨骺或从干骺端到干骺端横向植入斯氏针或 4mm 加套管螺钉进行固定。由于干骺端骨折块往往已扭曲或破碎,为确保骨骺解剖复位可能要将其抛弃。清除碎屑也会妨碍骨桥的形成(图 16-14)。复位后,用膝上非行走石膏管型制动 3 周,然后换成膝上行走石膏管型再制动 3 周。如果使用经皮植入斯氏针,应在更换管型时将其取出。如果采用骨折块间螺钉固定,可在治疗后 1 年左右拆除螺钉。如果在 1~1.5 年内未拆除螺钉,它上面会长满茂盛的骨痂。此时拆除会比留在原位让伤肢受到更多的创伤。我们没有使用生物可吸收植入

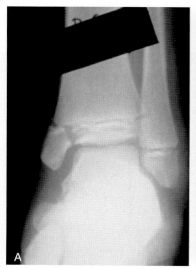
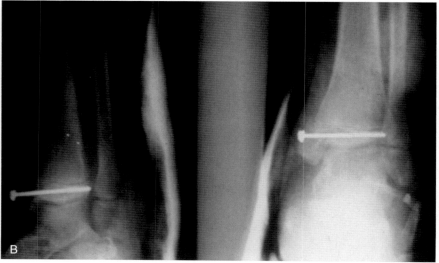

图 16-13　采用切开复位和骨折块间螺钉固定治疗的 Salter-Harris Ⅳ型骨折。(A)初始 X 线片显示,纵行骨折穿过骨骺,干骺端骨折块较小。软组织密度增高。(B)通过石膏的腿部 X 线片显示已达到解剖复位且螺钉在位。

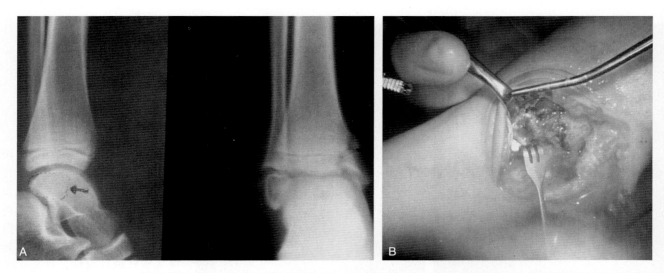

图 16-14   此 Salter-Harris Ⅳ 型骨折需要行切开复位和解剖修复。(A)胫骨Ⅳ型骨折,垂直骨折线穿过骨骺并斜行穿过干骺端。同时还有外踝 Salter-Harris Ⅰ 型骨折。(B)手术照片上可见距骨关节面、骨骺和长骨体生长线。如果干骺端骨折块影响解剖复位,应将其清除。

物治疗这种骨折的经验。如果骨折没有移位对这种骨折可以成功地进行闭合复位,而且能达到骺保持解剖复位(图 16-15)。对这种损伤一定要通过内固定来进行稳定(图 16-16)。如果骨折有移位,不进行内固定几乎不可能达到并保持令人满意的闭合复位。移除植入物的唯一理由是,家长或患儿有从军的意向。因为体内有金属植入物一直被认为不符合从军的资格。

5. Ⅴ型骨折

Ⅴ型损伤极为罕见,似乎是因轴向压缩所致。据

推测, 由于 Salter-Harris Ⅴ 型损伤会使部分或全部生长部的生发细胞受到挤压伤,因此可引起长骨体生长部局部或完全生长停止。在这种损伤中,不会发现骨骺或干骺端有明显的骨折,而且初始 X 线片会显示无任何损伤证据。因此,Ⅴ型损伤的诊断是追溯性的,只有在此前认为未受损伤的生长板被确认提前闭合之后才做出诊断。现在认为,这种损伤会直接引起生长部细胞未被发现的损伤,或者会损伤到长骨体生长部生发细胞层的血液供应,而继发引起生长部细胞的损伤。围绕着生长板早闭合是否单独造成了生发细胞层

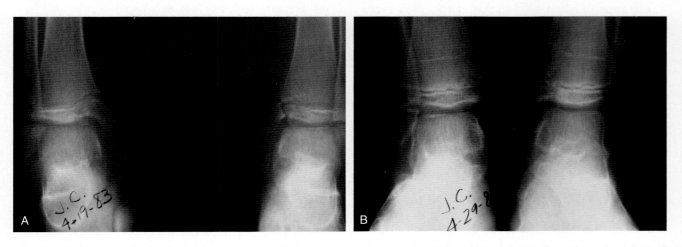

图 16-15   右踝 Salter-Harris Ⅲ 型骨折和左踝 Salter-Harris Ⅳ 型骨折,采用闭合复位术进行了治疗并进行了 1 年的随访。(A)初始 X 线片显示两处骨折的移位都小于 2mm。体位姿态可以接受,两侧都装了玻璃纤维管型。(B)1 年后的 X 线片显示两处骨折均已愈合。水平位 Park-Harris 线显示生长部未形成骨突。

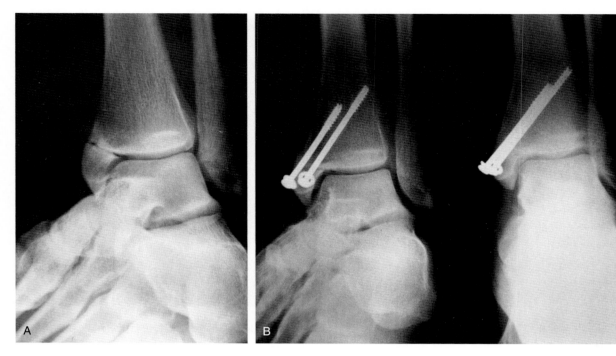

图 16-16　内踝骨折在闭合复位后未进行内固定而发生不愈合。(A)踝关节侧位片显示内踝骨折块没有愈合。(B)经皮植入加套管螺钉加压后 6 个月后的踝关节前后位和踝关节位 X 线片显示骨折线闭合。

的挤压伤展开了争论。

　　曾报道两例胫骨骨折,由于整个胫骨近端生长部对称性早闭而造成下肢不等长,但没有成角畸形[130]。整个生长部的压缩损伤是不可能发生的,除非损伤机制是完全均匀的纵向外力,如从高处掉下来。然而,伴发骨折的临床病史和形态在这些病例中与单纯纵向外力并不相符。Peterson 和 Burkhart[131]认为生长板早闭是事故发生时压缩所致,但这一主张只是一种推测。由于 Salter 和 Harris[146]引用的两个病例没有受伤时正常的 X 线表现,因此可能存在另一种损伤。这些研究人员的进一步推论是,文献中报道的所有 V 型损伤都与膝关节有关[131]。通过文献综述,他们得出的结论是,在所有这些情况下,包括创伤病例,一个共同的因素似乎是长期制动。因此,一个有趣的可能性是,创伤后生长部融合并非是受伤时生长板受到的直接损害所造成,而是由长期制动的相关因素造成的。

　　Peterson 和 Burkhart 研究了创伤后长骨体生长部对称性早闭后发现,在制动治疗时,早闭很可能是由于制动继发的局部缺血而不是长骨体生长部受压所导致[131]。此外,V 型分类可能会不知不觉地会阻止人们对过早生长停止的同等可能机制进行调查研究。有人曾提出,受伤时的骨扫描应作为一种调研手段,有助

于确认挤压伤[178]。作者没有遇到过这种损伤。作者遇到过的最严重压迫损伤曾造成成角畸形(图 16-17)。

6.Ⅵ型骨折

　　软骨膜环的脱离曾被列为Ⅵ型损伤。长骨体生长部周围的撕脱或压迫损伤很罕见。当腿在混凝土路面或硬石路面上被拖行时发生的割草机损伤和脱手套样损伤,可能会撕脱软骨膜环。随后产生的骨痂可能会在干骺端和骨骺之间形成骨桥,如 Rang 所述[140]。踝关节会逐渐移向内翻。作者没有遇到过这种踝关节骨折。

九、过渡期骨折

　　青少年 Tillaux 骨折和三平面骨折被认为是过渡期骨折。这种骨折发生在 10 岁以上青少年,即青春期向骨骼成熟过渡的时期。这种骨折是由旋转外力所致。胫骨远端生长部的闭合模式(即中间-内侧-外侧)引起了损伤后骨折的不断扩散。

1.青少年 Tillaux 骨折

　　青少年的 Tillaux 骨折是胫骨远端骨骺外侧部的单独骨折。这是一种过渡期骨折,通常发生于十几岁,此时远端生长板的内侧半已闭合,外侧部分仍开放。这

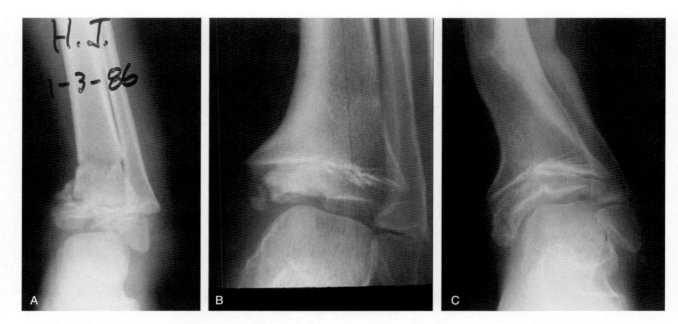

图 16-17　轴向压缩损伤伴干骺端-骺板-骨骺结合部周围多发性骨折，由此引起成角畸形，通过截骨进行了治疗。(A)初始 X 线片显示软组织肿胀以及明显粉碎的胫骨骨骺骨折。腓骨骨骺向内侧移位。(B)9 个月后，致密骨瘢痕遍布生长部内侧，伴外侧 Park-Harris 线成角畸形；踝关节内翻。可见腓骨的 Park-Harris 线。(C)实施外翻过度矫正截骨术，所产生的临床对位良好。可见内侧骨瘢痕和外侧胫骨干骺端的多条 Park-Harris 线。随后畸形复发。

种骨折通常是由外部旋转力所致。随着外旋，胫腓前韧带牢固地把持住胫骨骨骺，经过中间和外侧开放的生长部结合处分离。当骨折块移位很小时，垂直和水平骨折线可能难以显影。这是 Salter-Harris Ⅲ 型骺骨骨折，可能有轻度或中度骨折块移位。这种损伤模式被认为是由胫骨远端生长部的闭合顺序引起的[83]。

在 13 或 14 岁时胫骨远端生长部内侧半先闭合；其外侧部分在 14.5~16 岁时闭合。胫骨远端生长部的闭合首先发生在中间，然后是内侧，最后是外侧。由于外侧生长部仍处于开放状态，所以骨折会穿过它。骨折线从近端的关节面延伸；它跨过骨骺然后沿着生长部向外侧延伸。这与成人的 Tillaux 损伤相当。胫骨远端骨骺前外侧面上可见局部触痛和肿胀。

当足部被迫外旋(是一种变异性旋后-外旋机制)时，前外侧骨性骨骺大小不同的一部分会被胫腓前韧带撕脱。如果骨折块足够大，关节表面的残余畸形可能会导致骨关节炎发生的危险性增加。防止青少年出现这个问题的重要性怎么强调也不过分[95]。

治疗：如果在最初 24 小时内进行复位，可以通过镇痛和肌肉松弛剂来完成闭合复位。复位通常可通过轻柔地内旋足部来完成，而且所有的病例都可以实现解剖复位。如果闭合复位成功，作者建议用斯氏针或加套管螺钉经皮固定[31]。用膝上石膏管型制动 3 周，接着用膝下行走石膏管型制动 3 周(图 16-18)。如果复位后间隙不太令人满意(>3mm)，应做进一步影像学检查(图 16-19)。CT 扫描可对复位进行精确的评估；三维重建产生一种容易判读的影像，不需要对二维影像片进行想象重建，并可提供复位的永久记录[92](图 16-20)。如果闭合复位不理想，可能需要行切开复位和穿刺。对这种特殊病例可以将螺钉或斯氏针经皮穿过长骨体生长部，因为生长板的中间和内侧部分通常已闭合。如果生长板未闭合或正在闭合，植入物不得穿过长骨体生长部。生长偏差是这种损伤罕见的后遗症，因为大部分生长部已闭合。比较重要的并发症是关节炎，是由关节面脱落或残余骨折块间隙大于 3mm 所导致。

2.三平面骨折

三平面骨折是正在闭合的胫骨远端生长板独有的损伤。骨折线分别在矢状面、横断面和冠状面，通过骨骺、长骨体生长部，最后是胫骨后侧干骺端穿过关节面。发生的多平面 Salter-Harris Ⅳ 型损伤被认为是旋后位足部外旋造成的。

(1)影像评估

胫骨远端三平面骨折有时在 X 线平片上很难识

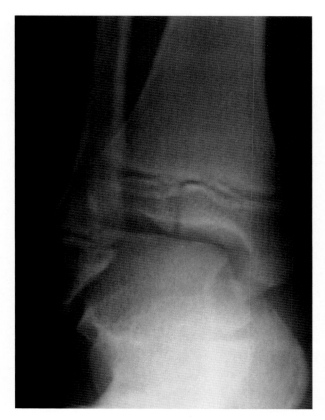

图 16-18　这例无位移 Salter-Harris Ⅲ 型骨折经石膏制动治疗后效果良好。

别。应拍摄前后位、侧位和踝关节位 X 线片。这种骨折在前后位 X 线片上似乎为 Salter-Harris Ⅲ 型损伤，在侧位 X 线片上又像是 Salter-Harris Ⅱ 型损伤。在前后位 X 线片上，骨折呈现为一条穿越骨骺中心区的垂直线，伴有踝部增宽。这个投照位的表现特别像青少年 Tillaux 骨折，因此必须注意不要将两者混淆。踝关节位显示的移位比前后位显示的移位要大[48]。在侧位片上看到的 Salter-Harris Ⅱ 型损伤移位最小，有时模糊不清。发育生长中儿童出现这种 X 线片骨折模式一定要考虑为三平面骨折。37%（40/107）的三平面骨折病例伴有腓骨骨折。CT 检查简化了这种损伤各个平面的鉴别。根据胫骨远端生长部闭合的情况，除了胫骨干骨折块以外，骨折还有另外的 1 块、2 块或 3 块骨折块（表 16-2）。因此，可以说三平面骨折是两部分、三部分和四部分骨折[46]。报道的 5 个系列三平面骨折数据表明，两部分骨折最常见，占 60%（85/141），三部分骨折居中 38%（53/141），四部分仅占所有病例的 2%（3/141）[14,46,48,110,141]。

1957 年，Johnson 和 Fahl 提出一个说明三平面损

伤的图解[73]。这种不常见骨折的性质在 1970 年 Marmor 发表文章之前一直无人了解。Marmor 注意到闭合复位后踝突增宽，像似 Salter-Harris Ⅱ 型骨折[105]。复位术后他观察到，骨折沿矢状面、横断面和冠状面三个平面上延伸，并累及胫骨远端的三个部位：骨干、前外侧骨骺段以及无连接的骨折块包括残余的骨骺和干骺端突起。

三平面骨折是由 Lynn 命名的，她报道了 2 例具有三维构型的骨折，均需要行切开复位内固定[101]。Torg 和 Ruggiero 也指出，这种骨折本质上不稳定，需要内固定[170]。Cooperman 等认为绝大多数三平面骨折没有游离的前外侧骨骺骨折块，因此是三个平面两部分骨折[28]（图 16-21）。Dias 和 Giegerich 推测，足相对于腿的外旋这一相同的机制在造成三平面骨折的同时又造成青少年 Tillaux 骨折，并认为所造成的损伤只能由患者的年龄决定[38]。三平面骨折比青少年 Tillaux 骨折发生在青春期的更早期，因为青春期早期骺板仍然是完全开放的，因此使水平向骨折能贯穿其整个前部。在年龄较大的患者组中，生长板的内侧部分已闭合，所以水平向断裂只能通过其前外侧部分延伸，然后与已闭合的内侧骨骺线附近的垂直骨折见合[48]。如果生长板闭合的更早，就不会产生前外侧骨骺骨折块，其结果是两部分骨折。Denton 和 Fischer 描述了一例的内收和轴向负荷引起的内侧三平面骨折[35]。Kärrholm 指出，这种类型的骨折发生在低峰值年龄，会伴发与内侧生长发育迟缓或停止等并发症，因此强调不要将它与其他类型的三平面骨折相混淆[77]。Lutz Von Laer 曾相当恰当地指出，过渡期骨折，如三平面骨折"考验着外科医生的空间想象力[175]。"几个作者总结了几种主要三平面骨折模式[78,141,158]，这些研究结果在图 16-22 上示出。

踝内三平面骨折已有报道[52,153]。Shin 等发表了踝内三平面骨折的分型，并指出三维 CT 比 X 线平片和二维 CT 在评估这种损伤时拥有很大优势。他们还描述了三种类型：踝穴顶和内踝结合部的踝内关节内骨折（1 型）；内踝的关节内骨折（2 型）；关节外踝内骨折（3 型），这种发生率最高。如果有关节内不协调，则需要行手术复位[153]。没有一种模式符合某一类型 Salter-Harris[45,48,49]。Ertl 等对这种关节内骨折进行了长期（3~13 年）随访，发现，如果成年人来能达到完全解剖复位，将导致严重的关节炎[48]。尽管早期随访时没有症状，但在长期的评估中半数患者出现症状。Körrholm 发表了他对 21 例患者的 4 年随访结果，并对文献

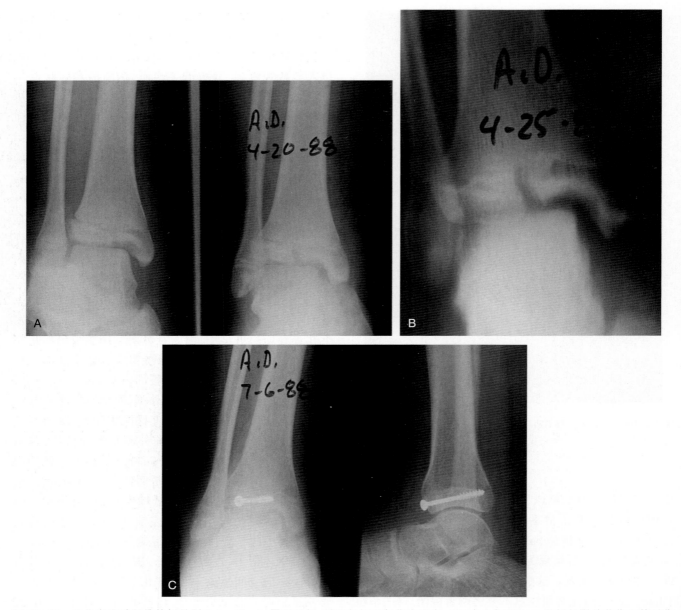

图 16-19　此儿童遭受胫骨外侧骨骺 Salter-Harris Ⅲ 型骨折,需要行切开复位内固定。(A)青少年 Tillaux 骨折的踝关节位和前后位 X 线片。(B)闭合复位后多层体层摄影片显示,软骨下表面骨折分离大于 3mm,因此进行了切开复位。(C)切开复位后 3 个月内长骨体生长部完全闭合。

(209 例)做了综述;总体上,大约 80% 的患者效果优良,16% 有轻微症状,4% 有较明显的症状并伴有退行性病变[77]。当骨骺骨折延伸到踝关节的负重弓时,大于 2mm 的残余移位往往效果欠佳。在 Rapariz 及其同事报道的一组 35 例三平面骨折病例中,治疗后仅有 2 例在踝关节位 X 线片上可见退行性病变,其残留关节内移位均为 3mm[141]。不管是用切开还是闭合方法治疗三平面骨折,都必须达到解剖复位。

　　闭合和切开复位的选择取决于复位后的残余移位骨。生长停止通常不必考虑,因为生长板已接近闭合。尽管这种骨折看似本质上不稳定,但它仅在关节面上,此外永久性裂痕一定会诱发退行性关节病,因此不复位是非常危险的。关节面的解剖复位是必需的。Ertl 等发现,在初期前后位或踝关节位 X 线片上有大于 3mm 移位的患者无一例获得成功的闭合复位[48]。骨折处有软组织嵌插使 8 例开放性手术中的 6 例闭合复位失败。这些软组织中有 5 例被鉴定为骨膜,1 例为踇长伸肌[48]。在关节面的任何面上脱离或断开超过 3 mm

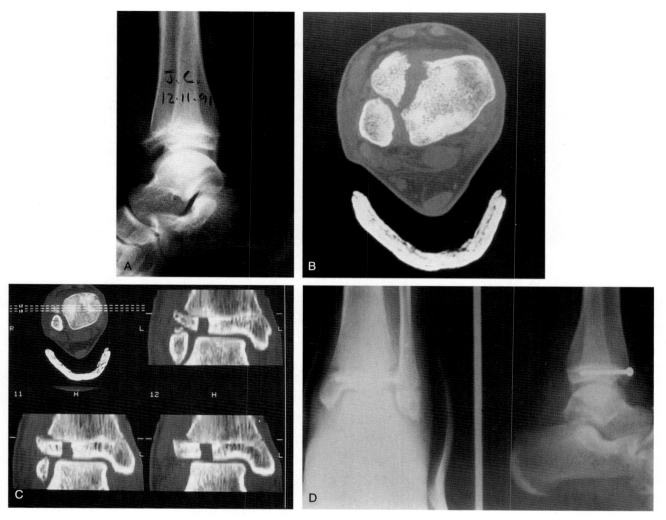

图 16-20　对移位的 Tillaux 骨折进行了闭合复位和加套管骨折块间螺钉固定。(A)Tillaux 骨折的侧位 X 线片显示前移位。(B)踝关节正上方夹板固定后的腿部 CT 显示前外侧骨折块移位。(C)CT 和三维重建冠状位影像证实位移的大小。(D)经间接复位以及经皮加套管骨折块间螺钉固定后,骨折得到解剖复位和对位。(From Crawford,A.H. Ankle fractures in children. AAOS Instr Course Lect 44:317-324,1995.)

表 16-2　三平面骨折的骨折块数量					
作者	年代	2 块	3 块	4 块	腓骨
McNealy 等[110]	1982	14	5	0	?
Ertl 等[48]	1988	4	11	0	?
Rapariz 等[141]	1996	12	23	0	17
El-Karef[46]	2000	12	6	3	5
Brown[14]	2004	43	8	0	18
合 计 :=		85/141	53/141	3/141	40/107
%=		60%	38%	2%	37%

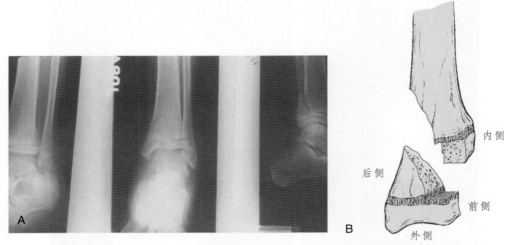

图 16-21 两部分三平面骨折的 X 线片和手绘图。(A) 踝关节位 X 线片显示有轻微骨损伤。前后位 X 线片显示胫骨远端骨骺 Salter-Harris Ⅲ 型骨折,以及内侧胫骨干骺端的三角形骨折块的前位像。在侧位 X 线片上,可以看到胫骨远端 Salter-Harris Ⅱ 型骨折块。(B) 手绘图示出两骨折块三平面骨折。(B,From MacNealy,G.A.;Rogers,L.F.;Hernandez,R.;et al. Injuries of the distal tibial epiphysis: Systematic radiographic evaluation. AJR Am J Roentgenol 138:688,1982. Copright 1982,American Roentgen Ray Society.)

均需要解剖复位。

(2)治疗

为了彻底放松需要全身麻醉。膝盖屈曲 90°,足部跖屈并内旋。如果达到解剖复位,作者推荐使用螺纹斯氏针经皮固定(图 16-23)。一个空心骨折块间螺钉可套在针上具有相同的结果。肢体用膝上非承重石膏管型制动 4 周,然后取出固定针,再用膝下石膏管型制动 2~3 周[31]。

如果复位后骨折块间隙大于 3mm,需要行切开复位。切开复位不容易进行,可能需要做前外侧和后内侧切口进入,以便在直视下复位骨折。只有在后内侧骨折块复位之后,才可以复位前外侧(Tillaux)骨折块。通过前外侧入路确认和移动,前外侧骨折块。后内侧骨折块如果有移位,首先要通过内旋和背屈足部在直视下进行复位。复位时,后内侧骨折块要用一根斯氏针或网状骨螺钉固定。如果后内侧骨折块不能手法复位,可通过后内侧切口在直视下复位。如有移位,接下来应复位腓骨骨折。最后复位移位的前外侧骨折块(Tillaux)并用斯氏针或螺钉固定[84]。用非负重膝上石膏管型制动 3 周,接着用膝下行走石膏管型制动 4 周。如果用了经皮斯氏针,在更换石膏时将其取出。

在这种损伤发生时胫骨远端生长已接近完成,因此,生长停止引起的短缩几乎不是问题。Ertl 等的长期重新评估显示,没有完成关节面复位的踝关节,随着时间延长会出现明显的退变。在损伤后平均 6 年多

时,15 例患者的结果至少下降了 1 个等级[48]。在随访期间,损伤关节软骨后的患者无一例有所改善。即使解剖复位的患者,仍会发生迟发性长期症状。有症状患者监测了 20 年已接近 30 岁了,仍在持续恶化。负重区软骨残余 2~3mm 移位,会导致迟发性退行性关节炎[48]。

十、腓骨远端骨折

孤立的腓骨远端骨干损伤有些罕见,常伴发于胫骨骨折。Salter-Harris Ⅰ 型腓骨远端损伤是儿童最常见的踝关节骨折类型[159]。如果损伤穿过长骨体生长部可能难以做出诊断,因为它的移位通常极小。在外踝通常可见疼痛和肿胀("隆起")。

1.X 线片评估

骨折块移位通常很小。在外踝出现软组织(隆起)通常可做出诊断(图 16-24)。

2.治疗

加压包扎 3 层石膏棉垫(Webril)和弹性绷带 1 周以减少肿胀。然后再用膝下行走石膏管型制动 3 周。许多这种损伤被误诊为扭伤或劳损,因而初期都采用加压绷带治疗。10 天到 2 周后对患者重新评估时,淤瘢会沿小腿下 1/3 外侧向下延伸至足部。这些患者往往会逐渐好转。移位、不稳定和未治疗的骨折可能会发生慢性骨不连,从而引起骨骺脱离。这个问题非常

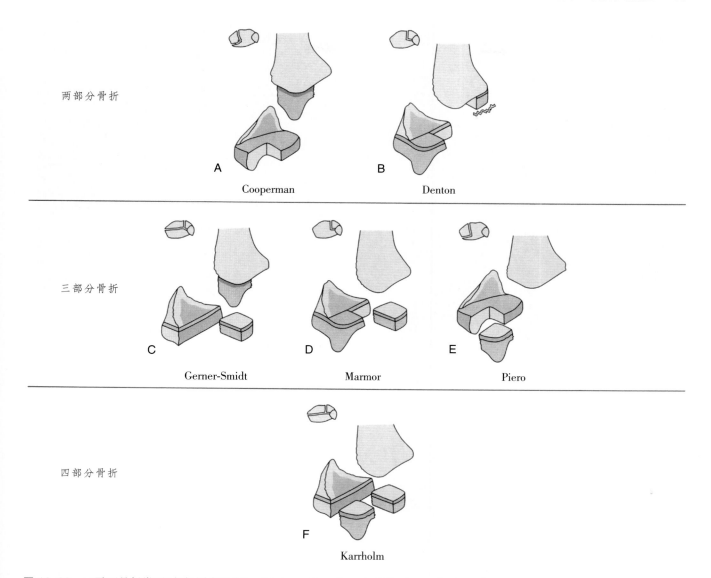

图 16-22　三平面骨折类型（包括同类异名）。（Redrawn from Rapariz, J.M.; Ocete, G.; Gonzalez-Herranz, P.; et al. Distal tibial triplane fractures: long-term follow-up. J Pediatr Orthop 16:113-118, 1996.）

罕见，除了神经症患者。

胫腓韧带联合上方孤立的腓骨远端骨干骨折在儿童中少见。如果没有胫骨骨折它们常伴发于三角韧带损伤（旋前损伤）。伴发于孤立的腓骨远端 1/3 骨折的内侧韧带不稳定，如果未被发现，会引起慢性不稳定和早期退行性关节病。对于这种损伤，作者建议行切开复位和加压钢板固定。先用膝上非承重石膏管型制动 3 周，再用膝下行走石膏管型制动，1 年后钢板取下。

骨骺的下尖部的小片骨折可能是由最初的踝关节损伤引起的，并且得不到确诊，特别是当骨折发生在软骨性骨骺时。病史显示，患者会持续足踝扭伤，虽然 X 线片观察不到，但是患者持续有疼痛和不稳定。复拍 X 线片显示在骨骺正下方有一圆形小骨片。作者认为这个小骨片即腓下骨是创伤后长出的，不属于正常变异。膝下行走石膏管型可缓解这种症状，但是几乎不能让小骨片融合到腓骨上。有时这种病变会引起慢性疼痛和不稳定。对这种病变建议先去除小骨片并进行钢带修复，然后用膝下行走石膏管型制动 4 周（图 16-25）。

十一、踝关节脱位

踝关节脱位而没有骨折在文献中报道的病例中

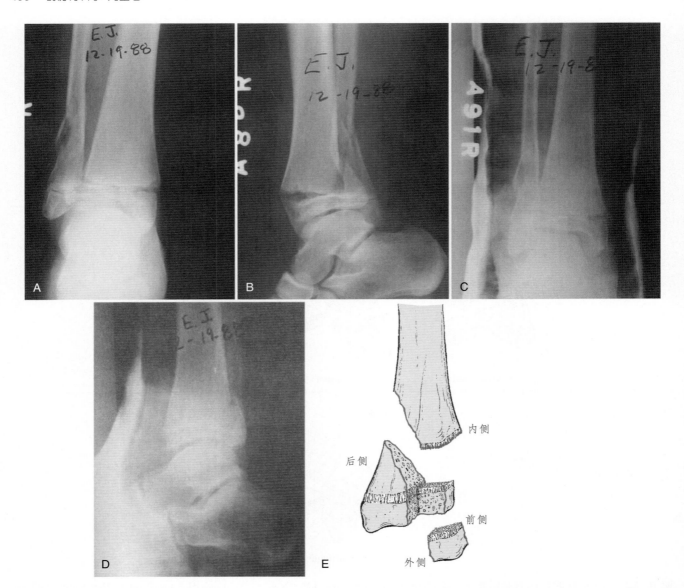

图 16-23　采用闭合复位和经皮植入斯氏针治疗的三平面骨折。(A)前后 X 线片显示胫骨远端 Salter-Harris Ⅲ型骨折和远端无移位腓骨骨折。(B) 侧位 X 线片显示胫骨远端明显的 Salter-Harris Ⅱ型骨折。(C) 闭合复位后的前后位 X 线片显示胫骨远端 Salter-Harris Ⅲ型骨折未达到解剖复位。(D)闭合复位后的侧位 X 线片,可见 Salter-Harris Ⅱ型骨折在偏后位,Salter-Harris Ⅲ型骨折在偏前位。这种位置是不可接受的。(E)三个骨折块和骨折三个平面的手绘图。(待续)

很少见[114],大部分脱位发生在后内侧,表现为关节前外侧开放性损伤,伴外侧关节囊韧带联合明显破裂(图 16-26)。大部分患者是年轻人,儿童中只报道有几例踝关节脱位[114,123]。Nusem 等报道了 1 例 12 岁女孩的踝关节闭合性后脱位,通过闭合复位和短腿石膏制动已成功治愈[123]。大部分后脱位或内侧脱位在中立位或轻度背屈位是稳定的。在这一体位下,撕裂的外侧韧带联合相互靠近。虽然脱位始终在后内侧,但很少需要修复三角韧带,而且通常能达到稳定。

损伤机制通常是明显跖屈伴内翻。在儿童,前外侧会发生局部脱离,伴有外侧韧带联合从前向后或通过腓骨生长部的快速破裂。这种损伤与脊柱的屈曲-内脱位损伤类似。除了外侧韧带联合的分离,长骨体生长部和(或)皮肤、伸肌腱及神经血管结构也常在开放性脱位中破裂。当使跖屈足内翻时,距骨便发生内翻倾斜和旋转,然后脱位,通常在后内侧位。三角韧带常会受损,但移位大的病例除外,它通常是完整的,而且为保持踝关节复位后处于背曲位时的稳定性提供

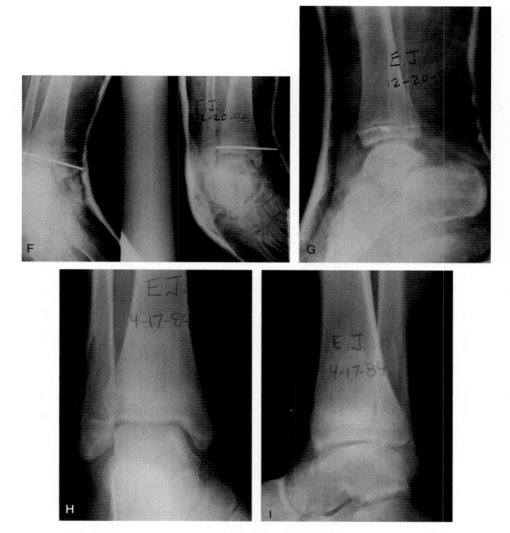

图 16-23(续)　(F)闭合复位和经皮植入斯氏针固定后的前后位和踝关节位 X 线片。(G)闭合复位和经皮植入斯氏针固定后的侧位 X 线片。已达到解剖复位。(H)取出固定针 3 个月后的前后位 X 线片。软骨下表面已解剖对位。(I)取出固定针 3 个月后的侧位 X 线片。(E, From MacNealy, G.A.; Rogers, L.F.; Hernandez, R.; et al. Injuries of the distal tibial epiphysis: Systematic radiographic evaluation. AJR Am J Roentgenol 138:688, 1982. Copyright 1982, American Roentgen Ray Society.)

了一个后边侧铰链。

这些损伤大部分是开放性的,因此需要对关节进行清创和冲洗。对于成年人,外侧韧带结构要进行修复,然而在儿童,如果损伤经生长部穿过腓骨,则前后和外侧距腓韧带是完整的,因此通常都必须解剖复位腓骨长骨体生长部并加以固定。如果软组织允许,可以关闭伤口留置引流管,否则要延迟一期闭合而且可能还需要进行皮肤移植。踝关节要加压敷裹 7~10 天,然后用非承重石膏管型于跖行中立位制动 4~6 周。石膏去除后,进行康复以恢复踝关节的活动、强度和本体感受,此后便可渐进性承重。

第二节　足部损伤

一、解剖学

足有 26 块骨和数量不定的籽骨和副骨(图 16-27)。这些骨都是通过韧带连接到一起的。脚的五射线都含有距骨和趾骨:踇趾有两块趾骨,其他趾有三块趾骨。第一个距骨的骨骺位于其近端,与趾骨类似,而不是像其他距骨那样位于远端。

前三列基底部有一块楔骨,第四和第五列在基底

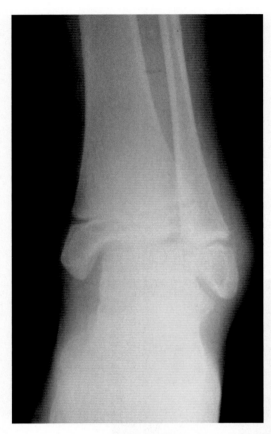

图 16-24 无移位腓骨 Salter-Harris Ⅰ型骨折出现软组织"隆起",此为踝关节前后位 X 线片。

部有一块共用骰骨。跗骨的舟骨介于距骨头部和楔状骨之间,距骨位于跟骨的侧边。因此,距骨大致位于第一列的轴线上,跟骨位于第四列的轴线上。

足习惯上分为足前段、足中段和足后段(基跗节、跗骨间和跗骨)。足前段包括 5 块距骨和 14 块趾骨;它是由跗跖(Lisfranc)关节与足中段分开的。足中段包括 3 块楔状骨、舟骨和骰骨,是由横向跗骨间(Chopart)关节与足后段分开的。足后段包括 2 块骨,距骨和跟骨。有关于足和踝生物力学的详细描述和讨论,请读者参阅 Mann[103]和 Morris[116]的综合论著。

足部有很多有趣的解剖学特征。在出生时足部尚未很好骨化,其中包括出生时的跗骨,只有跟骨和距骨出生时已充分骨化;而骰骨是在出生后不久骨化的。跟骨在一些综合征(如 Larsen 综合征、Williams 综合征)中是双裂的(图 16-28)。这种变异表现可能像骨折。这种软骨模式会保持很长时期。

儿童骨折后足部畸形的复位很重要,因为并不一定能预测随着生长的重塑结果。1 岁大的女孩和 1.5 岁大的男孩已达到成熟长度的 50%。相反,股骨和胫骨直到 3 岁生长部闭合之前才能达到其长度的 50%[162]。所以,足部骨折后严重的对线不良通常已没有足够的时间自发矫正。

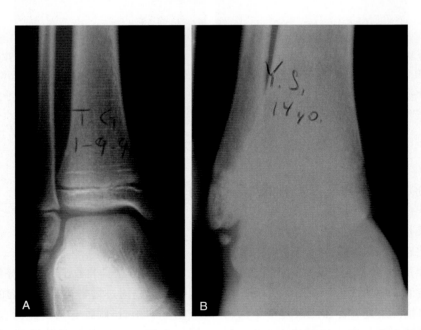

图 16-25 (A)踝关节损伤 2 个月后的前后位 X 线片显示腓骨远端和胫骨干骺端横向 Park-Harris 线延迟愈合。踝关节无症状。(B) 14 岁男孩踝关节扭伤后的前后位 X 线片。软组织肿胀明显,而且在腓骨下有一小骨片。这个男孩是个狂热的英式足球运动员,常发生扭伤。腓骨下小骨片为圆形且光滑,可能是以前未愈合的骨折。

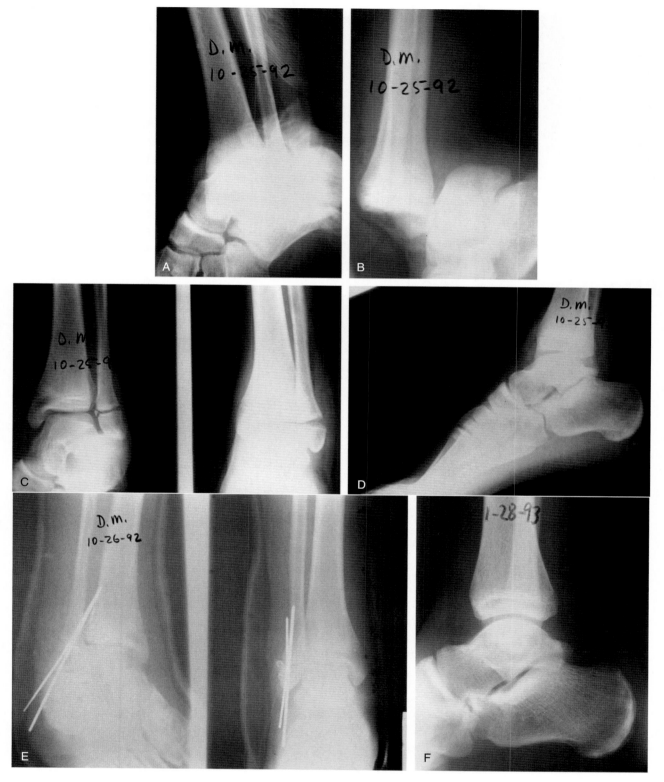

图 16-26　15 岁男孩打篮球时右踝关节受到损伤。他显然是倒在对方球员的足下,引起踝关节严重内翻和扭伤。男孩主诉严重疼痛和畸形但没有麻木感或麻刺感。损伤为开放性。切开检查和冲洗踝关节后进行了复位。骨折-脱位延伸穿过腓骨长骨体生长部,腓骨远侧踝部骨折块仍与足部相连。距腓前韧带、后韧带和下韧带完好无损。通过用斯氏针穿通固定腓踝获得了解剖复位。对伤口进行了敷裹包扎。伤侧下肢加厚包扎了 10 天,然后用膝下石膏管型进行制动。2 年后检查时踝关节已稳定。(待续)

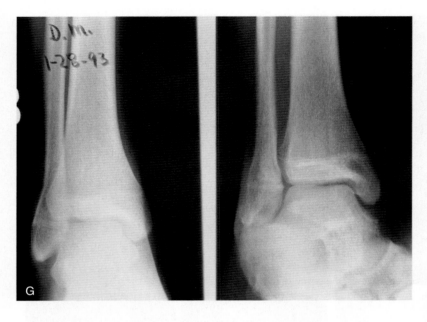

图 16-26(续) (A)踝关节斜位 X 线片显示内踝重叠在脱位的距骨上。(B)正侧位 X 线片显示足在踝关节处后脱位(可见皮下有愈合)。(C)闭合复位后的前后位和踝关节位 X 线片。(D)闭合复位后的踝关节正侧位 X 线片。(E)腓骨远端解剖复位后的前后位和跗关节位 X 线片。可见 Penrose 主流管。(F)随访 X 线片显示踝关节对位良好。患者已达到完全自由活动范围。(G)前后位和踝关节位 X 线片显示骨折的腓骨已完全愈合。

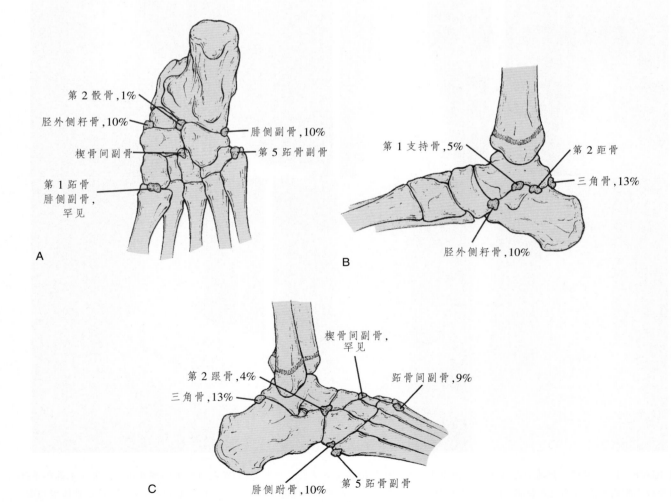

图 16-27 足的正常骨和副骨。(From Tachdjian, M.O. Pediatric Orthopedics, 2nd ed. Philadelphia, W.B. Saunders, 1990.)

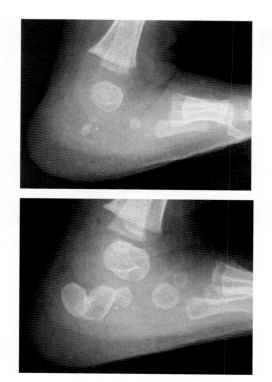

图 16-28 有多个跟骨中心通常意味着畸形综合征。这位患者有四个跟骨骨化中心,最后融合在一起,他患有 William(Beuran)小精灵面容综合征。(From Oestrich,A.O.;Crawford,A.H.Atlas of Pediatric Orthopaedic Radiology. New York,Thieme,1985.)

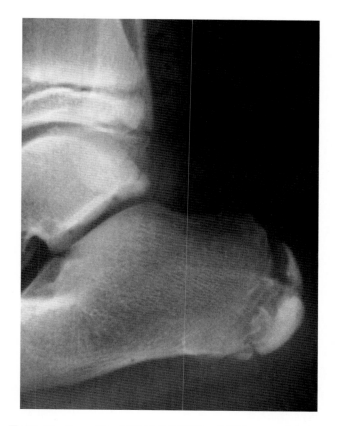

图 16-29 Sever 病。可见跟骨突断裂。诊断为 Sever 病的足跟痛可能是一种过度使用综合征。

二、骨软骨炎和变异

几种骨软骨炎可能是或者不是解剖学变异。Sever病曾被认为是跟骨突起的骨骺缺血性坏死;这个部位可能是创伤以及发育性病变的部位。这种临床病变通常发生在很活泼好动的青少年,表现为足跟疼。X 线片显示跟骨突断裂。作者曾在无症状的儿童足部发现了相同的跟骨突断裂,(他们拍 X 线片是由于其他原因)(图 16-29);所以这个表现没有诊断作用。导致这种临床病变的病因最大可能是过度使用综合征或跟骨的牵引骨突炎(类似于 Osgood-Schlatter 病的胫骨骨突炎)。对症治疗并向患儿及其父母解释通常会有成效。治疗方法是休息,也可以垫海绵垫让足跟抬高1/4 英寸。

假骺可发生在第 1 跖骨的远端,往往被认为是骨折。第 1 跖骨的骨骺在近端;在其他跖骨(第 2~5 跖骨),次级骨化中心发生在远端(图 16-30)。第 5 跖骨的基底在其正外侧可能有一个骨化中心,通常称之为第 5 跖骨粗隆或腓籽骨;常被误诊为撕脱骨折(图 16-

31)。中间趾骨偶尔缺乏次级骨化中心。

骺端结构的骨化序列变异较常见。外侧楔状骨的骨化通常发生在 1 岁末。舟骨骨化中心出现在 3~5岁,是足部骨化中心出现最晚的。距骨和趾骨的次级骨化中心出现在 5 岁时。跟骨突出现在 6~10 岁时,到 15~18 岁时趋向于和跟骨体相结合。10%的足部在X 线片上显示有附属舟状窝[124],可能会由于创伤或反复过度使用综合征而引起临床关注(图 16-32)。三角副骨是距骨的一个后外侧突起,与踇长屈肌凹处于相同水平;它可能偶尔分离开,X 线片上被认为是骨折(图 16-33)。骨化模式的结构变异是常见的而不是例外,可发生在 22%的儿童。骨小梁型在跟骨的定位类似单腔骨囊肿(图 16-34)。

三、损伤类型

资深作者(A.H.C.)对1990 年 12 月间由美国俄亥俄州辛辛那提儿童医疗中心住院部治疗的足部损伤病例进行了综述(表 16-3)[31]。对 215 例患者进行了鉴定,并检测了他们的图表和 X 线片;175 例患者确诊

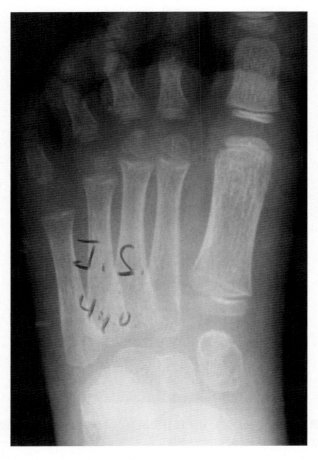

图 16-30 第 1 跖骨远端的假骺。正常骨骺位于第 1 跖骨的近端。

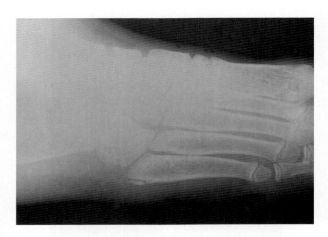

图 16-31 第 5 跖骨副骨是一块倾斜的小骨片，见于第 5 跖骨基底部正外侧。这是正常的。

骨折，对他们治疗后的随访进行了鉴定和评估。跖骨骨折占到骨折的 90%，依次是：其中 66% 发生在第 2~5 跖骨，25% 单独发生在第 5 跖骨基底部，9% 在第 1 跖骨基底部，伴或不伴有其他损伤。趾骨骨折 (18%) 是第二位常见骨板，包括近段 (64%)、远段 (29%)，中段 (7%) 趾骨骨折。舟骨 (5.1%) 是最常见的跗骨骨折，然后是距骨 (2.3%) 和骰骨 (1.1%)。共存的胫骨和腓骨远端未确认骨折在研究的所有骨折中占 8%。趾骨脱位占 2.3%，最初被误诊为骨折的病变是距腓韧带撕裂、

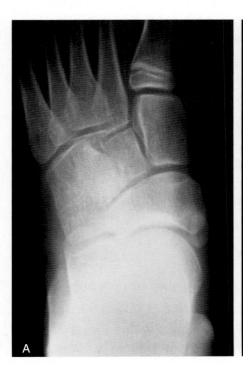
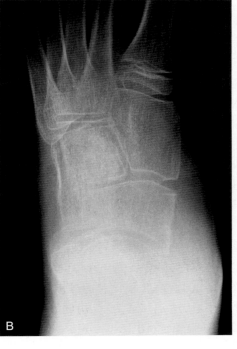

图 16-32 有附属跗骨舟状窝的儿童的术前和术后 X 线片。在足舟骨近端内侧可以看到附属舟状小骨片；它有圆形、光滑的边缘。(A) 附属舟状窝要么是从骨中分离出来，在后侧胫骨腱上；要么是局部结合在足舟骨上。那些部分结合的附属部分的损伤被认为是过度使用以及牵拉胫骨后肌腱的结果，会使患者出现症状。(B) 小骨片和舟状窝的内侧结节切除之后。

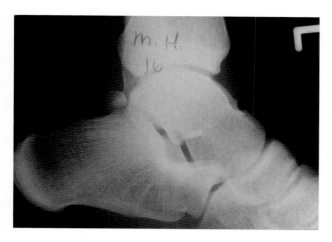

图 16-33　可见位于距骨正后方的圆形三角副骨。此三角副骨被认为是距骨后外侧骨突的正常组成部分。通过骨扫描可以确定是损伤还是骨折。

跗骨联合、异物和籽骨骨折，以上每种均发生过一次。在这项研究中，62%的儿童是男孩，38%是女孩。左侧受累占64%，右侧受累占36%[31]。这项研究旨在充分讨论足部骨折。

几乎没有固定的原则来指导治疗儿童的足部骨折。距骨、趾骨以及第5跖骨近端骨折最常见。儿童足部的软骨与骨损伤不常见。

大多数足部骨折是由直接暴力所致，例如，被下落物体砸伤、被汽车车轮碾伤、摔倒或是从高处跳下。足部具有柔韧性和弹性，因此作用足部的外力会向上传导，引起踝部和小腿损伤。足部损伤的软组织成分十分重要，如果这个区域肿胀和绷紧，应在早期进行抬高和减压。对软组织的保护，尤其是对足底纵弓和横弓长期功能必不可少的韧带的保护，就像急性骨折复位一样对恢复伤侧足部完整功能十分重要。累及关节表面的骨折的预后比非关节骨折的预后差，尤其是当累及跗骨时。可动关节的关节骨折需要解剖复位，以防止发生早期退行性关节炎。

四、距骨

在 Thermann 及其同事的最近一项研究中，距骨骨折的发生率在所有儿童骨折中占 0.008%[166]。由于距骨血液供应不稳定，因此儿童的这种不常见损伤是一种难以处理的损伤[118]。胫骨后动脉分出小的分支进入后结节区域，为距骨体的一部分供血。胫骨前动脉分出小的分支进入距骨头颈部的上表面。距骨一次骨化中心的形成取决于功能性血管供血（图 16-35）。与成年人相比，儿童从距骨颈部逆流至骨体的单一系统显然优势不足，因此缺血性坏死是距骨骨折后的一种罕见并发症。其表面大多被关节软骨所覆盖，只留下缩窄的颈部接受大部分营养血管。遗憾的是，颈部正是最容易受

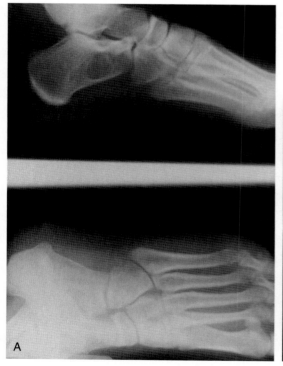

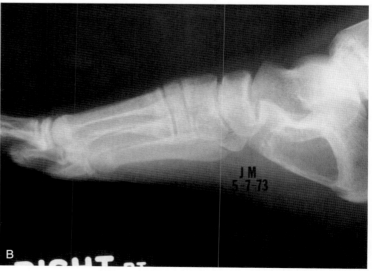

图 16-34　跟骨 X 线片显示囊性损害。(A)跟骨单个骨囊肿的表现。斜位片没有说服力。这可能是正常表现，与骨小梁排列集中有关。(B)真正跟骨单房性骨囊肿的示例。可见近端下方皮质的病理性骨折。

表 16-3 1990 年辛辛那提儿童医院骨折住院部 175 例足部骨折的分布 *

损伤区域	数量	百分率(%)
距骨		
2~4 跖骨	104(66.24)	59.42
第 1 跖骨基底	14(8.91)	8
第 5 跖骨基底	39(24.84)	22.2857
舟骨	9	5.14
距骨	4	2.285
跟骨	4	2.285
骰骨	2	1.142
楔状骨	1	0.571
趾骨	31	17.71
近段	20(64.51)	11.4285
远段	9(29.0)	5.14285
中段	2(6.45)	1.14285
距腓韧带	1	0.571
腓骨	8	4.57
籽骨	1	0.571
跗骨联合	1	0.571
异物	1	0.571
内踝	3	1.71
远端胫骨关节面	2	1.142
脱位(MP/IP)	4	2.285

IP,趾节间;MP,跖趾间。

*62%的损伤发生在男孩,38%是女孩;左足损伤 64%,右足 36%。

From Crawford, A.H. Fractures about the foot in children. A radiographic analysis. Cincinnati, OH, The Children's Hospital Medical Center, 1991 (unpublished data).

伤的部位。距骨颈部移位骨折与缺血性坏死(AVN)相关[19]。儿童的距骨颈骨折容易被忽略,只有在骨坏死发生之后才变得明显(图 16-36)。损伤后 6 个月不会产生缺血性坏死。

1.骨折类型

(1)距骨颈骨折

最常见的距骨骨折发生在颈部,有轻微成角畸形且常有微弱移位。可发现踝部疼痛、肿胀及关节活动度减少。负重不能忍受。X 线片可发现大多数病例的损伤(图 16-37)。不大于 30°的成角畸形可以接受。成角的顶点在沿跖的方向。如果成角大于 30°,则应在全身麻醉和影像增强监控下进行最大跖屈。接受这种成角就得承受进一步移位和血管受损的风险。成角畸形偶尔会妨碍踝关节活动。如果需要跖屈来维持复位,要用非承重长腿石膏制动 3~4 周,然后再用气囊石膏制动。另一种方法是用非承重石膏制动 3~4 周。要用 X 线片来监测近端骨折块是否有软骨下骨质减少。血管吸收 Hawkins 征表明血液供给未受损[64]。

移位的距骨颈骨折多发生在年龄稍大的儿童(图 16-38),需要行切开复位。通过切开或闭合方式进行早期复位有助于骨折愈合,但对缺血性坏死的发生无影响。因为胫骨远端生长板正在闭合,所以要想直接观察骨折需要行内踝截骨术。要用骨折块间螺钉稳定复位,并对截骨部位进行修复,用膝上石膏管型在膝屈 30°和踝关节跖屈 20°位制动 4~6 周,然后再用膝下承重石膏管型制动。要告知其父母发生缺血性坏死的可能性。应通过距骨的 X 线片来监测证实近端骨折块的软骨下骨质减少。如果没有出现 Hawkins 征,而且近端骨折块是硬的,建议用髌韧带承重(PTB)支具来防止距骨萎缩。

在对辛辛那提儿童医疗中心进行的一项检测距骨颈部骨折患者的计算机化调研(1990~1997 年)中,在平均年龄 5.5 岁(1.6~17.5 岁)的 15 名患者中检测出 16 例骨折,并对该组患者进行了平均 3.2 年的临床随访,所有骨折均超过了临床愈合时段。有 12 例距骨颈骨折伴发于同侧下肢其他骨折,其中胫骨骨折最为常见。有 4 例距骨颈骨折是可以识别的,但在最初的 X 线片上未被发现。所有的骨折均有轻度移位。实施了早期拟定的非手术治疗方案。未发现一例缺血性坏死。临床结果分析显示没有穿鞋障碍,2 例患者有轻度跛行或僵硬,2 例患者有轻度疼痛,12 例患者可以参与无限制运动。当同侧胫骨骨折存在时必须保持高度怀疑,因为可能将其按"浮踝"处理[111]。

(2)距骨顶的压缩骨折

这种损伤在儿童中很少见。软骨-骨的比率可以缓冲对胫骨和距下关节的冲击,因此在踝关节这些骨得到了很好的保护。这种压缩骨折在年龄稍大的青少年和年轻的成年人中常见;所以,在本文不讨论这种骨折。

(3)外侧或内侧突骨折

这些骨折可以发生在踝扭伤之后。患者主诉踝下疼痛。偶尔会发生移位,无移位骨折的治疗包括用膝下非承重石膏管型制动 4 周,然后再用可行走石膏渐进性承重制动 2 周。

Kirkpatrick 及其同事的研究表明,外侧突骨折在

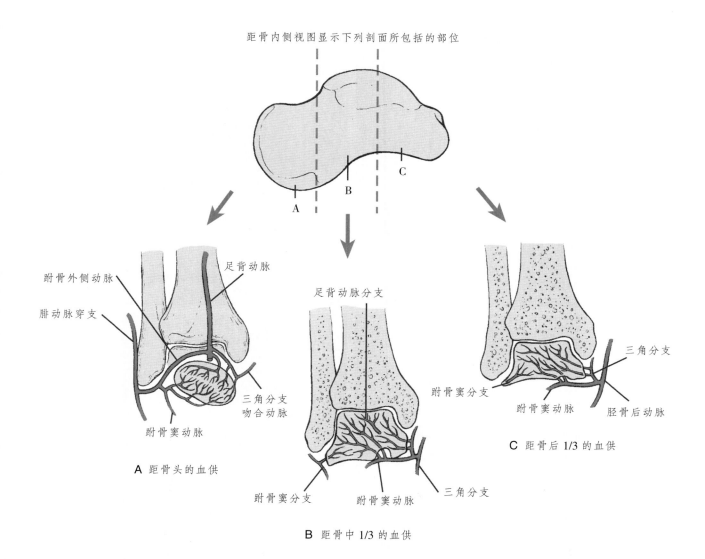

距骨内侧视图显示下列剖面所包括的部位

足背动脉

跗骨外侧动脉

腓动脉穿支

三角分支
吻合动脉

跗骨窦动脉

A 距骨头的血供

足背动脉分支

跗骨窦分支　　跗骨窦动脉

三角分支

B 距骨中 1/3 的血供

三角分支

跗骨窦分支

跗骨窦动脉　　胫骨后动脉

C 距骨后 1/3 的血供

图 16-35　该图显示的是在冠状缝切面上距骨的血液供给。(From 1970,Mulfinger,G.L.;Trueta,J.;Trueta,J. Blood supply of the talus. J Bone Joint Surg [Br] 52:160–167)

所有与滑雪板有关踝损伤中占 15%[82]。这种骨折的常见机制是踝关节背屈和足后段内翻。医生要对滑雪板中出现前外侧踝部疼痛产生高度怀疑。这些骨折大多在 X 线平片上看不出来,需进行 CT 来诊断。如果发现有小的移位骨折块或明显粉碎,大多数作者会在承重时可感受下行早期关节镜切除术。如果 CT 显示为移位较大的骨折,建议的治疗方式是切开复位内固定[82]。

（4）经髁骨折（分离性骨软骨炎）

这一部分将在"骨软骨骨折"一节单独讨论。

2.并发症

距骨骨折的并发症取决于骨折线的位置和移位

大小。通常来讲,有显著移位的骨折复位之后并发症是缺血性坏死。

缺血性坏死:距骨是踝关节的解剖学基础;解剖学上,它是足和踝的关键结构。距骨顶萎缩可能发生在距骨缺血性坏死之后，但这种病变很罕见发生在 10 岁以下儿童。Talkhani 及其同事报道了 1 名 6 岁患儿在极小移位距骨颈骨折后发生距骨缺血性坏死病例[164]。作者有一名 5 岁儿童的相似病例(图 16-36)。距骨的解剖结构和功能在萎缩发生之前通常是稳定的。其形态的随后改变导致踝关节不协调、不稳定,并在后期导致退行性关节病。所有移位的距骨骨折在治疗之后

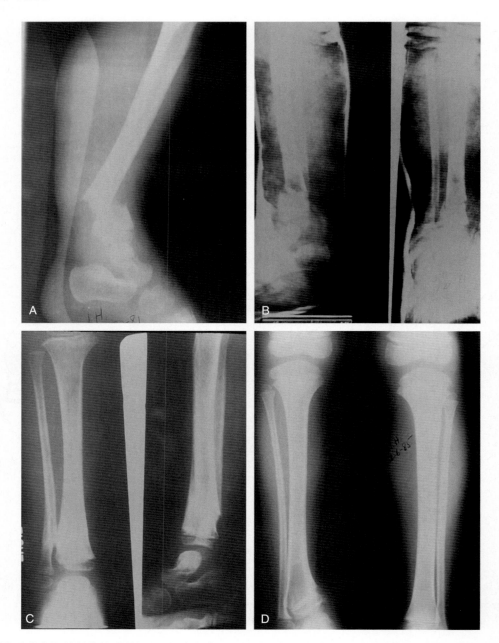

图 16-36　一例未确认的距骨损伤导致骨坏死。这名儿童经历胫骨骨折,已进行复位并顺利愈合。随后发现他的距骨顶缺血性坏死。另一个未被确认的损伤是内踝的 Salter-Harris IV 型损伤。该损伤导致严重的内翻畸形,最终使他又重返医院。(A)腿部侧位 X 线片显示胫骨远端有移位后成角骨折。但未指出距骨骨折。(B)腿部前后位(AP)和侧位 X 线片显示已充分复位。(C)2 个月后的前后位和侧位 X 线片显示此前未查出的距骨顶缺血性坏死。(D)在损伤后 3.5 年患者因内踝骨折致生长停止而继发踝关节内翻畸形来进行会诊。距骨已萎缩,踝关节或距下关节活动度很小。

都要进行骨扫描,以排除缺血性坏死。问题是,避免承重是否会影响距骨缺血性坏死的结果。其治疗措施通常与 Legg-Perthes 病类似, 在用 PTB 连接踝部支具期间不要承重及主动活动直至再血管化之后。

　　据 Canale 和 Kelly[19]以及 Letts 和 Gibeault[93]报道,

17 例无移位距骨骨折的儿童中, 有 5 例发生了缺血性坏死。随后 Gross 提出,儿童和成年人一样在无移位骨折之后都可能发生缺血性坏死[60]。这些报道与现在流行的说法相矛盾,即:由于儿童中移位很少见,所以儿科缺血性坏死是罕见的(图 16-36)。

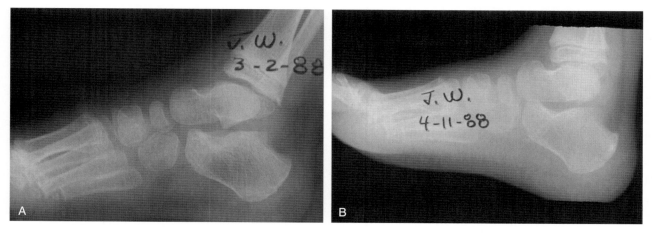

图 16-37　6 岁患儿在足部背屈损伤后出现的轻微成角距骨颈骨折。(A)损伤时的侧位 X 线片。可见轻微跖侧成角。(B)愈合时的侧位 X 线片。距骨颈仍有轻微成角。

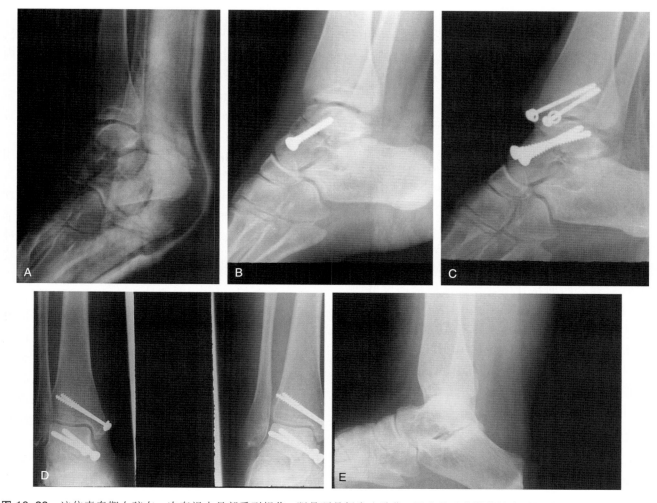

图 16-38　这位青春期女孩在一次车祸中足部受到损伤。距骨颈骨折发生移位。因此通过内踝截骨术对她进行了切开复位术以及内固定。由于出现了缺血性坏死，该女孩用矫形支架固定了 18 个月；她已痊愈。(A)戴后侧石膏托的足部最初侧位片显示有移位的距骨颈骨折。(B)术中 X 线片显示经皮质螺钉固定后距骨颈骨折解剖复位。(C)最终手术后 X 线片显示距骨颈骨折得到固定，以及进行的内踝截骨术。(D)损伤 3 个月后的前后位和踝关节位 X 线片。未发现软骨下骨质减少(Hawkins 征)。距骨已发生缺血性坏死。(E)3 年后踝关节的侧位 X 线片。踝关节用髌韧带承重支具保护了 2 年。失去了一些踝关节间隙。

1970 年,Hawkins 详细描述了他对 57 例成年人距骨骨折病例系列的治疗经验,提出了一种有用的分类方法[64]。Ⅰ型骨折是无移位骨折,在他的病例系列中,没出现缺血性坏死。Ⅱ型骨折是移位骨折,伴有距下脱位或半脱位。总体上说,缺血性坏死的发生率是 42%。Ⅲ型骨折伴有距下和踝关节的脱位或脱位,这一组缺血性坏死的发生率是 91%[64]。损伤和复位之后,Hawkins 征(即软骨下有一条透 X 线的齐线)通常表明血液供应未受损,尽管缺血性坏死可能已经发生。因为这个征象伴随失用性萎缩,所以只在短期制动的儿童中是不存在的。骨扫描可以明确是否发生了缺血性坏死,而且 Canale 和 Kelly 曾用骨扫描来确定何时可以重新开始承重[19]。为了防止萎缩,作者曾用 PTB 支具治疗过距骨缺血性坏死。这种方法并没有完全成功;一名患儿就曾发生过距骨变平伴踝部僵硬和肢体短缩。患者不一定主诉疼痛,但损伤之后 5 年该患儿也只有 10 岁,而且随着成长可能会出现其他症状。

3.跗三角骨

外侧结节也称为跗三角骨,有时会分离,通常在距跟韧带附着处。跗三角骨可看作是次级骨化中心的发育类似物,与跟骨后骨突类似[59]。距骨体内正常的骨化过程具有进行性向后延伸至后结节的特征。影像学检查表明,其发生率高达 14%~25%,而且这种病变通常为双侧[74]。

足后段疼痛可能有很多原因,可为急性或慢性;X 线片显示有软骨与骨的分离(图 16-33)。当临床表现难以与其他踝后疼痛原因相区别时,在跗三角骨和距骨后部之间的软骨结合部位注射局部麻醉药,如果对透视引导下的这种注射产生阳性反应即可证实该诊断[76]。可以用骨扫描来确定这种病变是否应作为镜下可能延迟愈合或不愈合的无移位骨折进行治疗。对症治疗应进行膝下承重石膏管型制动;尽管 X 线影像没有改变,但是患者变得无症状。罕见情况下,可能要进行切除。

4.骨软骨骨折

1888 年,Konig 首次使用分离性骨软骨炎这个术语来描述膝关节的松动骨[87]。直到 1932 年,Rendu 报道了性质上和 Konig 描述相类似的距骨关节内骨折才不用这一术语[143]。这种病变最常见于十几岁儿童;但也曾见于一名 3 岁儿童(图 16-39)。距骨骨软骨骨折通常是由关节外翻-内翻损伤所致[6,18]。最初的主诉通常是踝部疼痛,连带有跛行。64%~92%的患者

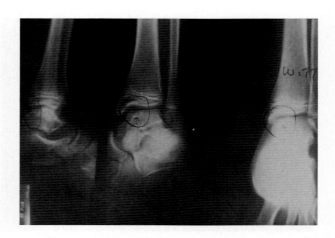

图 16-39　这些踝关节复合 X 线片显示的是一名 3 岁儿童的内侧踝分离性骨软骨炎。采用膝下行走石膏管型进行了治疗,病变已愈合。

报道有创伤史[6,126,160]。同胞中也曾发现过这种病变,也曾伴发于侏儒症[2,134,147,180,184]以及内分泌异常[171]。内侧分离性骨软骨炎通常是一种深层病变,临床医生不一定能探查出损伤史。外侧分离性骨软骨炎通常是由更严重的损伤所致;但它较浅表。此外,外侧骨块更倾向于移位进入关节。

Berndt 和 Harty 创造了扭转性嵌入这一术语,用于了解这种病变的损伤机制[6]。他们把这种病变分为四期:①软骨下骨的小面积受压;②部分分离的骨软骨碎块;③完全分离的骨软骨碎块仍保留在塌陷部位;④移位的骨软骨碎块(图 16-40)。他们认为,这种病变可能表明骨软骨骨折不愈合或者由于局部血管受损导致关节软骨和下面的软骨下骨分离。由于足内翻和跖屈结合胫骨外旋会造成后内侧病变。创伤性内翻和踝关节背屈以及距骨对外踝的压迫会产生前外侧病变,并可伴有腓侧副韧带断裂(图 16-41)。后内侧病变稍微多见。骨软骨骨块包括有可存活透明软骨以及下面的坏死骨。死骨和距骨剩余部分之间的透亮线由纤维结缔组织的致密层形成,它是毛细血管向内生长的屏障。任何治疗的主要目标都是使骨软骨碎块和距骨的剩余部分获得骨愈合。如果骨折块的分离或移位在 X 线平片上不能确定,则进行 MRI 优于 CT 关节造影(图 16-42)。骨软骨病变中已报道的 MRI 表现是:T1 加权像上为低密度影,在 T2 加权像上可在距骨床和骨软骨骨块之间观察到信号缘;前者提示有病变,后者可评估病变的稳定性。这些病变的术后 MRI 有助于评价骨软骨病变的愈合。T1 加权像上低密度区域的减少,以及 T2 加权像上骨软骨骨块后面的信号

一期　　　　　　二期　　　　　　三期　　　　　　四期

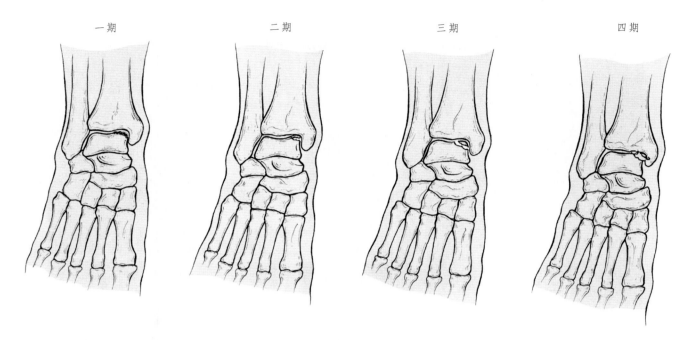

图 16-40 按照 Berndt 和 Harty 的分类法的四期距骨骨软骨病变：一期，软骨下小区域受压；二期，部分分离的骨块；三期，完全分离的骨块仍保留在塌陷部位；四期，关节内松动的骨块。(From Canale, S.T.; Belding, R.M. Osteochondral lesions of the talus. J Bone Joint Surg [Am] 62:97–102, 1980.)

缘消失，这些 MRI 表现均提示正在愈合[65]。

　　Taranow 及其同事提出一种距骨骨软骨病变的新分类方法。该方法采用术前 MRI 表现和关节镜下表现进行分类。由软骨和骨的状态共同决定手术治疗类型。软骨被分为可存活且完好无损级（A 级），以及已破裂不可生活级（B 级）。对骨成分做如下描述：1 期，

软骨下压缩或骨挫伤，其在 T2 加权像上呈高信号；2 期病变是软骨下囊肿，急性期看不到；3 期病变为部分分离或分离的骨块仍在原位；4 期代表移位的骨块[165]。需要钻孔时，对 A 期软骨患者建议进行钻孔。

　　Canale 和 Belding 建议，用石膏管型对无移位病变进行保守治疗，利用切除术和刮除术来治疗有移位病

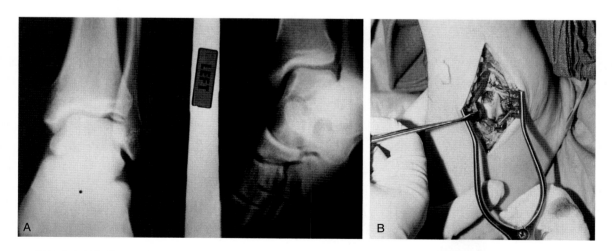

图 16-41 踝关节急性损伤导致距骨前外侧软骨骨折。(A)踝部前后位和踝关节位 X 线片显示在踝关节前外侧结合部皮肤上有一松动骨块（骨软骨骨块）。(B)术中照片显示在距骨前外侧拱顶的缺陷。可见骨软骨碎块位于踝关节上。它不够大而不能被复位。切除骨块后，在其基部涂上骨蜡。让患者制动 10 天，随后双壳石膏管型制动下进行主动活动度和踝关节力量训练。

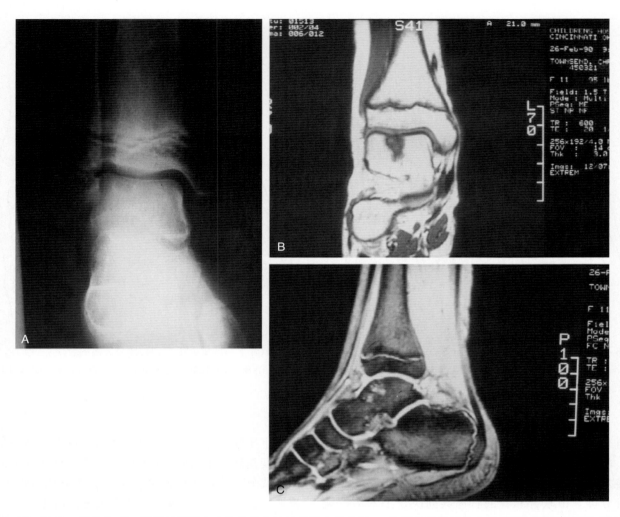

图 16-42　经过 X 线片和 MRI 检测的距骨有症状的分离性骨软骨炎的实例。(A)踝关节前后位 X 线片显示距骨外侧分离性骨软骨炎。(B)T2 加权 MRI 可以显示的病变比 X 线平片上更广泛。(C) 外侧 T1 加权像显示的分离性骨软骨炎累及范围更广。(Case referred by Dr. D.R. Roy, Cincinnati, OH.)

变[18]。但是,有关用石膏管型非承重来治愈外侧骨软骨炎的文献报道却不容乐观[6,18]。作者利用膝上非承重石膏管型制动 3 个月的方法来治疗 10 岁以下儿童的无移位病变已取得成功。有移位病变和那些对非承重治疗无反应的病变需要进行手术干预。因为这些病变的关节镜治疗效果与关节切开术的效果相当甚至更好,所以作者提倡这种方法。关节镜手术的优点包括手术中医源性创伤最小,而且患者在术后很快就能活动。对于已确认软骨表面连续且病变稳定的患者,作者建议在关节内镜辅助下经距骨逆行钻孔,这样更容易接近后内侧病变(图 16-43)。对于较大的病变,建议行切开复位加上不稳定骨软骨骨块的固定,也可以行经踝截骨术。如果骨软骨骨块较小并已完全分离,我们要对病变基部进行关节镜下切除和钻孔。如果骨块已完全分离,而且缺损正形成肉芽组织,则只需要切除该碎块。目前作者尚没有通过自体骨软骨移植来治疗这种病变的经验[63]。

在最近的一篇文献综述中,Tol 及其同事发现,混合患者组中非手术治疗的平均成功率是 45%;而切除、刮除和钻孔可达到最高成功率(85%),但综述中包含的项目多种多样,所以不能得出确切的结论[168]。

总之,对年幼组患者往往不建议进行手术治疗,因为青春期各年龄的儿童在活动减少和(或)制动之后通常都会康复。

有两个病例报道论述了距骨头分离性骨软骨炎患者。两例患者均是 16 岁,其中 1 例患者有创伤史。

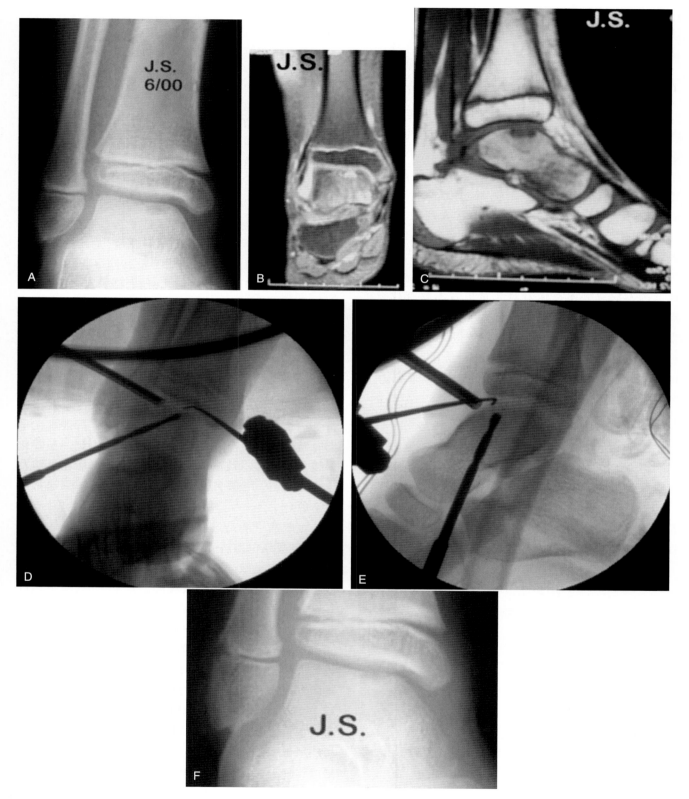

图 16-43　该儿童患有症状的距骨分离性骨软骨炎,经 6 个月非手术治疗没有效果。然后在病变区采用关节镜引导下的经距骨逆行钻孔对其进行了治疗。(A)踝关节前后位(AP)X 线片显示距骨内侧骨软骨病变。(B)冠状位 T2 加权 MRI 发现一处稳定病变。(C)矢状位自旋回波 MRI 也显示该病变稳定。(D,E)术中旋光偏振 X 线片显示借助踝关节关节镜引导的经距骨逆行钻孔。(F)术后 3 个月的踝关节前后位 X 线片显示病变未扩大。(Case referred by Dr. Eric Wall, Cincinnati, OH.)

1 例患者在非手术对症治疗后康复,另一例患者因持续性症状需要手术切除和钻孔,在随访 2 年时恢复良好[41,137]。

五、跟骨

Schofield 回顾了 2025 例跟骨骨折;最年轻的患者为 18 岁男性患者[150]。Essex-Lopresti 报道的 241 例跟骨骨折患者中,9~20 岁的只有 12 例患者[49]。1969年,Thomas 报道了 5 例 6~12 岁男孩的跟骨骨折[167]。Matteri 和 Frymoyer 报道 3 例儿童跟骨骨折[107]。Schmidt 和 Weiner 在 20 岁以下患者中发现了 59 例跟骨骨折,其中 46 例是骨骼未成熟的儿童[149]。1/3 的患者有合并损伤;3 例为腰椎骨折。10%的成年人跟骨骨折有脊柱损伤,而儿童只有 5%伴有此类损伤。但这个较低的发病率并不意味着对儿童患者不要查找脊椎损伤。所回顾的 59 例骨折中有 16 例最初未发现跟骨骨折。这些骨折大部分较轻微,导致得出这样的结论。这种损伤有良性预后。最近,Inokuchi 及其同事报道了 14 岁及更小儿童的 20 例跟骨骨折,Brunet 报道了 17 例 13 岁及以下患儿的 19 例骨折[15,70]。

1.分类

Ogden 改良了 Rowe 的骨折分类方式,该分类包括:1 型,结节、载距突或前突的骨折;2 型,跟腱附着部喙状骨折或撕脱骨折;3 型,跟骨后部不累及距下关节的斜行骨折,类似于纵向骨的干骺端骨折;4 型,累及距下区域,关节可有或无实际受累;5 型,而且粉碎程度的中央凹陷骨折;6 型累及次级骨化中心(表 16-4)[124]。Schmidt 和 Weiner[149]制订了一种综合分类法,包括有儿童割草机损伤中常见的复合骨折。软组织损伤通常严重并包括严重的骨丢失和跟腱附着部缺失(图 16-44)。

2.损伤的后果

跟骨在年幼儿童中主要是软骨。跟骨骨折是成年人中的一种常见的致残性损伤,而在婴儿期或儿童早期却很少有报道[107,169]。但它很可能是儿童中最常见的跗骨损伤[149]。在辛辛那提儿童医疗中心的儿科足部骨折研究中,175 例患者中有 4 例发现有跟骨骨折。

可能发生应力骨折或隐匿性骨折,因此临床医生应当关注拒绝承重或跛行的低龄儿童,尤其在 X 线片上未发现骨折时[147]。Schindler 及其同事报道了 5 例 14~33 个月大的跟骨骨折幼儿,他们都曾有过创伤,此后出现跛行或拒绝行走[147]。他们最初的 X 线片表现为阴性。4 例患者推断为骨折并进行了长腿石膏管型制动治疗;1 例用绷带治疗。所有的骨折均无并发症而愈合,尽管没有进行骨扫描,但在治疗后 2~4 周拍的 X线片确认了诊断。如果随访 X 线片没有显示骨折愈合,或者治疗后症状仍持续存在,这些作者才推荐进行骨扫描。鉴于初级骨化的程度,应力骨折很难在早期时做出诊断。后期会在骨小梁形态上看到一条硬化斜线,这是修复过程的标志。骨扫描有可能在早期发现此类问题。用膝下承重石膏管型制动 3~4 周通常足以治愈。

足跟痛可能是过度使用所致,或者是系统性疾病(如骨髓炎或白血病)的症状。跟骨次级骨化中心在 X线片上通常呈破碎状,从而导致有损伤存在的推测。低龄儿童中这种骨突的破碎形态是常见的,而不是例外。有这种 X 线片表现的足跟痛临床状态可诊断为Sever 病。我们认为 Sever 病是一种过度使用综合征,或者是反复微创伤所致(图 16-29)。

大部分跟骨骨折是由严重跌落引起的。Parmar 及其同事报道了 1 例跟骨骨折和 L4 的前柱损伤,患者为 17 岁的男孩,在初到港口时被一艘动力船后部内胎拉动的水管所损伤[127]。尽管可能还要拍摄足部的内斜位和外斜位 X 线片以及 CT 扫描,但通常只拍摄前后位、侧位和轴平面 X 线片。如果患者经历了从高处跌落,则要拍胸腰椎的前后位和侧位 X 线片,以排除椎骨骨折(图 16-45)。跟骨骨折也可由机动车和割草机事故(图 16-46)或者由重物落到足上造成(图 16-47)。

关节内损伤会影响距下关节,大多是由向下方伸

类型	说明
	表 16-4　跟骨骨折类型
1	结节骨折 载距突骨折 前突骨折
2	喙状骨折 跟腱附着部撕脱骨折
3	不累及距下关节的后部斜行骨折;类似于纵向骨的干骺端骨折
4	累及距下区域的骨折,关节可有或无实际受累
5	不同粉碎程度的中央凹陷
6	累及次级骨化中心

From Rowe,C.R.,et al. JAMA 184:920,1963. Copyright 1963, American Medical Association.

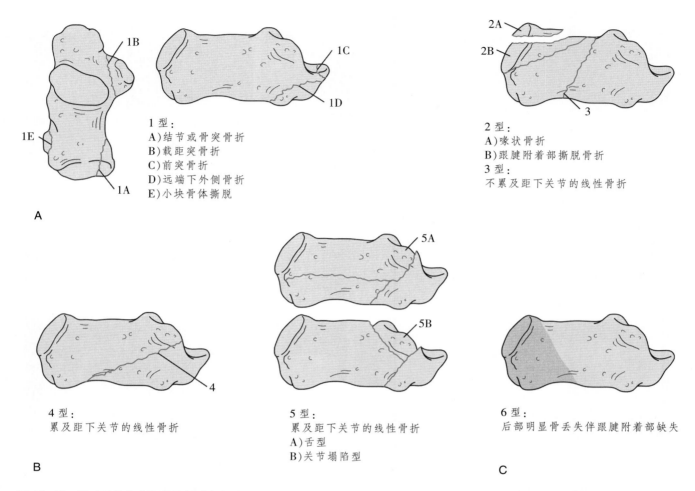

1 型：
A）结节或骨突骨折
B）载距突骨折
C）前突骨折
D）远端下外侧骨折
E）小块骨体撕脱

A

2 型：
A）喙状骨折
B）跟腱附着部撕脱骨折
3 型：
不累及距下关节的线性骨折

4 型：
累及距下关节的线性骨折

B

5 型：
累及距下关节的线性骨折
A）舌型
B）关节塌陷型

6 型：
后部明显骨丢失伴跟腱附着部缺失

C

图 16-44　用于评价儿童跟骨骨折形态的分类方法。(A)关节外骨折。(B)关节内骨折。(C)6 型损伤伴有严重软组织损伤、骨丢失以及跟腱附着部缺失。(From Schmidt, T.L.; Weiner, D.S. Calcaneal fractures in children. An evaluation of the nature of the injury in 56 children. Clin Orthop 171:151, 1982.)

出的距骨外侧骨突所导致（图 16-48）。撞击时这个骨突向上插入跟骨，使跟骨沿背至跖方向发生破裂。大部分跟骨骨折的年幼儿童都被误诊为踝关节扭伤。初始 X 线片不能显示出骨折，因此对可疑病例要进行骨扫描。无移位跟骨骨折可通过制动进行治疗。与成人的跟骨骨折相比，儿童的这种损伤造成的失能极少。对于有移位跟骨骨折，初始治疗应针对可能较广泛软组织肿胀。要尽可能使所有关节面都达到解剖复位，以防止后期发生退行性关节病。复位后将足和踝部制动于垫有衬垫的加压敷裹中并将患侧腿抬高 2~3 天。在大部分肿胀消退之前不要用石膏管型制动。不需要切开复位的跟骨骨折，大多数用膝下行走石膏管型制动就足够了。切开复位后，先用加垫的长腿石膏管型制动 3~4 周，然后再用膝下行走石膏

管型制动 3~4 周。

Cole 等[27]报道了跟骨结节的撕脱骨折，并进行了文献综述。对于骨骼未成熟的跟骨骨折患者，通常建议用制动进行治疗，而他们却建议行切开复位内固定。在他们处理的患者（均大于 12 岁）中，有 4 例患者切开复位内固定取得了最佳效果。他们的患者中无一例关节内移位损伤，而且切开复位的目的是防止因跟腱缩短而丧失任何功能。他们的建议是：首先在全身麻醉下尝试进行闭合复位，然后在屈膝和踝关节跖屈 30°~45°下进行长腿石膏管型制动。如果闭合复位失败以及移位程度大可能导致功能丧失、不愈合或软组织损伤，则需要进行切开复位内固定处理，并避免固定器具穿过未成熟的跟骨突起。

关节内骨折一般发生于成人（56%~75%）[149]。现存

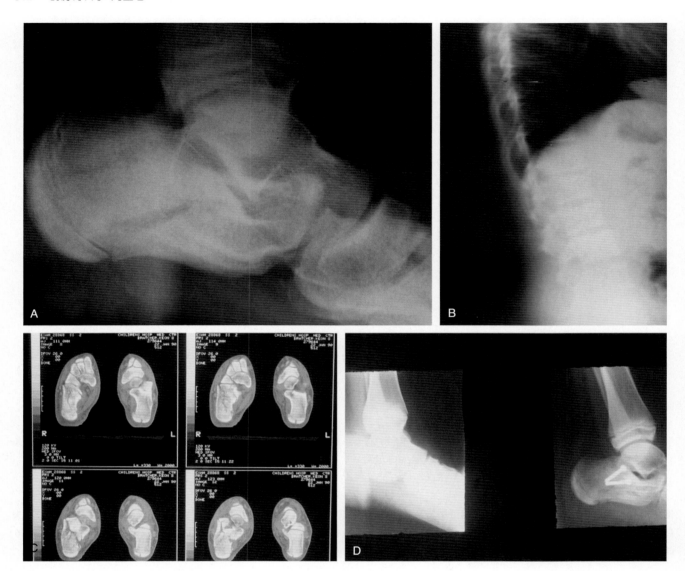

图 16-45 跟骨粉碎性骨折伴胸腰椎损伤。患儿从高处跳下导致跟骨骨折,同时有背部疼痛。胸腰椎侧位 X 线片显示 T12–L1 结合部有挤压伤。跟骨骨折进行了切开复位内固定。(A)足部侧位 X 线片显示有粉碎性背侧移位跟骨骨折。(B)胸腰椎侧位 X 线片显示 T12、L1 和 L2 轻度压缩骨折。(C)双足多重断层 CT 扫描显示右侧跟骨粉碎性骨折和左侧跟骨无移位骨折。(D)术前和术后右足的侧位 X 线片显示已复位并用 2 枚皮质骨螺钉固定。

病例系列中,37%的患儿为关节内骨折,63%为关节外骨折。一篇关于骨折类型和年龄关系的综述文献表明,关节外骨折更多见于年龄较小的儿童。7 岁以下的儿童,92%的骨折是关节外骨折。8~14 岁之间的患儿,61%的骨折为关节外骨折。15 岁及以上儿童已具成人形态,38%的骨折为关节外骨折,62%为关节内骨折。由于关节内骨折主要是由纵向压缩负荷机制(例如跌落)所导致,因此可预见低龄儿童以关节外骨折为主,甚至是成年人的 2 倍。此外,软骨的弹性和邻近软组织对受到纵向压缩负荷的儿童也起着吸收缓冲作用。

可能是由于具有吸收纵向负荷产生应力的能力,导致儿童比成人较少发生有移位关节内骨折。相反,有两篇文献却报道了儿童关节内骨折占多数:第 1 篇是由 Beer 等发表的,在 8 例患者(年龄为 18 个月~12 岁,平均 6 岁)的 9 例骨折中有 6 例骨折(66%)是关节内骨折[34]。第二篇由 Brunet 报道,在 17 例患者(年龄为 1.6~13 岁,平均为 6.2 岁)的 19 例骨折中有 14 例骨折(74%)为关节内骨折[15]。

Inokuchi 等报道了 20 例跟骨骨折,损伤时患者年龄为 1~14 岁,平均年龄为 8.2 岁。其中 12 例为关节外

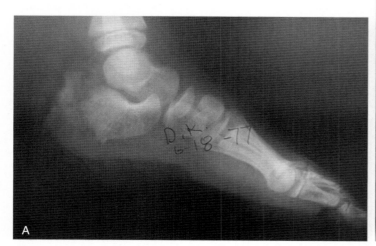
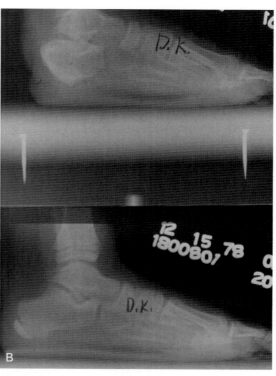

图 16-46 患儿被割草机损伤的儿童,切去了跟骨的后半部分。伤后跟骨后侧生长极少。(A)足部侧位 X 线片显示,跟骨后部有广泛软组织和骨性损伤。对伤口进行了清创,并将跟腱缝合到骨上。不幸的是,骨突已被压碎只好将其去除。(B)1 年半后双足对比侧位 X 线片显示,跟骨骨突缺失且跟骨后侧未见继续生长。

骨折,8 例为关节内骨折。关节内骨折中有 4 例为移位性骨折。只有 2 例患者需要进行外科手术:1 例是跟腱附着部移位性撕脱骨折;另 1 例是关节凹陷型移位性关节内骨折。所有患者的效果均良好,仅有例患者在 L5 破裂骨折后伴发神经性损伤。Inokuchi 等认为跟腱附着的跟骨部位移位性撕脱骨折以及有移位的关节内骨折,应进行外科手术治疗[70]。

Brunet 报道了 17 例患儿的 19 例跟骨骨折的长期治疗效果。这些患者受伤时的年龄为 1.6~13 岁,平均为 6.2 岁。随访时间为 13.2~22.7 年,平均随访 16.8 年。6 处关节外骨折,14 处关节内骨折。这 14 处关节内骨折的类型包括 2 处舌状型、2 处中偏外、1 处累及载距突、6 处严重粉碎和 3 处轻微移位。所有骨折均未进行手法复位,只进行石膏制动,只有一例需行切开处理进行伤口清创。随访中,个别患儿在大气压突然变化时主诉足部痛性痉挛,而且对冷气候敏感。除 2 例患者外,所有患者的距跟关节均达到满活动度或者稍有减少,这 2 例患者还有同侧距骨颈骨折。所有患者均未感觉到损伤引起的功能受限。在凹凸不平的路面上,所有患者都可以随意行走。在 X 线评估时发现

两位患者有轻度至中度骨关节炎性病变:1 例累及距跟关节,1 例累及跟骰关节。发生关节凹陷和粉碎的许多患者此前或正在从事大运动量运动,例如长跑。有文献认为,10 岁以下儿童在跟骨的受损关节表面有完全的重塑潜能,此时尚未成熟的距骨将并入凹陷跟骨所形成的缺损内,因此最终结果是距跟关节将达到相关的解剖一致性[15]。

3.并发症

如果距下关节的骨软骨骨折存留有移位和不稳定,可能会发生距下关节炎。后期进行手术复位和关节面对位很少获得成功,而且可能需要行距下或三部位关节固定术。Brunet 的一项长期研究表明,14 例关节内骨折只有 1 例发生了距下关节关节炎。这名患者受伤时 11.8 岁,跟骨发生了严重的粉碎性骨折。该患者症状轻微,美国骨科足踝学会评分系统(American Orthopaedic Foot and Ankle Society rating score)(100 分)得分为 90 分[15]。在继发于割草机损伤的开放性骨折之后发现有生长板损伤(图 16-46),然而跟骨的生长板损伤却非常少见。

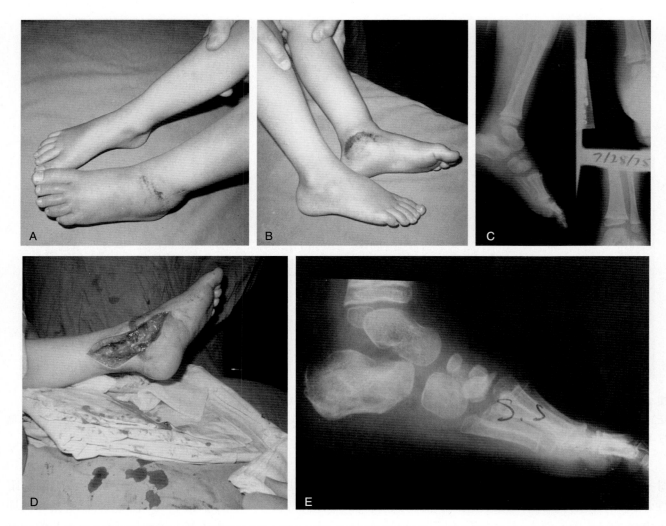

图 16-47　患儿在看父亲砌墙时一块水泥板砸在她左脚上,导致足和足趾极度肿胀。临床诊断为急性间隔综合征。为了保全伤侧足立即进行了减压处理。骨折正常愈合。足和足趾肿胀和充血属于外科急症。(A)双足前部临床照片可见伤侧足和足趾出现张力性水肿。(B)侧位照片显示左足内侧肿胀伴足底部局部苍白缺血。(C)前后位、侧位和踝关节位 X 线片。(D)减压时的术中照片。(E)伤足随访侧位 X 线片,跟骨已愈合,伤口经延期缝合已闭合。

六、舟骨

　　儿童足舟骨损伤只偶尔发生,而且骨折几乎不发生移位。辛辛那提儿童医院收治的 175 例骨折中有 9 例为舟骨骨折。

　　由于骨化的变异性,骨折容易与 Köhler 病混淆。足舟骨在 X 线片呈现为硬化、变薄和碎片状,通常称之为 Köhler 病,表明有重复轻伤、骨化形态异常或过度使用综合征(图 16-49)。在 Waugh 对 52 例男孩和 52 例女孩的研究中,每 6 个月拍一次 X 线片,持续进行了 2~5 年,其中 10 例男孩和 16 例女孩显示有异常骨化[179]。因其他原因拍摄的足部 X 线片常显示有舟骨骨化不规则。现在仍不能确定 Köhler 病是一种正常变异还是代表了过度使用。这种损伤的治疗很简单,因为骨的移位程度非常小,甚至没有移位。

　　Borges 等发现,不用石膏管型制动的患者,症状平均会持续 10 个月。用石膏管型制动的患者,在平均 3 个月内完全无症状。用膝下行走石膏管型制动大约 8 周可在最短期内使患者疼痛消失。完全恢复正常骨结构最短需要 4 个月,最长需要 4 年,平均需要 16 个月[10]。

　　儿童最常见的舟骨骨折是背侧近端碎裂骨折,在足部侧位 X 线片上显示最清晰(图 16-50)。这种损伤可能表明骨突块从跗骨背侧韧带上撕脱。这种损伤的

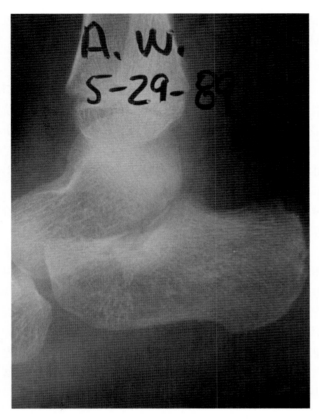

图 16-48 经跟骨内侧面的骨折。这种骨折被认为是由距骨外侧骨突撞击后侧面和内侧面之间引起的,骨折已正常愈合。

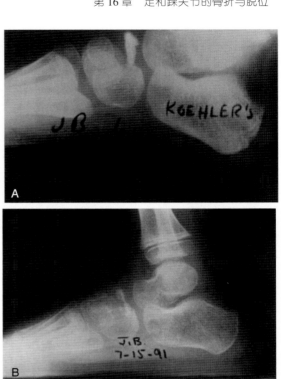

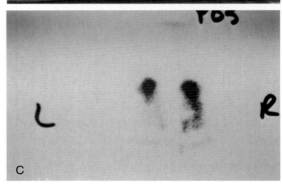

图 16-49 (A)6 岁患儿足舟骨的 Köhler 病。该病属于炎症,但无症状的足可能有相似的影像学表现。(B)侧位片显示足舟骨的骨质减少。(C)骨扫描显示足舟骨的光减弱。诊断该病一般不推荐行骨扫描。

治疗很简单,因为骨的移位非常小。用膝下行走石膏管型制动 3~4 周。即便舟骨小碎片没有与舟骨体愈合,症状也会消退。

儿童足舟骨移位骨折通常伴发于严重创伤和脱位。我们建议进行解剖复位,并用斯氏针经皮固定。如果不能达到闭合解剖复位,应进行切开复位内固定。如果发生了软组织损伤,则需要加压和抬高直至炎症消退。然后用膝下非承重石膏管型制动。

七、骰骨骨折

儿童的骰骨骨折非常罕见。骰骨骨折在我们的骨折病例系列中占 1.1%[66]。Simonian 等描述了 8 例 4 岁以下儿童的骰骨骨折。因为早期的 X 线片表现正常,所以这些骨折都是通过骨扫描首先诊断出的[156]。对于这种非移位性骨折,短腿行走石膏管型制动应是首选,主要是为了舒服。骰骨骨折要与学步期儿童的跛行相鉴别。骨小梁形态的线性硬化可能表明有骨折。如果需要,骨扫描有助于做出诊断。

八、跗跖骨骨折

这种损伤较少见[182],可能由间接损伤导致,例如足趾步态或雪橇运动中试图加速时猛烈的跖屈和背屈;也可能由直接损伤导致,这种情况更为常见,例如物体砸到足上所致。很多作者提出,跗跖关节的损伤与该关节复杂的解剖结构和损伤机制有关。其中最相关的解剖特征是第 2 跖骨基底的固定锁紧位置以及其上的韧带附着。Palma 在最近的一篇综述中详细评述了其解剖学[36]。该跖骨基底骨折是跗跖关节损伤的

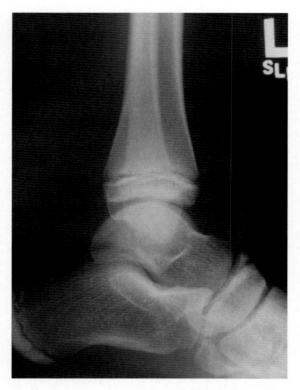

图 16-50　足部侧外片显示足舟骨背侧碎裂骨折,这是最常见的儿童舟骨骨折。

标记性特征[182]。Trillat 等综述了 81 例跗跖关节骨折脱位,认为儿童不会出现这种损伤[172]。Wiley 报道了 16 岁以下儿童的 18 例跗跖骨损伤[182]。

1.损伤机制

Wiley 描述了三种基本损伤机制[181](图 16-51)。

1. 足尖位时创伤性撞击:例如从高处跳到地面时足尖着地。这种损伤机制通常导致跖关节脱位和第 2 跖骨基底骨折。

2. 足跟和足趾受压:在这种情况下,冲击负荷砸在足跟时伤者处于跪地体位。第 2、3、4、5 跖骨都可能发生向外侧脱位,同时第 2 跖骨基底可能发生骨折。

3. 足前段固定:患者向后摔倒时足前段被重力固定于地面上。患者贴在地面上的足跟成了足前段损伤的支点。

没有一种特别的损伤类型具有典型性;损伤类型取决于冲撞特征和距离。软组织损伤最为重要。

跗跖关节很少受伤,但是当损伤发生时,常会累及第 2 跖骨。可有肿胀,还有进一步损伤的严重可能。可能需要进行软组织减压。广泛的软组织损伤,尤其

是有主要血管破裂的损伤,可能需要行切断术,不过这种并发症在儿童中很罕见。

2.处理方法

一定要给患者拍前后位、侧位及斜向 X 线片。但伴有关节脱位的轻度移位骨软骨骨折可能在前后位及侧位片上看不到。第 2 跖骨基底骨折是一种更严重的损伤。第 2 跖骨基底骨折与骰骨骨折的联合通常是由跗跖骨脱位所导致。磁共振技术的最新发展使得 Lisfranc 韧带断裂的检测成为可能,并且可能成为一项评估跗跖关节损伤后 X 线平片都正常患者的有价值技术[138]。

治疗不仅包括移位骨折的复位,而且还包括加压和抬高伤侧肢体。肿胀消退后且患者感到舒适时,再用膝下行走石膏管型进行制动。对于移位应进行闭合复位。复位的关键在于使第 2 跖骨基底部解剖对位。采用经皮针固定来保持复位的稳定性,尤其是存在肿胀时。未达到解剖复位可引起持续性疼痛和肿胀。先加压敷裹直到肿胀消退,然后再用短腿步行石膏管型制动。

九、跖骨骨折

辛辛那提儿童医院的研究表明[30],跖骨骨折占所有足部骨折的 90%[30]。这种损伤通常是由下落物体引起的直接创伤所导致,扭转应力引起的间接创伤可导致斜行骨折。第 5 跖骨基底部的撕脱骨折是儿童最常见的单独跖骨损伤。反复受到创伤的足部可发生应力骨折,例如慢跑和田径运动。此类损伤在第 2 跖骨最常见,但也可累及其他跖骨。

跖骨颈部很少受伤。骨折类型可为斜行、横行或线性。如果关节表面或髁骨骺没有受伤,损伤通常容易消退。治疗采用膝下行走石膏管型制动 3 周。

跖骨干部骨折通常由直接碾压所致,而且单纯骨折通常无移位。干部骨折的复位需要格外小心。跖骨骨折的外侧移位脱位一般可以接受,但不允许有背侧或跖侧成角。残留的背侧或跖侧成角会由于重量分布异常而引起后遗症。对位不良和不愈合少见但也有可能发生。

一般而言,跖骨基底部损伤仅发生于有其他伴发损伤的患者,但第 1 和第 5 跖骨基底除外。第 1 跖骨基底部单独骨折并不少见,而且这种损伤易造成生长板损伤。患儿的症状通常是肿胀、疼痛或足前段遍布瘀斑。初始 X 线片不一定能显示出骨折迹象。第 5 跖

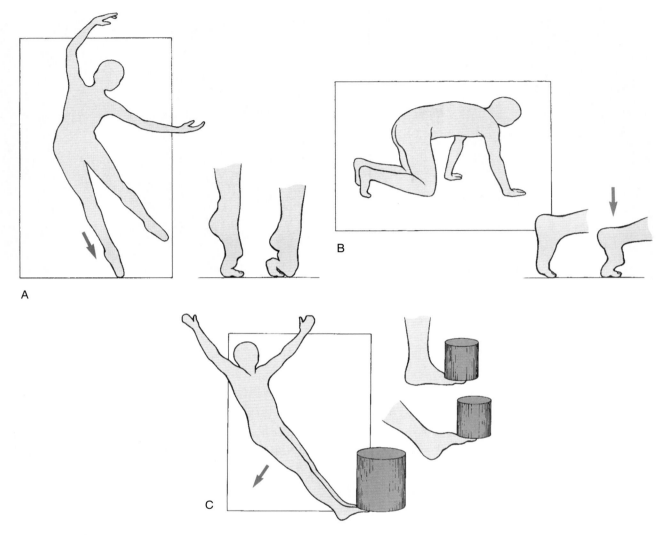

图 16-51　跗跖损伤的病理力学。(A)足尖着地迫使足前段跖屈的图解。(B)造成足跟-足趾挤压伤的图解。(C)足部被压住时,向后倒下的图解。(From Wiley,J.J. Tarso-metatarsal injuries in children. J Pediatr Orthop 1:256,1981.)

骨基底部骨折常见于青少年跳高、跳远运动员。

跖骨基底部有移位骨折通常由撕脱性暴力所致。重要的是要正确评估足部损伤患者(特别是严重肿胀患者)骨间肌和跖短肌的肌纤维间室。对于明显肿胀而且皮肤过度紧张的患者,或者足趾静脉严重充血的患者,应考虑行筋膜切开术,与手部同类手术类似。如果有重处骨折并决定要进行筋膜切开术,则应格外小心。

跖骨生长板损伤虽少见,但在以下特定条件下仍可能发生:①软骨骺可能被撕脱;②骨折可能延伸至骨骺;③二次骨化中心髁表面可能被撕脱。此类损伤的治疗通常是用膝下行走石膏管型制动 3~4 周。生长受抑制少见;过度生长更为常见。髁部骨折很少需要切开复位。生长速率会受到不同程度的影响,因损伤类型的不同而异。

1.治疗

严重移位少见。当有肿胀时,应避免立即对踝关节实施环状石膏制动,这会导致背侧加压和止血带效应。对所有病例,甚至那些轻度移位的病例,初期都应首先考虑大块敷料敷裹。肿胀消退后用膝下石膏管型制动。对于多重移位骨折肿胀严重的患者可进行骨骼牵引,以达到对位和消肿的目的(图 16-52)。只有最不稳定的移位骨折才应进行切开复位和内固定。

2.特定损伤的治疗

(1)第 1 跖骨

第 1 跖骨骨折较常见。此类损伤最常见于 10 岁

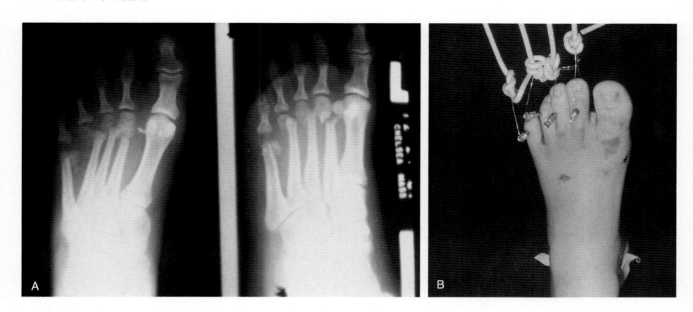

图 16-52　严重足部损伤的骨骼牵引治疗。这位患儿表现为足部极度肿胀以及多重跖骨颈骨折。钢针穿过跖骨,对足部进行了吊挂牵引。肿胀消退,并达到了充分对位。(A)足部前后位 X 线片显示多重跖骨颈骨折。(B)牵引时足部的临床照片;将 18 号针穿过跖骨,用 22 号钢丝连接到牵引架上。

以下儿童,因此其损伤机制难以确定。患儿常表现为跛行, 而且其父母也只能告诉你"孩子只是摔了一跤"。X 线片显示跖骨基底处扣在长骨体生长部远端,资深作者(A.H.C.)称之为纽扣样基底(图 16-53),类似于前臂桡骨隆凸骨折。应格外仔细地检查长骨体生长部有无损伤迹象。与其他跖骨不同,其长骨体生长部位于第 1 跖骨近端。在其远端可能产生一处假性骨骺。如果长骨体生长部受伤,可能产生短缩,而且随着其他骨的进一步生长会在其纵向弓上产生缺损。在初始 X 线片上显示为单独的纽扣样损伤,然而在随访时其他跖骨上也会发现有骨痂,表明无移位骨折正在愈合。一旦肿胀消退则要进行膝下石膏管型制动。

第 1 跖骨骨软骨炎曾有报道但很少见[50]。文献中曾描述过 4 例第 1 跖骨基底骨骺疼痛性骨软骨炎病例,患儿往往都酷爱径赛运动。在初始 X 线片上通常会有所表现,必要时进行骨扫描可确定诊断。应进行对症治疗,辅之以石膏和弓形支具制动。当短暂性足部疼痛患儿的 X 线片显示的细微改变包括有第 1 跖骨软骨下表面轻度不规律时,则应怀疑为骨软骨炎。进行锝 99m 骨扫描可以做出诊断。

(2)第 2 跖骨

单纯第 2 跖骨骨折很少见。辛辛那提儿童医院的研究表明[30],这块骨头的骨折常伴发于其他跖骨的骨折,在 51 例其他跖骨(第 3~5 跖骨)骨折中有 30 例。

最常见的损伤机制为间接创伤,例如从低于 5 英尺的高处跳下。其他直接损伤机制还包括物体(如石块、桌椅)砸在足上。此类骨折很少有移位,除非是严重创伤(如汽车或割草机从足上压过)。对于此类骨折大多可在消肿后进行膝下石膏管型制动。

第 2 跖骨较容易发生应力骨折。此类损伤常见于 10 岁以上的儿童,常被称之为行军骨折,一般发生于跑步中。我们曾在久坐儿童突然增加行走或奔跑运动量时发现过此类损伤(图 16-54)。患儿主诉跖骨弓下方持续性疼痛。初始 X 线片可能为阴性结果,但骨扫描为阳性。在主诉疼痛 2 周之内常会出现骨膜皮质肥大或新骨形成(图 16-55)。最常用的治疗方法是穿硬底鞋,偶尔需进行石膏管型制动。骨折块移位极其少见。

Freiberg 不全骨折是一种罕见病变,尚无发病率统计数据。尽管初始 X 线片可能为阴性结果,但诊断并不困难。多见于参与体育运动的少女。Freiberg 在 1914 年首次描述了第 2 跖骨头的不全骨折[55]。首例患者是 1 名在网球比赛中足部撞伤的 16 岁女孩。原文献中提到了 6 例患者,其中有 4 例遭受创伤。与 Freiberg 的报道无关,1915 年 Köhler 在报道中也提到了该病[86]。在欧洲,该病常被称为 Köhler 第二疾病,第一疾病是跗骨舟状富缺血性坏死。

Freiberg 不全骨折,或第 2 跖骨头骨软骨病,可能

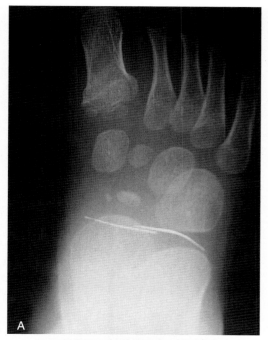

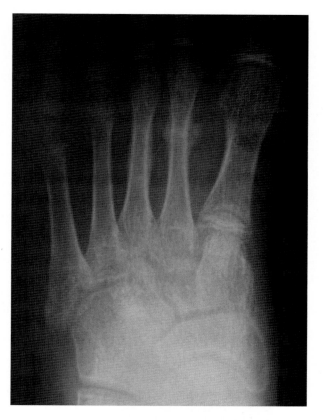

图 16-54　应力骨折的依据。对该患儿进行跟舟骨连融合部切除，需制动 6 周而且不得参与体育运动。她曾是 1 名狂热的英式足球运动爱好者，在恢复英式足球运动时发现持续疼痛和肿胀。前后位 X 线片显示应力骨折，第 2 跖有广泛骨痂形成以及第 3 跖骨干部出现愈合骨痂。

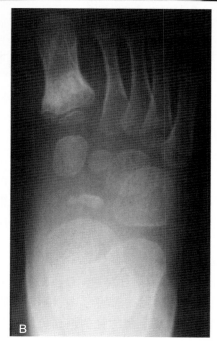

图 16-53　第 1 跖骨基底骨折易于扣紧，因此曾称之为"纽扣样基底"损伤。此类损伤可正常愈合。(A)初始前后位 X 线片显示第 1 跖骨基底扣紧骨折。(B)3 周后的随访 X 线片显示骨折愈合，正在重塑。

与骨折相混淆[55]。第 2 跖骨是最长和最刚硬固定的跖骨(图 16-56)。第 2 跖骨远端关节面的重复创伤可导致这种损伤。这种损伤通常发生于赛跑运动的强烈训练之后，并见于狂热的青少年英式足球运动员。对此

类损伤建议进行保守治疗或膝下可行走石膏管型制动。小的骨软骨碎块可以留在第 2 跖趾关节内。为防止退化性关节病，必须进行切开清创。只有在早期进行清创才能起到预防的作用；而对于不同愈合阶段的多碎块患者不建议进行切开清创。急性损伤的早期治疗最好是休息，但此后应在患儿鞋中插入硬质足趾垫板，以便在患儿要求时让其能参加体育运动。治疗这种情况下的跖骨短缩作者尚无经验。

　　其他作者曾建议切除整个跖骨头、骨移植、背屈截骨术或者联合应用这些技术。最近 el-Tayeby 报道了用趾长伸肌肌腱行插入关节成形术来进行关节面重建，同时也可作为间隔物；他用这种技术治疗了 11 例青少年患者，85%的病例取得了良好效果[47]。对有症状病变作者首选早期清创。

　　第 2 跖骨软骨骺骨折大多以 Salter-Harris Ⅱ 型颈部骨折的形式出现。该类损伤很少有移位。即使跖屈

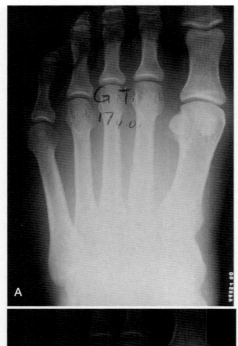

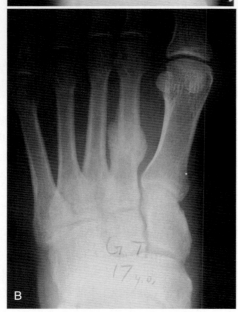

图 16-55 第 2 跖骨应力骨折。(A)初始 X 线片显示第 2 跖骨近端无移位骨折。(B)随访 X 线片显示第 2 跖骨基底骨折线附近有球状骨痂。

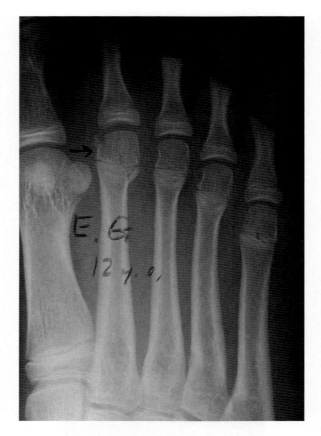

图 16-56 这一例 Freiberg 不全骨折患者是一名狂热的英式足球运动员。右足第 2 跖骨头呈扁平状。将硬质足趾垫一板插入足球鞋内,患者继续运动时障碍极小。

当避免在复位后存留跖移位或成角畸形,否则会在承重面形成突起并形成疼痛性胼胝。在严重移位骨折后曾发现跖骨不愈合,但往往无症状(图 16-59)。

(4)第 5 跖骨

第 5 跖骨是一个相对常见的骨折部位。在 104 例儿童和青少年跖骨骨折病例中,有 39 例该部位受伤,其平均年龄为 12 岁。最常见的损伤机制是体育运动(如篮球或排球运动)中的跳跃[30]。患者会主诉外侧足底部剧烈疼痛并且会立即失去活动能力,或者患儿在几天后会出现疼痛性跛行。初始 X 线片可能是阴性结果,只显示足外侧的软组织肿胀。这个年龄组常有的足维萨里骨会使其与骨折相混淆。足维萨里骨呈倾斜分布,或者在它和跖骨之间有一条矢状线(图 16-60)。通过跖骨的真正骨折通常是横向的(图 16-61)。或许还应考虑因腓骨短肌的插入作用而导致的第 5 跖骨基底的撕脱,但它通常适用于 Jones 骨折,这是一种发生在15~20 岁人群中的骨干近端骨折,并非撕脱骨折。

骨折也易于重塑。髁突骨折通常为 Salter-Harris Ⅳ 型斜行骨折,很少会导致生长性损伤(图 16-57)。所有这些损伤经膝下石膏管型制动后均取得良好效果。

(3)第 3 和第 4 跖骨

第 3 和第 4 跖骨通常因间接创伤而发生损伤,这种损伤可发生于骨干的任何部位。更多情况下这些骨折无移位,甚至无法在初始 X 线片看到(图 16-58)。除非是割草机或汽车事故造成的严重损伤。应

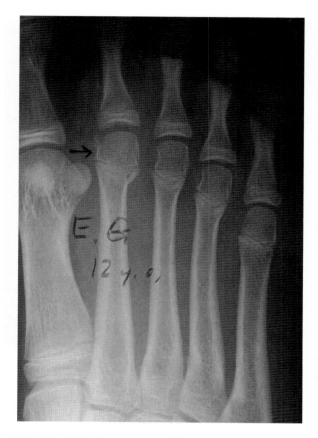

图 16-57　距骨头 Salter-Harris Ⅳ型髁侧骨折,已顺利愈合。

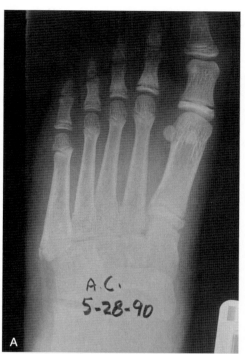

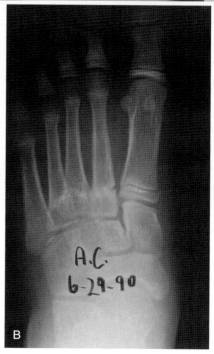

　　第 5 跖骨在粗隆部位的骨内血供是充足的,而近端骨干似乎依靠源于营养动脉的纵向髓内血供[157]。这使得常适用于第 5 跖骨近端干骺端-骨干区域的血管流域概念得到了支持,并且对该部位的骨折分类提供了解剖学支持。因此,儿童和青少年第 5 跖骨近端骨折的范围包括骨突骨折(具有很好的自发愈合预后)以及近端流域内的骨折(有着相当谨慎的预后)。第 5 跖骨骨突的骨化,女孩开始于 9~11 岁,男孩开始于 11~14 岁[33]。骨突闭合(与骨干的结合)通常发生于骨化开始后的 2~3 年[33]。

　　综合现有的解剖和临床数据,可以将儿童和青少年的第 5 跖骨近端骨折至少分为六大类:①开放性生长板骨突撕脱 (累及部分或全部不同程度骨化的骨突);②开放性生长板骨突应力骨折(Iselin 病);③已闭合或闭合中生长板结节撕脱骨折;④通过干骺端-骨干流域区的 Jones 型骨折 (通常是一种扩展到第 4 和第 5 跖骨共同关节面的横行骨折)[91];⑤急性骨干骨折;⑥骨干应力骨折(图 16-62)。通过简单的石膏制动和不定期保护下承重,儿童的这些骨折 (包括

图 16-58　跖骨基底部无移位骨折。该患儿表现为足前段底部疼痛,但未观察到骨折。用膝下可行走石膏管型制动 3 周后在第 2、3、4 跖骨发现有骨折愈合线。(A)前后位 X 线片显示软组织肿胀但骨折迹象不明显。(B)1 个月后的前后位 X 线片显示内侧跖骨有愈合中骨瘢痕。

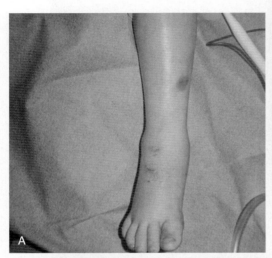

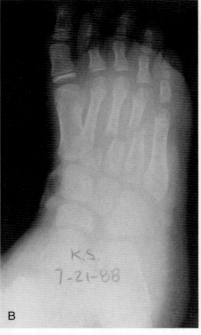

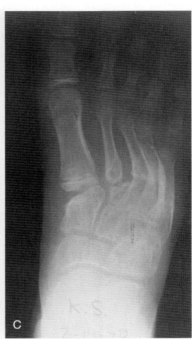

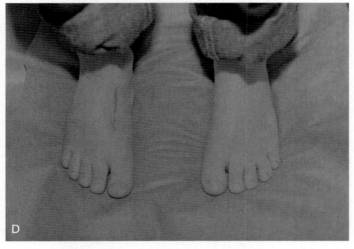

图 16-59　这个患儿的足被汽车压伤。患儿出现严重肿胀和多处骨折。临床状况与间隔综合征相符。纵向切开第 1 跖骨的外侧面和第 5 跖骨的内侧面，立即进行减压。经延迟缝合使伤口闭合。患者出现某些跖骨内翻定位倾向和第 2 跖骨不愈合，但是她没有症状。(A)受伤时的照片。足前段紧张。(B) 初始 X 线片显示软组织肿胀和跖骨移位骨折。(C)18 个月后的 X 线片显示第 3 和第 4 跖骨已愈合，以及第 2 跖骨不完全愈合。(D)最后一次随访时的照片；患者的症状消失。

Jones 型骨折)大多能很快愈合。

　　大龄青少年和十几岁少年伴随 Jones 型骨折可能会出现与成人一样的问题(愈合缓慢甚至不愈合)。有时需行手术来应对或尽量减少愈合不良的风险。对确诊不愈合的病例可能需要进行正式的骨移植。空心螺钉内固定已成为治疗此类骨折的标准做法，通常的原则是使用跖骨所能接受的最大号螺钉[68,136,142]。植入物取出后可能发生再次骨折，甚至髓内钉固定在位情况下也会发生[182]。

　　Kavanaugh 等强调，Jones 骨折是第 5 跖骨骨干近端部分的骨折，而不是其基底部撕脱骨折(尽管这个术语常被误用)[80]。Jones 骨折似乎是纵向负荷和内侧外

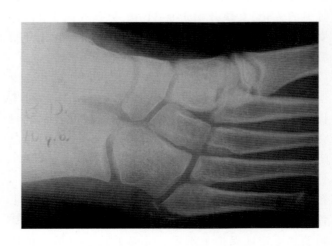

图 16-60　足维萨里骨骨折，一种经辅助骨突的不常见骨折。

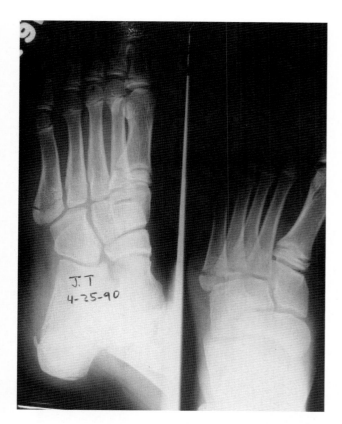

图 16-61　第 5 跖骨基底部骨折。斜位 X 线片显示已解剖对位。前后位片显示有很小移位。

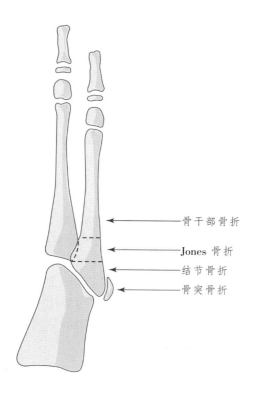

骨干部骨折
Jones 骨折
结节骨折
骨突骨折

图 16-62　儿童的第 5 跖骨骨折。

力共同作用的结果，患者跖骨头承重并将外力集中在第 5 跖骨近端(图 16-63)。

发生于儿童的撕脱骨折，可能是小趾外展肌的肌腱部分和跖腱膜坚韧的外侧束就附着在此基底部的结果。大多数此类骨折可以通过膝下可行走石膏管型制动来治疗。不愈合很罕见，不过有时要等 4~6 周之后才能达到影像学骨愈合。那些没有显示出已愈合的患者一直要制动到没有疼痛之后，然后才允许他们重新进行体育活动。

第 5 跖骨结节的牵引骨突炎(Iselin 病)在文献中偶尔有报道[20,71,139]。Canale 和 Williams 报道过 4 例[20]。这种病症发生在大龄儿童和青少年，大约出现在第 5 跖骨结节时。通常没有重大外伤史，不过在内翻损伤后开始出现症状。运动中的儿童足前段受到内翻应力时似乎最容易受伤。检查表明，其结节大于对侧，而且有局部软组织肿胀以及腓短肌附着部位压痛。X 线片显

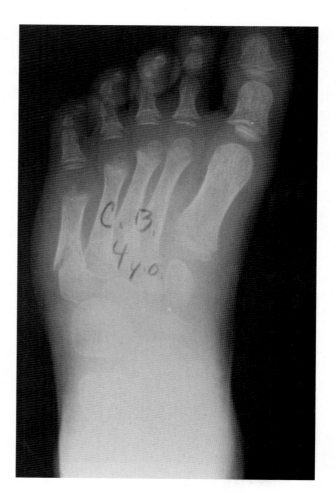

图 16-63　第 5 跖骨近端的 Jones 骨折。真正的 Jones 骨折在儿童中很少见，患者通常是第 5 跖骨基底发生了撕脱骨折。

示有骨突增大且常有碎片;此外,软骨与骨的结合部也可能会增宽(图 16-64)。制动有助于止痛,而且当压痛完全消除后,理疗可提高肌力和协调性。大多数患者会出现骨愈合。如果保守治疗无效,Iselin 病会发展成骨折不愈合,因此建议进行手术切除[139]。早期诊断和治疗可以防止长期并发症。

十、趾骨骨折

在 175 例足部骨折的儿童中,有 31 例发生了趾骨骨折。其中,20 例(64%)发生在近节趾骨,9 例(29%)发生在中节趾骨,2 例(6.4%)发生在远节趾骨。常见的受伤机制是间接创伤,比如踢伤足趾,或者下落物体造成的直接损伤。趾骨骨折很少需要手术复位。通常采用牵引、手法复位和邻近捆扎(即将受伤足趾与邻近足趾捆扎在一起)就足够了(图 16-65)。如果肿胀不严重,穿硬底鞋是唯一需要采取的措施。如果肿胀比较严重,可用膝下可行走石膏管型制动。

姆趾近节趾骨生长板骨折可累及关节面(图 16-66)。受累关节面的百分比及其移位程度决定是否需要解剖复位。当受累关节面超过 30% 或移位大于 3mm 时,应进行切开复位内固定。解剖复位后,应对骨折块进行钉固定,以防止移位。如果不进行钉固定,可能会发生不稳定,从而导致骨折块错位。可能会发生退化性关节炎和姆僵症。不完全复位偶尔会导致骨桥形成。

姆趾远节趾骨骺骨折由于距离趾甲基质太近,有可能是开放性骨折(图 16-67)。创伤的这种粉碎特性会在皮肤上留下裂痕,容易导致细菌感染。应认识到骨髓炎发生的可能性,建议在受伤后预防性应用 10

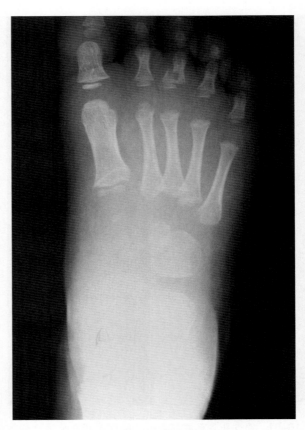

图 16-65　一例第 3 列近节趾骨骨折的 3 岁儿童。对其损伤采用了邻近捆扎,取得了较好的治疗效果。

天抗生素。其他措施还包括清洗和清创、复位(如果骨折移位不特别严重,一般不需要)、邻近捆扎、穿硬底鞋或者膝下可行走石膏制动。

外侧四个足趾的近节趾骨骨折通常只需对症治疗即可。其移位程度很少需要手术治疗,对此类骨折邻近捆扎通常即可。此类骨折偶尔会出现对线不良,而且成角也不必矫正。幸运的是,这些失误很少引起临床问题。

趾骨开放性骨折需进行清创和冲洗,并移除趾甲。应胃肠外给予广谱抗生素、破伤风免疫注射,进行深入彻底的清创,伤口换药。最好让患者回到手术室进行延期缝合,而不要进行伤口的立即闭合。只有在血管神经束被扭转或受压,以及手术时灌注不足的情况下,才建议进行内固定。即使有畸形愈合或生长板损伤也好于发生脊髓炎。

十一、脱位

足部关节脱位极其罕见。在 175 例儿童足部骨折

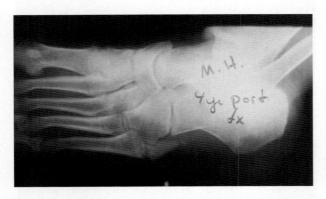

图 16-64　第 5 跖骨基底部 Iselin 病的病例。这种病需一直治疗到症状消退。这个患儿在初次治疗约 4 年后由于其他问题就诊时一直无症状。

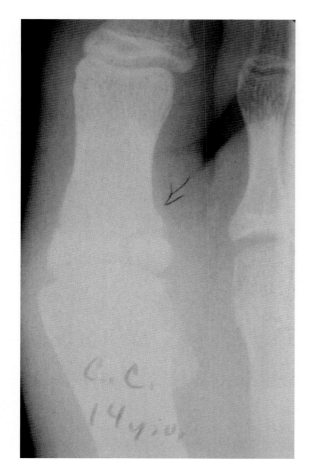

图 16-66 近节趾骨关节面 Salter-Harris Ⅲ 型骨折。如果骨折累及关节面 1/3 以上，复位后显示有 2mm 以上的分离，应进行复位和固定。

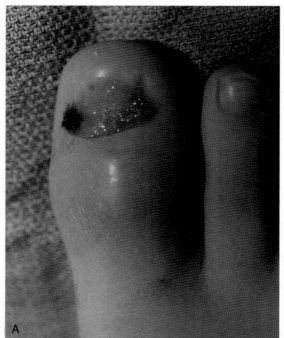

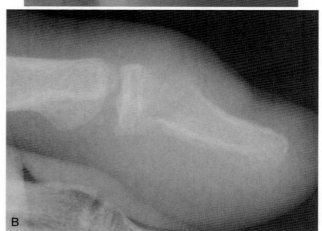

图 16-67 对于姆趾远节指骨损伤延伸至趾甲基质的患者，应考虑到"踢碰足趾"（Stubbed-toe）骨髓炎。建议预防性应用抗生素。这个患儿被认为患有趾甲内生而移除趾甲。同时，医疗保健专业人员发现有脓液从根部渗出，因而将患儿转院到儿童医院。(A)移除趾甲后的姆趾临床照片。(B)姆趾侧位 X 线片显示骨折部位病变与骨髓炎一致。

和其他损伤中，只有 4 例出现了足部骨脱位，其中 3 例患者大于 10 岁[30]。除一人外，所有患者都出现了第二和第三趾的近节趾骨间关节脱位（图 16-68）。一个患儿出现了第 5 列跖趾关节脱位（图 16-69）。所有脱位均顺利复位，治疗措施包括邻近捆扎和穿硬底鞋。

十二、间室综合征

Silas 等在 1995 年对儿童足部间室综合征进行了回顾[155]。他们发现，6 例患者的间室综合征病因是碾压伤，1 例是机动车事故。所有患者都出现了肿胀和被动活动时疼痛，但是没有一例出现血管神经缺损。只有 2 例年龄最大的儿童出现了骨损伤，不得不进行切开复位内固定，但所有患儿的间室内压均升高，范围为 38~55 mmHg（5.07~7.33 kPa）。1 例特殊病例报告了一名学步期儿童，他的腿和足被吊在床边达数小时，因腿和足部的间室综合征被送进急症室。进行了腿和足部的完

全筋膜切开术，随后进行了二期闭合和皮肤移植，患儿在 1 周岁时，下肢功能已恢复正常[61]。

骨科医生在处理儿童足部外伤性损伤，尤其是碾压伤时，即使无严重骨折，也要高度怀疑间室综合征。血管神经症状要到很晚才会发生，但是有些患儿痛感严重且非常敏感，以至于难以忍受盖在足上床单的重量。如果怀疑间室综合征，应进行中央和骨间

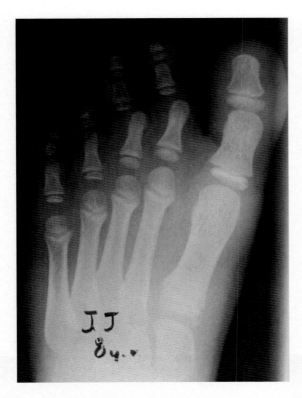

图 16-68　第 2 和第 3 趾的趾间关节脱位。采用纵向牵引顺利复位，然后用邻近捆扎加以固定。

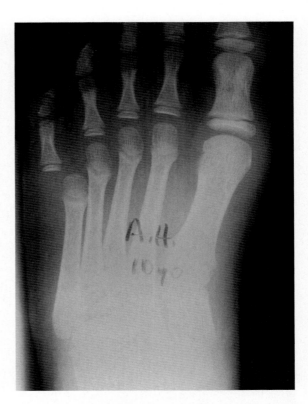

图 16-69　第 5 趾跖趾关节脱位。通过牵引和邻近捆扎进行了复位和固定。

室的压力测量，二者是隐匿性足部间室综合征的敏感指标[100,104,120,195]。

　　足部紧闭筋膜间室内的骨间肌和距短屈肌受到损伤时，会发生严重的软组织损伤。如果肿胀严重，应进行筋膜切开术。与处理手部损伤类似，明显的肿胀、皮肤紧绷和感觉降低是筋膜切开术的临床适应证。切口应足够大，并应延伸至骨头。在第 2 和第 4 跖骨做内侧和外侧纵向切开，对切口进行开放包扎，并将足部抬高。克氏针固定用以稳定骨块，但很少有必要这样做。在 5~7 天后进行一期延迟缝合。

十三、割草机伤

　　对于儿童，割草机依然是常见的重伤原因。据估计美国每年有 75 000 例割草机伤[109]。每年因此消耗的医疗费用达 2.53 亿美元，这还不包括由于患者痛苦而带来的经济损失。据估计，每年有 7 百万台割草机售出，并有 3 百万台割草机在美国使用[98]。

　　儿童割草机损伤在多个方面不同于成人割草机损伤。首先，由于直接伤及长骨体生长部、修复过程对生长发育的间接刺激或者神经血管损伤对该部位的

生长抑制会改变儿童的生长潜能。第二，管腔的大小会影响游离组织移植的选择[67]和（或）管腔的修复能力。第三，一般而言儿童对长期制动的忍耐力强于成人，因此具备更好的康复潜能[42]。

　　此类损伤属于儿童骨科中污染较重的损伤[94]。Dormans 及其同事建议，对所有患儿都要进行补液、输血（如有必要）以及注射三倍量抗生素（青霉素、头孢唑啉及氨基葡糖苷）[42]。应评估破伤风状况并加以防范。他们还建议，所有伤口的清创不得少于两次[42]，并避免早期闭合。如果患者对标准的经验性广谱抗生素无效，应考虑 Stenotrophomonas（以前称之为 Xantho-monas）maltophilia 感染，增效磺胺甲基异噁唑是初期抗生素治疗的最佳选择[32]。已确定出两类割草机伤：切碎伤最常见，常位于中段或远端（图 16-70）；不全撕裂型损伤（图 16-71）。切碎伤后果最差。实际上，与损伤处理结果相关的唯一因素是初期损伤的严重度以及是否伤到要害结构，例如动脉、神经、生长板及关节软骨（即切碎伤与单纯撕裂伤相比）[42]。

　　Farley 等报道了 24 例儿童割草机伤病例。其中 8 例为骨折，10 例为截肢，6 例截肢并伴有骨折。患儿受

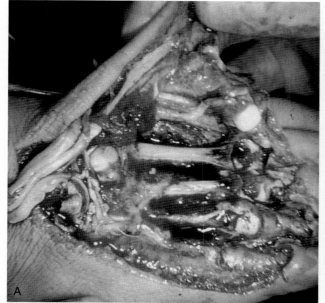

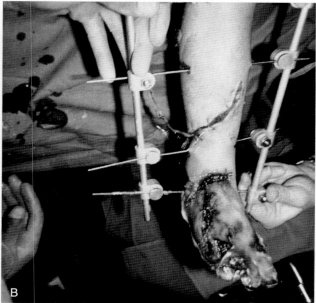

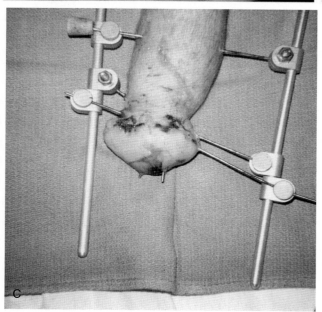

图 16-70 切碎伤。一例严重污染的割草机伤并伴有胫腓骨粉碎性骨折,采用外固定进行了治疗,并对足背伤口进行缝合。伤口已闭合,但其父母不明智地拒绝接受立即截肢。经转诊介绍后对患儿的严重足部损伤实施了 Boyd-Syme 截肢术。(A)初始临床照片显示足背外侧软组织已经完全破坏。对伤口进行了大范围清创并闭合。(B)转诊时足背部软组织已完全坏死。由于肌腱和骨骼严重缺失,对患儿实施了 Boyd-Syme 截肢术,保留了跖部皮肤和跟垫以使其能承重。5~6 天后进行一期延迟缝合。(C)用两枚螺纹施氏针将承重皮肤固定于跟骨。骨折愈合良好,患儿能靠残肢行走。

伤时的平均年龄为 4.7 岁,平均临床随访 36 个月。18 名患儿因骑乘割草机受伤,其中 16 人在自家院内受伤。初诊的平均住院时间为 2 周。平均每人进行了 3 次冲洗和清创。16 名患儿不得不完全截肢。5 名患儿需二次住院,另有 3 名患儿 3 次住院。3 名患儿出现了严重心理问题。半数患儿改变了今后参与体育运动的打算。多数患儿报告有轻度规律性疼痛[51]。

Vosburgh 等发现,骑乘割草机损伤的后果更为严重,而且比步行在割草机后受伤的功能恢复效果差,进行的手术也更为复杂[176]。他们所有行膝下截肢、踝关节断离术和血管游离移植术的病例都是骑乘割草机伤造成的。步行在割草机后受伤的患儿无一例需要输血。他们发现有两个方面存在争议,而且他们的病例系列也与别的报告不同。一是跗趾截肢并不会导致患儿严重残疾的结论。这一结论与 Myerson 等的结论相悖[121]。Myerson 等认为,在屈肌结构附着点近端进行跗趾截肢会导致第一列不稳定、内在肌力缺失以及足前段的压力向外侧移至其他足趾。由于 Vosburgh 等的病例系列未出现严重问题,所以这些作者发现那些保护跗趾的手术措施对于确保这种特殊足部损伤患者获得令人满

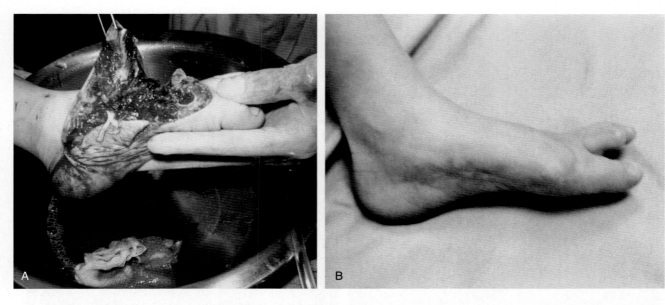

图 16-71　不全撕裂型损伤。前足掌内侧部分的割草机伤切断了踇长伸肌、趾长伸肌和一些短肌腱并造成第 1 跖骨骨折。对该损伤进行了彻底清创并延迟一期关闭伤口。(A)初始清创时,踇长伸肌和趾长短伸肌均已完全撕裂,并且第 1 跖骨已碎裂。对伤口进行了深度清创,3 天后进行了第二次观察,此时对长短伸肌进行了修复,对骨折进行了钉固定,并缝合了伤口留置了引流管。(B)6 个月后伤口完全愈合,患儿除踇趾伸展外其余功能均正常。这种康复结果只有在年幼儿童才可能出现。

意的功能效果是完全不必要的。

第二个争议方面是关于跟腱断裂的。Vosburgh 等断定, 跟腱断裂后如何保持伤口清洁净使其闭合要比考虑尽早修复和转移更为重要。他们发现,当小腿三头肌发生不可修复的损伤后通过瘢痕形成可产生"生理肌腱"时,跟腱完全断裂和节段性缺失的 4 例患者中有 3 例可以独立行走而不用借助矫正器或专用鞋[176]。

由于严重损伤与骑乘割草机有关,Vosburgh 等提出几项预防损伤的建议:①保障乘骑割草机安全的刀片安全装置,当操作人员离开割草机时应切断刀片的电源;②刀片自动断开装置,割草机倒车时刀片自动停转;③割草机外壳设警示标志,禁止儿童乘坐[176]。这些措施或许可以降低事故发生率。不允许乘客乘坐割草机,禁止 12~13 岁以下儿童操作割草机。仅这些措施就已经使公开报道的割草机损伤发生率减少了一半。Chopra 等在研究了 1990~1998 年间加拿大儿童割草机损伤病例之后提出了更严密的预防建议:①15 岁以下儿童不得操作割草机;②15 岁以下儿童不得进入正在被割草机修整的草坪;③骑乘式割草机上不应有乘客;④操作者应强制性穿着硬质覆盖足趾的鞋[25]。

在一项多中心研究中,Loder 等报道了 144 例气动式割草机损伤,患儿损伤时的平均年龄为 7 岁。其中,36 例患儿是割草机操作者,84 例是旁观者,21 例是乘客。其中的 63 例患儿截肢,足趾截肢占的比例最大(63%)。骑乘割草机损伤的儿童一般年龄较小、住院时间较长, 且往往需要手术。对 35 例患儿进行了输血。第一次出院后进行了 56 例手术。他们报道称,如果不允许 14 岁以下儿童接近割草机,本报道中 85%的损伤是可以避免的[96]。

割草机和打谷机损伤最常见于农村儿童。处理这类损伤时需要做出相当多的理智判断。更常见的是,儿童是与父亲或母亲而不是与兄弟姐妹骑乘在割草机上。通常的受伤过程是,儿童暂时离开一会(例如去洗手间),但由于割草机噪声太大,父母并不知道孩子回来了,直到他们听到旋转刀片的搅碎声。损伤外力会使软组织被草、鞋袜及其他各种脏物污染。人们不应过早对受伤组织有无病菌或能否存活下定论。外力可能在多个层面伤及长骨体生长部,甚至可能伤及生长中心。该类损伤可能导致关节面及侧副韧带的缺失。应立即进行彻底清创和冲洗。撕脱的组织的可存活性往往比初看上去的差。这种严重创伤可能涉及骨的脱套和软骨膜环的脱离,后期会在骨骺与干骺端之间形成骨痂桥, 导致长骨体生长部两端形成骨板[140]。建议进行彻底清创、延迟一期闭合以及分层皮片移植,然后用石膏、矫正架或夹板制动(图 16-72)。在伤

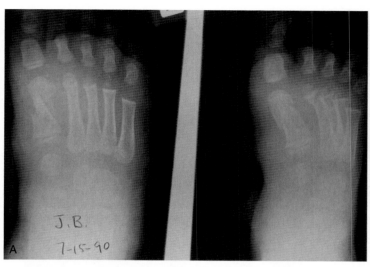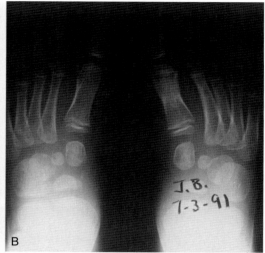

图 16-72 该患儿脚被割草机碾压过。治疗包括清创术和冲洗,然后进行了一期延迟闭合。(A)最初的前后位和斜位 X 线片显示第 1 跖骨严重粉碎性骨折和第 3、4 跖骨颈 Salter-Harris II 型骨折,且软组织明显肿胀。在第 1 跖骨远端可见假性骨骺。(B)1 年后的前后位 X 线片显示所有骨折已愈合。

口组织的存活性和无菌性尚未解决之前,我们不主张早期闭合伤口(例如用小腿蒂瓣)。

十四、游离组织移植

下肢远端部位有时损伤会很严重,造成软组织的严重缺损,或者损伤使组织失去存活能力。在这种情况下,伤口覆盖极为重要,而且可能需要进行游离组织移植。当骨折部位大面积裸露,骨膜暴露,或者外露严重剥离的失活骨时,尤其需要进行这种移植。游离组织移植的适应证包括:开放性关节,软组织破坏(通常达到邻近软组织缺血、坏死或无存活能力的程度),便于将来组织重建(即:主要肌腱撕脱,如胫前韧带或跟腱),或者软组织包膜从骨(如胫骨骨干中部)上插入性撕脱。

儿童游离组织移植的最佳供体源包括背阔肌、腹直肌和股薄肌。背阔肌的吸引力和优势在于尺寸大,能悬置于任何结构中,而且供体部位发病率极低。股薄肌最常用于成年人的较小伤口,而对于儿童来说,小到需要股薄肌移植的伤口,通常只要更换黏料、肉芽组织形成以及可能的分层皮肤移植即可有效。在较小程度上,腹股沟皮瓣也可作为供体部位。腹股沟皮瓣移植的优势在于:面积大,供体部位可一期闭合,髂骨植骨可同时进行,而且皮瓣上面没有毛发[62]。

儿童肢体远端通常接受分层皮肤移植。我们有时也允许有皮肤缺损以及邻近骨的肉芽组织形成,此时分层皮肤移植是可以接受的。如果必要,分层皮肤移

植可以为网状的或孔状的,以便于引流。使用下肢皮瓣结合双侧下肢外固定器来代替传统的石膏管型制动也有过成功的报道[115]。

最常见的是当儿童软组织受到严重破坏并累及骨和关节时,应进行游离组织移植。保证肢体的稳定性很重要,尤其是在伴有骨折或者起稳定作用的肌腱(即胫前肌腱和跟腱)受到损毁时(图 16-73)。作者建议使用小型外固定架来保持关节和骨折部位的稳定。作者首选的范围很宽,从 Roger-Anderson 多用外固定架到 AO Synthes 或 Orthofix 支架。这些固定架的多轴万向节可用于多种配置和结构,而且适应性很强。尽管 Orthofix 支架稳定性最好,但 Synthes 支架似乎更适用于较小的儿童。伤口进行彻底清创,去除坏死和无存活能力的组织,然后安装外固定架。先对伤口用生理盐水、碘伏或者抗生素浸泡过的敷料进行包扎,在 48 小时内将患儿送回手术室,再次进行清创。如果坏死组织已被完全切除至存活组织的边缘,便可考虑进行游离组织移植或皮瓣移植。最常用的背阔肌,将其置于受损伤部位,再将分层皮肤移植物置于肌肉上。移植物通常是孔状的,并进行加压敷裹。对伤口进行住院观察,直至移植物已明显被充分"接受"为止。随后可制订计划,以便使肢体进一步重建和(或)康复。

Byrd 等倡导对伴有组织缺损的开放性胫骨骨折采用如下 12 步操作法[17]:

(1) 急诊室护理按如下方式进行:预防破伤风,预防性应用头孢菌素类抗生素,伤口用无菌 Betadine 湿

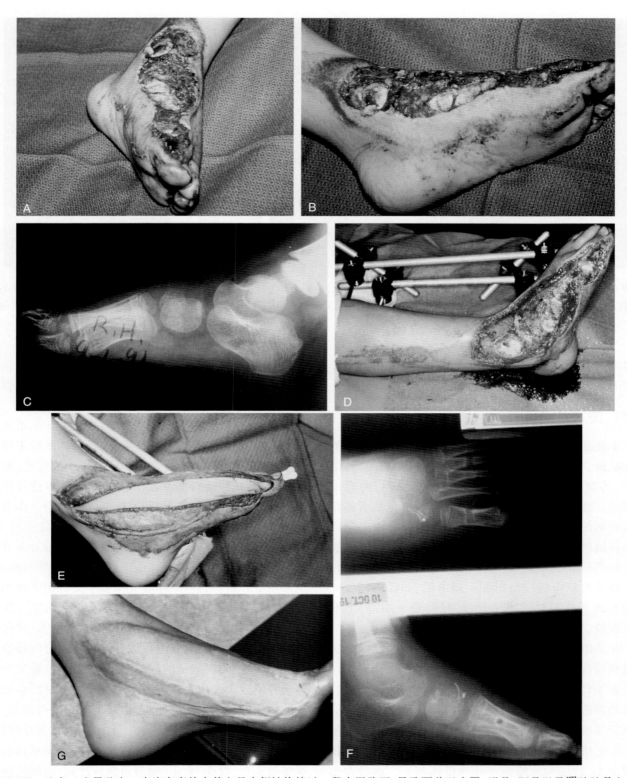

图 16-73 这名 4 岁男孩在一次汽车事故中其左足内侧被拖拽过一段水泥路面,导致覆盖于内踝、跗骨、跖骨以及姆趾趾骨上的所有软组织都被磨掉。对其进行了清创和外固定,然后实施了游离组织移植、植皮以及随后的腓骨长肌腱移植。(A)内踝、跗骨、跖骨以及姆趾趾骨上的软组织缺失,且下方关节外露。胫骨前肌和姆长伸肌肌腱被磨掉。(B)内侧视图。(C)受伤时足部的 X 线片。未发现骨损伤的迹象。安装了外固定器以便进行伤口处理,同时固定踝关节,以防止因肌力不对称而造成的畸形。(D)安装了外固定架并在缺陷重建之前进行了初步清创。(E)用游离背阔肌微血管片和分层皮瓣闭合缺损。于腓骨后动脉上进行端侧再吻合术。(F)为胫骨前肌进行了腓骨腱移植后的 X 线片。(G)4 年后的随访 X 线片。(Courtesy of Dr.David Billmive, Director of Plastic Surgery, Children's Hospital Medical Center, Clicinnati, OH.)

敷料敷裹并用夹板固定骨折,以及伤口分泌物培养。

(2)手术在受伤后 6~8 小时内开始,用大量水喷射冲洗软组织和骨折部位。

(3)对软组织进行广泛彻底清创。去除伤口处所有无法存活的组织,以保证提供一个血管丰富的软组织被膜。根据荧光形态进行皮肤切除,或者一直切除到流血的真皮。去除所有外露的皮下组织和筋膜。切除周围生存力有问题的肌肉,评价依据是颜色、充盈程度、出血和收缩能力。不能依据荧光素来评估肌肉的存活性。去除所有与软组织不相连的骨头碎片。大块骨折块骨头,不管是否有附着,均需保留在伤口内。尽一切努力清除嵌入骨折块的异物。所有连接有可存活软组织上的骨折块,不管大小,都要保留在伤口内。神经、血管和重要肌腱都要保留。

(4)每当肌肉因水肿而肿胀,或者当需要进行血管修复时,都应实施间隔筋膜切开术。

(5)经皮穿针固定或外固定,是稳定骨折的首选方法。

(6)要将已分离但仍能存活的肌肉覆盖在骨折处和外露骨上。对于肌肉血供轻微中断的患儿,应进行正式肌形成术,以实现伤口覆盖。如果受伤面积广泛,用聚维酮碘浸泡过的纱布,对伤口以及外露的骨或骨折部位进行覆盖包扎,以防止脱水。

(7)受伤后 48~72 小时进行麻醉下二次手术,对失活组织的进展进行评估。松开所有的皮瓣,以便对伤口进行彻底检查。再次进行清创,如果存在很少失活组织,应实施最终的肌肉、肌皮瓣或游离皮瓣移植。发现有失活组织时,施以湿性敷裹,并在 48 小时内进行第三次清创,同时有望进行最终皮瓣覆盖。

(8)在受伤后的前 5 天内进行最终伤口覆盖。首选方法是局部肌肉皮瓣、局部肌皮瓣或远位微血管肌游离皮瓣覆盖。一期或二期对暴露的肌肉实施皮肤移植。

(9)术后将肢体抬高到 30°~45°。

(10)受伤后前 3 周内开始负重离床活动。

(11)当软组织和骨折稳定后,固定方式改为 PTB膝下石膏支具。

(12)石膏去除以后,给伤肢穿上 Jobst 护腿长袜。

十四、截肢

有时,肢体损伤极其严重,以致不能进行游离组织移植、皮肤移植或再植(图 16-70)。在这种情况下,必须进行截肢。儿童截肢偶尔会在与踝关节、跗跖关节或跗横关节不同的非常规部位进行。通常的做法是尽一切努力保持肢体长度。对于足部截肢,作者首选Boyd-Syme 类型截肢。如果患儿有累及足背部的粉碎性裂伤,要尽力保存足底皮肤,它对负重有好处。截肢的位置有时是由最有存活能力的近段组织和骨骼所决定的。踝关节上部的胫骨损伤,可能需要行经骨干截肢。应告知患儿及其父母,很有可能会出现残肢过度生长,需等到骨骼成熟后才能进行翻修术。由于跖骨部分有残肢过度生长的可能性,以致将来可能需要行附加手术,像经关节截肢术(如跗横关节或跗跖关节截肢术)一样,经距骨截肢术同样是不必要的。实施Boyd-Syme 截肢后,安装假肢更容易一些。由于跟腱附着于跟骨上,即使 Boyd-Syme 截肢术也会出现长期性问题。如果要进行 Boyd-Syme 截肢或踝关节离断截肢,作者强烈建议切除的跟腱部分不得小于 1 英寸。被切断的跟腱将会自行重新附着,对跟骨施加恒定压力,将它或负重足跟垫拉入小腿中部。对于年幼儿童(10 岁以下),如有可能实施经跗横关节的足中部截肢,作者建议切除距骨,从跟骨和踝突背部清创软骨,并将根骨融入踝突。踝部会在数年内萎缩,不会在足跟部位装配假肢时产生问题,也不会在未来形成SACH(硬踝软垫假足跟)西雅图型足。如果要保留根骨上面的足底负重足跟垫皮肤,必须对其进行钉固定,并通过间断缝合将其缝合到前远端皮瓣上。作者并不认为儿童进行即时安装假肢像成人那样重要,但也曾应用这一理念取得过不同程度的成功。有些患儿在康复室里很容易就接受了他们尚未完成的假肢,而另外一些则出现了许多与此相关的心理问题。如果更愿意对一个年幼儿童实施经跗横关节截肢术,保留胫前肌腱或腓肌腱的平衡是很重要的;否则有可能继发于跟腱的过度拉伸而出现永久性跖屈挛缩。

儿童截肢最常见的问题是残肢生长过度。应尽量告知患儿父母有这种可能性,尤其是经骨骼或干骺端类型截肢。过去曾采用过多种方法来防止残肢的生长过度,如硅化橡胶填料和骨膜皮瓣。不幸的是,还没有哪一种方法取得过某种程度的成功,因此现在已很少采用。

十五、足部撕裂伤

足部开放性骨折有可能伴发软组织结构的撕裂。因此要仔细检查伤肢的神经、血管或肌腱有无损伤。足部撕裂伤可导致畸形,尤其是累及足跟索、胫前肌腱或胫后肌腱时。这些肌腱是唯一需要立即修复或延迟修复的肌腱。由于几乎不可能发生残疾,因此大多数情况下不需要对姆长伸肌、趾长屈肌或趾长伸肌进行直接修复。

十六、刺伤

刺伤需要进行充分清创,并应用破伤风类毒素和广谱抗生素。每个小刺伤都要在临床检查时查出来(图 16-74A)。踩到钉子上的儿童诊断很明确;如果没有这种经历,则要通过 X 线检查排除不透 X 线的异物。仔细探查伤口、开放式 Wick 引流管引流并注射抗生素通常可解决此问题。如果持续疼痛和肿胀,有可能是骨髓炎(图 16-74B 和 C)。如果不能确定是否有骨髓炎,应该采用锝或镓进行骨扫描。绿脓杆菌是踩过钉子儿童的培养物中最常见的微生物[112]。关于帆布胶底网球鞋携带假单胞菌这个老问题至今尚无定论。发生骨髓炎时,局部疼痛和肿胀在刺伤后通常会继续 2~3 天,并在局部反应变得明显之前会持续 5~10 天。进行手术切口,对伤口进行引流并彻底清创以清除任何受污染的组织。羧苄西林和庆大霉素是首选抗生素。伤口需要保持开放并尚置引流管。曾报道过两例继发于足部钉刺伤的偶发分枝杆菌骨髓炎;一例感染骰骨,另一例感染跟骨。治疗偶发分枝杆菌骨髓炎需进行手术引流并联合应用下列两种或多种抗生素:阿米卡星、亚胺培南、环丙沙星、克拉霉素[113]。应考虑有可能出现生长部早熟性生长停止或骨骺缺血性坏死。如果跖趾关节受累,可能会发生关节面早期软骨溶解伴纤维化和随后的关节炎(图 16-75)。应告知患者家属生长板受累的可能性并建议继续进行随访检查。每年都会遇到多次大龄儿童主诉第三或第四足趾短缩,但对小时候是否踩过钉子或足部是否受到过隐匿性损伤含糊不清。回想起来似乎曾发生过骨髓炎、缺血性坏死或生长停滞(图 16-76)。

十七、异物

如果患儿主诉疼痛并且在没有明显受伤史的情况下持续跛行,必须考虑到存留有异物的可能性。异

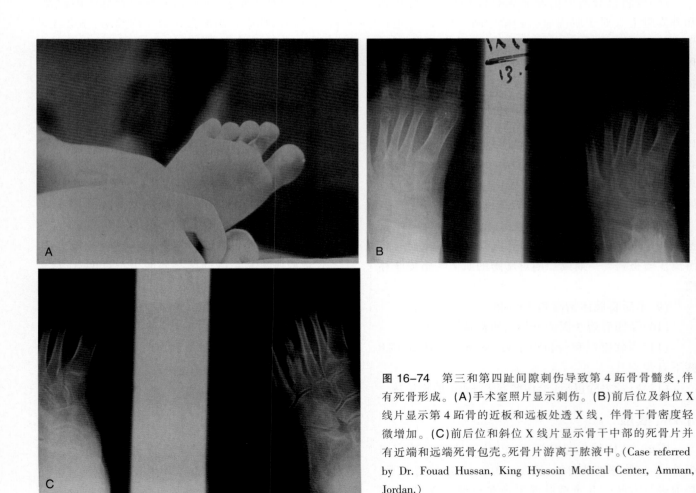

图 16-74　第三和第四趾间隙刺伤导致第 4 跖骨骨髓炎,伴有死骨形成。(A)手术室照片显示刺伤。(B)前后位及斜位 X 线片显示第 4 跖骨的近板和远板处透 X 线,伴骨干骨密度轻微增加。(C)前后位和斜位 X 线片显示骨干中部的死骨片并有近端和远端死骨包壳。死骨片游离于脓液中。(Case referred by Dr. Fouad Hussan, King Hyssoin Medical Center, Amman, Jordan.)

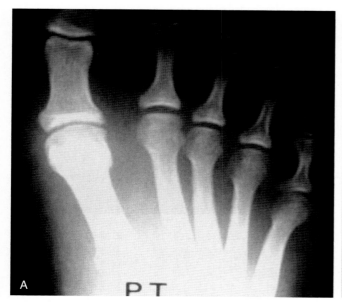
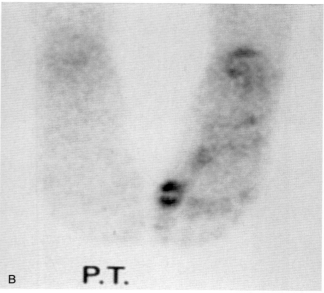

图 16-75　该青少年患者踩在钉子上，在第 1 跖趾关节的跖面出现刺伤。最初在别处做的浅表清创不彻底，于是患者开始口服抗生素。3 周后患者因足前段疼痛和肿胀并伴有低烧而转院。经诊断确诊为脓毒性关节炎并实施切开引流。(A)前后位 X 线片显示第 1 跖趾关节的关节间隙缩窄以及软组织肿胀。(B)核素骨扫描显示第 1 跖趾关节部位摄入增加伴第 1 跖骨头以及近节趾骨增大，提示为脓毒性关节炎和骨髓炎。从术中培养物中分离出绿脓杆菌，然而跖骨头和近节趾骨抽出物并未出现阳性结果。(Case referred by Dr. Charles Mehlman, CinGinnati, OH.)

物不一定能在 X 线片上看到。虽然 CT 和磁共振成像都曾用于异物定位，但作者现在用的是超声波检查。超声波检查可以同时检测到不透射线以及透射线的病变。异物可以被定位并在超声波控制下被移除(图 16-77)。有时，由于其他原因接受 X 线检查的无症状患者可在足部发现有异物，比如针(图 16-78)。作者不建议清除那些无症状的异物。

枪弹伤留在体内的弹壳是广为人知的一种异物(图 16-79)。这种创伤大多是偶然发生的、自己导致的并位于足前段。取决于枪弹的型号和口径，可观察到大量软组织损伤以及鞋袜之类的碎屑。有时还会发生节段性骨缺失。该伤必须进行强力冲洗和清创，但不可缝合。应多次更换敷料，然后实施网状皮片移植覆盖。只有在所有创口清理完毕并闭合之后才可考虑重塑手术，大约要到 6~8 个月之后[161]。

十八、其他原因导致的足疼

无创伤史的足痛和行走不便应考虑其他病因，如跗骨联合、应力骨折、骨肿瘤以及早期炎症性关节炎。疼痛的原因通常与年龄有关。如果 X 线平片显示正常，应进行骨扫描。儿童骨科医生常会面对一种含糊不清、不明原因的疼痛，即患儿说不清道不明的疼痛

问题。对这种情况骨扫描特别有用。

1.应力骨折

应力骨折常发生于骨骼正在成长中青少年开始参与高强度或重复性体育训练时运动量突然增大之后。这种骨折最早可见于 8~12 岁的儿童。最常见的损伤部位为：10~15 岁儿童的胫骨近端，2~5 岁儿童的腓骨远端，以及大龄青少年的第 2 跖骨(图 16-55 和图 16-56)。舟骨应力骨折在大龄青少年中也有报道，主要发生于篮球运动员[3]。如果骨折无移位，作者建议用非负重短腿石膏管型制动 6 周，然后用 CT 评估愈合情况。如果发生移位、延迟愈合 12 周或者发生明显骨不连，应进行骨移植和内固定[70]。

2.病理性骨折

代谢性疾病，如末期肾病性佝偻病，可导致干骺端—骨骺结合处骨弱化，此后轻微创伤即可引起骨折。同类患者中，继发性甲状旁腺功能亢进症之后也可发生褐色瘤，并造成骨弱化。此外，骨还可受到体质性疾病和临床治疗的隐性损害：体质性疾病如青少年特发性骨质疏松症、成骨不全和先天性痛觉迟钝(图 16-80)，临床治疗如白血病的化疗(或)治疗癫痫发作的抗惊厥剂(如苯妥英)(图 16-81)。

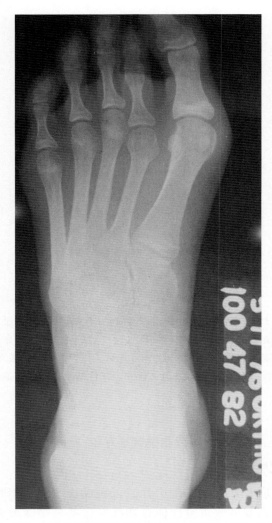

图 16-76　该患儿因第二趾短小来就诊。从病史可知,患儿在年幼时足部曾被钉子扎伤并导致足趾感染。经分析病史,作者确信患儿长骨体生长部曾有过骨髓炎,导致了跖骨生长停滞。

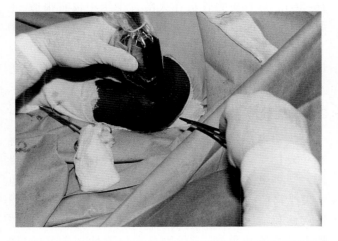

图 16-77　借助超声波消除异物可以发现透 X 线和不透 X 线的异物。作者强烈建议使用超声波检查,这样可以避免在清除透 X 线异物时偶尔进行广泛解剖剥离。

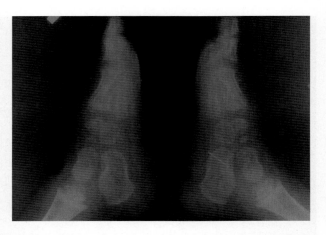

图 16-78　扎入足的钉子,该患儿因别的问题来就诊,钉子是在几年前扎入足部。禁忌消除偶尔发现的无症状的异物,否则会受到谴责。

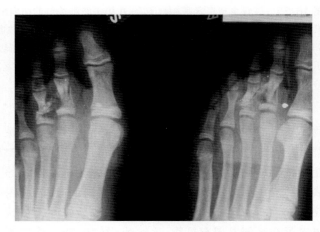

图 16-79　足前段的枪弹伤。可见明显的软组织肿胀、趾骨骨折和金属碎骨。这种损伤大多数是在事故中自伤的。他们需要广泛清创,后期可能得进行皮肤移植。跖趾关节远端血管受损应进行截肢。

3.自行车辐条伤

　　这些损伤发生在早期行走儿童,通常为 2~8 岁。骨折(如果有的话)通常没有软骨组织损伤那么严重,一开始足部似乎正常,没有明显损伤,因为没有骨头断裂[72]。随后足部开始肿胀,显露出软组织问题。这种病理情况与老式洗衣机造成的碾压伤相似。作者建议早期进行软组织减压,如有必要,然后进行延迟一期闭合或皮肤移植。在这种情况下,先解决组织的碾压伤比治疗骨折更重要。如果自行车上已安装了辐条防护装置和带有可调踏板与牵脚带的儿童垫,就可以避免自行车辐条伤[151]。置经辐条的带网眼挡板可防止进一步

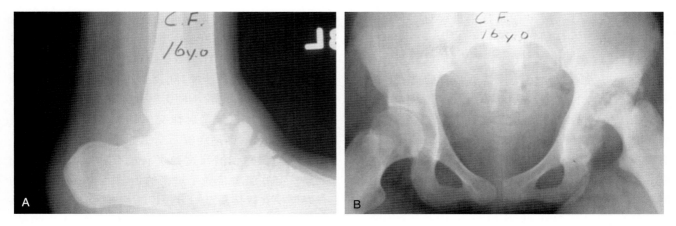

图 16-80　该儿童患有家族性自主神经功能异常（先天性疼痛不敏感）。(A)足踝部侧位 X 线片显示，距舟楔关节上有 Charcot 样关节。(B)骨盆前后位片显示髋关节有类似的 Charcot 样关节改变，伴有股骨头完全溶解以及髋臼的明显扭曲。

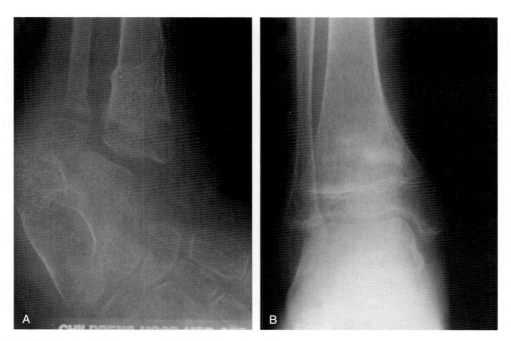

图 16-81　骨质减少骨骼的病理学骨折。(A)患苯妥英诱导的佝偻病和骨异常儿童的病理学骨折。可见腓骨和胫骨的长骨体生长部增宽。(B)一名诊断为幼年性骨质疏松的小女孩的前后位 X 线片，显示骨小梁密度呈水平状和骨质减少。

损伤，而且不会增加风的阻力[43]。

4.反射交感性营养不良（复杂性局部疼痛综合征）

反射交感性营养不良（RSD）是一种综合征，其特征是严重局部疼痛伴肿胀、对轻触感觉迟钝和血管舒缩不稳定，可导致慢性营养性软组织病变、关节挛缩和骨质疏松症。最近有人尝试依据临床体征和症状而不是病理生理学来对患者进行分类。提出用新的术语来替代 RSD。新术语是复杂区性局部疼痛综合征（CRPS），分为两种类型：CRPS Ⅰ型取代

RSD，CRPS Ⅱ型取代灼性神经痛[58]。交感神经系统在这种疾病的许多方面所起的作用还不清楚，而且营养不良不会发生在每个患者。儿童 RSD（CRPS Ⅰ型）在女孩中更为多见，而且只有少数病例有创伤史。在儿童中，下肢受累比上肢受累要常见得多，相当多的患者膝盖受累。膝盖受累及常被误诊为髌骨软骨软化，尤其是在青春期前和青少年时期的女孩，他们在此患人群中占很大比例。影像学检查对诊断儿童的 CRPS Ⅰ型通常没有帮助。RSD 成人患者中

常见的斑块状骨质减少在儿童中很罕见[40]。RSD占儿科不明来源疼痛的11%[45]。由于儿童中症状相对不常见,因此诊断和治疗常被延误。延误诊治会延长疼痛期,并导致患儿接受某种不必要的潜在疾病诊断手术。

CRPS I型儿童通常会影响到下肢。感觉迟钝、舒缩不稳定和受累部位肿胀在大多数报道的病例中均有发现。舒缩不稳定(最常见变色、温度差异和脑性划痕)在几乎所有病例中都会发生,因此在没有该体征时不要考虑RSD的诊疗。脑性划痕是由于受累部位皮肤被钝器(如大头针头)划伤引起的,用对侧肢体作为对照。自主功能紊乱可通过刺激后15~30秒出现的红斑线进行证实;红斑线可持续长达15分钟。在自主功能紊乱的其他体征出现之前,这项体征可能就出现了[40]。患儿往往先出现下肢轻微伤,随后才出现CRPS I型的全部表现。据Dietz及其同事报道,83%的病例有舒缩不稳定体征,包括:肤色改变(60%)、体温降低(58%)、出汗改变(14%),以及脉搏减弱(16%)。70%的病例发现有局部肿胀。区域分布分别是足踝部(52%)、臂部(21%)、膝部(14%)、手部(8%)和肩部(5%)。由于血流改变和营养改变患儿可能出现肢体不等长[58]。儿童这种综合征在心理方面十分重要,有多位作者已注意到这一点。涉及家庭功能紊乱的一些情况,包括失去一位父母、乙醇或药物滥用、家庭中精神疾病、患儿受身体或性虐待、父母离婚和再婚,这些都必须视为引起这种功能紊乱的因素[7,23,53,106]。

当儿童出现上肢或下肢疼痛时,通常不要把CRPS I型排在可能诊断的第一位。最近曾用骨扫描来协助阐明儿童肢体的疼痛性疾病,但是它对儿童的RSD缺乏灵敏性和特异性。文献中报道的35例RSD儿童骨扫描结果中,31%为正常,31%显示为弥散性摄入增加,37%显示为弥散性摄入减少[40]。

Bryan及其助手们介绍了一种早期诊断RSD的技术[16]。他们用一种Atkins和Kanis[5]发明的叫作测痛计的仪器来测量压痛阈。

文献中曾介绍过一种经过修改的鉴别脊柱阻塞技术,用来确定疼痛是交感神经性、躯体性还是中枢起源性。用生理盐水作对照剂,用5%普鲁卡因用来诱导药理性脊柱阻塞。如果用生理盐水减轻了患者疼痛,这种疼痛可能源于精神因素,因为没有诱导出药理性阻塞。但是,5%普鲁卡因可有效地阻塞所有躯体纤维和交感神经纤维。如果输入它没有减轻疼痛,则可以认为疼痛为中枢性(因为疼痛时间长而装病,心

理性或脑形成)。如果患者用普鲁卡因获得减轻,应监测他们针头敏感度和运动功能的恢复、皮肤温度及血压变化。如果随着针头敏感度的恢复疼痛又重现,就可以认定疼痛起源于躯体,因为较大的躯体神经纤维从麻醉中恢复要比较小的交感神经纤维快。如果功能和针头敏感度恢复之后而交感神经功能仍然阻塞时疼痛持续减轻,则疼痛源于交感神经。

早期识别和治疗这种疾病最有希望取得较好的效果。有些患者接受了过多的诊断测试,膝部疼痛的青春期少女曾接受过关节镜诊断检查。大多数作者认为,理疗和活动是治疗此疾病的最佳方法;不幸的是,当大多数儿童主诉疼痛时,制动却是治疗的第一步,而这种措施却会加重CRPS I型的病情。

非药物治疗在大多数报道的儿童病例中获得成功。单纯理疗和活动或者联合进行经皮神经刺激用,已用于治疗70%以上的患者[40]。

Sherry及其同事报道了103例I型CRPS患儿。对其中49例患者进行了2年多(平均5年)的监测。这些患者都采用剧烈运动治疗方案进行治疗(大多数患者每日接受4小时的功能针对性有氧运动以及1~2小时的水疗和脱敏)。对77%的患者做了心理咨询。运动疗法的平均持续时间为14天。92%的患者初步摆脱了所有症状,恢复了全部功能。经检查49名儿童的长期结果非常好,其中88%的儿童恢复全部功能,而且平均5年后也未出现疼痛。31%的患者有复发,大多发生在前6个月内,大多数在自发开始训练计划后均有好转[152]。

曾成功用于少数患者的其他治疗方法包括:全身性应用皮质类固醇、用利舍平或胍乙啶的局部传导阻滞、交感神经阻滞、普萘洛尔以及神经探查[40]。

在开始治疗前一定要评估家庭状况。功能失调的家庭有可能易患这种疾病,并且需要告知家属来协助或促进这种疾病的治疗。虽然如果患者对神经阻塞有反应的话可以考虑对成人患者行交感神经切除术,但是最好不要用于儿童,因为CRPS I型似乎为自限性。成人患者的慢性营养改变和挛缩特征在儿童中不常见。对儿童的治疗包括:按摩,主要是每天敷3次羊毛脂护肤霜;以及活动。鼓励患者尽管有不适仍要进行负重和活动度锻炼。要向患者和家属详细解释这种疾病,使他们放心,尽管会痛但是不会再有损伤。这些锻炼项目每天至少要进行3次,每次应进行5~10分钟[40]。

重要的是把慢性疼痛患者组成团队。团队应包

括一名领导(可以是一位整形外科医师、麻醉医师或康复医学专家)以及理疗和职业医疗支持者。可以请一位心理学家来提供必要的感情和精神支持。

这种疾病的早期确诊可以防止高发病率儿童发生诊断延误。儿科执业医师应该熟悉这种疾病,并能在儿童(通常是女孩)主诉严重疼痛以及在微弱创伤后下肢脑膜性划痕试验腔呈阳性时考虑到这种疾病,尤其是在意识到可能有心理障碍或功能紊乱家庭时。

第三节　胫骨和腓骨远端生长板损伤的并发症

一、胫骨远端生长板非对称生长停止继发的成角畸形

这种畸形通常是内翻畸形,常见于 Salter-Harris Ⅲ 型和 Ⅳ 型中踝损伤之后。内收损伤通常导致内翻畸形。内收损伤后,距骨直接施加在骺板上的压缩力导致该部位骺板提前闭合以及随后的成角畸形(图 16-82)。当骨折累及内踝(Salter-Harris Ⅲ 型或 Ⅳ 型)时,必须通过切开或闭合方法进行解剖复位,因为不完全解剖复位会导致后来的畸形[85]。解剖复位和固定通常可避免这个问题。创新性的切开或闭合式楔形截骨术曾成功地用于减小因局部生长停止引起的轻微腿不等长。如果儿童还有不到 2 年的生长时间,可进行胫骨和腓骨远端骺骨干固定术来防止成角畸形。如果受累及的长骨体生长部横截面积少于 50%,通过骺脱离可成功矫正[125]。当胫骨远端发生部分生长停止时,如果没有更好的手术方式,骺脱离就足够了。患儿应该还有 3 年以上的生长时间。MRI 是显示长骨体生长部骨板的最佳成像方式。通过使用正位和侧位多层面 X 线体层摄影术可以对生长板累及程度进行很好的图解记录[21]。对成像数据进行处理,可以生成生长部的三维演示图和投影图,这两个图对制订术前计划都十分有用。相比之下,投影技术更好,因为它可提供生长部更可靠和详细的生长部解剖学描述;它使用的软件在许多 MRI 系统中均已配备,而且需要输入的信息少,因此节省了时间[11,29](图 16-83)。

尽管主治医师已使家属意识到有生长部生长停止的潜在可能,或者讨论了 X 线片显示的 Park-Harris 生长停止线的成角畸形,如果患儿没有主诉疼痛,该患儿就可以不回医院进行随访复查。最常见的是,患

儿有时因为此后发生了内翻畸形来就诊。在干骺端设置近端窗口,然后从上方接近此骨板探查中心骨板前,直接探查周围骨板,这种方法令人满意[129]。最重要的是,要完全切除此骨板并在切除之后确认四周的生长部软骨形态正常。为防止再形成骨桥必须植入插补物,最常用的是皮下脂肪[89]或 Cranioplast。Cranioplast 似乎是一种更具吸引力的选择,因为它允许立即负重。但是,在必要时要清除这种插补物可能很困难。宿主免疫力受损与甲基丙烯酸甲酯单体的释放有关[132,133]。如果踝关节成角畸形超过 20°,还应进行矫正截骨术。如果骨桥占据生长部不足 25%,预期可在接近正常的纵向生长并可矫正中度成角畸形。重要的是,要在骨骺和干骺端内放置金属标记(小的斯氏钉或血管夹),以确定生长是否源于骨骺分离。Berson 及其同事提出了一种决策过程,他们把 24 例患者分为三组:第一组是剩余生长时间少于 2 年的儿童,预测成角畸形小于 9°,预期不等长小于 2cm。这一组进行观察治疗。第二组患儿的现有成角畸形小于 9°,预期的下肢不等长大于 2cm,或预期成角畸形大于 9°。这一组采用双侧胫骨和腓骨远端骺骨干固定术。第三组患儿的现有成角畸形大于 9°,预期的下肢不等长大于 2cm。这一组采用截骨术来矫正成角畸形,并采用延长术或骺骨干固定术来矫正下肢不等长。手术中不包括生长部骨板切除,因为他们用这种方法来取得巨大成功。这种方法在 24 例患者中有 22 例获得了满意矫正[8]。

Takakura 及其同事报道了他们用开放性楔形截骨术治疗踝关节创伤后内翻畸形的结果。只有当患儿在长距离行走后出现踝关节疼痛,难以参与体育运动,并有逐进性畸形以及在鞋底磨损不均匀且外侧磨损更快时,才对患儿进行矫正截骨术。在所述的 9 个病例中有 4 例患者的最初损伤是胫骨远端的骨骺骨折。这些患者的平均年龄为 14 岁,平均随访 9 年。这组患者的胫骨干与胫关节面角度(TAS 角)在前后位 X 线片上平均为 73°(正常日本人的这个角度为 88°)。踝关节 X 线片也显示有软骨下硬化和骨赘形成的迹象。在骨骺板近端 2~3cm 处进行了截骨术,并且先进行了腓骨的斜行截骨术(图 16-84)。前内侧形成的间隙用髂嵴骨移植物进行了填充。骨愈合时间平均为 6.5 周,术后平均 TAS 角为 89°。报道的下肢不等长也有所改善。在最新的一次随访中,这些患者都能够参加学校的体育课活动,其中有两名患者还能参加了竞技性篮球和其他体育运动[163]。

Foster 及其同事报道了他们对胫骨远端生长部

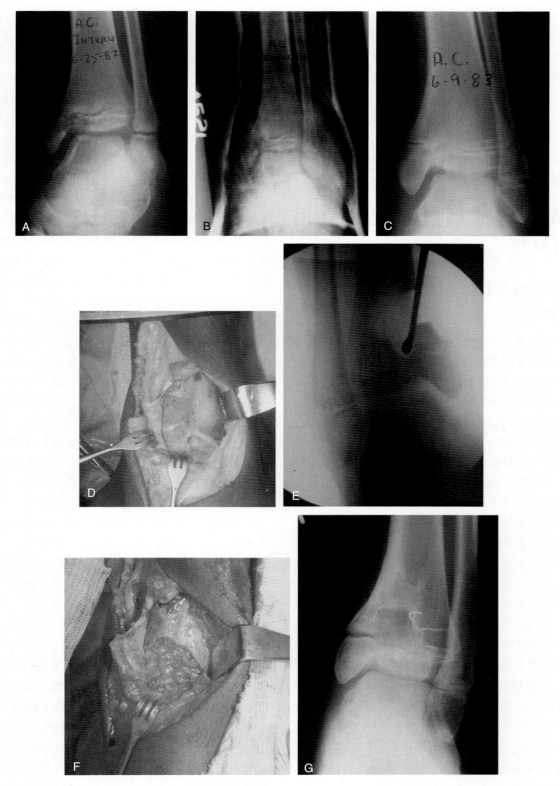

图 16-82   该患儿遭受胫骨远端 Salter-Harris Ⅳ 型内踝骨折,已导致生长板损伤。生长板损伤反过来又导致形成生部骨板,造成内翻畸形。切除骨板,进行了脂肪插补,并再次确认已恢复生长。(A)踝部初始 X 线片显示有轻微移位。(B)通过石膏管型的 X 线片显示符合解剖复位。(C)1 年后 X 线片显示出现骨板。可见骨板及 Park-Harris 线有成角畸形。(D)术中照片显示生长板上有一个骨桥。(E)术中偏振 X 线片显示生长部骨板处有一个刮匙。(F)术中照片显示脂肪穿过骨窗。(G)切除骨板并恢复生长后的前后位 X 线片。用金属夹作标记来监测未来的生长。

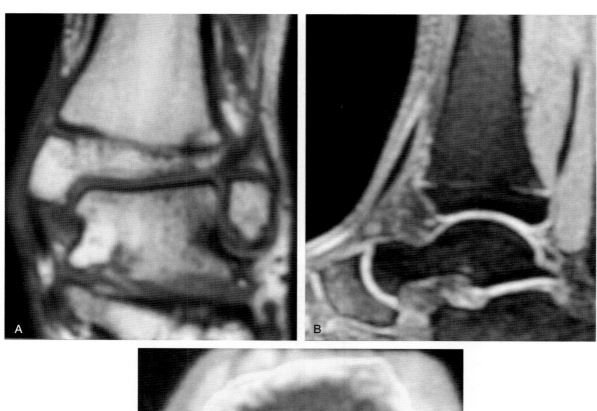

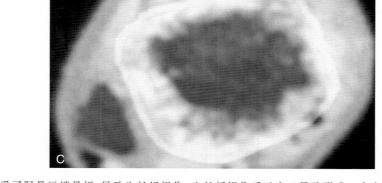

图 16-83　这个患儿遭受了胫骨远端骨折，导致生长板损伤。生长板损伤反过来又导致形成一个大的生长部骨板。很少有资料记载有像本图所示这样圆径的骨板。(A)踝关节冠状位 T1 加权磁共振成像显示生长部中间部分消失(强信号)；周围的线性低信号强度表示开放的生长部。(B)踝关节的矢状位梯度回声 MRI 显示一块大的骨板(低信号强度)；高信号强度线表示开放的生长部。(C)轴平面梯度回声最大强度投影(MIP)成像标出了胫骨远端生长部的周界像，并显示有一个位于生长部中心的大骨板(如低信号强度的中央区域所示)。　(Case referred by Dr. Tal Laor, Cincinnati OH.)

严重损伤，尤其是伴有 Ranvier 部位外周完全分离的损伤，紧急应用游离脂肪插补移植的结果。将生长部网状骨骺和干骺端的碎片清除干净，对骨折进行了固定，并进行了脂肪移植术。在平均随访 4 年后(胫骨远端骨折)，伤侧腿未出现成角畸形，并且胫骨远端生长板仍保持开放[54]。

二、腓骨远端生长板生长停止引起的成角畸形

　　腓骨远端生长骨板生长停止是一种腓骨远端生长板骨折的罕见并发症。这种并发症会导致踝关节外翻对位不良。如果早期发现，行胫骨远端螺钉骺骨干固定术即可矫正(图 16-85)。

三、畸形愈合引起的成角畸形

　　这种不常见的并发症多发生于大龄青少年。10 岁以下儿童小于 20°的成角期望可以重塑。作者认为，小于 20°成角的损伤大约 2 年时间可重塑到 10°以内，或重塑到父母能接受的范围内，然后再考虑是否行截骨术。小于 15°的成角很少会引起功能障碍。残留外翻畸

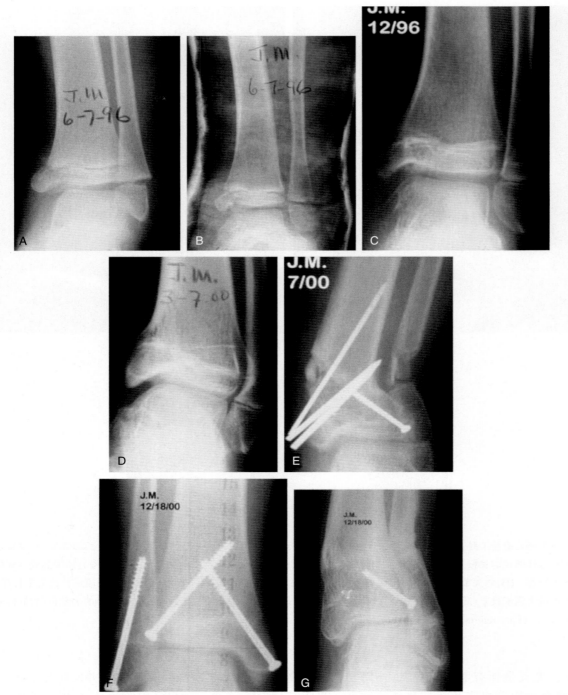

图 16-84 这名儿童遭受了胫骨远端内踝 Salter-Harris Ⅳ型骨折,导致生长板损伤,同时发生 Salter-Harris Ⅰ型腓骨远端骨折,已正常愈合。胫骨生长板损伤反过来又导致累及 50%以上生长部的骨板的形成,产生了严重的内翻畸形。(A)踝关节初始前后位 X 线片显示内踝骨折有移位,以及腓骨生长板骨折。(B)通过石膏管型的前后位 X 线片确认解剖复位。(C)6 个月后的 X 线片显示出胫骨和腓骨的 Park-Harris 生长线。可见腓骨的 Park-Harris 生长线是水平线,并且显示生长部的协调生长。胫骨的 Park-Harris 线终止于胫骨干骺端内侧面,紧邻 Poland 的正外侧隆起(通常伴有生长部损伤)。除了胫骨成角进入先前的骨折部位(Poland 隆起)外,胫骨 Park-Harris 线如果没有继续平行生长,则强烈提示早期生长部骨板已形成。不幸的是,患者在那个时刻并没有被注意到。(D)作者研究踝关节前后位 X 线片发现,Park-Harris 线进入生长部停止区后仍持续斜度。可见关节已开始出现明显内翻并且外侧生长部仍然开放。(E)除胫骨外侧生长部螺钉骺骨干固定术和腓骨截骨术,还进行了开放的楔形踝上截骨术。(F)术后 X 线片显示在对侧胫骨和腓骨远端进行的螺钉骺骨干固定术,以使下肢不等长最小化。(G)除了胫骨外侧骺骨干固定螺钉以外,去除所有固定件之后达到的最终矫正效果。

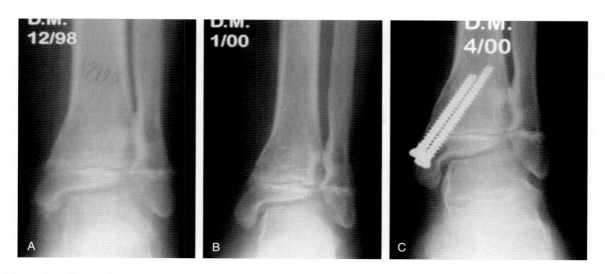

图 16-85 这名儿童 8 岁时遭受 Salter-Harris I 型胫骨远端生长部骨折和 Salter-Harris V 型腓骨远端骨折。对骨折进行了闭合复位和石膏制动。腓骨生长板损伤反过来导致生长部骨板形成,造成踝关节轻微外翻畸形。畸形似乎为进展性,因此需要治疗。(A) 损伤 1 年后踝关节 X 线片显示腓骨远端生长停止,使腓骨生长部与胫骨生长部处于一个水平上。在没有神经性疾病儿童的正常生长中,腓骨生长部绝不会高于关节线水平。注意这名儿童胫骨远端对称的 Park-Harris 线。这名儿童的腓骨远端生长部 Park-Harris 线没有任何暗示出现生长停止的增多。(B) 伤后 1 年的 X 线片显示,由于胫骨远端骨骺的尺寸增大并含有次级骨化中心使踝关节外翻对位不良正在恶化。(C) 胫骨远端生长部内侧行螺钉骺骨干固定术 2 个月进行了 X 线片检查,以防止踝关节外翻畸形的进一步恶化。

形通常比内翻畸形更能被接受。运动平面成角畸形更容易重塑。当儿童年龄太大不适合行骺分离时,如对大龄儿童进行骨板切除,或者在残余内翻或外翻成角大于 20° 时,可考虑做踝上截骨术。

四、下肢不等长

直接骨延长术是处理骨折后生长问题的另一种选择。10%~30% 的下肢延长术用来矫正生长板损伤后的长度偏差。一期一步式切骨手术,或者开放或闭合式楔形截骨术可矫正 1 英寸以内的不等长。对侧行开放或闭合式骺骨干固定术或同侧行腿延长术可矫正更大的不等长。最常用的延长手术是 Wagner 骨折端逐步分离术,其次是接骨术[177]以及 Renzi-Brivio[145] 或 Ilizarov[69]骨痂延长术。用于延长腿部的轴向分离骨生成术和骨痂延长法,是通过骨膜刺激促进骨的再生,在本书编写时最流行。在处理肢体不等长时发现一切都很满意。最流行的技术是单轴固定器或圆形固定架。单轴固定器比圆形固定架轻便短小。它是用于股骨最好方法。单轴固定器除非沿前后向应用而不是在外侧应用,否则会使胫骨外翻。当成角畸形旋转畸形伴有胫骨短缩和不等长时,应首选圆形固定架。

五、骨性关节炎

骨关节炎可继发于永久性残留的关节不协调。这种病变通常发生于骨折块间隙大于 3mm 的解剖复位。应用现有 X 线成像技术可增强我们对这个问题的认识并避免它的发生。切开或闭合式解剖复位及固定都可以达到预防的效果。

引起骨关节炎的另一种原因可能是关节软骨的意外损伤。创伤的冲击力可能损伤了软骨的骨板。对软骨细胞的不可逆损伤造成关节承重面的局部损坏,进而导致对软骨下骨的剪切和软骨溶解。此外,损伤也会发生在胫骨关节和(或)踝关节穹隆的关节部件。

六、旋转畸形

这是一种少见并发症,如果严重的话,完全可以通过踝上位截骨术进行纠正。两块骨都要做截骨术,但不必对腓骨行贯穿术。

七、不愈合或延迟愈合

这些并发症极其罕见,但也可能发生。胫骨远端 1/3 以下骨折的不愈合或延迟愈合几乎不必行手术治疗。距骨不愈合可能无症状,因此不需要治疗。资深作者(A.H.C.)曾通过自体腓骨插补移植治疗过割草机损伤后的跗骨节段性缺失,取得了良好效果。

八、胫骨远端生长部缺血性坏死

这种极其罕见的病变仅在英文文献中有过一次报道[154]。

第四节　有关足踝损伤的箴言

家长应意识到,只要有骨骺骨折就会有生长受损的可能。如果儿童是在急诊室看病,主诊医生应该让家长知道这个问题是多么严重。必须告知其父母,使他们意识到这种损伤可能会造成生长相关问题。最坏的情形是发生了生长停止而家长甚至不知道有这种可能性。

闭合复位对于大多数足踝部损伤是可行的。如果患者在全身麻醉下进行了解剖复位,作者强烈建议经皮斯氏钉固定或经皮用骨块间螺钉固定。空心网质骨钉是这种技术的首选。如果在48小时内治疗损伤,很少需要行切开复位。

腓骨外侧端的软组织"鹅蛋样"肿胀通常表明是Salter-Harris Ⅰ型生长板损伤。腓骨生长部骨折有时可伴有胫骨远端生长部损伤。治疗足踝扭伤几周后,腓骨远端干骺端周围或骨间韧带内出现钙化,则表明有的骨折此前未发现。

骨骺损伤应在最初的24~48小时内复位;5或6天后重复操作往往很困难,并可能导致骨骺损伤。作者宁可接受1周后的复位不良,也不能冒险损伤生长板。

胫腓骨的远端骨化中心可能有变异,而且这些变异有时会使骨折的诊断变得困难。在这些情况下,大部分是轻微骨折,移位极小,因此,通过制动即可充分治愈。骨扫描可以鉴辨骨折和异常骨化模式。

必须密切关注生长板损伤后的移位方向,特别是干骺端骨折块。干骺端骨折块的移位方向决定着大多数情况下的损伤机制。

骨骺关节骨折块的移位大于2mm则需要复位。CT不仅可以诊断这些损伤,而且可以评估复位。更重要的是,关节软骨解剖复位,而不是干骺端–骨骺结合部的解剖复位。后者往往会重塑,除非成角过大或者发生了生长板生长停止。如果Salter-Harris Ⅳ型内踝骨折的干骺端骨折块不能复位,只要将骨骺骨折块解剖复位,通常可将其去除。

胫骨远端损伤后,偏心骨桥更可能造成成角畸形,而不是明显的生长缓慢,因为中央生长板太强壮。

损伤后应密切关注作为骨桥形成证据的生长停止线(Park-Harris)。这些线应该是水平的,因此向骨折部位的任何成角倾向都提示有骨桥形成。

复位后承重关节面大于2mm移位的残留畸形,不符合良好结果。初始X线片上大于3mm的骨折块间隙是不成功的闭合复位。如果在全身麻醉下不能使骨折块更好的对位,应考虑切开复位。达到解剖复位后,应小心提防可能出现的不稳定;因此,作者强烈建议进行经皮穿针或经皮骨块间螺钉来保持稳定。影像增强器证实明显解剖复位之后,一定留一份前后位和侧位X线片硬拷贝作为"病例记录"。

损伤时未发现关节软骨损伤,可导致软骨溶解和长期症状,即使复位充分且X线片表现正常也如此。关节软骨的重塑能力差,因此它的损伤会导致关节炎性病变。

生长停止在三平面骨折中很少见。患儿通常是没有多少纵向生长余量的青少年。主要的残留问题是关节不协调或骨折块间隙大于3mm,会导致退化性关节炎。要拍摄踝关节的所有X线片,不得少于3个平面;如有必要,可以用断层或有限CT扫描来确定骨折块的方位和复位情况。

对于12岁以下患儿的生长板损伤必须进行1年的强制性随访。有管理的医疗护理计划正变得更加普及,患者要按照计划的指示不断更换医生。这场运动使监控患者是否可能有现有问题,但又遭受可预见未来会残疾的生长板损伤变得十分困难。必须意识到"患者可能失去联系"。

成角畸形和短缩通常无症状。患者再次就诊是因为畸形而不是疼痛。导致退变性关节病变的关节不协调和关节软骨损伤是引起疼痛更值得注意的长期问题。

足的各间室都很紧密。任何持久性肿胀、静脉性充血或皮肤紧绷,或者累及多块骨时,都需要进行减压。不管是否发现骨折,都要考虑间室综合征。

跗骨骨折的移位很罕见,但不愈合并不少见。中段跗骨(第2至第4)伴有内翻或外翻成角的骨折块的外侧移位是可以接受的,大多会重塑,并不会造成问题。背部或跖侧移位是不能接受的,因为其导致的成角畸形改变了承重模式并引起疼痛性骨痂形成。

为了防止止血带效应,大多数的踝部损伤应避免一期使用环状石膏。作者建议用厚重包扎来对这种损伤做初步处理。几天后,当肿胀消退后,再用合适塑形的石膏管型制动,会取得令人满意的效果。

足部骨折很少需要行切开复位内固定，如果可能的话应尽量避免。足内及周围的生长抑制很少见；而过度生长较常见。通常对足部骨折行切开复位的唯一适应证是开放损伤和严重软组织损伤。

（张春虹 李世民 叶伟胜 译 任秀智 马信龙 校）

参考文献

1. Aitken, A.P. The end results of the fractured distal tibial epiphysis. J Bone Joint Surg 18:685–691, 1936.

2. Anderson, D.V.; Lyne, E.D. Osteochondritis dissecans of the talus: Case report on two family members. J Pediatr Orthop 4:356–357, 1984.

3. Arendt, E.A. Orthopaedic Knowledge Update, Sports Medicine 2. Rosemont, IL, American Academy of Orthopaedic Surgeons, 1999.

4. Ashhurst, A.P.; Bromer, R.S. Classification and mechanism of fractures of the leg bones involving the ankle. Arch Surg 4:51–129, 1922.

5. Atkins, R.M.; Kanis, J.A. The use of dolorimetry in the assessment of post-traumatic algodystrophy of the hand. Br J Rheumatol 28:404–409, 1989.

6. Berndt, A.L.; Harty, M. Transchondral fractures (osteochondritis dissecans). J Bone Joint Surg [Am] 41:988–1020, 1959.

7. Bernstein, B.H.; Singsen, B.H.; Kent, J.T.; et al. Reflex neurovascular dystrophy in childhood. J Pediatr 93:211–215, 1978.

8. Berson, L.; Davidson, R.S.; Dormans, JP.; et al. Growth disturbances after distal tibial physeal fractures. Foot Ankle 21:54–58, 2000.

9. Bishop, P.A. Fractures and epiphyseal separation fractures of the ankle: Classification of 332 cases according to mechanism of their production. AJR Am J Roentgenol 28:49–67, 1932.

10. Borges, J.L.; Guille, J.T.; Bowen, J.R. Kohlers bone disease of the tarsal navicular. J Pediatr Orthop 15:596–598, 1995.

11. Borsa, J.J.; Peterson, H.A.; Ehman, R.L. MR imaging of physeal bars. Radiology 199:683–687, 1996.

12. Brogle, P.J.; Gaffney, J.T.; Denton, J.R. Acute compartment syndrome complicating a distal tibial physeal fracture in a neonate. Am J Orthop 28:587–589, 1999.

13. Broock, G.J.; Greer, R.B. Traumatic rotational displacements of the distal tibial growth plate. J Bone Joint Surg [Am] 52:1666–1668, 1970.

14. Brown, S.D.; Kasser, J.R.; Zvrakowski, D.; et al. Analysis of 51 tibial triplane fractures using CT with multiplanar reconstruction. AJR Am J Roentgenol 183:1489–1495, 2004.

15. Brunet, J.A. Calcaneal fractures in children. Long-term results of treatment. J Bone Joint Surg [Br] 82:211–216, 2000.

16. Bryan, A.S.; Klenerman, L.; Bowsher, D. The diagnosis of reflex sympathetic dystrophy using an algometer. J Bone Joint Surg [Br] 73:644–646, 1991.

17. Byrd, H.S.; Cierny, G., III; Tebbetts, J.B. The management of open tibial fractures with associated soft-tissue loss: External pin fixation with early flap coverage. Plast Reconstr Surg 68:73–79, 1981.

18. Canale, S.T.; Belding, R.H. Osteochondral lesions of the talus. J Bone Joint Surg [Am] 62:97–102, 1980.

19. Canale, S.T.; Kelly, F.B., Jr. Fractures of the neck of the talus. Long-term evaluation of 71 cases. J Bone Joint Surg [Am] 60:143–156, 1978.

20. Canale, S.T.; Williams, K.D. Iselin's disease. J Pediatr Orthop 12:90–93, 1992.

21. Carlson, W.O.; Wenger, D.R. A mapping method to prepare for surgical excision of a partial arrest. J Pediatr Orthop 4:232–238, 1984.

22. Carothers, C.O.; Crenshaw, A.H. Clinical significance of a classification of epiphyseal injuries at the ankle. Am J Surg 89:879–887, 1955.

23. Casten, D.F.; Betcher, A.M. Reflex sympathetic dystrophy. Surg Gynecol Obstet 100:97–101, 1955.

24. Chande, V.T. Decision rules for roentgenography of clinical with acute ankle injuries. Arch Pediatr Adolesc Med 149:255–258, 1995.

25. Chopra, P.; Soucy, P.; Laberge, J.M.; et al. Know before you mow: A review of lawn mower injuries in children, 1990–1998. J Pediatr Surg 35:665–668, 2000.

26. Clark, K.D.; Tanner, S. Evaluation of the Ottawa Ankle Rules in children. Pediatr Emerg Care 19:73–78, 2003.

27. Cole, J.R.; Brown, H.P.; Stein, R.E.; Pearce, R.G. Avulsion fracture of the tuberosity of calcaneus in children. J Bone Joint Surg [Am] 77:1568–1571, 1995.

28. Cooperman, D.R.; Spiegel, P.G.; Laros, G.S. Tibial fractures involving the ankle in children: The so-called triplane epiphyseal fracture. J Bone Joint Surg [Am] 60:1040–1046, 1978.

29. Craig, J.G.; Cramer, K.E.; Cody, D.D.; et al. Premature partial closure and other deformities of the growth plate: MR imaging and three-dimensional modeling. Radiology 210:835–843, 1999.

30. Crawford, A.H. Fractures About the Foot in Children: A Radiographic Analysis. Cincinnati, OH, The Children's Hospital Medical Center, 1991 (unpublished data).

31. Crawford, A.H. Ankle fractures in children. Instr Course Lect 44:317–324, 1995.

32. Daley, A.J.; McIntyre, P.B. *Stenotrophomonas maltophilia* and lawn mower injuries in children. J Trauma 48:536–537, 2000.

33. Dameron, T.B. Fractures and anatomical variations of the proximal portion of the fifth metatarsal. J Bone Joint Surg [Am] 57-A:788–792, 1975.

34. de Beer, J.D.; Maloon, S.; Hudson, D.A. Calcaneal fractures in children. S Afr Med J 76:53–54, 1989.

35. Denton, J.R.; Fischer S.J. The medial triplane frac-

ture: Report of an unusual injury. J Trauma 21: 991–995, 1981.

36. de Palma, L.; Santucci, A.; Sabetta, S.P.; et al. Anatomy of the Lisfranc joint complex. Foot Ankle 18:356–364, 1997.

37. de Sanctis, N.; Della Corte, S.; Pempinello, C. Distal tibial and fibular epiphyseal fractures in children: Prognostic criteria and long-term results in 158 patients. J Pediatr Orthop B 9:40–44, 2000.

38. Dias, L.S.; Giegerich, C.R. Fractures of the distal tibial epiphysis in adolescence. J Bone Joint Surg [Am] 65:438–444, 1983.

39. Dias, L.S.; Tachdjian, M.O. Physeal injuries of the ankle in children: Classification. Clin Orthop 136:230–233, 1978.

40. Dietz, F.R.; Matthews, K.D.; Montgomery, W.J. Reflex sympathetic dystrophy in children. Clin Orthop 258:225–231, 1990.

41. Dolan, A.M.; Mulcahy, D.M.; Stephens, M.M. Osteochondritis dissecans of the head of the talus. Foot Ankle 18:365–368, 1997.

42. Dormans, J.P.; Azzoni, M.; Davidson, R.S.; et al. Major lower extremity lawn mower injuries in children. J Pediatr Orthop 15:78–82, 1995.

43. D'Souza, M.S.; Hynes, D.E.; McManus, F.; et al. The bicycle spoke injury: An avoidable accident. Foot Ankle 17:170–173, 1996.

44. Ehrlich, M.G. The problem: Distal tibial fracture in a child. Orthop Consult 7:1–10, 1986.

45. Ehrlich, M.G.; Zaleske, D.J. Pediatric orthopaedic pain of unknown origin. J Pediatr Orthop 6:460–468, 1986.

46. El-Karef, E.; Sadek, H.I.; Nairn, D.S.; et al. Triplane fracture of the distal tibia. Injury 31:729–736, 2000.

47. el-Tayeby, H.M. Freiberg's infraction: A new surgical procedure. J Foot Ankle Surg 37:23–27, 1998.

48. Ertl, J.P.; Barrack, R.L.; Alexander, A.H.; Van Buecken, K. Triplane fracture of the distal tibial epiphysis: Long-term follow-up. J Bone Joint Surg [Am] 70:967–976, 1988.

49. Essex-LoPresti, P. The mechanism, reduction technique, and results in fractures of the os calcis. Br J Surg 39:395–419, 1952.

50. Falkenberg, M.P.; Dickens, D.R.; Menelaus, M.B. Osteochondritis of the first metatarsal epiphysis. J Pediatr Orthop 10:797–799, 1990.

51. Farley, F.A.; Senunas, L.; Greenfield, M.L.; et al. Lower extremity lawn-mower injuries in children. J Pediatr Orthop 16:669–672, 1996.

52. Feldman, D.S.; Otsuka, N.Y.; Hedden, D.M. Extra-articular triplane fracture of the distal tibial epiphysis. J Pediatr Orthop 15:479–481, 1995.

53. Fermaglich, D.R. Reflex sympathetic dystrophy in children. Pediatrics 60:881–883, 1977.

54. Foster, B.K.; John, B.; Hasler, C. Free fat interpositional graft in acute physeal injuries: The anticipatory Langenskiöld procedure. J Pediatr Orthop 20:282–285, 2000.

55. Freiberg, A.H. Infraction of the second metatarsal bone, a typical injury. Surg Gynecol Obstet 19:191–193, 1914.

56. Frush, D.P.; Donnelly, L.F.; Rosen, N.S. Computed tomography and radiation risks: what pediatric health care providers should know. Pediatrics 112:951–957, 2003.

57. Galano G,; Vitale, M.A.; Kessler, M.W.; et al. The most frequent traumatic orthopaedic injuries from a national pediatric inpatient population. J Pedaitr Orthop 25:39–44, 2005.

58. Gellman, H. Reflex sympathetic dystrophy: Alternative modalities for pain management. Instr Course Lect 49:549–557, 2000.

59. Grogan, D.P.; Walling, A.K.; Ogden, J.A. Anatomy of the os trigonum. J Pediatr Orthop 10:618–622, 1990.

60. Gross, R. Fractures and dislocations of the foot. In: Rockwood, C.A.; Green, D.P., eds. Fractures. Philadelphia, J.B. Lippincott, 1975.

61. Haasbeek, J.F. Lower extremity compartment syndrome resulting from a toddler's bed. Pediatrics 102:1474–1475, 1998.

62. Hahn, S.B.; Lee, J.W.; Jeong, J.H. Tendon transfer with a microvascular free flap for injured feet in children. J Bone Joint Surg [Br] 80:86–90, 1998.

63. Hangody, L.; Kish, G.; Karpati, Z.; et al. Treatment of osteochondritis dissecans of the talus: Use of the mosaicplasty technique—A preliminary report. Foot Ankle 18:628–634, 1997.

64. Hawkins, L.G. Fractures of the neck of the talus. J Bone Joint Surg [Am] 52:991–1002, 1970.

65. Higashiyama, I.; Kumai, T.; Takakura, Y.; et al. Follow-up study of MRI for osteochondral lesion of the talus. Foot Ankle 21:127–133, 2000.

66. Holbein, O.; Bauer, G.; Kinzl, L. Fracture of the cuboid in children: Case report and review of the literature. J Pediatr Orthop 18:466–468, 1998.

67. Horowitz, J.H.; Nichter, L.S.; Kenney, J.G.; et al. Lawn mower injuries in children: Lower extremity reconstruction. J Trauma 25:138–146, 1985.

68. Horst, F.; Gilbert, B.J.; Glisson, R.R.; et al. Torque resistance after fixation of Jones fractures with intramedullary serews. Foot Ankle 25:914–919, 2004.

69. Ilizarov, G.A.; Devitav, A.A. Operative elongation of the leg with simultaneous correction of deformities. Ortop Travmatol Protez 30:32–37, 1969.

70. Inokuchi, S.; Usami, N.; Hiraishi, E.; et al. Calcaneal fractures in children. J Pediatr Orthop 18:469–474, 1998.

71. Iselin, H. Wachstumbeschwerden zur Zeit dur Knochernen Entwicklung der Tuberositas metatarsi quinti. Dtsch Z Chir 117:529–535, 1912.

72. Izant, R.J., Jr.; Rothmann, B.F.; Frankel, V.H. Bicycle spoke injuries of the foot and ankle in children: An underestimated "minor" injury. J Pediatr Surg 4:654–656, 1969.

73. Johnson, E.W., Jr.; Fahl, J.C. Fractures involving the

distal epiphysis of the tibia and fibula in children. Am J Surg 93:778–781, 1957.

74. Johnson, R.P.; Collier, B.D.; Carrera, G.F. Os trigonum syndrome: Use of bone scan in the diagnosis. J Trauma 24:761–764, 1984.

75. Jones, S.; Phillips, N.; Ali, F.; et al. Triplane fractures of the distal tibia requiring open reduction and internal fixation: preoperative planning using computed tomography. Injury 34:293–298, 2003.

76. Jones, D.M.; Saltzman, C.L.; El-Khoury, G. The diagnosis of the os trigonum syndrome with a fluoroscopically controlled injection of local anesthetic. Iowa Orthop J 19:122–126, 1999.

77. Kärrholm, J. The triplane fracture: Four years of follow-up of 21 cases and review of the literature. J Pediatr Orthop B 6:91–102, 1997.

78. Kärrholm J.; Hansson, L.I.; Laurin, S. Computed tomography of intraarticular supination–eversion fractures in the ankle in adolescents. J Pediatr Orthop 1:181–187, 1981.

79. Kärrholm, J.; Hansson, L.I.; Laurin, S. Pronation injuries of the ankle in children: Retrospective study of radiographical classification and treatment. Acta Orthop Scand 54:1–17, 1983.

80. Kavanaugh, J.H.; Brower, T.D.; Mann, R.V. The Jones fracture revisited. J Bone Joint Surg [Am] 60:776–782, 1978.

81. Kaye, J.J.; Bohne, W.H. A radiographic study of the ligamentous anatomy of the ankle. Radiology 125:659–667, 1977.

82. Kirkpatrick, D.P.; Hunter, R.E.; Janes, P.C.; et al. The snowboarder's foot and ankle. Am J Sports Med 26:271–277, 1998.

83. Kleiger, B.; Mankin, H.J. Fracture of the lateral portion of the distal tibial epiphysis. J Bone Joint Surg [Am] 46:25–32, 1964.

84. Kling, T.F., Jr. Operative treatment of ankle fractures in children. Orthop Clin North Am 21:381–392, 1990.

85. Kling, T.F., Jr.; Bright, R.W.; Hensinger, R.N. Distal tibial physeal fractures in children that may require open reduction. J Bone Joint Surg [Am] 66:647–657, 1984.

86. Köhler, A. Typical disease of the second metatarsophalangeal joint. AJR Am J Roentgenol 10:705–710, 1915.

87. Konig, F. Ueber freie Korper in den Gelenken. Dtsch Z Chir 27:90–109, 1888.

88. Kump, W.L. Vertical fractures of the distal tibial epiphysis. Clin Orthop 73:132–135, 1970.

89. Langenskiöld, A. Surgical treatment or partial closure of the growth plate. J Pediatr Orthop 1:3–11, 1981.

90. Lauge-Hansen, N. Fractures of the ankle. Combined experimental-surgical and experimental-roentgenological investigations. Arch Surg 60:957–985, 1950.

91. Lawrence, S.J. Technique tip: local bone grafting technique for Jones fracture management with intramedullary screw fixation. Foot Ankle 25:920–921, 2004.

92. Leitch, J.M.; Cundy, P.J.; Paterson, D.C. Case report: Three-dimensional imaging of a juvenile Tillaux fracture. J Pediatr Orthop 9:602–603, 1989.

93. Letts, R.M.; Gibeault, D. Fractures of the neck of the talus in children. Foot Ankle 1:74–77, 1980.

94. Letts, R.M.; Mardirshah, A. Lawn-mower injuries in children. Can Med Assoc J 116:1151–1153, 1977.

95. Lichtman, D.M.; Crawford, A.H. Pediatric Orthopaedic Surgery. Burbank, CA, Science Image Communications, 1988.

96. Loder, R.T.; Brown, K.L.; Zaleske, D.J.; et al. Extremity lawn-mower injuries in children: Report by the Research Committee of the Pediatric Orthopaedic Society of North America. J Pediatr Orthop 17:360–369, 1997.

97. London, W.D.; Crawford, A.H. Triplane fracture. Orthop Consult 4:8–12, 1983.

98. Love, S.M.; Grogan, D.P.; Ogden, J.A. Lawn mower injuries in children. J Orthop Trauma 2:94–101, 1988.

99. Lovell, E.S. An unusual rotatory injury to the ankle. J Bone Joint Surg [Am] 50:163–165, 1968.

100. Lower, R.F.; Kenzora, A.J.E. The diabetic neuropathic foot: A triple crush syndrome-measurement of compartment pressures of normal and diabetic feet. Orthopaedics 17:241–248, 1994.

101. Lynn, M.D. The triplane distal tibial epiphyseal fracture. Clin Orthop 86:187–190, 1972.

102. Mann, D.C.; Rajmaira, S. Distribution of physeal and nonphyseal fractures in 2,650 long-bone fractures in children aged 0-16 years. J Pediatr Orthop 10:713–716, 1990.

103. Mann, R.A. Biomechanics of the foot. In: American Academy of Orthopedic Surgeons. Atlas of Orthotics. Biomechanical Principles and Applications. St. Louis, C.V. Mosby, 1975, pp. 257–266.

104. Manoli, A., II; Weber, T.G. Fasciotomy of the foot: An anatomical study with special reference to release of the calcaneal compartment. Foot Ankle 10:267–275, 1990.

105. Marmor, L. An unusual fracture of the tibial epiphysis. Clin Orthop 73:132–135, 1970.

106. Matles, A.I. Reflex sympathetic dystrophy in a child: A case report. Bull Hosp Joint Dis 32:193–197, 1971.

107. Matteri, R.E.; Frymoyer, J.W. Fracture of the calcaneus in young children: Report of 3 cases. J Bone Joint Surg [Am] 55:1091–1094, 1973.

108. McFarland, B. Industrial aspect of fractures of os calcis. BMJ 1:607–610, 1937.

109. McIntire, M.S. Injury Control for Youth and Children. Elk Grove Village, IL, Committee on Accident and Poison Prevention, American Academy of Pediatrics, 1987.

110. McNealy, G.A.; Rogers, L.F.; Hernandez, R.; et al. Injuries of the distal tibial epiphysis: Systematic radiographic evaluation. AJR Am J Roentgenol 138:683–689, 1982.

111. Mehlman, C.T.; Strub W.M.; Todd, L.T. Talar fractures in children. J Am Osteo Acad Orthop 37:38–41, 2000.

112. Miller, E.H.; Semian, D.W. Gram-negative osteomyelitis following puncture wounds of the foot. J Bone Joint Surg [Am] 57:535–537, 1975.

113. Miron, D.; El, A.L.; Zuker, M.; et al. *Mycobacterium fortuitum* osteomyelitis of the cuboid after nail puncture wound. Pediatr Infect Dis J 19:483–485, 2000.

114. Moehring, H.; Tan, R.T.; Marder, R.A.; et al. Ankle dislocation. J Orthop Trauma 8:67–172, 1994.

115. Mooney, J.F., 3rd; DeFranzo, A.; Marks, M.W. Use of cross-extremity flaps stabilized with external fixation in severe pediatric foot and ankle trauma: An alternative to free tissue transfer. J Pediatr Orthop 18:26–30, 1998.

116. Morris, J.M. Biomechanics of the foot and ankle. Clin Orthop 122:10–17, 1977.

117. Mukherjee, S.K.; Pringle, R.M.; Baxter, A.D. Fracture of the lateral process of the talus. A report of thirteen cases. J Bone Joint Surg [Br] 56:263–273, 1974.

118. Mulfinger, G.L.; Trueta, J. The blood supply of the talus. J Bone Joint Surg [Br] 52:160–167, 1970.

119. Murakami S.; Yamamoto, H.; Furuya, K.; et al. Irreducible Salter–Harris type II fracture of the distal tibial epiphysis. J Orthop Trauma 8:524–526, 1994.

120. Myerson, M.S. Management of compartment syndromes of the foot. Clin Orthop 271:239–248, 1991.

121. Myerson, M.S.; Mann, R.A.; Coughlin, M.J. Soft tissue trauma: Acute and chronic management. In: Mann, R.A.; Coughlin, M.J., eds. Surgery of the Foot and Ankle, 6th ed. Philadelphia, C.V. Mosby, 1993, pp. 1367–1410.

122. Nevelos, A.B.; Colton, C.L. Rotational displacement of the lower tibial epiphysis due to trauma. J Bone Joint Surg [Br] 59:331–332, 1977.

123. Nusem, I.; Ezra, E.; Wientroub, S. Closed posterior dislocation of the ankle without associated fracture in a child. J Trauma 46:350–351, 1999.

124. Ogden, J.A. Skeletal Injury in the Child. Philadelphia, Lea & Febiger, 1982, pp. 621–641.

125. Ogden, J.A.; Lee, J. Accessory ossification patterns and injuries of the malleoli. J Pediatr Orthop 10:306–316, 1990.

126. Ogilvie-Harris, D.J.; Sarrosa, E.A. Arthroscopic treatment of osteochondritis dissecans of the talus. Arthroscopy 15:805–808, 1999.

127. Parmar, P.; Letts, M.; Jarvis, J. Injuries caused by water tubing. J Pediatr Orthop 18:49–53, 1998.

128. Peterson, C.A.; Peterson, H.A. Analysis of the incidence of injuries to the epiphyseal growth plate. J Trauma 12:275–281, 1972.

129. Peterson, H.A. Growth plate injuries. In: Morrissy, R.T., ed. Lovell and Winter's Pediatric Orthopaedics, 3rd ed., Vol. 2. Philadelphia, J.B. Lippincott, 1990.

130. Peterson, H.A. Partial growth plate arrest. In: Morrissy, R.T., ed. Lovell and Winter's Pediatric Ortho-

paedics, 3rd ed., Vol. 1. Philadelphia, J.B. Lippincott, 1990.

131. Peterson, H.A.; Burkhart, S.S. Compression injury of the epiphyseal growth plate: Fact or fiction? J Pediatr Orthop 1:377–384, 1981.

132. Petty, W. The effect of methyl methacrylate on bacterial phagocytosis and killing by human polymorphonuclear leukocytes. J Bone Joint Surg [Am] 60:752–757, 1978.

133. Petty, W. The effect of methyl methacrylate on chemotaxis of polymorphonuclear leukocytes. J Bone Joint Surg [Am] 60:492–498, 1978.

134. Pick, M.P. Familial osteochondritis dissecans. J Bone Joint Surg [Br] 37:142–145, 1955.

135. Poland, J. Traumatic Separation of the Epiphysis. London, Smith, Elder, 1898.

136. Porter, D.A.; Duncan, M.; Heyer, S.J. Fifth metatarsal Jones fracture fixation with 4.5 mm cannulated stainless steel screw in the competitive and recreational athlete: a clinical and radiographic evaluation. Am J Sports Med 33:726–733, 2005.

137. Powell, J.H.; Whipple, T.L. Osteochondritis of the talus. Foot Ankle 6:309–310, 1986.

138. Preidler, K.W.; Brossmann, J.; Daenen, B.; et al. MR imaging of the tarsometatarsal joint: Analysis of injuries in 11 patients. AJR Am J Roentgenol 167:1217–1222, 1996.

139. Ralph, B.G.; Barrett, J.; Kenyhercz, C.; et al. Iselin's disease: A case presentation of nonunion and review of the differential diagnosis. J Foot Ankle Surg 38:409–416, 1999.

140. Rang, M. Children's Fractures. Philadelphia, J.B. Lippincott, 1974.

141. Rapariz, J.M.; Ocete, G.; Gonzalez-Herranz, P.; et al. Distal tibial triplane fractures: Long-term follow-up. J Pediatr Orthop 16:113–118, 1996.

142. Reese, K.; Litsky, A.; Kaeding, C.; et al. Cannulated screw fixation of Jones fractures: a clinical and biomechanical study. Am J Sports Med 32:1736–1742, 2004.

143. Rendu, A. Fracture intra-articulaire parcellaire de la poulie astragalienne. Lyon Med 150:220–222, 1932.

144. Renner, R.R.; Mauler, G.G.; Ambrose, J.L. The radiologist, the orthopedist, the lawyer, and the fracture. Semin Roentgenol 13:7–18, 1978.

145. Renzi-Brivio, L.; Lavini, F.; de Bastiani, G. Lengthening in the congenital short femur. Clin Orthop 250:112–116, 1990.

146. Salter, R.B.; Harris, W.R. Injuries involving the epiphyseal plate. J Bone Joint Surg [Am] 45:587–622, 1963.

147. Schindler, A.; Mason, D.E.; Allington, N.J. Occult fracture of the calcaneus in toddlers. J Pediatr Orthop 16:201–205, 1996.

148. Schlesinger, I.; Wedge, J.H. Percutaneous reduction and fixation of displaced juvenile Tillaux fractures: A new surgical technique. J Pediatr Orthop 13:389–391, 1993.

149. Schmidt, T.L.; Weiner, D.S. Calcaneal fractures in children: An evaluation of the nature of the injury in 56 children. Clin Orthop 171:150–155, 1982.

150. Schofield, R.O. Fractures of os calcis. J Bone Joint Surg [Br] 18:566–580, 1936.

151. Segers, M.J.M.; Wink, D.; Clevers, G.J. Bicycle-spoke injuries: A prospective study. Injury 28: 267–269, 1997.

152. Sherry, D.D.; Wallace, C.A.; Kelley, C.; et al. Short and long-term outcomes of children with complex regional pain syndrome type I treated with exercise therapy. Clin J Pain 15:218–223, 1999.

153. Shin, A.Y.; Moran, M.E.; Wenger, D.R. Intramalleolar triplane fractures of the distal tibial epiphysis. J Pediatr Orthop 17:352–355, 1997.

154. Siffert, R.S.; Arkin, A.M. Post-traumatic aseptic necrosis of the distal tibial epiphysis. J Bone Joint Surg [Am] 32:691–694, 1950.

155. Silas, S.I.; Herzenberg, J.E.; Myerson, M.S.; et al. Compartment syndrome of the foot in children. J Bone Joint Surg [Am] 77:356–361, 1995.

156. Simonian, P.T.; Vahey, J.W.; Rosenbaum, D.M.; et al. Fracture of the cuboid in children. A source of leg symptoms. J Bone Joint Surg [Br] 77:104–106, 1995.

157. Smith, J.W.; Arnoczky, S.P., Hersh, A. The intraosseous blood supply of the fifth metatarsal: implications for proximal fracture healing. Foot Ankle 13:143–152, 1992.

158. Spiegel, P.G.; Mast, J.W.; Cooperman, D.R.; et al. Triplane fractures of the distal tibial epiphysis. CORR 188:74–89, 1984.

159. Spiegel, P.G.; Cooperman, D.R.; Laros, G.S. Epiphyseal fractures of the distal ends of the tibia and fibula. A retrospective study of 237 cases in children. J Bone Joint Surg [Am] 60:1046–1050, 1978.

160. Stone, J.W. Osteochondral lesions of the talar dome. J Am Acad Orthop Surg 4:63–73, 1996.

161. Stucky, W.; Loder, R.T. Extremity gunshot wounds in children. J Pediatr Orthop 11:67–71, 1991.

162. Tachdjian, M.O. Pediatric Orthopedics, 2nd ed. Philadelphia, W.B. Saunders, 1990.

163. Takakura, Y.; Takaoka, T.; Tanaka, Y.; et al. Results of opening-wedge osteotomy for the treatment of a post-traumatic varus deformity of the ankle. J Bone Joint Surg [Am] 80:213–218, 1998.

164. Talkhani, I.S.; Reidy, D.; Fogarty, E.E.; et al. Avascular necrosis of the talus after a minimally displaced neck of talus fracture in a 6 year old child. Injury 31:63–65, 2000.

165. Taranow, W.S.; Bisignani, G.A.; Towers, J.D.; et al. Retrograde drilling of osteochondral lesions of the medial talar dome. Foot Ankle 20:474–480, 1999.

166. Thermann, H.; Schratt, H.E.; Hufner, T.; et al. Fractures of the pediatric foot. Unfallchirurg 101: 2–11, 1998.

167. Thomas, H.M. Calcaneal fracture in childhood. Br J Surg 56:664–666, 1969.

168. Tol, J.L.; Struijs, P.A.; Bossuyt, P.M.; et al. Treatment strategies in osteochondral defects of the talar dome: A systematic review. Foot Ankle 21: 119–126, 2000.

169. Tomaschewski, H.K. Ergebnisse der Behandlung des post-traumatischen Fehlwuchses des Fusses bei Kindern und Jugendlichen. Beitr Orthop Traumatol 22:90, 1975.

170. Torg, J.S.; Ruggiero, R.A. Comminuted epiphyseal fracture of the distal tibia. A case report and review of the literature. Clin Orthop 110:215–217, 1975.

171. Trias, A.; Ray, R.D. Juvenile osteochondritis of the radial head. Report of a bilateral case. J Bone Joint Surg [Am] 45:576–582, 1963.

172. Trillat, A.; Lerat, J.L.; LeClerc, P.; et al. Tarsometatarsal fracture–dislocation. Rev Chir Orthop 62:685–702, 1976.

173. Vahvanen, V.; Alto, K. Classification of ankle fractures in children. Arch Orthop Trauma Surg 97:1–5, 1980.

174. Vangsness, C.T., Jr.; Carter, V.; Hunt, T.; et al. Radiographic diagnosis of ankle fractures: are three views necessary? Foot Ankle Int 15:172–174, 1994.

175. Von Laer. L. Classification, diagnosis, and treatment of transitional fractures of the distal part of the tibia. J Bone Joint Surg [Am] 67:687–698, 1985.

176. Vosburgh, C.L.; Gruel, C.R.; Herndon, W.A.; et al. Lawn mower injuries in the pediatric foot and ankle: Observations on prevention and management. J Pediatr Orthop 15:504–509, 1995.

177. Wagner, H. Operative lengthening of the femur. Clin Orthop 136:125–142, 1978.

178. Walter, E.; Feine, U.; Anger, K.; et al. Szintigraphische diagnostik und verlaufskontrolle bei epiphysenfugen verletzunger. Fortschr Geb Rontgenstr Nuklearmed Erganzungsband 132:309–315, 1980.

179. Waugh, W. The ossification and vascularisation of the tarsal navicular and their relation to Köhler's disease. J Bone Joint Surg [Br] 40:765–777, 1958.

180. White, J. Osteochondritis dissecans in association with dwarfism. J Bone Joint Surg [Br] 39:261–267, 1957.

181. Wiley, J.J. Tarsometatarsal joint injuries in children. J Pediatr Orthop 1:255–260, 1981.

182. Wright, R.W.; Fischer, D.A.; Shively, R.A.; et al. Refracture of proximal fifth metatarsal (Jones) fracture after intermedullary screw fixation in athletes. Am J Sports Med 28:732–736, 2000.

183. Xenos, J.S.; Mulligan, M.E.; Olson, E.J.; et al. Tibiofibular syndesmosis: Evaluation of the ligamentous structures methods of fixation and radiographic assessment. J Bone Joint Surg [Am] 77:847–856, 1995.

184. Zellweger, V.H.; Ebnother, M. Uber eine familiare Skelettstorung mit multiloklaren, aseptischem Knochennekrosen, insbesondere mit Osteochondritis dissecans. Helv Paediatr Acta 6:95–111, 1951.

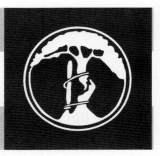

第 17 章

非意外性创伤

Jeffrey Shilt, M.D., Neil E. Green, M.D., *Kathryn E. Cramer, M.D.

对儿童蓄意的躯体虐待是一种荒诞而野蛮的行为,谁也不愿意遇到这类诊断。在所有关于儿童虐待和疏忽过错(包括疏于照顾、感情虐待、性虐待和身体虐待)的病例中,躯体虐待的病例占 20%[129]。有许多术语来描述躯体虐待的畸形外科表现包括受虐待儿童综合征以及"非意外性创伤"这一首选术语。

本书的许多章节都描述了技术的进步改善了儿童骨折的治疗效果,但与此不同的是,技术进步未必对受虐待儿童的治疗有所帮助。本章的目的旨在为临床医生提供更多的教育、培训和认识方面的基础知识,使他们能识别儿童受虐待病例,从而减少误诊,并促进非意外性创伤的报道。

第一节　相关法律

1961 年,美国卫生教育福利部儿童局颁布了一项范例法规,强制性要求临床医生和其他医疗职业人员提供相关病例报告。虽然这项法规在不同医疗群体的准确解读上有所不同,但所有条款都立即确认出任何可疑的虐待病例。如果医生善意提供了相关报告,通常可免于承担相关的刑事和民事责任。

然而,如果虐待不是损伤的原因而恶意报告为虐待,则可能接到民事起诉。不幸的是,我们的起诉环境使得来自感觉受到诬告的父母的起诉案件不断上升。这种风险使得医疗保健人员不情愿地卷入儿童保护案件中,这种风险必须回避[136]。相反,民事诉讼案却在起诉医生未报告儿童受虐待案例的行为,而且大多数

法例还针对未能及时报告疑似儿童受虐待的医师强加了刑事处罚。

幸运的是,全球大多数地区的趋势是,对此现象的认识正在不断提高以及有关的医疗保健教育已有所改进[72,133]。有了这种认识,对提供相关报告的医护人员的法律保护应有所改进。

第二节　历史回顾

虽然对儿童受虐的影像学表现已经有了一个多世纪的认识,但直到 1946 年,Caffey 才对 6 例慢性硬脑膜下血肿和长骨骨折而无受伤病史的患儿进行了研究[20]。研究表明,这些患儿均没有哪种全身性疾病可以解释其影像学表现,因此他认为对儿童的伤害才是引起这些影像学表现的原因。他进一步建议,对有无法解释的长骨骨折患儿应检查其有无慢性硬脑膜下血肿,反之亦然。

1953 年,Silverman 描述了患儿中骨膜下新骨形成伴有干骺端不规则骨碎片的病例,他认为这种损伤是 Caffey 最初描述的综合征的一部分[116]。1960 年,Altman 和 Smith 报道了一些未发现创伤的儿童病例。1972 年,Kempe 和 Helfer 正式提出了"受虐待儿童综合征"这一术语[7,56]。从那时起,该定义的范畴已扩展到包括各种形式的虐待而不仅仅是躯体虐待。

有文献认为,过去 20 年,相关报告的增多已使确诊的受虐病例数量增加了一倍[110]。但由于相关定义、认识和报告方法的不断变化,儿童受虐的实际发生率

---

*本章献给 Cramer 博士。她最初撰写了这一章,本章内容是在她所提供的撰写框架下完成的,她的教导和身影如同就在今天。

尚不能明确。可以明确的是,因躯体虐待导致儿童严重伤害甚至死亡的摧残或漠视儿童刑事案件数量正在逐年上升[136]。令人失望的是,在同一时期骨骼损伤的减少并没有使得所报告的总发生率或严重后果有所降低[74]。

第三节　虐待和忽视的形式

本章的重点讲的是骨科医生在医治非意外性创伤受害儿童以及协助对躯体损伤儿童进行损伤评估和治疗所起的作用。然而,进行治疗的外科医生必须熟悉其他形式的儿童虐待。了解儿童受到忽视、性虐待或情感虐待的体征,会使治疗医生把非意外性创伤纳入诊断范围。

可将"忽视儿童"定义为父母或其他监护人未能满足儿童的基本需求以及未能提供足够的看护[92]。躯体忽视比躯体虐待更普遍,更常见疏忽往往是长期的,导致儿童未能得到充分的关爱、食物、衣物、庇护、医疗、安全和教育。儿童被忽视的躯体征象包括营养不良、异食癖、持续的疲劳和倦怠、保健缺乏和缺少衣物[92]。躯体忽视的行为征象包括缺乏适宜的成人监管,甚至"角色反转",即儿童成了其父母的看护人。其他征象还包括吸毒、酗酒、逃学和受家长剥削,例如被迫乞讨或偷窃[92]。

儿童性虐待是指为满足成人性欲望或利益而使儿童受到性剥削。大多数骨科医师缺乏评估性虐待方面的培训。幸运的是,美国儿科学会青少年人身侵犯受害者救助特别工作组总结了青少年暴力损伤的流行病学及其身心后果,以及对受害者的相应医疗护理。他们针对性虐待制定了专门的评估流程,并设计了这一领域的专业认证证书[2,9]。

性虐待的施害者通常是受害儿童所熟知的人,而且犯罪行为常常持续较长时间。这种虐待现象是常见但却难以发现和确认[7]。对性虐待的体征描述已超出了本文的范围,但应了解其行为征象,因为出现这些行为征象时医生就要警惕该儿童可能是性虐待受害者。性虐待受害儿童可能变得孤僻而且与同龄儿童的关系欠佳。这些儿童往往缺乏自尊心,对别人充满恐惧心理,尤其是成年人。他(她)们可能会有羞耻感或有罪感,学习成绩也会变坏。还可以显示出假性人格发育成熟。儿童遭受性虐待可能导致退化性行为,甚至自杀倾向。这些儿童可能会表现有性乱以及对同胞进行性虐待。

第四节　躯体虐待

虽然软组织损伤是儿童受虐待最常见的临床表现[82],但还有 10%~70%躯体受虐待儿童表现有某种类型的骨骼创伤[3,43,49,51,69,82]。来自骨科医生的临床数据。据文献估计,30%~50%躯体受虐待儿童是因骨折或其他骨科疾患来就诊骨科医生的[8,111]。医治受伤儿童的骨科医生必须熟悉与虐待相关的损伤及其临床表现,以便正确诊断和医疗干预疑似病例。

识别躯体虐待对保护受害儿童及其同胞极其重要。在没进行干预而重回受虐家庭的儿童中,35%~50%将会再次受到虐待,而且 5%~10%的二次受虐是致命性的[43,108]。对于儿童受虐病例的早期确认和干预怎么强调也不过分,而且要对其效果要给以鼓励。据文献报道,早期正确干预后的复发率低于 10%[40]。

一、按年龄的人口统计数据

非意外性创伤病例中高达 79%发生于年龄小于 4 岁的儿童[130]。此外,1 岁以内儿童的骨折 50%是受虐待造成的[24,118,122]。单凭这些数据就可以认定,对年幼儿童的骨折进行彻底排查是完全正确的。多项报道进一步证实了这些发现。

到急诊科就诊的非意外性创伤受害者有近似的年龄统计数据。事实上,3 岁以下的所有创伤患者中 10%为非意外性创伤,占该年龄段中头部和四肢创伤的 30%[53]。

导致死亡的严重创伤也发生于最年幼的年龄组中,其中近 80%的死亡发生于年龄小于 5 岁的儿童,而且这些儿童一半以上的年龄小于 1 岁[27],尽管在 Herndon 的报道中,只有 58%的患儿年龄小于 3 岁,他们占到骨折倒数的 94%[50]。在另一项研究中,65%的受虐患儿年龄小于 18 个月[31]。

在 12 岁以前,非意外性创伤的发生率随着年龄的增加而降低这一模式是与意外性创伤的发生率随着年龄的增加而升高相对应的[138]。事实上,大于 5 岁的儿童在虐待所致骨折中所占比例小于 10%[88,139]。

二、受伤史

病史线索依然是诊断虐待儿童最重要的途径之一。此时,建立查体还有助于调查非意外性创伤。有一种貌似合理的损伤检测方法。往往把病史数据列入从楼梯上摔下致伤的可能性,这种常见事也正是否认虐待儿童的常用虚假借口[101]。非意外性创伤与意外性创伤的鉴别也曾按照 Likert 类方式加以描述，用一些确诊虐待的判断标准来界定为非意外性创伤（表 17-1）。

美国儿童虐待调查专业协会（APSAC）已出台了调查采访儿童受虐待病例的实用指南[12]。这些指南详述了法庭调查采访的目的、采访的背景和内容以及为执法调查人员的特殊问题。骨科医师应熟悉该指南，这样，我们所获取的信息将有助于相关人员在后期做出困难却不得不做的决定，即是否让受害儿童回到那个曾经受害的家。

我们必须认识到，众多学科都有经过培训的专业人员，有能力进行专业性采访，包括执法人员、儿童保护服务人员、地区律师事务所人员（例如，地区助理律师）以及儿童法医面试官（例如，社会工作者、心理学家或医生）。他们都是儿童专业评估小组的成员并受过适当的专业培训。至关重要的是，要让这些受过这种采访方法专门培训的人员及时地进行一项适当的采访。

APSAC 的下列建议旨在提高所获取信息的质量：

- 要尽可能在伤害事件发生后及早进行儿童采访。

- 评估儿童以确定儿童精神或身体状况能否在见面时接受采访。

- 必须权衡考虑关注儿童安全的担心以及延期采访的影响这两个方面。

- 如果可能的话，采访地点一定要选在中立性地方场所（如 CAC 或其他专业场所）。通常都会仓促引见患儿进行采访，例如受害后 72 小时内来急诊科就诊的儿童。但是对于年龄较小的儿童，需要做更充分的准备，可以推迟法医采访。为了揭示出相关信息要为儿童提供安全的场所。

- 对于某些儿童来说，通过一次采访就可以获得综合性披露信息。对于某些病例，必须进行充分的采访才能获得完整和准确的事件经历。最好不要由不同的法医采访者对儿童进行反复采访，这会使调查结果缺乏完整性。

- 调查采访后必须保留精确的文字记述。

- 为保持采访格式和记录的一致性，最好由一名采访人员进行采访。调查记录保持一致的格式非常重要。

- 采访过程包括相关介绍、建立融洽关系、开发性筛查和作证能力检查。对于最后一项，有些州要求采访者确认儿童是否了解或者能否描述真伪之间的不同。

骨科医生的职责是记录好儿童或其监护人提供的信息，态度要关爱可亲不带威胁性。所收集和记录的事实十分重要，可以帮助法医调查人员比较事件经过和确认证据。家长或监护人对损伤的叙述可能含糊不清、不完整，他或她可能回避事实或不愿主动详述事件的经过。身体损伤程度可能与病史描述的不一致[23,34,49]，而且报告的受伤时间往往与受伤的明显年龄不一致。延误寻求治疗是一种暗示证据。反复创伤史而且儿童是在不同医疗机构就医治疗，均应引起怀疑。

父母对受伤事件的态度也不合常理。他们可能

表 17-1 临床医生鉴别虐待与意外性创伤的判断标准

确认的虐待

目击者

没有骨骼基础疾病但骨骼检查为阳性

体检查有异常（如擦伤或烧伤）

可能的虐待

初诊医生认为是虐待但与病史不一致

病史不足以明确损伤原因或意外病史有所改变

可疑的虐待

病史不一致

意外病史有改变

就诊不恰当延误

原因未知

可供信息不充分

可疑的非故意伤害

孤立性意外，社会工作者或医生并不怀疑受虐待，病史与损伤程度有些不一致但和损伤类型一致

病史与创伤程度有些不一致，社会工作者或医生并不怀疑虐待或忽视

孤立性事件，没有虐待嫌疑，事由不详

可能的非意外性伤害

事由一致，社会工作者或医生不怀疑虐待，孤立性创伤

事由一致，不怀疑受到虐待或忽视

勉强一致的事由，社会工作者或医生并不怀疑虐待，孤立性事件

确诊的非意外性伤害

机动车意外事故

多名见证人（如警察报告，现场救护人员）

行人遭受摩托车撞击

Adapted from: Thomas, D.E., et al. Referals to a hospital-based child abuse committee: a comparison of the 1960's and 1990's. Child Abuse & Neglect 25(2):203-213, 2001.

对孩子的受伤持愤怒或不满的态度，或者她们完全忽视受伤的孩子。还有些父母可能会过分参与[42]。

儿童个人历史将为识别儿童是处于危险中提供一些附加的信息。虽然儿童受虐待现象相当普遍，几乎发生在所有社会经济阶层，但报道的病例似乎在较低社会经济阶层较多[92]。没有外部支援的处于社会孤立家庭往往有虐待儿童的倾向。在那些父母卷入暴力人际关系的家庭虐待也常见。那些曾是幼童期虐待受害者的成年人更有可能成为虐待儿童的父母，他们对孩子有着不切实际的期望(即，期望值与儿童的发育和智力不相称)。生活压力大的家庭非常脆弱。非法或意外怀孕少女怀孕以及父母离异，都是虐待儿童发生率增加的相关因素。失业、吸毒品或酗酒、身体或精神疾病都会增大儿童受虐的可能性[52,92]。

任何妨碍正常亲子关系以及导致正常的亲子联系缺失的情况都会增加虐待儿童的危险性。急躁或好动的儿童，或者有身体或发育性残疾的儿童更有可能遭受其父母或监护人的虐待。可能需要更多的关心和关注的早产儿受虐待的可能性是足月产儿童的 3倍[91]。在最近的一份关于杀死婴儿者的调查报告中，未满 17 岁的母亲，19 岁或以下母亲的第二胎或多胎次生育，没有父母照看，以及受教育水平低，均被列为最强危险因素。因为婴儿被害事件大多发生在出生后的前几个月里，所以建议在妊娠和产后期要介入干预[99]。

三、体格检查

治疗儿童骨折的骨科医生可能要面对那些因遭受虐待而导致肌肉骨骼损伤的患儿。一定要考虑到非意外性创伤的可能性，因此必须对患儿进行仔细全面的检查。要仔细记录皮肤和软组织损伤，包括各病变的大小、形状、位置以及估计的愈合期[92]。然后检查整个中轴骨骼和四肢骨骼。最后再检查受伤区域以减少患儿的焦虑。尽管急性骨折可发现有触痛、捻发音或不稳定，但愈合中的骨折可发现有可触及的骨痂但无触痛。如发现上述任何异常都要进行影像学检查。

软组织损伤包括身体任何部位的挫伤或鞭痕。特别容易受到创伤的部位有头部、面部和颈部，包括唇、口、耳朵和眼睛[82]。躯干、背部、臀部、大腿等处的挫伤也较常见。挫伤可能形成规则的外观形状，类似于造成损伤所用物体的形状，如手掌、拳头、皮带、腰带扣或电线。体表有多处受伤或是不同愈合期的多发损伤提示儿童遭受虐待，需要进行进一步调查[18,92]。

烧伤也较常见，并可能合并有其他损伤。可能出现烟头烫伤，特别是手掌、脚底、背部或臀部。浸渍性烧伤形成规则的形状。如果儿童被推入很热的水浴盆或浴槽中，将造成臀部和外生殖器烧伤。但是如果一个肢体被浸入热水中，则会出现手套或袜状烧伤区。如果儿童是被某种器具烫伤，如烙铁、烤架或其他形状可辨认的灼热物体，则会产生模型样烧伤。

撕裂伤可出现在身体任何部位，但一些常见类型是手腕、踝部、颈部或躯干的勒伤。头面部撕伤常见，甚至可见于嘴内或耳朵内。医生还必须查找外生殖器和其他体表部位有无损伤。

腹部和腹腔脏器的损伤可能由儿童受到虐待所致。也可见腹壁挫伤和小肠壁内出血。腹腔脏器破裂也曾有报道，包括肠、脾、肝脏、胰腺和血管。肾脏和膀胱也可能受伤。

中枢神经系统创伤常见而且可能严重。硬膜下血肿可由钝性创伤或剧烈摇晃婴儿所致。较常见的蛛网膜下腔出血就是所谓的摇晃婴儿综合征所致。眼科检查将证实存在有视网膜出血[135]。头部的非意外性创伤不同于机动车交通事故中的撞击伤。遭受过头部创伤的患者，大多表现为意识清醒，而且比机动车事故受伤者的格拉斯哥昏迷评分(GCS)分数高[13]。

遭受过虐待的儿童往往有一些身体或精神遭受虐待所导致的行为特征[92]。与正常儿童相比，受过虐待的儿童可能表现得不顺从、消极而且不幸福。受过虐待的儿童可能警惕心很强，警惕和任何成年人的接触[42]。他们往往易愤怒，感到孤立，并会表现出破坏性行为。他们可能喜欢辱骂别人，因此难以形成正常的人际关系[107]。与父母分居常常难以接受，但偶尔有受过虐待的儿童对与父母分居都无动于衷。这些儿童一直在寻求交往，并出现发育延迟[92]。

四、影像学评估

对于怀疑躯体受虐待的病例，传统的骨骼 X 线片是主要的筛查手段。在未满一岁的受虐儿童中，骨骼检查中发现有未料想到骨折的占到了 22%[88]。这项检查应包括：四肢的前后位 X 线片，片中应包括手、脚；胸腰椎的正位和侧位 X 线片，要有足够的穿透度以便显示肋骨；以及头颅部的前后位和侧位 X 线片。美国放射学会和美国儿科学会的放射组建议，高质量的放射学骨骼检查应包括：①使用高分辨率成像系统，其技术参数应使影像对比度和空间分辨率最佳；②每个解剖部位都要拍摄足够数量的准直位 X 线片[30,70]。让整个患儿显示在一张 X 线片上不可取,而且可能会漏诊骨折[85]。

在过去的十年里,拍摄 X 线平片的方法已发生了迅速改变。传统的胶片断面成像技术是拍摄 X 线片的经典方法。然而,计算机控制的 X 线成像技术很快成了新的标准方法。据估计,到了 2004 年,美国近 80% 的儿科医疗影像设备都换成了数字化方式,目前这一比例可能更高。这种技术的优点很多,例如,利用所提供的后处理技术可用于诊断非意外性创伤。只要正确使用,后处理技术可以提高病理学影像质量,同时还提高局部对比度[59]。

虽然儿童非意外性创伤可以表现为几乎任何伤害模式,但在受虐待儿童观察到的一些损伤是这一群体特有的,并且更可能是遭受虐待创伤的结果。后几种骨骼损伤包括肋骨、干骺端和头骨骨折。选择适当

的影像学成像方法有助于检测出这些损伤。特别是检测干骺端骨折必须依靠高清晰度的小视野 X 线片。计算机控制的 X 线照相术可以进行成像后处理。有助于改善 X 线片的质量,便于以现这种损伤。这种损伤在 X 线片上的下生长部干骺端内出现一个透亮区,完全或局部扩展过,并大致垂直于骨的纵轴。2 岁以下患儿的急性肋骨骨折,强烈提示为非意外性创伤。这种骨折表现为线形透亮区,但很难在 X 线片上显影。多项报道建议 X 线片的灵敏度应低于 50%[17,96]。因此要拍摄随访 X 线片来增强对这种骨折的检测,而且要在随访拍胸片[35]。对于颅骨损伤的诊断,X 线平片历来都是金标准。然而有证据表明,CT 在探测骨折方面更有优势。对采用这种方式作为标准方案尚有争议。但对于一些高度怀疑的病例,应该采用 CT[17]。CT 和 MRI 显示脑损伤最好[79](图 17-1)。

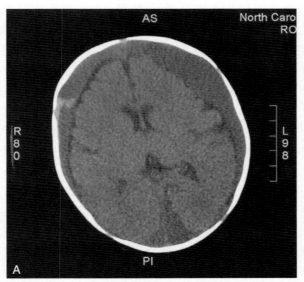

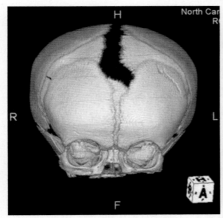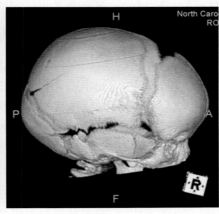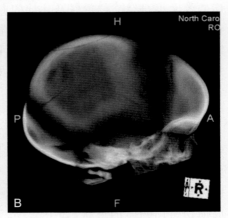

图 17-1 (A)轴位 CT 扫描。(B)重建影像。单独使用轴位图像不能充分描述异常表现和解剖关系的特征。本病例中产生了附加的 3 维多平面重建图像,在轴位 CT 上清晰可见左侧额骨骨折和右侧颅顶骨骨折,伴有混合密度硬膜下水肿、囟门膨出和骨缝宽大。

研究表明,骨骼随访检查(约在初始评估后 2 周)有助于发现可疑儿童虐待病例骨骼损伤,并可确定损伤时间。在一项研究中,23 例患者中有 14 例有关骨骼损伤的附加信息,骨折的检出率提高了 27%。随访骨骼检查也有助于确定出 20% 病例的预诊日期[68]。

有时需要进行进一步的影像学检查,如超声或关节造影来评估软骨区损伤[85,86]。对于那些正常骨化会延迟的部位,如股骨头骨骺以及肱骨的近端和远端,超声检查特别有帮助[85]。在常规 X 线片发现这些损伤之前,超声还可以发现骨膜下出血、隐匿性长骨骨折和肋软骨损伤[19]。

有些学者主张用放射性核素骨扫描来进行初始筛查,因为它增加了灵敏度并降低了辐射剂量[119,123]。也有人认为,生长板作为靶器官,在骨扫描过程中实际接收的辐射剂量会增大[126]。骨扫描可能检测不出骨骺–干骺端骨折,因为这个部位正常情况下辐射吸收量就会增加[85,86],因此会漏诊两侧对称骨折[85,88]。最重要的是,骨扫描异常不具有特异性,可出现在创伤中,也可以出现于其他各种疾病中[123]。此外,对儿童

骨扫描结果的判读往往很困难,甚至定位的微小差错就会引发聚焦异常。然而,对于肋骨创伤、某些脊柱创伤和微妙骨干创伤骨扫描特别敏感,尤其是急症时[83,85,128]。因此建议,放射性核素骨骼闪烁造影应在骨科检查为阴性结果但临床上强烈怀疑有损伤时作为一项辅助检查[73]。骨骼检查和骨闪烁造影应被看作是评估非意外性创伤的辅助检查项目,在疑似儿童受虐待病例中可进行这两项检查[80]。

肋骨 CT 扫描也很有用。这些部位用 X 线平片往往难以发现骨折。对于疑难病例,多平台有助于操控数字影像和体素成像,可使诊断更清晰(图 17-2)。

1.受伤时间的影像学估测

骨折愈合阶段可通过影检查明确,医治受伤儿童的骨科医生对此必须有基本的了解。如果骨折的影像学愈合期与所述的受伤日期不一致。应对此骨折病例加以怀疑。表 17-2 列出了不同骨折愈合阶段的常规时间表,并有简要说明。幼小婴儿,对损伤的反应快,因此此表中的数据仅做参考。

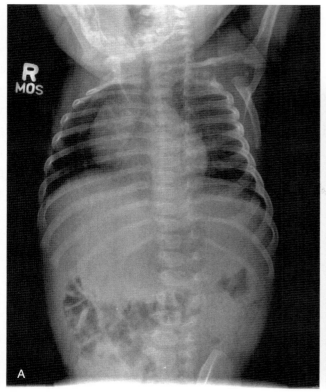

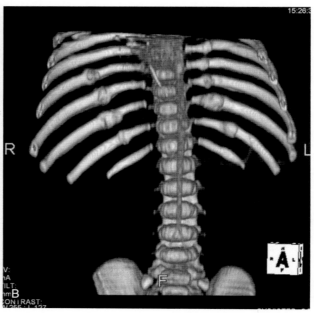

图 17-2　肋骨的 X 线平片难以诊断骨折。用 TeraRecon Aquarius 工作站(San Mateo,Calif)体素成像后的 CT 扫描。这是一种采用专门为快速处理大量数字影像和医疗信息交流(DICOM)数据站设计的专用硬件和软件组合的综合技术平台,可提供经表面遮蔽的多平面实时影像。(B 见彩图)

表 17-2 儿童骨折后影像学改变时间表			
类别	早期	峰值期	晚期
软组织分辨率	2~5 天	4~10 天	10~21 天
骨膜下新骨形成	4~10 天	10~14 天	14~21 天
骨折线模糊	10~14 天	14~21 天	-
软骨痂	10~14 天	14~21 天	-
硬骨痂	14~21 天	21~42 天	42~90 天
重塑	3 个月	1 年	2 年骨骺闭合

Adapted from O'Connor, J.F.; Cohen, J. Dating fractures. In: Kleinman, P., ed. Diagnostic Imaging of Child Abuse. Baltimore, Williams & Wilkins, 1987, pp. 103–113.

• 软组织分辨率：正常脂肪层面和肌肉边界的消失是由于出血和炎症引起的。这些表现是受伤后即刻骨折的首要证据，有时是唯一证据。根据伤害程度的不同，这些变化会持续数日[34,94]。

• 骨膜下新骨：骨膜下新骨形成在钙化之前 X 线片上显示不明显，婴幼儿通常在 7~14 天发生钙化；但是有的 4 天即发生钙化。未固定骨折受到反复创伤所引起的持续骨膜下出血，可导致广泛或"泛滥性"骨折骨痂[34,94]。

• 骨折线不清晰：由于死骨的吸收，新鲜骨折的锐利边缘变得模糊不清。骨折间隙似乎增宽且不清晰。这种影像学表现在 2~3 周时最为明显，但 1 周前通常不会出现[34,94]。干骺端桶柄样骨折或边角骨折通常只能用这种方法确定骨折时间，因为不会发生骨膜下新骨形成[94]。

• 软骨痂：类骨质钙化过程中的骨痂生成可导致 X 线片可见的骨密度增大，在骨膜下新骨出现之后不久即开始生成骨痂。

• 硬骨痂：软骨痂出现后大约 1 周，骨折部位会板层骨桥接。这个愈合阶段在 3~6 周完成[34,94]。

• 重塑：患者年龄、骨折移位程度和骨痂形成数量都是与骨重塑相关的变量。年幼儿童的无移位骨折可以在几个月内完成重塑，而移位骨折或成角骨折的大龄儿童，重塑可能要持续一年[34,94]。

五、骨折的类型

几乎所有的骨都会发生骨折；四肢、颅部和肋廓是最常见骨折部位[31,50,57,69,77,88,95,139]。在一个研究系列中，长骨骨折占受虐儿童所有骨折总数的 68%[5]。虽然躯体虐待没有绝对可确诊的特征性骨折类型，但确实有些骨折类型表现更像是虐待而不是其他型的病因[6,8,31,40,69,85,88,95,102]。这些骨折类型包括干骺端或骨骺骨折（边角骨折、桶柄样骨折、碎片骨折）、后肋骨折、多发或广泛复合性头颅骨折、肩胛骨和胸骨骨折、多发骨折以及未报道过的其他骨折。单一骨折，颅骨局部线状骨折，长骨干骨折和锁骨骨折都可伴发于儿童受虐待事件，但特异性较低[58,69,77,125,139]。但一些早期作者报道，螺旋状骨折是最常见的长骨骨折类型[50,95]，而更新的数据表明单一的横行长骨骨折是受害儿童最常见的骨折类型[40,57,77]。因为这些骨折也见于意外性创伤，因此并非是受虐特有的骨折类型[125]。

1.骨干骨折

诊断儿童受虐最困难的难题是，儿童的单一长骨骨折无可靠的受伤史且没有受虐待的其他特征，这一点怎么强调也不过分[16]。这种骨折常常遇到，而且每一种骨折类型都有：螺旋状、斜行和横行骨折。同样困难的是，引起长骨干骨折的可能是意外性创伤也可能是非意外性创伤（图 17-3，图 17-4）。横行骨折是直接伤害所致，而螺旋骨折是旋转或扭转外力所致（图 17-5）。施虐父母可能采取其中的一种方式，所以在受害儿童中这两种骨折类型均可遇到。独立的骨干骨折是受虐儿童最常见的骨折类型[31,57,77]，而且骨干骨折的发生率是典型的干骺端骨折的 4 倍[88]。肱骨、股骨及胫骨是受虐儿童最常见的骨折长骨[8,40,50,57,77,95]。不能走动儿童的长骨骨干骨折提示儿童遭受虐待，除非证明是其他原因所致。如果引起的骨折的病史描述不合理，例如是在换尿布时发生骨折，或者报告的创伤病史不真实，都要高度怀疑儿童遭受虐待。如果延误就诊的理由不充分或者发现有其他创伤的体格检查证据，也要怀疑是患儿遭受虐待。如果患儿除了骨干骨折外，还有处于不同愈合阶段骨折或多处急性骨折的影像学证据，而没有意外性创伤或骨病的证据，应做出儿童受虐待的明确诊断。

股骨干骨折可见于意外性和非意外性创伤；但 12 个月以下的患儿，虐待占到这种骨折的 60%~80%[6,9,45,81,125]。当 2 岁以下的儿童出现股骨干骨折时，应考虑儿童受到虐待[78]。非意外性创伤伴发的骨折往往发生在股骨远端，或者常合并有股骨远端骨折[104]。4 岁以下儿童的股骨骨折中多达 30% 是儿童受虐待所致，在不会行走婴幼儿的股骨骨折最常见的原因是非意外性创伤[107]。Schwend 及其同事也证实了这一发现[109]。学步期儿童

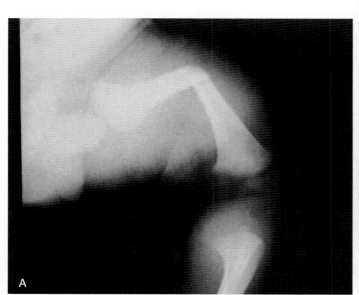
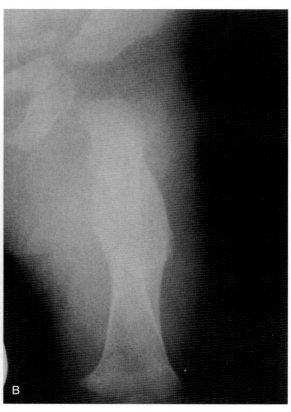

图 17-3　非意外性创伤引起的婴儿股骨干中段骨折。(A)股骨 X 线片显示,伴有明显成角的股骨干中段骨折。虐待所致的婴儿股骨骨折可以是螺旋状骨折也可以是此图所示的简单横行骨干骨折,这种骨折无疑是暴力所致。(B)在骨折复位并用髋人字石膏制动伤肢后,可见骨折正在愈合。

的股骨长螺旋状骨折通常是由意外性创伤所致,不要仅仅考虑是虐待所致,而且最近几位作者也表明,股骨干骨折类型在鉴别意外性创伤和非意外性创伤方面是不可靠的[7,105]。年幼儿童的股骨干骨折一直与儿童受虐待高度相关,因此通常并不作为意外性创伤的结果加以报道[37,57,95,125]。Worlock 及其同事在 5 岁的儿童中未发现一例意外性肱骨干骨折,文献中记录的所有这种病例都是虐待所致。相反,在他们的病例系列中,所有的肱骨远端髁上骨折和髁部骨折都是由意外性创伤所致[139]。然而,最近的报道对他们发现提出了置疑。在评估 3 岁以下患儿的肱骨骨折中,Strait 和其合作者记录的虐待病例仅占肱骨干骨折的 58%,但却发现评估的肱骨髁上骨折中 20% 与虐待有关[122]。在这项研究中,虐待相关的创伤与 15 个月以下的年龄明显有关。因此,对于 15 个月以下患儿的所有肱骨骨折(包括肱骨髁上骨折)在鉴别诊断中,都要考虑到儿童受虐待的可能[122]。尺骨和桡骨骨折在意外性创伤中常见,而在儿童受虐待病例中是最少发生

骨折的长骨[8,40,50,77,95]。

在评估学步期儿童的胫骨干骨折病因时要特别仔细。无移位形胫骨干螺旋状骨折 ("学步期儿童骨折")极为常见而且都是意外性创伤所致。学步期儿童骨折通常发生于 2~3 岁年龄段,而且在初始检查时受伤史不一定很清楚。因为儿童受伤时不在父母视线内,所以对创伤一无所知。这些事实都使得意外性和非意外性创伤的鉴别诊断十分困难。然而,最近一项 Meta 分析强烈建议,要对这种创伤进行仔细评估,否则会有强加创伤的高度风险[24,84,137]。

治疗:长骨骨干骨折最好立即进行制动治疗。婴儿股骨干骨折最好用 Pavlik 固定带固定。如果考虑其稳定性较差的话,可以应用人字形石膏固定。如果创伤大到是以撕裂骨膜,有些股骨干骨折可能非常不稳定。因此,闭合复位后至骨折完全愈合前(通常为 6 周)必须定期进行 X 线片检查。为了完成对患儿家庭的社会福利调查和受伤环境调查,患儿必须住院治疗。

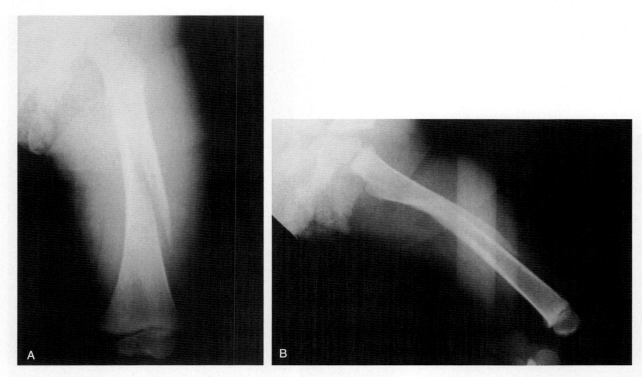

图 17-4　意外性创伤导致的学步期儿童股骨骨折。(A)2 岁儿童跑步摔倒后的股骨前后位 X 线片。这种骨折是学步期儿童相当典型的骨折类型。调查家属未发现可疑证据,患儿也没有其他损伤或可疑的受虐待体征。(B)侧位片显示为股骨长螺旋状骨折。

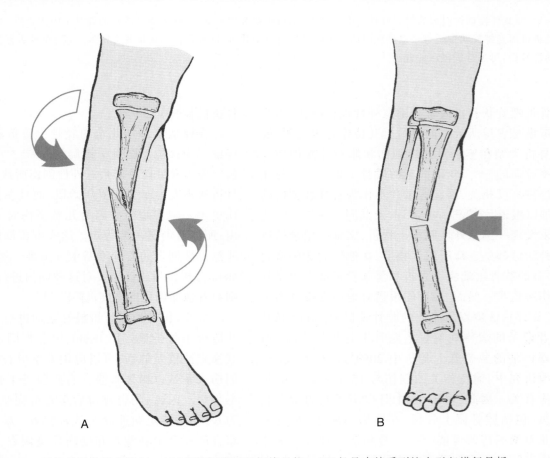

图 17-5　引起骨折的损伤机制。(A)扭转损伤引起螺旋骨折。(B)长骨直接受到撞击引起横行骨折。

肱骨干骨折也应该进行制动治疗,最好应用 Velpeau 绷带(韦尔波绷带)进行固定。婴儿的这种骨折愈合非常快(图 17-6)。

2.骨骺干骺端骨折

虽然骨骺干骺端骨折比骨干骨折少见得多,但对受虐患儿颇具特异性。造成这种骨折所需的暴力(牵拉和扭转)不可能由摔倒或其他意外事故产生[5](图 17-5和图 17-6)。人们认为这种骨折主要表现为干骺端的局部撕脱,但最近的病理影像学研究表明,边角状骨折和桶柄样骨折可能是在不同投照位上看到的同一种损伤[60,66](图 17-7)。与猛烈摇晃中快速加速-减速相关的剪切力,可导致经初期松质骨的骨折,在骨骺上仍附着有一块骨和钙化软骨板。不含发生骨膜下新骨形成,因为该部位骨膜紧紧贴覆骨干而且没有破裂[19]。一旦出现,骨膜反应通常很隐匿。广泛骨膜反应只出现在骨骺骨折块有移位或剪切到骨膜本身的病例(见图 17-8 和图 17-9)[19,58,85]。随着骨折的逐渐愈合骨折边缘逐渐模糊[85]。这种骨折有时候容易被漏诊,所以必须用高清晰 X 线片进行诊断[58,61-64]。而且,在愈合期间缺乏骨膜隆起也使检测这种骨折变得困难。因此,这种骨折的真实发生率可能被低估[85]。

曾有文献报道,在愈合期骨骺肥大软骨的透 X 线区会延伸到干骺端内。延伸到干骺端内的深度与受伤时的年龄有关,延伸的形态与损伤程度有关。这种骨骺透 X 线区的延伸在轻度损伤时为单一局部性,而在广泛损伤时为多发广泛性[98]。

伴有骨骺分离的真正生长部骨折通常由猛烈的牵拉或旋转所致,而不是由猛烈摇晃所致,因此可能并发生长紊乱和畸形[95,127]。这种骨折在受虐儿童中并不常见,除非发生在肱骨远端以及肱骨和股骨近端(图 17-10)。

第五节　特殊类型的骨折

一、Ⅰ型肱骨远端骨折

由于诊断病例不足,这类骨折的确切发生率尚不确定[33]。这类骨折曾经被认为十分罕见,但现在认识到其实并不少见。这种骨折可明确地联想到可能的病是产伤和虐待。儿童受虐待是新生儿期之后最可能的病因。据 Holda 及其同事报道,从高处跌落是他们研究系列中骨折的原因[52]。但是他们的 7 名患者中,有 3 名患儿小于 18 个月,因此归因于虐待的可能性更大。DeLee 及其同事报道,在他们的 16 名患者中有 6 名患儿被证实或怀疑属于儿童受虐待[33]。因此,在诊断低龄患儿的这种骨折时一定要怀疑有儿童虐待的可能性[89]。

这些儿童肘部都有明显的肿胀,而且肘关节的体检表现类似于脱位的表现。轻触肘关节可以发现有低沉的捻发音,这是由于两个软骨表面的相互摩擦所产生的。必须将其与骨性捻发音相鉴别。在正位 X 线片上可见尺骨和桡骨相对于肱骨有移位。而尺骨和桡骨相互的关系是正常的(图 17-11)。必须能过影像检查将这种损伤与肘关节脱位、肱骨远端外髁移位骨折以及肱骨远端髁上骨折相鉴别。

不像髁上骨折,这种骨折通常是稳定的,因为该骨折是通过肱骨较厚的远端发生的,在较薄的髁上区下方。因此,骨折后引起肘内翻畸形的可能性低于髁

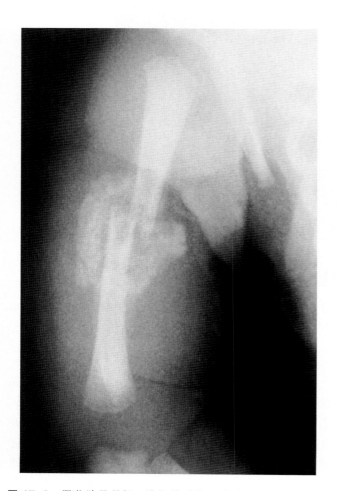

图 17-6　婴儿肱骨骨折。肱骨前后位 X 线片。显示由于非意外性创伤导致的肱骨干中段横行骨折。如 X 线片所示,就诊时骨折已经愈合。发现该患儿合并其他骨骼和软组织损伤。

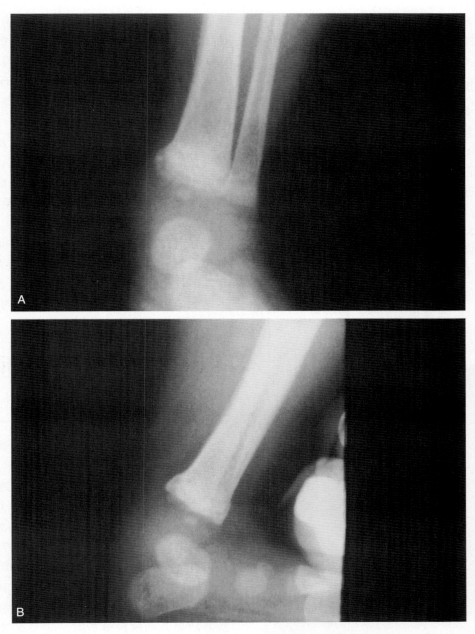

图 17-7　受虐婴儿的胫骨远端边角骨折。(A)前后位 X 线片显示干骺端两侧在生长板水平的边角骨折。有新骨形成的证据，表明该骨折是一周前发生的。(B)同一踝关节侧位 X 线片也显示"有边角"骨折。

上骨折[33]。然而 Holda 和他的同事们却发现，他们的 7 名患儿中有 5 名发生了肘内翻畸形[52]。

DeLee 及其同事建议，如果是新鲜骨折，应进行闭合复位；如果是陈旧骨折，应进行夹板固定直至骨折愈合，而不要试图复位[33]。Holda 等提供的结果倾向于支持这样的治疗，因为他们采用更为积极的治疗方法结果并不理想[52]。Mizumo 及其同事经后方入路进行切开复位获得了较好的结果[89]。

我们偏好首先调查儿童受虐待的可能性。如有必要，要让患儿住院，以便于进行这项调查。现已证明，住院可以观察其患肢循环的改变。如果需要复位，要通过对前臂的轻柔牵引来进行闭合复位。然后矫正远端骨折块的内移位。任何旋转不良都要进行矫正，并让肘关节在前臂旋前时屈曲 90°，因为前臂旋后时会复发内移位[33]。患臂要用夹板固定 3 周，然后允许进行无限制活动。

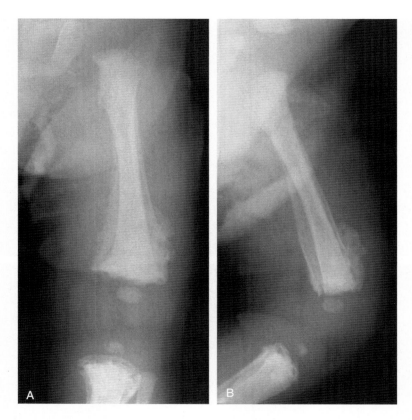

图 17-8　婴儿遭受虐待发生多处损伤。(A)该婴儿下肢前后位 X 线片显示股骨远端和胫骨近端出现明显的骨膜反应。该婴儿发生了股骨远端和股骨近端骨折。胫骨近端骨折就是所谓的边角骨折。(B)同一肢体侧位 X 线片显示股骨异常的骨膜反应。股骨中点以远端骨膜被严重剥离部,提示该婴儿曾遭受过大量创伤。

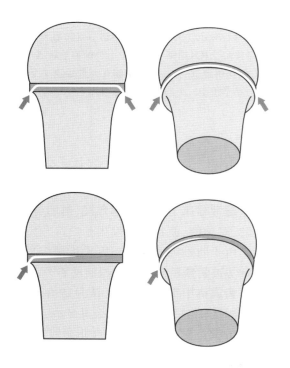

图 17-9　不同投照位显示的边角骨折和桶柄样骨折。

二、Ⅰ型股骨近端骨折

　　Ⅰ型股骨近端骨折非常少见,通常由机动车事故或高处坠落伤之类的严重创伤所致。移位的Ⅰ型骨折可合并有股骨头脱位。这种骨折(尤其是合并有股骨头脱位者)的预后很差,股骨头坏死的发生率极高。

　　如果发现Ⅰ型股骨近端骨折,而且损伤史中并没有包括暴力创伤,骨科医生就要怀疑儿童受虐待的可能性,尤其是 5 岁以下的患儿。据文献报道,在年幼儿童的Ⅰ型股骨近端骨折中,儿童受虐的发生率为 60%[37]。

　　虽然明显移位的Ⅰ型骨折预后不佳,但我们的经验表明,轻微移位的股骨近端生长部骨折预后尚好。Forlin及其同事研究表明,如果股骨头没有脱位,股骨头缺血性坏死并不像人们担心的那么常见。他们一致采用石膏固定进行治疗,直至骨折完全愈合[40]。由于髋关节活动度大,所以骨折的重塑通常很广泛(图 17-12)。

　　生长部的其他 Salter-Harris 损伤在儿童中通常是由

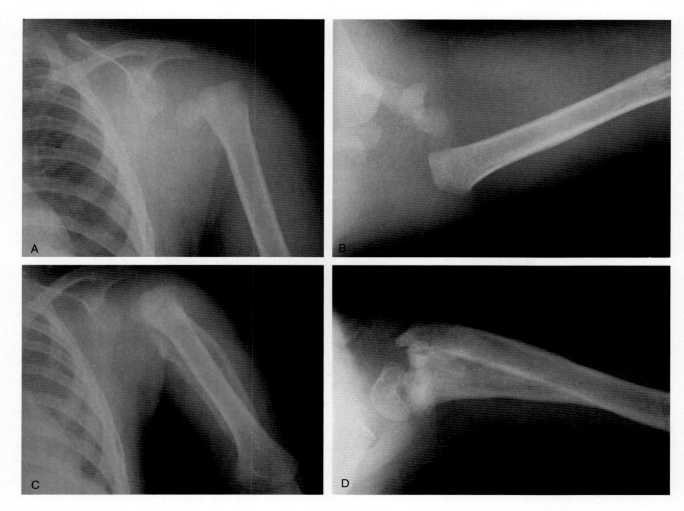

图 17-10 肩部受到暴力损伤的 20 个月大的患儿。就诊时体检发现肩部肿胀严重且上臂不能活动。患儿父母未提供受伤史,但随后证实该患儿遭受过虐待。(A)前后位 X 线片显示肱骨近端生长部发生完全移位骨折。骨骺位于干骺端前方和肩关节盂下方部。(B)同侧肩和肱骨近端的侧位 X 线片再次显示经肱骨近端生长部位骨折明显移位。(C)拍摄于伤后 1 个月的前后位 X 线片显示有大量骨膜下新骨形成,占据了整个肱骨骨干。这一发现表明这例骨折是暴力创伤所致,肱骨远端干骺端有大量骨膜完全剥离。(D)伤后 5 个月的肱骨侧位片显示骨折愈合并已完全早期重塑。可以预测此后会完全重塑。此期间,患儿肩关节已达到全活动度,而且不疼痛,患侧臂也能正常使用。

意外性创伤所致,而在受虐待儿童中仅偶尔可见。

三、肋骨骨折

在受虐待儿童中,肋骨是第 3 位最常见骨损伤部位[86,88],而且在与虐待相关的肋骨骨折中 90%见于 2 岁以下儿童[88]。婴幼儿和学步期儿童的肋骨架比较柔韧,可以防止肋骨因跌落而骨折,故意外性骨折很少见[5]。研究发现,即使做心肺复苏也不会引起肋骨骨折[39]。在 Worlock 及其同事的研究系列中,没有一例婴幼儿和学步期儿童的肋骨骨折是由意外性创伤所致[107,139]。此外,所有肋骨骨折的儿童和婴儿均合并有

其他骨骼创伤。在骨科检查中,大多数肋骨骨折都是附带发现的。

虽然通常临床上不会引起怀疑,但肋骨骨折通常是多发的、对称的,而且大多发生于后部[73,88]。这些后部骨折是由于肋椎结合部受到巨大机械应力所致,而此时儿童却被紧紧抓着或被猛烈摇动着[19]。外侧肋骨骨折在儿童虐待中很少见,而且认为是由于对胸部的前方施压所致(图 17-13)。也有报道显示,累及肋骨软骨结合部的前方肋骨骨折一般合并有腹腔脏器的严重损伤[93]。受虐儿童的肋骨骨折在急诊时通过影像检查很难诊断。在一项对死于受害损伤的婴儿尸体解剖研究

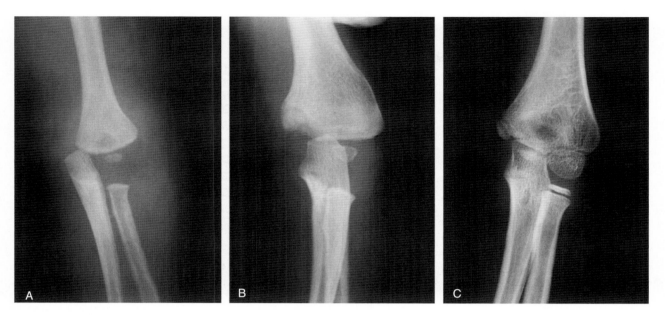

图 17-11　肱骨远端生长部移位骨折。(A)伤后当时肱骨远端的正位 X 线片显示肱骨小头向内侧移位。可见桡骨的纵轴线横穿肱骨小头。(B)伤后 3 个月的肘关节前后位 X 线片。固定时没有矫正移位。(C)伤后 5 年的随访 X 线片显示肱骨远端正在重塑。临床检查证实患者肘关节获得全活动度。

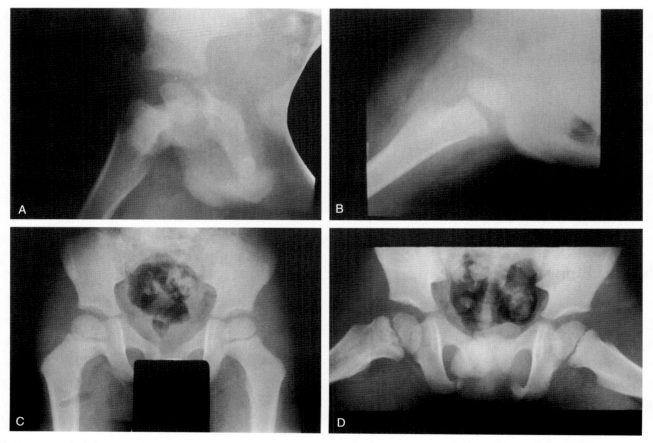

图 17-12　3 岁受虐患儿的股骨近端 I 型生长部损伤。(A)前后位 X 线片显示骨折成角畸形但没有完全移位。(B)髋关节和股骨近端侧位 X 线片也显示骨折有移位。(C)双侧髋前后位 X 线片显示伤后 18 个月骨折已几乎完全重塑。骨折没有复位,但用人字形石膏管型制动了 6 周。未发现股骨头缺血性坏死的迹象。(D)双侧髋侧位 X 线片显示骨折已几乎完全重塑。

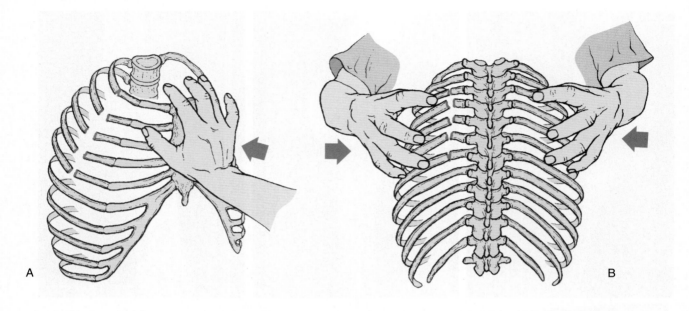

图 17-13 造成肋骨骨折的损伤机制。(A)自胸廓前后向受压力是导致肋骨外侧骨折的最常见原因。(B)而肋骨侧向受压会导致肋骨后部骨折。成人用手从左右两侧施压虐待儿童时这种肋骨骨折机制最常见。

中发现,只有 36% 的肋骨骨折是通过骨科检查发现的[67]。这些骨折最好在骨折骨痂明显之后通过影像学检查来发现(图 17-14)。后方肋骨骨折和肋椎结合部骨折最好通过骨扫描早期进行检测[65]。随访时要多次拍摄胸片以便发现早期未发现的骨折[35]。

四、肩胛带骨折

大多数意外性或虐待相关的锁骨骨折都会累及锁骨中段,因此必须依据临床检查做出虐待的诊断[69]。肩峰端部撕脱骨折或肩峰骨折可由牵拉或摇动的剧烈加减速引起[88]。婴儿的锁骨远端骨折特别提示可能合并有肱骨近端骨折[69]。

五、脊柱骨折

脊柱骨折在儿童是虐待中不常见[69,124],但最近的报道描述了几例非意外性创伤导致的脊柱损伤。特别是"悬吊者骨折"和屈曲-伸展性胸腰椎损伤,被认为最常见。悬吊者骨折在文献引用的频率不断攀升,因此一些作者建议,报道的增多提出对可疑的儿童受虐待进行常规骨科检查时,应包括颈椎的侧位影像学检查[59,97,103]。

胸腰椎损伤通常是通过髓椎体软骨结合(即椎体与后方结构结合部)发生的。因为该部位在整个生长期较脆弱,因此在它融合之前可能会发生创伤性损伤,融合通常发生在 5~6 岁,但也有到青少年期才融合。在这些骨折中,椎体和椎弓及其关节突可保持完整,而椎体可能会向前或向后移位[75,132]。

然而必须将其与先天性缺陷相鉴别。这可以通过 CT 或 MRI 进一步的影像学检查来实现。必要的话致死病例必须进行尸检[4,131]。

最后,脊髓本身的微伤很少见,但也见于特殊的暴力创伤[15,38,106,124]。

六、颅骨骨折

颅骨骨折常见于躯体遭受虐待的儿童。这类骨折的发生率仅次于长骨骨折[42,45]。由于躯体受虐待所致的颅骨骨折远比意外性创伤所致的多[73]。80% 的颅骨骨折发生在 1 岁以内,发生于 2 岁以后罕见[57,88]。大多数虐待相关的颅骨骨折都是线性骨折,和意外性创伤所致的骨折类型相似,但意外性创伤特异性的凹陷、广泛和复合性病变较少见[87]。X 线平片对诊断颅骨骨折很敏感,而骨扫描往往不可靠[102,123]。CT 和 MRI 可提供有关颅内损伤的更多信息[102]。颅骨骨折伴发的脑损伤是最受关注的。脑损伤常会联想到颅骨创伤。但脑损伤也可在没有任何头部创伤外在征象时发生[90]。

Caffey 于 1974 年提出了"婴儿挥鞭式摇动综合征"[14],即现在的所称的"虐待婴儿综合征"。这种疾病是指婴儿被剧烈摇动后出现的脑出血和视网膜出血[14]。哭闹是这种损伤最常见的临床表现[33]。婴儿被抓住胸廓剧

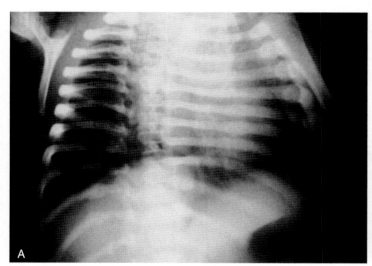
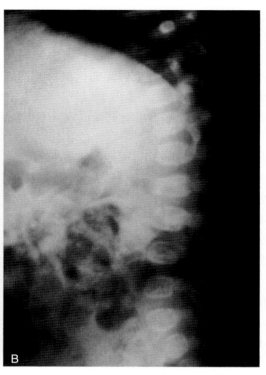

图 17-14　这个婴儿遭受了多处骨折,包括多根肋骨骨折和腰椎压缩骨折。(A)住院当天拍摄的 X 线片显示患儿胸廓两侧多根肋骨后方骨折。这些骨折均已愈合,证明这些损伤是住院前发生的。(B)脊柱侧位 X 线片显示第二节腰椎压缩骨折。这两处骨折都是由故意伤害所致。

烈摇动,除了会使肋骨后方骨折以外,还会导致脑和视网膜出血[33]。持续性蛛网膜下和硬膜下血肿,特别是脑半球后裂处,在 CT 上清晰可见[32]。如果儿童被抓住四肢猛烈摇动,则这种牵拉和切应力会导致干骺端骨折和骨膜下出血[33],剧烈摇动也可导致脊柱和脊髓损伤[33]。

七、鉴别诊断

可疑病史能引导发现非意外性创伤。骨折的非意外性因素与生理性病因的鉴别,会使监护人和医生都感到焦虑。儿童的健康状况最重要,然而与监护人建立良好的工作关系需要耐心和时间。了解非意外性创伤的相关统计数字以及所引起的不同病变过程,有助于缩小鉴别诊断的范围。虽然详细的病史和体格检查可提供诊断信息,但进行确诊有时还需要进行附加的试验检查。

1.正常变异

健康的新生儿在出生后前几个月沿长骨干会有骨膜下新生骨形成[41]。干骺端出现骨刺和凹陷也很常见[41]。这些表现最初出现在 2~3 个月时,到 8 个月时即

可消退[11,117]。骨膜下新骨形成与创伤中所见相同,因此这些临床表现必须要考虑进去。

2.产伤

出生后前几周内发现新生儿骨折时应该考虑到产伤的可能性。产伤中锁骨骨折最常见。产房内或婴儿漏诊的骨折,往往是在做胸部 X 线检查时或者是在父母发现有可触及骨痂时偶尔被发现的[11]。产伤中最常见的长骨骨折是肱骨[10],而且通常是其中段骨折[11]。出生时发生的下肢长骨骨折常合并有神经肌肉疾病或者骨骼异常[11,26],而骨骺骨折常见于臀位产的婴儿[11]。产伤中肋骨骨折少见[11],而且其发现都是偶然的,如果没有严重创伤病史,通常都是虐待所致。骨痂形成于出生时骨折后 2 周内[11,26],如果在此时间段内没有骨痂形成,则表明该损伤不是在出生时发生的。

3.成骨不全

成骨不全(OI)是一种与儿童受虐待最相似的病变。OI 分为 4 种类型,又可分为多种亚型[112-115]。I 型最常见,占 OI 病例总数的 80%,是一种常染色体显性遗传性疾病。该型患者巩膜呈青色,属于此类疾病轻型,

比其他类型骨折发生率低,骨畸形也较少[112-115,120]。

Ⅱ型也是一种常染色体显性遗传性疾病。它是此类疾病最严重型,可导致胎儿死亡或婴儿期夭折。Ⅲ型与Ⅱ型类似,但比Ⅱ型轻。而这两种类型的特征都是骨质极度脆弱,常发生出生时骨折和明显骨畸形。因此,这两种类型都不可能被误诊为儿童虐待。

Ⅳ型更像是Ⅰ型,其骨脆性比Ⅱ、Ⅲ型小。婴儿期的巩膜正常或为淡青色,但成年期变为青色。Ⅰ型和Ⅳ型容易被误诊为儿童虐待[112-115,120]。医生应寻找 OI 的特有体征,如缝间骨和骨质减少。偶尔上述二者都没有,因此使诊断很困难。虽然 OI 的骨折常会累及长骨骨干[18,34],但 Gahagan 和 Rimsza 也曾报道过干骺端拐角型骨折[42]。在一项对 OI 儿童的研究中,干骺端骨折可见于 15% 的患者[34]。此外,如果患儿是 OI 高危家庭的一员,医生可迅速做出儿童虐待的诊断。

与损伤不相符的病史是儿童虐待的特征之一,但在 OI 患儿中也有这种情形。这些患儿的骨折可能源于很小甚至轻微的创伤。所以仔细询问家族病史至关重要。由于这种新突变的出现,阴性病史并不能除外 OI 的诊断。目前尚无单项生化或基因测试对确诊 OI 患儿具有完全特异性[121]。目前可通过对皮肤纤维细胞胶原的生化分析来识别 OI 儿童中所见的Ⅰ型胶原异别,但 10%~15% 非致死型 OI 患者未能被这种正确的筛选试验检出[134]。是 OI 还是虐待通常可以由熟悉各型 OI 的医生通过仔细的临床检查进行确诊。虽然生化检验可以提供额外的信息,但不必对疑似受虐患儿进行常规活检[121]。

4.早产儿骨质减少症

早产儿骨质减少症是低出生体重婴儿的一种并发症。这种病症可能因长期胃肠外营养而加重。早产儿骨质减少症是一种多因素病症,其中的因素包括钙磷储备不足、支持快速生长发育的矿物质摄入不足、用于治疗早产并发症的药物的影响以及患儿活动受限。影像学检查可通过弥漫性骨质减少或佝偻病来确诊此病,但这些患者容易由于骨质减少而发生骨折,并且其表现方式也与非意外性创伤相似。这种病态通常在出生后 6~12 周即可消退[44,55]。

5.临时性脆骨病

临时性脆骨病(TBBD)最初被 Paterson 及其同事假设为参与胶原蛋白翻译后处理的一种酶的临时性缺乏。他们报道了 39 例在 1 岁以内遭受骨折的患者,

其临床表现类似于婴儿期铜缺乏症[100]。然而,有些所谓的 TBBD 骨折(1 岁内发生的骨折,主要是肋骨骨折和骨端骨折,缺乏外部损伤机制)也是与儿童虐待相关的因素[21]。这种理论受到了其他人的驳斥,因为它缺少科学数据,所以未被广泛接受[1,17,18],这些理论也未得到任何临床或实验室研究的支持。骨骼成熟和发育的自然属性使其不可能很快由脆弱变为正常。TBBD 既不被临床接受也不被相关专家接受,因此不能期望用它来解释婴儿期的多发骨折[12,54]。

6.骨髓炎

幼小婴儿患骨髓炎可见多病灶性干骺端病损伴骨膜反应。新生儿往往不会出现典型的全身性感染症状和体征,因而使诊断更加困难。然而,真正的边角骨折不会出现,而且干骺端的透 X 线特性在骨髓炎中也不一定明显。随着时间的推移,骨髓炎中出现的骨破坏就容易和骨折愈合过程中的骨形成相鉴别[11]。

7.佝偻病

虽然干骺端异常、骨折、骨膜反应在佝偻病和儿童受虐中都能看到,但佝偻病另外的一些 X 线片特征表现使其容易确诊。干骺端磨损、生长部变宽以及"卢塞转换带"(长骨骨干边界清楚、对称的横行应力骨折)都可见于佝偻病而不出现于受虐儿童[11]。多发性长骨和肋骨骨折多见于早产婴儿,这些婴儿发生佝偻病与完全胃肠外营养有关[11]。实验室检查可以确认诊断。

8.铜缺乏

发绞缠病或门克斯综合征与铜吸收不足有关。这种病出现的干骺端骨折和骨膜反应与儿童受虐中所见相似。长骨干骺端骨刺形成和颅骨缝间骨的出现有助于该病与非意外性创伤相鉴别。血清铜和血浆铜蓝蛋白的降低有助于确诊[11]。

9.先天性梅毒

美国的先天性梅毒发病率在逐年升高,如果未发现会导致治疗延误、病情进展或者误诊为儿童虐待[25,53,76]。因为同样有骨膜下新骨形成和干骺端边角侵蚀(可被误诊为边角骨折),先天性梅毒可能被误诊为儿童受虐。温贝格尔征是先天性梅毒的典型表现,是指胫骨骨骺中部缺损。先天性梅毒通常会扩散,不仅累及长骨,还会累及颅骨和手足的小块骨[11]。骨骺和脊柱不受累。该病的骨病变通常是对称的,血清学检验可确诊(图 17-15)。

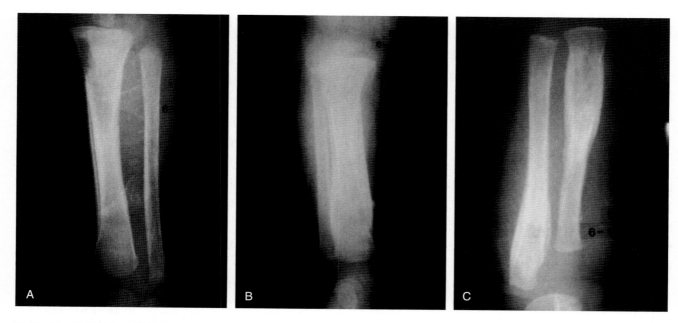

图 17-15　先天性梅毒婴儿的骨骼 X 线片。(A,B)X 线片显示双侧胫骨骨膜下新骨形成。(C)桡骨和尺骨的骨膜下新骨形成。

10.先天性疼痛不敏感

作为一种常染色体隐性遗传病,这种少见的综合征很难与虐待相鉴别。除了对疼痛刺激及偶尔对温度反应淡漠以外,这种患儿的其他方面均正常[11]。在不同治愈期均可见多发骨折和干骺端分离。必须详细询问临床病史并仔细进行神经感觉检查才能做出诊断。

11.卡菲病

卡菲病即婴儿骨外层肥厚,是一种疼痛性骨膜反应,可导致骨外层增厚。该病发生于在 6 月龄以下的婴儿,病因不明[11]。虽然可累及任何骨,但最常累及的是下颌骨、锁骨和尺骨[18]。95%的病例累及下颌骨。干骺端病变和骨折在卡菲病中未出现[11],由于该病伴有炎症,容易和骨髓炎相混淆(图 17-16)。

12.维生素 A 中毒

骨折和维生素 A 过多症几乎无关。但该病常见颅缝增宽以及广泛的波浪状管状骨骨膜反应,尤其是尺骨和跖骨[11]。发病初期骨骺和干骺端区域影像学表现正常,但后期继发于骨骺早融合而出现畸形曾有报道[11]。该病可根据病史和维生素 A 水平确诊[102]。

13.白血病

广泛缺钙质和骨膜反应都是白血病的特征表现。多部位的溶骨性病变也是其特征性表现,而巩膜病变不常见。干骺端可见狭窄的透 X 线亮带,即"白血病

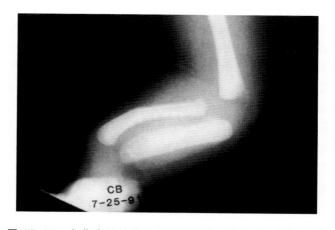

图 17-16　卡菲病是导致骨膜下新骨形成的罕见病因。该婴儿前臂 X 线片显示桡骨,特别是尺骨的骨膜下新骨形成。该病患儿通常有发热以及局灶性炎症表现,这会使其更多地被误诊为骨髓炎而不是儿童受虐。

线",但其伴有骨量减少以及没有骨性碎片,有助于它与儿童受虐的干骺端病变相鉴别[11]。

14.坏血病

坏血病比佝偻病少见得多而且在 6 月龄前不常见。它是因维生素 C 摄入不足所致。该病的某些影像学改变,如骨膜下出血和干骺端骨折,也可见于儿童受虐病例。然而,坏血病的骨矿化受到破坏,通过骨皮质变薄和骨量减少可与儿童受虐相鉴别[11]。

15.继发于骨质减少的自发性骨折

该术语用于定义那些没有任何已知的外部病因而发生的骨折,是一种排除性诊断。这种骨折常见于神经肌肉综合征患儿,如伴有痉挛状态或脊髓发育不良的脑瘫患儿[128]。

16.药物引发的骨改变

肋骨和长骨的骨膜反应可见于应用前列腺素 E1 的患者。诊断主要依靠病史而不是影像学表现,因为其影像学表现与创伤性骨膜炎相似[11]。以前曾有报道,应用甲氨蝶呤治疗的儿童发生过骨折和骨量减少,但现在的用药方案应用该药的剂量较低目前已使这种骨折很少见。

详细询问病史和体格检查,再结合全面判读 X 线片和准确的实验室检查,即可准确做出诊断,甚至病因不清的病例也如此。

八、治疗

评估疑似儿童虐待的病例最好由卫生保健专业人员组成的多学科小组来进行。相关人员必须经过正确的培训,并接受此评估和治疗非意外性创伤方面的医学教育,因为诊断准确性的提高与这方面的经验有关,这一点非常重要[71]。这种儿童保护小组应包括 1 名儿科医生、1 名社会工作者、1 名精神病学医生、1 名护士、1 名律师和 1 名小儿骨科医生。顾问组应该包括 1 名小儿科放射医生和 1 名妇科专家。指定一个人,如社会工作者,专门负责与儿童虐待保护小组人员之间的联络。这样的安排使得所有的联络都是通过同一个人或同一个办公室来完成的,因此有利于虐待病例的报告。

医生对疑似病例应保持非确认状态,并且尽可能与患儿家人建立正常的关系。如果儿童有疑似骨折,医生应该向其家人说明这类骨折可能是受虐待儿童所见的骨折。切不可责备其家人,而要以实事求是的方式说明法律要求时这种损伤要进行调查。多数情况下,如果这种伤害真是意外性的,患儿家人是会理解的。如果家长表现出了不配合的态度,其虐待的嫌疑就更大了。

如果儿童受虐待的嫌疑很大,即使病情并非十分严重,也应该要求患儿住院治疗。必要时应把患儿收入急救室进行特别看护。还要考虑其同胞受虐待的可能性,并为他们提供必要看护。虽然骨科医生并不对疑似儿童虐待病例的评估和报告负主要责任,但他们

应该知道这个流程,以便采取适当的措施保障患儿今后的安全。

与儿童虐待有关的绝大多数骨科创伤都发生在非常年幼的儿童。因此骨折愈合很快,治疗主要包括简单的制动受伤部位直到骨折愈合。许多这样的儿童通常都是在受伤一定时间后才来就诊,因此就诊时骨折已经有一定程度的愈合。很少有受虐相关的骨折需要急诊手术处理。尤其是这种低龄患儿,有骨折重塑的优势,经过一段时间大多能完全矫正。生长部损伤发生永久性畸形的危险性最大,庆幸的是这种损伤很少见。

第六节　小结

总之,在诊断非意外性创伤时,正确的判断和经验会为我们提供最有价值的指导原则。这种创伤的性质不可能为保障正确的诊断提供技术上的进步。而至关重要的是,我们要提高对病史暗示信息和损伤特征的认识,才能得出正确的诊断结论。此外,我们还必须认识到我们在发现疑似虐待损伤并向儿童保护组织报告方面所承担的责任。

（张春虹 李世民 译　任秀智 马信龙 校）

参考文献

1. Ablin, D.S.; Sane, S.M. Non-accidental injury: confusion with temporary brittle bone disease and mild osteogenesis imperfecta. Pediatr Radiol 27:111–113, 1997.
2. Adolescent assault victim needs: a review of issues and a model protocol. American Academy of Pediatrics Task Force on Adolescent Assault Victim Needs. Pediatrics 98:991–1001, 1996.
3. Akbarnia, B.; Torg, J.S.; Kirkpatrick, J.; et al. Manifestations of the battered-child syndrome. J Bone Joint Surg [Am] 56:1159–1166, 1974.
4. Akbarnia, B.A.; Akbarnia, N.O. The role of orthopedist in child abuse and neglect. Orthop Clin North Am 7:733–742, 1976.
5. Al Ayed, I.H.; Qureshi, M.I.; Al Jarallah, A.; et al. The spectrum of child abuse presenting to a university hospital in Riyadh. Ann Saudi Med 18:125–131, 1998.
6. Albert, M.J.; Dvaric, D.M. Injuries resulting from pathologic forces: Child abuse. In MacEwen, G.; Kasser, J.R.; Heinrick, S.D., eds. Pediatric Fractures: A Practical Approach to Assessment and Treatment. Baltimore, Williams & Wilkins, p. 388, 1993.
7. Altman, D.H.; Smith, R.L. Unrecognized trauma in infants and children. J Bone Joint Surg [Am]

42:407–413, 1960.

8. AMA diagnostic and treatment guidelines concerning child abuse and neglect. Council on Scientific Affairs. JAMA 254:796–800, 1985.

9. American Academy of Pediatrics Committee on Child Abuse and Neglect. Guidelines for the evaluation of sexual abuse of children: Subject review. Pediatrics 103:186–191, 1999.

10. Anderson, W.A. The significance of femoral fractures in children. Ann Emerg Med 11:174–177, 1982.

11. Anilkumar, A.; Fender, L.J.; Broderick, N.J.; et al. The role of the follow-up chest radiograph in suspected non-accidental injury. Pediatr Radiol 36:216–218, 2006.

12. APSAC Task Force on Investigative Interviews in Cases of Alleged Child Abuse; Pence, D.; Everson, M.D.; Wilson, C. Investigative Interviewing in Cases of Alleged Child Abuse: Practical Guidelines. Chicago, IL, American Professional Society on the Abuse of Children, pp. 1–16. 2002.

13. Arbogast, K.B.; Margulies, S.S.; Christian, C.W. Initial neurologic presentation in young children sustaining inflicted and unintentional fatal head injuries. Pediatrics 116:180–184, 2005.

14. Aronica-Pollak, P.A.; Stefan, V.H.; McLemore, J. Coronal cleft vertebra initially suspected as an abusive fracture in an infant. J Forensic Sci 48:836–838, 2003.

15. Beals, R.K.; Tufts, E. Fractured femur in infancy: the role of child abuse. J Pediatr Orthop 3:583–586, 1983.

16. Blakemore, L.C.; Loder, R.T.; Hensinger, R.N. Role of intentional abuse in children 1 to 5 years old with isolated femoral shaft fractures. J Pediatr Orthop 16:585-588, 1996.

17. Block, R.W. Child abuse—controversies and imposters. Curr Probl Pediatr 29:249–272, 1999.

18. Brill, P.W.; Winchester, P. Differential diagnosis of child abuse. In Kleinman, P.K., ed. Diagnostic Imaging of Child Abuse. Baltimore, Williams & Wilkins, 1987, p. 221.

19. Bugental, D.B.; Happaney, K. Predicting infant maltreatment in low-income families: The interactive effects of maternal attributions and child status at birth. Dev Psychol 40:234–243, 2004.

20. Caffey, J. Multiple fractures in the long bones of infants suffering from chronic subdural hematoma. AJR Am J Roentgenol 56, 163–173, 1946.

21. Caffey, J. The whiplash shaken infant syndrome: manual shaking by the extremities with whiplash-induced intracranial and intraocular bleedings, linked with residual permanent brain damage and mental retardation. Pediatrics 54:396–403, 1974.

22. Cameron, J.M.; Rae, L.J. Atlas of the Battered Child Syndrome. Edinburgh, Scotland, Churchill Livingstone, 1975.

23. Carrion, W.V.; Dormans, J.P.; Drummond, D.S.; et al. Circumferential growth plate fracture of the thoracolumbar spine from child abuse. J Pediatr Orthop 16:210–214, 1996.

24. Carty, H.; Pierce, A. Non-accidental injury: a retro-spective analysis of a large cohort. Eur Radiol 12:2919–2925, 2002.

25. Cattaneo, C.; Marinelli, E.; Di Giancamillo, A.; et al. Sensitivity of autopsy and radiological examination in detecting bone fractures in an animal model: Implications for the assessment of fatal child physical abuse. Forensic Sci Int 164:131–137, 2006.

26. Chadwick, D.L. The diagnosis of inflicted injury in infants and young children. Pediatr Ann 21:477–483, 1992.

27. Chapman, S. Radiological aspects of non-accidental injury. J R Soc Med 83:67–71, 1990.

28. Chapman, S. The radiological dating of injuries. Arch Dis Child 67:1063–1065, 1992.

29. Chapman, S.; Hall, C.M. Non-accidental injury or brittle bones. Pediatr Radiol 27:106–110, 1997.

30. Coffey, C.; Haley, K.; Hayes, J.; et al. The risk of child abuse in infants and toddlers with lower extremity injuries. J Pediatr Surg 40:120–123, 2005.

31. Connors, J.M.; Schubert, C.; Shapiro, R. Syphilis or abuse: Making the diagnosis and understanding the implications. Pediatr Emerg Care 14:139–142, 1998.

32. Cumming, W.A. Neonatal skeletal fractures. Birth trauma or child abuse? J Can Assoc Radiol 30:30–33, 1979.

33. DeLee, J.C.; Wilkins, K.E.; Rogers, L.F.; et al. Fracture-separation of the distal humeral epiphysis. J Bone Joint Surg [Am] 62:46–51, 1980.

34. Dent, J.A.; Paterson, C.R. Fractures in early childhood: Osteogenesis imperfecta or child abuse? J Pediatr Orthop 11:184–186, 1991.

35. Diagnostic imaging of child abuse. Pediatrics 105:1345–1348, 2000.

36. Drvaric, D.M.; Morrell, S.M. Fracture patterns in the battered child syndrome. J South Orthop Assoc 1:20–25, 1992.

37. Duhaime, A.C.; Gennarelli, T.A.; Thibault, L.E.; et al. The shaken baby syndrome. A clinical, pathological, and biomechanical study. J Neurosurg 66:409–415, 1987.

38. Dykes, L.J. The whiplash shaken infant syndrome: what has been learned? Child Abuse Negl 10: 211–221, 1986.

39. Feldman, K.W.; Brewer, D.K. Child abuse, cardiopulmonary resuscitation, and rib fractures. Pediatrics 73:339–342, 1984.

40. Forlin, E.; Guille, J.T.; Kumar, S.J.; et al. Trans-epiphyseal fractures of the neck of the femur in very young children. J Pediatr Orthop 12:164–168, 1992.

41. Gabos, P.G.; Tuten, H.R.; Leet, A.; et al. Fracture-dislocation of the lumbar spine in an abused child. Pediatrics 101:473–477, 1998.

42. Gahagan, S.; Rimsza, M.E. Child abuse or osteogenesis imperfecta: how can we tell? Pediatrics 88:987–992, 1991.

43. Galleno, H.; Oppenheim, W.L. The battered child syndrome revisited. Clin Orthop Relat Res 11–19, 1982.

44. Glaser, K. Double contour, cupping and spurring in roentgenograms of long bones in infants. AJR Am J Roentgenol 61, 482–492, 1949.

45. Green, F.C. Child abuse and neglect. A priority problem for the private physician. Pediatr Clin North Am 22:329–339, 1975.

46. Green, M.; Haggerty, R.J. Ambulatory Pediatrics. Philadelphia, W.B. Saunders, p. 285, 1968.

47. Greer, F.R. Osteopenia of prematurity. Annu Rev Nutr 14:169–185, 1994.

48. Gross, R.H.; Stranger, M. Causative factors responsible for femoral fractures in infants and young children. J Pediatr Orthop 3:341–343, 1983.

49. Habibian, A.; Sartoris, D.J.; Resnick, D. The radiologic findings in battered child syndrome. J Musculoskel Med 4:16–33, 1988.

50. Helfer, R.E.; Slovis, T.L.; Black, M. Injuries resulting when small children fall out of bed. Pediatrics 60:533–535, 1977.

51. Herndon, W.A. Child abuse in a military population. J Pediatr Orthop 3:73, 1983.

52. Holda, M.E.; Manoli, A.; LaMont, R.I. Epiphyseal separation of the distal end of the humerus with medial displacement. J Bone Joint Surg [Am] 62:52–57, 1980.

53. Holter, J.C.; Friedman, S.B. Child abuse: Early case finding in the emergency department. Pediatrics 42: 128–138, 1968.

54. Ikeda, M.K.; Jenson, H.B. Evaluation and treatment of congenital syphilis. J Pediatr 117:843–852, 1990.

55. Jenny, C.: Evaluating infants and young children with multiple fractures. Pediatrics 118:1299–1303, 2006.

56. Kempe, C.H.; Helfer, R.E. 1: Helping the Battered Child and His Family. Philadelphia, J.B. Lippincott, 1972.

57. King, J.; Diefendorf, D.; Apthorp, J.; et al. Analysis of 429 fractures in 189 battered children. J Pediatr Orthop 8:585–589, 1988.

58. Kleinman, P.K. Skeletal trauma: General considerations. In Kleinman, P.K., ed. Diagnostic Imaging of Child Abuse. Baltimore, Williams & Wilkins, 1987, p. 5.

59. Kleinman, P.K. Hangman's fracture caused by suspected child abuse. J Pediatr Orthop B 13:348, 2004.

60. Kleinman, P.K.; Marks, S.C., Jr. Relationship of the subperiosteal bone collar to metaphyseal lesions in abused infants. J Bone Joint Surg [Am] 77:1471–1476, 1995.

61. Kleinman, P.K.; Marks, S.C., Jr. A regional approach to classic metaphyseal lesions in abused infants: The distal tibia. AJR Am J Roentgenol 166:1207–1212, 1996.

62. Kleinman, P.K.; Marks, S.C., Jr. A regional approach to the classic metaphyseal lesion in abused infants: The proximal humerus. AJR Am J Roentgenol 167:1399–1403, 1996.

63. Kleinman, P.K.; Marks, S.C., Jr. A regional approach to the classic metaphyseal lesion in abused infants: The proximal tibia. AJR Am J Roentgenol 166: 421–426, 1996.

64. Kleinman, P.K.; Marks, S.C., Jr. A regional approach to the classic metaphyseal lesion in abused infants: The distal femur. AJR Am J Roentgenol 170:43–47, 1998.

65. Kleinman, P.K.; Marks, S.C.; Adams, V.I.; et al. Factors affecting visualization of posterior rib fractures in abused infants. AJR Am J Roentgenol 150:635–638, 1988.

66. Kleinman, P.K.; Marks, S.C.; Blackbourne, B. The metaphyseal lesion in abused infants: A radiologic-histopathologic study. AJR Am J Roentgenol 146:895–905, 1986.

67. Kleinman, P.K.; Marks, S.C., Jr.; Nimkin, K.; et al. Rib fractures in 31 abused infants: Postmortem radiologic-histopathologic study. Radiology 200: 807–810, 1996.

68. Kleinman, P.K.; Nimkin, K.; Spevak, M.R.; et al. Follow-up skeletal surveys in suspected child abuse. AJR Am J Roentgenol 167:893–896, 1996.

69. Kogutt, M.S.; Swischuk, L.E.; Fagan, C.J. Patterns of injury and significance of uncommon fractures in the battered child syndrome. Am J Roentgenol Radium Ther Nucl Med 121:143–149, 1974.

70. Korovessis, P. Patient-based outcomes analysis of patients with single torsion thoracolumbar-lumbar scoliosis treated with anterior or posterior instrumentation. Spine 28:1622–1623, 2003.

71. Lane, W.G.; Dubowitz, H. What factors affect the identification and reporting of child abuse-related fractures? Clin Orthop Relat Res 461:419–425, 2007.

72. Lee, P.Y.; Fraser, J.A.; Chou, F.H. Nurse reporting of known and suspected child abuse and neglect cases in Taiwan. Kaohsiung. J Med Sci 23:128–137, 2007.

73. Leonidas, J.C. Skeletal trauma in the child abuse syndrome. Pediatr Ann 12:875, 1983.

74. Leventhal, J.M.; Larson, I.A.; Abdoo, D.; et al. Are abusive fractures in young children becoming less common? Changes over 24 years. Child Abuse Negl 31:311–322, 2007.

75. Levin, T.L.; Berdon, W.E.; Cassell, I.; et al. Thoracolumbar fracture with listhesis—an uncommon manifestation of child abuse. Pediatr Radiol 33:305–310, 2003.

76. Lim, H.K.; Smith, W.L.; Sato, Y.; Choi, J. Congenital syphilis mimicking child abuse. Pediatr Radiol 25:560–561, 1995.

77. Loder, R.T.; Bookout, C. Fracture patterns in battered children. J Orthop Trauma 5:428–433, 1991.

78. Loder, R.T.; O'Donnell, P.W.; Feinberg, J.R. Epidemiology and mechanisms of femur fractures in children. J Pediatr Orthop 26:561–566, 2006.

79. Lonergan, G.J.; Baker, A.M.; Morey, M.K.; et al. From the archives of the AFIP. Child abuse: Radiologic-pathologic correlation. Radiographics 23:811–845, 2003.

80. Mandelstam, S.A.; Cook, D.; Fitzgerald, M.; et al. Complementary use of radiological skeletal survey and bone scintigraphy in detection of bony injuries in suspected child abuse. Arch Dis Child 88:387–390, 2003.

81. McClelland, C.Q.; Heiple, K.G. Fractures in the first year of life. A diagnostic dilemma. Am J Dis Child 136:26–29, 1982.

82. McMahon, P.; Grossman, W.; Gaffney, M.; et al. Soft-tissue injury as an indication of child abuse. J Bone Joint Surg [Am] 77:1179–1183, 1995.

83. McNeese, M.C.; Hebeler, J.R. The abused child: A clinical approach to identification and management. Clin Symp 29:1–36, 1977.

84. Mellick, L.B.; Reesor, K. Spiral tibial fractures of children: A commonly accidental spiral long bone fracture. Am J Emerg Med 8:234–237, 1990.

85. Merten, D.F.; Carpenter, B.L. Radiologic imaging of inflicted injury in the child abuse syndrome. Pediatr Clin North Am 37:815–837, 1990.

86. Merten, D.F.; Kirks, D.R.; Ruderman, R.J. Occult humeral epiphyseal fracture in battered infants. Pediatr Radiol 10:151–154, 1981.

87. Merten, D.F.; Osborne, D.R.; Radkowski, M.A.; et al. Craniocerebral trauma in the child abuse syndrome: Radiological observations. Pediatr Radiol 14:272–277, 1984.

88. Merten, D.F.; Radkowski, M.A.; Leonidas, J.C. The abused child: A radiological reappraisal. Radiology 146:377–381, 1983.

89. Mizuno, K.; Hirohata, K.; Kashiwagi, D. Fracture-separation of the distal humeral epiphysis in young children. J Bone Joint Surg [Am] 61:570–573, 1979.

90. Morris, M.W.; Smith, S.; Cressman, J.; et al. Evaluation of infants with subdural hematoma who lack external evidence of abuse. Pediatrics 105:549–553, 2000.

91. National Center on Child Abuse and Neglect. Everything You Always Wanted to Know About Child Abuse and Neglect. Washington, DC, National Center on Child Abuse and Neglect, 1991.

92. National Center on Child Abuse Prevention Research. Current Trends in Child Abuse Reporting and Fatalities: The Results of the 1991 Annual Fifty State Survey. A Program of the National Committee for Prevention of Child Abuse. 808, 1–24. Washington, DC, National Center on Child Abuse Prevention Research, 1997.

93. Ng, C.S.; Hall, C.M. Costochondral junction fractures and intra-abdominal trauma in non-accidental injury (child abuse). Pediatr Radiol 28:671–676, 1998.

94. O'Connor, J.F.; Cohen, J. Dating fractures. In Kleinman, P.K., ed. Diagnostic Imaging of Child Abuse. Baltimore, Williams & Wilkins, p. 168–177, 1987.

95. O'Neill, J.A., Jr.; Meacham, W.F.; Griffin, J.P.; et al. Patterns of injury in the battered child syndrome. J Trauma 13:332–339, 1973.

96. Offiah, A.C.; Moon, L.; Hall, C.M.; et al. Diagnostic accuracy of fracture detection in suspected non-accidental injury: The effect of edge enhancement and digital display on observer performance. Clin Radiol 61:163–173, 2006.

97. Oral, R.; Rahhal, R.; Elshershari, H.; et al. Intentional avulsion fracture of the second cervical vertebra in a hypotonic child. Pediatr Emerg Care 22:352–354, 2006.

98. Osier, L.K.; Marks, S.C.; Kleinman, P.K. Metaphyseal extension of hypertrophied chondrocytes in abused infants indicate healing fractures. J Pediatr Orthop 13:249–254, 1993.

99. Overpeck, M.D.; Brenner, R.A.; Trumble, A.C.; et al. Risk factors for infant homicide in the United States. N Engl J Med 339:1211–1216, 1998.

100. Paterson, C.R.; Burns, J.; McAllion, S.J. Osteogenesis imperfecta: The distinction from child abuse and the recognition of a variant form. Am J Med Genet 45:187–192, 1993.

101. Pierce, M.C.; Bertocci, G.E.; Janosky, J.E.; et al. Femur fractures resulting from stair falls among children: An injury plausibility model. Pediatrics 115:1712–1722, 2005.

102. Radkowski, M.A.; Merten, D.F.; Leonidas, J.C. Abused child: Criteria for the radiologic diagnosis. Radiographics 3(22):262–297, 1983.

103. Ranjith, R.K.; Mullett, J.H.; Burke, T.E. Hangman's fracture caused by suspected child abuse. A case report. J Pediatr Orthop B 11:329–332, 2002.

104. Rewers, A. Hedegaard, H. Lezotte, D. et al. Childhood femur fractures, associated injuries, and sociodemographic risk factors: A population-based study. Pediatrics 115:e543, 2005.

105. Rex, C.; Kay, P.R. Features of femoral fractures in nonaccidental injury. J Pediatr Orthop 20:411–413, 2000.

106. Rooks, V.J.; Sisler, C.; Burton, B. Cervical spine injury in child abuse: Report of two cases. Pediatr Radiol 28:193–195, 1998.

107. Salzinger, S.; Feldman, R.S.; Hammer, M.; et al. The effects of physical abuse on children's social relationships. Child Dev 64:169–187, 1993.

108. Schmitt, B.; Clemmens, M. Battered child syndrome. In Touloukin, R., ed. Pediatric Trauma. St. Louis, Mosby-Year Book, p. 161, 1990.

109. Schwend, R.M.; Werth, C.; Johnston, A. Femur shaft fractures in toddlers and young children: Rarely from child abuse. J Pediatr Orthop 20:475–481, 2000.

110. Sedlak, A. J.; Broadhurst, D. D. Executive Summary of the Third National Incidence Study of Child Abuse and Neglect. Washington, DC, Department of Health and Human Services, National Clearinghouse on Child Abuse and Neglect Information, 1996.

111. Sheinkop, M.B.; Gardner, H.R. Child abuse as seen by the orthopaedic surgeon. Dallas, Paper presented at the 41st Annual Meeting of the American Academy of Orthopaedic Surgeons, 1974.

112. Sillence, D. Osteogenesis imperfecta: an expanding panorama of variants. Clin Orthop Relat Res

11–25, 1981.

113. Sillence, D.O. Abnormalities of density of modeling in the skeleton. In Behrman, R.E.; Vaughan, V.C., eds. Nelson's Textbook of Pediatrics. Philadelphia, W.B. Saunders, p. 1645, 1983.

114. Sillence, D.O.; Barlow, K.K.; Cole, W.G.; et al. Osteogenesis imperfecta type III. Delineation of the phenotype with reference to genetic heterogeneity. Am J Med Genet 23:821–832, 1986.

115. Sillence, D.O.; Senn, A.; Danks, D.M. Genetic heterogeneity in osteogenesis imperfecta. J Med Genet 16:101–116, 1979.

116. Silverman, F.N. The roentgen manifestations of unrecognized skeletal trauma in infants. Am J Roentgenol Radium Ther Nucl Med 69:413–427, 1953.

117. Silverman, F.N. Radiologic and special diagnostic procedures. In Kempe, C.H.; Helfer, R.E., eds. The Battered Child, 3rd ed., Chicago. University of Chicago Press, p. 215, 1980.

118. Skellern, C.Y.; Wood, D.O.; Murphy, A.; et al. Non-accidental fractures in infants: Risk of further abuse. J Paediatr Child Health 36:590–592, 2000.

119. Smith, F.W.; Gilday, D.L.; Ash, J.M.; et al. Unsuspected costo-vertebral fractures demonstrated by bone scanning in the child abuse syndrome. Pediatr Radiol 10:103–106, 1980.

120. Smith, R. Osteogenesis imperfecta. Br Med J (Clin Res Ed). 289:394–396, 1984.

121. Steiner, R.D.; Pepin, M.; Byers, P.H. Studies of collagen synthesis and structure in the differentiation of child abuse from osteogenesis imperfecta. J Pediatr 128:542–547, 1996.

122. Strait, R.T.; Siegel, R.M.; Shapiro, R.A. Humeral fractures without obvious etiologies in children less than 3 years of age: when is it abuse? Pediatrics 96:667–671, 1995.

123. Sty, J.R.; Starshak, R.J. The role of bone scintigraphy in the evaluation of the suspected abused child. Radiology 146:369–375, 1983.

124. Swischuk, L.E. Spine and spinal cord trauma in the battered child syndrome. Radiology 92:733–738, 1969.

125. Thomas, S.A.; Rosenfield, N.S.; Leventhal, J.M.; et al. Long-bone fractures in young children: Distinguishing accidental injuries from child abuse. Pediatrics 88:471–476, 1991.

126. Thomas, S.R.; Gelfand, M.J.; Kereiakes, J.G.; et al. Dose to the metaphyseal growth complexes in children undergoing 99mTc-EHDP bone scans. Radiology 126:193–195, 1978.

127. Thompson, G.H.; Gesler, J.W. Proximal tibial epiphyseal fracture in an infant. J Pediatr Orthop 4:114–117, 1984.

128. Torwalt, C.R.; Balachandra, A.T.; Youngson, C.; et al. Spontaneous fractures in the differential diagnosis of fractures in children. J Forensic Sci 47:1340–1344, 2002.

129. U.S. Department of Health and Human Services. Administration on Children, Youth and Families. Child Maltreatment 1999. viii. Washington, DC, U.S. Government Printing Office, 2001.

130. U.S. Department of Health and Human Services. Administration on Children, Youth and Families. Child Maltreatment 2003 [online]. Washington, DC, U.S. Government Printing Office, 2005.

131. van Rijn, R.R.; Kool, D.R.; Witt Hamer, P.C.; et al. An abused five-month-old girl: Hangman's fracture or congenital arch defect? J Emerg Med 29:61–65, 2005.

132. Vialle, R.; Mary, P.; Schmider, L.; et al. Spinal fracture through the neurocentral synchondrosis in battered children: A report of three cases. Spine 31: E345, 2006.

133. Washington State Medical Association, Child abuse. Guidelines for Intervention by Physicians and Other Health Care Providers. Seattle, Washington, Washington State Medical Association, 1990.

134. Wenstrup, R.J.; Willing, M.C.; Starman, B.J.; et al. Distinct biochemical phenotypes predict clinical severity in nonlethal variants of osteogenesis imperfecta. Am J Hum Genet 46:975–982, 1990.

135. Wilkinson, W.S.; Han, D.P.; Rappley, M.D.; et al. Retinal hemorrhage predicts neurologic injury in the shaken baby syndrome. Arch Ophthalmol 107:1472–1474, 1989.

136. Williams, C. United Kingdom General Medical Council fails child protection. Pediatrics 119: 800–802, 2007.

137. Williams, R.; Hardcastle, N. Best evidence topic reports. Tibial fractures in very young children and child abuse. Emerg Med J 23:473–474, 2006.

138. Worlock, P.; Stower, M. Fracture patterns in Nottingham children. J Pediatr Orthop 6:656–660, 1986.

139. Worlock, P.; Stower, M.; Barbor, P. Patterns of fractures in accidental and non-accidental injury in children: a comparative study. Br Med J (Clin Res Ed) 293:100–102, 1986.

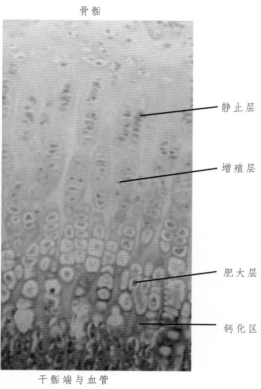

骨骺

静止层

增殖层

肥大层

钙化区

干骺端与血管

图 2-2

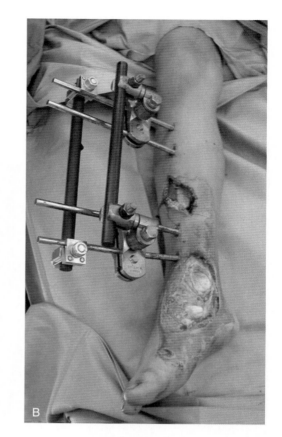

图 5-23 （B）

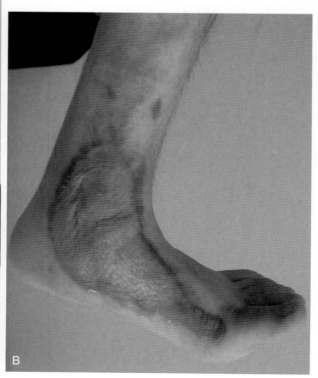

图 5-24 （A,B）

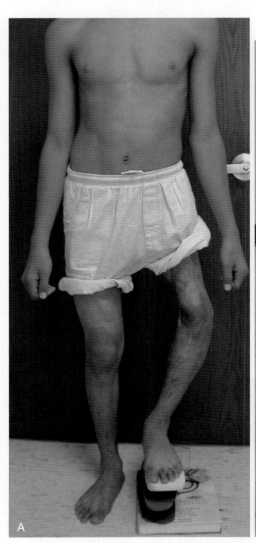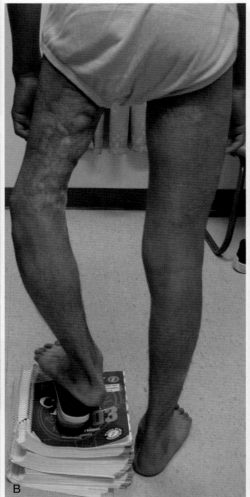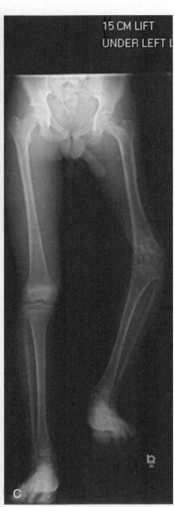

图 5-26 （A,B,C）

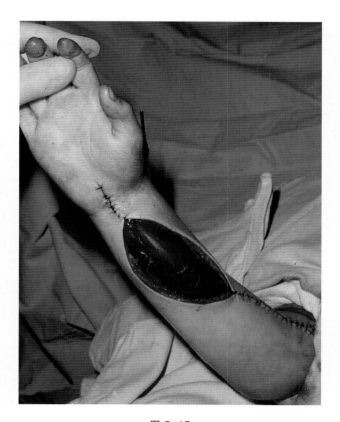

图 8-15

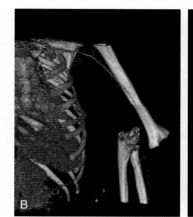

图 9-10 （B,C）

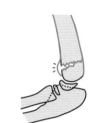

A Gartland Ⅰ   B Gartland Ⅱ

— ＝ 骨膜
— ＝ 皮质骨

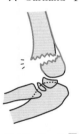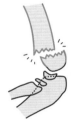

C Gartland Ⅲ   D Gartland Ⅳ   图 9-11

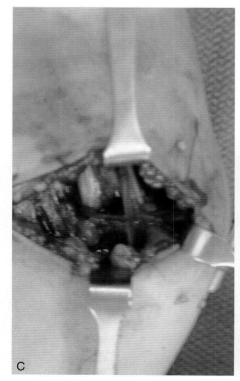

图 9-22 （C,D）

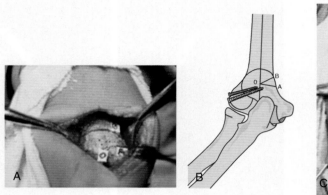
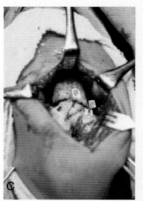
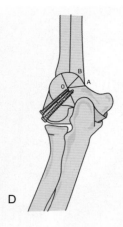

图 9-46 （A-D）

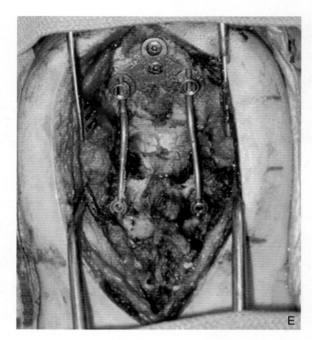

图 11-16 （E）

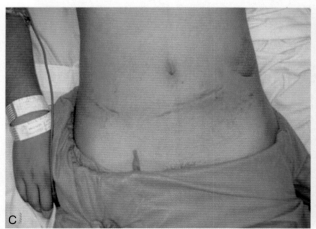
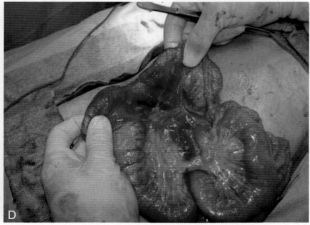

图 11-23 （C,D）

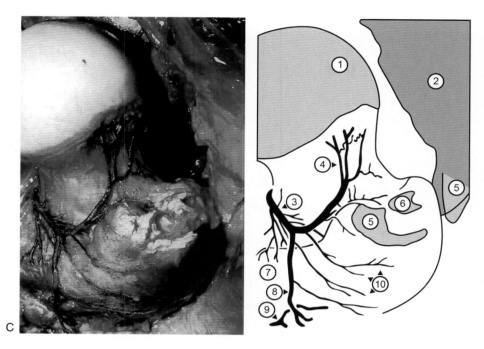

图 13-2 （C）

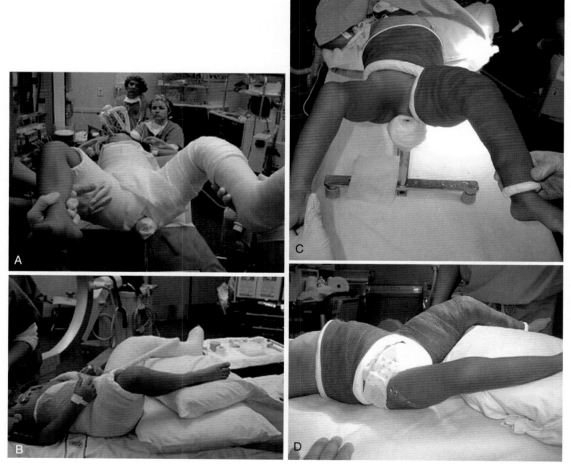

图 13-6 （A-D）

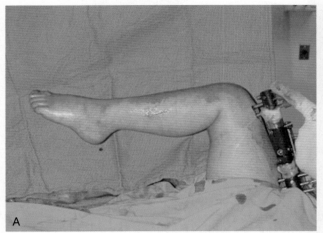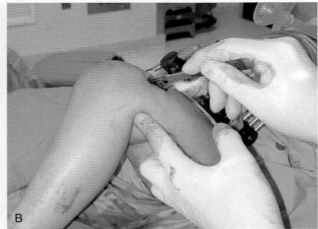

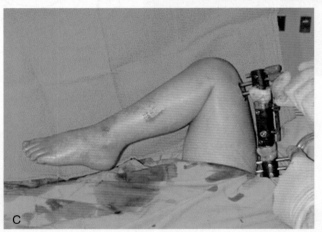

图 13-9

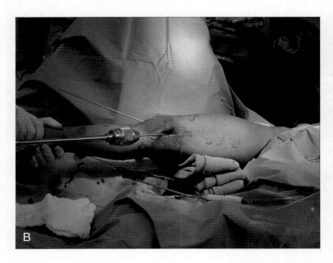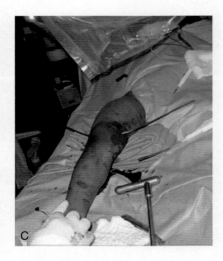

图 13-12 （B,C）

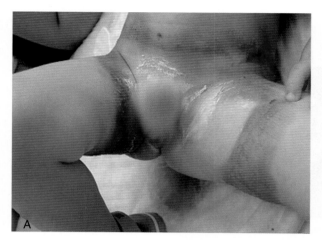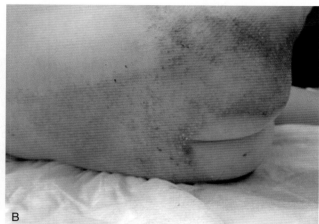

图 13-19

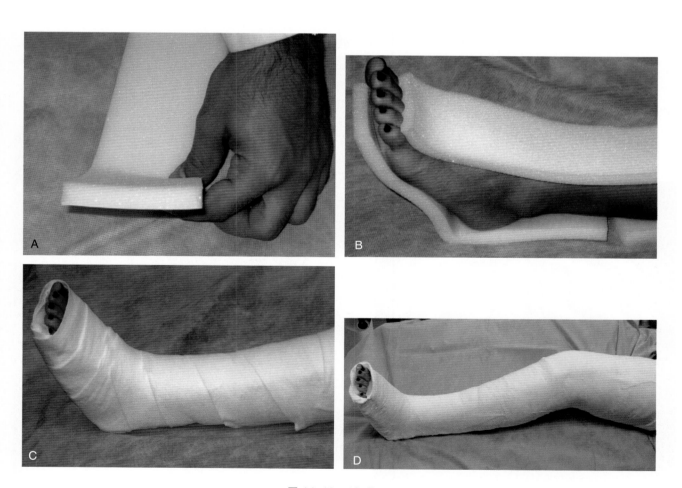

图 14-10 （A-D）

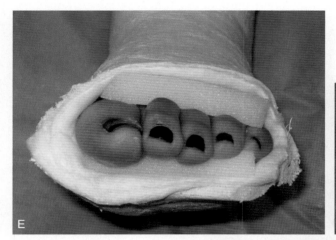

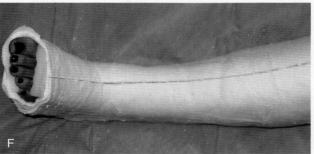

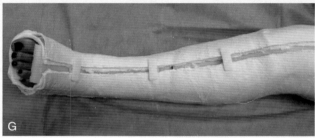

图 14-10 （E-G）

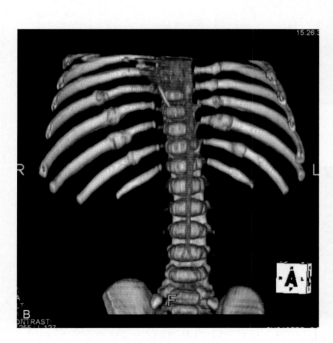

图 17-2 （B）

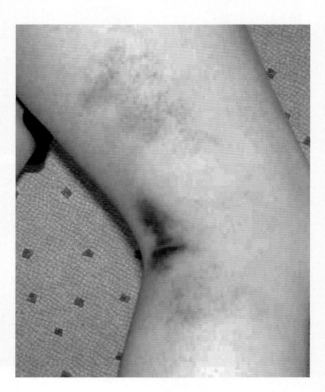

图 20-13

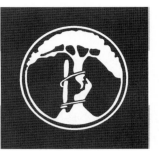

第 **18** 章

非住院骨折患儿的麻醉和镇痛

Eric C. McCarty, M.D., Gregory A. Mencio, M.D.

处理儿童骨折过程中麻醉的目的是镇痛和减轻焦虑,以便对骨骼损伤成功地进行闭合处理。在急诊或门诊,对患儿最佳的镇痛管理应由骨科医生、麻醉医生及急诊医学专家配合完成。控制患儿骨折所引起的疼痛有多种方法,包括:阻滞(局部麻醉、区域麻醉和静脉局部麻醉)、镇静(中度或深度)和全身麻醉。选择止痛方法时所需考虑的主要因素包括:该技术用于该患儿的有效性、安全性、管理的便捷性、费用、患儿及其家属的接受程度。

局部麻醉和区域麻醉如血肿阻滞、臂丛神经阻滞和静脉局部麻醉对上肢骨折非常有效。使用氧化亚氮等吸入麻醉气体、氯胺酮以及联合应用非口服的麻醉剂与苯二氮䓬类药进行镇静的方法不受骨折部位的限制,并且适用的年龄范围很广。无论使用何种技术,对患儿进行适当的监护并严格遵循安全指南都是必不可少的。这一章的目的是介绍当今用于儿童骨折治疗的镇痛和镇静技术。

第一节 引言

小儿骨折非常常见,多(约65%)为上肢骨折,且大部分是闭合性骨折,最适宜的处理方法为闭合复位。与手术室相比,急诊或其他非手术科室在治疗时间、物品供应和医疗费用等方面可能更有优势。在一项臂丛神经阻滞麻醉下行急诊小儿前臂骨折闭合复位的研究中,Cramer等评估:与在手术室进行相同治疗相比,医疗费用减少约70%[19]。

在门诊或急诊,为了能够让患儿相对舒适地接受骨折闭合复位,对患儿实施安全有效的镇静和镇痛以最大限度地减轻疼痛和缓解焦虑恐惧是非常必要的[51,75]。骨科医生在处理小儿闭合骨折时可以选择多种麻醉技术,这一章的目的是对这些方法作一概述。

第二节 小儿疼痛管理原则

骨折患儿通常疼痛剧烈,非常焦虑。他们对医院的认知和骨折治疗的临近又会从心理上进一步加剧他们的不适及焦虑[63]。医生为原本已经承受了骨折所致痛苦的患儿进行更为疼痛的治疗之前,理应对他们进行充分的镇静和镇痛。尽管这种理念广为接受,但大量文献证实:急诊时对患儿的疼痛治疗不足的问题普遍存在[6,32,37,54,64-67,82]。常见原因为:对患儿疼痛问题的忽视、对小儿麻醉及镇静方法不熟悉、担心出现呼吸抑制及低血压等并发症[32,37,54,57,62-66,70,82]。

美国儿科学会(AAP)提出小儿镇静镇痛目标,目的是:在治疗令患儿感到疼痛的损伤时,在确保患儿安全和福利的前提下,最大程度减少患儿躯体不适和负面的心理影响;控制患儿的行为;使得患儿可以安全离院[3]。从临床工作角度出发,镇痛镇静方法也必须服务于骨折——这个首要问题的满意处理。因此,有效性、安全性、管理的便捷性、患儿及其家属的接受程度、医疗费用等都是医生在选择一种技术时要考虑到的重要因素[75]。

从骨科医生的角度讲,对需要处理的闭合骨折患儿实施麻醉的最终目的是,使骨折理想复位更容易进行,以避免不得已的手术室之行。理想的麻醉方法应该可以安全有效地消除疼痛,提高患儿的配合度,使患儿遗忘治疗过程;应该简单易行,可预见其作用,适用于较宽的年龄范围患者;应该起效快、作用时间短、没有并发症或不良反应,并且是可拮抗的。最后,该麻醉方法应该相对便宜,并且会让患儿及其家长完全满意 *。

第三节　麻醉方法

除了全身麻醉,还有多种方法用于门急诊需要治疗的闭合骨折患儿的镇痛和镇静。这些方法可以分为两大类:阻滞(局部麻醉、区域麻醉和局部静脉麻醉)和中度镇静(以前又称作清醒镇静)或深度镇静(抗焦虑药、麻醉性镇痛药和分离麻醉药单独使用或联合使用)。每种方法都包含了前面提到的理想方法的几个方面。治疗小儿骨折的骨科医生有责任熟知各种方法及其优势、可能出现的不良反应、并发症,以便在特定情况下对麻醉方法做出有根据的选择[40,46]。

一、应该避免使用的方法

"口头麻醉"或"快好了"、"马上就好"是一种仅仅给予患儿口头保证的方法,告诉患儿骨折复位只会"疼一下"。随着人们对小儿发育上的和心理上的特点及他们对疼痛感知等认识的不断加深,认为小儿对疼痛不敏感的想法已经证实是错误的[32,37,48]。随着小儿疼痛管理技术的发展,认为小儿可以忍受治疗或诊断过程疼痛的观念早已过时[56,62,65]。既然在小儿骨折复位过程中有许多安全有效的方法可供选择,"口头保证"的方法就应该尽量避免。

"冬眠合剂"(DPT),即德美罗(Demerol,meperidine,哌替啶)、异丙嗪(Phenergan,promethazine,异丙嗪)和盐酸氯丙嗪(Thorazine,chlorpromazine)的组合配方,与水合氯醛同为已使用多年且为大家所熟悉的镇静方法,但如今在临床使用的越来越少[4,8]。水合氯醛从 1832 年开始用于临床,一直是小儿进行无痛诊断的常用镇静药[8]。尽管有文献证实水合氯醛对于接受治疗性操作的 6 岁以下小儿的镇静是有效的,但用于小儿骨折治疗还是有一些缺点的:起效慢(40~60 分钟)、苏醒时间长(持续几个小时)、残余作用可持续近 24 小时[62]。而且,水合氯醛没有镇痛作用,小儿可能对疼痛刺激表现为不受抑制和躁动不安。由于这些原因,水合氯醛不作为小儿骨科治疗优

先选择的镇静方式[8,45,56,57,62,63,66]。

在过去的 30 年里,DPT 曾是第二种最常用于小儿无痛性诊断学检查的镇静方法,并且在小儿治疗过程中应用最广[4]。尽管 DPT 可通过静脉内给药,但经典的方式还是通过单纯肌肉注射给药,提供镇静和部分镇痛。

虽然 DPT 使用广泛,但它其中的药物有许多不受欢迎的特性:这个组合很难被滴定;起效时间长(20~30 分钟);镇静作用可持续 20 小时,但镇痛作用持续时间较短,只有 1~3 小时;没有任何抗焦虑或遗忘作用。最近有文献证明,DPT 主要是基于经验性用药,而不是基于正确的药理学数据,治疗失败的发生率高(29%),一些不良反应如惊厥、呼吸抑制或死亡的发生率相对也高(接近 4%)[4,62,69,73]。出于这些原因,DPT 的使用未得到美国卫生保健政策与研究机构以及 AAP 的批准[4,73]。

二、局部和区域麻醉

局部麻醉药通过阻滞神经冲动的传导起作用。在细胞水平,局部麻醉药抑制钠离子流动穿过神经细胞膜,并借此抑制动作电位的产生和传导[80]。注药后,局部麻醉药向预期的作用部位扩散,同时也向旁边的脉管系统扩散;在那里,局部麻醉药的摄取取决于毛细血管的数量、局部血流量和组织对药物的亲和力。局部麻醉药经血管吸收后通过在血浆或肝脏中代谢消除。血管收缩药如肾上腺素和局部麻醉药混合后可减少局部麻醉药经血管吸收,延长麻醉时间。

局部麻醉药分为酰胺类和酯类(表 18-1)。经血液吸收后,酯类局部麻醉药通过血浆胆碱酯酶分解,但酰胺类局部麻醉药与血浆蛋白结合,然后在肝内代谢。局部不良反应包括潮红、肿胀。其他罕见不良反应有:当注入终末动脉供血的组织时发生组织缺血;局部麻醉药在血中浓度过高引起的全身不良反应,包括耳鸣、困倦、视觉障碍、肌肉痉挛、惊厥、呼吸抑制、心脏停搏。丁哌卡因尤其危险,因为其与心肌收缩蛋白有高度的亲和力,可能引起心脏停搏。

据报道,许多局部麻醉和区域麻醉方法,包括血肿局部麻醉、静脉局部麻醉、神经阻滞麻醉等,对小儿骨折的麻醉效果都不确切。这些方法需要外科医生熟知局部解剖,掌握局部麻醉药物药理学和剂量的相关知识,并且熟练掌握操作方法。与成人相比较,小儿的

---

* 见参考文献 5,9,15,17-19,22,27-29,34,35,39,56,57,62,63,69,75。

作者	利多卡因剂量	麻醉效果满意者所占比例	骨折复位成功率(%)	不良反应
Farell(1985)	0.5%,1.5mg/kg	29/29(100%)	100	无
Juliano(1992)	0.125%,1.0mg/kg	43/44(98%)	100	止血带疼痛(1)
Bolte(1994)	0.5%,1.5mg/kg	61/66(92%)	100	止血带疼痛(2)、局部反应(3)

表 18-3　使用"最小剂量"*Bier 阻滞行小儿前臂骨折复位的效果

*"最小剂量"方法使用 1.0~1.5mg/kg 利多卡因。

Adapted with permission from McCarty, E.M.; Mencio, G.A.; Green, N.E. Anesthesia and analgesia for the ambulatory management of fractures in children. J Am Acad Orthop Surg 7:84, 1999.

进行轻度镇静可能有帮助。腋部消毒铺孔巾，使用 1.0%利多卡因进行阻滞,剂量为 5mg/kg。可使用与比尔阻滞相比更大容量的局部麻醉药,这一点可通过降低局部麻醉药浓度来实现。将局部麻醉药注入腋鞘内。腋鞘包含腋动脉和腋静脉,动脉和静脉被桡神经(后方)、正中神经(上方)和尺神经(下方)包绕。肌皮神经穿过喙肱肌从腋鞘外经过, 因此可能阻滞不到,这一点解释了该方法对于肘上麻醉的不可靠性。

以前描述过的几种方法,包括"盲穿法"(凭手感将局部麻醉药注入神经血管鞘)、患者主诉异感法、使用神经刺激仪和"动脉穿刺法",都能确保将局部麻醉药准确注入腋鞘内。引出异感为准确定位在神经血管鞘内提供了可靠证据,但可能会令患者不舒适,需要患者清醒配合,因此不适用于大多数患儿。使用神经刺激仪和绝缘针来引出运动反射是另一种准确定位的有效方法。然而,该方法需要神经刺激仪和绝缘针等特殊设备,急诊可能不具备。而且对清醒患者来说,刺激神经可能会很痛苦。

表 18-4　利多卡因剂量和浓度对注入容量的影响

利多卡因剂量(mg/kg)=利多卡因浓度(mg%)×10

例:1.0%利多卡因=10mg/mL 0.125%利多卡因=1.25mg/mL

计算一个 20kg 重患儿行传统方法或最小剂量方法 Bier 阻滞的注射剂量

剂量(mg/kg)×体重(kg)÷利多卡因浓度(mg/kg)=静脉注入容量(mL)

3mg/kg×20kg÷5mg/mL(5%利多卡因)=12mL 0.5%利多卡因

1mg/kg×20kg÷1.25mg/mL(0.125%利多卡因)=16mL 0.125%利多卡因

使用最小剂量方法降低利多卡因浓度, 使注入的麻醉剂容量增大,而全身不良反应风险降低,这是因为利多卡因总量(mg)比传统方法低很多

Cramer 等研究表明,动脉穿刺法是腋路臂丛神经阻滞的所有方法中最受欢迎的一种,是为患儿实施该麻醉的有效手段(图 18-2)。准备一个 23G 蝶形针,通过延长管与装有利多卡因的注射器连接。先触摸到腋动脉,将针垂直刺向动脉,在穿刺过程中连续回吸,直至看见动脉血,然后继续穿刺穿过动脉。将约 2/3 的利多卡因注入动脉深部的腋鞘, 每注入 5mL 回吸一次,以确认针尖穿过动脉的位置。退针至动脉近皮一侧,注入剩余的利多卡因。按压针孔位置 5 分钟。通常稍后就可以开始进行骨折复位了。

大多数小儿因为缺少皮下脂肪,腋鞘很表浅,因此与成人相比,该方法对于小儿更易行。当然,如果小儿肥胖或不合作,这个优势就被抵消了。从药物动力学的角度来说,小儿的神经与成人相比更细,因此局部麻醉药的扩散更快,对神经的阻滞作用更强[78]。阻滞的维持时间足够骨折复位不理想的情况下再次进行复位。

腋路臂丛神经阻滞可能出现的并发症包括利多卡因的全身不良反应、血肿形成、持续的神经症状,霍纳综合征也有报道。事实上,腋路臂丛神经阻滞的并发症很少见[78]。在 Cramer 等对 111 例在急诊行前臂骨折闭合复位患儿的研究中,无 1 例出现腋路臂丛神经阻滞的并发症[19]。腋路臂丛神经阻滞的禁忌证是:存在任何类型的凝血异常, 患肢已存在神经或血管异常,腋窝淋巴腺炎或小儿不合作。

六、腕和指根阻滞

虽然腋路臂丛神经阻滞可以对上肢肘以下的任何骨折都有效,但在腕部或指神经处进行更远端的上肢神经阻滞,可能对于掌部或手指的骨折复位或小的手术操作更有帮助。对手指的麻醉通常可以通过在掌骨头水平指骨分叉处附近阻滞指神经或在指根处的桡侧和尺侧阻滞指神经。该技术对处理单一手指的指

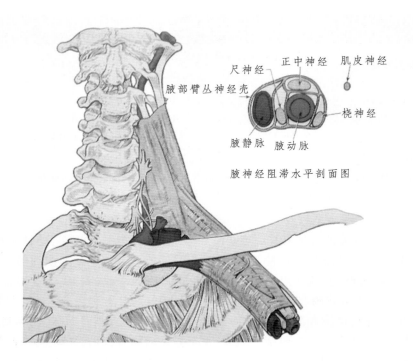

尺神经　正中神经　肌皮神经

腋部臂丛神经壳

桡神经

腋静脉　腋动脉

腋神经阻滞水平剖面图

图 18-1　臂丛神经鞘。起于颈椎横突向下超过腋区的连续筋膜鞘完整包绕了臂丛神经。鞘内阻滞的常用部位包括斜角肌间隙、锁骨下区和腋区。(Adapted with permission from Bridenbaugh, L.D. The upper extremity: Somatic blockade. In Cousins, M.J.; Bridenbaugh, P.O., eds. Neural Blockade in Clinical Anesthesia and Management of Pain, 2nd ed. Philadelphia, JB Lippincott, p, 392, 1988.)

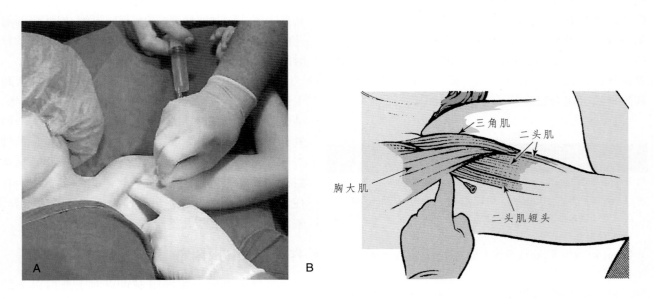

三角肌

二头肌

胸大肌

二头肌短头

A　　　　　B

图 18-2　臂丛阻滞时的进针方法。(A) 触到腋动脉;(B) 沿胸大肌外缘平行喙肱肌进针。(A, Courtesy of Stephen Hays, M.D., F.A.A.P., Assistant Professor, Departments of Anesthesiology and Pediatrics, Vanderbilt University Medical Center Nashville, TN; B, Adapted with permission from Bridenbaugh, L.D. The upper extremity: Somatic blockade. In Cousins, M.J.; Bridenbaugh, P.O., eds. Neural Blockade in Clinical Anesthesia and Management of Pain, 2nd ed. Philadelphia, JB Lippincott, p. 401, 1988.)

骨骨折最有用。对于多个指骨或掌骨骨折,可通过在腕部阻滞上肢的3个主要神经来完成对手的麻醉,即腕部阻滞。正中神经定位在掌长肌腱桡侧距离腕部皱褶约2cm的位置,可予3~5mL局部麻醉药(图18-3A和B)。尺神经定位在桡侧腕屈肌的桡侧,距腕部皱褶约2cm处,可予3~5mL局部麻醉药。通过皮下注射2~3mL局部麻醉药阻滞掌侧和背侧神经的分支(图13-3A和B)。另外,尺神经也可能接近腕的尺侧,在尺侧腕屈肌腱的背侧(图13-3C)。用1~2mL局部麻醉药沿拇长伸肌腱在它经过第一掌骨基底和"鼻烟壶"至拇短伸肌腱的桡侧阻滞桡神经的终末分支(图18-3D)。

七、股神经阻滞

股神经阻滞是另一种类型的区域麻醉,用于治疗股骨骨折[14,20,31,61]。尽管大多数股骨骨折的患儿不在门诊治疗,但股神经阻滞可为最初的处理(包括骨折复位、塑托固定、打牵引等)提供完善的麻醉与镇痛。这对于不能接受全身麻醉或出于任何原因不能实施镇静的小儿来说,是一个好的选择。该方法对于股骨中1/3骨折最有效,但对于股骨近端1/3和远端1/3骨折效果差,因为这两个区域同时也分别受闭孔神经和坐骨神经发出的感觉神经分支支配。

行股神经阻滞时,在腹股沟区备皮铺孔巾,触摸股动脉,用22G或23G针在动脉外侧一指宽、腹股沟韧带下1~2cm处穿刺,针尖沿与皮肤成30°~45°的方向推进,当针尖穿透深筋膜进入股三角时回吸,如果回吸没有血,在股神经周围注入局部麻醉药,一般为0.5%丁哌卡因1~1.5mg/kg。另外,在腹股沟韧带上方进针,在髂筋膜间隔内能够更靠近近端阻滞该神经,其优势在于能够在它开始发出分支前阻滞所有的分

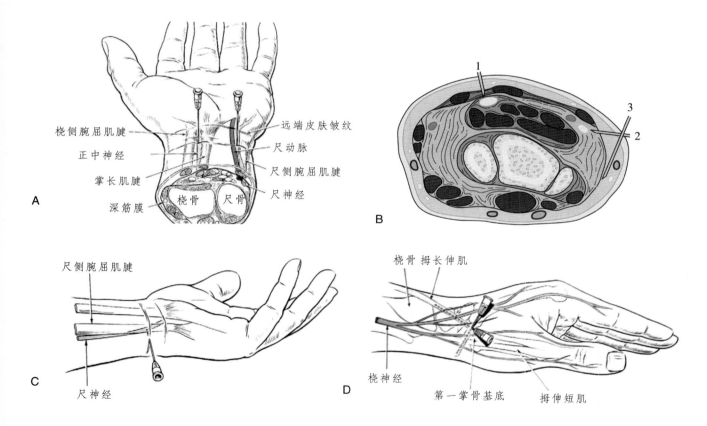

图18-3 (A,B)腕关节正中神经和尺神经阻滞方法。沿腕关节掌侧掌长肌和桡侧腕屈肌之间进针至正中神经(图B针1)。沿尺侧腕屈肌腱与尺动脉之间进针达尺神经。(C)也可以经腕关节尺侧尺侧腕屈肌腱背侧进针达尺神经(图B针2和针3)。(D)腕关节桡神经阻滞方法。沿伸拇长肌与第一掌骨基底交汇处进针,边沿肌腱向桡骨茎突方向进针边注入2~3mL局部麻醉药。在鼻咽窝处针改变90度角度,向伸拇长肌腱桡侧缘再注入1~2mL局部麻醉药。(Adapted with permission from Bridenbaugh, L.D. The upper extremity: Somatic blockade. In Cousins, M.J.; Bridenbaugh, P.O., eds. Neural Blockade in Clinical Anesthesia and Management of Pain, 2nd ed. Philadelphia, JB Lippincott, pp. 410, 411, 1988.).

图中标注:
桡侧腕屈肌腱 / 正中神经 / 掌长肌腱 / 深筋膜 / 桡骨 / 尺骨 / 远端皮肤皱纹 / 尺动脉 / 尺侧腕屈肌腱 / 尺神经
A

B

尺侧腕屈肌腱 / 尺神经
C

桡骨拇长伸肌 / 桡神经 / 第一掌骨基底 / 拇伸短肌
D

支。同腋路臂丛神经阻滞相同,局部麻醉药的容量是该技术达到理想麻醉效果的关键。镇痛作用在 10 分钟内起效。如果使用长效局部麻醉药如丁哌卡因,可以维持 8 小时[20]。一项对 16 个月~15 岁单纯股骨干骨折患儿的随机对照研究证实:在开始 6 小时的处理中,与静脉注射吗啡相比,股神经阻滞在临床上可以更好地缓解患儿疼痛[76]。

在关于该项技术的报道中,很少有不慎刺破动脉的报道,无长期后遗症和神经病学并发症[20,31,61]。其他可能发生的并发症包括:由于血管内注药引起的全身不良反应、感染和神经损伤。同臂丛神经阻滞一样,这种方法对于肥胖患儿、年龄偏小和不合作患儿可能存在操作困难。禁忌证包括:任何已存的患肢神经异常和不能处理的全身不良反应。

第四节　镇静

镇静是多种意识状态的统一体,可划分为两个水平:轻度镇静(以前也被称为"清醒镇静")和深度镇静。镇静的深度水平通过意识抑制状态(患者气道保护反射是否存在、可否被身体刺激或口头指令唤醒)来描述。深度镇静是一种更深的无意识状态,保护性气道反射消失。可通过单独或联合应用吸入麻醉剂(如氧化亚氮)或胃肠外给药(包括阿片类镇痛药、苯二氮䓬类药或精神抑制剂氯胺酮等)达到镇静目的。AAP 为所有镇静水平和方法都制定了关于设备和监护的指南,以保护患者在镇静和紧急状态下的安全,并可安全离院[3,46](表 18-5)。在小儿急诊使用程序性的镇静和镇痛(PSA),特别是由非麻醉医生来进行的安全性和有效性已经得到论证。匹兹堡儿童医院进行的该项研究中,在 1194 例进行镇静的病例中,PSA 成功应用于 1177 例患儿(98.6%),他们中的大部分患儿因骨折就诊(643 例,52.9%),胃肠外(静注或肌注)以多种组合联合应用氯胺酮、芬太尼或咪达唑仑。大约 18%的患儿出现并发症,但大多数为低氧血症,易处理[55]。

一、氧化亚氮

牙医从 20 世纪 50 年代开始大规模使用氧化亚氮,为在诊所内进行牙科治疗的患者实施麻醉。近年来,氧化亚氮才在急诊用于骨折复位的镇静[22,34,35,77]。氧化亚氮是作用相对弱的吸入麻醉剂,溶解度低,在中枢神经系统起效快,作用维持时间非常短,因此是骨折复位较好的麻醉选择。氧化亚氮其他可取的优点

表 18-5　美国儿科学会清醒镇静指南
监测
镇静前的生命体征
连续监测氧饱和度/心率
每间隔 5min 监测呼吸频率和血压
专门负责患儿监测和给药的人员以及熟练掌握气道管理技术的专业人员
设备
脉氧仪
加压给氧系统和抽吸设备
抢救车(可立即提供抢救药品、具备除颤功能的 ECG 监测、气道管理设备)
推荐离院标准
心血管功能和气道开放度满意且稳定
患儿很容易被唤醒,保护性反射完整
患儿可以说话(如果年龄允许)
对于非常小的患儿或残疾患儿,已达到需要的镇静深度水平时或与正常状态非常接近的水平时,不会有通常所期望的反应
水合状态充足

ECG, 心电图。

Adapted with permission from American Academy of Pediatrics Committee on Drugs.Guidelines for monitoring and management of pediatric patients during and after sedation for diagnostic and therapeutic procedures. Pediatrics 89(6):1110–1115, 1992.

包括不同程度的镇痛、镇静、抗焦虑和遗忘[22,35,63]。

当氧化亚氮与氧气分别以 50%的比例混合时麻醉效果最佳[62,77]。这种混合气体最常用的给药方是通过麻醉机控制气体流速、调节比例、从周围环境中清除外漏的氧化亚氮。小儿可通过握住面罩并深呼吸自己给药。一旦镇静充分,小儿就会放松,丢弃面罩。当小儿丢弃面罩时,关闭氧化亚氮流量。作为防止药物过量的保护措施,面罩只能由患儿而不能由其他任何人掌握,这一点很重要。可以在给予氧化亚氮几分钟内开始进行骨折复位[63]。患肢固定后,给予患儿 100%纯氧约 5 分钟以排净氧化亚氮,预防弥散性低氧血症[22,35,63,77]。此过程必须遵循镇静指南。

该种镇静方法实施起来相对容易,起效快,相对安全。氧化亚氮排除快,不抑制喉反射,患儿不是一定要禁食,不需静脉通路[35,77]。该方法对骨折部位没有限制,能够用于所有肢体的骨折。然而,对于不合作、对面罩排斥或面罩难以与面部紧密贴合的患儿,给予氧化亚氮可能会有问题[34,77]。其他可能发生的并发症为:

恶心、呕吐、弥散性低氧血症和呼吸抑制。使用氧化亚氮的禁忌证包括心肺疾患、先前给予过麻醉剂或镇静剂、气胸或腹胀、中耳感染或精神状态不稳定。

研究表明：氧化亚氮可为骨折复位提供有效镇静，但其镇痛效果不确切[22,29,35,77]。Evans 等发现：与肌注哌替啶(meperidine，德美罗，Demerol)相比，氧化亚氮可提供相似的镇痛效果，但起效更快，恢复时间更短，患者更舒适[22]。Gregory 和 Sullivan 在一项对 28 个上肢骨折患儿的前瞻性研究中，对比了氧化亚氮和Bier 阻滞，发现使用氧化亚氮时完成骨折复位用时更短，但通过视觉模拟评分测得的疼痛反应更强[29]。在Hennrikus 等和 Wattenmaker 等分别进行的两个共包括 76 例患儿的研究中，将氧化亚氮作为骨折复位过程中唯一使用的麻醉药物，95%的患儿复位成功，未出现并发症[35,77]。然而，在复位过程中，作者观察到41%的患儿有"中等的"或"明显的"疼痛；在 Wattenmaker 等的研究中，9%的患儿感觉镇痛完全无效。

二、氧化亚氮和血肿阻滞联合麻醉

由于氧化亚氮具有单独使用时镇痛效果不确切的特性，一些学者建议联合使用一种区域阻滞技术。Hennrikus 等报道了对急诊收治的 100 例年龄 4~17 岁各种闭合骨折的患儿使用氧化亚氮麻醉和血肿阻滞[34]。在联合麻醉中，开始先给予氧化亚氮提供镇静和抗焦虑，以便进行血肿阻滞，可使患儿对骨折复位过程产生遗忘。血肿阻滞可为复位过程和复位后提供镇痛。研究发现：与先前单独应用氧化亚氮相比较，使用该种联合麻醉的方法时患儿疼痛的行为暗示明显减少[35,77]。

三、胃肠外镇静

很多药物可用于患儿的镇静(表 18-6)。阿片类药和苯二氮䓬类药已安全用于急诊创伤患儿多年，为患儿提供镇痛或作为其他麻醉方法的补充[25,40,41,46,49,56,58,62,63,75]。阿片类药通过与阿片受体可逆结合产生镇痛，更大剂量时也有一些镇静作用。苯二氮䓬类药主要作用为镇静、催眠、抗焦虑、肌肉松弛、顺行性遗忘，但是没有镇痛作用。当联合使用这两种不同种类的药物时，它们协同作用致深度镇静和镇痛[56]。静脉途径用药比其他途径(肌注、吸入、口服或直肠给药)更可取，因为它最可靠、最可控[63]。静脉给药起效快，容易滴定，如果需要可拮抗。应在健侧肢体建立静脉通路，遵守清醒镇静指南。理想状态是在给予阿片类药物之前先给予苯二氮䓬类药进行镇静。最初应先从小剂量开

始，然后根据效果在推荐剂量范围内进行滴定[46](表18-5)。如果血氧饱和度降至 90%以下，应给氧。备好拮抗药物，如纳洛酮(naloxone，Narcan，拮抗阿片类药)和氟马西尼(flumazenil，Romazicon，拮抗苯二氮䓬类药)。通常可在患者感到困倦时开始骨折复位[75]。

静脉镇静中使用更为普遍的苯二氮䓬类药是咪达唑仑和地西泮(安定，Valium，为你安)。咪达唑仑是快速起效的苯二氮䓬类药，是安定效能的 3~4 倍，通常在 2~3 分钟内起效[56]；消除亦快，因此在苯二氮䓬类药中作用维持时间最短。由于它具有这些特性，咪达唑仑取代安定成为大多数急诊治疗镇静首选的苯二氮䓬类药[42]。安定的起效时间相对较长，作用维持时间更长，因此从药代动力学角度讲，它不如咪达唑仑更顺应临床需求。然而，安定是一个很好的肌肉松弛剂，仍是骨折和关节复位的好选择[62,63]。

硫酸吗啡 (morphine sulphate)、哌替啶(meperidine，德美罗，Demerol)和柠檬酸芬太尼(fentanyl citrate，Sublimaze)是急诊急性疼痛和治疗静脉用药中最常用的阿片类药[62]。吗啡是其他阿片类药作用特性衡量的标准，而它对于连续的钝性疼痛比骨折致锐性疼痛更为有效[56]。它在阿片类药中脂溶性最低，因此起效较慢，作用时间较长(3~4 小时)，很难滴定[56]。哌替啶的一些特性使它不如其他阿片类药更顺应临床需求，但它仍是在急诊最常使用的阿片类药。它的效能是吗啡的 1/10，但有较好的欣快感。与吗啡相比，哌替啶起效稍快，作用维持时间较短(2~3 小时)。与吗啡相似的是，哌替啶也很难滴定。当用于最初的疼痛治疗时，两种药物都会引起镇静恢复时间的明显延长，但哌替啶更为明显[44]。芬太尼是一种阿片类镇痛药，效能是吗啡的 100 倍，具有高度的脂溶性，镇痛作用起效快，在 2~3 分钟内达到作用高峰，作用维持时间比哌替啶和吗啡都短，约为 20~30 分钟，而且更容易滴定[56]。小于 6 个月的婴儿与大一些的小儿相比，对芬太尼的代谢更慢，剂量应该更保守一些，一般为常规用量的 1/3[63]。

当同时使用阿片类药和苯二氮䓬类药实施镇静时，应从小剂量开始缓慢滴定，注意这些药物的协同效应。如果发生呼吸抑制，应给予拮抗药物。通常，先用纳洛酮拮抗阿片类药。如果 1~2 分钟后仍存在呼吸抑制，应用氟马西尼拮抗苯二氮䓬类药[75]。这两种拮抗药的半衰期都比它们所拮抗的药物半衰期短，因此必须继续监测直至药物对呼吸的影响完全消失。永远不能为有睡眠性呼吸暂停、呼吸道疾患、精神状态改变、血流

表 18-6 小儿骨折复位镇静中通常应用的药物

药品	剂量	注释
咪达唑仑	0.05~0.2mg/kg IV	起效迅速、作用持续时间短
地西泮（安定）	0.04~0.3mg/kg IV	肌肉松弛作用好
吗啡	0.1~0.2mg/kg IV	作用持续时间长
哌替啶（德美罗）	1~2mg/kg IV	作用持续时间长
芬太尼（枸橼酸芬太尼）	1.0~5.0mcg/kg IV	作用强、起效迅速、滴定缓慢
氯胺酮	1~2mg/kg IV	联合应用小剂量咪达唑仑进行急症处理
	3~4mg/kg IM	
莱勒松（盐酸纳洛酮）	1.0~2.0mcg/kg IV	麻醉性镇痛药的拮抗剂
氟马西尼	0.003~0.006mg/kg IV	苯二氮䓬类药物的拮抗剂
阿托品	0.01mg/kg IV 或 IM（最大剂量 0.5mg）	止涎剂
格隆溴胺（溴环扁吡酯）	0.05mg/kg IV 或 IM（最大剂量 0.25mg）	止涎剂

Adapted with permission from McCarty, E.M.; Mencio, G.A.; Green, N.E. Anesthesia and analgesia for the ambulatory management of fractures in children. J Am Acad Orthop Surg 7:84, 1999.

动力学不稳定或小于 2 个月的患儿实施静脉镇静。

已证实：静脉镇静对各年龄骨折患儿的治疗都是安全有效的。在 Varela 等的研究中，104 例患儿（2 个月~15 岁）在急诊骨折手法复位前接受静注哌替啶（2mg/kg）和咪达唑仑（0.1mg/kg）[75]。外科医生对复位时镇静的满意度为"好"或"极好"的占 94%。86 个患儿中有 82 个患儿（98%）也对镇静表示满意。绝大多数患儿在骨折复位时表现出一些疼痛的迹象，但是 93% 的患儿对复位时的疼痛无记忆。14% 的患儿出现并不严重的并发症，包括过度镇静、幻觉、瘙痒或呕吐。没有心脏、呼吸方面的并发症。

四、异丙酚

异丙酚（Diprivan）是一种非阿片类、非巴比妥类、作用时间短的麻醉剂，必须经静脉给药。尽管最初仅限于在手术室和 ICU 使用该药，但因其具有诱导迅速、恢复时间短的优点，在非住院患者镇静中的应用越来越多。异丙酚的遗忘作用与咪达唑仑相似，但优势在于镇静作用起效更快（约 40 秒），恢复更快，作用出现更平稳，并有止吐作用[33,68,74]。异丙酚的缺点为：与咪达唑仑和氯胺酮相比，低血压的发生率更高。由于异丙酚没有镇痛作用，需要同时使用阿片类镇痛药如芬太尼或吗啡，这就会进一步增加呼吸抑制和低血压的风险。异丙酚没有拮抗剂，所以出现不良事件时必

须给予支持治疗直至药物代谢完毕。

五、氯胺酮

氯胺酮在药理学上与苯环己哌啶相似，而苯环己哌啶可引起脑的丘脑皮质和边缘叶区域的分离，导致肌肉强直、昏睡等状态。氯胺酮干扰视觉、听觉和对有害刺激的感知[28,56]。氯胺酮镇静下，小儿看似清醒，眼睛睁开，眼球震颤，但对刺激无反应。氯胺酮提供镇静、镇痛和遗忘，但不会引起心血管抑制。氯胺酮镇静下，呼吸道的正常功能，包括保护性反射仍保留，很少发生呼吸抑制，并于剂量相关。它镇静起效快，持续时间短，恢复迅速[27,28,63]，能够应用于所有肢体外伤。

氯胺酮既可通过静脉给药，又可通过肌注给药[27,28]。静脉途径更吸引人，因为经静脉途径可滴定剂量，可以给予更小的追加剂量以达到预期效果，作用起效更快，恢复也更快[27]。氯胺酮静注剂量是 1~2mg/kg，应该缓慢给药以避免呼吸抑制。当不能建立静脉通路时可以使用肌注途径，剂量是 4mg/kg。事实上，肌注给药后疼痛减轻似乎更为显著，但恢复时间明显延长，恶心呕吐更为常见，这使静脉途径更受欢迎[60]。通常，可以在静脉给药后 1~2 分钟内和肌注给药后 5 分钟内开始进行骨折手法复位。如果初始剂量不够，10~15 分钟后可以重复给予肌注剂量[27,28]。必须遵守 AAP 指南中关于在为患者实施深度镇静时必备的设备和监护要

求。大多数医学中心遵守经验上的禁食要求，但至少有一项研究报道：在程序上的预先禁食和不良事件之间没有明显关联。该研究中，905 例在儿童急救中心接受镇静的患儿中，396 例按要求禁食的患儿中发生不良事件的有 32 例（8.1%），509 例未按要求进行预先禁食的患儿发生不良事件的有 35 例（6.9%），发生或不发生不良事件的患儿之间以及伴有或不伴有呕吐的患儿之间的禁食时间没有明显区别。

氯胺酮能够增加上呼吸道分泌物，止涎剂如阿托品或格隆溴铵（glycopyrrolate）可能对减轻这种影响有效[28,56,63]。在急诊使用氯胺酮镇静时可能引起幻觉，但这种情况很少在 10 岁以下患儿中发生[27,28]。在年龄稍大一些的患儿中，预防性地给予小剂量的苯二氮䓬类药物（咪达唑仑 0.05mg/kg）可以有效地防止这种不良反应的发生。然而，苯二氮䓬类药可能通过延缓氯胺酮的代谢延长恢复[27]。

其他使用氯胺酮可能出现的问题包括：恶心、呕吐、皮疹、颅内压升高、心动过速和高血压、肌肉强直或张力亢进以及不自主运动。使用氯胺酮的禁忌证是：肺部疾患或上呼吸道感染、颅内肿物、闭合性头外伤、精神病史、年龄大于 10 岁、高血压、心脏疾患、卟啉症、青光眼、眼贯通伤和甲状腺功能亢进[27,28]。

氯胺酮用于临床已超过 30 年。这期间，使用氯胺酮为急诊接受有痛治疗患儿实施镇静的安全性和有效性已经得到证实[27,28,56,62,63]。在 1990 年，Green 等对共包括 11 589 例使用氯胺酮镇静患儿的 97 项研究进行荟萃分析[27]，只有 2 例患儿因喉痉挛需要行气管插管，呕吐的发生率是 8.5%，但没有患儿发生误吸。由于氯胺酮所具有的独特的药理学特性和安全的跟踪记录，在很多方面都是急诊患儿镇静和镇痛的理想药物[62]。

直至过去的 10 年，在骨折处理期间和对其他肌肉骨骼问题进行治疗期间使用氯胺酮进行镇静的经验都还有限。在 Green 对急诊使用氯胺酮的相关文献的大规模分析研究中，只有 1 篇提到将骨折复位作为使用氯胺酮进行镇静的适应证。Green 等随后对急诊使用肌注氯胺酮行镇静的研究中报道：108 例患儿中有 7 例骨折患儿镇静成功，外科医生对镇静的满意度是极佳的[28]。大多数患儿（82.9%）能够在注射氯胺酮 5 分钟内接受骨折复位。一些不严重的并发症包括：分泌物过多、肌张力亢进、皮疹和呕吐，未见严重并发症的报道。在这个研究中所有家长的满意度都很高。

在 20 世纪 70 年代早期，欧洲文献中有一些关于骨折患儿使用氯胺酮的报道[11,50,53]。最近，McCarty 等报道了在急诊 114 例患儿骨折治疗过程中使用氯胺酮镇静取得很好的效果[47]。从静注氯胺酮到骨折手法复位的时间平均少于 2 分钟，肌注时平均少于 5 分钟。疼痛评分反映为骨折复位期间疼痛程度最低或无痛。家长满意度很高，99% 的父母表示：在今后类似的情况下会再次允许使用该方法。保持气道通畅和自主呼吸。轻微的不良反应包括恶心（13 例患儿）和呕吐（8 例患儿），但在急诊镇静阶段情况均可，没有遇到大的问题。

六、对比研究

Kennedy 等[41]对比了氯胺酮和芬太尼在急诊处理小儿骨折时应用的安全性和有效性。在该研究中，急诊需要性骨折或关节脱位复位的 5~15 岁患儿随机接受静注咪唑安定和芬太尼（F/M 组）或氯胺酮（K/M 组）。在复位期间，K/M 组（n=130）与 F/M 组（n=130）比较，焦虑评分以及家长对患儿疼痛和焦虑的估计评分较低。尽管两种方法同样使骨折处理过程更为顺畅，并产生深度镇静和遗忘，但骨科医生更喜欢氯胺酮为主的方法。K/M 组的恢复时间为 14 分钟，较 F/M 组长；但 K/M 组与 F/M 组相比，发生以下几种情况的比例均较低：低氧血症（6% vs. 25%）、需要呼吸提示（1% vs. 12%）、需要吸氧（10% vs. 20%）。K/M 组中有两个受试对象需要短时辅助呼吸。K/M 组中呕吐发生率更高。作者得出结论：K/M 对于缓解小儿骨折复位时的疼痛和焦虑比 F/M 更有效，呼吸并发症更少，但呕吐发生率稍高，并且恢复时间更长（平均 15 分钟）。

Roback 等[59]对比了 2500 例急诊治疗的患儿（平均年龄 6.7 岁）使用四种主要的胃肠外用药联合用药行镇静时不良事件的发生率和严重程度。作者将受试对象分为单独应用氯胺酮组（K 组，n=1492，59.7%）、氯胺酮/咪达唑仑组（K/M，n=299，12.0%）、芬太尼/咪达唑仑组（F/M，n=336，13.4%）和单独使用咪达唑仑组（M 组，n=260，10.4%）。总共 426 例患者发生了不良事件（呼吸方面或恶心/呕吐）；接受氯胺酮（联合或不联合应用咪达唑仑）的患者（即 K 组和 K/M 组）比联合应用芬太尼和咪达唑仑（F/M 组）的患儿发生呼吸方面不良事件的比例低；K 组和 K/M 组的患者呕吐发生率更高，但是未发生误吸。Migita 等系统回顾了关于评价急诊骨折复位是应用各种形式镇痛和镇静安全性和有效性的相关文献，分析了 8 个随机对照试验，共包括 1086 例患儿。分析表明：在各种胃肠外用药组合中，K/M 组在骨折手法复位过程中患儿焦虑较

F/M 组或异丙酚与芬太尼组（P/F 组）轻；K/M 组需要气道干预的患儿明显较 F/M 组或 P/M 组少[49]。在另外一项关于 K/M 与 P/M 的对比研究中，Godambe 等发现，P/F 在急诊骨折患儿有痛治疗过程中减轻患儿焦虑的作用与 K/M 相当，P/F 比氯胺酮的恢复时间更短。然而，异丙酚比氯胺酮更可能致呼吸抑制和气道梗阻。

现已证实：同时给予氯胺酮和异丙酚（这种联合用药被称为"Ketofol"）镇静效果非常明显[79]。这种联合用药利用了氯胺酮和异丙酚起效快和维持时间短的优势，不用辅助给予苯二氮䓬类药物或阿片类药物进行镇静，同时也就减少了给予那些药物带来的潜在的不良的协同作用。

第五节　小结

非住院小儿骨折治疗中镇痛和镇静的方法有很多种。选择的方法在缓解患儿疼痛、减轻焦虑、使患者满意方面应该是安全、可靠和有效的，最终目的是使骨折治疗效果满意、避免手术治疗。

DPT 和水合氯醛是已经过时的方法，应该避免使用。局部和区域麻醉技术如血肿阻滞、腋路臂丛神经阻滞和静脉局部麻醉（Bier 阻滞）对上肢骨折是有效的。使用氧化亚氮或胃肠外给予麻醉剂-苯二氮䓬类药物联合用药没有对骨折部位的限制，适用年龄段很宽。氯胺酮或异丙酚是小于 10 岁患儿任何部位骨折或其他骨科创伤治疗的极好选择。使用任何镇静方法都应该遵守学会对适当的生理监测的要求指南，并且要有相关设备及专业知识技能来抢救镇静过深的患儿。

（任秀智　徐桂军　译　李世民　马信龙　校）

参考文献

1. Abbaszadegan, H.; Jonsson, U. Regional anesthesia preferable for Colles' fracture: Controlled comparison with local anesthesia. Acta Orthop Scand 61:348–349, 1990.
2. Alioto, R.; Furia, J.; Marquardt, J. Hematoma block for ankle fractures: A safe and efficacious technique for manipulations. J Orthop Trauma 9:113–116, 1995.
3. American Academy of Pediatrics, Committee on Drugs. Guidelines for monitoring and management of pediatric patients during and after sedation for diagnostic and therapeutic procedures. Pediatrics 6:1110–1115, 1992.
4. American Academy of Pediatrics, Committee on Drugs. Reappraisal of lytic cocktail/Demerol, Phenergan, and Thorazine (DPT) for the sedation of children. Pediatrics 95:598–602, 1995.
5. Barnes, C.; Blasier, R.; Dodge, B. Intravenous regional anesthesia: A safe and cost-effective outpatient anaesthetic for upper extremity fracture treatment in children. J Pediatr Orthop 11:717–720, 1991.
6. Beales, J.; Kean, J.; Lennox-Holt, P. The child's perception of the diseases and experience of pain in juvenile chronic arthritis. J Rheumatol 10:61–65, 1983.
7. Bell, H.; Slater, E.; Harris, W. Regional anesthesia with intravenous lidocaine. JAMA 186:544–549, 1963.
8. Binder, L.; Leake, L. Chloral hydrate for emergent pediatric procedural sedation: A new look at an old drug. Am J Emerg Med 9:530–534, 1991.
9. Bolte, R.; Stevens, P.; Scott, S.; et al. Mini-dose Bier block intravenous regional anesthesia in the emergency department treatment of pediatric upper-extremity injuries. J Pediatr Orthop 14:534–537, 1994.
10. Caro, D. Trial of ketamine in an accident and emergency department. Anaesthesia 29:227–229, 1974.
11. Caroli, G.; Lari, S.; Serra, G. La ketamina in ortopedia e traumatologia: Indicazioni e limiti. Chir Organi Mov 61:99–104, 1972.
12. Carrel, E.; Eyring, E. Intravenous regional anesthesia for childhood fractures. J Trauma 11:301–305, 1971.
13. Case, R. Haematoma block—A safe method of reducing Colles' fractures. Injury 16:469–470, 1985.
14. Chu, R.S.; Browner, G.J.; Cheng, N.G.; et al. Femoral nerve block for femoral shaft fractures in a paediatric emergency department: Can it be done better?. Eur J Emerg Med 10:258–263, 2003.
15. Chudnofsky, C.; Wright, S.; Pronen, S. The safety of fentanyl use in the emergency department. Ann Emerg Med 18:635–639, 1989.
16. Colbern, E. The Bier block for intravenous regional anesthesia: Technic and literature review. Anesth Analg 1970:935–940, 1970.
17. Colizza, W.; Said, E. Intravenous regional anesthesia in the treatment of forearm and wrist fractures and dislocations in children. Can J Surg 36:225–228, 1993.
18. Cook, B.; Bass, J.; Nomizu, S.; et al. Sedation of children for technical procedures. Clin Pediatr 31:137–142, 1992.
19. Cramer, K.; Glasson, S.; Mencio, G.A.; et al. Reduction of forearm fractures in children using axillary block anesthesia. J Orthop Trauma 9:407–410, 1995.
20. Denton, J.; Manning, M. Femoral nerve block for femoral shaft fractures in children: Brief report. J Bone Joint Surg [Br] 70:84, 1988.
21. Dinley, R.; Michelinakis, E. Local anesthesia in the reduction of Colles' fractures. Injury 4:345–346, 1973.
22. Evans, J.; Buckley, S.; Alexander, A.; et al. Analgesia

for the reduction of fractures in children: A comparison of nitrous oxide with intramuscular sedation. J Pediatr Orthop 15:73–77, 1995.

23. Farrell, R.; Swanson, S.; Walter, J. Safe and effective iv regional anesthesia for use in the emergency department. Ann Emerg Med 14:239–241, 1985.

24. Fitzgerald, B. Intravenous regional anaesthesia in children. Br J Anaesth 48:485–486, 1976.

25. Friedland, L.; Kulick, R. Emergency department analgesic use in pediatric trauma victims with fractures. Ann Emerg Med 23:203–207, 1994.

26. Gingrich, T. Intravenous regional anaesthesia of the upper extremity in children. JAMA 200:235, 1967.

27. Green, S.; Johnson, N. Ketamine sedation for pediatric procedures: Part 2, Review and implications. Ann Emerg Med 19:1033–1046, 1990.

28. Green, S.; Nakamura, R.; Johnson, N. Ketamine sedation for pediatric procedures: Part 1, A prospective series. Ann Emerg Med 19:1024–1032, 1990.

29. Gregory, P.; Sullivan, J. Nitrous oxide compared with intravenous regional anesthesia in pediatric forearm fracture management. J Pediar Orthop 16:187–191, 1996.

30. Grey, W. Regional blocks and their difficulties. Aust Fam Physician 6:900–906, 1977.

31. Grossbard, G.; Love, B. Femoral nerve block: A simple and safe method of instant analgesia for femoral shaft fractures in children. Aust NZ J Surg 49:592–594, 1979.

32. Haslam, D. Age and the perception of pain. Psychonomic Sci 15:86, 1969.

33. Havel, C.J.; Strait, R.T.; Hennes, H. A clinical trial of propofol vs midazolam for procedural sedation in a pediatric emergency department. Acad Emerg Med 6:989–997, 1999.

34. Hennrikus, W.; Shin, A.; Klingelberger, C. Self-administered nitrous oxide and a hematoma block for analgesia in the outpatient reduction of fractures in children. J Bone Joint Surg [Am] 77:335–339, 1995.

35. Hennrikus, W.; Simpson, R.; Klingelberger, C.; et al. Self-administered nitrous oxide analgesia for pediatric reductions. J Pediatr Orthop 14:538–542, 1994.

36. Holmes, C. Intravenous regional analgesia: A useful method of producing analgesia of the limbs. Lancet 1:245–247, 1963.

37. Jay, S.; Ozolins, M.; Elliott, C.; et al. Assessment of children's distress during painful medical procedures. Health Psych 2:133–147, 1983.

38. Johnso, P.; Noffsinger, M. Hematoma block of distal forearm fractures: Is it safe? Orthop Rev 20:977–979, 1991.

39. Juliano, P.; Mazur, J.; Cummings, R.; et al. Low-dose lidocaine intravenous regional anesthesia for forearm fractures in children. J Pediatr Orthop 12:633–635, 1992.

40. Kennedy, R.M.; Luhmann, J.D.; Luhmann, S.J. Emergency department management of pain and anx-

41. Kennedy, R.M.; Porter, F.L.; Miller, J.P.; et al. Comparison of fentanyl/midazolam with ketamine/midazolam for pediatric orthopedic emergencies. Pediatrics 104(5 Pt 1):1167–1168, 1999.

42. Krauss, B.; Zurakowski, D. Sedation patterns in pediatric and general community hospital emergency departments. Pediatr Emerg Care 14:99–103, 1998.

43. Lehman, W.; Jones, W. Intravenous lidocaine for anesthesia in the lower extremity. A prospective study. J Bone J Surg [Am] 66:1056–1060, 1984.

44. Losek, J.D.; Reid, S. Effects of initial pain treatment on sedation recovery time in pediatric emergency care. Pediatr Emerg Care 22:100–103, 2006.

45. Lowe, S.; Hershey, S. Sedation for imaging and invasive procedures. In: Deshpande, J.; Tobias, J.; eds. The Pediatric Pain Handbook. St. Louis, Mosby, pp. 263–317, 1996.

46. McCarty, E.C.; Mencio, G.A.; Green, N.E. Anesthesia and analgesia for the ambulatory management of fractures in children. J Am Acad Orthop Surg 7:81–91, 1999.

47. McCarty EC, Mencio GA, Walker LA, et al. Ketamine sedation for the reduction of children's fractures in the emergency department. J Bone Joint Surg [Am] 82:912–918, 2000.

48. McGrath, P.; Craig, K. Developmental and psychological factors in children's pain. Pediatr Clin North Am 36:823–836, 1989.

49. Migita, R.T.; Klein, E.J.; Garrison, M.M. Sedation and analgesia for pediatric fracture reduction in the emergency department: A systematic review. Arch Pediatr Adolesc Med 160:46–51, 2006.

50. Muncibi, S,; Santoni, R. Utilizzazione della Ketamina in ortopedia e traumatologia. Minerva Anes 39:370–376, 1973.

51. Ogden, J. Skeletal Injury in the Child, 2nd ed. Philadelphia, W.B. Saunders, 1990.

52. Olney, B.; Lugg, P.; Turner, P.; et al. Outpatient treatment of upper extremity injuries in childhood using intravenous regional anaesthesia. J Pediatr Orthop 8:576–579, 1988.

53. Pagnani, I.; Ramaioli, F.; Mapelli, A. Prospettive sull'impiego clinico della Ketamina cloridrato in ortopedia e traumatologia pediatrica. Minerva Anes 40:159–162, 1974.

54. Paris, P. Pain management in children. Emerg Med Clin North Am 5:699–707, 1987.

55. Pitetti, R.D.; Singh, S.; Pierce, M.C. Safe and efficacious use of procedural sedation and analgesia by nonanesthesiologists in a pediatric emergency department. Arch Pediatr Adolesc Med 157:1090–1096, 2003.

56. Proudfoot, J. Analgesia, anesthesia, and conscious sedation. Emerg Med Clin North Am. 13:357–378, 1995.

57. Proudfoot, J.; Roberts, M. Providing safe and effective

sedation and analgesia for pediatric patients. Emerg Med Rep 14:207–217, 1993.

58. Pruitt, J.; Goldwasser, M.; Sabol, S.; et al. Intramuscular ketamine, midazolam, and glycopyrrolate for pediatric sedation in the emergency department. J Oral Maxillofac Surg 53:13–17, 1995.

59. Roback, M.; Wathen, J.; Bajaj, L.; et al. Adverse events associated with procedural sedation and analgesia in a pediatric emergency department: A comparison of common parenteral drugs. Acad Emerg Med 12:508–513, 2005.

60. Roback, M.G.; Wathen, J.E.; Bajaj, L.A randomized, controlled trial of i.v. versus i.m. ketamine for sedation of pediatric patients receiving emergency department orthopaedic procedures. Ann Emerg Med 48:605–612, 2006.

61. Ronchi, L.; Rosenbaum, D.; Athouel, A.; et al. Femoral nerve blockade in children using bupivicaine. Anesthesiology 70:622–624, 1989.

62. Sacchetti, A. Pediatric sedation and analgesia. Acad Emerg Med 2:240–241, 1995.

63. Sacchetti, A.; Schafermeyer, R.; Gerardi, M, et al. Pediatric analgesia and sedation. Ann Emerg Med 23:237–250, 1994.

64. Schecter, N. Pain and pain control in children. Curr Probl Pediatr 15:1–67, 1985.

65. Schecter, N. The undertreatment of pain in children: An overview. Pediatr Clin North Am 36:781–794, 1989.

66. Selbst, S. Managing pain in the pediatric emergency department. Pediatr Emerg Care 5:56–63, 1989.

67. Selbst, S.; Henretig, F. The treatment of pain in the emergency department. Pediatr Clin North Am 36:965–977, 1989.

68. Skokan, E.G.; Pribble, C.; Bassett, F.; et al. Use of propofol sedation in a pediatric emergency department: A prospective study. Clin Pediatr 40:663–671, 2001.

69. Snodgrass, W.; Dodge, W. Lytic/"DPT" cocktail: Time for rational and safe alternatives. Pediatr Clin North Am 36:1285–1291, 1989.

70. Stehling, L. Anesthesia update #11—Unique considerations in pediatric orthopaedics. Orthop Rev 10:95–99, 1981.

71. Turner, P.; Batten, J.; Hjorth, D.; et al. Intravenous regional anaesthesia for the treatment of upper limb injuries in childhood. Aust NZ J Surg 56:153–155, 1986.

72. Urban, B.; McKain, C. Onset and progression of intravenous regional anesthesia with dilute lidocaine. Anesth Analg 61:834–838, 1982.

73. US Department of Health and Human Services PHS, Agency for Health Care Policy and Research, Acute Pain Management Guideline Panel. Clinical practice guideline—Acute pain management: Operative or medical procedures and trauma. February, 1992.

74. Vardi, A.; Salem, Y.; Padeh, S.; et al. Is propofol safe for procedural sedation in children. A prospective evaluation of propofol vs ketaminein pediatric critical care. Crit Care Med 30:1231–1236, 2002.

75. Varela, C.; Lorfing, K.; Schmidt, T. Intravenous sedation for the closed reduction of fractures in children. J Bone J Surg [Am] 77:340–345, 1995.

76. Wathen, J.E.; Gao, D.; Merritt, G.; et al. A randomized controlled trial comparing a fascia iliaca compartment nerve block to a traditional systemic analgesic for femur fractures in a pediatric emergency department. Ann Emerg Med 50:162–171, 2007.

77. Wattenmaker, I.; Kasser, J.; McGravey, A. Self-administered nitrous oxide for fracture reduction in children in an emergency room setting. J Orthop Trauma 4:35–38, 1990.

78. Wedel, D.; Krohn, J.; Hall, J. Brachial plexus anesthesia in pediatric patients. Mayo Clin Proc 66:583–588, 1991.

79. Willman, E.V.; Andolfatto, G. A prospective evaluation of "ketofol" (ketamine/propofol combination) for procedural sedation and analgesia in the emergency department. Ann Emerg Med 49:23–30, 2007.

80. Winnie, A. Regional anesthesia. Surg Clin North Am 54:861–892, 1975.

81. Younge, D. Haematoma block for fractures of the wrist: A cause of compartment syndrome. J Hand Surg 14 B:194–195, 1989.

82. Zeltzer, L.; Jay, S.; Fisher, D. The management of pain associated with pediatric procedures. Pediatr Clin North Am 36:941–963, 1989.

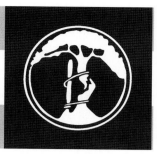

第 **19** 章

多发伤儿童的康复

Louise Z. Spierre, M.D., Linda J. Michaud, M.D., David W. Pruitt, M.D.,
Charles T. Mehlman, D.O., M.P.H.

面对多发伤儿童,无论其家人还是多学科内外科医疗小组,都会是一项颇具压力的艰巨任务。多发伤儿童急症治疗的总体目标可以概括为让患儿尽快过渡至康复期。研究表明,儿科康复治疗对各种创伤患儿都非常有益,(无论有无严重的头部损伤)运动能力、自理能力和认知能力都会有明显提高[3,21,33]。本章旨在阐述多发伤儿童住院和门诊康复治疗的重要事项多发性损伤患儿的康复治疗的相关事宜进行阐述。

第一节　儿科多器官损伤

多项研究证实,儿科创伤专科治疗中心对创伤患儿的救护起到了积极的作用[41,46,56,81,86,87,93]。这些患者常见有明显的永久性缺陷[62],一半以上患者因其损伤而遭受长期后遗症[67,105]。创伤患儿大多数大型手术在性质上都是矫形外科手术[1],然而,儿科多发的短期和长期后果主要取决于头部伴发伤的严重程度[36,67,77,79,106,114]。

第二节　住院患儿的康复

儿科多发伤患儿住院康复目标是合理明确的:让患者尽快恢复功能,以便尽早转入门诊康复期。通常,需要门诊康复服务的骨科患者还要进行医院内或医院转诊。一定要与骨科治疗小组有关承重状态以及是允许被动关节活动度锻炼还是允许主动辅助康复训练进行明确的交流。同样,骨科治疗小组也要时刻意识到,需要与理疗和康复小组协作完成对患者的多学科复杂救治护理,这样就可以有普通外科、神经病科、神经外科、整形外科、理疗科、职业治疗科和泌尿外科人员来参与救治。

第三节　骨折的康复

一、医疗体操

制动期之后,便可开始进行关节活动度和肌力的康复训练,并开始恢复全项活动和社会参与。表19-1列出了成熟关节的全活动展示功能活动度[48,63]。这些数据是依据美国矫形外科学会关节活动研究委员会标准化的测量值列出的[5]。关节活动度(ROM)是按偏离解剖位置的角度测量的。表19-1所给出的范围适用于成熟肢体。幼童的评估要由熟悉儿科标准值的人员进行。例如,婴儿若有生理性髋关节屈曲挛缩,其髋关节伸展度正常,平均为-30°,髋关节外旋会增大。这种关节挛缩会随着婴儿的成长而缓慢消退。

如果儿童年龄太小、体质太弱或者不能配合,增加ROM训练可以是主动的(由患者来进行活动)或被动的。进行主动辅助ROM练习时,先让儿童主动活动到尽可能大的活动度,然后再被动辅助活动到尽可能达到正常活动度。主动ROM练习尽可能作为首选。利用身体重量有时可以提高ROM练习的效果,例如,腓肠肌的伸展。这些强有力的肌肉能提升起整个身体重量,通常在损伤和制动期后会短缩。除非患儿太小,一般很难被动活动这些肌肉,而站立则可获得最好的伸展。应尽最大努力鼓励患儿主动参与ROM练习项目。通常,年龄大一些的儿童完全可以独立完成这些练习项目。只要管理得当,每一个年幼患儿也能完成简单的肌肉舒展训练。

骨愈合良好之后可以进行肌力强化锻炼。这些锻炼通常需要使用非常简单的器械，如球或胶泥。正规的强化锻炼项目包括：等长运动，即肌肉在收缩时增大张大而长度保持不变；或者是等张运动，即肌肉短缩而强力稳定。等张运动又分为：开链式运动，如不负重；闭链式运动，如利用滑轮系统。闭链式运动适用于损伤后早期，因为在做这种运动时肢体锻炼时运动路线可预知。对于运动员，由熟悉该运动特定活动（切削、跳跃等）的治疗师进行评估，有助于识别可导致再次损伤的薄弱部位。直到恢复无痛完全肌力和 ROM 之后，才能允许其返回体育竞赛[102]。

通过手法肌力测试进行肌力评估，肌力划分为 0~5 级[7,85]：

0 级：完全没有收缩

1 级：可触到或看到肌肉收缩

2 级：在消除重力下可达到最大活动度

3 级：可对抗重力达到最大活动度

4 级：能抗中度阻力达到最大活动度

5 级：能抗最大阻力达到最大活动度

二、理疗

热疗和冷疗可用于骨折的康复治疗。通常，冷疗可急性用于缓解水肿和炎症。冷疗几乎不用于严重创伤患者，而最适用于孤立性低能量轻微骨折。在康复阶段，用温水浴或热水袋直接热敷可温暖皮肤并可提高舒适度。儿童患者很少应用其他理疗，如超声波疗法、短波透热法和微波透热法。

三、矫形器和辅助器具

康复师和急性损伤治疗专家之间要保持充分的沟通，以便确定哪种矫形器是使骨折愈合必不可少的，以及矫形器只用于改善功能并在不适用时将其拿掉。通常，用于改善功能的矫形器一直要用到康复期结束之后，甚至用到门诊随访时确定了患者的虚弱状态和肌力程度之后。对于大脑或脊髓损伤后的步态异常通常要给患者用下肢矫形器。矫形器根据其辅助支配的身体部位来命名。例如，踝上矫形器从足下开始，缠绕于内踝和外踝，使踝关节能自如背屈和跖屈。踝-足矫形器由足下延伸到踝上。膝-踝-足矫形器由足下延伸至膝上。通常，矫形器控制的关节越多，矫形器就越笨重身体平衡和步态的潜在干扰也就越大。

对于肢体骨折，辅助器具有助于延长肢体的伸展距，提高抓握力，减轻外力，以及提高安全性[101]。这种器具可以提高基本日常生活活动的独立性，包括吃饭、穿衣、洗澡、梳妆打扮。例如：穿鞋和穿袜辅助类（图 19-1）、一个长柄海绵擦或鞋钩、梳理辅助器、成套进食器具、摇臂小刀、可升降的如厕椅、沐浴椅以及成套的门把手[101]。维可牢或松紧带鞋扣会很有帮助。通过职业治疗师对症状缓解和个性化建议的评估，可以证明，对于受伤儿童或青少年及其父母和看护者来说，提高独立性和改善生活质量是非常有意义的。

表 19-1 关节的正常与功能活动度		
关节	动作	正常 ROM（功能 ROM）
肩关节	外展	180°（120°）
	内收	45°（30°）
	屈曲	180°（120°）
	伸展	60°（40°）
	内旋（臂外展）	80°（45°）
	外旋（臂内收）	90°（45°）
肘关节	屈曲	140°~160°（130°）
	伸展	0°~5°（-30°）
	旋后	80°~90°（50°）
	旋前	70°~80°（50°）
腕关节	屈曲	75°（15°）
	伸展	70°（30°）
	桡偏	20°（10°）
	尺偏	35°（15°）
髋关节	屈曲	125°~128°（90°~110°）
	伸展	0°~20°（0°~5°）
	外展	45°~48°（0°~20°）
	内收	40°~45°（0°~20°）
	内旋	40°~45°（0°~20°）
	外旋	45°（0°~15°）
膝关节	屈曲	130°~140°（110°）
	伸展	0°（0°）
踝关节	跖屈	45°（20°）
	背屈	20°（10°）
	内翻	35°（10°）
	外翻	25°（10°）

ROM，活动度。

Compiled from Hoppenfield, S; Murthy, V.I. Treatment & Rehabilitation of Fractures, Philadelphia, Lippincott, Williams & Wilkins, 2000.

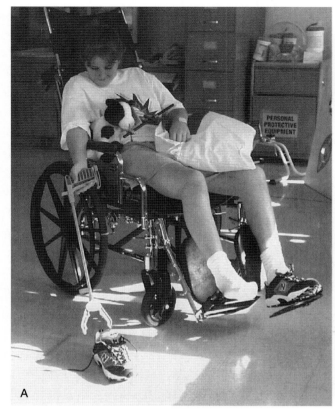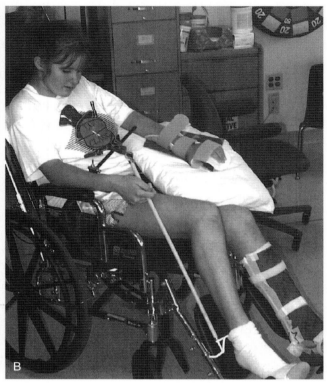

图 19-1 17 岁的司机由于机动车事故中遭受多发伤,包括骨盆和骶骨骨折(已用外固定和内固定进行了治疗)以及脑外伤,导致左侧偏瘫。一直到急性期康复出院之前,她的双侧下肢一直不能负重,其左上肢由于神经损伤而导致明显的运动功能障碍。提供的适用器械,包括取物器(A)和穿袜辅助夹(B),使其能部分生活自理从而对看护者的需求从完全依赖减少到中等依赖(大约 50%)。

助行器对于下肢负重受限的儿童很有用。用于"摇摆"步态时,拐杖可以完全清除受伤肢体的负重。使用拐杖时需要给予一些基本指导,以防止腋部损伤并让患儿能够明白对他们活动的限制。由于下肢肌力减弱以及不稳定需要附加支持的患儿可能需要用助行器。不管是助行器还是拐杖都可以用上肢支撑平台来减轻其负重,将重量分节于肘部和前臂,因此对于伴有手腕部损伤的儿童可以考虑应用这类支撑器具。如果累及双侧下肢,最好使用轮椅。

对于多发骨折但没有中枢神经系统损伤的儿童来说,短期入住康复机构仍有一定好处,这些部门能够提供适宜的器具来提高患者的日常生活独立性,并能指导患者及其家人如何进行安全的转移以及轮椅安全使用技能。滑板之类的器材有助于提高儿童体位转移的独立性。患者至少要有两个肢体能承受身体重量才能自己进行体位转移。如果患者的 3 个或 4 个肢体都不能承重,应指导看护人员进行安全

转移,必要时应使用升降机[66]。

四、疼痛抑制

对创伤后儿童给予充分的疼痛抑制可以使其集中注意力。大多数调查研究的课题是骨折在急诊室手术过程中的急性疼痛抑制。然而对于多发伤儿童来说,疼痛可能是一种持久的症状,甚至持续到康复阶段。由于年龄和神经系统损伤而不善于交流的患者,以及那些出现异常焦虑或生命体征改变(如心动过速或高血压)的患者,在把这些病变归因于其他病因之前应对他们进行仔细的评估,包括大脑同时康复的自然过程或自主不稳定性。

一些观测量表,如美国东安大略儿童医院的疼痛量表和客观疼痛量表,主要应用于婴幼儿[99]。对于 3~6 岁的儿童,通常用愉快至悲伤的面部表情转换进行直观评估。此类量表包括 McGrath 面部情感量表和 Beyer Oucher 量表。

对于学龄前的儿童来说,准确描述他们的疼痛有一定难度,因为他们还不具备准确说出疼痛部位及性质的语言能力或者是对此还不太了解[52]。年龄较大的儿童概括与推理能力有所增强,能够使用成人测量方法,如直观类比量表[99]。

在康复治疗中心,其目标是使儿童慢慢停止使用阿片类止痛药,同时治疗其副作用,如便秘和尿潴留。如果患者要长期使用阿片类止痛药,停药前最好先换用长效药,然后再缓慢递减。

五、周围神经损伤和电诊断

筛查有无周围神经损伤是儿童骨创伤后常规检测项目。神经损伤的发生可能是最初损伤所致也可能是骨折固定的并发症[76,82,88]。

锁骨骨折可能会伴有臂丛神经损伤。臂丛神经损伤可分为上部神经丛损伤(C5~C6),即锁骨以上神经损伤,以及下部神经丛损伤(C8~T1),即锁骨以下神经损伤。在体格检查之前,了解损伤机制可为确定损伤部位提供线索。例如,上部神经丛在颈部牵拉损伤时容易损伤。典型病例是肩先露难产的新生儿,由于牵拉颈部造成厄尔布麻痹[11,39](Erb's Palsy)。下部神经丛可能由于上肢极度外展导致损伤,可导致典型的克隆普克麻痹(Klumpke's Palsy)。运动损伤包括双重机制,体质虚弱可能导致多发性神经根损伤。通常牵拉伤的恢复较好,但是若伴有颈部神经根撕脱预后较差。

腰骶神经丛损伤发生于骨盆骨折后[104,112]。由于腰骶神经丛部位靠后,并且邻近骨盆骨,所以损伤时通常能得到保护。尽管如此,如果创伤严重足以导致骨盆不稳定骨折、腹膜后血肿或髋关节骨折脱位,也会影响该神经丛。这种损伤难以发现,因此对于骨盆创伤一定要高度怀疑有周围神经损伤。

肱骨髁上骨折,尤其是有移位时,可导致前侧骨间神经、桡神经、正中神经或尺神经单独或合并损伤。肱骨髁上骨折后的神经损伤的估计发病率为6%~16%。由于前侧骨间神经缺乏感觉神经分布,因此该神经损伤可能被忽略[11,24,28,39,88]。正中神经损伤是桡骨远端骨折的罕见并发症[15]。髋关节创伤性骨折或脱位的儿童中,约有5%伴有神经损伤,通常是坐骨神经的腓神经分支[22,26]。

周围神经损伤不一定急性发生。生长板损伤或关节成角畸形可能导致后期神经损伤。举例来说,肘关节成角畸形可导致后期尺神经损伤。

骨创伤伴发的神经损伤比骨创伤本身可导致更严重的长期功能缺失。周围神经损伤依据Seddon分类法可分为神经性失用症、轴索断伤和神经断伤[57]。神经性失用症是指伴有后期节段性脱髓鞘的神经受压或缺血不发生轴突断裂,且完全恢复功能的预后好。通常在几周内可迅速恢复,除非是慢性压迫性损伤,可导致永久性损伤。轴索断伤包括轴突撕裂,但周围组织未受损。继而发生远段沃勒变性。损伤的消退缓慢而多变,且取决于神经的生长和再生能力。神经断伤是最严重的损伤,可同时出现轴突和周围组织的撕裂。周围组织结构不完整时,神经的生长和再生不足且常有方向错误,有时导致神经支配不当。这种情况的预后差,可能需要手术干预[20,57]。

儿童周围神经损伤后的恢复较成人快而且更完全[11,39,57]。成人在完全切断行吻合术后,周围神经的再生速率为1.5~2.0mm/d。最大程度的恢复需要持续40个月。可能是由于儿童的肢体长度较短且愈合较快,儿童的神经恢复最多需要13~19个月[57]。神经在损伤后5个月未能出现恢复的,可能需要手术干预[11,29]。对于损伤部位或严重性不确定的病例,电诊断检查可提供有价值的诊断和预后信息。

绝大多数电诊断检查包括神经传导检查和肌电图检查。在神经传导检查中,电脉冲通过感觉或运动神经传播,由记录电极测出所产生的反应。在运动神经检查中,这种反应被称之为复合肌肉动作电位(CMAP),而在感觉神经传导检查中,记录的是感觉神经动作电位(SNAP)。时间选择很重要。在神经损伤后的第1周,沃勒变性并未发生。如果在损伤附近刺激神经,并将记录电极放在其远端,CMAP或SNAP均会明显减小。但是,如果在损伤远端刺激神经,则CMAP和SNAP均在正常范围内。这种现象被称之为传导阻滞。可用于有效定位神经损伤部位。但是,在损伤后第1周用电诊断难以明确神经损伤的类型[57]。

沃勒变性发生在损伤后7~11天。确定损伤的部位会变得更加困难,但是评估损伤的严重程度会更加容易。如果节段性脱髓鞘明显,或者神经传导检查正常,那么神经失用性损伤(无任何沃勒变性)可证实为传导阻滞。对于轴索断伤和神经断伤,已与轴索分离的远节神经会发生变性。无论刺激哪个部位,受累神经的CMAP和SNAP都会较低[57]。

在损伤后的2~3周,EMG可显示出受累肌肉去神经支配,而且肌膜出现正向波形不稳定和纤维性颤动。去神经支配的分布可用于定位损伤部位。例如，髋关节手术后的足下垂可能由于损伤了髋关节处的坐骨神经腓神经分支，或者由于腓骨头上的腓总神经受到压迫。临床上，对手术在患者的这两个区域的鉴别诊断比较困难。股二头肌短头在其经过腓骨头之前受腓神经支配。这块肌肉受累与坐骨神经损伤是一致的[57]。

电诊断检查用于不配合的年幼儿童比较困难。由于髓鞘尚未成熟，因此 2 岁以下的儿童在神经传导检查中会有不同的正常值。基于以上原因，年幼儿童要用肌电图进行评估，以便处理儿童电诊断相关的特殊问题。

第四节　脊髓损伤

脊髓损伤（SCI）是一种儿童骨创伤少见的并发症，仅占已报道的儿童创伤病例的 2%[6]。虽然这种并发症少见，但其损伤性极大。由于儿童最初发生此损伤时没有影像学异常，因此也容易漏诊。这种现象称之为无影像学异常脊髓损伤（SCIWORA），可能是由于儿童椎管的屈曲性所致，婴儿的椎管可伸展 2 英寸（50mm）。然而有文献报道，脊髓在刚伸展 0.25 英寸（6mm）后就会被撕裂[4]。这些儿童在 X 线平片上没有异常，但他们的损伤可在磁共振成像上检测到。估计有 16%~19% 的儿童 SCI 患儿是 SCIWORA[4]。

因为将近 1/5 的 SCI 儿童没有 X 线平片异常，所以对每个疑似颈椎损伤的患儿都应进行仔细的临床检查[4]。美国脊柱损伤协会（ASIA）出版了 SCI 患者的检查指南[7]。分级测试包括主要肌群的肌力测试以及皮区的针刺和轻触的感觉评估，一直到骶骨段。如果发现任何异常，用它们即可确定 SCI 感觉和运动水平。最低的未受损的运动水平是指手动肌力测试时肌力等级至少是 3 级（抗重力级），高于此水平的肌力为 5 级（正常级）。直肠检查中发现的任何感觉异常都提示患者感觉受损。ASIA 分级（Frankel 分级的修订版）方法如下：

A=完全。在 S4~S5 骶骨节段无感觉或运动功能。

B=不完全。在神经平面以下，包括 S4~S5 骶骨节段有感觉功能而无运动功能。

C=不完全。在神经平面以下保留有运动功能，而且在神经平面以下的主要肌肉一半以上肌力等级小于 3 级。

D=不完全。在神经平面以下保留有运动功能，而且在神经平面以下的主要肌肉至少一半的肌力等级

为 3 级或 3 级以上。

E=正常。感觉和运动功能均正常。

一旦患者脱离了脊髓休克（即球海绵体肌反射恢复），就应确定其分级。SCI 的节段定位和完整程度对最终的神经系统恢复和功能独立性都具有诊断价值。

儿童 SCI 的长期并发症极多。这些并发症会延长康复过程，并在住院患者康复出院后持续很长时间。颈胸椎水平损伤的患儿需要进行肺部侵入性治疗，从辅助通气（侵入性和非侵入性）到人工辅助咳嗽方法指导。无感觉的皮肤容易发生受压溃疡。T7 节段以上的损伤，常常影响交感神经系统。早期交感紧张性低伴直立性低血压应使用腹带和弹力袜进行治疗，可转换成危及生命的晚期自主神经反射异常。出院时，要给高危患者提供病历卡，列出自主神经反射异常的症状和治疗方法，让其随身携带，去看门诊或急诊，以便让医生了解 SCI 患者的具体医疗保健问题。对 SCI 患儿的神经源性膀胱也必须进行评估。有些膀胱最高在可能是由 SCI 后的膀胱括约肌协同失调产生的。这必须通过定期导尿方案进行治疗，使膀胱保持在低于或等于该年龄段的最大容量。膀胱容量的计算方法为：年龄+2，单位为盎司。不要漏诊神经源性肠道累及。肠道治疗方案通常包含时间、刺激、饮食建议和药物，以及与年龄相适应的节制目标。患儿一旦到了年龄适应就应参与自身的膀胱和肠道管理。

SCI 儿童的骨折可由引起 SCI 的同一创伤所致而急性发生，也可由于长期不动导致骨质疏松而在后期发生。美国脊髓损伤数据库的一项最新统计显示，28% 的患者在因 SCI 住院时就已存在脊柱外骨折。这些骨折最多见的部位依次为胸部、下肢、上肢、头部、其他部位和骨盆[97]。新患 SCI 的儿童需要仔细评估有无肿胀、疼痛程度和活动度异常，特别要注意无感觉区域[42,64,72,111]。

儿童期遭受 SCI 的患者发生肌肉骨骼系统长期并发症的危险性高[75]。长期制动会导致成年期骨质疏松，尤其是高位损伤患者[12,54,59,65,89,100]。最近的一项针对儿童期发生 SCI 的成年患者的研究显示，损伤后平均 19 年时这些年轻的成年人（平均年龄 31 岁），股骨区的骨矿物质密度均有所降低[54]。与 SCI 后骨质疏松相关的危险因素中包括进行手术治疗的制动和完全损伤[89]。骨质疏松可导致低速性骨折，尤其是股骨远端的髁上部位（截瘫性骨折）[89]。对于截瘫和四肢瘫患者 SCI 水平下方的骨折，传统治疗方法包括闭合复位再

加上牵引或加垫石膏或支具固定，可拆下固定件检查无感觉皮肤[24,88]。为降低骨矿物质密度的丢失所采取的干预措施包括锻炼、支撑站立和功能性电刺激，对这些措施的评估未得出一致的结果[32,98]。尽管这些措施可能有其他益处，如增强体力、减轻高钙血症以及增强心血管的适应性，但目前尚不能明确表明这些措施有长期降低骨质疏松的效果[97]。

第五节 脑外伤

脑外伤（TBI）是儿童后天性残疾的一个重要原因，年发生率为 200/100 000[76]。格拉斯哥昏迷量表（GCS）广泛用于 TBI 严重程度的分类。复苏后，GCS评分≤8 分为严重脑外伤，9~12 分为中度脑外伤，13~15 分为轻度脑外伤[50]。因为非神经病因素可能会影响 GCS 评分，因此必须谨慎应用这些判断标准。TBI 的其他指征还包括意识丧失、伤后遗忘症以及大脑成像检查所见的改变[73]。有些神经病性缺陷会在体格检查时发现；其他一些缺损是隐蔽的，需要进行正规的神经心理学检测才能进行全面评估。尽快发现病变对于正确监护和随访是极为重要的。中度和重度 TBI 患儿甚至在损伤后 3 年仍会发现多处功能缺损[50]。TBI 后的其他迟发性并发症包括感染、癫痫发作、肺部并发症、高钙血症、深静脉血栓形成、内分泌改变、异位骨化和脑积水[76]。

同时发生的 TBI 和骨骼损伤使这两种损伤的评估和治疗更加困难。儿童由于反应迟钝或情绪激动往往不能配合检查，明确指出与 TBI 同时发生的骨损伤部位。在一项对患有 TBI 和 SCI 患儿的研究中，骨扫描在 60 例患儿中发现了 49 例此前未检出的损伤[95]。由于临床上未检出骨折的发生率较高，因此建议对 TBI 患者要进行颈椎、胸椎和腰椎以及骨盆和膝关节的影像学筛查[63]。骨扫描适用于年幼儿童，因为在 X 线平片上看不到生长板[69,88]。如上文所述，也可能发生周围神经损伤，因此要保持高度怀疑，特别是对伴有 TBI 的儿童，他们的检验结果会被 TBI 和周围神经损伤所导致的运动功能改变弄得混乱难辨，尤其是骨折部位。电诊断可能对确诊有所帮助，尤其是临床功能恢复不具备中枢神经系统损伤功能恢复典型特征的患儿[63]。

当发现伴有 TBI 儿童有骨折时，对其治疗方法尚有所争议。新型麻醉剂和改进后颅内压监控使骨折的早期固定更加可行。严重脑水肿的患者，最好等 7~10 天让脑水肿减轻后再行固定[63]。同时也要密切关注固定期间的体液复苏，以防止继发性脑损伤[53]。考虑到患者在 TBI 后常会出现情绪激动和坐立不安，因此如有可能最好早期通过内固定进行制动[63]。如果选择闭合复位，对于不能表达因皮肤过分受压而出现疼痛的患者，要重点监测皮肤情况。如有可能应将石膏管型分成两半，以便能经常取下来进行皮肤检查。由于 TBI 后有发生痉挛和挛缩的危险，因此最好将石膏管型置于中立位[63]。骨折的评估应以患者能够完全恢复活动度为前提。

一、静脉血栓栓塞

儿童血栓栓塞病在近几年重新引起关注，这会使临床工作者改进他们对这种潜在致死性疾病的预防措施。以前的研究曾反复表明，儿童血栓栓塞病（包括深静脉血栓形成和肺栓塞）的发生率极低（<0.1%），而且未提供常规预防建议[8,25,30,103,108]。但是曾描述过一些高危群体。一个众所周知的危险因素是 SCI。一项对 16 000 例 SCI 成人和儿童患者的调查发现，14 岁以下儿童的静脉血栓风险低于成人[51]。但是损伤严重性评分高（通常 ISS>24 分）、GCS 评分低（通常<8 分），以及内置静脉导管的儿童却是儿童静脉血栓形成的高危人群[8,30,68,108]。血液黏稠的儿童也属于高危人群[62]。用美国创伤数据库（包括 116 000 例 17 岁以下儿童患者）进行的横断面研究发现，0.18% 的儿童患者放置有腔静脉滤器[25]。放置有腔静脉滤器的患儿大多遭受的损伤也更严重，而且是在隶属于教学医院的一所创伤中心治疗的[25]。

二、异位骨化

异位骨化（HO）是指在关节周围软组织内形成的异位板层骨，通常发生于创伤后，包括 SCI、TBI 和烧伤。儿童的发生率为 3%~23%，较常见于 11 岁以上的儿童和创伤较严重的儿童[14,49,107]。如果被动活动度训练推迟到损伤 1 周以后才开始，患儿便可能发生 HO[31,49]。

HO 通常发现于损伤后前 6 个月。HO 可呈现多种症状，包括 ROM 减少、被动 ROM 时疼痛、局部不适、低热和痉挛加重[10,11,64]。HO 最常见于髋关节前外侧，其次为 SCI 患者的膝关节和肩关节，或者 TBI 患者的髋关节和膝关节[23,49]。

实验室检查，如血清碱性磷酸酶，对此比较敏感，但并非是 HO 的特异性指标，因此不能用于确诊 HO 的成熟期。99mTc 三相骨扫描可以在损伤后 3 周内早期发现 HO，也是用于评估异位骨成熟期最有用的技术。

治疗包括被动和主动辅助 ROM 训练、应用非甾体抗炎药和二磷酸盐以及手术切除。应用二磷酸盐（如依替膦酸）[9,10]，预防 HO 通常不用于继发 HO 风险低的儿童。由于依替膦酸可能导致可逆性佝偻病综合征，因此青春期前儿童禁用[94]。当 HO 已导致明显的功能缺失，并且只有经骨扫描确认为异位骨已成熟（至少要 12~18 个月才能成熟）之后，才能进行手术干预[107]。

三、痉挛

运动系统（包括肌张力）的控制，是通过兴奋和抑制冲动的复杂反馈完成的，涉及运动皮质、基底核、小脑、脑干运动核和脊髓。遭受严重创伤的儿童发生该系统破裂的风险高。这种损伤可以因外力直接传递到大脑或脊髓而引起，也可能是继发性损伤，如继发于组织缺氧、颅内高压等。运动系统损伤可同时产生负性或正性影响。负性影响包括无力、感觉丧失以及肌张力和反射缺失，通常见于上运动神经元损伤后即刻在上运动神经元严重损伤恢复过程中，正面影响更为重要。下行抑制的丧失，尤其是起始于网状脊髓束和前庭脊髓束的下行抑制丧失，可导致反射亢进、静息肌张力增强、肌肉张力异常模式（肌张力失常）或肌张力在被动牵拉时的速度相关性增强（痉挛）[78]。

痉挛的治疗是一个快速更新的领域。诸如巴氯芬泵之类的一些治疗方法仅在最近 10 年内就获得了 FDA 批准，而其他一些治疗手段如 ROM 训练和石膏制动已经应用了数十年。如何有效或尽快研制出不同的介入措施至今尚无明确的指导原则。（美国）国家康复委员会一直在听取该领域各位专家提供的具有说服力但往往相互矛盾的见解。同时，大多数针对儿童痉挛治疗的研究涉及的多是脑瘫儿童。至今仍未明确，如何将这些成果直接转化为对 TBI 或 SCI 所致痉挛的治疗。但是一些基本原则有助于使围绕痉挛治疗的思考系统化。首先，仔细而连续的评估患者是极其有用的。痉挛往往难以与肌张力失调、意识性防卫弱或挛缩相鉴别。最好让患者放松后再在不同体位和不同情境下进行评估。借助计算机化的运动分析之类的器具可全面了解与痉挛相关的病理性步态。痉挛可分为局部痉挛或全身性痉挛，并根据严重程度分级。可用的量表有多种，文献中最常用的是修订的 Ashworth 量表（表 19-2）[17]。

一旦明确了痉挛的类型，下一步就是尽可能全面地了解痉挛对患者功能的影响。痉挛本身并不一

表 19-2　修订的 Ashworth 量表	
0	肌张力无增加
1	肌张力轻度增高，表现在屈曲或伸展时受累部位的抓握和放松能力或者活动度训练的轻度阻力与终止点
2	肌张力轻度增高，表现在抓握能力，以及活动度训练通过剩余部分（小于 1/2）时轻度阻力
3	通过大部分活动度时肌张力更明显的增高，此外受累部位也容易活动
4	肌张力有明显增高。被动活动困难
5	受累部位在屈曲或伸直时刚硬

定是有害的。轻度痉挛有助于保护肌肉体量，并降低深静脉血栓形成的发生率。小腿的伸肌张力有助于负重和位置转移。但是，严重或功能失调性肌张力可导致多部位发生问题，包括关节挛缩、疼痛、难以耐受石膏管型和皮肤破损。这会妨碍患者的护理和受累肢体的功能应用[40,74,78,92]。严重不受控制的肌张力增强也会影响骨折的愈合（图 19-2）。

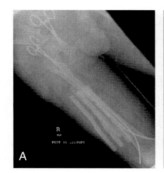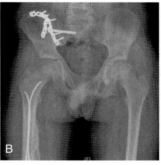
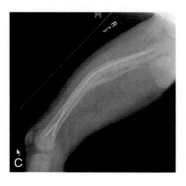

图 19-2 9 岁零 1 个月男性患儿，在卡车与摩托车（未发动）事故中遭遇多发伤。（A）术后正位 X 线片显示股骨干骨折用弹性稳定的髓内钉进行了髓内固定。（B）骨盆正位 X 线片显示骨盆和骶髂部固定。（C）股骨侧位 X 线片显示继发于痉挛/头外伤的骨折成角。

痉挛的治疗需要采用多学科治疗方法，包括：患者、家属或其他看护人，治疗师，以及专科医生。家庭和患者的介入对于确定功能目标和预期治疗结果尤为重要。不幸的是，严重 TBI 和 SCI 的有效治疗措施目前仍很少。而家属和患者对全新的或技术上复杂的痉挛治疗方式的期望有时又过高。必须向他们详细说明。痉挛仅仅是大脑和脊髓损伤所有症状中的一种。尽管人们希望降低肌张力能使患者恢复并形成此前被肌张力掩盖的肌肉控制能力，但是受累肢体力量和感觉的缺失往往太严重以致难以达到任何功能改善。患者只能达到改善 ROM 的适度目标，或者使家庭成员的看护更容易一些。患者的物理要强调团队治疗和功能目标，这一点特别适用于痉挛的治疗。

通常，多发伤儿童的痉挛治疗选择可以分为物理介入治疗、口服药物、注射药物以及外科介入治疗。

1.痉挛的物理介入治疗

痉挛的物理介入治疗包括 ROM 训练以及静态和动态支具和石膏制动。通过肌腱拉伸来维持肌肉的 ROM 不仅可以减轻挛缩，而且通过保持较长的肌腱单元还能降低痉挛的严重程度，并能减弱静态牵拉反应[78]。ROM 训练计划需要治疗师进行初始监督与指导，以确保目标肌肉得到有效的牵拉。例如，不熟悉踝关节 ROM 训练的人，当牵拉足跟时往往会牵拉前足。静态支具通常在夜间使用，以维持关节活动度。白天使用可能会导致功能受限。动态支具对肢体的功能利用有附加好处，但其应用较复杂[78]。

系列或支具可用于维持或增大肌肉长度。石膏或玻璃纤维管型可放置于关节上并能施以较大牵拉。管型可施加 5~7 天。如果支具使用成功，关节的 ROM 将会稍有增加。新支具应放置在增大关节角度的位置，并且要重复进行，直到不再有什么影响或者已达到预期的 ROM。支具要由经过培训的专业人士进行放置和管理。配置不合适的支具可能在不经意间牵拉到错误的韧带，这与未经培训 ROM 训练效果相同。系列或支具有利于让患者有良好的顺从性并能承受牵拉。系列式支具的风险包括肌肉萎缩、皮肤刺激和破损、水肿形成、循环受损以及戴支具时摔倒。许多临床医生在使用系列支具之前注射肉毒素，期待增强系列式支具的长期疗效，并通过减轻痉挛肌肉对支具产生的持续压力而降低皮肤破损的风险。但是对于注射肉毒素是会增强还是会降低系列式支具的长期疗效，以及二者的相对优点，至今仍有争议[2,23,27,37,43,55,84]。

2.痉挛的口服药物

痉挛的常用口服药物在表 19-3 中列出。其中许多药物并未针对儿童进行过专门研究，而且服用剂量依据的是常规用量和文献的评述。药物要谨慎选择，需考虑到患者的总体健康状况。对 TBI 患者进行治疗时尤其要格外谨慎，因为镇静的副效应可能掩盖昏迷的急症体征。不幸的是，副效应或患者的耐受性限制了这些药物的疗效，而且单纯依靠口服药物很少能完全控制住严重的痉挛。局部痉挛的患者使用局部介入方法（如注射）可能更有效而且能够避免全身性副效应[34,35,45,74]。

3.注射酚与肉毒素治疗痉挛

痉挛的局部注射没有镇静副效应，而且能准确定位于痉挛的肌肉。注射还有其附加优点，即其疗效至少是部分可逆的。局部注射治疗痉挛有两种不同的策略。一种是针对周围神经或其远端分支，在其邻近神经处注射酒精或酚。这种注射方法的目的是削弱和降低其远端所支配肌肉的痉挛。例如，针对闭孔神经注射酚来减轻髋内收肌的痉挛。另一种方法是通过肉毒素注射阻断目标肌肉的神经肌连接。

酒精神经阻滞在文献有所报道，但通常不用于儿童，可能是由于注射时非常疼痛[115]。几十年来一直应用酚阻滞来缓解痉挛，但随着用肉毒素进行神经肌阻滞的引入，其应用的普遍性似乎正在降低。酚阻滞是将 1%~6% 浓度的酚注射到尽可能靠近周围神经的部位。靠神经刺激来定位。这种注射在技术上有一定难度而且疼痛。儿童通常需要某种形式的镇静剂来保持镇静并忍受注射的痛苦。酚会使蛋白质发生非特异性变性。要特别注意的是，要尽可能靠近目标神经只能进行小剂量注射，并要避免损伤相邻的组织，如肌肉或非目标神经。尤其是为了避免脊髓梗死的风险，一定不能把酚注射到脊髓的附近部位。注射目标部位可以是神经主干也可以是神经的终末支。越靠近目标神经阻滞效果越好，但其不利之处在于，会使该神经的相关感觉支出现不希望的损伤，从而导致持续性感觉异常。远端运动点阻滞对于运动支更具特异性，但耗用时间长且效果不如大神经阻滞。酚阻滞持续 1~12 个月，时间长短取决于酚的用量和浓度。随着神经的重新髓鞘化和轴突的再生，酚神经松解术的疗效逐渐消失。但是，重复注射或提高浓度都会导致该神经永久性损伤[16,47,113]。酚的使用剂量应保持在运速小于 1g/d，或者 5% 的酚要少于 10mL。可能副效应包括神经痛和

药物名称	儿童剂量	作用机制	FDA 批准使用的儿童	副效应(请查阅包装内的副效应插页表)	注释
巴氯芬	2~7岁,以口服2.5mg开始,1天3次。需要时每3天增加一次剂量直至最大剂量30mg/d,每天3~4次分次服用 8~11岁,最大剂量60mg/d 12岁~成人,以口服5mg开始,1天3次。需要时每3天增加15mg/d,直至最大剂量80mg/d,每天3~4次分次服用	中枢性肌肉松弛药。认为是GABA兴奋剂。确切的作用机制不明确	仅用于12岁以上儿童	镇静、呼吸抑制、抽搐、戒断症状(尤其是突然停药时)、肌无力、便秘、各种中枢神经系统副效应。其他少见但严重的副效应	注意突然戒断症状。要缓慢加大剂量,以确保用的量最低有效剂量,并留出镇静调整时间。检测肌酸酐的基线值以及癫痫时的EEG
替扎尼定	儿童剂量并未明确。成人以每天4mg口服为起始剂量,1天1次。每天增加2~3mg至最大剂量12mg,1天3次,每天最大剂量为36mg	中枢性肌肉松弛药。认为是GABA兴奋剂。确切的作用机制不明确	不推荐使用	肝中毒、心动过缓、低血压、镇静、各种中枢神经系统和心血管系统副效应。其他少见但严重的副效应	以低剂量开始,缓慢加量。如要停药应缓慢减量。检测药物相互作用。检测肝功能、血压、肌酸酐
丹曲林	6岁及以上,开始为口服0.5mg/(kg·d),1天1次。需要时每7天增加1mg/(kg·d),增加至最大剂量为小于12mg/(kg·d),分2~3次服用,或者400mg/d	直接肌肉松弛剂。抑制在肌质网的钙释放。影响所有的骨骼肌。但是由于痉挛肌肉激动频率较高,因此更多作用于痉挛肌肉	仅用于5岁以上儿童	肝中毒;GI副效应,包括腹泻。其他少见,但严重的副效应	肝毒性可能是不可逆的。参考肝功能检查基线,并定期检查。通常,每3~6个月检查1次肝功能。该药可能与巴氯芬有协同作用
地西泮	6个月~11岁,每6~8h服用1次,总量为0.12~0.8mg/(kg·d)。最大剂量为每8h少于0.6mg/kg,或者为每天10mg	中枢性作用。与苯丙二氮䓬受体结合并增强GABA作用	用于6个月以上儿童	呼吸窘迫,心血管抑制,镇静。其他少见,但严重的副效应。如需长期用药,要检测全血计数及肝功能	尽管苯丙二氮䓬类药物用于儿童已有较长历史,但不良副效应常限制其使用。缓慢停药可减轻戒断症状。半衰期长导致镇静作用在停药后数天仍存在

表 19-3　治疗痉挛的常用口服药物

麻痹痛、注射部位感染以及深静脉血栓形成。过量注射或不慎直接注射至静脉可能会导致抽搐、中枢神经系统抑制和心血管系统衰竭。混合运动神经的感觉支部分损伤导致的疼痛和麻痹可能会在导致神经更全面损伤的同一神经部位反复进行酚阻滞后有所改善。常用作目标的混合运动神经包括闭孔神经、胫神经、肌皮神经和正中神经[45,47]。

肉毒素是肉毒杆菌产生的天然生成毒素。它能在神经肌连接处暂时阻断乙酰胆碱的突触前释放。精制的肉毒素从20世纪80年代起就用于治疗肌肉疾病。在众多种类的肉毒素中,仅有A型和B型肉毒素可以作为医疗使用。A型肉毒素以Botox商品名用于美国和世界各地,以Dysport商品名的不同的制剂用于欧洲。B型肉毒素以Myobloc商品名用于美国,以NeuroBloc商品名用于欧洲[13,19]。不同的肉毒素制剂其剂量、不良反应和操作有很大不同。儿童使用A

型肉毒素已在文献中广泛报道。但 B 型肉毒素在儿童中的应用只有少量或初步研究。因此,这方面的讨论仅限于 Botox[90]。有关儿童应用 Botox 的大多数信息来自于脑瘫的研究。目前尚不能确定,是否可将这些研究成果以直接应用于获得性 TBI 或 SCI 儿童。

Botox 2~3 天生效,通常可持续 3 个月,也有一些患者可持续 6 个月。据现有文献记载,通常认为儿童对 Botox 有较好的耐受性。然而,2008 年 2 月 FDA 却发表了一份关于 A 型与 B 型肉毒素的持续安全性评价的早期通报。特别令人关注的是肉毒素全身性反应风险,包括对呼吸系统的危害甚至死亡。这类风险可见于 FDA 批准使用的肉毒素和未批准使用的肉毒素。但是用肉毒素治疗肢体痉挛的儿童,这种风险似乎特别大。FDA 提醒患者和家属,要警惕注射肉毒素后的全身性副效应的风险,包括呼吸和吞咽问题。对任何可疑的全身性反应都要立刻给予医疗关注。有关其副效应及其检测的详细内容请参见 FDA 网站和药品说明书[60,78,84]。

Botox 是目前唯一得到 FDA 批准的可用于 12 岁及以上的患者的肉毒素,而不是专门用于治疗痉挛的。医学文献中的大多数研究是评价 Botox 在大龄非卧床儿童中应用效果的。关于 Botox 在学龄前及更年幼儿童中应用的信息极少。Botox 只能通过直接注射输入到目标肌肉。应按照制造商的说明将其与无防腐剂生理盐水相混合。最常用的浓度为 100 单位的 Botox 混合于 1mL 的生理盐水中。一些动物实验研究表明,通过降低 Botox 浓度至 50 单位/mL 或者更低来增加注射液量,同时保持此剂量不变,可提高注射效果,特别是较大的肌肉。这可能是由于药物在肌肉中的播散或向邻近肌肉中的扩散增大所致[18,91]。但是,在较小的肌肉,如上肢的一些肌肉,注射浓度减小型 200 单位/mL 有助于更精准地给药[60,71,78]。

Botox 的剂量也是变化的。保守估计,注射总剂量为 12~400 单位/kg。对较小的肌肉,如拇内收肌,每块肌肉的剂量为 0.5 单位/kg,较大肌肉,如内侧腘绳肌,可达 6 单位/kg。每个注射部位不得多于 50 单位。据文献记载,Botox 的儿童使用剂量高达 20 单位/kg 并未报告有不利影响[13,58,74,80,83]。给多块较大肌肉注射较大剂量,需仔细确定注射部位而且重复注射次数要少。关于剂量大于 12 单位/kg、浓度低于 50 单位/mL 的肉毒素的用药安全性目前尚无相关研究。通常,最低有效剂量可以使其副效应风险最小化,并可减轻患者的反应。但是使用较大剂量可以把更多的肌群作为目标

肌群,以便有效中断病理性肌张力增高模式[58,60,74,78]。

肌张力模式会有变化,因此 Botox 的注射需个性化实施。但治疗儿童痉挛可遵循一些常用模式。上肢应优先考虑肩关节的屈曲和内收、肘关节的屈曲、前臂旋前以及腕和手的屈曲。经常在肩关节注射的肌肉包括胸大肌、背阔肌、大圆肌和肩胛下肌。在肘关节,注射在肱二头肌、肱桡肌和肱肌往往很有效。以上三块肌肉中,肱二头肌最大且最容易定位。但是由于肱二头肌起着前臂旋后肌和肘关节屈肌的作用,因此有助于对抗前臂过大的旋前作用力。屈肌和旋后肌是前臂最常被选定的目标肌,包括旋前方肌、旋前圆肌、桡侧腕屈肌、尺侧腕屈肌、拇长和拇短屈肌、拇内收肌以及指浅屈肌和指深屈肌[60,74]。

下肢首选屈肌(去皮质)或伸肌(去大脑)张力。髋关节和膝关节最常用的目标屈肌包括髂肌、腰肌、股直肌以及内侧或外侧腘绳肌。对于膝关节伸肌张力,股四头肌群,尤其是股直肌是目标肌肉。在尖足行走步态和踝关节跖屈肌张力过大时会累及小腿三头肌。关于仅注射腓肠肌还是全部小腿三头肌都注射,各方意见不一致。对于内翻张力,胫后肌是目标肌肉,而对于外翻足,注射在腓骨长肌和短肌会有帮助[60,74]。

Botox 的注射技法多种多样。这些技法包括单纯解剖定位、肌电图(EMG)引导配以或不配以患者的活动肌肉、电刺激、超声波以及影像(CT 或荧光透视)引导。目前,尚无明确的证据表明某种注射方法最好。注重实际效果的方法是较好的方法。例如,腓肠肌容易看到,而且解剖定位易于注射。前臂的旋前肌和屈肌难以定位,尤其是收缩的前臂,因此配以患者肌肉活动的 EMG 定位或超声波技术比较有用[22]。在前臂,尺侧腕屈肌和旋前肌群的位置非常接近,因此 Botox 的扩散有助于药物进入目标肌群。EMG 定位由于 TBI 和 SCI 儿童通常十分恐惧或因神经损害不能自主活动肌肉而受到限制。被动拉伸肌肉可能引发痉挛反应,而有助于 EMG 定位。电刺激或超声波有助于定位,而且不需要儿童的主动参与。深层肌肉,如腰肌,如果不通过 CT、超声波或荧光透视直接观察难以定位注射而且有危险[22]。

通常,Botox 在大肌肉内至少要注射在 2 个部位,每个部位的注射量不能超过 50 单位。如果患者镇静或配合,在肌肉的全长进行多点注射有助于使药物分散得更广泛。一些动物研究提出,在神经肌连接处

0.5cm 内注射 Botox 时效果最好[91]。神经肌连接处的位置因肌肉类型的不同而异。纺锤形的肌肉,如腓肠肌,其神经肌连接处沿垂直方向位于每两个头的中间。单羽状肌,如肱二头肌,其神经肌连接处位于肌肉的中心。没有可靠的人体证据表明,多部位注射优于在肌肉的 1~2 个部位注射[60]。

Botox 注射可能是有助于达到特定目的的一次性措施。一些临床工作者也曾采用连续性注射法治疗痉挛,每 3 个月或更久注射一次。对颈部肌张力障碍成年患者曾进行过连续 Botox 注射研究,除了疗效会随时间丧失的风险外,并未出现长期性负面影响。但这种方法尚未对儿童进行研究。Botox 的连续性使用可能由于抗 Botox 抗体的形成而产生抗药性。小剂量和至少间隔 3 个月的低频度注射可降低抗药性风险。Botox 抗药性常被过度诊断。随后的注射反应缺失常见原因可能是肌肉用药不足、定位不准或痉挛加重。在面对反应性降低时,比寻找抗 Botox 抗体更有帮助的首要步骤是进行大剂量和精准定位 Botox 注射的重复试验[60,74]。

局部麻醉,如冷喷或局部利多卡因注射,对减轻针刺皮肤疼痛非常有帮助。这通常会对成人或配合的大龄儿童提供充分的麻醉。但注射药物仍会有疼痛。儿童通常惧怕注射,而且在连续 Botox 注射后更加惧怕。儿童也难以安静坐着保持适应体位,强行使其躺下注射可能会使儿童以及看护者难以接受。因此,口服或静脉内注射镇静药对于正确定位和消除焦虑是必不可少的。镇静状态对儿童也会有额外的风险,因此每次都要按照镇静方案对儿童进行仔细的监检[13,42,44,78]。

4. 痉挛的外科手术介入

如果急性中枢神经系统损伤后的痉挛来缓解或改善,可能需要进行外科手术介入来恢复关节的 ROM 或改善其肌肉失调。要权衡考虑的是,肌肉和肌腱延长术是一种永久性介入手术,并且会使已被神经损伤减弱的肌肉进一步减弱。

1996 年,FDA 批准了痉挛儿童使用巴氯芬泵。巴氯芬泵是一种植入式医疗器械,可将巴氯芬直接注入脊髓。此种方法可以使用更大有效剂量的巴氯芬作用于脊髓,而且比口服巴氯芬的镇静副效应小得多。只要正确选择患者就可以达到非常有效地缓解严重的全身性痉挛。植入巴氯芬泵的儿童有一定手术风险,而且在泵的有效使用期间还需要进行严密的医疗监测和药物的再注满。因此,传统上巴氯芬泵仅用于痉挛在损伤后至少 1 年不能预期缓解的患儿。对于已导致患儿极度困难而且其他方法又不能治疗的严重全身性痉挛患儿,可以即刻植入巴氯芬泵。早期植入巴氯芬泵并不会妨碍恢复[38]。

第六节　再损伤的预防

骨折儿童的行为障碍、心理精神疾病以及易冲动过激行为的发生率高[70]。尽可能防止再损伤是康复程序的一个组成部分,包括安全设施的讨论,如座椅安全带、头盔和适当的运动设施。某些石膏管型,如髋关节人字形管型,采用市场上销售的汽车座椅是不够的,应采用专门为此设计的汽车限制装置进行安全运送。损伤的预防还包括行为干预,以期减少或者至少能抢先控制住会造成儿童损伤的冲动行为。预防是个敏感的话题,尤其是在父母的有效监护下或者是使用了合适的安全防护设备的情况下损伤是可以避免的。但是如果避开这方面的讨论,一旦遭受复发性创伤,患儿和家属都会招致身体和精神损伤。

第七节　社会心理因素

儿童骨骼的成骨活性会使骨骼创伤后有较好的结果[60,81]。但是必须意识到,儿童骨折会导致其出院后活动受限,并给家庭增添负担[3,96,97,104,110]。

没有家庭的参与患儿不可能康复。最近才有人针对骨损伤儿童的家庭成员所面临应对能力和压力进行了调查研究。家人应对方式,如避而不谈或幽默对待,会产生截然不同的减压效果[110]。尽管有关严重神经损伤对家庭正常生活的负面影响已有详细描述,甚至在未发生神经损伤的情况下一些骨折儿童的家庭也会在受损后长达 6 个月的时间承受负担和压力。如果儿童是下肢骨折,最容易出现这种情况[61,96]。下肢骨折时活动受限更严重且更持久[109]。受伤前生活困难的家庭,其压力更大[97]。由于这些原因,社会福利工作和心理学工作者要在康复小组中起积极的作用,给家庭提供指导和安慰。由社区资源提供帮助有助于减轻多发伤儿童家庭的经济负担。康复小组的帮助有助于患儿返回学校,让多发性损伤儿童重新融入家庭和社会。

(李洁 译　任秀智 马信龙 校)

参考文献

1. Acierno, S.P.; Jurkovich, G.J.; Nathens, A.B. Is pediatric trauma still a surgical disease? Patterns of emergent operative intervention in the injured child. J Trauma 56:960–966, 2004.

2. Ackman, J.D.; Russ, B.S. Comparing botulinum toxin A with casting for treatment of dynamic equines in children with cerebral palsy. Dev Med Child Neurol 47:620–627, 2005.

3. Aiken, M.E.; Jaffe, K.M.; DiScala, C; et al. Functional outcome in children with multiple trauma without significant head injury. Arch Phys Med Rehabil 80:889–895, 1999.

4. Akbarnia, B.A. Pediatric spine fractures. Orthop Clin North Am 30:521–536, 1999.

5. American Academy of Orthopedic Surgeons. Committee for the Study of Joint Motion. Method of Measuring and Recording Joint Motion. Chicago, American Academy of Orthopedic Surgeons, 1965.

6. American Pediatric Surgical Association, National Pediatric Trauma Registry, 2001.

7. American Spinal Injury Association. International Standards for Neurological Classification of Spinal Cord Injury, 2000.

8. Azu, M.C.; McCormack, J.E.; Scriven, R.J.; et al. Venous thromboembolic events in pediatric trauma patients: is prophylaxis necessary? J. Trauma 59:1345–1349, 2005.

9. Banovac, K.; Gonzalez, F. Evaluation and management of heterotopic ossification in patients with spinal cord injury. Spinal Cord; 35:158–162, 1997a.

10. Banovac, K.; Gonzalez, F.; Renfree, K.J. Treatment of heterotopic ossification after spinal cord injury. J Spinal Cord Med 20:10–15, 1997b.

11. Barrios, C.; de Pablos, J. Surgical management of nerve injuries of the upper extremity in children: A 15-year survey. J Pediatr Orthop 11:641–645, 1991.

12. Bauman, W.A.; Spungen, A.M. Metabolic changes in persons after spinal cord injury. Phys Med Rehabil Clin North Am 11:109–140, 2000.

13. Bell, K.R.; William, E. Use of botulinum toxin type A and type B for spasticity in upper and lower limbs. Phys Med Rehabil Clinic North Am 14:821–835, 2003.

14. Betz, R.R. Unique management needs of pediatric spinal cord injury patients: Orthopedic problems in the child with spinal cord injury. J Spinal Cord Med 20:14–16, 1997.

15. Binfeld, P.M.; Scott-Miknas, A.; Good, C.J. Median nerve compression associated with displaced Salter–Harris type II distal radial epiphyseal fracture. Injury 29:93–94, 1998.

16. Bodine-Fowler, S.C. The course of muscle atrophy and recovery following a phenol-induced nerve block. Muscle Nerv 19:497–504, 1996.

17. Bohannon, R.W.; Smith, M.B. Interrater reliability of a modified Ashworth scale of muscle spasticity. Phys Ther 67:206–207, 1987.

18. Borodic, G.E.; Ferrante, R.; Pearce, L.B. Histologic assessments of dose-related diffusion and muscle fiber response after therapeutic botulinum A toxin injections. Mov Disord 9:31–39, 1994.

19. Brin, M.F. Botulinum Toxin: Chemistry, pharmacology, toxicity, and immunology. Muscle Nerve 20: S146–S168.

20. Buchthal, E.; Kuhl, V. Nerve conduction, tactile sensibility, and the electromyogram after suture or compression of peripheral nerve. A longitudinal study in man. J Neural Neurosurg Psychiatry 42:436–451, 1979.

21. Chen, C.C.; Heinemann, A.W.; Bode, R.K. Impact of pediatric rehabilitation services on children's functional outcomes. Am J Occup Ther 58:44–53, 2004.

22. Chin, T.Y.; Nattras, G.R. Accuracy of intramuscular injection of Botulinum toxin A in juvenile cerebral palsy: A comparison between manual needle placement and placement guided by electrical stimulation. J Pediatr Ortho 25:286–289, 2005.

23. Citta-Pietrolungo, T.J.; Alexander, M.A.; Steg, N.L. Early detection of heterotopic ossification in young patients with traumatic brain injury. Arch Phys Med Rehabil 73:258–262, 1992.

24. Cochran, T.P.; Bayley, J.C.; Smith, M. Lower extremity fractures in paraplegics: Pattern, treatment and functional results. J Spinal Discord 1:219–223, 1988.

25. Cook, A.; Shakford, S.; Osler, T.; et al. Use of vena cava filters in pediatric trauma patients: Data from the National Trauma Data Bank. J Trauma 59:1114–1120, 2005.

26. Cornwall, R.; Radomisli, R.E. Nerve injury in traumatic dislocation of the hip. Clin Orthop 377:84–91, 2000.

27. Corry, I.S.; Cosgrove, A.P.; Duffy, C.M. Botulinum toxin A compared with stretching casts in the treatment of spastic equines: a randomized prospective trial. J Pediatr Orthop 18:304–311, 1998.

28. Cramer, K.E.; Green, N.F.; Devito, D.P. Incidence of anterior interosseous nerve palsy in supracondylar humerus fractures in children. J Pediatr Orthop 13:502–505, 1993.

29. Culp, R.W.; Osterman, A.L.; Davidson, R.S.; et al. Neural injuries associated with supracondylar fractures of the humerus in children. J Bone Joint Surg [Am] 72:1211–1215, 1990.

30. Cyr C.; Michon B.; Pettersen G.; et al. Venous thromboembolism after severe injury in children. Acta Haematol 115:198–200, 2006.

31. Daud, O.; Sett, P.; Burr, R.G. The relationship of heterotopic ossification to passive movements in paraplegic patients. Disabil Rehabil 15:114–118, 1993.

32. de Bruin, E.D.; Frey-Rindova, P.; Herzog, R.E.

Changes of tibia bone properties after spinal cord injury: Effects of early intervention. Arch Phys Med Rehabil 80:214–220, 1999.

33. Dumas, H.M.; Haley, S.M.; Ludlow, L.H. Functional recovery in pediatric traumatic brain injury during inpatient rehabilitation. Am J Phys Med Rehabil 81:661–669, 2002.

34. Elovic, E. Principles of pharmaceutical management of spastic hypertonia. Phys Med Rehabil Clin North Am 12:793–816.

35. Epocrates Rx. Mobile Drug and Formulary Reference. Epocrates, Inc. 2006.

36. Farrell, L.S.; Hannan, E.L.; Cooper, A. Severity of injury and mortality associated with pediatric blunt injuries: Hospitals with pediatric intensive care units versus other hospitals. Pediatr Crit Care Med 5:5–9, 2004.

37. Flett, P.J.; Stern, L.M.; Waddy, H. Botulinum toxin A versus fixed cast stretching for the dynamic calf tightness in cerebral palsy. J Paediatr Child Health 35:71–77, 1999.

38. Francisco, G.E.; Hu, M.M.; Boake, C. Efficacy of early use of intrathecal baclofen therapy for treating spastic hypertonia due to acquired brain injury. Brain Inj 19:359–364, 2005.

39. Frykman, G.K. Peripheral nerve injuries in children. Orthop Clin North Am 7:701–716, 1976.

40. Gage, J.R., ed. The Treatment of Gait Problems in Cerebral Palsy. London, Mac Keith Press, 2004.

41. Garcia, V.F.; Brown, R.L. Pediatric trauma beyond the brain. Crit Care Clin 19:551–561, 2003.

42. Garland, D.E.; Jones, R.C.; Kunkle, R.W. Upper extremity fractures in the acute spinal cord injured patient. Clin Orthop Relat Res 233:110–115, 1988.

43. Glanzman, A.M.; Kim, H.; Swaminathan, K. Efficacy of botulinum toxin A, serial casting, and combined treatment for spastic equinus: a retrospective analysis. Dev Med Child Neurol 46:807–811, 2004.

44. Glenn, M.B.; Whyte, J., eds. The Practical Management of Spasticity in Children and Adults. Philadelphia, Lea and Febiger, 1990.

45. Gracies, J.M.; Elovic, E.; McGuire, J. Traditional pharmacological treatments for spasticity part II: General and regional treatments. Muscle Nerve 20 (Suppl 6):S92–S120, 1997.

46. Hall, J.R.; Reyes, H.M.; Meller, J.L. The outcome for children with blunt trauma is best at a pediatric trauma center. J Pediatr Surg 31:72–77, 1996.

47. Halpren, D. Histologic studies in animals after intramuscular neurolysis with phenol. Arch Phys Med Rehabil 58:438–443, 1977.

48. Hoppenfeld, S.; Murthy, V.L., eds. Treatment & Rehabilitation of Fractures, Philadelphia, Lippincott, Williams & Wilkins, 2000.

49. Hurvitz, E.A.; Mandac, B.R.; Davidoff, G.; et al. Risk factors for heterotopic ossification in children and adolescents with severe traumatic brain injury.

Arch Phys Med Rehabil 73:450–461, 1992.

50. Jaffe, K.M.; Polissar, N.L.; Fay, G.C.; et al. Recovery trends over three years following pediatric traumatic brain injury. Arch Phys Med Rehabil 76:17–26, 1995.

51. Jones T.; Ugalde V.; Franks P.; et al. Venous thromboembolism after spinal cord injury: Incidence, time course, and associated risk factors in 16,240 adults and children. Arch Phys Med Rehabil 86:2240–2247, 2005.

52. Joseph, M.H.; Brill, J.; Zeltzer, L.K. Pediatric pain relief in trauma. Pediatr Rev 20:75–84, 1999.

53. Kalb, D.C.; Ney, A.L.; Rodriguez, J.L.; et al. Assessment of the relationship between timing of fixation of the fracture and secondary brain injury in patients with multiple trauma. Surgery 124:739–745, 1998.

54. Kannisto, M.; Alaranta, H.; Merikanto, J.; et al. Bone mineral status after pediatric spinal cord injury. Spinal Cord 36:641–646, 1998.

55. Kay, R.M.; Rethlefsen, S.A.; Fern-Buneo, A. Botulinum toxin as an adjunct to serial casting treatment in children with cerebral palsy. J Bone Joint Surg [Am] 86-A:2377–2384, 2004.

56. Kay, R.M.; Skaggs, D.L. Pediatric polytrauma management. J Pediatr Orthop 26:268–277, 2006.

57. Kimura, J. Anatomy and physiology of the peripheral nerve. In: Kimura, J., ed., Electrodiagnosis in Diseases of Nerve and Muscle: Principles and Practice. New York, Oxford University Press, 2001, pp. 73–79.

58. Kinnett, D. Botulinum toxin type A injections in children: technique and dosing issues. Am J Phys Med Rehab 83(10 Supl):S54–S64, 2004.

59. Kiratli, B.J.; Smith, A.E.; Nauenberg, T.; et al. Bone, mineral and geometric changes through the femur with immobilization due to spinal cord injury. J Rehab Res Dev 37:225–233, 2000.

60. Koman, L.A.; Smith, B.P. Goodman, A., eds. Botulinum Toxin Type A in the Management of Cerebral Palsy. Winston-Salem, NC, Wake Forest University Press, 2002.

61. Kopjar, B.; Wickizer, T.M. Fractures among children: Incidence and impact on daily activities. Inj Prev 4:194–197, 1998.

62. Kreuz, W.; Stoll, M.; Junker, R.; et al. Familial elevated factor VIII in children with symptomatic thrombosis and postthrombitic syndrome: results of a multicenter study. Arterioscler Thromb Vasc Biol, 26(8):1901–1906, 2006.

63. Kushwaha, V.P.; Garland, D.G. Extremity factures in the patient with a traumatic brain injury. J Am Acad Orthop Surg 6:298–307, 1998.

64. Lal, S.; Hamilton, B.B.; Heinemann, A. Risk factors for heterotopic ossification in spinal cord injury. Arch Phys Med Rehabil 1989; 70:387–390.

65. Lazo, M.G.; Shirazi, P.; Sam, M. Osteoporosis and risk of fracture in men with spinal cord injury. Spinal Cord 39:208–214, 2001.

66. Leach, J. Orthopaedic conditions. In: Campbell, S.K., ed. Physical Therapy in Children. Philadelphia, W.B.

Saunders, 2000, pp. 353–382.

67. Letts, M.; Davidson, D.; Lapner, P. Multiple trauma in children: predicting outcome and long-term results. Can J Surg 45:126–131, 2002.

68. Levy, M.L.; Granville, R.C.; Hart, D.; et al. Deep venous thrombosis in children and adolescents. J Neurosurg 101 (1 Suppl):32–37, 2004.

69. Lindaman, L.M. Bone healing in children. Clin Podiatr Med Surg 18:97–108, 2001.

70. Loder, R.T.; Warschausky, S.; Schwartz, E.M.; et al. The psychosocial characteristics of children with fractures. J Pediatr Orthop 13:41–46, 1995.

71. Lowe, K.; Novak, I.; Cusick, A.; Low dose high concentration localized botulinum toxin A improves upper limb movement and function in children with hemiplegic cerebral palsy. Dev Med Child Neurol 48:170–175, 2006.

72. Massagli, T.L. Medical and rehabilitation issues in the care of children with spinal cord injury. Phys Med Rehabil Clin North Am 11:169–182, 2000.

73. Massagli, T.L.; Michaud, L.J.; Rivara, F.P. Association between injury indices and outcome after severe traumatic brain injury in children. Arch Phys Med Rehabil 77:125–132, 1996.

74. Mayer, N.H.; Simpson, D. M., eds. Spasticity Etiology, Evaluation, Management and the Role of Botulinum Toxin. We Move Worldwide Education and Awareness for Movement Disorders. New York, 2002.

75. McKinley, W.O.; Jackson, A.B.; Cardenas, D.D.; et al. Long-term medication complications after traumatic spinal cord injury: A regional model systems analysis. Arch Phys Med Rehabil 80:1402–1410, 1999.

76. McLean, D.E.; Kaitz, E.S.; Keenan, C.J.; et al. Medical and surgical complications of pediatric brain injury. J Head Trauma Rehabil 10:1–12, 1995.

77. Meier, R.; Krettek, C.; Grimme, K. The multiply injured child. Clin Orthop Relat Res 432:127–131. 2005.

78. Meythaler, J.M.; Kraft, G. H., eds. Physical Medicine and Rehabilitation Clinic of North America: Spastic Hypertonia. Philadelphia, W.B. Saunders, 2001.

79. Michaud, L.J.; Duhaime, A.C.; Batshaw, M.L. Traumatic brain injury in children. Pediatr Clin North Am 40:553–565, 1993.

80. Molenaers, G.; Desloovere, K.; Eyssen, M. Botulinum toxin type A treatment of cerebral palsy: An integrated approach. Eur J Neurol 6:S51–S57 1999.

81. Moulton, S.L. Early management of the child with multiple injuries. Clin Orthop Relat Res 376:6–14, 2000.

82. Neiman, R.; Maiocco, B.; Deeney, V.F. Ulnar nerve injury after closed forearm fractures in children. J Pediatr Orthop 18:683–685, 1998.

83. Nolan, K.W.; Cole, L.L.; Liktak, G. S. Use of botulinum toxin type A in children with cerebral palsy. Phys Ther 86:574–584, 2006.

84. O'Brien, C.F. Treatment of spasticity with botulinum toxin. Clin J Pain 18:S182–S190, 2002

85. Pencharz, J.; Young, N.L.; Owen, J.L.; et al. Comparison of three outcome instruments in children. J Pediatr Orthop 21:425–432, 2001.

86. Potoka, D.A.; Schall, L.C.; Ford, H.R. Improved functional outcome for severely injured children treated at pediatric trauma centers. J Trauma 51:824–834, 2001.

87. Potoka, D.A.; Schall, L.C.; Gardner, M.J. Impact of pediatric trauma centers on mortality in a statewide system. J Trauma 49:237–245, 2000.

88. Ragnarsson, K.T.; Sell, G.H. Lower extremity fractures after spinal cord injury: A retrospective study. Arch Phys Med Rehabil 62:418–423, 1981.

89. Sabo, D.; Blaich, S.; Wenz, W.; et al. Osteoporosis in patients with paralysis after spinal cord injury: A cross sectional study in 46 male patients with dual-energy X-ray absorptiometry. Arch Orthop Trauma Surg 121:75–78, 2001.

90. Schwerin, A.; Berweck, S.; Fietzk, U.M. Botulinum toxin B treatment in children with spastic movement disorder: a pilot study. Pediatr Neurol 31:109–113, 2004.

91. Shaari, C.M.; Sanders, I. Quantifying how location and dose of botulinum toxin injections affect muscle paralysis. Muscle Nerve 16:964–969, 1993.

92. Sheehan, G. The pathophysiology of spasticity. Eur J Neurol 9 (Suppl) 1:3–9, 2002.

93. Sherman, H.F.; Landry, V.L.; Jones, L.M. Should level I trauma centers be rated NC-17? J Trauma 50:784–791, 2001.

94. Silverman, S.L.; Hurvitz, E.A.; Nelson, V.S. Rachitic syndrome after disodium etidronate therapy in an adolescent. Arch Phys Med Rehabil 1994; 75:118–120.

95. Sobus, K.M.L.; Alexander, M.A. Undetected musculoskeletal trauma in children with traumatic brain injury or spinal cord injury. Arch Phys Med Rehabil 74:902–904, 1991.

96. Stancin, T.; Kaugars, A.S.; Thompson, G.H.; et al. Child and family functioning 6 and 12 months after a serious pediatric fracture. J Trauma 51:69–76, 2001.

97. Stancin, T.; Taylor, H.G.; Thompson, G.H.; et al. Acute psychosocial impact or pediatric orthopedic trauma with and without accompanying brain injuries. J Trauma 45:1031–1038, 1998.

98. Stein, R.B. Functional electrical stimulation after spinal cord injury. J Neurotrauma 16:713–717, 1999.

99. Steward, S.; O'Connor, J. Pediatric pain, trauma, and memory. Curr Opin Pediatr 6:411–417, 1994.

100. Sugawara, H.; Linsenmeyer, T.A.; Beam, H.; et al. Mechanical properties of bone in a paraplegic rat model. J Spinal Cod Med 21:302–308, 1998.

101. Thomas, M.A. Assistive devices and adaptive equipment for activities of daily living (ADL). In: Hop-

penfeld, S.; Murthy, V.I., eds. Treatment & Rehabilitation of Fractures. Philadelphia, Lippincott, Williams & Wilkins, 2000, pp. 49–56.

102. Thomas, M.A. Therapeutic exercise and range of motion. In: Hoppenfeld, S.; Murthy, V.I., eds. Treatment & Rehabilitation of Fractures. Philadelphia, Lippincott, Williams & Wilkins, 2000, pp. 19–25.

103. Truitt, A.K.; Sorrells, D.L.; Halvorson, E.; et al. Pulmonary embolism: Which pediatric trauma patients are at risk? J Pediatr Surg 40:124–127, 2005.

104. Upperman, J.S.; Gardner, M.; Gaines, B.; et al. Early functional outcome in children with pelvic fractures. J Pediatr Surg 35:1002–1005, 2000.

105. Valadka, S.; Poenaru, D.; Dueck, A. Long-term disability after trauma in children. J Pediatr Surg 35:684–687, 2000.

106. van der Sluis, C.K.; Kingma, J.; Eisma, W.H. Pediatric polytrauma: Short-term and long-term outcomes. J Trauma 43:501–506, 1997.

107. van Kuijk, A.A.; Geurts, A.C.; van Kuppevelt, H.J. Neurogenic heterotopic ossification in spinal cord injury. Spinal Cord 40:313–326, 2002.

108. Vavilala, M.S.; Nathens, A.B.; Jurkovich, G.J.; et al. Risk factors for venous thromboembolism in pediatric trauma. J Trauma 52:922–927, 2002.

109. Vitale, M.G.; Kessler, M.W.; Choe, J.C. Pelvic fractures in children: An exploration of practice patterns and patient outcomes. J Pediatr Orthop 25:581–587, 2005.

110. Wade, S.L.; Borawski, E.A.; Taylor, H.G.; et al. The relationship of caregiver coping to family outcomes during the initial year following pediatric traumatic injury. J Consult Clin Psychol 69:406–419, 2001.

111. Wang, C.M.; Chen, Y.; DeVivo, M.J.; et al. Epidemiology of extraspinal fractures associated with acute spinal cord injury. Spinal Cord 39:589–594, 2001.

112. Weis, E.B. Subtle neurological injuries in pelvic fractures. J Trauma 24:983–985, 1984.

113. Westerlund, T. The endoneurial response to neurolytic agents is highly dependent on the mode of application. Reg Anesth Pain Med 24:294–302, 1999.

114. Winthrop, A.L.; Brasel, K.J.; Stahovic, L. Quality of life and functional outcome after pediatric trauma. J Trauma 58:468–474, 2005.

115. Zalfonte, R.D.; Munin, M.C. Phenol and alcohol for the treatment of spasticity. Phys Med Rehabil Clin N Am 12:817–832, 2001.

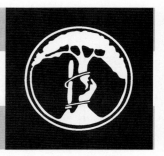

第 20 章

年轻运动员的骨创伤

Kevin Shea, M.D., Eric W. Edmonds, M.D., Henry Chambers, M.D.

用 Mercer Rang 的话来说,"儿童并不是小号的大人[379]。"因为儿童与青少年的骨骼大小、生物力学和生理学与成年人有所不同,因此骨骼未发育成熟患者的损伤不同于成年人。由于这些因素,临床医生会在儿童和青少年患者中见到一些独特的损伤模式。考虑到这些差异将有助于对儿科患者损伤的诊断和治疗[397]。

第一节　青年运动的流行病学

随着青少年运动的普及,参与其中的儿童的年龄越来越小。大约有 3000 万青春期前儿童和青少年参加有组织的运动。这有利于儿童的总体健康,但并非没有风险。对 11840 名 5~17 岁儿童与青少年的调查显示,估计每年由于参与体育和文娱活动受伤的人数有 437.9 万,其中 1 363 000 名为严重损伤(需要住院治疗、手术治疗、缺课或者卧床半天或更久)[42,99]。运动损伤估计占该年龄组报道的所有损伤的 36%。一项有关 7~13 岁儿童参与社区组织的运动的研究进行了两个多赛季[376]。每 100 名运动员的损伤率(100 名单独练习或体育比赛者):棒球是 1.7,垒球是 1.0,足球是 2.1,橄榄球是 1.5。足球的受伤率最高,每赛季受伤 14 人,而棒球为 3 人,垒球为 2 人。挫伤是最常见的损伤,比赛的受伤概率比训练中高。

第二节　性别的影响

1972 年制定的第九法案旨在于促进女性参与体育运动。这大大增加了女运动员的人数。体育运动女性参与者的不断增加造成了女性伤者不成比例的增长。尽管大多数学者只调查成人群体,但已有文献证

实,在涉及跑动、急转、跳跃和着陆的运动中,女性的膝盖受伤率比男性高[17,43,87,164,172,182,495]。在一项关于青年足球参与者的研究中发现,受伤率在性别上没有差异,但其未报道膝盖损伤的具体发生率[376]。类似的报道与此不同,美国儿科学会(AAP)报道的青年足球运动员中男女性总体受伤比例是 1:2,二者的风险类似[225]。这一发现与此前关于青年足球运动员受伤率性别差异的调查结果一致[301,402]。在一项覆盖青少年足球联盟的单一公司提供的约 600 万受伤者调查中发现,12~15 岁女性足球球员膝前交叉韧带(ACL)损伤比同龄男性的 ACL 损伤多见[415]。

最近的研究发现了年轻运动员的受伤趋势。儿童和青少年运动员在参与体育运动时受伤的总人数会继续增加。在一般受伤类别(如骨折、扭伤或拉伤)方面,性别上不存在明显差异。就特定的身体部位(如膝)而言,女性受伤的风险可能较高。因此,应针对此制定与近几年提倡的成年运动员损伤预防方案相类似的方案以降低这种伤害的风险[68,199-205,240,424]。由于这些研究包括了年仅 5 岁的儿童,负责这些年轻运动员的医务人员必须熟悉这种特有的与年龄相关解剖知识以及此类人群的特定伤害。

第三节　骨骼发育未成熟关节与韧带的解剖学

长骨体生长部被认为是儿科骨骼的"薄弱环节",比韧带结构更容易损伤。长骨体生长部是儿童长骨干骺端和骨骺端之间的特定软骨组织[122]。它是一种多层结构,完全骨化在生理学上超越软骨基质区,因而使骨的长度增加。长骨体生长部的两端在骨形成过程中

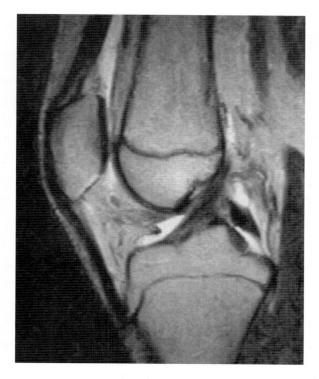

图 20-1　儿童膝关节的矢状位磁共振成像（MRI）。

都相当活跃：近端（膜内），形成柱状和漏斗状；远端位于关节软骨层正下方（软骨内形成），形成半球状[150]。在 MRI 上容易看到开放的长骨体生长部，如膝关节矢状位所示（图 20-1）。最易受伤的部位是肥大细胞与钙化区之间的部位[177]。生长部软骨为儿科骨骼增加独特生物力学特性。这一组织比骨更具黏弹性，因此在创伤时更容易受损[50,51,370,379]。在许多类型的儿童损伤中，生长部软骨往往在周围韧带或骨组织之前先受损[266]。

由于长骨体生长部和骨骺未骨化区的存在，儿童关节软骨所占比例比成年人高，这就是骨骼未发育成熟关节（如膝关节）长骨体生长部和骨突骨折发生率高的原因[47,49,79,107,118]。虽然偶有发生，但成人胫骨隆突撕裂损伤相对前交叉韧带损伤仍较为罕见。胫骨隆突撕裂损伤常见于骨骼未发育成熟的患者，这也许能说明为什么相对成人膝关节而言，儿童胫骨坪骨骺区的软骨所占相对较高（图 20-2）[78,107,118]。后交叉韧带（PCL）的撕裂损伤也常见于骨骼未发育成熟的患者[40,79,142,294,387,400]。

由于儿童骨密度低，儿童骨骼比成人更柔韧且不易断裂[50,51,98,379]。儿童骨折的独特类型，包括弯曲骨折、弓形骨折和青枝骨折，证实了这些不同的力学特性[98,379]（图 20-3）。

许多有关儿科创伤的研究都支持这一概念：长骨体生长部比韧带更脆弱，而且长骨体生长部的结构较韧带更容易受损，尤其是在高能量转移条件下。尽管骨折也可发生在其他部位[485]，但长骨体生长部最薄弱的部位被认为是肥大区[49,106,354,355]。这种类型的骨折例子包括肘部内上髁撕脱、胫骨远端三平面骨折、股骨近端生长部创伤性移位。这些骨折易引起损伤后生长紊乱并发症，尤其是长骨体生长部发生骨折时[84,148,153,245,366]。

对长骨体生长部和韧带的生物力学研究表明，损伤类型与负荷大小和施力速度有关[106]。韧带在施加负荷速度低的情况下更容易受损，而长骨体生长部骨折更容易在高施力速度下发生[106,420]。软骨性长骨体生长部的强度大约是其相连韧带的 1/3，这一差别在急剧生长过程中变得更大[430]。随着儿童逐渐长大，长骨体

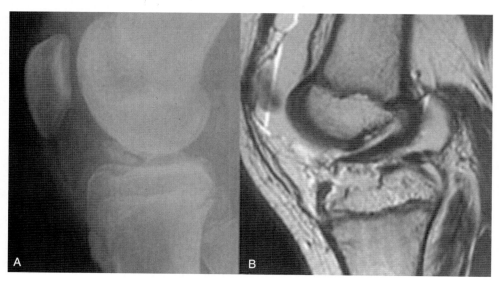

图 20-2　胫骨粗隆移位骨折的 X 线片（A）和 MR 图像（B）。

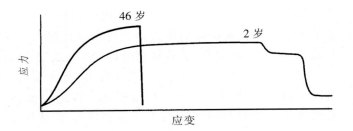

图 20-3 46 岁患者和 2 岁患儿骨的负荷变形曲线比较。(From Currey, J.D.; Butler, G. The mechanical properties of bone tissue in children. J Bone Joint Surg [Am] 57:810-814, 1975.)

生长部会变得更硬,从而使韧带比长骨体生长部更容易发生损伤[50,106,187,450,451]。

第四节　儿童与青少年患者的检查和治疗原则

儿科患者的检查原则类似于成人。询问病史过程中与儿童建立信任和亲和感将使本就疼痛的患处检查更加容易。查体时最好从远离最疼痛部位开始,然后向受伤区域靠近。尽管严重损伤较为罕见,尤其是较小的儿童,但一定要考虑到长骨体生长部和韧带损伤。因此,为了准确诊断这些伤害必须了解长骨体生长部的解剖和症状的确切位置。由于儿童的关节较小和韧带终点非常明显,儿科检查往往更容易。有些儿童的关节天然就很松弛,因此与对侧比较相当重要。在膝关节检查中,拉赫曼试验移动量相对成人患者更容易检测和量化。专业的儿科检验设备,如 KT-1000 Junior,对这些检查很有帮助。在某些情况下,一整套检查在不进行镇静或麻醉时是不可能完成的。

在某些方面儿童和青少年患者的治疗要比成人宽容。儿童的创伤愈合往往更快,而且比成人不易于发生关节纤维化。患者越年轻愈合越快,因此需要的制动时间越短。严重膝关节和其他关节损伤的青少年和年龄更大一些的患者通常要尽早活动,以降低关节纤维化的风险。当发生关节纤维化时,以作者的经验,采用非手术治疗儿童比成人的效果更好。因此在治疗强直关节时,治疗医生要对年轻患者进行更长时间的观察,然后再考虑手术问题。对于膝关节严重强硬的病例,Cole 及其同事描述了一种成功修复儿童功能的方法[88]。当考虑操作方法时,一定要注意生长部损伤的风险。

第五节　影像诊断

影像学检查对诊断年轻患者的严重损伤很有帮助。X 线检查能够确诊骨损伤,但对某些急性损伤评估不足,例如有膝关节损伤伴血肿[313,423]。对比观察在评估长骨体生长部不齐中很有必要。如果怀疑膝关节生长部损伤,麻醉下应力位 X 线片有助于确定骨折是否不稳定。确认囊撕裂、生长部开放或胫骨棘撕裂时应对应力位和强应力位 X 线片进行仔细观察[249]。MR 检查可替代应力测试用以鉴别生长部和韧带损伤[84,253,254]。

有文献认定,MRI 可用来评价运动损伤,尤其是膝关节[84,253,254]。由于 5~7 岁以下儿童的膝关节较小,成像可能受限[253,254,319]。虽然儿童 MRI 的适应证有待商定,但有许多临床医师依靠 MRI 做出诊断[261]。MRI 对于评价生长部、骨和韧带结构非常灵敏[84,306,324,481,499,500],但对半月板组织的判定欠佳[319,500]。虽然影像检查有助于判定隐匿性[499]或韧带损伤[500],但 Kocher 及其同事,以及其他学者仍质疑用 MRI 常规评估儿童膝关节损伤的有效性和必要性[227,261,319,486]。

腕部与肘部过度使用性损伤,可以用 X 线片和 MRI 评估[307]。MRI 对评估髋、膝和肘关节的运动损伤尤其有帮助[85,121,209,232]。

第六节　上肢运动损伤

一、肩部损伤

肩部疼痛常见于从事过顶运动如投手、投掷、游泳的年轻运动员[75,210]。疼痛通常位于前方,但外侧和后方疼痛也不少见。当运动员从事日常运动时,通常为典型的钝痛。

肩部查体包括活动度检查、全面脊神经肌肉检查(尤其是肩部回旋肌群的肌力),以及此后的专项诊断。活动度受限可提示为急性损伤、骨折或脱位,此外,活动通常也有助于确定儿童疼痛的具体部位。特定神经支配区活动的减弱可能表明疼痛源于颈椎(由神经根病变或肌肉不平衡引发)。此外,由于盂肱关节的过度运动,肩袖肌肉无力往往导致肩部疼痛,尤其关节基底松弛。在向家属询问病史和初步查体之后通常即可列出鉴别诊断,因此必须通过专项临床检查进行进一步诊断。

实验病理学最有预见性的 3 项临床检查是:Jobe 再定位试验、O'Brien 试验和领会试验[152]。Jobe 再定位试验要求患者取仰卧位，受累手臂外展并外旋至 90°或者可耐受的角度，然后检查者在肱骨近端施以向后的压力。去除压力后，如果患者感到疼痛，即为实验病理学阳性。O'Brien 试验分两步进行，患者取直立位，手臂内收至少 10°并向前抬高 90°。第一步是拇指向下（肢体旋前）进行抗阻力向前抬高，第二步动作相同，但拇指向上（肢体旋后）。第一步时疼痛而第二步不疼痛则为实验病理学阳性。应当指出的是，这项试验可能再次引发肩锁关节症状，因为它再现手臂胸前交叉试验。领会试验类似于 Jobe 再定位试验，不同的是检查者只是对仰卧患者施以肢体被动外展和外旋，使患者对施压部位有所领会或疼痛。这些临床试验在单独进行时灵敏度和特异性不大，但是把测试结果组合在一起时特异性可达到 90%。

用于肩关节检查的其他试验方法包括：Speed 试验（抗阻力向前抬高），Yergason 试验（抗阻力旋后），曲柄试验（仰卧位，肩关节最大程度外展伴内旋和外旋），以及撞击征（Neer 和 HawKins）。一旦查体完成，就应进行确诊试验。

诊断试验包括肩关节的正位和侧位 X 线平片。根据鉴别诊断项目，可能还包括腋位、Velpeau 腋位、肩胛 Y 位、肱骨内旋和外旋的肩关节正位、Grashey 位（关节盂真前后位）或锁骨意外位 X 线片[131]。拍摄 X 线片后，可能需要进行 CT 或 MRI 检查。如果要求更精细的骨结构重建需进行 CT 检查，但是对于 X 线片或 CT 不能评估的软组织损伤，MRI 是诊断的首选方式。

1.肩关节脱位和不稳定

儿童运动员的肩部损伤通常是因关节不稳定所致，特别是在过顶运动中，如游泳和棒球。重复的过顶运动可以拉伸关节囊使肱骨头过度活动。急性肩关节脱位可导致关节囊拉伸或其他盂肱关节问题。

11~20 岁个体的盂肱关节脱位发生率与 51~60 岁对照组基本相同[389]。但是，有儿童期脱位史的运动员再脱位概率超过 90%[44,105,288,389]。儿童期脱位对关节囊的拉伸程度大于成人脱位，并削弱了为正确连接提供所需支持的能力。对肩关节不稳定进行手术治疗通常都很成功[364]。因此常被推荐[58,256,237]。

经过体检和诊断检查可发现 Bankart 损伤（前方骨或唇撕裂）、上唇前后部（SLAP）撕裂、基姆病变（后方展示病理）、Hill-Sachs（肱骨头后外侧压缩骨折）损伤、肩袖肌肉撕裂和肩胛下或小结节撕脱的伴发损伤[119,258]。

2.治疗

对于急性损伤，脱位的肩关节应采用各种方法进行闭合复位。复位进行得越早，越有利于患者恢复及医生的治疗。如前所述，儿童肩关节脱位的后果往往不佳，非手术治疗使肩关节获得稳定的概率只有 10%。

手术治疗前、后或多向不稳定形式的肩关节松弛，可能需要推迟到经过 4~6 个月的物理治疗后，活动度并无显着临床改善时才能进行。若旨在增强肩袖肌肉的保守治疗失败，或者因肩关节脱位而继发松弛，至少要进行囊缝合术才能建立稳定的盂肱关节。可根据每个病例的具体病理需要增加其他手术治疗。关节镜手术正在慢慢取代传统开放性手术。根据患者的工作需要一些学者报道称，开放性手术相对关节镜手术更利于建立稳定的肩关节[163,168,273,344]。随着手术经验的积累和技术的改进，最近的一些文献认为，关节镜手术至少有同样的效果。利用关节镜技术进行缝合锚图和多余囊折叠可以获得最好的结果。经标准的三角肌入路进行开放性关节囊移位术仍是一种再现性最佳而且术后稳定性最好的手术。开放手术后报道的再脱位率为 2.7%~3.5%[390,447]，而一项研究报道的关节镜术后再脱位应为 3.4%~40%[69]。

二、过度使用损伤

1966 年，Adams 首次描述了他称之为 9~15 岁男孩的"少年棒球联合会肩"[2]。在最初描述中，其病理学与肱骨近端骨骺骨软骨病一致"对肩关节施以强有力重复性牵引张力的异常抽打样动作"引发的。自那时起，生物力学研究显示，12 岁的棒球投手在投球时能够持续产生 215N 对肩关节的分离力（约为体重的 50%），在手臂挥动后期可产生 18N-m 的峰值外旋扭矩[393]。当 1 名年轻的棒球运动员一直在投球时，这些力足以使成生长部近端软骨发生变形(图 20-4)。

Cahill 和 Tullos 共同提出了这样的概念：重复投掷棒球导致肱骨近端生长部的症状性病变实际上是因经过生长板的应力骨折所致。这种骨折的第一阶段表现为骨软骨病，或骨骺分离，随后出现生长板增宽，最终愈伤组织围绕在 Lacroix 的软骨膜环继发形成骨膜剥脱[61,456]。

应力骨折会沿整个肱骨干发生，不仅局限在近端生长板。这些干骺端和骨干应力骨折更有可能发生于青少年过顶运动员，这些运动员的肱骨近端生长板生长潜力有限或缺失，但仍有未发育完全的骨。发生此

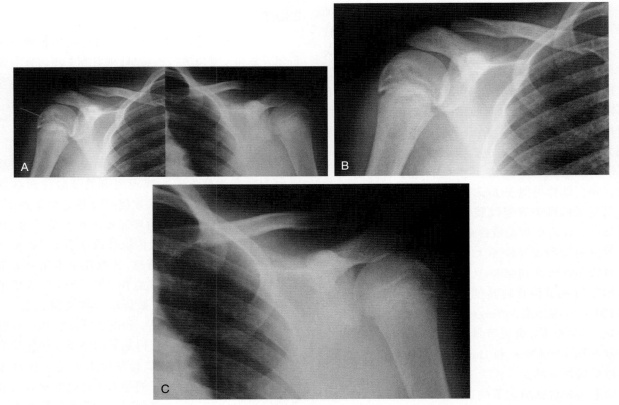

图 20-4　(A)11 岁棒球投手的双肩 X 线片；(B)右肩骨骺分离；(C)左肩的生长部外观正常，与其形成明显对照。

类损伤的风险也随同快速增长期而同时增加。应力性骨折的前驱表现，或可能是一种独特的病变，是肱骨骨膜炎[170]。

少年棒球联合会肩、肱骨骨膜炎和肱骨应力性骨折具有相互重叠的症状和体征，都有肱骨近端和肩部疼痛，而且常常被引起疼痛的特定过顶运动而加重并在活动减轻时而缓解。少年棒球联合会肩的最常见影像学表现是肱骨近端骨骺增宽。其他表现是脱矿质、硬化或肱骨近端干骺端破碎[449]。应力性骨折和骨膜炎通常需要行骨扫描或 MRI 来进行影像学确诊。

治疗

作者认为，"少年棒球联合会肩"与肱骨应力性骨折的治疗方法是改变活动量。通常包括休息并停止进行这种损伤活动至少 4 周，而后在接下来的 4~8 周开始逐渐恢复无痛性活动[61,456]。物理治疗偶尔可能有助于恢复活动度（教会其正确的投掷力学）和增强肩胛带肌肉的肌力。如果患儿不能无痛恢复伤前的活动，则建议停止进行该项活动。这可能意味着要停止进行过顶运动或者把（棒球队里的）位置换成对青少年运动员肩部活动要求低的位置。

三、撞击综合征

虽然认为撞击综合征是一种老练运动员或久坐成人的病变，但也可发生于年轻运动员。这种综合征的特征表现是肩部疼痛，而且重复性过顶运动会使其加重。病理学认为它是由于冈上肌腱分界区对肩峰前缘下表面和喙肩韧带的撞击造成的重复性微创伤所引发的。

Hawkins 和 Kennedy 描述的撞击征在伤臂被迫前屈（让大结节卡压在肩峰的前下表面）时可再现疼痛。让伤侧上肢向前抬起到最大或抬起到 90°同时内旋，即可进行这种再现。二头肌长头在炎性病变中常会受累及并产生症状。

尽管年轻运动员通常没有特征性病理解剖特点，但 X 线片对于评价肩峰形态仍很重要。通常，随着年龄增长，喙肩韧带附着点会骨化，使前肩峰形成向下倾斜的形态，这正是撞击综合征的特征。另外，发现有肩峰骨胫可能预示着一种类似于撞击综合征的不同的病理过程；此时，中位肩峰会被三角肌明显压低，造成对肩袖肌肉还可能包括二头肌腱长头的撞击。

前瞻性和群体研究发现,这一群体以及诊断为撞击综合征或肩袖病变的有症状患者的肩峰骨胚发生率约为 8%[57,277]。腋位 X 线片被认为是检查肩峰,评估肩峰前、中或后残留骨化中心的最好方法。在确诊有症状残留肩峰骨胚之前,了解儿童运动员次级骨化中心的正常生长和融合是很重要的。12 岁时,肩峰后部与肩峰基底以及其余的肩胛棘结合为一体。15~18 岁时,次级骨化中心开始骨化,直到 25 岁才会融合,形成整体肩峰。因此,轴向 MRI 图像有助于确认肩峰骨胚是否为引起疼痛的原因,因为它能够显示骨髓水肿、骨赘形成以及与炎症一致的增宽[277]。

治疗

撞击综合征可进行物理治疗,重点是恢复活动度,增强肌力以及专项活动训练,进行整体治疗并预防再次损伤。初期治疗应包括以休息的形式改变活动,加上冷疗法和应非甾体类抗炎药(NSAID)。如果保守治疗失败,应通过喙肩韧带切除术和前肩峰成形术进行开放或关节镜手术减压。

如果发现有症状的肩峰骨胚,初期应尝试非手术治疗,至少 6 个月。这包括活动的改变以及使用非甾体类抗炎药物之类的其他治疗方式[277]。成功的手术治疗可包括关节镜下切除前肩峰前部或肩峰中部片段,或者用套管螺钉、Herbert 螺钉或张力带技术行切开复位内固定[1]。

四、肘部损伤

年轻的过顶运动员不仅容易发生肩部损伤,还容易发生肘部创伤和过度使用损伤。肘部损伤并不限于过顶运动,如投掷、游泳,体操运动员作为负重关节的肘部同样有风险[265]。肘关节有三大主要连接:桡骨-肱骨小头,尺骨-肱骨,以及近端桡骨-尺骨。在了解肘关节病理改变之前,必须了解肘部的正常骨化是通过 6 个次级骨化中心进行的。除内外上髁以外所有的骨化中心都是关节内的。未成熟肘部的损伤主要累及较弱的生长板,而不是骨或韧带结构。

青少年肘部的体格检查主要靠疼痛位置的引导。年轻人损伤所累及的结构大多邻近皮下,因此检查应包括内上髁、鹰嘴、外上髁和桡骨小头的触诊。应评估其被动和主动活动度(屈曲、伸展、旋后和旋前),以及内翻与外翻应力。临床上肘关节平均有 7°外翻。应记录下肌力和神经病缺陷。

影像学表现主要依据肘部的前后位、侧位和斜位

X 线片,而且通常还需要拍对侧肘部 X 线片进行比较。从前后位 X 线片可以测量 Bauman 角(肱骨小头生长线的平分线和肱骨干垂线所形成的角),其与对侧肘部的此角相差应在 8°以内[63]。侧位片显示的正常肱骨与肱骨小头成角应为 30°~40°屈曲。更重要的是,沿前方肱骨干画的一条线应平分肱骨小头中心。应利用 X 线片来评估骨折或移位,特别是生长板的增宽。

Fleisig 及其同事估计,根据他们的生物力学测试,肘部的外翻力在举臂后期和投掷加速早期达 64N-m[139]。与其同时,当肘弓以 3000°/s 的速度从屈曲 110°变为 20°时,外侧桡骨肱骨的上关节的压缩力可达到 500 N。这些力在肘关节的组合可能会造成外翻牵伸过载,在重复投掷后可能成为病理性病变[487]。外翻牵伸过载可导致肘部过顶运动相关的大多数损伤,因为此时的外翻负荷大,加上肘部的快速伸展,给内侧约束施以张力,给外侧间室施以压缩力,给后方间室施以剪应力。

肘关节内侧疼痛提示尺侧副韧带、屈肌-旋前肌群、内侧上髁突或尺神经受到损伤。肘部外侧疼痛更可能是桡骨头或颈部、外侧上髁突或者肱骨小头受到损伤。肘部后方疼痛通常是鹰嘴后内侧尖或滑车鹰嘴窝受到损伤。

1.创伤性肘部损伤

肘关节脱位和内侧上髁骨折:儿童肘部内上髁骨折比脱位常见,大约占儿童肘部骨折的 10%[483]。由于骨骼未发育成熟的肘关节的生长部解剖学的原因,尺侧副韧带和屈肌肌群常会从内上髁撕脱。肘关节脱位和内上髁骨折通常是着地时前臂旋后和肘部完全或部分伸展的结果。约 50%的内上髁骨折伴有肘关节脱位,而且移位的骨折块常会隔夹在关节内[132,206,251,440,488],妨碍了脱位肘部的闭合复位(图 20-5)。

内上髁骨折和肘关节脱位常见于年轻的体操运动员[59]。单独内上髁骨折偶尔见于青少年投手。这些损伤通常发生在投掷中,而且可能此前就有内上髁炎的症状。

治疗:内上髁骨折的治疗尚有争议,特别是对微移位骨折。无移位骨折通常采用石膏制动,而移位骨折可能需要手术治疗[70]。对于肘部活动量大的运动员(投掷手,体操运动员,摔跤手),内上髁骨折的解剖复位可能对运动员今后的表现很重要(作者的观点)。

2.肘关节过度使用损伤

未发育成熟肘部的过度使用损伤都归类于一个名称——少年棒球联合肘。这一名称可用来表示过顶

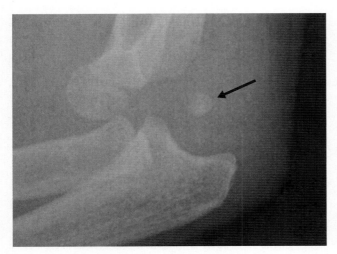

图 20-5 肘关节后脱位的 X 线片。内上髁（箭头所指）移位、钳闭于肘关节内。

运动中所遭受的几乎所有损伤，但是它更多用于表示肘内侧的损伤。Klingele 和 Kocher[260]基于未发育成熟肘关节重复性微创的常见病因，描述了可称为少年棒球联合会肘的各种损伤。

肘内侧疼痛可能是内上髁骨突炎或撕脱骨折。X线片通常显示有生长部增宽，但也可能显示为骨化中心碎裂。可能会表现为延迟骨化的生长紊乱，或者反之，出现以生长部过早闭合为特征的加速生长。长骨体生长部有时并不是病变部位，取而代之的可能是尺侧副韧带损伤、屈肌总起点损伤（成人的高尔夫球员肘）或尺神经炎。

肘部外侧受到损伤常累及肱桡关节而不是外上髁（网球肘的起因）。肱骨小头可能是骨软骨病（Panner病）或剥脱性骨软骨炎（OCD）疼痛的起因。必须区分开这两种病理过程。前者发生在年幼儿童（10岁以下），为自限性，活动改善后能完全恢复正常。后者往往表现为大龄儿童或青少年的骨软骨骨折，通常需要行手术治疗才能治愈 OCD 并恢复运动。

如果肱骨小头不是肘外侧疼痛的根源，那么桡骨头可能是罪魁祸首。桡骨小头也容易发生 OCD 病变，很难进行影像学评估。桡骨颈容易发生变形，从而导致肘部力学性能减弱和疼痛[129]。

肘后疼痛往往意味着鹰嘴突起损伤、撕脱骨折或骨突融合延迟。对比对侧 X 线片和骨骼扫描有助于确认诊断。在外翻伸展负荷超载时，对后内侧鹰嘴的压应力可造成骨赘形成。而后骨赘可导致骨性伸展挛缩，但要认识到，骨赘是病理的副产品，而不是病理过程本身。

有时，少年棒球联合会肘可能包括肘前疼痛和继发于外翻伸展过载的病理改变。这通常会出现前肘囊状挛缩，从而引起肘部屈曲挛缩。

治疗：少年棒球联合会肘初期应进行保守和非手术治疗，除非诊断出骨折。例如有内上髁骨折或鹰嘴应力性骨折征象，需进行切开复位内固定，以达到最佳和最可预见的结果[63]。需进行初期手术治疗的另一种情况是发现关节内有松散骨块，若不切除不可能缓解疼痛[63,260]。

初期非手术治疗，不论是针对内上髁骨突炎、尺侧副韧带损伤，还是针对外翻伸展超载综合征的其他表现，治疗方式都相同，与具体诊断结果无关。治疗的第一步是停止激烈活动至少 4~6 周，同时进行冷冻疗法和应用 NSAID。停止所有投掷运动，直至肘部无症状，并且要重新评估投掷力学和投掷次数[63,265]。在停止进行投掷活动期间，应开始进行物理治疗，例如先对肩带骨、肩胛稳定结构和旋转套肌肉系统进行运动恢复和增强肌力练习[63]。肩部力学功能薄弱在投掷运动中会增加对肘部的病理性应力。一旦疼痛症状在物理治疗中开始消退，就可以开始对内侧屈肌-旋前肌进行肌力增强练习。最后，随着疼痛的完全缓解，便可开始进行专项活动、综合锻炼以及间断式投掷这一套监控下的训练计划，然后才能恢复竞赛活动[63,260,265]。

需要注意的是，尺侧副韧带损伤的非手术治疗适应于非投掷运动员，治疗后，往往有良好效果；相反，那些从事剧烈投掷运动的患者非手术治疗的效果不好。因此，必须对真正的韧带撕裂和功能不会与内上髁骨突炎或撕脱进行鉴别诊断[63]。如果患儿已确诊为尺侧副韧带撕裂，而患儿仍希望继续参加投球竞赛，在保守治疗失败后首选的治疗则是尺侧副韧带重建。

内侧少年棒球联合会肘的最好治疗方法是预防。这意味着，要教会孩子正确施力，并在投掷运动中限制投球次数。每场比赛中投球次数的推荐上限根据不同儿童的年龄而不同：8~10 岁儿童限定为（52±15）次，11~12 岁的儿童限定为（68±18）次，13~14 岁的儿童限定为（76±16）次。

确诊的尺神经炎可能需要手术治疗。之前应进行非手术治疗。此方案失败后，首选的治疗是尺神经移位术[63,260]。

后肘部对症治疗同样应先行非手术治疗。物理治疗方案失败，可考虑手术治疗。手术治疗包括肘关节切开或关节镜下减压，同时行骨赘和游离体切除[63]。

肘外侧疼痛在治疗上与肘内侧和肘后侧疼痛一

样。先尝试非手术治疗,改变活动以及与肘内侧相似的物理治疗。若该方案失败,可根据需要进行关节镜清创术、软骨成形术、微骨折或游离体取出,特别当伴有游离碎片的 OCD 损伤是罪魁祸首时[63,260,441]。

桡骨头或颈部畸形的治疗由于缺乏循证医学对某种治疗方法的支持而存在争议。如果能做出选择,善意的忽视似乎是最好的选择。保守的非手术治疗的确可用于轻度成角畸形伴前臂活动轻度受限或不受限的儿童。明显受限的儿童应按上文所述的治疗外翻伸展应力性病理改变类似的方式尝试非手术治疗。如果这种治疗方法失败,则可以尝试进行桡骨近端截骨术。对这种曾尝试进行过桡骨头切除术,但作者不建议行这种手术。桡骨近端截骨术可导致桡骨近端生长部闭合,因此对仍处于重要生长期的儿童不应该实施[129]。

五、腕部及手部损伤

过顶运动员手腕疼痛不像肘部或肩部疼痛那么常见。事实上,只有少数公认的过度使用综合征才主要影响年轻体操运动员。由于体操运动时手腕变为了负重关节,所以慢性手腕疼痛估计会在某一时期影响近 80% 的儿童体操运动员。儿童开始进行体操训练的年龄越小,腕部周围的生长板越有可能受到损伤[114]。

发生手腕疼痛危险高的其他儿童是那些用球棒、球拍或手击球的儿童。大多数情况下,这些损伤是急性损伤,并可能涉及腕骨骨折,特别是舟状骨和钩骨钩骨折。重复击打排球曾被认为是月骨 Keinbock 缺血性坏死的潜在病因。

腕关节损伤的诊断应包括神经肌肉彻底检查,包括活动度和疼痛位置的评估。解剖学上鼻烟壶部位的疼痛可能表明舟状骨骨折,桡骨茎突部位疼痛大多与桡骨远端病理改变相符,尺骨茎突附近疼痛提示为三角纤维软骨复合体(TFCC)撕裂。

X 线片应包括腕部或手部的正位和侧位片,以及鉴别诊断所要求的投照位;包括腕隧道位以评估钩骨钩的腕管位以及有助于评估生长板损伤的对侧腕部 X 线片。根据鉴别诊断的需要,可进行骨扫描来排除无移位骨折或腕骨的骨坏死。此外,应根据所需的信息利用 MRI 或 CT 来更好地评价手腕病理改变。甚至 MRI 也常会漏诊 TFCC 撕裂和软骨损伤。

1.体操运动员腕

体操运动员腕被定义为伴有下列 X 线表现的慢性桡部疼痛:生长板增宽,边界模糊或不清时,干骺端

囊肿形成,以及骨骺呈喙状[391]。有一些证据表明,这些改变可能会导致桡骨远端生长部早闭[11]。Albanese 及其同事[11]通过总结以往的研究结果进一步假设,生长部的某种重复性压缩负荷可能导致生长加速,而过大的重复性压缩负荷可抑制生长并可能导致生长部停止生长。

治疗:体操运动员腕的主要治疗方法是改变活动,特别是停止腕部负重活动。可在这段休息时间内进行冷冻物理治疗并应用非甾体类抗炎药,以便促进恢复并改进再次损伤的预防。只有当儿童完全无疼痛,而且在活动期间也不疼痛才允许其重返竞赛运动。

如果非手术治疗失败,可供选择的手术治疗方法只有几种。根据术前的检查结果,若尺骨变异为阳性,可行尺骨缩短截骨术,或者为减轻症状行关节镜下游离体清除术、滑膜切除术和软骨成形术[114]。手术治疗有助于减轻疼痛,但参加竞赛活动后会引起症状复发。

2.三角纤维软骨复合体损伤

体操运动员由于手腕反复负重也容易罹患韧带损伤和 TFCC 损伤。其他年轻的运动员(如篮球,曲棍球,棒球)也容易罹患这些软组织损伤。如果不停止这些有害活动,TFCC 撕裂可导致相邻关节软骨的进一步损伤。研究发现,软骨软化可累及尺月骨关节、尺三角骨关节和桡腕关节[307]。

治疗:这种病变的初期处理是改变活动、应用 NSAID、冷疗和物理治疗。如果初期治疗 4~6 周后症状无明显改善,可进行制动。对患儿依个别情况行腕部石膏或夹板制动,并完全停止体操活动再持续 6 周。如果疼痛持续,那么下一步是行 MRI 检查,以更好地准备手术治疗。手术治疗为关节镜清创术以及修补撕裂的 TFCC[307]。

六、手和手指损伤

与运动相关的手和手指损伤可包括任何数量骨折或韧带损伤,特别是身体接触项目。其中大部分损伤可以不行手术,而通过制动和活变改善进行处理,直至症状消除且影像学证据支持其返回赛场。需要手术治疗的损伤包括舟状骨骨折、Seymour 骨折(远端指骨开放性生长部骨折)、指骨颈骨折以及有移位的关节内骨折[475]。

治疗:舟状骨损伤如果完全无移位可进行非手术治疗。CT 有助于评估骨折的移位程度。如果需要复位或有无血管坏死的征象,则需要植骨与内固定来矫正

畸形和促进愈合[475]。

在前面提到的需要手术治疗的损伤中,Seymour骨折是唯一需要冲洗和清创以及随后进行甲床修复的。重要的是要认识到,胚基质会阻止远端指骨生长部的复位,因此要在复位前进行检查[475]。需要手术治疗的其余掌骨和指骨骨折,可在闭合或切开复位后进行钉固定。

第七节　运动员腰背痛

青少年和成人运动员的胸椎和腰椎的损伤频度在不断增加,主要是由于参与运动人数的增加,也许,还由于强度更大的训练方案。参与运动员救护的人员还必须认识到未成熟和成熟脊柱的敏感性不同。幸运的是,大多数运动员的胸腰椎损伤只局限于肌腱组织的挫伤、牵拉伤或撕裂。这些损伤通过休息、对症治疗和理疗都有较好疗效。如果症状持续超过3周,多数作者主张应做进一步探查,以排除更严重的病变。

未发育成熟的脊椎与成熟脊椎有一些生物力学和解剖学差异。10岁前韧带较松弛,此后才逐步增强对脊柱的有效限制。软骨对骨的比例增大,可使椎间盘间隙变宽。最后,环状骨突在胸腰椎都有可能被误诊为骨折。10岁之后胸腰段脊柱的生物力学特性开始越来越接近于成熟的脊椎。

背部疼痛是运动员罕见的主诉,尽管在许多体育活动中经历了复杂的运动和受力。运动员描述的损伤往往低于预期的严重损伤发生率,而且受伤时的临床主诉严重程度也较低[189]。背部疼痛一般也很少发生于青少年中,成人却相反,背部疼痛是他们提供给接诊医师最常见的肌肉骨骼症状主诉之一。在成人,背部疼痛通常与脊椎盘性或退变性病变有关,但疼痛的确切病因往往难以确定。相反,当儿童主诉持续背痛时,绝大多数病例的明确解剖或病理学原因是可以确定的[196]。

仔细询问病史是综合诊断运动员背痛的第一步。这通常很费时,但这是确定诊断的关键一步。获得准确的病史信息需要耐心,以及关于疼痛的特点、时间、发病模式和与创伤相关联的任何事项的仔细问诊。此外还必须确认疼痛的性质、位置、持续时间、严重程度和相关的系统性主诉。询问发病时间和起因可能得到非特异性回答;但是任何与先前创伤相关的事项都很重要。此外,还必须把急性创伤后疼痛发作与严重度不断加重的现有疼痛复合征相鉴别。创伤事件不一定要立即被认为是背部疼痛的起因。许多后期被确诊为

骨肿瘤的患者,在轻微损伤后常会出现急性疼痛。

据Balague[21]报道,多达1/3的健康儿童和青少年在最近增加体力活动量或开始高要求运动后都出现背部疼痛。在这种情况下,预期观察可能就足够了。相反,运动员反复性或持续性背痛,排除病理性病变之前,不要草率诊断为过度使用综合征或肌肉劳损。敏捷性技能不明原因的变化或伴有发烧和不适的神经功能缺损往往是一种危险性病变,要立即进行评估。

体格检查应对脊柱和四肢进行全面而精细的评估。应观察步态和姿势,以及脊柱伸展和屈曲活动度。应观察关节活动度、肌肉张力和紧张度以及畸形。检查背部有无任何皮肤异常,可能提示有先天性畸形。利用触诊找到疼痛的最强点。直接触诊或用Faber手法检查时疼痛表明骶髂关节受累。嘱患者坐位和平卧位行直腿抬高试验以检查神经根症状。弓弦试验和对侧直腿抬高试验也可进一步检查牵涉性疼痛征。背部过伸并双腿着地和双腿交替偶尔可确定局部损伤部位。神经系统检查包括手法肌力测试、反射和感觉检查以及直肠检查。

初期评估时应进行脊椎标准正位侧位X线片检查。有这些病例足以确诊。对口述有问题的部位和可疑病理改变必须进行进一步检查。例如,腰椎斜位X线片有助于显示关节间部缺损。CT扫描和矢状位图像重建CT扫描有助于显示脊柱骨折的细节。如果平片显示正常而又高度怀疑有感染,应进行核苷酸扫描;此种情况下可能有肿瘤或应力性骨折。单光子发射计算机体层扫描(SPECT)可进一步展现病理过程[274]。MRI检查可观察椎间盘疝和软组织细节。

年轻运动员背部疼痛病因的鉴别诊断按下列五大类依次进行:先天性异常,力学原病因,炎症,内脏(非脊椎)病因,肿瘤。可能与损伤相关的青少年运动员背部疼痛的临床症状,和后期证实为肿瘤的临床症状完全相似。因此,若运动员的持续性背痛对休息、止痛剂,以及物理治疗均无反应,应考虑其他背痛的原因,包括骨肿瘤、感染和脊髓肿瘤。关于椎关节强直下应力骨折的治疗,请参见下一节。

一、先天性异常

称之为脊管闭合不全的先天性异常往往伴有背部疼痛,而且会长期未被发现也未进行治疗。这类疾病包括先天性椎管内脂肪瘤、终丝紧张综合征、脊髓纵裂以及伴有肿瘤和纤维带的真皮窦。医师应注意皮肤损伤表现形式的多样性,如多毛斑、血管瘤或窦。隐

性脊管闭合不全患者通常有神经功能缺损表现。可伴发足部畸形,可为弓形足和马蹄内翻畸形足,而且二者的伴发率大致相同。行 MRI 扫描已成为评价脊管闭合不全的首选方式[439]。

二、力学原因

这一类之所以被称为力学原因,是因为病症涉及一些直立活动时会由于施加到脊柱上的应力而改变的结构,而且其诱发的疼痛仅应通过放松或休息缓解。休息时疼痛减轻是重要的病史发现。

三、骨折

影响腰椎稳定的骨折在大多数运动员中不常见,但那些参与高速运动(例如高山滑雪)的运动员除外。大多数骨折局限于腰椎后部结构,最常见于重复进行用力伸展过度运动的运动员。

四、椎间盘和终板损伤

腰椎间盘突出在大多数运动员的运动生涯中并不常见。但是,椎间盘损伤的 X 线表现较普遍,早期出现于那些有重复性轴向承载运动倾向的某些运动员[496]。青少年的椎间盘比他们 20~50 岁时更具黏性和伸展性。即使相对少见,在持续背部和腿部疼痛时也应考虑腰椎间盘突出。症状一般与成年人类似,但年轻运动员出现的背部疼痛和痉挛几乎没有神经根症状。体检只能查出步态紊乱、僵硬和轻度脊柱侧凸或腘旁腱紧绷。这可能误导医师只考虑下肢的原因。除了 X 线片,MRI 也可用于有效评估腰椎间盘突出。大部分突出可进行非手术治疗,通过休息、应用止痛药、肌肉松弛剂以及物理治疗改善症状。手术治疗适用于神经严重损害、保守疗法不能缓解疼痛以及慢性复发症状的患者。

椎体后缘骨折是腰椎体环状骨突的骨折,是青少年运动员比较少见的椎间盘损伤。最近回顾了 17 例主诉背部和腿部疼痛的患者(15 例男性和 2 例女性),其中的 15 例进行过椎板切除术和椎间盘切除术。17 例中有 14 例 L4 下缘受累,10 例与创伤有关。曾提出过几种损伤机制,而且认为这可能与非典型性幼年脊柱骨骺骨软骨病有关。

五、幼年脊柱骨骺骨软骨

伴有椎骨楔形的青少年胸椎后凸畸形称为伊尔曼脊柱后凸。影像学判定标准包括:三个相邻椎体楔入形变 5° 或以上,终板不规则(包括施莫尔结)以及椎间盘间隙缩窄。患者通常为渐进性胸椎后凸(T7~T10 最常见)的青春期男孩。可伴有尖部疼痛,但下腰背痛不常见。当下腰背疼痛时,腰椎前凸加剧引起的腰椎滑脱可能是其原因。有文献表明,高达 50% 的无症状患者患有此病[356]。脊柱后凸畸形大于 45° 时需进行治疗。支具疗法可能有效,但当脊柱后凸畸形大于 60° 时应进行手术治疗[394]。

伴有腰椎疼痛的类似病变化称之为非典型性幼年脊柱骨骺骨软骨病[169]。青少年的某些竞技类活动,如体操、举重、足球,已被证实与幼年脊柱骨骺骨软骨病有关。这些活动的重复性负荷往往足以损伤椎体终板。诊断依据影像学判定标准,非手术治疗为标准治疗。休息和应用支具,然后再逐渐恢复活动,通常能够使患者在 2~6 个月后重返赛场。

六、椎体前移和椎骨脱离

椎骨脱离是运动员背部疼痛的常见原因,15 岁前的发生率不超过 5%,在女性体操运动员可高达 11%[230]。小于 30 岁运动员的椎间盘相对有弹性。重复性屈伸活动,尤其是过伸,可改变腰椎下关节面上的负荷和受力。这会使运动员易于发生这种,不过患者在关节间部急性骨折之后才会出现症状。

诊断依据是,在腰椎斜位 X 线片上可见局部缺损。虽然很少需要进行 CT 检查,但偶尔 CT 可能有助于诊断,也可评估治疗反应。在 X 线片没有确定结果的情况下用 SPECT 成像骨扫描特别有帮助。

单侧缺损的治疗旨在通过限制进一步屈伸来防止经缺损部施加进一步压力。胸腰椎矫形器对保护这些运动员特别有帮助。应鼓励运动员每天佩戴矫形器 23 小时,历时 3 个月。如果有愈合迹象且运动员没有任何症状,便可恢复运动。支具应一直佩戴直至有愈合迹象,但通常不超过 6 个月[480]。应建议有双侧病变的运动员改变运动项目。对于重回赛场的运动员建议每年进行一次影像学随访评估。

双侧局部缺损可引起椎体前移。Ⅰ 级滑脱(25%)的运动员恶化风险高,应进行监测。如果无症状,允许运动员继续运动,但每 6 个月要监测 1 次。Ⅱ 级椎体前移(25%~50%)的运动员应劝其放弃接触性运动、体操以及任何形式的举重。大于 50% 滑脱的运动员应行脊柱融合术以维持稳定。

1.炎症原因

● 软组织损伤:大多数急性下背痛是由软组织损

伤引起的,通过休息、应用止痛剂以及物理治疗可以缓解。持续性症状可能表明病情更严重。典型的发作是在用力或重复运动中肌腱单位超负荷后突然发生的。临床上,触诊椎旁肌肉系统,以及患者的弯曲或扭转可引起疼痛,并可通过延伸到阔筋膜的腰背筋膜将疼痛扩展到髋部。神经病学评估可正常。X线片可以显示因肌肉痉挛造成的腰椎前凸缺失,但通常是正常的。

●关节盘炎:椎间盘炎症是一种少见的感染,似乎是儿童特有的。儿童的椎间盘血管相对丰富,这使椎间盘易于血原性接种[478]。背部疼痛突然发作的临床表现很常见,也可能下肢或腹部疼痛。发热常见,有助于确诊的实验检查结果包括白细胞计数,沉积速率和C反应蛋白水平升高。X线照相术所见随时间而变化,早期表现可正常或仅显示为椎间盘高度稍微减小。闪烁照相术一直是早期诊断的主要依据,但如果结果模棱两可,MRI有助于确诊早期关节盘炎[134]。

2.其他原因

腹膜后间隙的任何病变也可引起后背疼痛。仔细询问病史和系统回顾可进一步描述病程和明确鉴别诊断。肿瘤始终是关注的重点,但是,脊柱原发性骨肿瘤在这一年龄组比较罕见。最常见的良性肿瘤是骨样骨瘤、骨母细胞瘤、动脉瘤样骨囊肿、嗜酸性肉芽肿、巨细胞瘤和血管瘤。骨恶性肿瘤常见于原发性骨或骨髓恶性血液病细胞系的转移。

七、结论

幸运的是,青少年和年轻成人运动员的背部受伤和疼痛比较少见,但随着动作水平的升高,参与次数的增加以及更严格的训练计划,发病率会越来越高。运动员的治疗通常更为复杂,因为他们的目的是重返易发损伤的赛场。只要及时干预,大部分患者可恢复到伤前的竞赛水平。

第八节　骨盆和髋关节损伤

检查

骨盆的骨突撕脱

在骨盆部位的急性受伤中,骨突撕脱是最常见的[20]。骨突是肌肉在骨上的附着点,偶尔骨碎片会被肌肉全部或部分带出。骨突撕脱通常是由于肌肉突然或猛烈

收缩引起的[327]。儿童和青少年运动员骨突撕脱的常见部位包括坐骨结节(腘伸肌群)、耻骨(内收肌)、小转子(髂腰肌)、髂前上棘(阔筋膜张肌)、髂前下棘(股直肌)和髂嵴(臀中肌)(图20-6)。突然或猛烈的肌肉活动通常见于体操、足球、短跑、田径项目、英式足球以及任何涉及快速或有力肌肉收缩的运动项目[388]。

运动员经常主诉在受伤部位附近突然有"砰"或"断裂"的感觉,紧接着是严重疼痛和功能丧失。这种损伤在许多方面类似于肌肉拉伤,因此最初往往被误诊。通过仔细体检可鉴别骨突撕脱与肌肉拉伤。最初的评估应包括损伤前一刻的活动病史问诊和疼痛部位的触诊。功能测试应包括对可疑肌群的手法检测,注意肌肉疼痛加重或明显的无力。可显示点触痛,疼痛也可能涉及髋部的另一个区域[20]。跛行表明是更严重的损伤[89]。

骨突撕脱的初步治疗包括休息、冰敷、按压和抬高(RICE)。运动员应佩戴支具以限制负重,然后交由内科医生做更全面的医疗评估。影像学评估可以确诊,但是这种损伤由于其大小和位置的原因难以显示[100]。最终治疗往往是非手术治疗,包括休息、冰敷、疼痛处理,随后逐步恢复一般强度和灵活性的活动。很少需要手术治疗,因为大部分撕脱骨片段只有很小位移[327]。

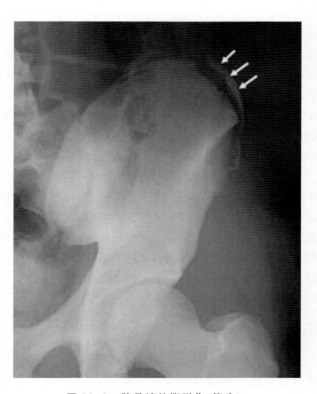

图 20-6 髂骨嵴的撕脱伤(箭头)。

然而最近的一些文献认为，手术对于确保这些损伤有较好的结果可能是必要的，尤其是涉及大的移位碎片。

第九节　膝部损伤

一、膝生长板骨折

膝生长板骨折通常与拦截抢球有关，可累及股骨远端或胫骨近端生长板。损伤往往由外翻应力所致，与成年人的 ACL 和内侧副韧带撕裂的机制相类似[20]。股骨远端生长部骨折的发生率要比胫骨近端生长板骨折多 10 倍，在 10~14 岁的男孩中最常见[430]。股骨生长板损伤的各种体征和症状均包括生长部位疼痛。膝关节生长板骨折也可能出现明显的韧带松弛[38]。当怀疑有此损伤时，进行外翻或内翻应力测试时要小心，不要用力过猛，否则会导致生长板骨折移位。与未受伤膝盖对比，测试松弛度时要逐渐增加作用力。

虽然很少发生，但胫骨近端生长部损伤确有发生。其机制通常是直接创伤，如前膝受到撞击[420]。胫骨近端生长部骨折的症状包括负重时疼痛，以及关节线部位及其远端（胫骨近端生长部正上方）的点触痛。

影像学证据对于确诊生长板骨折是必不可少的，但因为其中有些损伤会自发减轻，诊断可能难以确定，因此可能还需要一些特殊的成像技术。从历史上看，曾用过应力位或斜位 X 线片[20]，但 MRI 检查可能是更好的诊断工具。生长板损伤的治疗方法从闭合复位加石膏制动、经皮克氏针固定，一直到切开复位内固定。关于这些损伤的更详细治疗信息见第 14 章。

二、膝关节韧带损伤

和 30 年前一样，现在也有人认为膝盖韧带损伤不会发生在骨骼未发育成熟期，或者说特别罕见[378]。在历史上人们认为，儿童膝盖损伤主要包括骨折和生长部损伤[33,38,84,97,137,160,249,286,295,372,378,379,397,448,484,485,494,499]，不过越来越多的文献支持有关儿童和青少年患者和运动员会发生膝关节韧带严重损伤这一观点[9,16,162,232,317,318,336,374,476]。骨骼未成熟患者膝盖损伤的增加可能反映了多种现象。除了运动参与者增加以外，MRI 使用的增加以及它识别软组织损伤的能力可能起了重要作用[106]。

除了运动损伤外，创伤研究还表明骨骼未发育成熟个体会发生韧带损伤[38,56,160,372]，因此建议，当膝盖有骨折或积液时，应检查患者有无韧带损伤。

成人常见的韧带运动损伤，即 ACL 撕裂，在儿童中不常见。由于韧带、骨骼和生长部强度相对较大，胫骨隆起撕脱伤常见于儿童和青少年[20,436]。但最近的研究表明，ACL 撕裂在儿童和青少年患者中已很常见[415]。ACL 会从其胫骨附着点，即胫骨隆起（也称为髁间隆起）牵拉出骨碎片。虽然胫骨隆起撕脱更加常见，但有证据表明，不涉及胫骨隆起的前交叉韧带撕裂似乎越来越常见[330]。有趣的是，女性，尤其是高中生，ACL 损伤概率要高于男性[329,373]。

大多数膝盖韧带和关节囊结构均附着于骨骺上。这种解剖结构可能是膝关节周围生长部损伤风险高于韧带损伤的潜在生物力学原因。除了远端内侧副韧带，膝关节的各韧带均包含在骨骺/生长部外膜内，"Stanitski"（图 20-7）曾对此作过描述。

ACL 起自股骨生长部下方股骨外侧髁的骨骺部，附着于胫骨骨骺部[34,414]。外侧副韧带、后交叉韧带和内侧副韧带的结构在本节后面介绍。在膝盖受到扭转力时，韧带及关节囊组织将作用力转移到骨骺，造成生长部损伤。

1.前交叉韧带(ACL)损伤

虽然有关儿童和青少年运动员损伤类型和发生需要的流行病学数据很少，但随着青少年参与体育运动人数的增多，膝关节韧带损伤的发病率有所增加[227,329]。在 ACL 的病例中，内在结构性韧带断裂与胫骨隆起撕脱相比的相对发病率该文献并未明确。当运动员的骨骼接近成熟时，发生 ACL 的内在结构性撕裂将比撕脱伤更常见（图 20-8）。但是与运动有关的内在结

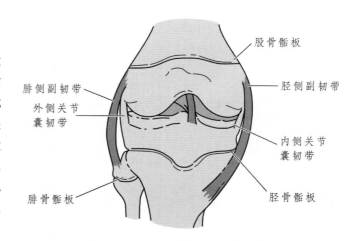

图 20-7　骨骼未发育成熟的膝韧带解剖。前交叉韧带、后交叉韧带、外侧副韧带和后外侧复合体均位于膝关节生长部外膜内。内侧副韧带延伸至胫骨生长部下方，附着于胫骨干骺端。

构性ACL损伤在骨骼未成熟的男性和女性中均有发生[312,317]。

对成年和青少年患者的研究显示，女性的膝关节和ACL损伤风险较高[17,373]。在一项对中学运动员的研究中，Powell 和 Barber-Foss[373]发现，女篮球运动员的膝关节损伤、膝关节手术和前交叉韧带损伤手术率比男篮球运动员高4倍。在足球运动中，女性膝关节损伤、膝关节手术和前交叉韧带损伤率是男性的3.41倍[373]。许多因素已被确认为引起男性和女性ACL损伤差异的原因，包括运动技能、肌力、鞋面接口、技能水平、关节松弛度、四肢对线、切口尺寸、激素与月经因素以及韧带大小[26,159,172,181,198,392,445,490,491]。目前，每项因素的具体影响尚不明确。

儿科和青少年运动员ACL撕裂的损伤机制可能类似于成人。大体存在两大类机制：接触性和非接触性。非接触性损伤通常涉及跳跃落地时膝关节过伸或膝关节偏离身体的质量中心，从而在膝关节产生外翻应力并伴有轴向旋转。非接触性ACL损伤也可由奔跑或快速减速引起。尽管进行了大量研究，但接触性前交叉韧带损伤的确切损伤机制仍然有待确定[172]。

主诉受伤时关节发出爆裂声或弹响的患儿应高度怀疑有主要韧带损伤。主要韧带松弛度增加在这个年龄组的女性中是正常的[227]。因此，要与未受伤对侧膝关节的检查结果进行全面比较至关重要。应采用标准功能测试对所有的膝关节主要韧带活动受限进行评估。此外还应评估内侧和外侧半月板的完整性，尤其是ACL或侧副韧带损伤检查结果为阳性时。

当发现明显松弛时，必须进行影像学检查来确定损伤的具体性质（即，胫骨隆起撕脱还是真正的韧带断裂，而胫骨髁间隆起骨折在X线片上易于鉴别）。因为MRI具有独特的软组织（如ACL和半月板），可视化能力有助于评估膝关节损伤。

对儿童的完整ACL撕裂决定行手术修复还是保守治疗这个问题复杂，因为手术和非手术治疗均有潜在的并发症。损伤后ACL的长期缺损可能导致半月板受损、骨关节炎等不良结果[9,16,232,317,374]。已发表的有限研究支持对那些计划恢复到受伤前运动水平的儿童和青少年运动员行ACL（关节内）手术重建[16,232,374]。有关手术重建的大多数关注重点是如何避免侵入到股骨远端或胫骨近端生长部，这会导致生长部生长停止并引起双腿不等长或成角畸形[105]。尽管有这些担忧，但当考虑放置器械和经生长部通道时，则能成功实施重建[9,312,317,318]。尽管如此，小儿骨科界对前交叉韧带重建仍有争议，而且此手术引起的生长板并发症仍有报道[24,263,268]。

2.胫骨髁间隆起撕脱

胫骨髁间隆起撕脱，通常只见于儿童，是导致成年ACL撕裂的机制所致。胫骨髁间隆起撕脱骨折依据X线片的相对移位进行分类。Ⅰ型骨折无移位，应用长腿石膏制动保守治疗4~6周。Ⅱ型骨折有轻微移位，Ⅲ型骨折为完全移位。Ⅱ型和Ⅲ型胫骨髁间隆起撕脱可行关节镜下或切开复位内固定[104]。有关较大移位骨折出现半月板压迫的报道已引起关注，这些患者最好进行关节镜评价[263]。胫骨棘骨折的治疗取决于移位程度。无移位骨折可以用石膏制动治疗。有明显移位的骨折可能需要手术治疗。最近的多项调查表明这类骨折的关节镜修复效果均很好。关节镜修复还可用于评价半月板病理，如压迫或撕裂[263]。

三、其他膝关节韧带损伤

1.膝关节内侧副韧带

（1）内侧副韧带的解剖学和生物力学

膝关节内侧为三个不同的层面[106,175,222,472,473]。第二层面包括浅表的内侧副韧带，起始于股骨内上髁，位于

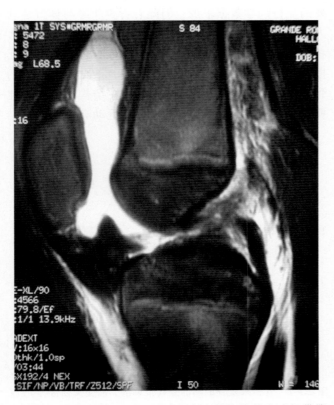

图 20-8　骨骼未发育成熟运动员内在结构性前交叉韧带撕裂的矢状位 MRI 图像。

内收肌结节前方和股骨远端生长部下方。与膝关节其他韧带不同的,内侧副韧带的止点在胫骨生长部远端。在内侧膝关节第三层和最深的层面,内侧副韧带是关节囊的延续部。这一结构与内侧半月板密切相关,因此内侧副韧带这一层的损伤,通常都与内侧半月板损伤有关。

这些结构作为一个复杂的组织袖,是膝关节的动态和静态稳定结构(图 20-9)。静态稳定结构包括表面内侧副韧带、后侧斜韧带和深部 MCL[223]。动态稳定结构包括股内侧肌和半膜肌[341]。内侧副韧带是利用表面与深屈 MCL 提供的阻力对抗外翻应力[175,472],保持膝关节静态稳定的主要结构[250,293]。后侧斜韧带与浅表MCL 协调起作用保持内侧稳定。内侧副韧带和后侧斜韧带也能阻止胫骨外旋[175,341,472]。内侧副韧带/后侧斜韧带复合体的后侧纤维约束膝关节前伸(图 20-10)。

ACL 也起着抵御膝关节外翻力的作用[226],与内侧副韧带协调工作来提供稳定[293]。

(2)内侧副韧带损伤的评价与治疗

目前有关骨骼未发育成熟运动员内侧副韧带损伤的描述相对较少。这些伤害在具有宽大开放生长部的年轻运动员中很少见,但确有发生(图 20-11)。内侧副韧带损伤可能较常见于青少年,因为他们的骨骼已接近发育成熟[333]。对于这些儿童和青少年患者,尤其是那些生长部开放的患者,一定要考虑到生长部可能骨折[84]。骨折可能发生于股骨远端生长部瘢痕,类似于内侧副韧带损伤。此外,内侧副韧带损伤也可能伴发于骨骺骨折[38]或撕脱型损伤[106]。Bradley 及其同事所描

述的膝部严重损伤小儿患者系列,报道的内侧副韧带损伤病例数较少[47]。在 40 例关节积血 16 岁儿科患者中,Eiskjaer 及其同事确诊了两例孤立性内侧副韧带断裂[124]。

病史是内侧副韧带损伤评估的重要因素。内侧副韧带损伤经常是由外翻应力所致,但也可能与膝关节过度外旋有关。在许多运动相关的病例中,这些伤害都与其他运动员接触相关。这种损伤机制在美式足球和英式足球中很常见,不过也可见于其他身体接触性运动项目。一般情况下,越是年轻和骨骼越未发育成熟的患者,生长部骨折的发生风险越高,而年龄越大和骨骼发育越成熟的青少年,内侧副韧带软组织损伤

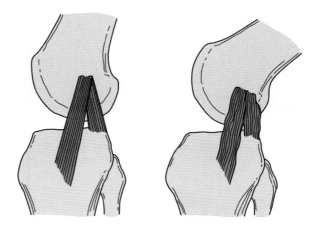

图 20-10　伸膝时,内侧韧带复合体的后侧纤维相对紧张。屈曲时这些纤维的张力降低。

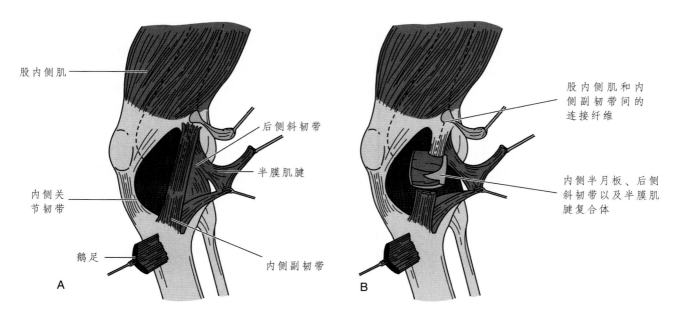

图 20-9　(A)膝内侧浅层解剖。(B)膝内侧深层解剖。

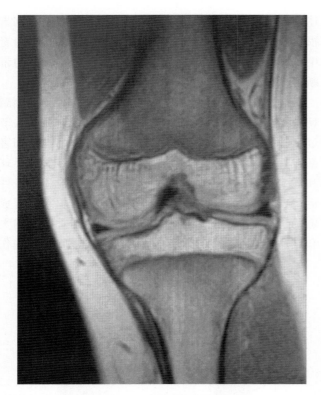

图 20-11　膝部 MRI 显示内侧副韧带和胫骨生长部。内侧副韧带附着点延伸至骨骺下方，附着于胫骨干骺端。

的可能性越高。

鉴别生长部骨折与内侧副韧带损伤必须进行体格检查。对于大多数单纯内侧副韧带损伤，即使存在积液量也很少。必须触诊膝关节内侧才能确定损伤部位并判断生长部是否受累。触痛常位于内侧副韧带部位，包括股骨、关节线或胫骨区域。如果怀疑内侧副韧带损伤，应该在膝关节全伸和屈曲 30° 位对其进行外翻应力试验。若是单纯内侧副韧带损伤，由于后内侧关节囊结构和交叉韧带均完好无损，膝关节在全伸位应力试验时是稳定的。如果膝关节在全伸位松弛，则要考虑更严重的软组织损伤或生长部骨折。在这种情况下，需在麻醉下或行 MRI 检查评估患者。屈曲时，后内侧关节囊结构松弛，可单独评价内侧副韧带。应将松弛程度量化并与未受伤膝关节作比较。

由于有关儿童和青少年运动员 MCL 损伤的文献有限，在过去 30 年里逐步发展的有关成人的文献和治疗建议可为年轻运动员这类损伤的处理提供指导。20 世纪 70 年代后期，Kennedy 描述了一种年轻运动员 MCL 重建术式，不过有关随访评估的临床资料很有限[249]。Bradley 及其同事收集了 15 年来的相关数据，

描述了 6 例 6~11 岁儿童内侧副韧带创伤破裂后接受手术修补的情况[47]。患者撕裂的内侧副韧带接受了开放性缝合修补并进行了 5~6 周的制动。主观和临床效果优良者 5 例，一般效果者 1 例，此患者合并有 ACL 撕裂。曾报道过 1 例 4 岁儿童机动车事故导致的单纯内侧副韧带损伤[239]。该患儿经过一期缝合修补和 4 周制动获得了极好效果。

虽然对成人的内侧副韧带损伤曾建议行手术治疗[212,351]，但最近的趋势倾向于保守性非手术治疗，甚至对高等级孤立性内侧副韧带损伤也如此[130,135,221,222,224,242]。虽然有人认为，Ⅲ级内侧副韧带损伤的非手术治疗效果不佳[242,244]，但目前的文献支持保守治疗适用于大多数Ⅲ级孤立性损伤[13,492,493]。

康复计划包括制动(全伸位或屈曲 90°位)[190,222,223]，但另一些人主张早期活动(不进行石膏固定或制动)[282]。在早期行制动治疗和可耐受负重的患者中，内外侧铰链的膝下位支具可为愈合中的内侧副韧带提供支撑。对于严重不适的患者短期制动是必要的(在一项对 51 例接受积极康复治疗计划，包括完全或部分活动的运动员患者的研究中，Ⅰ级扭伤的运动员完全恢复平均需 10.6 天，Ⅱ级扭伤的需 19.5 天)[110]。

2.外侧副韧带(LCL)及后外侧角

(1)LCL 及后外侧角的解剖学和生物力学

Andrews 及其同事将膝盖外侧和后外侧称之为"膝盖黑暗面"，因为对这个区域的了解要比对其他区域的了解少得多[275]。最近的研究明确了该区域的解剖和生物力学特点[183,275,280,283,324,362,409,446,458,464,471]。Seebacher 及其同事[409]用 3 层模型描述了膝关节的后外侧面，LCL 位于第Ⅲ层即最深层 (图 20-12)。LCL 起始于股骨外上髁的脊，位于腓肠肌外侧头和腘肌腱的起点之间[324]。LCL 的梨状附着点位于腓骨上外侧面的"V 形"骨骺部分，在生长部的近端。后外侧角的解剖变异率很高，人群中弓状韧带和腓肠豆腓骨韧带的缺失率分别为 20% 和 13%[409]。虽然后外侧角存在解剖变异，但腘肌复合体(腘肌和腘腓韧带)和 LCL 的解剖结构都始终不变[183,412,467,471,474]。

除了 LCL 和 PCL 之外，众多动态和静态稳定结构均有助于稳定后外侧角。后外侧角的静态结构包括 LCL、腘腓韧带、后外侧关节囊、弓状韧带复合体和腓肠豆腓骨韧带。动态结构包括腘肌、髂胫束、腓肠肌外侧头和股二头肌肌腱[183,231,279,281-283,409]。LCL 和腘肌复合体可能是维持膝关节后外侧稳定的最重要结构。

膝关节后外侧结构通常承受更大的力，一般比膝

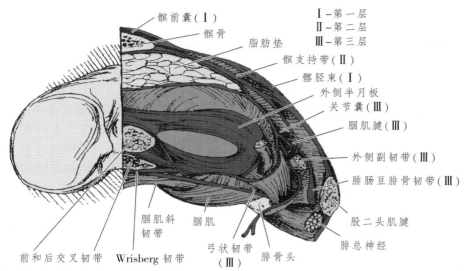

图 20-12　膝部后外侧的断层解剖。(From Seebacher, J.R.; Inglis, A.E.; Marshall, J.L.; et al. The structure of the posterolateral aspect of the knee. J Bone Joint Surg [Am] 64:536-541, 1982.)

内侧结构更强韧[76]。后外侧韧带复合体在决定膝关节稳定性方面的作用仍在研究中。几项研究得出的结论是, LCL 和腘肌复合体是抵抗外侧开放和内翻应力的两个主要结构[158,175,185,315,362,410,467,468]。此外, Pasque 及其助手[362]和 Ullrich 及其同事[178,275,458]最近的研究证实了 LCL 和腘肌复合体对胫骨旋转稳定性的重要性。

(2)LCL 和后外侧角损伤的发生率和机制

　　LCL 和后外侧角损伤在骨骼未发育成熟的患者中罕见, 而且这个年龄组的研究文献很少。因此, 对这些伤害的治疗原则必须部分依赖于关于成人的研究。成人患者中, 膝关节外侧和后外侧结构的损伤远远低于前交叉韧带或内侧副韧带损伤。尽管单独后外侧角损伤的发生率可能低于所有膝关节损伤的 2%~3%[76], 但越来越多有关成人的研究已集中于这类损伤[213,214,284,465,469]。单独的 LCL 损伤非常罕见, 后外侧结构损伤通常伴有其他损伤出现, 如侧筋膜和髂胫束、股二头肌肌腱或 PCL 的损伤[467,468]。关于儿童或青少年这类损害发生率的骨科文献很有限。LCL 或后外侧角损伤在儿童的膝关节损伤研究中很少发现[36,38,248]。

　　后外侧角或 LCL 损伤可发生于体育竞赛、机动车辆事故或膝关节脱位中[92,93]。LCL 和后外侧角发生损伤时, 通常是由于伸展膝关节内侧受到撞击, 并可能包含外旋。LCL 和后外侧再损伤也可能非接触性过伸和外旋引起, 或者由小腿着地突然减速引起[76,466]。腓骨近端生长部损伤时, 松弛度类似于 LCL 或后外侧损伤[192]。对于腓骨生长部移位骨折患者手术可能是必要的[192]。

(3)疑似 LCL 或后外侧角损伤患者的临床检查

　　评价患者的步态和下肢对线对于成人和骨骼未成熟患者均很重要。成人患者可能会出现步态偏斜, 其中包括内翻挺伸和膝关节过伸[76,467,468]。应评估下肢整体对线, 因为膝内翻可能会增加不良结果的可能性。急性膝关节损伤可能会出现后外侧或腘窝区瘀斑和疼痛(图 20-13)。对神经血管状况进行仔细评估十分重要, 因为 LCL 和后外侧角损伤可能伴有腓神经损伤[76]。一定要考虑到已复位膝关节有自发脱位的可能性, 因此彻底的神经血管检查是至关重要的。

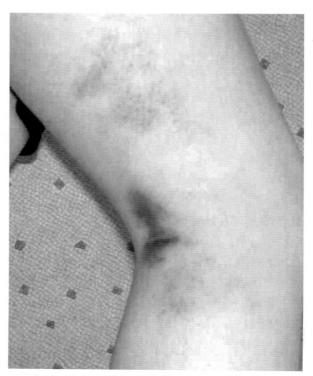

图 20-13　后外侧角损伤伴发的瘀斑。(见彩图)

多项检查均可用来评估膝关节后外侧复合体的松弛度。这些检查可评估 LCL、后外侧角和 PCL 的完整性，并包括对平移、内翻、松弛度和外旋的评估。每项检查都要与患者的对侧膝关节进行比较[76]。这一点特别重要，因为儿童和青少年患者往往有生理性松弛。Veltri 和 Warren[466] 以及其他学者都曾全面总结过后外侧角和 LCL 的临床检查结果。后外侧角损伤可增加内翻松弛、胫骨外旋和后移位。在单独后外侧损伤而 PCL 完整的病例中，后移位在屈曲 20°~30° 时最明显，但在膝关节屈曲 90° 时却显著减少。在后外侧角和 PCL 联合损伤中，明显的后方半脱位发生在屈曲 90° 时[76]。0° 和 30° 内翻应力试验证实，LCL 和后外侧角损伤时伴有松弛[280,283]。若发现明显的内翻松弛应高度怀疑有其他损伤，包括 PCL 和 ACL[92,93]。

在后外侧牵拉试验时，膝关节屈曲 80°~90°，足部固定于外旋 15° 位。在胫骨近端前外侧施力，以评估后部运动和胫骨外旋[280,283]。这项试验的敏感性和特异性有限，所以还需要进行其他检查以及影像学检查，以便全面评估膝关节[23,76,109]。

进行另一项检查，即外旋反屈试验时[215,219]，患者取仰卧位。检查者抬高患者的踇趾，评价膝关节的姿态。如果后外侧角有明显损伤，关节会出现膝内翻、过伸和胫骨外旋。也可能有其他损伤，包括前后交叉韧带损伤。

进行胫骨外旋试验时患者取仰卧或俯卧位。双足位于 30° 和 90° 位施以外旋力矩。双足外旋差大于 10° 有诊断意义。30° 时试验阳性被认为对后外侧角损伤更具特异性，而 90° 时试验阳性则提示后外侧角和 PCL 联合损伤[76,465,467-469]。

虽然与另一侧比较很重要的，但板轴反向移位试验也可用于后外侧角的评估。这项试验在很多没有损伤的患者中也可出现阳性结果，所以对此试验结果的判读应谨慎[92,93]。对这项试验有多种描述。足部位于外旋位，膝关节屈曲 90°，使膝关节伸展。在接近全伸位时可出现可触及的移位或反射，这是因为后方半脱位的胫骨平台向前移动[280,281]。

(4)LCL 及后外侧角损伤的治疗

LCL 损伤往往伴有其他韧带损伤，如后外侧角损伤，或前后交叉韧带撕裂[76]。后外侧角损伤或 PCL 损伤在儿童中极为罕见，因而有关此损伤治疗的报道很少。LCL 及后外侧角损伤的自然病史在骨骼未发育成熟患者中尚不明确。对于儿科患者，在研究尚未支持手术干预之前，石膏制动可能是一种合理的治疗方案。曾报告 1 例 LCL 撕裂和股骨骨折的 4 岁儿童，采

用"人"字形石膏制动取得了较好的效果[56]。

青少年患者此损伤的治疗应遵循为成人患者确定的方案。一些轻度损伤患者可以几乎无任何条件地重返运动[76,243]。松弛极小的轻度损伤可制动 2~4 周，随后实施康复计划[76]。Kannus 证实，成人 Ⅱ 级损伤的保守治疗效果较好，但 Ⅲ 级损伤的非手术治疗结果较差[243]。

对于 Ⅲ 级损伤，非手术治疗可能会产生不良后果，因此最近的研究集中于对此种病例早期进行手术重建上。一些作者指出，早期重建或一期修复后外侧角损伤比延期重建的效果好[467,468]。有许多术式都关注于 LCL 和腘复合体的重建[73,74,287]，但尚无"金标准"术式。在最近的一些针对成年人的研究中，重点都在解剖重建上，关注于后外侧角或 LCL（或两者）的解剖和生物力学重建。

一期修复损伤的结构或复位撕脱的碎片应该是手术修复的首要目标[76]，不过对于慢性损伤的膝关节这并不可能。伤后早期干预可以对损伤或撕脱的结构进行解剖修复。对于陈旧性或慢性损伤，这些结构可能不易辨认，因此软组织重建式可能更合适。腘肌胫骨撕脱可以通过简单的螺钉固定或缝合，进行复位[467,468]。而 LCL 和腘肌的股骨起始端撕脱可能需经经骨钻孔缝合[76]。LCL 或腘韧带的腓骨端断裂可以应用缝合与腓肠韧带加固[467,468]。

后外侧角和 LCL 损伤的更复杂治疗方法已有描述。其中包括利用部分髂胫束通过缝线穿过钻孔固定于胫骨上的急性撕裂腘肌腱增强术[465,469]。可通过将部分股二头肌肌腱固定于股骨外侧髁未重建腘腓韧带[467,468]。

一些学者曾采用弓状复合体（如果完好）行前术取得了良好效果[22,23,109,218,348,395]。用这种术式，膝关节的外侧结构，包括腓肠肌外侧头、腘肌腱、弓状韧带和 LCL，向近端移至股骨上与 LCL 一致恢复了张力。这种术式的不足之处是，会使韧带生物力学产生非解剖改变，从而导致韧带随着时间而伸长和衰变[76]。

LCL 和腘肌的联合修补术已由 Veltri 及其同事作了描述[467,468]。这种手术是利用股骨外侧髁的单个钻洞以及髌腱分裂移植进行腘肌重建的。移植物近端固定在股骨孔内，远端固定在两个位置上：胫骨后侧和腓骨外侧。这样形成的重建结构类似于腘肌的解剖结构。重建 LCL 时，要把部分股二头肌肌腱从近端松解，转移到股骨外侧髁并附着在股骨外侧髁的近似等距点上。这种方法的优点是，它接近于正常的解剖和生物力学[76]。

单独 LCL 断裂已有多位专家做过研究，并为重建此韧带提出了多种方法，包括股二头肌肌腱移位[467,468]，

骨－肌腱－骨自体移植[287]、跟腱自体移植[349,467,468]、半腱肌自体移植[291]以及股四头肌肌腱自体移植[73,74]。除了股二头肌肌腱移植外,这些方法均采用腓骨头上的头尾向钻孔和股骨上的横向钻孔。利用干涉螺钉和(或)缝线来进行固定。这些有关 LCL 重建的研究在成人中已取得良好效果,但由于缺乏对儿童及青少年的研究而有一定局限性。

后外侧角或 PCL 损伤往往发生于已发育成熟或接近成熟的骨骼,因此担心骺板早闭合可能不是一个重要的临床问题[315]。在青少年病例中,采用成年人的标准术式,即利用骺板或其附近区域的钻孔,也许比较恰当。虽然笔者在治疗这些罕见的未发育成熟骨骼损伤方面没有太多经验,但对于骨骼未发育成熟的患者,只要认真避免放置器械或者穿过骨板钻孔,完全可以进行 LCL 或腘复合体的一期修复及撕脱的复位。进行 LCL 重建时,采用股二头肌腱附着的方法有其优点,那样就不必腓骨近端钻孔。了解行重建韧带的解剖及其与骺板的关系有助于避免医源性生长紊乱。用于 LCL 和后外侧角重建的钻孔往往比较小,因此降低了产生严重骨板损伤的危险性。钻孔的定位应考虑到股骨、胫骨与腓骨生长部的位置。若钻孔位置避开生长部,治疗 LCL 与后外侧角损伤的重建手术将获得成功,但这有待于临床或动物实验的证实。骨骼已发育成熟或接近成熟的青少年可按成人进行安全的治疗,发生生长并发症的风险极小。最近关于 ACL 重建的研究表明,的确有发生生长板并发症的可能性,因此在进行 ACL 或其他膝关节韧带的某种重建手术之前,要与患者及其家属对这些问题进行充分商讨[262,268,413]。

3.后交叉韧带(PCL)

(1)后交叉韧带的解剖

后交叉韧带起于股骨髁间窝的前内侧区域,向后外侧止运行至胫骨后部。解剖学研究表明,PCL 在股骨上有一个大的长方形植入点,成人的跨度近 3cm(图 20-14)[184,338]。PCL 附着于胫骨棘后方,大约在胫骨后方平台下边 10~15mm 处,向远端延伸至胫骨近端生长部[296]。PCL 的横截面积比 ACL 大 20%~50%,而在起止点处均呈扇形展开,所以其附着面积是其中位实体横截面积的 5 倍。PCL 的中位实体不对称,韧带的股骨端直径较大[185,186]。

研究表明,PCL 具有两个功能单元,后内侧束和前外侧束(图 20-15)[96,184,353,375,395,461]。PCL 的这两个不等长部分在提供膝关节稳定性方面所起的作用略有

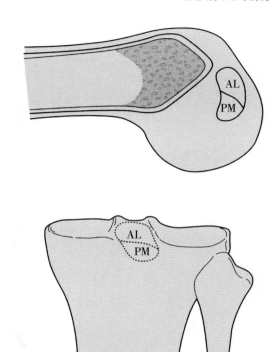

图 20-14 后交叉韧带前外侧束(AL)和后内侧束(PM)的起点和止点。(From Harner,C.D.; Hoher,J. Evaluation and treatment of posterior cruciate ligament injuries. Am J Sports Med 26:471-482,1998.)

不同。在对成人的研究中发现,前外侧束的横截面积是后内侧束的两倍,而且比后内侧束更有力[166,185,186]。

(2)PCL 损伤的发生率和自然病史

PCL 断裂比前交叉韧带损伤少见,对成年人的研究发现,膝关节损伤患者中 3%~20%存在 PCL 损伤[93,94]。单独 PCL 损伤在儿童中罕见报道,文献中大约只有 25 例报道。由于骨骼未发育成熟患者中 PCL 损伤数量有限,因此这种损伤在儿科群体中的自然病史尚不明确。文献中报道的各种 PCL 损伤病例均很有限,包括单独的 PCL 损伤[142,299]、合并有其他损伤的 PCL 撕裂[47,160]或者在胫骨[387,455]或股骨附着处[229,294,314]撕脱。还有文献报道过一例青少年 PCL 起点的不完全撕脱[438]。

成年患者单独 PCL 损伤的自然病史研究结果目前还不确定,有良好转归的报道[141,361,453],也有长期膝关节功能不良的报道[46,102,156,247]。Shelbourne 及其同伴[416]发现,运动活跃的 PCL 损伤患者,在平均 5.4 年时有一半患者能恢复相同或更高水平的运动,1/3 的患者能恢复竞争较低水平的竞赛,1/6 的患者不能恢复相同的运动。Parolie 和 Berfeld[361]对 25 例单独 PCL 损伤并

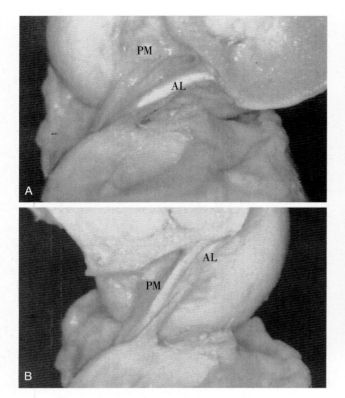

图 20-15　后交叉韧带的前外侧束（AL，图 A）和后内侧束（PM，图 B）的解剖图。（From Harner, C.D.; Hoher, J. Evaluation and treatment of posterior cruciate ligament injuries. Am J Sports Med 26:471-482, 1998.）。

接受非手术治疗的患者平均随访了 6.2 年。他们发现，80% 的患者对膝关节恢复感到满意，84% 的患者已恢复其先前的运动（68% 的患者达到了相同的运动水平，16% 的运动水平有所降低）。有趣的是，他们发现，无法 100% 恢复到伤前股四头肌肌力的患者更可能得不良的恢复结果，而且不能恢复到伤前的活动水平。慢性 PCL 损伤的并发症尚不明确，但据报道可能包括功能受限[247]、疼痛和关节退变[46]以及关节软骨缺损[156]。

　　儿童 PCL 损伤的自然病史报道非常罕见，且报道的病例也有限（图 20-16）。1 例 6 岁男孩非手术治疗的病例报道发现，尽管临床上 PCL 松弛但功能恢复很好，这表明至少在短期内对儿童的保守治疗是恰当的[142]。另 1 例 6 岁患儿 PCL 缺损的病例报告报道了持续 4 年多的无症状期后，出现慢性不稳定[299]。在损伤后 5 年的随访检查中，这名男孩出现急性前膝疼痛以及偶尔的不稳定。内侧半月板撕裂可在 MRI 上发现。这 2 个病例报告表明，短期保守治疗可能是恰当的，但最终可能会出现并发症。

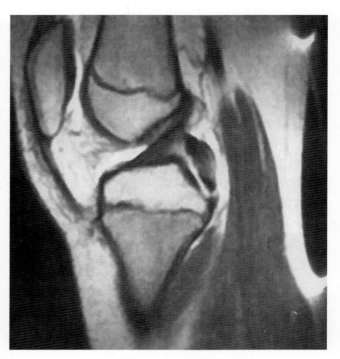

图 20-16　儿童后交叉韧带撕脱。

（3）PCL 损伤评估与处理

　　膝关节 PCL 缺损的检查包括后外侧角和 LCL 损伤的检查试验。如果后交叉韧带撕裂，屈膝 90° 时会有内翻松弛、胫骨外旋与后移位[466]。屈曲 90° 的后牵拉试验对评估后交叉韧带非常有用。松弛或半脱位应分级，并应与对侧膝关节相比较，因为小儿患者常有生理性松弛。PCL 的检查中，起点和终点确实十分重要，因为如果胫骨向后下松垂，未知的 PCL 损伤会产生前牵拉试验假阳性结果。除了完全松弛或移位，韧带结构终点质量也要进行分级。在正常的膝关节，膝关节屈曲 90° 时胫骨髁通常在股骨髁前方 10mm 处。

（4）儿童 PCL 损伤的治疗

　　由于有关儿童 PCL 损伤治疗的数据非常有限，所以应借助有关成人的文献。Veltri 及其同事[466]发明了一种接近于成年人 PCL 损伤的治疗方法。屈曲 90° 时后部松弛小于 10mm 的单独急性 PCL 撕裂，应进行积极的物理治疗和康复治疗。松弛超过 10~15mm 的严重撕裂或 PCL 损伤伴有膝关节多发伤，应进行重建手术。成人的慢性 PCL 损伤中期应进行积极的物理治疗和康复治疗。大多数作者主张对所有 PCL 撕脱的儿童都应进行修复术[294,387,400]，然而有文献表明无移位骨折进行石膏制动能得到良好效果[326]。

　　PCL 中部实体撕裂的治疗是未发育成熟骨骼的

特殊问题。成人的标准治疗方法可能引起长骨体生长部医源性损坏,进而导致早期生长停止。然而,Lobenhoffer 及其同事对儿童 PLC 股骨附着处撕脱进行的修复术涉及经生长部钻孔和缝合,却未报道有任何并发症。在儿童和青少年患者中,引起生长紊乱的风险必须与慢性 PCL 缺损的已知并发症权衡考虑。从少数几份已发表的报告来看,建议对儿童 PCL 撕裂进行保守治疗,直到骨骼接近成熟,但是如果有症状且不稳定则应进行手术。

后交叉韧带独特的生物力学特性增加了重建的难度,因为单独移植不可能模拟自然解剖。有证据表明,单束移植会导致松弛度增大[60,365],大概是由于无法近似于天然的 PCL。一些学者主张单一移植只能放在前外侧束的邻近部位[60,96,149,186]。应用单移植技术,其股骨通道的精确定位与功能效果的关系比其胫骨通道的位置更密切[143],因此,这是一处需要注意的区域。单移植重建通常应用同种异体移植,但也可用骨-腱-骨移植物和腘绳肌腱移植物。由于担心胫骨结节骺板受到破坏,所以骨-肌腱-骨自体移植可能不是未发育成熟骨骼的理想选择。

文献中曾报道过双通道移植术,即一个胫骨通道和两个股骨通道[45,350,363,426]。有人认为,这种移植更接近于 PCL 的自然生物力学,而且有证据表明,这种术式优于单束移植[350,426]。Paulos[363]主张由外而内技术,以便使前外侧和后内侧束的通道以其最大张力向量同线指向。双束移植的选择有很多:半腱肌,以及股薄肌自体移植[363,426]、腘绳肌腱移植[363]、胫骨前肌自体移植[45]或股四头肌腱[76]。无论双通道重建采用什么技术,每个移植物都必须分别拉紧。尽管其有生物力学优势,但双通道手术有其局限性,包括学习曲线陡峭、手术时间长以及每个移植物都需精确定位。双隧道技术更为复杂,但其优势已在文献中报道[183,350]。采用单束移植还是双束移植来治疗 PCL 损伤仍然是热门的研究领域,许多问题仍有待解决。

第十节　髌骨脱位

一、流行病学

髌骨脱位是未发育成熟骨骼的常见损伤[323],而且是造成年轻运动员急性关节和血肿的最常见原因之一[55,180,227,431]。研究表明,此损伤的年发生率为 5.8/100 000,对儿童患者的研究表明,其发生率高达 43/100 000[346]。一些研究表明,男性和女性的脱位发生率相等[19,208],而另一些研究证实年龄低于 18 岁的女性的脱位发生率最高[136-138]。虽然此损伤常见于伴有潜在疾病的患者,但在年轻的运动员中此损伤很常见。这种损伤常发生于快速变向运动或栏切运动[19,71]。

二、解剖学

大部分脱位发生于外侧方向,伴有内侧支持组织和内侧髌股韧带损伤[59,111]。也可发生内侧和上方脱位[30,32,216,238],关节内脱位的病例也鲜有报道[77]。髌股关节结构复杂,髌骨在膝关节运动中的轨迹是多平面运动的复杂组合[115]。在全伸时,髌骨与股骨凹外侧轻微接触,而且在此位置上髌骨可能有最大的外侧位移[411]。在前 30° 屈曲时,髌骨开始咬合股骨沟[32,411]。在髌骨高位患者中,髌骨不能咬合滑车沟,直到额外加大屈曲时,这会导致髌骨不稳定并增加髌骨不稳定的风险[18,19,208,323]。

三、解剖危险因素

虽然这些损伤可能与解剖病变[31,154,404,405](膝外翻增加,高位髌骨[278,418,419],下肢反转畸形[10,65,125,403],滑车发育不良[145,146,207,369,381,404,405],股四头肌角增大[335],足旋前,髌骨倾斜[167,371]等)有关,但这些身体表现与髌骨不稳定之间的关系尚不明确[19,208,302,304]。虽然软组织松弛可能是一个重要的危险因素[19,208],但髌骨脱白也会发生在其他方面正常的个体[19,208,429]。最近关于滑车发育不良的一些研究试图确定滑车形态和髌骨脱位之间的关系[145,146,369,406]。其中一些研究认为,滑车发育不良可能有遗传基础[145,146]。其他研究则认为,在一些家族中脱白风险可能较高[136-138]。

四、损伤机制

曾提出过多种不同的损伤机制,包括直接机制和间接机制[39]。间接机制涉及股骨内旋位、膝关节外翻位以及伴有股四头肌收缩的高平足[32,208]。直接机制涉及髌骨内侧受到侧向外力。这些机制也可联合发生[39]。

五、内侧髌股韧带

虽然内侧韧带组织限制了髌骨的外侧移位,但内侧髌股韧带才是限制髌骨脱位的主要结构之一 (图 20-17 和图 20-18)。这一韧带的损伤常见于髌骨脱位期间[59,111,422]。这一结构起于股骨髁的内收肌结节区沿横向走行,附着于髌骨内侧缘的上 2/3 处[59,111,396,422]。生物力学研究表明,应是防止髌骨外侧脱位的主要软组织结构之一[55,90,111,191,380,422]。其他结构,包括半月板髌韧

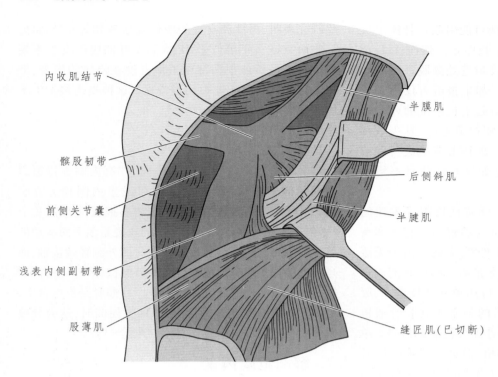

图20-17　稳定膝关节的内侧软组织。(From Ciarke,H.D.; Scott, W.N.; Insall,J.N. Anatomy. In: Insall,J.N.; Scott,W.N. (eds.), Surgery of the Knee,3rd ed.,vol 1. Philadelphia,WB Saunders,p. 52, 2001.)

图中标注：内收肌结节、髌股韧带、前侧关节囊、浅表内侧副韧带、股薄肌、半膜肌、后侧斜肌、半腱肌、缝匠肌（已切断）

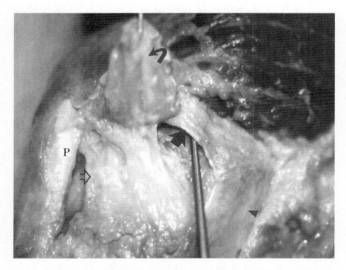

图20-18　右膝尸解图片内侧观。P代表髌韧带,空心箭头指的是髌骨半月板韧带,弯曲箭头指的是髌胫韧带（已经从胫骨上反折）,大箭头指的是内侧髌股韧带,三角箭头指的是内侧副韧带浅层。(From Desio,S.M.; Burks,R.T.; Bachus,K.N. Soft tissue restraints to lateral patellar translation in the human knee. Am J Sports Med 26:59-65,1998. © 1998 American Orthopaedic Society for Sports Medicine.)

带和胫髌韧带以及股内侧斜肌的动态贡献,都是影响髌骨外侧半脱位的稳定因素[32,360]。

六、软骨损伤

除了发生于急性髌骨外侧脱位时的内侧限制结构和内侧髌股韧带的破裂以外,40%~50%的患者还可见骨软骨骨折和挫伤[8,71,86,151,173,194,211,386]。在脱臼期间,骨软骨碎片可来自股骨外侧髁或髌骨内侧面。这些损伤可能由髌骨脱位时的剪切力所致。在某些病例中,股骨外侧髁的骨软骨损伤可能发生在更后侧区域,即全伸时的重要负重区[301]。

七、自然病史

一些研究曾试图确定成人和骨骼未发育成熟运动员中这种损伤的自然病史。评估骨关节炎的发病率,确定继发性脱位高发病率亚组,以及确定非手术和手术治疗效果,还必须进行额外的长期研究[130,132,133]。对年轻运动员进行附加的研究也将有助于更好地阐明损伤的自然病史[82,130,132,133,187,275,276,288,312]。研究表明,非手术治疗后有13%~52%的再脱位率[67,82,275,276,291,292,336]。即使未发生继发性脱臼的患者也可能存在严重的膝关节功能障碍[17,187]。

以往关于髌骨脱臼的研究表明,只有小部分达到预期目的。这些研究目的在于确定这种病变的自然病史以及决定哪些患者需要手术治疗或保守治疗。有限的一些前瞻性研究评估了髌骨脱位的自然病史,重点集中于继发性脱位和其他功能障碍[130,132,133,335,337]。

在一项精心设计的前瞻性队列研究中,Fithian 及其同事[136,137,138]随访了 189 例患者 2~5 年。脱臼风险最高的群体是 10~17 岁女性。61%的脱臼发生在运动中,9%发生在跳舞时。女性复发性髌骨不稳定/脱臼的风险似乎更高。发生第 1 次脱臼时的年纪较轻也是未来脱位/半脱位的重要危险因素。

八、评价

1.临床评价

第 1 次髌骨脱位的患者可能还记得当时具体的脱位情景,该脱位可自发复位,或者需要在受伤现场或急诊室进行复位。在其他情况下,患者可能会描述脱位时听到明显的"砰"响声,或者其他力学感觉或事件,不过他们可能并没有意识到脱臼的发生。脱臼-复位可能发生得很快。是否发生髌骨脱臼应通过病史、体检和影像评价来确定。

第 1 次髌骨脱位的运动员通常会有明显的积液。很多患者在急诊室评估后放置膝关节制动器,并建议使用拐杖。患者可能感觉很不舒服和忧虑,检查人员应帮助患者尽可能放松。这将有助于进行更全面的检查。检查应包括全面评估以及检查有无其他损伤,包括诸如 ACL 或 MCL 的韧带损伤、骨软骨损伤、半月板撕裂等。内侧支持带和内侧髌股韧带损伤可能会在内侧副韧带部位产生触痛。在膝关节接近全伸位以及屈曲 30°~45°位施以轻柔的外翻力,有助于确定是否发生了内侧副韧带损伤。

在对髌股关节检查时检查人员应触诊内侧支持带结构,以寻找这些组织破裂的迹象。显著的瘀斑或可触及的缺陷即表明这些组织的主要结构有损。触诊时应轻柔,因为当触诊到受伤结构时不需要太大的压力就会产生不适。触诊范围还应包括髌骨的整个内侧和内上缘以及股内侧肌。这些部位触诊应轻柔,因为可能有内侧支持带撕脱、股内侧肌撕脱损伤或髌骨内侧面的骨软骨损伤。还应触诊股骨外侧髁以发现软骨损伤的迹象,若此区域有触痛,提示有潜在的软骨损伤。

髌骨稳定性的评价,重点要查明是否因内侧支持带损伤而造成明显的外侧松弛,在脱臼最初的 1~15 天往往比较困难。损伤初期活动髌骨可能使患者很不舒适,而在膝关节恢复和治疗几周后查体能获得更多的信息。对比未受伤和受伤的膝关节可为确定髌股关节的松弛程度提供非常有用的信息。

许多患者,尤其是女性,可能有其他软组织松弛的征象,或者有易造成原发和继发脱臼的其他解剖组织结构[130,132,133]。Stanitski 强调了评价患者软组织松弛征象的重要性[419]。评价患者有无膝反屈、肘部过伸以及腕部、大拇指和其他手指软组织松弛,对评价和后续治疗也有一定帮助。

2.影像学评价

前后位、侧位和 Merchant 位 X 线片有助于评估髌骨位置过高/过低,或者髌骨、髁间窝、股骨外侧髁的骨软骨骨折。从髌骨内侧面可以看见撕脱损伤,而且在 Merchant 位 X 线片上可能最为明显[37]。这些 X 线片识别骨软骨损伤的能力是有限的[95,175,187]。除了用 X 线片来评价骨软骨损伤外,X 线检查也可用于评估髌股关节排列不齐[331]。髌股关节发育不良的许多 X 线片和 CT 衡量尺度及文献中都有详述,包括一致性[4,221]、沟角[99]、髌骨倾斜[162,299,300]、发育不良[141,142]、半脱位、过度松弛和排列不齐的尺度标准[311]。应用动态测量方法的未来研究可以更深入地了解正常髌股关节力学[310]。

在笔者的临床实践中,我们常规应用 X 线平片来评估有无髌股不对位或其他异常或者有无严重的骨软骨损伤。大多数来自急诊室的患者所带 X 线片可用于评估。对于骨骼未发育成熟的患者,可以用 Koshino 和 Sugimoto 描述的方法来评估髌骨高度[269](图 20-19)。

虽然髌骨脱位后行 MRI 检查的适应证可能需有

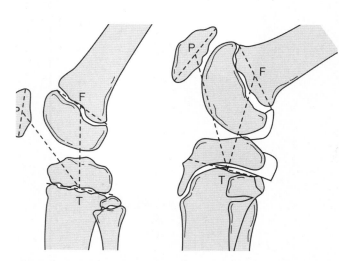

图 20-19　测量髌骨高度的骨骺线中点法。PT 与 FT 的平均比值在全伸位时为 1.31±0.09,屈曲 90°时降为 0.99±0.06。F:股骨;P:髌骨;T:胫骨。(From Koshino, T.; Sugimoto, K. New measurement of patellar height in the knees of children using the epiphyseal line midpoint. J Pediatr Orthop 92:216,1989.)

文献进一步明确,但 MRI 能提供有关软组织和骨软骨损伤部位和程度以及滑车解剖学的重要信息[58,107,360,382]。一些 MRI 检查就曾发现过最初 X 线片评估时漏诊的明显损伤[95,175,187,419]。MRI 序列也曾用于评估与髌骨脱位相关的解剖参数,包括股内肌嵌入[261]、髌骨倾斜[262]和沟角[264]。

对于运动员,笔者在评估过程早期行 MRI 检查。这样能识别出滑车发育不良以及严重骨软骨损伤或关节内碎片的迹象(图 20-20)。这些信息对评价和商讨治疗方法选择(手术与非手术治疗)都很有用。对于非运动员或需求低的个体,笔者可能不会在早期行 MRI 检查。我们会建议患者,今后会出现膝关节功能障碍时可能要进行进一步影像学评价。即使是需求低的患者,如果怀疑有明显的骨软骨损伤或关节内碎片,也要进行 MRI 检查。

九、治疗

运动员的髌骨脱臼的治疗模式在不断发展,对初次脱臼手术治疗与非手术治疗均有推荐。此时,依据充分的 1 级和 2 级研究的推荐治疗方案并不存在。因为这个原因,大多数治疗建议依据的是 3、4、5 级证据。

从历史上看,非手术治疗方案主张先制动数周,随后再进行治疗以恢复运动和力量[67,291,292,336,448]。由于

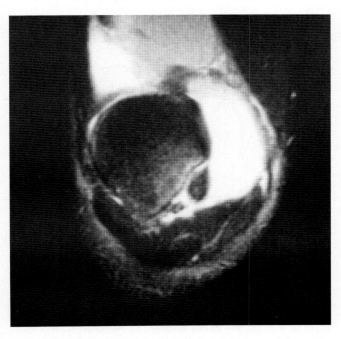

图 20-20　MRI 图像显示髌骨损伤,并伴有软骨下骨挫伤、髌骨的骨软骨损伤和撕脱的骨软骨碎片。

担心制动可能会导致关节纤维化或者软骨、肌肉和韧带、骨的萎缩问题,最近的一些研究都主张早期行康复治疗,强调活动度锻炼、增强肌力量以及应用髌骨支架[53,203,227]。

目前已进行了数量有限的前瞻性研究,对髌骨脱臼行手术和非手术治疗的结果进行对比。Nikku 及其同事研究了 126 例患者[333]。其中一部分接受手术治疗,另一部分采用非手术治疗。对这些患者随访了 2 年。这两组患者的主观和客观测评结果并没有显著差异。其随访期间较短,因为许多研究发现随访 2 年后会发生脱位。髌骨脱位初期即行手术治疗的患者,在随访 7 年时对同一组进行的第 2 次检查并没有证实效果有所改善[335]。这些研究都有明显的局限性,包括非随机设计。

在一项回顾性研究中,Buchner 评估了随访 8.1 年的 126 例患者[55]。这项研究对手术治疗和非手术治疗组进行了评估。功能和主观结果总体良好,但手术治疗组和非手术治疗组的复发率都较高。虽然这项研究有一定局限性,包括手术方法的差异,但作者认为,虽然有一些病例仍需进行手术,但许多患者的手术后效果并没有改善。

髌骨脱臼的治疗有很多手术方法,这使得文献回顾更具挑战性。在过去的 50 年间,文献曾报道了 100 多种治疗髌骨脱臼的手术方法。这些方法包括低创伤性手术,如切开或关节镜外侧松解术[72,95,144,316,398,407]、软组织修复/增强术[6]、软组织近端重新排列加外侧松解术[47,399]、内侧组织叠加术[143]、伴或不伴软组织手术的结节截骨术、内侧支持带的热缩及外侧松解术[88]、髌骨肌腱至内侧副韧带的移植术[286,332]、内侧髌股韧带重建术[56,91,107,127]、远端髌骨肌腱移位以防止高位髌骨病例的髌骨肌腱的远端移植术[408]。这些手术的更深入讨论已超出本章的讨论范围。

1.外侧松解术

Fithian 和 Paxton 的最新研究以及国际髌股研究组织[136-138]认为,外侧松解术治疗髌骨脱臼和不稳定的适应证非常有限,因此这一式式的应用似乎远不如过去普及[130,132,133]。其他作者也认为,这种治疗的结果难以预料,因此将进一步限制该手术的适应证[3,5,98]。

2.骨骼未发育成熟患者的生长部注意事项

骨骼未发育成熟运动员的手术治疗方法与用于成人的方法有所不同,因为人们担心股骨远端或胫骨近端生长部或隆起受到潜在损伤。侵犯这些结构或其

周围软骨膜环的手术可能会产生生长改变的并发症,包括冠状面成角畸形、下肢不等长以及膝反屈[183,288]。基于上述原因,软组织手术可能更适用于还有生长潜能的儿童或青少年。曾介绍过许多种软组织手术方法,有的需要广泛暴露,有的是关节镜手术或微创手术。

儿童内侧髌股韧带的重建术曾有文献作过描述[101],不过股骨远端生长部与此韧带起始部的密切关系则要求术后在这一部位进行手术时应格外谨慎。

用于成人的结节截骨术禁忌用于有明显生长潜能的患者。涉及髌骨肌腱移植的手术,如Roux-Goldthwait 髌骨肌腱移植术,可能在髌骨脱位部分患者中有一定作用[136,446]。

下面几小节我们将介绍几种我们在临床上应用的非手术治疗和手术治疗方案。

3.非手术治疗方案

无论选择手术还是非手术治疗方案,对所有患者的早期治疗方案都要求达到如下几个目标:①减轻肿胀;②早期活动,增强肌力和本体感觉,以便尽量减少虚弱以及下肢相关主要肌群的功能障碍,特别是大腿肌肉;③早日恢复运动和其他锻炼;

对某些患者,尤其是积液多的患者,进行吸引。根据作者的经验,非常多的积液可能会干扰康复计划。积液会延长运动恢复期,也可能对膝关节周围的股四头肌/胭股肌腱的激活产生不利影响。

接诊时,我的大部分患者均已采用膝盖制动器并在保护下负重练习 2~10 天。这种治疗方法在初级诊所和急救室几乎是通用的。这些患者都有四头肌/股内侧斜肌萎缩,是在伤后迅速形成的,尤其是把患者置于膝盖制动器时。在头几天到数周内每天要对患者进行多次冷冻疗法,以帮助减轻肿胀。对某些病例,也可短期口服非类固醇抗炎药,以协助减轻积液。肿胀减轻时也可给患者装上护膝套。

所有这些患者都接受了正规的物理治疗计划,重点是主动收缩股四头肌和胭绳肌、等长训练、直腿提高以及早期恢复全负重。让患者迅速进展到强运动自行车训练,开始时受伤的腿要轻载。当患者对受伤的腿提出更高负荷要求时可增加伤侧腿的负荷。随着恢复的进展,我们会鼓励患者"站在运动自行车的鞍座上练习",对膝盖提出更高的本体感/协调性要求。如果患者能到游泳池去,则鼓励患者用踢水板进行游泳拍打。踢水板训练方案在俯卧和仰卧两个体位进行,

俯卧位重点是锻炼髋部屈肌和股四头肌,仰卧位锻炼的是臀部肌肉和胭绳肌腱。

恢复跑步活动也要密切管理,要逐步恢复活动。运动员先从容易的慢步走开始,速度要慢慢加快。切入和改变方向动作开始时要在可控制的非对抗性环境下慢速进行,然后再慢慢加快速度。然后让患者开始进行体育运动专项动作训练。在整个康复阶段都要把重点放在增强肌力和伸展上。

对于首次脱臼的患者,通常采用的方案是让患者自己完成康复训练计划,然后才能恢复运动。恢复体育运动的时间是 6~16 周,时间长短取决于患者的年龄、物理治疗方案的进展速度、体检时是否发现有明显的不稳定/恐惧慢性征象以及运动项目的体能要求是高还是低。患者必须表现出具有最大活动度和极好的肌力,而且下肢的功能协调性适应其要求最高的体育活动项目,然后才准许运动或不受限制活动。

要密切随访患者是否出现诸如疼痛症状、髌股关节引起的力学症状或新的半脱位。应告知患者今后发生半脱位、脱位和软骨损伤的可能性。

4.手术治疗方案

髌骨脱臼的治疗方案在不断发展[208]。在过去的 10 年间,越来越多的研究关注于髌骨内侧约束结构、内侧髌股韧带[6,18,59,90,94,103,104,115,126,128,133,297,332,342,358,399,401,403,422]和滑车结构[145,146,369,404,405,463]。随着这些解剖学和临床随访研究的不断进行,我们预期他们的治疗方案也会不断改进。

对第 1 次脱臼的大多数病例,我们不建议手术治疗。对于严重松弛和软组织伤害的病例,或者伴有关节内碎片的严重骨软骨损伤的病例,在第 1 次脱臼后可能要与患者及其家属讨论是否行手术干预。大多数病例要进行康复计划。可以考虑改进体育活动或改做低风险运动,但根据我们的经验,大多数年轻运动员及其父母对改做其他运动或完全放弃运动特别不感兴趣。

严重的骨软骨损伤通常行关节镜手术。对程度损伤、伴有骨挫伤但无明显软骨缺损的损伤,或者无明显游离碎片的损伤,应进行观察。通常要清除游离碎片并对微骨折和软骨缺损进行治疗。要告知运动员和家属有关软骨损伤的严重性以及骨关节炎成为长期问题的可能性。虽然骨软骨碎片大多不适易修复,但较大的碎片可进行关节镜下、微切口或切开方式修复。

根据作者的经验，MRI 序列通常可发现需要行早期手术的明显游离碎片或损伤。有时 MRI 也会漏诊这些碎片，或者这些碎片是随后脱落的，并引起了力学症状，需要在后期行手术治疗。我们常会告知患者将来有可能出现症状，以及将来可能要进行手术来处理这些症状。

有脱位或半脱位发生史或者非手术康复计划失败的患者，我们要告知运动员及其家属手术是首选方案。有些病例，在首次脱位后出现明显的软组织松弛或其他风险因素，均为手术的指征。虽然对患者进行检查可发现一些使其易发脱位的解剖学因素，使我们发现，来我们诊所就医的年轻运动员并没有明显的骨性畸形，如 Q 角增大、扭转性畸形、膝外翻或高位髌骨。Fithian 确定了预测二次脱臼的痛史和解剖学风险因素：就诊年龄小，女性，有脱位或半脱位史，有脱位-半脱位家族史，髋关节发育不良，股四头肌角增大以及扭转性对位不齐[136-138]。

Hinton 和 Sharma 概括了年轻运动员行手术治疗的主要适应证，而且我们相信他们的手术方法适用于大多数患者[208]。手术相对适应证包括如下几项：

- 非手术治疗无好转；
- 并发有骨软骨损伤；
- 持续的总体不稳定；
- 可触及的内侧髌股韧带和股内侧斜肌破裂；
- 具有力学危险因素的高策组运动要求，而且初期损伤机制与身体接触无关。

对于接受手术的患者，我们要在麻醉下对两个膝关节进行彻底的检查。对正常和异常膝关节都要进行髌骨松弛度评估。对有些病例，要对两侧膝关节进行术前准备，以便在评估修复侧支持带组织适当张力时对两侧膝关节进行比较。

对于复发性脱位-半脱位发作的许多患者，我们首先要评估髌股内侧韧带结构。如果患者没有其他重大的解剖学问题，他们要接受一期修复以及内侧支持带组织的徙前术。是否要采用补充组织，如自体或异体半腱肌，可在术前或术中决定[103,104,133,404,405]。如果内侧组织的质量或完整性有问题，则可以使用补充组织。

虽然可以进行外侧松解术，但我们在临床上几乎不做这种手术。外侧松解术并非没有并发症，内侧髌骨不稳定事件就曾有报道[136-138,347,417,444]。除了静态内侧限制结构的重建和（或）紧缩以外，我们还与此同时进行受损或撕脱股内侧斜肌的徙前术或修复。

除了解剖重建内侧支持带、内侧髌股韧带以及修复或徙前股内侧斜肌以外，对特定的病例还可以进行附加的软组织重建。这样做对于严重软组织松弛、前期做过手术或者有提示手术失败率高的其他因素的患者最适合。这些患者可以用自体或异体移植进行附加的髌胫韧带重建[117,208,290]。与 Hinton 和 Sharma 一样，我们也并没有常规行髌胫韧带重建[208]。

对于 Q 角功能异常的病例，可以考虑结节转移[208]。我们对骨骼未成熟患者进行此手术，以降低胫骨发育紊乱（如胫骨反张）的危险性手术[188,208,300]。

最近有关髌股沟发育不良的几项研究试图明确髌股关节的正常和病理解剖[146,147,207,369,402,403]。虽然我们在试图修正沟的结构或深度方面经验非常有限，但我们在密切关注这些解剖和外科研究[145,146,234,404,405,470]。这些手术有可能损伤股骨远端骨体生长部，因此最好推迟到骨骼成熟后再进行。

无论怎么进行这种手术，手术后应立即开始进行严密监管的物理治疗方案。要对理疗方案进行适当修改，以适应患者的可变因数，如明显比软组织松弛。由于担心关节纤维化、软骨萎缩和严重的肌肉萎缩，最好避免长时间制动。在使用铰链式膝关节支架时，应逐步增大活动度，以便使膝关节和髌股关节早日恢复活动。还要实施髌股活动理疗程式，以降低髌股关节纤维化的风险。采用类似于上一节所述的方式让患者慢慢恢复专项体育运动。

十、膝关节分离性骨软骨炎

分离性骨软骨炎（OCD）病变是由 Paget 于 1870 年首次描述的，König 在 1888 年提出该术语。该病理被视为软骨下骨获得性病变，其特征是有不同程度的骨吸收、塌陷和死骨形成，并可能伴有表层关节软骨的分层[264]。这类疾病又根据患者的骨骼成熟程度进一步分为青少年型和成人型；闭合的骨体生长部预示着预后不良，并可能发生早期膝关节炎[264,292,339]。膝关节 OCD 病变的原因曾提出过许多假说，包括创伤、遗传学、血管病变和体质因素，但病因仍不清楚[264,339]。

早期一些作者曾认为非手术治疗股骨髁的 OCD 病变有良好的效果，尤其是在骨骼未发育成熟的患者[217,292,460]；然而最近的文献表明，保守治疗并不能可靠地保护患者使其在几年后不发生早期膝关节炎[457]。文献中描述的许多手术方法均显示在影响 OCD 病变的自然病史方面有良好的效果，包括切开钻孔、切开固定、关节镜下固定、关节镜下钻孔、切开和经皮关节外钻孔、骨钉固定、碎片切除、杯状修整伴骨穿透以及骨软骨骨移植[7,14,62,72,176,217,235,257,289]。对于关节软骨完好无损的 OCD 病变我们首选关节外和骺内钻孔（图 20-21 至图 20-25）、关节镜下钻孔后对分层软骨进行生物可吸收固定，或者对关节软骨完全剥脱的病变进行清创

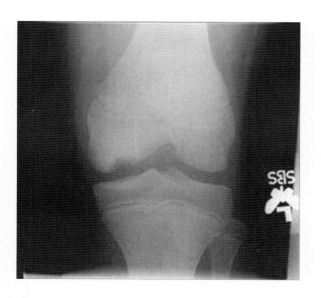

图 20-23　膝关节术前检查的隧道位 X 线平片显示，股骨内侧髁的外侧部分离性骨软骨病变。

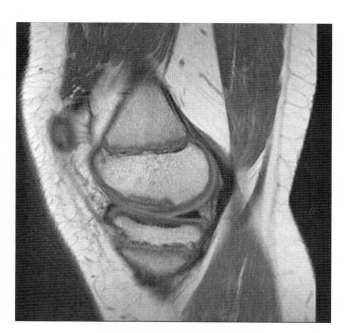

图 20-21　膝关节 MRI T1WI 矢状面术前检查图像显示，股骨内侧髁的外侧部分离性骨软骨病变。

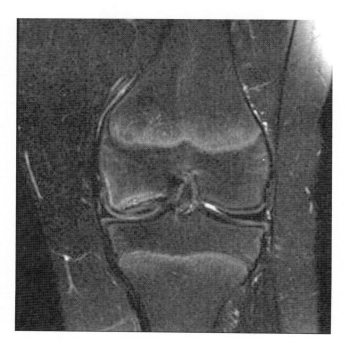

图 20-22　膝关节 MRI T2WI 冠状面术前检查图像显示，股骨内侧髁的外侧部分离性骨软骨病变。

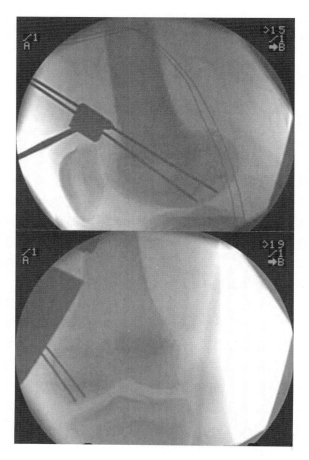

图 20-24　术中膝关节 X 线透视侧位观显示，在分离性骨软骨病变处借助手持导向器对中心导针在四周有序钻孔。

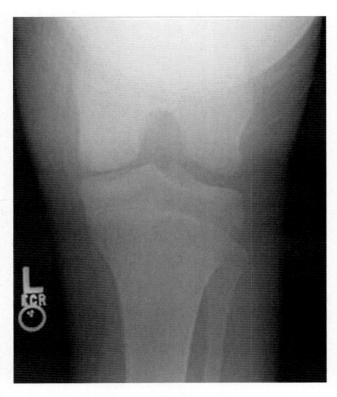

图 20-25 膝部股骨内侧髁外侧的分离性骨关节炎病变术后检查时 X 线平片显示病变完全消退。

及关节镜下钻孔。

第十一节 足和踝部问题

随着儿童更频繁地参与激烈运动项目,足和踝部损伤的发生率也在增加[428,429]。急性损伤后,年轻运动员的足和踝部问题是初次就诊保健医生的第二大最常见原因[427]。大多数问题可以通过详实的病史、体检、适当进行影像学检查以及了解运动所涉及损伤机制而发现。了解儿童足和踝部的发育过程也救助足和踝部问题运动员的关键[165,171,322]。

儿童在生长发育过程中足和踝部的肌肉和骨骼会发生巨大变化。长骨有生长部以及足部有软骨模式小骨使儿童容易发生急性和应力性损伤。在这个生长发育期间剧烈的身体活动可导致明显的疼痛问题和可能的畸形。先天性异常,对于不爱活动的儿童可能不是关注的问题,但对于参与体育运动的儿童却成为问题。

目前大多关注于全年参与运动的儿童及其过度使用性损伤的倾向。儿童的几乎所有足和踝部损伤都与体育活动有关[305]。骑自行车、滑板、滑冰、滑旱冰都

是体育活动,即使是偶尔的运动。

一、先天性问题

1.跗骨联合

有复发性踝关节扭伤或复发性腓骨远端生长部骨折病史的儿童提示存在跗骨联合[127,352]。跗骨联合是指足部的跗骨未完成分节。最常见的联合是跟舟和距跟联合。虽然出生时就存在,但这种联合儿童到十来岁也意识不到,仍在参与更繁重的体育活动。存在联合时,距下活动度减少,因此儿童会经历沿距下关节外侧缘和跗骨窦的全身性疼痛。在某些病例中,距下关节活动时会有"弹响"感。X 线片,包括足部前后位、侧位以及哈里斯斜位片,可显示联合线(图 20-26)。如果 X 线片不能明确,可采用 CT 或 MRI 进一步检查解剖结构(图 20-27)。这些检查对距跟联合特别有帮助。

虽然保守治疗措施是一线治疗,但患儿往往不能重返体育运动。矫形术、牵引和物理治疗可以短期缓

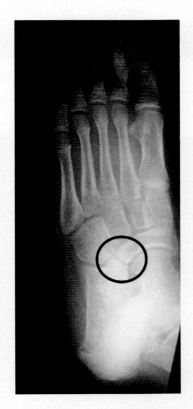

图 20-26 14 岁女孩反复出现严重踝部扭伤(4 次)。体格检查证实左足距下关节活动度减少。足斜位 X 线片显示纤维性跟舟联合(圆圈所示)。(From Chambers, H.G. Ankle and foot disorders in skeletally immature athletes. Orthop Clin North Am 34:445-459, 2003.)

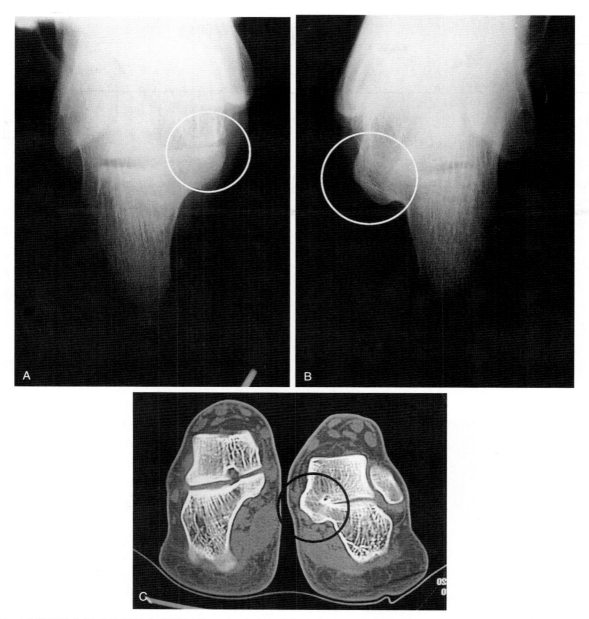

图 20-27　16 岁的跑步运动员反复出现踝扭伤(3 次)和右足内侧疼痛。(**A**)左后足哈里斯位 X 线片显示正常的内侧跟距关节面。(**B**)右后足哈里斯位 X 线片显示跟距关节面完全融合。(**C**)CT 显示出跟距联合的范围。(From Chambers, H.G. Ankle and foot disorders in skeletally immature athletes. Orthop Clin North Am 34:445–459, 2003.)

解疼痛,但是如果患儿想重返运动,应考虑切除[316]。应在发生关节炎继发性改变(如跟骨断裂)上前进行切除。应采用脂肪插补术来防止复发性联合形成。这些联合常有残留的后足外翻。虽然进行跟骨截骨偶尔可实现充分的生物力学对线,但这种病变可用矫形术处理。

2.扁平足

　　儿科矫形门诊最常见的就诊原因是评估平足。因

为这是 6 岁之前儿童的正常状况[28,425],所以通常不必进行治疗。大多数扁平足病例没有症状,但它们会引起部分儿童担心,尤其是父母和祖父母往往更关切。

　　重要的是要明确其扁平足能屈曲还是僵硬的。通过让患儿平脚站立然后再用脚趾站立,就可以确定后足是否内翻并重新形成弓状。另一项屈曲性检查是让儿童负重坐在台子上,检查其是否有足弓。应进行距下关节活动评估和跟腱(足保持内翻进行测量)紧张

性测试,以排除跗骨联合和跟腱紧张足造成扁平足的原因。

大多数扁平足不需要进一步治疗。Wenger 及其同事证实,穿矫形鞋或特制鞋对足的进一步发育并没有永久性影响[479]。但是,如果该运动员足疼痛性扁平足而且排除了其他所有原因,那么制作精良的矫形器对运动员有益。在极少数情况下,必须进行手术来矫正后足外翻和前足旋后。

扁平足的一种特殊病例是伴有副舟骨(图 20-28)。该副舟骨是胫后肌在钉骨附着处的一块小骨[174,418]。足往往是扁平的,这种病变可能是扁平足的原因,或者更可能是继发于扁平足。主诉可能是在舟骨隆起、足内侧缘皮肤有骨痂形成以及鞋子磨损问题。在小骨活动时或用力足外翻时会引起疼痛。通常进行矫形术对症治疗,以矫正扁平足并在增大的舟骨上放置环形器。在许多情况下,保守治疗无效,必须进行手术切除[35]。切除小骨和舟骨突起,通常还要将胫后肌腱前移。术后用短腿石膏制动 6 周。

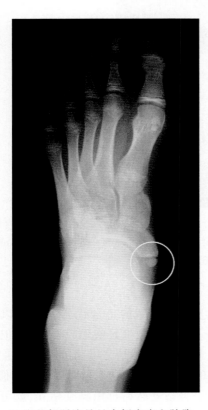

图 20-28 14 岁的舞蹈演员足内侧疼痛和肿胀。足斜位 X 线片显示有副舟骨(圆圈所示)。(From Chambers, H.G. Ankle and foot disorders in skeletally immature athletes. Orthop Clin North Am 34:445-459,2003.)

二、发育问题

1.蹈囊肿

青少年蹈囊肿在青少年总体群体中常见,有文献称高达 35% 的儿童患有这种疾病[155]。通常出现于扁平足儿童,以及参与体育运动(如舞蹈和体操)的女孩,因为运动时会对蹈趾的跖趾关节施加应力。与成人蹈囊肿不同,通常不会发生大的内侧囊性和骨性改变,只有明显的蹈外翻。

初期治疗通常是对症治疗。换鞋、改变运动以及足趾伸展矫形都曾成功地治疗过这种病变。有时需要手术,但进行切骨术和囊缝合术的复发率高。手术应被视为最后的手段,因为其中许多儿童因继发关节僵硬和极度运动时疼痛而无法恢复到自己此前的运动水平。

2.足踝部的小骨

足踝部的许多不同附骨可能是二次骨化中心、正常发育骨骺或骨突的碎块或者在肌腱和韧带内正常形成的小骨。大多数是正常变异,但也可能被混用为病性病变或其一部分(副舟骨在前面一节提到)。首先要知道跗骨的存在,然后进行详细的身体检查,并获得对侧的 X 线片,通常就可以将此问题与正常变异区分开。由于这些小骨可能以软骨型存在,偶尔损伤只有通过临床检查才能发现。

3.内踝骨化中心

Stanitski 和 Micheli 描述了 10 名儿童的 11 例有症状的内踝骨化中心[432]。他们都有内踝处疼痛、肿胀和触痛,而没有急性外伤史。X 线片显示在内踝顶部有一个不规则的骨化中心,有些还存在小骨。治疗包括至少休息 3 周,如果疼痛持续再进行石膏制动。有极少数病例这些小骨可能在关节内,则需要手术切除。

4.远端腓骨骺断裂

有些患儿持续疼痛,并沿外踝有肿胀。触痛点位于腓骨骺而不是韧带或生长部。X 线片显示骨骺内有一块小骨。这种病变很少继发于急性损伤,但可能是当儿童年幼且骨骺尚未完全骨化时撕脱损伤引起的骨不连。这种病变的治疗与内踝骨化中心的治疗相同。偶尔,碎片比较大且附着于前或后侧距腓韧带上,则需要用小螺钉进行切开复位(图 20-29)。

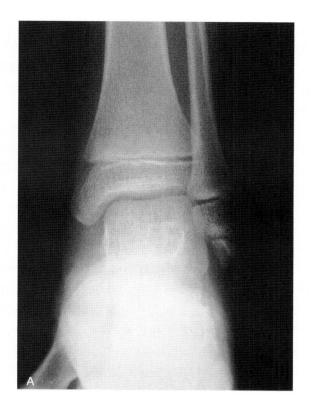

三、骨软骨病

1.弗莱伯格不全骨折

1914 年描述弗莱伯格不全骨折被认为是第 2 跖骨头骨软骨病[143]。最初病例中有 3 例继发于外伤,因此其他研究人员认为这是一种创伤后缺血,而不是骨软骨病。患儿在第 2 个(或第 3)跖骨头处有触疼,甚至可能有第二列短缩。X 线片显示跖骨头萎隔和硬化。通常采用对症治疗,包括避免进行伤足承受负荷的一些活动。偶尔要进行石膏制动,用跖骨矫形杆有助于卸除伤部的负荷,直到痊愈。对于严重病例,建议进行骨移植和旋转截骨,有助于减轻该部位的疼痛[255](图 20-30)。

2.足舟尖骨软骨病

足舟状骨软骨病是一种舟骨断裂,可能有也可能没有症状[477]。患此综合征的许多儿童会有沿中足内侧缘的弥漫性疼痛,不记得有过急性损伤。这是一种与股骨头骨骺骨软骨病类似的骨软骨病,足舟状骨软骨病

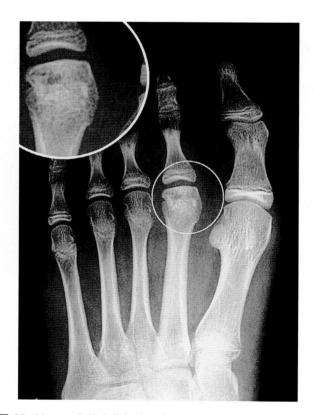

图 20-29　10 岁的足球运动员遭受踝关节内翻损伤。正位(A)和踝穴位 (B)X 线片显示出腓骨远端骨骺撕脱损伤。(From Chambers,H.G. Ankle and foot disorders in skeletally immature athletes. Orthop Clin North Am 34:445–459,2003.)

图 20-30　15 岁的芭蕾舞演员隐性发生第 2 跖骨、趾骨疼痛。X 线片显示第 2 跖骨头扁平畸形,与弗莱伯格不全骨折相符(圆圈所示)。(From Chambers,H.G. Ankle and foot disorders in skeletally immature athletes. Orthop Clin North Am 34:445 – 459,2003.)

的大多数病变会随着时间而愈合,但伤骨在愈合后可能不正常。重要的是要将这种综合征急性或应力性舟骨骨折相鉴别。虽然大多数足舟状骨软骨病运动员的足部轻度疼痛病程较长,有些患儿疼痛很严重,要进行 4~6 周的短腿行走石膏管型制动(图 20-31)。

第十二节　骨折

Dias 和 Tachdjian 对踝部骨折的分类类似于 Lauge-Hansen 分类法(图 20-32)。尽管在这种分类系统中有许多变异,但仍可以作为一种机制来帮助识别和治疗儿童的踝关节骨折。

Salter Harris 骨折是儿童足和踝部最常见的损伤。骨体生长部或生长板是儿童骨骼的骨-肌腱-韧带链中最弱的生物力学结构。虽然它的外围有厚厚的纤维带(LaCroix 环)包裹,但任何旋转或撕脱应力都会导致生长部肥大部位的损伤。骨突存在于肌腱在骨上的附着处。这些部位也是薄弱环节,会发生撕脱损伤。

足踝部最常见的损伤是腓骨远端的 Salter Harris Ⅰ型骨折。它是踝关节外侧扭伤的儿童相替代症,因为这种骨折通常发生在内翻损伤之后。虽然骨骼 X 线片往往是正常的,但在腓骨远端通常会有大量的软组织水肿。通过仔细触诊在踝关节外侧结构可做出诊断。触疼点位于外踝的骨体生长部。这种骨折的治疗要用短腿行走石膏管型制动。骨折会在 3~4 周愈合。偶尔会发生腓骨远端生长停止,但对那些初始有移位的骨折,要告知其家人有可能发生生长部生长停止以及成人后可能有踝关节外翻。

胫骨远端 Salter Harris Ⅱ型骨折也很常见。骨体生长部停止生长的发生率高[157],发生伸肌支持带腔塞综合征的病例也曾有报道[340]。这种骨折的闭合复位可能难以维持,因此需要用 K 氏钢丝进行经皮内固定。腓骨也常会发生骨折,但大多可以通过简单的闭合复位进行治疗。有人建议,这种骨折难以复位是因为骨折端有骨膜插入[259]。

最常见的 Salter Harris Ⅲ型骨折是胫骨远端外侧的 Tillaux 骨折(图 20-33)。这种骨折发生于生长期接近结束的青少年。胫骨远端生长部是由内侧向外侧闭合的,所以骨骺骨折发生在胫骨外侧。这种骨折大多是移位极小或微创治疗无移位骨折,可以在长腿石膏内闭合处理。如果移位>2mm,应该进行切开复位内固定。治疗选择包括平滑 K 氏针和(或)皮质骨螺钉。

三平面骨折有三个大骨折块:胫骨远端骨骺的前外侧 1/4,骨骺的内后侧部,以及干骺端后峰和胫骨干骺端[298]。有两部分、三部分和四部分三平面骨折(图 20-34A 和 B)。评估这种骨折的最好方法是 CT 扫描,

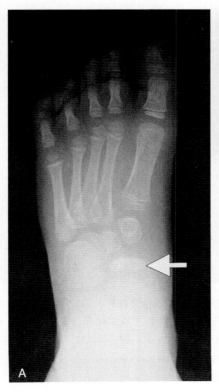

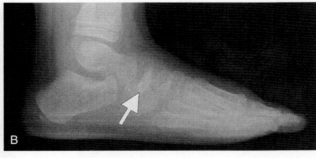

图 20-31　3 岁 9 个月男孩有隐性发生足内侧疼痛。他能玩耍但行走和奔跑时有跛行。(A)前后位 X 线片显示跗舟骨硬化且扁平(箭头所示)。(B)侧位 X 线片。(From Chambers, H. G. Ankle and foot disorders in skeletally immature athletes. Orthop Clin North Am 34:445–459, 2003.)

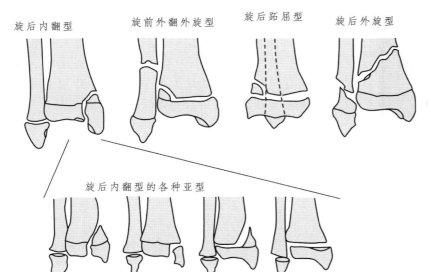

旋后内翻型　　　旋前外翻外旋型　　　旋后跖屈型　　　旋后外旋型

旋后内翻型的各种亚型

图 20-32　骨骼未发育成熟患者踝关节骨折的 Tachdjian-Dias 分类法。(From Chambers, H.G. Ankle and foot disorders in skeletally immature athletes. Orthop Clin North Am 34:445－459,2003.)

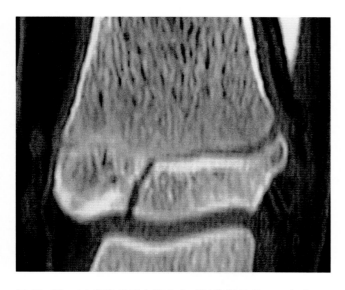

图 20-33　14 岁棒球手在溜入垒时扭伤踝关节。CT 矢状面三维重建图像显示 Tillaux 移位骨折块。(From Chambers, H.G. Ankle and foot disorders in skeletally immature athletes. Orthop Clin North Am 34:445–459,2003.)

它可以发现关节平面移位管。移位<2mm 的这种骨折，可以进行长腿石膏制动外侧骨折时足部置于内旋位，内侧骨折时足部里外翻外。移位>2mm 的骨折，应进行切开复位内固定。

1.应力骨折

随着儿童全年参与运动的增多，足踝部骨骼的应力骨折发生率也在增加[197,236]。其发生率仍低于成年人，但是对于 X 线片没有发现骨折而负重时有疼痛的儿童应考虑到应力骨折。最常见发病是，刚开始进行剧烈的运动训练的儿童或青少年，或者处于绝经期的芭蕾舞女演员或体操运动员[27,241]。虽然骨扫描有助于评估疼痛，但最近已采用 MRI 帮助解释这一问题。几周后，骨膜反应会很明显，从而可以确诊。最常见的骨折部位是第 2 跖骨，但也应考虑股骨和跟骨的应力骨折。治疗包括休息，如果持续疼痛需进行 4~6 周石膏制动。

舟骨的应力骨折特别难以处理。它通常发生于篮球运动员、跨栏运动员和赛跑运动员[337]。运动员沿足弓和足内侧会有疼痛。X 线片通常显示正常。骨扫描或 MRI 可以确诊。治疗是采用非负重石膏管型制动 6~8 周。如果仍有触痛或 X 线片上可见骨折线，可能需要行螺钉固定和植骨[454]。运动员通常要 4~6 个月不能参加运动。

如果疼痛部位在第一跖趾（籽骨位）关节的跖骨，应考虑踇趾的籽骨应力骨折。前后向和轴向 X 线片可协助评价，但要知道人群中 5%~30% 为两部分籽骨[41,246,462]。单光子发射 CT 或 CT 可用于这些仍有疑问的病例。治疗包括 6~8 周的短腿石膏制动。如果有缺血性坏死的迹象，切除无血管骨折块可改善症状[328]。

2.第 5 跖骨基底骨折

儿童在运动损伤后往往出现第 5 跖骨基底部疼痛。X 线片显示有异常，而且往往难以区分牵引骨突炎（Iselin 病）[67]，撕脱骨折或第五跖骨粗隆，即毗邻腓骨短肌腱附着处的一粒籽骨。该骨突可被视为与跖骨长轴平行的结构(图 20-35)。虽然有人认为这一领域的损伤继发于腓骨短肌的撕脱,Giachino 却认为它是由小趾外展肌的肌腱部分和跖腱膜的外侧未损伤引起的[383]。应对患儿进行评估,以确认该损伤并非是由足内翻使足外侧缘应力增大而引起的。治疗包括用短腿行走石膏制动足 4 周以及随后的足伸展训练。

关节内撕脱骨折通常是横行骨折,可能与腓骨短肌腱牵拉性损伤有关。如果移位很小,可进行非手术治疗。但是,如果 X 线平片上显示的间隙超过 1mm,则应考虑切开复位内固定。

发生在干骺端骨干结合处的骨折(即所谓的 Jones 骨折)非常难以治疗。它的不愈合率高。Torg 及其同事[453]认为接受封闭治疗的患者愈合良好,而 DeLee 及其同事则用内固定治疗青少年运动员的这种骨折[108]。重要的是要认识到这些难治性骨折和那些可通过制动进行治疗的骨折之间差异(图 20-36)。

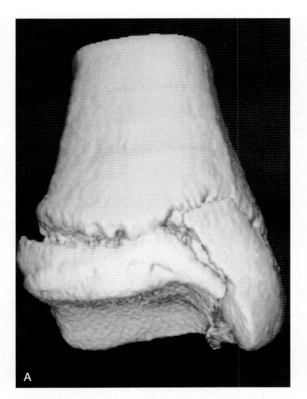

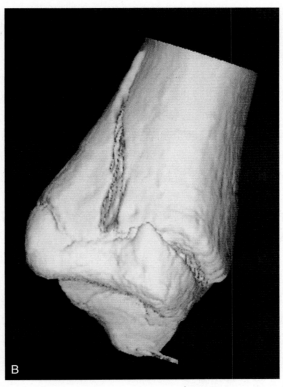

图 20-34 三平面骨折的 CT 三维重建图像。(A)前后位像。(B)从外侧向内侧看的矢状位图像。(From Chambers, H.G. Ankle and foot disorders in skeletally immature athletes. Orthop Clin North Am 34:445–459, 2003.)

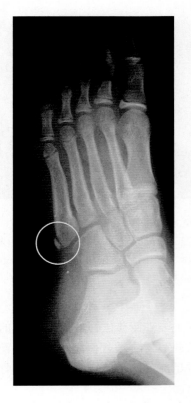

图 20-35 第 5 跖骨基底部的正常骨化中心。它不是骨折,但可能是该骨突的撕脱损伤。(From Chambers, H.G. Ankle and foot disorders in skeletally immature athletes. Orthop Clin North Am 34:445–459, 2003.)

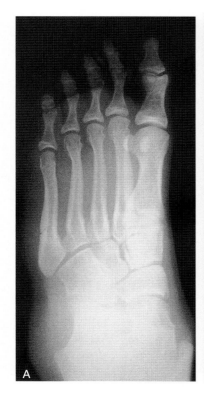
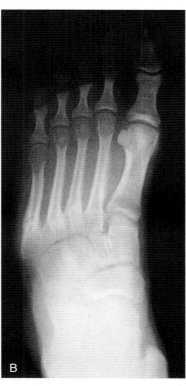

图 20-36 17 岁越野跑女运动员不慎踏入洞内后扭伤足部。(A) 第 5 跖骨骨干干骺端结合处骨折 (Jones 骨折)。(B) 家属没有选择骨折内固定,而选择非负重石膏管型制动。3 个月后的 X 线片显示骨折仅有部分愈合,骨折线仍然很明显。家属再次拒绝外科手术,因此患者 8 个月后也未能恢复跑步。(From Chambers, H.G. Ankle and foot disorders in skeletally immature athletes. Orthop Clin North Am 34:445-459, 2003.)

第十三节　其他损伤

一、距骨穹顶骨软骨病变

距骨穹顶的骨软骨病变可能继发于踝部受到的内翻应力。Canale 和 Belding 发现,在 31 例距骨穹顶病变中所有的外侧病变都是由创伤引起的,而内侧病变患者中只有 64% 有外伤史[66]。其他研究已经证实了这一结论[12,317,384,498]。内侧非创伤性病变可能是由原发性缺血造成的,不过尚没有直接证据支持这一结论。

运动员通常会有踝关节扭伤病史。往往有大量的积液。曾做过拦截、腾空跳以及某些学球动作的儿童,高度提高为骨软骨损伤。可采用 X 线平片、骨扫描[15]、CT[15] 和 MRI[112] 之类的影像检查来评估这些病变。DeSmet 及其同事发现,MRI 能准确预测病变的稳定性[112]。

外侧病变位于距骨穹顶前外侧部分,内侧病变通常位于其后内侧部分。中央病变非常罕见。

1959 年,Berndt 和 Harty 发表了如下分期系统[37]:Ⅰ期,软骨下小范围压缩;Ⅱ期,局部脱离碎片;Ⅲ期,完全脱离碎片留在灶内;Ⅳ期,关节内游离碎片(图 20-37)。

Ⅰ期甚至 Ⅱ期病变的初始治疗应为非手术治疗。通常用非负重短腿石膏制动 6 周。一些Ⅲ期病变曾采用保守治疗达到治愈[368]。如果 X 线平片或 MRI 检查未证实有任何改善,则应进行手术治疗。

首选治疗方法取决于病变分期和位置。治疗方法有多种,包括关节切开术[140]、关节镜下经软骨钻孔[435]、逆行钻孔[442](特别是内侧病变)[443]、病灶清创以及用生物可吸收材料的内固定[435]。

二、扭伤

踝关节扭伤约占所有运动伤害的 25%[25]。虽然儿童的腓骨远端骨体生长部损伤比踝关节外侧扭伤更常见,但大量儿童仍会经历此问题。前距腓和跟腓韧带的踝关节外侧扭伤通常是由内翻和跖屈引起的。韧带区会有肿胀。这种损伤通常可通过肿胀和触痛的部位与腓骨生长部骨折相鉴别。1 期扭伤最常见,肿胀极小且没有不稳定。这些患儿 1~2 周即可重返运动。2 期扭伤可能有一些松弛,肿胀较重。这些患儿重返运动通常需要 2 个月。3 期扭伤有严重不稳定、明显肿胀且常有剧烈疼痛。这些运动员通常需要用石膏管型等制动几周,并进行正式的物理治疗才能使踝关节恢复。最严重的扭伤可累及外侧韧带以及骨间膜。必须对踝关节进行评估,以确认不必进行手术用韧带联合螺钉

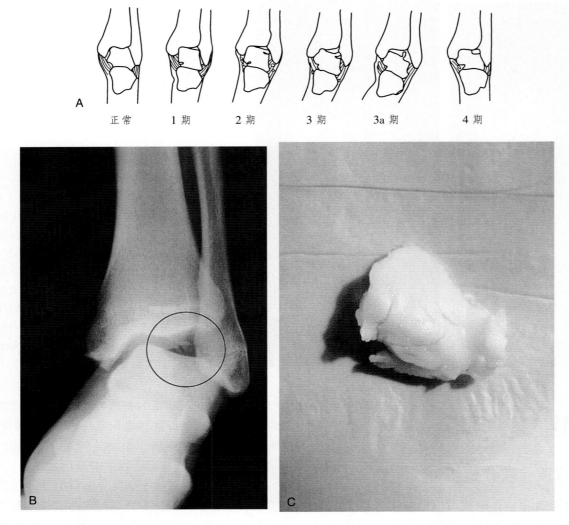

图 20-37 距骨骨软骨损伤。(A)骨软骨损伤的 Berndt 和 Harty 分期。(B)19 岁运动员在篮球比赛中阻止投篮中发生严重内翻损伤。踝关节立即肿胀,临床检查发现踝关节不稳定。应力位 X 线片显示外踝复合体完全撕裂和外踝内有一大的游离体(圆圈所示)。(C)关节镜手术时去除一块骨软骨游离体,骨性部分大小仅为 2mm×2mm,而软骨部分占距骨表面的 20%。(From Chambers, H.G. Ankle and foot disorders in skeletally immature athletes. Orthop Clin North Am 34:445–459, 2003.)

来校正增宽。如果 X 线片没有显示任何不稳定,则用非负重石膏制动 3 周后立即进行物理治疗。3 期骨间膜扭伤更容易发生慢性不稳定和骨软骨骨折[482]。

腓骨肌腱损伤偶尔可能伴有内翻和跖屈损伤关联。肌肉可能被扭伤,甚至可能完全破裂。儿童的腓肌腱容易从腓骨远端槽后面半脱位。虽然有些儿童有先天性半脱位,但大多数病例是创伤后造成的[48,82]。用力使足背屈和外翻可使半脱位更明显。X 线片通常显示阴性,虽然有可能是沿腓骨后缘的"缘骨折"[345,398]。治疗往往非常困难,尤其是骨骼未发育成熟的运动员。曾进行过软组织重建,但失败率都较高[82,120,220,246,321,421,431]。骨

骺成熟覆盖腓肌腱的骨性手术似乎有最好的效果[331]。

踝内侧扭伤不太常见,其韧带联合扭伤的发生率较高。这类扭伤往往不稳定,在开始物理治疗之前,先进行 2~3 周的非负重石膏管型制动[458]。

距下关节的扭伤往往与外踝扭伤相混淆。所谓的跗骨窦综合征发生时,都会有距骨和跟骨的骨间韧带扭伤以及跟骰关节扭伤。疼痛和触痛位于足部前外侧的跗骨窦。局部麻醉注射可进行诊断,而注射类固醇可改善这种病变的疼痛[81]。使用的矫正器使足后段不外翻也有所帮助。

慢性踝关节扭伤在儿童罕见。如果是复发性踝关

节扭伤,建议进行跗骨联合。有这个病变的运动员应该首先进行积极的物理治疗,以增强腓骨肌和本体感觉。支具在这种治疗中也有一定作用。对顽固性病例,应进行韧带重建术。需要通过腓骨沟的重建术如Chrisman-Snook 术式不要对生长部开放的儿童进行[78]。改良的 Brostrom 术式可用于儿童和青少年[54,161]。

踝前方撞击综合征

有两种类型的前方撞击:骨性撞击与软组织撞击。骨性撞击通常发生于进行极端背屈动作的芭蕾舞演员和体操运动员。它也可发生于遭遇胫骨远端骨软骨骨折的足球运动员。诸如严重的踝关节扭伤伴有前距腓韧带嵌入之类的软组织损伤也可引发撞击症[29]。复发性踝关节扭伤时,尤其是足球运动员,在腓骨和距骨之间可能有一个"半月板样病变",可引起踝关节前外侧的疼痛和肿胀[316]。所有这类病变都难以用 X 线片甚至 MRI 进行诊断。通常只能用关节镜进行确诊。可在关节镜下切除骨赘,也可对软组织嵌入进行清创[357]。

三、后踝

1.撞击综合征

运动员(如体操运动员、芭蕾舞演员、潜水员和溜冰运动员,都要做一些明显跖屈动作,会使踝关节后方发生疼痛。其原因有多种,包括跗三角骨、姆屈长肌肌腱炎以及附属肌肉的存在。

2.跗三角骨

副骨化中心往往发生在距骨的后外侧。在大多数儿童中,它与距骨体的融合是在形成后 1 年左右(女孩在 9~11 岁,男孩在 11~14 岁)[320]。在某些情况下它不融合,跗三角骨一直存在。跗三角骨通常无症状,但是对于参加的体育运动要求在踝关节跖屈时足趾着地的儿童,可能会发生对这个结构的撞击,甚至会出现经过小骨和距骨之间的纤维组织的骨折[53,195,309,497]。有时可能伴有后内侧结构姆屈长肌的肌腱炎。大多数情况下,跗三角骨可通过休息以及避免跖屈动作进行保守治疗。然而对于需要这个体位的运动员,则需要进行手术切除。

3.姆屈长肌肌腱炎

沿踝关节后内侧疼痛的舞蹈演员可能患有姆屈长肌肌腱炎[179]。该肌腱发炎和增生,因此舞蹈演员 4~6 周可能无法重返舞台。有些患者患有窄缩性姆屈长肌

腱鞘炎,将姆趾的趾间关节铰定在屈曲位。这通常要保守治疗,让患者休息并用非类固醇类抗炎药。某些情况下必须松解肌腱鞘[267]。

四、附属肌肉

有时跟骨上会附着一块额外的比目鱼肌,位于跗骨通道内,可引起踝后侧疼痛,以及伴有疼痛和足部感觉异常的跗管综合征的症状[52,116]。Peterson 及其同事进行的解剖分析发现,正常肢体中 8% 有跗管区内异常肌肉,因此认为这些肌肉可能会引起撞击[367]。在邻跟腱的正常凹区(Kager 三角)内会被踝关节占满。MRI 显示异常部位有肌肉即可确诊(图 20-38)。治疗方法是休息,但由于在进行跖屈的运动员会有症状,治疗可能要将附属肌切除。

五、Haglund 畸形

Haglund 畸形是指沿跟骨后外侧的骨性突起[113]。通常是由于溜冰运动员的滑冰鞋异常磨损造成的,但也可见于跑步运动员和足球运动员。治疗通常是调节鞋内填充物、加大鞋子尺码或加上足跟垫使足在鞋内稍微松快一些[434]。对一些保守治疗顽固性病例,必须进行手术切除[444]。该运动员还必须改变鞋内用品以防

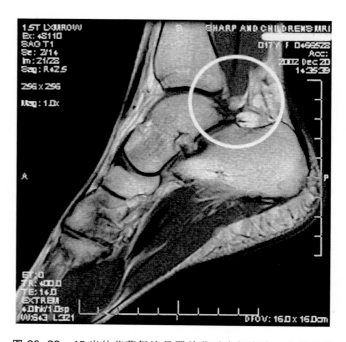

图 20-38　17 岁的芭蕾舞演员踝关节后内侧疼痛,尤其是足尖站立跳舞时。MRI 显示有一块副比目鱼肌。(From Chambers, H.G. Ankle and foot disorders in skeletally immature athletes. Orthop Clin North Am 34:445-459,2003.)

止复发或切口疼痛。

六、草皮趾

草皮趾是一种蹒跖趾关节过伸性损伤,其关节囊已扭伤。这种损伤通常发生在足球和橄榄球场的人工草皮上,但也可发生在篮球场。因为疼痛运动员难以挪动。Ⅰ期损伤有疼痛和轻度触痛,但运动员继续能轻扭足趾跑动。Ⅱ期损伤有活动能力丧失、中度疼痛和瘀斑。运动员要离开体育运动1~2周。Ⅲ期损伤会有严重疼痛、肿胀和淤斑。运动员只能在其足外侧承重。患者应拄拐杖1~2周,而且4~6周不能参加体育运动[85,385]。

七、肌腱炎和腱附着点综合征

肌腱和腱附着上过度使用综合征可以发生于活动量过大而得不到充分休息的任何部位,或者是正常的骨骼纵向生长继发的肌肉挛缩部位。足部每一块长肌都可能受到影响,包括蹒屈长肌、胫肌[91]和胫前肌以及腓骨肌[144]。最常见的肌腱炎位于跟腱[83]。

跟腱肌腱炎和跟骨骨突炎(西弗综合征)在几乎所有的运动中都会出现[252,328]。它可能继发于过度使用足趾被鞋植磨损,最常见的是跟腱挛缩。体检可见跟腱处有触痛,也可在其跟骨附着点处有溃疡。沿跟骨内外侧有触痛提示为应力骨折。X线片对诊断没什么用,因为大多数儿童的跟骨突是分裂的,即使没有症状也如此。骨扫描对提示有无应力骨折可能有用。

(任秀智 叶伟胜 译　李世民 马信龙 校)

参考文献

1. Abboud, J.A.; Silverberg, D.; Pepe, M.; et al. Surgical treatment of os acromiale with and without associated rotator cuff tears. J Shoulder Elbow Surg 15(3): 265–270, 2006.

2. Adams, J.E.; Little league shoulder: osteochondrosis of the proximal humeral epiphysis in boy baseball pitchers. Calif Med 105(1):22–25, 1966.

3. Aglietti, P.; Buzzi, R.; De Biase, P.; et al. Surgical treatment of recurrent dislocation of the patella. Clin Orthop Relat Res 308:8–17, 1994.

4. Aglietti, P.; Insall, J.N.; Cerulli, G. Patellar pain and incongruence. I: Measurements of incongruence. Clin Orthop Relat Res 176:217–224, 1983.

5. Aglietti, P.; Pisaneschi, A.; De Biase, P. Recurrent dislocation of patella: three kinds of surgical treatment. Ital J Orthop Traumatol 18:1 25–36, 1992.

6. Ahmad, C.S., Stein, B.E.; Matuz, D.; et al. Immediate surgical repair of the medial patellar stabilizers for acute patellar dislocation. A review of eight cases. Am J Sports Med 28:804–810, 2000.

7. Ahstrom, J.P., Jr. Osteochondral fracture in the knee joint associated with hypermobility and dislocation of the patella. Report of eighteen cases. J Bone Joint Surg [Am] 47:1491–1502, 1965.

8. Aichroth, P. Osteochondritis dissecans of the knee. A clinical survey. J Bone Joint Surg [Br] 53:440–447, 1971.

9. Aichroth, P.M.; Patel, D.V.; Zorrilla, P. The natural history and treatment of rupture of the anterior cruciate ligament in children and adolescents. A prospective review. J Bone Joint Surg [Br] 84:38–41, 2002.

10. Airanow, S.; Zippel, H. [Femoro-tibial torsion in patellar instability. A contribution to the pathogenesis of recurrent and habitual patellar dislocations]. Beitr Orthop Traumatol 37:311–316, 1990.

11. Albanese, S.A.; Palmer, A.K.; Kerr, D.R.; et al. Wrist pain and distal growth plate closure of the radius in gymnasts. J Pediatr Orthop 9:23–28, 1989.

12. Alexander, A.H.; Lichtman, D.M. Surgical treatment of transchondral talar-dome fractures (osteochondritis dissecans): Long-term follow-up. J Bone Joint Surg [Am] 62:646–652, 1980.

13. Allen, C.R.; Wong, E.K. Livesay, G.A.; et al. Importance of the medial meniscus in the anterior cruciate ligament-deficient knee. J Orthop Res 18:109–115, 2000.

14. Anderson, A.F.; Richards, D.B.; Pagnani, M.J.; et al. Antegrade drilling for osteochondritis dissecans of the knee. Arthroscopy 13:319–324, 1997.

15. Anderson, I.F.; Crichton, K. J.; Grattan-Smith, T.; et al. Osteochandral fractures of the dome of the talus. J Bone Joint Surg [Am] 71:1143–1152, 1989.

16. Angel, K.R.; Hall, D.J. Anterior cruciate ligament injury in children and adolescents. Arthroscopy 5:197–200, 1989.

17. Arendt, E.; Dick, R. Knee injury patterns among men and women in collegiate basketball and soccer. NCAA data and review of literature. Am J Sports Med 23:694–701, 1995.

18. Arendt, E.A.; Fithian, D.C.; Cohen, E. Current concepts of lateral patella dislocation. Clin Sports Med 21:499–519, 2002.

19. Atkin, D.M.; Fithian, D.C.; Maranqi, K.S.; et al. Characteristics of patients with primary acute lateral patellar dislocation and their recovery within the first 6 months of injury. Am J Sports Med 28:472–479, 2000.

20. Auringer, S.T.; Anthony, E.Y. Common pediatric sports injuries. Semin Musculoskelet Radiol 3:247–256, 1999.

21. Balagué, F.; Nordin, M.; Skovron, M.L.; et al. Nonspecific low-back pain among schoolchildren: a field survey with analysis of some associated factors.

J Spinal Disord 7(5):374–379, 1994.

22. Baker, C.L., Jr.; Norwood, L.A.; Hughston, J.C. Acute posterolateral rotatory instability of the knee. J Bone Joint Surg [Am] 65:614–618, 1983.

23. Baker, C.L., Jr.; Norwood, L.A.; Hughston, J.C. Acute combined posterior cruciate and posterolateral instability of the knee. Am J Sports Med 12:204–208, 1984.

24. Barber, F.A. Anterior cruciate ligament reconstruction in the skeletally immature high-performance athlete: What to do and when to do it? Arthroscopy 16:391–392, 2000.

25. Barker, H.B.; Beynnon, B.D.; Renström, P.A. Ankle injury risk factors in sports. Sports Med 23:69–74, 1997.

26. Barrett, G.R.; Rose, J.M.; Ried, E.M. Relationship of anterior cruciate ligament injury to notch width index (a roentgenographic study). J Miss State Med Assoc 33:279–283, 1992.

27. Barrow, G.W.; Saha, S. Menstrual irregularity and stress fractures in collegiate female distance runners. Am J Sports Med 16:209–216, 1988.

28. Barry, R.J.; Scranton, P.E., Jr. Flatfeet in children. Clin Orthop 181:68–75, 1983.

29. Bassett, F.H.; Gates, H. S., III; Billys, J.B.; et al. Talar impingement by the anteroinferior tibiofibular ligament. J Bone Joint Surg [Am] 72:55–59, 1990.

30. Bassi, R.S.; Kumar, B.A. Superior dislocation of the patella; A case report and review of the literature. Emerg Med J 20:97–98, 2003.

31. Beals, R.K.; Eckhardt, A.L. Hereditary onycho-osteodysplasia (Nail-Patella syndrome). A report of nine kindreds. J Bone Joint Surg [Am] 51:505–516, 1969.

32. Beasley, L.S.; Vidal, A.F. Traumatic patellar dislocation in children and adolescents: Treatment update and literature review. Curr Opin Pediatr 16:29–36, 2004.

33. Beaty, J.H.; Kumar, A. Fractures about the knee in children. J Bone Joint Surg [Am] 76:1870–1880, 1994.

34. Behr, C.T.; Potter, H.G.; Paletta, G.A., Jr. The relationship of the femoral origin of the anterior cruciate ligament and the distal femoral physeal plate in the skeletally immature knee. An anatomic study. Am J Sports Med 29:781–787, 2001.

35. Bennett, G.L.; Weiner, D.S.; Leighley, B. Surgical treatment of symptomatic accessory tarsal navicular. J Pediatr Orthop 10:445–449, 1990.

36. Bergstrom, R.; Gillquist, J.; Lysholm, J.; et al. Arthroscopy of the knee in children. J Pediatr Orthop 4:542–545, 1984.

37. Berndt, A.L.; Harty, M. Transchondral fractures (osteochondritis dissecans) of the talus. J Bone Joint Surg [Am] 41:988–1020, 1959.

38. Bertin, K.C.; Goble, E.M. Ligament injuries associated with physeal fractures about the knee. Clin Orthop177:188–195, 1983.

39. Bharam, S.; Vrahas, M.S.; Fu, F.H. Knee fractures in the athlete. Orthop Clin North Am 33:565–574, 2002.

40. Bianchi, M. Acute tears of the posterior cruciate ligament: clinical study and results of operative treatment in 27 cases. Am J Sports Med 11:308–314, 1983.

41. Biedert, R. Which investigations are required in stress fracture of the great toe sesamoids? Arch Orthop Trauma Surg 112:94–95, 1993.

42. Bijur, P.E.; Trumble, A.; Harel, Y.; et al. Sports and recreation injuries in US children and adolescents. Arch Pediatr Adolesc Med 149:1009–1016, 1995.

43. Biondino, C.R. Anterior cruciate ligament injuries in female athletes. Conn Med 63:657–660, 1999.

44. Bishop, J.Y.; Flatow, E.L. Pediatric shoulder trauma. Clin Orthop Relat Res 432:41–48, 2005.

45. Borden, P.S.; Nyland, J.A.; Caborn, D.N. Posterior cruciate ligament reconstruction (double bundle) using anterior tibialis tendon allograft. Arthroscopy 17:E14, 2001.

46. Boynton, M.D.; Tietjens, B.R. Long-term followup of the untreated isolated posterior cruciate ligament-deficient knee. Am J Sports Med 24:306–310, 1996.

47. Bradley, G.W.; Shives, T.C.; Samuealson, K.M. Ligament injuries in the knees of children. J Bone Joint Surg [Am] 61:588–591, 1979.

48. Brage, M.E.; Hansen, S.T. Traumatic subluxation/dislocation of the peroneal tendons. Foot Ankle 13:423–431, 1992.

49. Bright, R.W. Physeal injury. In: Rockwood, C.A.; Wilkins, K.E.; King, R.; eds. Fractures in Children. Philadelphia, J.B. Lippincott, pp. 87–172, 1984.

50. Bright, R.W.; Burstein, A.H.; Elmore, S.M. Epiphyseal-plate cartilage. A biomechanical and histological analysis of failure modes. J Bone Joint Surg [Am] 56:688–703, 1974.

51. Bright, R.W.; Elmore, S.M. Physical properties of epiphyseal plate cartilage. Surg Forum 19:463–464, 1968.

52. Brodie, J.T.; Dormans, J.P.; Gregg, J.R.; et al. Accessory soleus muscle. A report of 4 cases and review of literature. Clin Orthop Relat Res 337:180–186, 1997.

53. Brodsky, A.E.; Khalil, M.A. Talar compression syndrome. Am J Sports Med 14:472–476, 1986.

54. Brostrom, L. Sprained ankles: VI. Surgical treatment of chronic ligament ruptures. Acta Chir Scand 132:551–565, 1966.

55. Buchner, M. Acute traumatic primary patellar dislocation: Long term result comparing conservative and surgical treatment. Clin J Sports Med 15:62–66, 2005.

56. Buckley, S.L.; Sturm, P.F.; Tosi, L.L.; et al. Ligamentous instability of the knee in children sustaining fractures of the femur: A prospective study with knee examination under anesthesia. J Pediatr Orthop 16:206–209, 1996.

57. Burbank, K.M.; Lemos, M.J.; Bell, G.; Lemos, D.W. Incidence of os acromiale in patients with shoulder

pain. Am J Orthop 36(3):153–155, 2007.

58. Burkhead, W.Z., Jr.; Rockwood, C.A., Jr. Treatment of instability of the shoulder with an exercise program. J Bone Joint Surg [Am] 74:890–896, 1992.

59. Burks, R.T.; Desio, S.M.; Bachus, K.N.; et al. Biomechanical evaluation of lateral patellar dislocations. Am J Knee Surg 11:24–31, 1998.

60. Burns, W.C., 2nd; Draganich, L.F.; Pyevich, M.; et al. The effect of femoral tunnel position and graft tensioning technique on posterior laxity of the posterior cruciate ligament-reconstructed knee. Am J Sports Med 23:424–430, 1995.

61. Cahill, B.R. Little league shoulder: Lesions of the proximal humeral epiphyseal plate. Am J Sports Med 2(3):150–152, 1974.

62. Cahill, B. Treatment of juvenile osteochondritis dissecans and osteochondritis dissecans of the knee. Clin Sports Med 4:367–384, 1985.

63. Cain, E.L., Jr.; Dugas, J.R.; Wolf, R.S.; Andrews, J.R. Elbow injuries in throwing athletes: a current concepts review. Am J Sports Med 31:621–635, 2003.

64. Caine, D.J.; Nassar, L. Gymnastics injuries. Med Sport Sci 48:18–58, 2005.

65. Cameron, J.C.; Saha, S. External tibial torsion: an underrecognized cause of recurrent patellar dislocation. Clin Orthop Relat Res 328:177–184, 1996.

66. Canale, S.; Belding, R. Osteochondral lesions of the talus. J Bone Joint Surg [Am] 62:97–102, 1980.

67. Canale, T.S.; Williams, K.D. Iselin's disease. J Pediatr Orthop 12:90–93, 1992.

68. Caraffa, A.; Cerulli, G.; Projetti, M.; et al. Prevention of anterior cruciate ligament injuries in soccer. A prospective controlled study of proprioceptive training. Knee Surg Sports Traumatol Arthrosc 4:19–21, 1996.

69. Carreira, D.S.; Mazzocca, A.D.; Oryhon, J.; et al. A prospective outcome evaluation of arthroscopic bankart repairs: minimum 2-year follow-up. Am J Sports Med 34:771–777, 2006.

70. Case, S.L.; Hennrikus, W.L. Surgical treatment of displaced medial epicondyle fractures in adolescent athletes. Am J Sports Med 25:682–686, 1997.

71. Cash, J.D.; Hughston, J.C. Treatment of acute patellar dislocation. Am J Sports Med 16:244–249, 1988.

72. Chambers, H.G.; Nelson, S.C. Technical note: Arthroscopically assisted extraarticular drilling for osteochondritis dissecans of the knee. In: Micheli, L.J.; Kocher, M.S.; eds. The Pediatric and Adolescent Knee. Philadelphia, Saunders, pp. 276–283, 2006.

73. Chen, C.H.; Chen, W.J.; Shih, C.H. Lateral collateral ligament reconstruction using quadriceps tendon–patellar bone autograft with bioscrew fixation. Arthroscopy 17:551–554, 2001.

74. Chen, C.H.; Chen, W.J.; Shih, C.H. One-incision endoscopic technique for posterior cruciate ligament reconstruction with quadriceps tendon-patellar bone autograft. Arthroscopy 17:329–332, 2001.

75. Chen, F.S.; Diaz, V.A.; Loebenberg, M.; Rosen, J.E. Shoulder and elbow injuries in the skeletally immature athlete. J Am Acad Orthop Surg 13:172–185, 2005.

76. Chen, F.S.; Rokito, A.S.; Pitman, M.I. Acute and chronic posterolateral rotatory instability of the knee. J Am Acad Orthop Surg 8:2 97–110, 2000.

77. Choudhary, R.K.; Tice, J.W. Intra-articular dislocation of the patella with incomplete rotation—two case reports and a review of the literature. Knee 11:125–127, 2004.

78. Chrisman, O.D.; Snook, G.A. Reconstruction of lateral ligament tears of the ankle: An experimental study and clinical evaluation of 7 patients treated by a new modification of the Elmslie procedure. J Bone Joint Surg [Am] 51:904–912, 1969.

79. Clanton, T.O.; DeLee, J.C.; Sanders, B.; et al. Knee ligament injuries in children. J Bone Joint Surg [Am] 61:1195–1201, 1979.

80. Clanton, T.O.; Ford, J.J. Turf toe injury. Clin Sports Med 13:731–741, 1994.

81. Clanton, T.O.; Porter, D.A. Primary care of foot and ankle injuries in the athlete. Clin Sports Med 16:435–466, 1997.

82. Clarke, H.D.; Kitaoka, H.B.; Ehman, R.L. Peroneal tendon injuries. Foot Ankle Int 19:280–288, 1998.

83. Clement, D.B.; Taunton, J.E.; Smart, G.W. Achilles tendinitis and peritendinitis: Etiology and treatment. Am J Sports Med 12:179–183, 1984.

84. Close, B.J.; Strouse, P.J. MR of physeal fractures of the adolescent knee. Pediatr Radiol 30:756–762, 2000.

85. Coady, C.M.; Micheli, L.J. Stress fractures in the pediatric athlete. Clin Sports Med 16:225–238, 1997.

86. Cofield, R.H.; Bryan, R.S. Acute dislocation of the patella: Results of conservative treatment. J Trauma 17:526–531, 1977.

87. Colby, S.; Francisco, A.; Yu, B.; et al. Electromyographic and kinematic analysis of cutting maneuvers. Implications for anterior cruciate ligament injury. Am J Sports Med 28:234–240, 2000.

88. Cole, P.A.; Ehrlich, M.G. Management of the completely stiff pediatric knee. J Pediatr Orthop 17:67–73, 1997.

89. Combs, J. Hip and pelvis avulsion fractures in adolescents: Proper diagnosis improves compliance. Phys Sportsmed 22:41–49, 1994.

90. Conlan, T.; Garth, W.P., Jr.; Lemons, J.E. Evaluation of the medial soft-tissue restraints of the extensor mechanism of the knee. J Bone Joint Surg Am 75:682–693, 1993.

91. Conti, S.F. Posterior tibial tendon problems in athletes. Orthop Clin North Am 25:109–121, 1994.

92. Cooper, D.E.; Stewart, D. Posterior cruciate ligament reconstruction using single-bundle patella tendon graft with tibial inlay fixation: 2- to 10-year follow-up. Am J Sports Med 32:346–360, 2004.

93. Cooper, D.E.; Warren, R.F.; Warner, J.P. The posterior cruciate ligament and posterolateral structures

of the knee: Anatomy, function, and patterns of injury. Instr Course Lect 40:249–270, 1991.

94. Cossey, A.J.; Paterson, R. A new technique for reconstructing the medial patellofemoral ligament. Knee 12:93–98, 2005.

95. Covey, D.C.; Sapega, A.A. Anatomy and function of the posterior cruciate ligament. Clin Sports Med 13:509–518, 1994.

96. Covey, D.C.; Sapega, A.A.; Sherman, G.M. Testing for isometry during reconstruction of the posterior cruciate ligament. Anatomic and biomechanical considerations. Am J Sports Med 24:6 740–6, 1996.

97. Crawford, A.H. Fractures about the knee in children. Orthop Clin North Am 7:639–656, 1976.

98. Currey, J.D.; Butler, G. The mechanical properties of bone tissue in children. J Bone Joint Surg [Am] 57:810–814, 1975.

99. Dalton, S.E. Overuse injuries in adolescent athletes. Sports Med 13:58–70, 1992.

100. Dalzell, D.; Auringer, S.T. Problem children: Common fractures commonly missed. Postgrad Radiol 18:170–183, 1998.

101. Dandy, D.J.; Desai, S.S. The results of arthroscopic lateral release of the extensor mechanism for recurrent dislocation of the patella after 8 years. Arthroscopy 10:540–545, 1994.

102. Dandy, D.J.; Pusey, R.J. The long-term results of unrepaired tears of the posterior cruciate ligament. J Bone Joint Surg [Br] 64:92–94, 1982.

103. Deie, M.; Ochi, M.; Sumen, Y. A long-term follow-up study after medial patellofemoral ligament reconstruction using the transferred semitendinosus tendon for patellar dislocation. Knee Surg Sports Traumatol Arthrosc 13:522–528, 2005.

104. Deie, M.; Ochi, M.; Sumen, Y. Reconstruction of the medial patellofemoral ligament for the treatment of habitual or recurrent dislocation of the patella in children. J Bone Joint Surg [Br] 85:887–890, 2003.

105. Deitch, J.; Mehlman, C.T.; Foad, S.L.; et al. Traumatic anterior shoulder dislocation in adolescents. Am J Sports Med 31:5 758–63, 2003.

106. Delee, J.C. Ligamentous injury of the knee. In: Stanitski, C.L.; Delee, J.C.; Drez, D.J., Jr.; eds. Pediatric and Adolescent Sports Medicine. Philadelphia, W.B. Saunders, pp. 406–432, 1994.

107. DeLee, J.C.; Curtis, R. Anterior cruciate ligament insufficiency in children. Clin Orthop 172:112–118, 1983.

108. DeLee, J.C.; Evans, J.P.; Julian, J. Stress fracture of the fifth metatarsal. Am J Sports Med 11:349–353, 1983.

109. DeLee, J.C.; Riley, M.B.; Rockwood, C.A., Jr. Acute posterolateral rotatory instability of the knee. Am J Sports Med 11:199–207, 1983.

110. Derscheid, G.L.; Garrick, J.G. Medial collateral ligament injuries in football. Nonoperative management of grade I and grade II sprains. Am J Sports

Med 9:365–368, 1981.

111. Desio, S.M.; Burks, R.T.; Bachus, K.N. Soft tissue restraints to lateral patellar translation in the human knee. Am J Sports Med 26:59–65, 1998.

112. DeSmet, A.A.; Fisher, D.R.; Burnstein, M.I.; et al. Value of MR imaging in staging osteochondral lesions of the talus (osteochondritis dissecans): Results in 14 patients. AJR Am J Roentgenol 154:555–558, 1990.

113. Dickinson, P.H.; Coutts, M.B.; Woodward, E.P.; et al. Tendo Achilles bursitis: A report of twenty-one cases. J Bone Joint Surg [Am] 48:77–81, 1966.

114. DiFiori, J.P.; Puffer, J.C.; Aish, B.; Dorey, F. Wrist pain, distal radial physeal injury, and ulnar variance in young gymnasts: Does a relationship exist? Am J Sports Med 30:879–885, 2002.

115. Dorizas, J.A.; Stanitski, C.L. Anterior cruciate ligament injury in the skeletally immature. Orthop Clin North Am 34:355–363, 2003.

116. Downey, M.S.; Siegerman, J. Accessory soleus muscle: a review of the literature and case report. J Foot Ankle Surg 35:537–543, 1996.

117. Drez, D., Jr.; Edwards, T.B.; Williams, C.S. Results of medial patellofemoral ligament reconstruction in the treatment of patellar dislocation. Arthroscopy 17:298–306.

118. Eady, J.L.; Cardenas, C.D.; et al. Avulsion of the femoral attachment of the anterior cruciate ligament in a seven-year-old child. A case report. J Bone Joint Surg [Am] 64(9):1376–1378, 1982.

119. Echlin, P.S.; Plomaritis, S.T.; Peck, D.M.; Skopelja, E.N. Subscapularis avulsion fractures in 2 pediatric ice hockey players. Am J Orthop 35(6):281–284, 2006.

120. Eckert, W.R.; Davis, F.A. Acute rupture of the peroneal retinaculum. J Bone Joint Surg [Am] 58:670–673, 1976.

121. Ecklund, K. Magnetic resonance imaging of pediatric musculoskeletal trauma. Top Magn Reson Imaging 13:203–217, 2002.

122. Edwards, T.B.; Greene, C.C.; Barratta, R.V.; et al. The effect of placing a tensioned graft across open growth plates. A gross and histologic analysis. J Bone Joint Surg [Am] 83:725–734, 2001.

123. Ehrlich, M.G.; Strain, R.E., Jr. Epiphyseal injuries about the knee. Orthop Clin North Am 10:91–103, 1979.

124. Eiskjaer, S.; Larsen, S.T.; Schmidt, M.B. The significance of hemarthrosis of the knee in children. Arch Orthop Trauma Surg 107:96–98, 1988.

125. Elgafy, H.; El-Kawy, S.; Elsafy, M.; et al. Internal torsion of the distal femur as a cause of habitual dislocation of the patella: A case report and a review of causes of patellar dislocation. Am J Orthop 34:246–248, 2005.

126. Elias, D.A.; White, L.M.; Fithian, D.C. Acute lateral patellar dislocation at MR imaging: injury patterns of medial patellar soft-tissue restraints and

osteochondral injuries of the inferomedial patella. Radiology 225:736–743, 2002.

127. Elkus, R.A. Tarsal coalition in the young athlete. Am J Sports Med 14:477–480, 1986.

128. Ellera Gomes, J.L. Medial patellofemoral ligament reconstruction for recurrent dislocation of the patella: A preliminary report. Arthroscopy 8:335–340, 1992.

129. Ellman, H. Anterior angulation deformity of the radial head. An unusual lesion occurring in juvenile baseball players. J Bone Joint Surg Am 57:776–778, 1975.

130. Ellsasser, J.C.; Reynolds, F.C.; Omohundro, J.R. The non-operative treatment of collateral ligament injuries of the knee in professional football players. An analysis of seventy-four injuries treated non-operatively and twenty-four injuries treated surgically. J Bone Joint Surg [Am] 56:1185–1190, 1974.

131. Emery, K.H. Imaging of sports injuries of the upper extremity in children. Clin Sports Med 25(3):543–568, 2006.

132. Farsetti, P.; Potenza, V.; Catarini, R.; et al. Long-term results of treatment of fractures of the medial humeral epicondyle in children. J Bone Joint Surg [Am] 83:1299–1305, 2001.

133. Fernandez, E.; Sala, D.; Castejon, M. Reconstruction of the medial patellofemoral ligament for patellar instability using a semitendinosus autograft. Acta Orthop Belg 71:303–308, 2005.

134. Fernandez, M.; Carrol, C.L.; Baker, C.J. Discitis and vertebral osteomyelitis in children: an 18-year review. Pediatrics 105(6):1299–1304, 2000.

135. Fetto, J.F.; Marshall, J.L. Medial collateral ligament injuries of the knee: A rationale for treatment. Clin Orthop 132:206–218, 1978.

136. Fithian, D.C.; Paxton, E.W.; Choen, A.B. Indications in the treatment of patellar instability. J Knee Surg 17:47–56, 2004.

137. Fithian, D.C., Paxton, E.W.; Post, W.R.; et al. Lateral retinacular release: a survey of the International Patellofemoral Study Group. Arthroscopy 20:5 463–8, 2004.

138. Fithian, D.C., Paxton, E.W.; Stone, M.L.; et al. Epidemiology and natural history of acute patellar dislocation. Am J Sports Med 32:1114–1121, 2004.

139. Fleisig, G.S.; Andrews, J.R.; Dillman, C.J.; et al. Kinetics of baseball pitching with implications about injury mechanisms. Am J Sports Med 23:233–239, 1995.

140. Flick, A.B.; Gould, N. Osteochondritis dissecans of the talus (transchondral fractures of the talus): Review of the literature and new surgical approach for medial dome lesions. Foot Ankle 5:165–185, 1985.

141. Fowler, P.J.; Messieh, S.S. Isolated posterior cruciate ligament injuries in athletes. Am J Sports Med 15:553–557, 1987.

142. Frank, C.; Strother, R. Isolated posterior cruciate ligament injury in a child: Literature review and a case report. Can J Surg 32:373–374, 1989.

143. Freiberg, A.H. Infraction of the second metatarsal. A typical injury. Surg Gynecol Obstet 19:191–193, 1914.

144. Frey, C.C.; Shereff, M.J. Tendon injuries about the ankle in athletes. Clin Sports Med 7:103–118, 1988.

145. Fucentese, S.F.; Schöttle, P.B.; Pfirrmann, C.W.; et al. CT changes after trochleoplasty for symptomatic trochlear dysplasia. Knee Surg Sports Traumatol Arthrosc 15:168–174, 2006.

146. Fucentese, S.F., von Roll, A.; Koch, P.P; et al. The patella morphology in trochlear dysplasia—A comparative MRI study. Knee 13:145–150, 2006.

147. Fukushima, K.; Horaguchi, T.; Okano, T.; et al. Patellar dislocation: Arthroscopic patellar stabilization with anchor sutures. Arthroscopy 20:761–764, 2004.

148. Futami, T.; Foster, B.K.; Morris, L.L.; et al. Magnetic resonance imaging of growth plate injuries: The efficacy and indications for surgical procedures. Arch Orthop Trauma Surg 120:390–396, 2000.

149. Galloway, M.T.; Grood, E.S.; Mehalik, J.N.; et al. Posterior cruciate ligament reconstruction. An in vitro study of femoral and tibial graft placement. Am J Sports Med 24:437–445, 1996.

150. Gamble, J.G. Development and maturation of the neuromusculoskeletal system. In: Morrissy, R.T.; Weinstein, S.L.; eds. Lovell and Winter's Pediatric Orthopaedics Philadelphia, Lippincott-Raven. Vol. 1, 1996.

151. Garth, W.P., Jr.; Pomphrey, M., Jr., Merrill, K. Functional treatment of patellar dislocation in an athletic population. Am J Sports Med 24:785–791, 1996.

152. Gaunche, C.A.; Jones, D.C. Clinical testing for tears of the glenoid labrum. Arthroscopy 19(5):517–523, 2003.

153. Gautier, E.,B. Ziran, H.; Egger, B.; et al. Growth disturbances after injuries of the proximal tibial epiphysis. Arch Orthop Trauma Surg 118:1-2 37–41, 1998.

154. Geary, M.; Schepsis, A. Management of first-time patellar dislocations. Orthopedics 27:1058–1062, 2004.

155. Geissele, A.E.; Stanton, R.P. Surgical treatment of adolescent hallux valgus. J Pediatr Orthop 10:642–648, 1990.

156. Geissler, W.B.; Whipple, T.L. Intraarticular abnormalities in association with posterior cruciate ligament injuries. Am J Sports Med 21:846–849, 1993.

157. Goldberg, V.M. and Aadalen, R. Distal tibial epiphyseal injuries: the role of athletics in 53 cases. Am J Sports Med 6:263–268, 1978.

158. Gollehon, D.L.; Torzilli, P.A.; Warren, R.F. The role of the posterolateral and cruciate ligaments in the stability of the human knee. A biomechanical study. J Bone Joint Surg [Am] 69:233–242, 1987.

159. Good, L.; Odensten, M.; Gillquist, J. Intercondylar

notch measurements with special reference to anterior cruciate ligament surgery. Clin Orthop Relat Res 263:185–189, 1991.

160. Goodrich, A.; Ballard, A. Posterior cruciate ligament avulsion associated with ipsilateral femur fracture in a 10-year-old child. J Trauma 28:1393–1396, 1988.

161. Gould, N.; Selingson, D.; Gassman, J. Early and late repair of lateral ligaments of the ankle. Foot Ankle 1:84–89, 1980.

162. Graf, B.K.; Lange, R.H.; Fujisaki, J.K.; et al. Anterior cruciate ligament tears in skeletally immature patients: meniscal pathology at presentation and after attempted conservative treatment. Arthroscopy 8:2 229–33, 1992.

163. Grana, W.A.; Buckley, P.D.; Yates, C.K. Arthroscopic bankart suture repair. Am J Sports Med 21:384–353, 1993.

164. Gray, J.; Taunton, J.E.; McKenzie, D.C.; et al. A survey of injuries to the anterior cruciate ligament of the knee in female basketball players. Int J Sports Med 6:314–316, 1985.

165. Gregg, J.; Das, M. Foot and ankle problems in pre-adolescent and adolescent athletes. Clin Sports Med 1:131–147, 1982.

166. Greis, P.E.; Georgescu, H.I.; Fu, F.H.; et al. Particle-induced synthesis of collagenase by synovial fibroblasts: an immunocytochemical study. J Orthop Res 12:286–293, 1994.

167. Grelsamer, R.P., Bazos, A.N.; Proctor, C.S. Radiographic analysis of patellar tilt. J Bone Joint Surg [Br] 75:822–824, 1993.

168. Green, M.R.; Christensen, K.P. Arthroscopic bankart procedure: Two- to five-year follow up with clinical correlation to severity of glenoid lesion. Am J Sports Med 23:276–272, 1995.

169. Greene, T.L; Hensinger, R.N.; Hunter, L.Y. "Back pain and vertebral changes simulating Scheuermann's disease." J Pediatr Orthop 5(1):1–7, 1985.

170. Greyson, N.D. Humeral stress periostitis: the arm equivalent of "shin splints." Clin Nuclear Med 20:286–287, 1995.

171. Griffin, L.Y. Common sports injuries of the foot and ankle seen in children and adolescents. Orthop Clin North Am 25:83–93, 1994.

172. Griffin, L.Y.; Agel, J.; Albohm, M.J.; et al. Noncontact anterior cruciate ligament injuries: Risk factors and prevention strategies. J Am Acad Orthop Surg 8:141–150, 2000.

173. Grogan, D.P.; Carey, T.P.; Leffers, D.; et al. Avulsion fractures of the patella. J Pediatr Orthop 10:6 721–30, 1990.

174. Grogan, D.P.; Gasser, S.I.; Ogden, J.A. The painful accessory navicular: A clinical and histopathological study. Foot Ankle 10:164–169, 1989.

175. Grood, E.S.; Noyes, F.R.; Butler, D.L.; et al. Ligamentous and capsular restraints preventing straight medial and lateral laxity in intact human cadaver knees. J Bone Joint Surg [Am] 63:1257–1269, 1981.

176. Guhl, J.F. Arthroscopic treatment of osteochondritis dissecans: Preliminary report. Orthop Clin North Am 10:671–683, 1979.

177. Guy, J.; Micheli, L. Pediatric and Adolescent Athletes. Athletic Training and Sportsmedicine. R. C. Schenck, Jr. Rosemont, AAOS, 1990.

178. Hagemeister, N.; Long, R.; Yahia, L.; et al. Quantitative comparison of three different types of anterior cruciate ligament reconstruction methods: Laxity and 3-D kinematic measurements. Biomed Mater Eng 12:47–57, 2002.

179. Hamilton, W.G.; Geppert, M.J.; Thompson, F.M. Pain in the posterior aspect of the ankle in dancers. J Bone Joint Surg [Am] 78:1491–1500, 1996.

180. Harilainen, A.; Myllynen, P.; Antila, H.; et al. The significance of arthroscopy and examination under anaesthesia in the diagnosis of fresh injury haemarthrosis of the knee joint. Injury 19:21–24, 1988.

181. Harmon, K.G.; Dick, R. The relationship of skill level to anterior cruciate ligament injury. Clin J Sport Med 8:260–265, 1998.

182. Harmon, K.G.; Ireland, M.L. Gender differences in noncontact anterior cruciate ligament injuries. Clin Sports Med 19:287–302, 2000.

183. Harner, C.; Giffin, R.B.; Vogrin, T.M.; Woo, S.L.-Y. Anatomy and biomechanics of the posterior cruciate ligament and posterolateral corner. Operative Techniques in Sports Medicine 9:2 39–46, 2001.

184. Harner, C.D.; Hoher, J. Evaluation and treatment of posterior cruciate ligament injuries. Am J Sports Med 26:471–482, 1998.

185. Harner, C.D.; Livesay, G.A.; Kwashiwaquchi, S.; et al. Comparative study of the size and shape of human anterior and posterior cruciate ligaments. J Orthop Res 13:429–434, 1995.

186. Harner, C.D.; Xerogeanes, J.W.; Livesay, G.A.; et al. The human posterior cruciate ligament complex: An interdisciplinary study. Ligament morphology and biomechanical evaluation. Am J Sports Med 23:736–745, 1995.

187. Harris, W.R. The endocrine basis for slipping of the upper femoral epiphysis. An experimental study. J Bone Joint Surg [Br] 32:5–11, 1950.

188. Harrison, M.H. The results of a realignment operation for recurrent dislocation of the patella. J Bone Joint Surg [Br] 37:559–567, 1955.

190. Hastings, D.E. The non-operative management of collateral ligament injuries of the knee joint. Clin Orthop 147:22–28, 1980.

191. Hautamaa, P.V.; Fithian, D.C.; Kaufman, K.R.; et al. Medial soft tissue restraints in lateral patellar instability and repair. Clin Orthop Relat Res 349:174–182, 1998.

192. Havranek, P. Proximal fibular physeal injury. J Pediatr Orthop B 5:115–118, 1996.

193. Hawkins, R.J.; Kennedy, J.C. Impingement syndrome in athletes. Am J Sports Med 8(3):151–158,

1980.

194. Hawkins, R.J.; Bell, R.H.; Anisette, G. Acute patellar dislocations. The natural history. Am J Sports Med 14:117–120, 1986.

195. Hedrick, M.R.; McBryde, A.M. Posterior ankle impingement. Foot Ankle 15:2–8, 1994.

196. Hensinger, R.N. Acute back pain in children. Instr Course Lect. 44:111–126, 1995.

197. Hershman, E.B.; Mailly, T. Stress fractures. Clin Sports Med 9:183–214, 1990.

198. Hewett, T.E. Neuromuscular and hormonal factors associated with knee injuries in female athletes. Strategies for intervention. Sports Med 29:313–327, 2000.

199. Hewett, T.E.; Ford, K.R.; Myer, G.D. Anterior cruciate ligament injuries in female athletes: Part 2, A meta-analysis of neuromuscular interventions aimed at injury prevention. Am J Sports Med 34:490–498, 2006.

200. Hewett, T.E.; Lindenfeld, T.N.; Riccobene, J.V.; et al. The effect of neuromuscular training on the incidence of knee injury in female athletes. A prospective study. Am J Sports Med 27:699–706, 1999.

201. Hewett, T.E.; Myer, G.D.; Ford, K.R. Decrease in neuromuscular control about the knee with maturation in female athletes. J Bone Joint Surg [Am] 86:1601–1608, 2004.

202. Hewett, T.E.; Myer, G.D.; Ford, K.R. Reducing knee and anterior cruciate ligament injuries among female athletes: A systematic review of neuromuscular training interventions. J Knee Surg 18:82–88, 2005.

203. Hewett, T.E.; Myer, G.D.; Ford, K.R.; et al. Preparticipation physical examination using a box drop vertical jump test in young athletes: The effects of puberty and sex. Clin J Sport Med 16:298–304, 2006.

204. Hewett, T.E., Paterno, M.V.; Myer, G.D. Strategies for enhancing proprioception and neuromuscular control of the knee. Clin Orthop Relat Res 402:76–94, 2002.

205. Hewett, T.E.; Stroupe, A.L.; Nance, T.A.; et al. Plyometric training in female athletes. Decreased impact forces and increased hamstring torques. Am J Sports Med 24:765–773, 1996.

206. Hines, R.F.; Herndon, W.A.; Evans, J.P. Operative treatment of medial epicondyle fractures in children. Clin Orthop Relat Res 223:170–174, 1987.

207. Hing, C.B.; Shepstone, L.; Marshall, T.; et al. A laterally positioned concave trochlear groove prevents patellar dislocation. Clin Orthop Relat Res 447: 187–194, 2006.

208. Hinton, R.Y.; Sharma, K.M. Acute and recurrent patellar instability in the young athlete. Orthop Clin North Am 34:385–396, 2003.

209. Horev, G.; Korenreich, L.; Ziv, N.; et al. The enigma of stress fractures in the pediatric age: Clarification or confusion through the new imaging modalities. Pediatr Radiol 20:469–471, 1990.

210. Hoyt, W.A. Jr. Etiology of shoulder injuries in athletes. J Bone Joint Surg Am 49:755–766, 1967.

211. Hughston, J.C. Subluxation of the patella. J Bone Joint Surg [Am] 50:1003–1026, 1968.

212. Hughston, J.C. Anterior cruciate deficient knee. Am J Sports Med 11:1–2, 1983.

213. Hughston, J.C. The importance of the posterior oblique ligament in repairs of acute tears of the medial ligaments in knees with and without an associated rupture of the anterior cruciate ligament. Results of long-term follow-up [see comments]. J Bone Joint Surg [Am] 76:1328–1344, 1994.

214. Hughston, J.C., Andrews, J.R.; Cross, M.J.; et al. Classification of knee ligament instabilities. Part I. The medial compartment and cruciate ligaments. J Bone Joint Surg [Am] 58:159–172, 1976.

215. Hughston, J.C.; Bowden, J.A.; Andrews, J.R.; et al. Acute tears of the posterior cruciate ligament. Results of operative treatment. J Bone Joint Surg [Am] 62:438–450, 1980.

216. Hughston, J.C.; Deese, M. Medial subluxation of the patella as a complication of lateral retinacular release. Am J Sports Med 16:383–388, 1988.

217. Hughston, J.C.; Hergenroeder, P.T.; Courtenay, B.G. Osteochondritis dissecans of the femoral condyles. J Bone Joint Surg [Am] 66:1340–1348, 1984.

218. Hughston, J.C.; Jacobson, K.E. Chronic posterolateral rotatory instability of the knee. J Bone Joint Surg [Am] 67:351–359, 1985.

219. Hughston, J.C.; Norwood, L.A., Jr. The posterolateral drawer test and external rotational recurvatum test for posterolateral rotatory instability of the knee. Clin Orthop Relat Res 147:82–87, 1980.

220. Hui, J.H.P., Das, De S.; Balasubramaiam, P. The Singapore operation for recurrent dislocation of peroneal tendons. J Bone Joint Surg [Br] 80: 325–327, 1998.

221. Indelicato, P.A. Non-operative treatment of complete tears of the medial collateral ligament of the knee. J Bone Joint Surg [Am] 65:323–329, 1983.

222. Indelicato, P.A. Isolated medial collateral ligament injuries in the knee. J Am Acad Orthop Surg 3: 9–14, 1995.

223. Indelicato, P.A. The importance of the posterior oblique ligament in repairs of acute tears of the medial ligaments in knees with and without an associated rupture of the anterior cruciate ligament. Results of long-term follow-up [letter; comment]. J Bone Joint Surg [Am] 77:969, 1995.

224. Indelicato, P.A., Hermansdorfer, J.; Hueqel, M. Nonoperative management of complete tears of the medial collateral ligament of the knee in intercollegiate football players. Clin Orthop Relat Res 256:174–177, 1990.

225. Injuries in youth soccer: A subject review. American Academy of Pediatrics. Committee on Sports Medicine and Fitness. Pediatrics 105(3 Pt 1):659–61, 2000.

226. Inoue, M.; McGurk-Burleson, E.; Hollis, J.M.; et al. Treatment of the medial collateral ligament injury. I: The importance of anterior cruciate ligament on the varus-valgus knee laxity. Am J Sports Med 15:15–21, 1987.

227. Iobst, C.A.; Stanitski, C.L. Acute knee injuries. Clin Sports Med 19:621–635, vi, 2000.

228. Irving, M.H. Exostosis formation after traumatic avulsion of the anterior inferior iliac spine. Report of two cases. J Bone Joint Surg [Br] 46:720–722, 1964.

229. Itokazu, M.; Yamane, T.; Shoen, S. Incomplete avulsion of the femoral attachment of the posterior cruciate ligament with an osteochondral fragment in a twelve-year-old boy. Arch Orthop Trauma Surg 110:55–57, 1990.

230. Jackson, D.W.; Wiltse, L.L.; Cirincoine, R.J. Spondylolysis in the female gymnast. Clin Orthop Relat Res 117:68–73, 1976.

231. Jakob, R.P.; Hassler, H.; Staeubli, H.U. Observations on rotatory instability of the lateral compartment of the knee. Experimental studies on the functional anatomy and the pathomechanism of the true and the reversed pivot shift sign. Acta Orthop Scand Suppl 191:1–32, 1981.

232. Janarv, P.M.; Nyström, A.; Werner, S.; et al. Anterior cruciate ligament injuries in skeletally immature patients. J Pediatr Orthop 16:673–677, 1996.

233. Jaramillo, D.; Shapiro, F. Musculoskeletal trauma in children. Magn Reson Imaging Clin N Am 6:521–536, 1998.

234. Johnson, A.L.; Probst, C.W.; Decamp, C.E.; et al. Comparison of trochlear block recession and trochlear wedge recession for canine patellar luxation using a cadaver model. Vet Surg 30:140–150, 2001.

235. Johnson, R.P.; Aaberg, T.M. Use of retrograde bone grafting in the treatment of osseous defects of the lateral condyle of the knee. Orthopedics.10:291–297, 1987.

236. Jones, B.H.; Harris, J.M.; Vinh, T.N.; et al. Exercise-induced stress fractures and reactions of bone: Epidemiology, etiology, and classification. Exerc Sports Sci Rev 17:379–472, 1989.

237. Jones, K.J.; Wiesel, B.; Ganley, T.J.; et al. Functional outcomes of early arthroscopic Bankart repair in adolescents aged 11 to 18 years. J Pediatr Orthop 27:209–213, 2007.

238. Joseph, G.; Devalia, K.; Kantam, K.; et al. Superior dislocation of the patella. Case report and review of literature. Acta Orthop Belg 71:369–371, 2005.

239. Joseph, K.N.; Fogrund, H. Traumatic rupture of the medial ligament of the knee in a four-year-old boy. J Bone Joint Surg [Am] 60:402–403, 1978.

240. Junge, A.; Rösch, D.; Peterson, L.; et al. Prevention of soccer injuries: a prospective intervention study in youth amateur players. Am J Sports Med 30:652–659, 2002.

241. Kadel, N.J.; Teitz, C.C.; Kronmal, R.A. Stress fractures in ballet dancers. Am J Sports Med 20:445–449, 1992.

242. Kannus, P. Long-term results of conservatively treated medial collateral ligament injuries of the knee joint. Clin Orthop Relat Res 226:103–112, 1988.

243. Kannus, P. Nonoperative treatment of grade II and III sprains of the lateral ligament compartment of the knee. Am J Sports Med 17:83–88, 1989.

244. Kannus, P.; Jarvinen, M. Knee ligament injuries in adolescents. Eight year follow-up of conservative management. J Bone Joint Surg [Br] 70:772–776, 1988.

245. Kasser, J.R. Physeal bar resections after growth arrest about the knee. Clin Orthop Relat Res 255:68–74, 1990.

246. Keene, J.S.; Lange, R.H. Diagnostic dilemmas in foot and ankle injuries. JAMA 256:247–251, 1986.

247. Keller, P.M.; Shelbourne, K.D.; McCarroll, J.R.; et al. Nonoperatively treated isolated posterior cruciate ligament injuries. Am J Sports Med 21:132–136, 1993.

248. Kendall, N.S.; Hsu, S.Y.; Chan, K.M. Fracture of the tibial spine in adults and children. A review of 31 cases. J Bone Joint Surg [Br] 74:848–852, 1992.

249. Kennedy, J.C. The Injured Adolescent Knee. Baltimore, Williams and Wilkins, 1979.

250. Kennedy, J.C.; Fowler, P.J. Medial and anterior instability of the knee. An anatomical and clinical study using stress machines. J Bone Joint Surg [Am] 53:1257–1270, 1971.

251. Kilfoyle, R.M. Fractures of the medial condyle and epicondyle of the elbow in children. Clin Orthop 41:43–50, 1965.

252. Kim, C.W.; Shea, K.; Chambers, H.G. Heel pain in children: Diagnosis and treatment. J Am Podiatr Med Assoc 89:67–74, 1999.

253. King, S. Magnetic resonance imaging of knee injuries in children. Eur Radiol 7:1245–1251, 1997.

254. King, S.J.; Carty, H.M.; Brady, O. Magnetic resonance imaging of knee injuries in children. Pediatr Radiol 26:287–290, 1996.

255. Kinnard, P.; Lirette, R. Dorsiflexion osteotomy in Freiberg's disease. Foot Ankle 9:226–231, 1989.

256. Kirkley, A.; Griffin, S.; Richards, C; et al. Prospective randomized clinical trial comparing the effectiveness of immediate arthroscopic stabilization versus immobilization and rehabilitation in first traumatic anterior dislocations of the shoulder. Arthroscopy 15:507–514, 1999.

257. Kivisto, R.; Pasanen, L.; Leppilahti, J.; et al. Arthroscopic repair of osteochondritis dissecans of the femoral condyles with metal staple fixation: A report of 28 cases. Knee Surg Sports Traumatol Arthrosc 10:305–309, 2002.

258. Klasson, S.C.; Vander Schilden, J.L.; Park, J.P. Late effect of isolated avulsion fractures of the lesser tubercle of the humerus in children. Report of two cases. J Bone Joint Surg [Am] 75:1691–1694, 1993.

259. Kling, T.; Bright, R.; Hensinger, R. Distal tibial

physeal fractures in children that may require open reduction. J Bone Joint Surg 66(A): p. 647, 1984.

260. Klingele, K.E.; Kocher, M.S. Little league elbow: valgus overload injury in the paediatric athlete. Sports Med 32(15):1005–1015, 2002.

261. Kocher, M.S.; DiCanzio, J.; Zurakowski, D.; et al. Diagnostic performance of clinical examination and selective magnetic resonance imaging in the evaluation of intraarticular knee disorders in children and adolescents. Am J Sports Med 29:292–296, 2001.

262. Kocher, M.S.; Saxon, H.S.; Hovis, W.D.; et al. Management and complications of anterior cruciate ligament injuries in skeletally immature patients: Survey of the Herodicus Society and The ACL Study Group. J Pediatr Orthop 22:452–457, 2002.

263. Kocher, M.S.: Sterett, W.I.; Briggs, K.K.; et al. Effect of functional bracing on subsequent knee injury in ACL-deficient professional skiers. J Knee Surg 16:2 87–92, 2003.

264. Kocher, M.S.; Tucker, R.; Ganley, T.J.; et al. Management of osteochondritis dissecans of the knee. Am J Sports Med 34:1181–1191, 2006.

265. Kocher, M.S.; Waters, P.M.; Micheli, L.J. Upper extremity injuries in the paediatric athlete. Sports Med 30(2):117–135, 2000.

266. Koester, M.C. Adolescent and youth sports medicine: A growing concern. Athl Ther Today 7:6–12, 2002.

267. Kolettis, G.J.: Micheli, L.J.; Klein, J.D. Release of the flexor hallucis longus tendon in ballet dancers. J Bone Joint Surg [Am] 78:1386–1390, 1996.

268. Koman, J.D.; Sanders, J.O. Valgus deformity after reconstruction of the anterior cruciate ligament in a skeletally immature patient. A case report. J Bone Joint Surg [Am] 81:711–715, 1999.

269. Koshino, T.; Sugimoto, K. New measurement of patellar height in the knees of children using the epiphyseal line midpoint. J Pediatr Orthop 9:216–218, 1989.

270. Koskinen, S.K.; Hurme, M.; Kujala, U.M. Restoration of patellofemoral congruity by combined lateral release and tibial tuberosity transposition as assessed by MRI analysis. Int Orthop 15:363–366, 1991.

271. Koskinen, S.K.; Kujala, U.M. Patellofemoral relationships and distal insertion of the vastus medialis muscle: A magnetic resonance imaging study in nonsymptomatic subjects and in patients with patellar dislocation. Arthroscopy 8:465–468, 1992.

272. Koskinen, S.K.; Taimela, S.; Nelimarkka, O.; et al. Magnetic resonance imaging of patellofemoral relationships. Skeletal Radiol 22:403–410, 1993.

273. Koss, S.K.; Richmond, J.C.; Woodward, J.S. Jr. Two to five-year followup of arthroscopic Bankart reconstruction using a suture anchor technique. Am J Sports Med 25:809–812, 1997.

274. Kriss, V.M.; Elgazzar, A.H.; Gelfand, M.J.; Golsch, G.J. High-resolution mutli-detector SPET imaging of the paediatric spine. Nucl Med Commun 17(2):119–124, 1996.

275. Krudwig, W.K.; Witzel, U.; Ullrich, K. Posterolateral aspect and stability of the knee joint. II. Posterolateral instability and effect of isolated and combined posterolateral reconstruction on knee stability: A biomechanical study. Knee Surg Sports Traumatol Arthrosc 10:91–95, 2002.

276. Kujala, U.M.; Osterman, K.; Kormano, M.; et al. Patellofemoral relationships in recurrent patellar dislocation. J Bone Joint Surg [Br] 71:788–792, 1989.

277. Kurtz, C.A.; Humble, B.J.; Rodosky, M.W.; Sekiya, J.K. Symptomatic os acromiale. J Am Acad Orthop Surg 14(1):12–19, 2006.

278. Lancourt, J.E.; Cristini, J.A. Patella alta and patella infera. Their etiological role in patellar dislocation, chondromalacia, and apophysitis of the tibial tubercle. J Bone Joint Surg [Am] 57:1112–1115, 1975.

279. LaPrade, R.F. The medial collateral ligament complex and posterolateral aspect of the knee. Orthopaedic Knowledge Update. Rosemont, CA. American Academy of Orthopaedic Surgeons, pp. 327–340, 1999.

280. LaPrade, R.F.; Hamilton, C.D. The fibular collateral ligament-biceps femoris bursa. An anatomic study. Am J Sports Med 25:439–443, 1977.

281. LaPrade, R.F.; Hamilton, C.D.; Montgomery, R.D.; et al. The reharvested central third of the patellar tendon. A histologic and biomechanical analysis. Am J Sports Med 25:779–785, 1997.

282. LaPrade, R.F.; Resig, S.; Wentorf, F.; et al. The effects of grade III posterolateral knee complex injuries on anterior cruciate ligament graft force. A biomechanical analysis. Am J Sports Med 27:469–475, 1999.

283. LaPrade, R.F.; Terry, G.C. Injuries to the posterolateral aspect of the knee. Association of anatomic injury patterns with clinical instability. Am J Sports Med 25:433–438, 1997.

284. LaPrade, R.F.; Terry, G.C.; Montgomery, R.D. Winner of the Albert Trillat Young Investigator Award. The effects of aggressive notchplasty on the normal knee in dogs. Am J Sports Med 26:193–200, 1998.

285. Larsen, E; Lauridsen, F. Conservative treatment of patellar dislocations. Influence of evident factors on the tendency to redislocation and the therapeutic result. Clin Orthop Relat Res 171:131–136, 1982.

286. Larson, R.L. Epiphyseal injuries in the adolescent athlete. Orthop Clin North Am 4:839–851, 1973.

287. Latimer, H.A.; Tibone, J.E.; ElAttrache, N.S.; et al. Reconstruction of the lateral collateral ligament of the knee with patellar tendon allograft. Report of a new technique in combined ligament injuries [see comments]. Am J Sports Med 26:656–662, 1998.

288. Lawton, R.L.; Choudhury, S.; Mansat, P.; et al. Pediatric shoulder instability: Presentation, findings, treatment, and outcomes. J Pediatr Orthop 22:52–61, 2002.

289. Lee, C.K.; Mercurio, C. Operative treatment of

osteochondritis dissecans in situ by retrograde drilling and cancellous bone graft: A preliminary report. Clin Orthop Relat Res 158:129–136, 1981.

290. Letts, R.M.; Davidson, D.; Beaule, P. Semitendinosus tenodesis for repair of recurrent dislocation of the patella in children. J Pediatr Orthop 19:742–747, 1999.

291. Lill, H.; Glasmacher, S.; Korner, J.; et al. Arthroscopic-assisted simultaneous reconstruction of the posterior cruciate ligament and the lateral collateral ligament using hamstrings and absorbable screws. Arthroscopy 17:892–897, 2001.

292. Linden, B. Osteochondritis dissecans of the femoral condyles: A long-term follow-up study. J Bone Joint Surg [Am] 59:769–776, 1977.

293. Linton, R.C.; Indelicato, P.A. Medial ligament injuries. In: Drez, D.J., Jr.; Delee, J.C.; Miller, M.D.; eds. Orthopaedic Sports Medicine, vol. 2. Philadelphia, W.B. Sanders, pp. 1261–1274, 1994.

294. Lobenhoffer, P.; Wünsch, L.; Bosch, U.; et al. Arthroscopic repair of the posterior cruciate ligament in a 3-year-old child. Arthroscopy 13:248–253, 1997.

295. Lombardo, S.J.; Harvey, J.P., Jr. Fractures of the distal femoral epiphyses. Factors influencing prognosis: A review of thirty-four cases. J Bone Joint Surg [Am] 59:742–751, 1977.

296. Lower Extremity Injuries, Chapter 42: The Knee. In: Tachdjian's Pediatric Orthopaedics. Ed. J. A. Herring. Philadelphia, W. B. Saunders. vol 3:2356, 2002.

297. Luo, Z.P.; Sakai, N.; Rand, J.A.; et al. Tensile stress of the lateral patellofemoral ligament during knee motion. Am J Knee Surg 10:139–144, 1997.

298. Lynn, M.D. The triplane distal tibial epiphyseal fracture. Clin Orthop 86:187, 1972.

299. MacDonald, P.B. Black, B.; Old, J.; et al. Posterior cruciate ligament injury and posterolateral instability in a 6-year-old child: A case report. Am J Sports Med 31:135–136, 2003.

300. Macnab, I. Recurrent dislocation of the patella. J Bone Joint Surg [Am] 34:957–967; passim, 1952.

301. Maehlum, S.; Dahl, E.; Dalijord, O. Frequency of injuries in a youth soccer tournament. Phys Sportsmed 14:73–79, 1986.

302. Mäenpää, H.; Lehto, M.U. Patellar dislocation has predisposing factors. A roentgenographic study on lateral and tangential views in patients and healthy controls. Knee Surg Sports Traumatol Arthrosc 4:212–216, 1996.

303. Mäenpää, H.; Lehto, M.U. Patellar dislocation. The long-term results of nonoperative management in 100 patients. Am J Sports Med 25:213–217, 1997.

304. Mäenpää, H.; Lehto, M.U. Patellofemoral osteoarthritis after patellar dislocation. Clin Orthop Relat Res 339:156–162, 1997.

305. Mafulli, N. Intensive training in young athletes. Sports Med 9:229–243, 1990.

306. Major, N.M.; Beard, L.N.; Jr.; Helms, C.A. Accuracy of MR imaging of the knee in adolescents.

AJR Am J Roentgenol 180:17–19, 2003.

307. Mandelbaum, B.R.; Bartolozzi, A.R. Davis, C.A.; et al. Wrist pain syndrome in the gymnast. Pathogenetic, diagnostic, and therapeutic considerations. Am J Sports Med 17:305–317, 1989.

308. Marks, K.L. Flake fracture of the talus progressing to osteochondritis dissecans. J Bone Joint Surg [Br] 34:90–92, 1952.

309. Marotta, J.J.; Micheli, L.J. Os trigonum impingement in dancers. Am J Sports Med 20:533–536, 1992.

310. Martinez, S.; Korobkin, M.; Fondren, F.B.; et al. Computed tomography of the normal patellofemoral joint. Invest Radiol 18:249–253, 1983.

311. Martinez, S.; Korobkin, M.; Fondren, F.B.; et al. Diagnosis of patellofemoral malalignment by computed tomography. J Comput Assist Tomogr 7:1050–1053, 1983.

312. Matava, M.J.; Siegel, M.G. Arthroscopic reconstruction of the ACL with semitendinosus-gracilis autograft in skeletally immature adolescent patients. Am J Knee Surg 10:60–69, 1997.

313. Matelic, T.M.; Aronsson, D.D.; Boyd, D.W., Jr.; et al. Acute hemarthrosis of the knee in children. Am J Sports Med 23:668–671, 1995.

314. Mayer, P.J.; Micheli, L.J. Avulsion of the femoral attachment of the posterior cruciate ligament in an eleven-year-old boy. Case report. J Bone Joint Surg [Am] 61:431–432, 1979.

315. Maynard, M.J.; Deng, X.; Wickiewicz, T.L.; et al. The popliteofibular ligament. Rediscovery of a key element in posterolateral stability. Am J Sports Med 24:311–316, 1996.

316. McCarroll, J.; Schrader, J.W.; Shelbourne, K.D.; et al. Meniscoid lesions of the ankle in soccer players. Am J Sports Med 15:255–257, 1987.

317. McCarroll, J.R.; Rettig, A.C.; Shelbourne, K.D.; et al. Anterior cruciate ligament injuries in the young athlete with open physes. Am J Sports Med 16:44–47, 1988.

318. McCarroll, J.R.; Shelbourne, K.D.; Porter, D.A.; et al. Patellar tendon graft reconstruction for midsubstance anterior cruciate ligament rupture in junior high school athletes. An algorithm for management. Am J Sports Med 22:478–484, 1994.

319. McDermott, M.J.; Bathgate, B.; Gillingham, B.L.; et al. Correlation of MRI and arthroscopic diagnosis of knee pathology in children and adolescents. J Pediatr Orthop 18:675–678, 1998.

320. McDougall, A. The os trigonum. J Bone Joint Surg [Br] 37:257–265, 1995.

321. McLennon, J.G. Treatment of acute and chronic luxations of the peroneal tendons. Am J Sports Med 8:432–436, 1980.

322. McManama, G.B., Jr. Ankle injuries in the young athlete. Clin Sports Med 7:547–562, 1988.

323. McManus, F.; Rang, M.; Heslin, D.J. Acute dislocation of the patella in children. The natural history.

Clin Orthop Relat Res 139:88–91, 1979.

324. Meister, B.R.; Michael, S.P.; Moyer, R.A.; et al. Anatomy and kinematics of the lateral collateral ligament of the knee. Am J Sports Med 28:869–878, 2000.

325. Messina, D.F.; Farney W.C.; DeLee, J.C. The incidence of injury in Texas high school basketball. A prospective study among male and female athletes. Am J Sports Med 27:294–299, 1999.

326. Meyers, M.H. Isolated avulsion of the tibial attachment of the posterior cruciate ligament of the knee. J Bone Joint Surg [Am] 57:669–672, 1975.

327. Micheli, L.J. Pediatric and Adolescent Sports Medicine. Boston, Little Brown, 1984.

328. Micheli, L.J.; Ireland, M.L. Prevention and management of calcaneal apophysitis in children: an overuse syndrome. J Pediatr Orthop 7:34–38, 1987.

329. Micheli, L.J.; Metzl, J.D.; DiCanzio, J.; et al. Anterior cruciate ligament reconstructive surgery in adolescent soccer and basketball players. Clin J Sport Med 9:138–141, 1999.

330. Micheli, L.J.; Rask, B.; Gerberg, L. Anterior cruciate ligament reconstruction in patients who are prepubescent. Clin Orthop Relat Res 364:40–47, 1999.

331. Micheli, L.J., Waters, P.M.; Sanders, D.P. Sliding fibular graft repair for chronic dislocation of the peroneal tendons. Am J Sports Med 17:68–71, 1989.

332. Mikashima, Y.; Kimura, M.; Kobayashi, Y.; et al. Clinical results of isolated reconstruction of the medial patellofemoral ligament for recurrent dislocation and subluxation of the patella. Acta Orthop Belg 72:1 65–71, 2006.

333. Miller, M.D.; Ritchie, J.R.; Gomez, B.A.; et al. Meniscal repair. An experimental study in the goat. Am J Sports Med 23:124–128, 1995.

334. Mitchell, G.P.; Gibson, J.M. Excision of calconeonavicular bar for painful spasmodic flatfoot. J Bone Joint Surg [Br] 49:281–287, 1967.

335. Mizuno, Y.; Kumagai, M.; Mattessich, S.M.; et al. Q-angle influences tibiofemoral and patellofemoral kinematics. J Orthop Res 19:834–840, 2001.

336. Mizuta, H.; Kubota, K.; Shiraishi, M.; et al. The conservative treatment of complete tears of the anterior cruciate ligament in skeletally immature patients [see comments]. J Bone Joint Surg [Br] 77:890–894, 1995.

337. Monteleone, G.P. Stress fractures in the athlete. Orthop Clin North Am 26:423–432, 1995.

338. Morgan, C.D.; Kalman, V.R.; Grawl, D.M. The anatomic origin of the posterior cruciate ligament: where is it? Reference landmarks for PCL reconstruction. Arthroscopy 13:325–331, 1997.

339. Mubarak, S.J.; Carroll, N.C. Familial osteochondritis dissecans of the knee. Clin Orthop Relat Res 140:131–136, 1979.

340. Mubarak, S.J. Extensor retinaculum syndrome of the ankle after injury to the distal tibial physis. J Bone Joint Surg Br 84(1):11–14, 2002.

341. Muller, W. The Knee: Form, Function, and Ligament Reconstruction. New York, Springer-Verlag, 1983.

342. Muneta, T.; Sekiya, I.; et al. 1999 A technique for reconstruction of the medial patellofemoral ligament. Clin Orthop Relat Res:359 151–5.

343. Neer, C.S. Anterior acromioplasty for the chronic impingement syndrome in the shoulder. J Bone Joint Surg [Am] 54:41–50, 1972.

344. Nelson, B.J.; Arciero, R.A. Arthroscopic management of glenohumeral instability. Am J Sports Med 28:602–614, 2000.

345. Niemi, W.J.; Savidakis, J.; DeJesus, J.M. Peroneal subluxation: a comprehensive review of the literature with case presentations. J Foot Ankle Surg 36:141–145, 1997.

346. Nietosvaara, Y.; K. Aalto; et al. Acute patellar dislocation in children: incidence and associated osteochondral fractures. J Pediatr Orthop 14:4 513–5, 1994.

347. Nonweiler, D.E.; DeLee, J.C. The diagnosis and treatment of medial subluxation of the patella after lateral retinacular release. Am J Sports Med 22:680–686, 1994.

348. Noyes, F.R. PCL & posterolateral complex injuries. Overview. Am J Knee Surg 9:171, 1996.

349. Noyes, F.R.; Barber-Westin, S.D. The treatment of acute combined ruptures of the anterior cruciate and medial ligaments of the knee. Am J Sports Med 23:380–389, 1995.

350. Nyland, J.; Hester, P.; Caborn, D.N. Double-bundle posterior cruciate ligament reconstruction with allograft tissue: 2-year postoperative outcomes. Knee Surg Sports Traumatol Arthrosc 10:274–279, 2002.

351. O'Donoghue, D.H. An analysis of end results of surgical treatment of major injuries to the ligaments of the knee. J Bone Joint Surg [Am] 37:1–13, 1955.

352. O'Neill, D B.; Micheli, L.J. Tarsal coalition: a follow-up of adolescent athletes. Am J Sports Med 17:544–549, 1989.

353. Ogata, K.; McCarthy, J.A. Measurements of length and tension patterns during reconstruction of the posterior cruciate ligament. Am J Sports Med 20:351–355, 1992.

354. Ogden, J.A. Injury to the growth mechanisms of the immature skeleton. Skeletal Radiol 6:237–253, 1981.

355. Ogden, J.A.; Tross, R.B.; Murphy, M.J. Fractures of the tibial tuberosity in adolescents. J Bone Joint Surg [Am] 62:205–215, 1980.

356. Ogilvie, J.W.; Sherman, J. Spondylolysis in Scheuermann's disease. Spine 12(3):251–253, 1987.

357. Olgilvie-Harris, D.J.; Gilbart, M.K.; Chorney, K. Chronic pain following ankle sprains in athletes: The role of arthroscopic surgery. Arthroscopy 13:564–574, 1997.

358. Ostermeier, S.; Stukenborg-Colsman, C.; Hurschler, C.; et al. In vitro investigation of the effect of medial patellofemoral ligament reconstruction and medial tibial tuberosity transfer on lateral patellar stability. Arthroscopy 22:308–319, 2006.

359. Pagnani, M.J.; Mathis, C.E.; Solman, C.G. Painful os acromiale (or unfused acromial apophysis) in athletes. J Shoulder Elbow Surg 15(4):432–435, 2006.

360. Panagiotopoulos, E.; Strzelczyk, P.; Herrmann, M.; et al. Cadaveric study on static medial patellar stabilizers: The dynamizing role of the vastus medialis obliquus on medial patellofemoral ligament. Knee Surg Sports Traumatol Arthrosc 14:7–12, 2006.

361. Parolie, J.M.; Bergfeld, J.A. Long-term results of nonoperative treatment of isolated posterior cruciate ligament injuries in the athlete. Am J Sports Med 14:35–38, 1986.

362. Pasque, C.; Noyes, F.R.; Gibbons, M.; et al. The role of the popliteofibular ligament and the tendon of popliteus in providing stability in the human knee. J Bone Joint Surg [Br] 85:292–298, 2003.

363. Paulos, L.E. Taansosseous reconstruction of the posterior cruciate ligament: Single and double tunnel techniques. Oper Tech Sports Med 9:60–68, 2001.

364. Paxinos, A.; Walton, J.; Tzannes, A.; et al. Advances in the management of traumatic anterior and atraumatic multidirectional shoulder instability. Sports Med 31:819–828, 2001.

365. Pearsall, A.W., 4th; Pyevich, M.; Draganich, L.F.; et al. In vitro study of knee stability after posterior cruciate ligament reconstruction. Clin Orthop Relat Res 327:264–271, 1996.

366. Pennig, D.; Baranowski, D. Genu recurvatum due to partial growth arrest of the proximal tibial physis: Correction by callus distraction. Case report. Arch Orthop Trauma Surg 108:119–121, 1989.

367. Peterson, D.A.; Stinson, W.; Larimore, J.R. The long accessory flexor muscle: An anatomical study. Foot Ankle Int 16:637–640, 1995.

368. Pettine, K.A.; Morrey, B.F. Osteochondral fractures of the talus: A long-term follow-up. J Bone Joint Surg [Br] 69:89–92, 1987.

369. Pfirrmann, C.W.; Zanetti, M.; Romero, J.; et al. Femoral trochlear dysplasia: MR findings. Radiology 216:858–864, 2000.

370. Poland, J. Traumatic Separation of the Epiphysis. London, Smith and Elder, 1898.

371. Pookarnjanamorakot, C.; Jaovisidha, S.; Apiyasawat, P. The patellar tilt angle: correlation of MRI evaluation with anterior knee pain. J Med Assoc Thai 81:958–963, 1998.

372. Poulsen, T.D.; Skak, S.V.; Jensen, T.T. Epiphyseal fractures of the proximal tibia. Injury 20:111–113, 1989.

373. Powell, J.W.; Barber-Foss, K.D. Sex-related injury patterns among selected high school sports. Am J Sports Med 28:385–391, 2000.

374. Pressman, A.E.; Letts, R.M.; Jarvis, J.G. Anterior cruciate ligament tears in children: An analysis of operative versus nonoperative treatment. J Pediatr Orthop 17:505–511, 1997.

375. Racanelli, J.A.; Drez, D., Jr. Posterior cruciate ligament tibial attachment anatomy and radiographic landmarks for tibial tunnel placement in PCL reconstruction. Arthroscopy 10:546–549, 1994.

376. Radelet, M.A.; Lephart, S.M.; Rubinstein, E.N.; et al. Survey of the injury rate for children in community sports. Pediatrics 110:3 e28, 2002.

377. Rajasekhar, C.; Kumar, K.S.; Bhamra, M.S. Avulsion fractures of the anterior inferior iliac spine: The case for surgical intervention. Int Orthop 24:364–365, 2001.

378. Rang, M. Children's Fractures. Philadelphia, J.B. Lippincott, 1974.

379. Rang, M. Children's Fractures. Philadelphia, J.B. Lippincott, 1983.

380. Reider, B.; Marshall, J.L.; Warren, R.F. Clinical characteristics of patellar disorders in young athletes. Am J Sports Med 9:270–274, 1981.

381. Rémy, F.; Chantelot, C.; Fontaine, C.; et al. Inter- and intraobserver reproducibility in radiographic diagnosis and classification of femoral trochlear dysplasia. Surg Radiol Anat 20:285–289, 1998.

382. Richardson, E.G. Injuries to the hallucal sesamoids in the athlete. Foot Ankle 7:229–244, 1987.

383. Richli, W.R.; Rosenthal, D.I. Avulsion fracture of the fifth metatarsal: Experimental study of pathomechanics. AJR Am J Roentgenol 143:889–891, 1984.

384. Roden, S.; Tillegaard, P.; Unanderscharin, L. Osteochondritis dissecans and similar lesions of the talus: Report of 55 cases with special reference to etiology and treatment. Acta Orthop Scand 23:51–66, 1953.

385. Rodeo, S.A.; O'Brien, S.; Warren, R.F.; et al. Turf-toe: an analysis of metatarsophalangeal joint sprains in professional football players. Am J Sports Med 18:280–285, 1990.

386. Rorabeck, C.H.; Bobechko, W.P. Acute dislocation of the patella with osteochondral fracture: A review of eighteen cases. J Bone Joint Surg [Br] 58:237–240, 1976.

387. Ross, A.C.; Chesterman, P.J. Isolated avulsion of the tibial attachment of the posterior cruciate ligament in childhood. J Bone Joint Surg [Br] 68:747, 1986.

388. Rossi, F.; Dragoni, S. Acute avulsion fractures of the pelvis in adolescent competitive athletes: Prevalence, location and sports distribution of 203 cases collected. Skeletal Radiol 30:127–131, 2001.

389. Rowe, C.R. Prognosis in dislocations of the shoulder. J Bone Joint Surg [Am] 38:957–977, 1956.

390. Rowe, C.R. Acute and recurrent anterior dislocations of the shoulder. Orthop Clin North Am 11:253–270, 1980.

391. Roy, S.; Caine, D.; Singer, K.M. Stress changes of the distal radial epiphysis in young gymnasts: A report of twenty-one cases and a review of the literature. Am J Sports Med 13:301–308, 1985.

392. Rozzi, S.L.; Lephart, S.M.;Gear, W.S.; et al. Knee joint laxity and neuromuscular characteristics of male and female soccer and basketball players. Am J Sports Med 27:312–319, 1999.

393. Sabick, M.B.; Kim, Y.K.; Torry, M.R.; et al. Biomechanics of the shoulder in youth baseball pitchers: Implications for the development of proximal humeral

epiphysiolysis and humeral retrotorsion. Am J Sports Med 33:1716–1722, 2005.

394. Sachs, B.; Bradford, D.; Winter, R..; et al. Scheuermann kyphosis. Follow-up of Milwaukee-brace treatment. J Bone Joint Surg [Am] 69(1):50–57, 1987.

395. Saddler, S.C.; Noyes, F.R.; Grood, E.S.; et al. Posterior cruciate ligament anatomy and length-tension behavior of PCL surface fibers. Am J Knee Surg 9:194–199, 1996.

396. Sallay, P.I.; Poggi, J.; Speer, K.P.; et al. Acute dislocation of the patella. A correlative pathoanatomic study. Am J Sports Med 24:52–60, 1996.

397. Salter, R.B. Textbook of Disorders and Injuries of the Musculoskeletal System. Baltimore, Williams and Wilkins, 1970.

398. Sammarco, G.J. Peroneal tendon injuries. Orthop Clin North Am 25:135–145, 1994.

399. Sanders, T.G.; Morrison, W.B.; Singleton, B.A.; et al. Medial patellofemoral ligament injury following acute transient dislocation of the patella: MR findings with surgical correlation in 14 patients. J Comput Assist Tomogr 25:957–962, 2001.

400. Sanders, W.E.; Wilkins, K.E.; Neidre, A. Acute insufficiency of the posterior cruciate ligament in children. Two case reports. J Bone Joint Surg [Am] 62:129–131, 1980.

401. Satterfield, W. H. and D. L. Johnson.2005 Arthroscopic patellar bankart repair after acute dislocation. Arthroscopy 21:5 627.

402. Schoettle, P.B.; Fredrich, H.; Steinhauser, E.; et al. [Refixation of the meniscus with the SD meniscal staple: A comparative biomechanical study on cadaver knees]. Unfallchirurg 106:114–120, 2003.

403. Schoettle, P.B.; Werner, C.M.; Romero, J. Reconstruction of the medial patellofemoral ligament for painful patellar subluxation in distal torsional malalignment: A case report. Arch Orthop Trauma Surg 125:644–648, 2005.

404. Schöttle, P.B.; Fucentese, S.F.; Pfirrmann, C.; et al. Trochleaplasty for patellar instability due to trochlear dysplasia: A minimum 2-year clinical and radiological follow-up of 19 knees. Acta Orthop 76:693–698, 2005.

405. Schöttle, P.B.; Fucentese, S.F.; Romero, J. Clinical and radiological outcome of medial patellofemoral ligament reconstruction with a semitendinosus autograft for patella instability. Knee Surg Sports Traumatol Arthrosc 13:516–521, 2005.

406. Schöttle, P.B.; Scheffler, S.U.; Schwarck, K.; et al. Arthroscopic medial retinacular repair after patellar dislocation with and without underlying trochlear dysplasia: a preliminary report. Arthroscopy 22: 1192–1198, 2006.

407. Schreiber, S.N. Arthroscopic lateral retinacular release using a modified superomedial portal, electrosurgery, and postoperative positioning in flexion. Orthop Rev 17:375–380, 1988.

408. Scuderi, G.; Cuomo, F.; Scott, W.N. Lateral release and proximal realignment for patellar subluxation and dislocation. A long-term follow-up. J Bone Joint Surg [Am] 70:856–861, 1988.

409. Seebacher, J.R.; Inglis, A.E.; Marshall, J.L.; et al. The structure of the posterolateral aspect of the knee. J Bone Joint Surg [Am] 64:536–541, 1982.

410. Seering, W.P.; Piziali, R.L.; Nagel, D.A.; et al. The function of the primary ligaments of the knee in varus-valgus and axial rotation. J Biomech 13:785–794, 1980.

411. Senavongse, W.; Farahmand, F.; Jones, J.; et al. Quantitative measurement of patellofemoral joint stability: Force-displacement behavior of the human patella in vitro. J Orthop Res 21:780–786, 2003.

412. Shahane, S.A.; C. Ibbotson, C.; Strachan, R.; et al. The popliteofibular ligament. An anatomical study of the posterolateral corner of the knee. J Bone Joint Surg [Br] 81:636–642, 1999.

413. Shea, K.G.; Apel, P.J.; Pfeiffer, R.P. Anterior cruciate ligament injury in paediatric and adolescent patients: A review of basic science and clinical research. Sports Med 33:455–471, 2003.

414. Shea, K.G.; Apel, P.J.; Pfeiffer, R.P.; et al. The tibial attachment of the anterior cruciate ligament in children and adolescents: Analysis of magnetic resonance imaging. Knee Surg Sports Traumatol Arthrosc 10:102–108, 2002.

415. Shea, K.G.; Pfeiffer, R.; Wang, J.H.; et al. Anterior cruciate ligament injury in pediatric and adolescent soccer players: An analysis of insurance data. J Pediatr Orthop 24:623–628, 2004.

416. Shelbourne, K.D.; Davis, T.J.; Patel, D.V. The natural history of acute, isolated, nonoperatively treated posterior cruciate ligament injuries. A prospective study. Am J Sports Med 27:276–283, 1999.

417. Sherman, O.H.; Fox, J.M.; Sperling, H.; et al. Patellar instability: treatment by arthroscopic electrosurgical lateral release. Arthroscopy 3:152–160, 1987.

418. Simmons, E., Jr.; Cameron, J.C. Patella alta and recurrent dislocation of the patella. Clin Orthop Relat Res 274:265–269, 1992.

419. Singerman, R.; Davy, D.T.; Goldberg, V.M. Effects of patella alta and patella infera on patellofemoral contact forces. J Biomech 27:1059–1065, 1994.

420. Skak, S.V.; Jensen, T.T.; Poulsen, T.D.; et al. Epidemiology of knee injuries in children. Acta Orthop Scand 58:78–81, 1987.

421. Slatis, P.; Santavirta, S.; Sandelin, J. Surgical treatment of chronic dislocation of the peroneal tendons. Br J Sports Med 22:16–18, 1988.

422. Smirk, C.; Morris, H. The anatomy and reconstruction of the medial patellofemoral ligament. Knee 10:221–227, 2003.

423. Smith, A.D.; Tao, S.S. Knee injuries in young athletes. Clin Sports Med 14:629–650, 1995.

424. Soderman, K.; Werner,S.; Pietlä, T.; et al. Balance board training: Prevention of traumatic injuries of the lower extremities in female soccer players?

A prospective randomized intervention study. Knee Surg Sports Traumatol Arthrosc 8:356–363, 2000.

425. Staheli, L.T.; Chew, D.E.; Corbett, M. The longitudinal arch: a survey of eight hundred and eighty-two feet in normal children and adults. J Bone Joint Surg [Am] 69:426–428, 1987.

426. Stähelin, A.C.; Südkamp, N.P.; Weiler, A. Anatomic double-bundle posterior cruciate ligament reconstruction using hamstring tendons. Arthroscopy 17:88–97, 2001.

427. Stanish, W.D. Lower leg, foot, and ankle injuries in young athletes. Clin Sports Med 14:651–668, 1995.

428. Stanitski, C. Management of sports injuries in children and adolescents. Orthop Clin North Am 19:689–698, 1988.

429. Stanitski, C.L. Articular hypermobility and chondral injury in patients with acute patellar dislocation. Am J Sports Med 23:146–150, 1995.

430. Stanitski, C.L. Pediatric and adolescent sports injuries. Clin Sports Med 16:613–633, 1997.

431. Stanitski, C.L., Harvell, J.C.; Fu, F. Observations on acute knee hemarthrosis in children and adolescents. J Pediatr Orthop 13:506–510, 1993.

432. Stanitski, C.L.; Micheli, L.J. Observations on symptomatic medial malleolar ossification centers. J Pediatr Orthop 13:164–168, 1993.

433. Steinbock, G.; Pinsger, M. Treatment of peroneal tendon dislocation by transposition under the calcaneofibular ligament. Foot Ankle 15:107–111, 1994.

434. Stephens, M.M. Haglund's deformity and retrocalcaneal bursitis. Orthop Clin North Am 25:41–46, 1994.

435. Stone, J.W. Osteochondral lesions of the talar dome. J Am Acad Orthop Surg 4:63–73, 1996.

436. Sullivan, J.A.; Anderson, S.J. Care of the Young Athlete. Rosemont, IL, American Academy of Orthopaedic Surgeons, 2000.

437. Sullivan, J.A.; Miller, W.A. The relationship of the accessory navicular to the development of the flatfoot. Clin Orthop 144:233, 1979.

438. Suprock, M.D.; Rogers, V.P. Posterior cruciate avulsion. Orthopedics 13:659–662, 1990.

439. Szalay, E.A.; Roach J.W.; Smith, H; et al. Magnetic resonance imaging of the spinal cord in spinal dysraphisms. J Pediatr Orthop 7(5):541–545, 1987.

440. Tachdjian, M.O. Fractures of the medial epicondyle of the humerus. In: Tachdjian's Pediatric Orthopaedics. Philadelphia, WB Saunders, pp. 3121–3123, 1990.

441. Takahara, M.; Mura N.; Sasaki, J.; et al. Classification, treatment, and outcome of osteochondritis dissecans of the humeral capitellum. J Bone Joint Surg [Am] 89:1205–1214, 2007.

442. Taranow, W.S., Bisignani, G.A.; Towers, J.D.; et al. Retrograde drilling of osteochondral lesions of the medial talar dome. Foot Ankle Int 20:8 474–80, 1999.

443. Taylor, G.J. Prominence of the calcaneus: is operation justified? J Bone Joint Surg [Br] 68:467–470, 1986.

444. Teitge, R.A.; Torga Spak, R. Lateral patellofemoral ligament reconstruction. Arthroscopy 20:998–1002, 2004.

445. Teitz, C.C.; Lind B.K; Sacks, B.M. Symmetry of the femoral notch width index. Am J Sports Med 25:687–690, 1997.

446. Terry, G.C.; LaPrade, R.F. The posterolateral aspect of the knee. Anatomy and surgical approach. Am J Sports Med 24:732–739, 1996.

447. Thomas, S.C.; Matsen, F.A. III. An approach to the repair of avulsion of the glenohumeral ligaments in the management of traumatic anterior glenohumeral instability. J Bone Joint Surg [Am] 71:506–513, 1989.

448. Thomson, J.D.; Stricker, S.J.; Williams, M.M. Fractures of the distal femoral epiphyseal plate. J Pediatr Orthop 15:474–478, 1995.

449. Tibone, J.E. Shoulder problems of adolescents: how they differ from those of adults. Clin Sports Med 2:423–427, 1983.

450. Tipton, C.M.; Matthes, R.D.; Martin, R.K. Influence of age and sex on the strength of bone-ligament junctions in knee joints of rats. J Bone Joint Surg [Am] 60:230–234, 1978.

451. Tipton, C.M.; Schild, R.J.; Flatt, A.E. Measurement of ligamentous strength in rat knees. J Bone Joint Surg [Am] 49:63–72, 1967.

452. Torg, J.S.; Balduini, F.C.; Zelko, R.R.; et al. Fractures of the base of the fifth metatarsal distal to the tuberosity. Classification and guidelines for non-surgical and surgical management. J Bone Joint Surg [Am] 66:209–214, 1984.

453. Torg, J.S.; Barton, T.M.; Pavlov, H.; et al. Natural history of the posterior cruciate ligament-deficient knee. Clin Orthop Relat Res 246:208–216, 1989.

454. Torg, J.S.; Pavlov, H.; Cooley, L.H.; et al. Stress fractures of the tarsal navicular: A retrospective review of twenty-one cases. J Bone Joint Surg [Am] 64:700–712, 1982.

455. Torisu, T. Avulsion fracture of the tibial attachment of the posterior cruciate ligament. Indications and results of delayed repair. Clin Orthop Re lat Res 143:107–114, 1979.

456. Tullos, H.S.; Fain, R.H. Rotational stress fracture of the proximal humeral epiphysis. Am J Sports Med 2(3):152–153, 1974.

457. Twyman, R.S.; Desai, K.; Aichroth, P.M. Osetochondritis dissecans of the knee. A long term study. J Bone Joint Surg [Br] 73:461–464, 1991.

458. Ullrich, K.; Krudwig, W.K.; Witzel, U. Posterolateral aspect and stability of the knee joint. I. Anatomy and function of the popliteus muscle-tendon unit: An anatomical and biomechanical study. Knee Surg Sports Traumatol Arthrosc 10:86–90, 2002.

459. Vähäsarja, V.; Kinnunen, P.; Lanning, P.; et al. Operative realignment of patellar malalignment in children. J Pediatr Orthop 15:281–285, 1995.

460. Van Demark. R.E. Osteochondritis dissecans with

spontaneous healing. J Bone Joint Surg [Am] 34:143–148, 1952.

461. Van Dommelen, B.A.; Fowler, P.J. Anatomy of the posterior cruciate ligament. A review. Am J Sports Med 17:24–29, 1989.

462. Van Hal, M.E.; Keene, J.S.; Lange, T.A.; et al. Stress fractures of the great toe sesamoids. Am J Sports Med 10:122–128, 1982.

463. van Kampen, A. and S. Koeter. [Simple diagnostics of patellofemoral instability point to tailored treatment]. Ned Tijdschr Geneeskd 150:16 881–5, 2006.

464. Veltri, D.M.; Deng, X.H.; Torzilli, P.A.; et al. The role of the cruciate and posterolateral ligaments in stability of the knee. A biomechanical study. Am J Sports Med 23:436–443, 1995.

465. Veltri, D.M., Deng, X.H.; Torzilli, P.A.; et al. The role of the popliteofibular ligament in stability of the human knee. A biomechanical study. Am J Sports Med 24:19–27, 1996.

466. Veltri, D.M.; Warren, R.F. Isolated and combined posterior cruciate ligament injuries. J Am Acad Orthop Surg 1:67–75, 1993.

467. Veltri, D.M.; Warren, R.F. Anatomy, biomechanics, and physical findings in posterolateral knee instability. Clin Sports Med 13: 599–614, 1994.

468. Veltri, D. M.; Warren, R.F. Operative treatment of posterolateral instability of the knee. Clin Sports Med 13:615–627, 1994.

469. Veltri, D.M.; Warren, R.F. Posterolateral instability of the knee. Instr Course Lect 44:441–453, 1995.

470. Verdonk, R.; Jansegers, E.; Stuyts, B. Trochleoplasty in dysplastic knee trochlea. Knee Surg Sports Traumatol Arthrosc 13:529–533, 2005.

471. Wadia, F.D.; Pimple, M.; Gajjar, S.M; et al. An anatomic study of the popliteofibular ligament. Int Orthop 27:172–174, 2003.

472. Warren, L.A.; Marshall, J.L.; Girgis, F. The prime static stabilizer of the medical side of the knee. J Bone Joint Surg [Am] 56:665–674, 1974.

473. Warren, L.F.; Marshall, J.L. The supporting structures and layers on the medial side of the knee: An anatomical analysis. J Bone Joint Surg [Am] 61:56–62, 1979.

474. Watanabe, Y.; Moriya, H.; Takahashi, K.; et al. Functional anatomy of the posterolateral structures of the knee. Arthroscopy 9:57–62, 1993.

475. Waters, P.M. Operative carpal and hand injuries in children. J Bone Joint Surg [Am] 89:2064–2074, 2007.

476. Watkins, J.; Peabody, P. Sports injuries in children and adolescents treated at a sports injury clinic. J Sports Med Phys Fitness 36:43–48, 1996.

477. Waugh, W. The ossification and vascularization of the tarsal navicular and their relation to Kohler's Disease. J Bone Joint Surg [Br] 40:765–777, 1958.

478. Wenger, D.R.; Bobechko, W.P.; Gilday, D.L. The spectrum of intervertebral disc-space infection in children. J Bone Joint Surg [Am] 60(1):100–108, 1978.

479. Wenger, D.R.; Mauldin, D.; Speck, G.; et al. Corrective shoes and inserts as treatment for flexible flatfoot in infants and children. J Bone Joint Surg [Am] 71:800–810, 1989.

480. Wertzberger, K.L.; Peterson, H.A. Acquired spondylolysis and spondylolisthesis in the young child. Spine 5(5):437–442, 1980.

481. Wessel, L.M.; Scholz, S.; Rüsch, M.; et al. Hemarthrosis after trauma to the pediatric knee joint: What is the value of magnetic resonance imaging in the diagnostic algorithm? J Pediatr Orthop 21: 338–342, 2001.

482. Wilkerson, L.A. Ankle injuries in athletes. Primary Care Clin Office Pract 19:377–392, 1992.

483. Wilkins, K. Fractures and dislocations of the elbow region. In: Wilkins, K.E.; ed. Fractures in Children. Philadelphia, J.B. Lippincott, pp. 509–828, 1991.

484. Wilkins, K.E. The uniqueness of the young athlete: musculoskeletal injuries. Am J Sports Med 8:377–382, 1980.

485. Williams, J.L.; Vani, J.N.; Eick, J.D.; et al. Shear strength of the physis varies with anatomic location and is a function of modulus, inclination, and thickness. J Orthop Res 17:214–222, 1999.

486. Williams, J.S., Jr.; Abate, J.A.; Fadale, P.D.; et al. Meniscal and nonosseous ACL injuries in children and adolescents. Am J Knee Surg 9:22–26, 1996.

487. Wilson, F.D.; Andrews, J.R.; Blackburn, T.A.; et al. Valgus extension overload in the pitching elbow. Am J Sports Med 11:83–88, 1983.

488. Wilson, N.I.; Ingram, R.; Rymaszewski, L.; et al. Treatment of fractures of the medial epicondyle of the humerus. Injury 19:342–344, 1988.

489. Wojtys, E.M. Sports injuries in the immature athlete. Orthop Clin North Am 18:689–708, 1987.

490. Wojtys, E.M.: Huston, L.J.; Boynton, M.D.; et al. The effect of the menstrual cycle on anterior cruciate ligament injuries in women as determined by hormone levels. Am J Sports Med 30:182–188, 2002.

491. Wolman, R.L. Association between the menstrual cycle and anterior cruciate ligament in female athletes [letter; comment]. Am J Sports Med 27:270–271, 1999.

492. Woo, S.L.; Jia, F.; et al. Functional tissue engineering for ligament healing: Potential of antisense gene therapy. Ann Biomed Eng 32:342–351, 2004.

493. Woo, S.L.; Vogrin, T.M.; Abramowitch, S.D. Healing and repair of ligament injuries in the knee. J Am Acad Orthop Surg 8:364–372, 2000.

494. Wozasek, G.E.; Moser, K.D.; Haller, H.; et al. Trauma involving the proximal tibial epiphysis. Arch Orthop Trauma Surg 110:301–306, 1991.

495. Wredmark, T.; Carlstedt, C.A.; Bauer, H.; et al. Os trigonum syndrome: A clinical entity in ballet dancers. Foot Ankle 11:404–406, 1991.

496. Young, J.L.; Press, J.M.; Herring, S.A. The disc at risk in athletes: perspectives on operative and non-operative care. Med Sci Sports Exerc 29(7 Suppl): S222–S232, 1997.

497. Yvars, M.F. Osteochondral fractures of the dome of the talus. Clin Orthop 114:185–191, 1976.

498. Zelisko, J.A.; Noble, H.B.; Porter, M. A comparison of men's and women's professional basketball injuries. Am J Sports Med 10:297–299, 1982.

499. Zionts, L.E. Fractures around the knee in children. J Am Acad Orthop Surg 10:345–355, 2002.

500. Zobel, M.S.; Borrello, J.A.; Siegel, M.J.; et al. Pediatric knee MR imaging: pattern of injuries in the immature skeleton. Radiology 190:397–401, 1994.

索 引

其　他